M. Kunz, K. Karanikas

Medizinisches Aufbautraining

Michael Kunz, Konstantin Karanikas

Medizinisches Aufbautraining

Grundlagen, Indikationen, Klinische Anwendungen

ELSEVIER
URBAN & FISCHER

URBAN & FISCHER München

Zuschriften an:
Elsevier GmbH, Urban & Fischer Verlag, Hackerbrücke 6, 80335 München
Prof. Dr. Michael Kunz, michael.kunz@koeln.de
Prof. Dr. Konstantin Karanikas, karanikas@web.de

Wichtiger Hinweis für den Benutzer
Die Erkenntnisse in der Medizin und Sportwissenschaft unterliegen laufendem Wandel durch Forschung und klinische Erfahrungen. Die Autoren dieses Werkes haben große Sorgfalt darauf verwendet, dass die in diesem Werk gemachten therapeutischen Angaben (insbesondere hinsichtlich Indikation, Dosierung und unerwünschter Wirkungen) dem derzeitigen Wissensstand entsprechen. Das entbindet den Nutzer dieses Werkes aber nicht von der Verpflichtung, anhand weiterer schriftlicher Informationsquellen zu überprüfen, ob die dort gemachten Angaben von denen in diesem Werk abweichen und seine Verordnung und Entscheidungen in eigener Verantwortung zu treffen.

Für die Vollständigkeit und Auswahl der aufgeführten Medikamente übernimmt der Verlag keine Gewähr.
Geschützte Warennamen (Warenzeichen) werden in der Regel besonders kenntlich gemacht (®). Aus dem Fehlen eines solchen Hinweises kann jedoch nicht automatisch geschlossen werden, dass es sich um einen freien Warennamen handelt.

Bibliografische Information der Deutschen Nationalbibliothek
Die Deutsche Nationalbibliothek verzeichnet diese Publikation in der Deutschen Nationalbibliografie; detaillierte bibliografische Daten sind im Internet über http://www.d-nb.de/ abrufbar.

1. Auflage 2016

Der Urban & Fischer Verlag ist ein Imprint der Elsevier GmbH.

16 17 18 19 20 5 4 3 2 1

Für Copyright in Bezug auf das verwendete Bildmaterial siehe Abbildungsnachweis S. 533.

Um den Textfluss nicht zu stören, wurde bei Patienten und Berufsbezeichnungen die grammatikalisch maskuline Form gewählt. Selbstverständlich sind in diesen Fällen immer Frauen und Männer gemeint.

Planung: Rainer Simader, München
Projektmanagement und Herstellung: Christine Kosel, München
Redaktion: Doris Tiu, Bonn
Abbildungsredaktion: Benedikt Schmitt, München
Satz: abavo GmbH, Buchloe/Deutschland
Druck und Bindung: Drukarnia Dimograf, Bielsko-Biała/Polen
Grafiken: Heike Hübner, Berlin
Umschlaggestaltung: SpieszDesign, Neu-Ulm
Titelabbildungen: Foto: Proxomed Medizintechnik GmbH, Alzenau; Grafiken: Heike Hübner, Berlin

ISBN Print 978-3-437-45052-5
ISBN e-Book 978-3-437-29968-1

Aktuelle Informationen finden Sie im Internet unter **www.elsevier.de** und **www.elsevier.com**

Vorwort

Körperliche Aktivität hat mittlerweile einen hohen Stellenwert in der Gesundheitsförderung sowie in der Vorbeugung und Behandlung von Krankheiten in nahezu allen Indikationsbereichen. Bewegungsarmut bzw. Bewegungsmangel kennzeichnen jedoch den aktuellen Lebensstil der Mehrheit der Bevölkerung vornehmlich in den Industrieländern und führen direkt oder indirekt zu einer Vielzahl von gesundheitlichen Problemen. Richtig durchgeführt sind Sport, Training und Bewegung als wissenschaftlich belegte Instrumente anerkannt, um Gesundheit zu fördern, Krankheiten und deren Folgen zu beeinflussen bzw. Funktionsbeeinträchtigungen zu reduzieren.

Es gibt zu Sport und Bewegung als Interventionsinstrument für die Gesundheitsförderung und als Therapeutikum eine Vielzahl an wissenschaftlichen Studien. Meist widmen sich diese den Grundlagen und Teilproblemen von Gesundheit und Krankheit, wie beispielsweise „Sport und/bei Diabetes", „Sport und/bei Bluthochdruck" u. a. Dabei erfolgt oft ein Rückgriff auf Grundsatzveröffentlichungen, die lediglich das jeweilige Einzelproblem selektiv betrachten. Zudem fehlt bei diesen spezifischen Darstellungen i. d. R. die Einbindung von Sport- und Bewegungsmaßnahmen in ein Gesamtkonzept unter den Rahmenbedingungen des Gesundheitssystems. Für viele in Gesundheitsberufen Beschäftigte ist es daher schwierig, sinnvolle Empfehlungen zu Sport und Bewegung inhaltlich, methodisch und systemisch in einen übergeordneten Rahmen einzuordnen. Probleme bereitet oft auch das Verständnis, warum bestimmte Belastungstests notwendig sind, warum bestimmte Formen von Bewegungsprogrammen durchgeführt werden und worin der spezifische Effekt eines Bewegungsprogramms besteht. In diesem Buch sind daher alle relevanten Themen im Zusammenhang mit dem Medizinischen Aufbautraining zusammengetragen.

Einen ersten Überblick zum Thema MAT gab es 2003 mit dem Buch „Medizinisches Aufbautraining". Seither hat MAT sowohl in der Trainingstherapie als auch in der Gesundheitsförderung erheblich an Bedeutung gewonnen. Die beiden Autoren und Herausgeber haben diese Entwicklung durch ihre jahrzehntelangen wissenschaftlichen und praktischen Beiträge wesentlich beeinflusst. Das nun vollständig überarbeitete und zu einem Lehrbuch erweiterte Werk bildet daher eine Symbiose: Es ist von Praktikern für die Praxis geschrieben und behandelt gleichzeitig die theoretischen, wissenschaftlichen Grundlagen und Standards. Es handelt sich dabei nicht – wie oft im Training unter Indikationsbezug anzutreffen – um ein „Kochbuch", in dem dargestellt ist, welche Methodik mit welcher Intensität an welchem Tag anzuwenden ist. Vielmehr werden im Sinne eines Lehrbuchs theoretische und praktische Kompetenzen zur Durchführung von MAT vermittelt. Trainingsprogramme zur Gesundheitsförderung können auf dieser Basis genauso sicher und fachlich korrekt angeleitet werden wie sportspezifisches Training zur Erlangung einer individuellen Bestleistung oder Training als therapeutische Intervention. Ein ausreichendes Grundwissen und die vertieften physiologischen und pathophysiologischen Bezüge sind umfassend dargestellt.

Ziel des Buches ist es, allen in der Trainingstherapie und im Gesundheitstraining Tätigen ein umfassendes Lehrbuch und Nachschlagewerk zu einem Medizinischen Aufbautraining (MAT) an die Hand zu geben, in welchem die Bedeutung von systematisierten Bewegungsprogrammen unter komplexem Gesundheits- und Krankheitsbezug abgebildet ist.

Wir wünschen den Leserinnen und Lesern eine anregende Lektüre und viel Erfolg bei der Umsetzung ihrer erworbenen Kompetenzen in die Praxis.

Leverkusen im Frühjahr 2016
Michael Kunz und Konstantin Karanikas

Danksagung

Eine Danksagung ist immer schwierig, weil sie eigentlich nur unvollständig sein kann. Dennoch möchten wir einen besonderen Dank aussprechen an:

Sophie Baumann, Denise Leonhardt, Elena Weber und Inga Naber (allesamt – mittlerweile ehemalige – Studierende der FHM Bamberg) und **Dr. Christoph Egner** (FHM Bamberg) für ihre Recherchearbeiten und Formulierungsvorschläge; **Alina Schneider** (Rehaktiv Engelskirchen GmbH) für ihre Hilfen zur Erstellung des Abkürzungs- und Institutionsverzeichnisses; **Christine Kosel** (Projektmanagement) und **Rainer Simader** (Planung) vom Elsevier Verlag für deren stets geduldige Gesamtbetreuung und viele hilfreiche Ideen, und besonders **Doris Tiu** für das sehr professionelle und immer freundliche Lektorat und Korrektorat und die umfassende, stets zügige und oft über das normale Maß hinausgehende redaktionelle Betreuung.

Ein **besonderer Dank** gilt **unseren Familien** für deren Verständnis über mehr als zwei Jahre dafür, dass das Projekt „MAT-Buch" oft Priorität vor anderen Dingen hatte.

Leverkusen im Frühjahr 2016
Michael Kunz und Konstantin Karanikas

Autoren

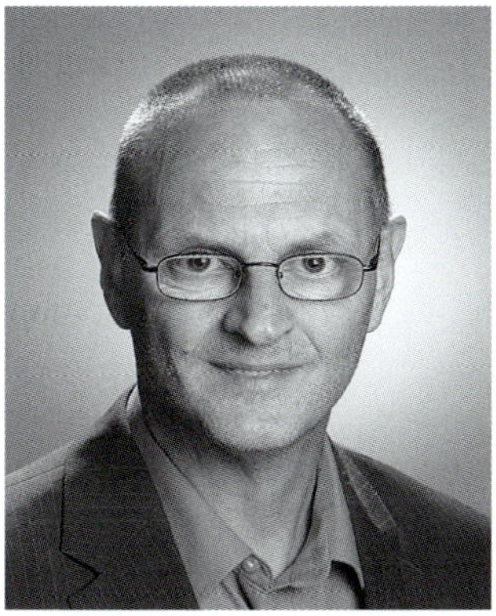

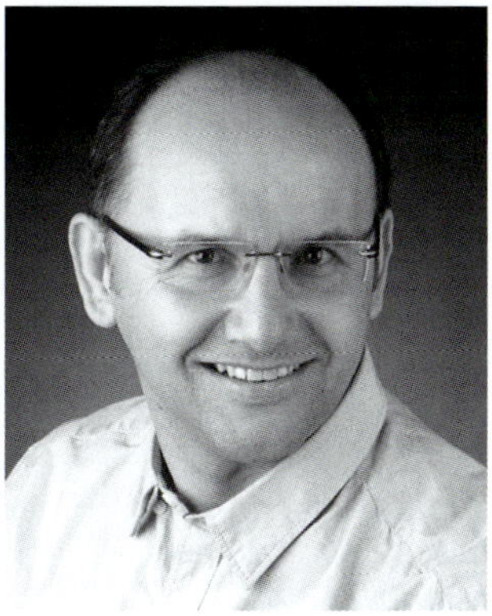

Prof. Dr. Michael Kunz ist Sport-, Bewegungs- und Rehabilitationswissenschaftler und lehrt als Professor für Präventionsmanagement und Gesundheitsförderung an der Fachhochschule des Mittelstandes (FHM) Bamberg. Von 1994 bis 2000 war er therapeutischer Leiter der Olympiastützpunkte Köln, Bonn und Leverkusen. Seit 2011 ist er Referent im Bereich Rehabilitationssport beim Behinderten- und Rehabilitationssportverband Nordrhein-Westfalen e.V. Darüber hinaus ist er seit langer Zeit Berater und geschäftsführender Gesellschafter im Rehabilitations-, Bildungs- und Therapiesektor.

Seine Forschungsschwerpunkte waren in den ersten Jahren Fragen zu physiologischen und adaptiven Veränderungen in leistungs- und indikationsbezogenen Trainings- und Beanspruchungsprozessen. Seit Ende der 1990er Jahre rückte zunehmend Versorgungsforschung in Therapie und Rehabilitation in den Vordergrund. In diversen Auftragsforschungsfragen ging er hier insbesondere Therapie- und Rehabilitationsbedarfsfragen nach.

Kunz hat zwei Monographien verfasst, zahlreiche Artikel in Fachzeitschriften veröffentlicht und bislang zwei Kongresse durchgeführt. Seit 1997 ist er im therapeutischen Beirat der Fachzeitschrift „Physikalische Therapie".

Prof. Dr. Konstantin Karanikas ist Sport-, Präventions- und Rehabilitationswissenschaftler und lehrt als Professor für Trainingstherapie sowie Rehabilitations- und Gesundheitsmanagement an der Fachhochschule des Mittelstandes (FHM) Bamberg. Er ist Studiengangsleiter der Studiengänge, Physiotherapie sowie Medical Sports & Health Management an der FHM und seit 2014 Standortleiter der FHM Bamberg.

Wesentliche Forschungsschwerpunkte sind Anpassungen und Veränderungen nach Belastungen, Verletzungen und Erkrankungen des muskuloskelettalen Systems. Seit 1998 ist er Referent bei verschiedenen Aus- und Weiterbildungseinrichtungen sowie bei Kongressen.

Karanikas veröffentlichte zahlreiche wissenschaftliche Artikel und Buchbeiträge. Darüber hinaus ist er wissenschaftlicher Gutachter für verschiedene Zeitschriften.

Er hat über 20 Jahre praktische Erfahrungen als leitender Therapeut, in Gesundheits- und Therapieeinrichtungen.

Inhaltsverzeichnis

Einleitung

Die Ausführungen zum Medizinischen Aufbautraining beginnen mit einer systemischen Übersicht über die Integrationsmöglichkeiten von Bewegungsangeboten im Gesundheitswesen. Es folgen wesentliche Elemente der Biomechanik im zweiten Abschnitt. Diese sind als Grundlagenwissen notwendig für das Verständnis der allgemeinen trainingswissenschaftlichen Abhandlungen im dritten Abschnitt und der Ausführungen zu den indikations- bzw. beeinträchtigungsspezifischen Vorgehensweisen im vierten Abschnitt.

Dabei geht es im ersten Teil vor allem um die Frage: Wer bezahlt was, wann und für wen, und welche räumliche, technische und personelle Ausstattung sollte vorgehalten werden? Eingangs erfolgt eine Ein- und Zuordnung von Sport, Training und Bewegung in das Gesundheitssystem der Bundesrepublik Deutschland. Dabei werden die einzelnen Handlungsfelder „Gesundheitsförderung“, „Prävention“, „Therapie“, „Rehabilitation“ und „Ergänzende Leistungen zur Rehabilitation“ differenziert betrachtet. Neben den Rahmenbedingungen und Vorgaben des Gesundheitssystems werden sowohl betriebswirtschaftliche, gesellschaftsrechtliche und steuerliche als auch bildungs- bzw. ausbildungsrelevante Inhalte vermittelt. Eine solche Darstellung gibt es nach unserem Wissen bislang noch gar nicht. Die hier betrachteten Kompetenzen sind jedoch aus juristischen und wirtschaftlichen Gründen unverzichtbar für alle Beschäftigten – insbesondere auch in Leitungs- und Führungspositionen – in Gesundheitsunternehmen, die Sport, Training und Bewegung anbieten.

Der zweite Abschnitt trägt wesentliche biomechanische Aspekte zum Verständnis von allgemeiner Trainingslehre und Training unter Indikations- bzw. Beeinträchtigungsbezug zusammen. Dabei steht die angewandte Biomechanik im Fokus der Betrachtung. Neben relevanten biomechanischen Grundlagen im Allgemeinen werden vornehmlich die biomechanischen Eigenschaften von Knochen, Knorpel, Muskel und Sehne dargelegt. Die hieraus resultierenden Erkenntnisse werden auf die Funktionen und Beanspruchungen der großen Gelenke übertragen. Zudem erfolgt eine eingehende, spezifische Betrachtung der Themen „Gehen“ und „Laufen“.

Der dritte Teil trägt die wichtigsten Aspekte zum Training der motorischen Hauptbeanspruchungsformen auf dem aktuellen Stand zur Trainingswissenschaft zusammen. Dabei werden bereits wesentliche Informationen zur Gesundheitsrelevanz der Teilgebiete „Kraft“, „Ausdauer“, „Schnelligkeit“, „Koordination“ und „Flexibilität“ vermittelt. Es handelt sich jedoch nicht um eine Vermittlung von Grundlagenwissen; Vorkenntnisse sind daher für das Verständnis der Inhalte vorteilhaft. Alle aktuellen trainingsmethodischen Vorgehensweisen sind berücksichtigt. Die Grundlagenthemen „Superkompensation“, „Wundheilung“ und „Energiestoffwechsel“ vervollständigen den Gesamtbeitrag zur Trainingslehre. Es wird hier auch auf die Problematik eingegangen, dass die Übernahme der Erkenntnisse aus der allgemeinen Trainingslehre auf die Belange und auf die Trainingsdurchführung im Rahmen von therapeutischen Interventionen schwierig ist. Die meisten Erkenntnisse der Trainingswissenschaften und der Sportmedizin sind auf der Basis physiologischer – also gesunder – Ausgangslagen entwickelt worden. Eine jeweilige individuelle Modifizierung der aus der allgemeinen Trainingslehre abgeleiteten Trainingsvorgaben ist jedoch indiziert. Hierfür werden phasenspezifische Ziele und Inhalte formuliert.

Eine weitere selten berücksichtigte Thematik, die in diesem Abschnitt abgehandelt wird, ist der Bereich des systematischen, wissenschaftlichen Arbeitens im Bereich des MAT. Grundlegende Informationen zur Statistik und die Vorstellung von Dokumentations- und Evaluierungsmöglichkeiten im MAT sowie die Darstellung begleitender Maßnahmen zum Training im Allgemeinen runden diesen Abschnitt ab.

Im vierten Abschnitt findet der Leser modifizierte Trainingsvorgaben unter individuellen Bezügen zu Gesundheit und Krankheit. Am Beginn stehen allgemeine Ausführungen zum Thema „Evidenzbasierte Praxis“, gefolgt von aktuellen Erkenntnissen zu Training im Kindes- und Jugendalter und Training im Alter. Auch das gesundheitlich relevante Fitness- und Gesundheitstraining wird thematisiert. Anschließend folgen Empfehlungen zur Trainingstherapie für eine Vielzahl von Erkrankungen und Beeinträchtigungen. Dabei werden sowohl körperliche als auch geistige Beeinträchtigungen abgehandelt.

Das Gesamtwerk ist – wie die Thematik selbst – sehr komplex und umfangreich. Darüber hinaus ist Wissenschaft stetig im Fluss und verlangt dem jeweils Interessierten kontinuierliche Informationsbeschaffung ab. Vor diesen Hintergrund haben wir Autoren uns entschlossen, für individuelle, vertiefende erweiternde Fragen unter **www.fobiakademie.de** einen Blog einzurichten, der für die Beantwortung Ihrer Anfragen genutzt werden kann. Bitte machen Sie davon ausgiebig Gebrauch.

I

Formale Grundlagen

KAPITEL

1 Einführung in das Medizinische Aufbautraining

Lernziele

Es werden folgende Kenntnisse und Kompetenzen erzielt:

- Übergeordnete und gängige **Begriffe** in Bezugnahme auf das Medizinische Aufbautraining (MAT) können definiert und differenziert werden. Im Einzelnen sind dies Medizin, Therapie, Training und Medizinisches Aufbautraining.
- Die **Historie** zur Integration von Training in Prävention, Therapie und Rehabilitation ist in ihren Grundzügen bekannt.
- Die **Wertigkeit der Einbeziehung von MAT** in Therapie und Rehabilitation ist grundlegend bekannt und kann eingeschätzt werden.
- Es ist eine erste Orientierung für **Indikationen und Kontraindikation** von MAT in der Therapie und Rehabilitation vorhanden.
- Die Integration von MAT in **biomedizinische und biopsychosoziale Krankheitsmodelle** kann in den Grundzügen nachvollzogen werden.
- In den Bereichen **Prävention und Gesundheitsförderung** kann die Wertigkeit und die Einbeziehung von MAT eingeschätzt und differenziert werden.
- Die wichtigsten **gesetzlichen Grundlagen** zur Inanspruchnahme von Training unter Einbeziehung der Kostenträger sind bekannt.

Bedeutung für die Praxis

Training unter Gesundheitsbezug wird aktuell von einer Vielzahl an professionellen akademisierten und nichtakademisierten Gesundheitsberufen angeboten; Fitnesstraining, Gesundheitstraining, Sportwissenschaften, Gesundheitsmanagement, Physiotherapie oder etwa Medizin sind hier sicherlich eine nur unvollständige Aufzählung. Diese Interprofessionalität führt im Alltag oft zur Verwendung von Begrifflichkeiten, die im Dialog zwischen den Professionen sehr unterschiedlich belegt sein können. Dies liegt zumeist daran, dass unterschiedliche Berufsgruppen mit unterschiedlichen Termini über gleiche Sachverhalte sprechen. In diesem Kapitel werden daher häufig verwendete, grundlegende Begrifflichkeiten erläutert, beschrieben und im inhaltlichen Kontext des Buches definiert und spezifiziert. Dabei werden grundlegende gesundheitssystemische und inhaltliche Orientierungen für die Integration von Medizinischem Aufbautraining in die Bereiche Prävention, Gesundheitsförderung, Therapie und Rehabilitation gegeben.

CAVE

Die Gesetzeshinweise bzw. der Verweis auf einzelne Paragrafen können im persönlichen Einzelfall sehr differenziert zu betrachten sein und erfordern unter Umständen eine vertiefte individuelle, sozialrechtliche Betrachtung. Die Ziele von MAT in den Bereichen Therapie und Rehabilitation, sowie Prävention und Gesundheitsförderung sind hier zunächst lediglich übergeordnet dargestellt und können im Einzelfall erheblich variieren.

Grundsatz

MAT ist in Deutschland in allen Lebensphasen – von der Kindheit bis ins hohe Alter – subventionierbar. Niemand ist wegen seines sozialen Status oder seiner Herkunft in der Wahrnehmung von Bewegungsprogrammen, die der Gesundheit dienen, benachteiligt. Alle haben einen gesetzlichen Anspruch auf MAT im Bereich der Gesunderhaltung und der Gesundheitswiederherstellung, wenn die persönlichen Voraussetzungen vorliegen.

1.1 Begrifflichkeiten und Definitionen

Ein medizinisches Aufbautraining suggeriert körperliches, geistiges oder seelisches Training mit medizinischer Zielsetzung. Das Medizinische Aufbautraining (MAT), bzw. die Medizinische Trainingstherapie (MTT) – beide Begrifflichkeiten werden häufig in den medizinisch-therapeutischen Professionen synonym verwendet – dient demnach nicht vordergründig dazu, persönlich herausragende körperlich-sportliche Leistungen zu entwickeln, sondern vielmehr dazu, gesundheitliche, also **medizinisch relevante Einflüsse** zu erzeugen. Hierbei ist bereits problematisch, dass der Begriff der „Gesundheit", der in einem medizinischen Training stets im Vordergrund stehen soll, nicht eindeutig zu bestimmen ist. Gemäß Definition der Weltgesundheitsorganisation (WHO) ist Gesundheit *„ein Zustand des vollständigen physischen, geistigen und sozialen Wohlbefindens und nicht nur das Fehlen von Krankheit oder Behinderung"* (WHO 1946). Dieses Verständnis von Gesundheit wurde durch das Konzept der Gesundheitsförderung durch die WHO 1986 in der Ottawa-Charta (WHO 1986) weiterentwickelt. Von diesen Grundgedanken ausgehend muss Gesundheit heute als ein individueller und kontinuierlicher Prozess (➤ Abb. 1.1) verstanden werden, der ständig in Veränderung ist, der ein Leben lang beachtet werden und an dem jeder selbst interessiert und beteiligt sein sollte.

In diesem Sinn definiert die WHO Gesundheit sogar als einen wesentlichen Bestandteil des alltäglichen Lebens – und nicht als vorrangiges Lebensziel.

Die physiologischen und trainingswissenschaftlichen Grundlagen für Training mit Gesundheitsbezug (Gesundheitserhaltung oder -wiederherstellung) sind dabei gleich denen im Leistungs- und Hochleistungssport, nur dass diese aus pathophysiologischen Überlegungen heraus modifiziert werden müssen. In den beiden genannten Anwendungsbereichen von Training – also motorische, mentale und kognitive Beanspruchungen unter Bezug auf individuelle medizinisch-gesundheitliche Anpassungen oder unter Bezug auf persönliche Bestleistungen – sind die physiologischen und trainingswissenschaftlichen Grundlagen gleich. Unter Berücksichtigung der jeweiligen persönlichen Voraussetzungen und Ausgangssituationen ist Training durchzuführen, zu modifizieren und anzupassen. Hierfür sind tiefgreifende und komplexe physiologische, kognitive, mentale und psychologische Zusammenwirkmechanismen zu beachten und zu berücksichtigen. Um grundsätzlich zu klären, was Medizinisches (Aufbau-)Training sein kann und welche Ziele und Inhalte sich darin finden lassen sollten, ist es sinnvoll, die Begrifflichkeiten primär zu definieren.

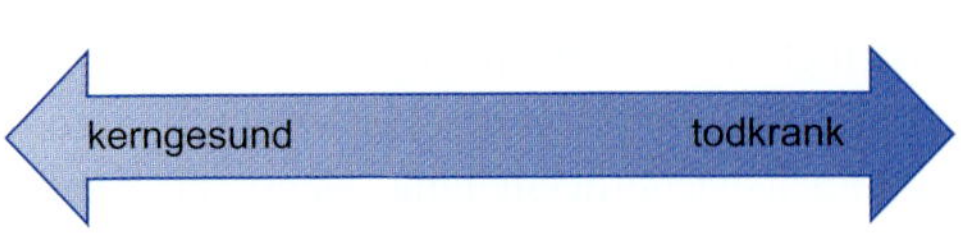

Abb. 1.1 Gesundheit als Kontinuum [L143]

Der Begriff des Medizinischen Aufbautrainings setzt sich vornehmlich aus „Medizin" und „Training" zusammen. Um den Gesamtbegriff zu verstehen, ist es daher notwendig, beide Begriffe einzeln zu definieren.

1.1.1 Begriffsbestimmung Medizin

Der Begriff „Medizin" stammt aus dem Lateinischen (ars medicinae). Er bedeutet wörtlich übersetzt „ärztliche Kunst" und kann als die Wissenschaft vom gesunden und kranken Menschen beschrieben werden. Medizin befasst sich u. a. mit den Ursachen, Wirkungen sowie der Vorbeugung und Heilung von Krankheiten, sie beschäftigt sich mit der Medikation, Diätetik, Prävention, Rehabilitation, Therapie u. v. m. Medizin ist also ein sehr umfassender Begriff, der Gesundheit und Krankheit in all ihren Facetten, Begrifflichkeiten und Abstufungen aufnimmt.

Allein schon aus der wörtlichen, lateinischen Ableitung ergibt sich – zumindest in Deutschland – die **hierarchische Verantwortung des Arztes.** Bezüglich des MATs nimmt Deutschland im internationalen Vergleich nach wie vor eine sonderbare Stellung ein. Das Medizinische Aufbautraining als Heilmittel gemäß § 124 des Fünften Sozialgesetzbuchs (SGB V) in Form von „Krankengymnastik am Gerät (KGG)" muss in der Therapie, aber auch in der Rehabilitation (noch) ärztlich verordnet werden und unterliegt auch formell ärztlicher Verantwortung. Ohne ärztliche Anordnung und Verantwortung darf MAT als therapeutisches oder rehabilitatives Mittel am Patienten weder angewandt noch abgerechnet werden.

Im Heilmittelbereich ist das Aufbautraining mit der Aufnahme der **Krankengymnastik am Gerät (KGG)** seit dem 1.7.2001 abrechnungsfähig. Hierfür ist eine ärztliche Verordnung gemäß § 124 SGB V, explizit § 125 SGB V, notwendig (GKV 2010). Darüber hinaus ist eine ärztliche Verordnung für Rehabilitationssport und/oder Funktionstraining in Anschluss an Rehabilitationsmaßnahmen bzw. als „ergänzende Leistung zur Rehabilitation" möglich (§ 44 SGB IX; §§ 40, 43 SGB V); auch diese Verordnung muss ärztlich erfolgen.

Ob eine solche, insbesondere in Deutschland traditionell arztorientierte Vorgehensweise generell sinnvoll ist, sei dahingestellt und soll hier nicht diskutiert werden. Es ist jedoch darauf hinzuweisen, dass weder die Sportmedizin zur Medizinerausbildung gehören muss, noch ein Arzt, der diese Verordnungen letztlich ausstellt, irgend einen Nachweis zu erbringen hat, welches Wissen er im Bereich des indikationsbezogenen und/oder gesundheitsspezifischen Trainings hat. Trainingswissenschaftliche Zielsetzungen und Trainingsmodifikationen, die eigentlich formal auch vom Arzt vorzunehmen bzw. zu beeinflussen wären, können jedenfalls aufgrund fehlender Kenntnisse in dieser Weise in allen Bereichen, in denen Training als „Medikament" eingesetzt wird, systemisch ad absurdum geführt werden.

Mit der Akademisierung der therapeutischen Berufe in Deutschland könnten sich zukünftig hier Vorgehensweisen entwickeln, wie sie international erprobt, üblich und funktionierend etabliert sind. Diese Voraussetzungen sind in der Sportwissenschaft sogar bereits seit Jahrzehnten gegeben, ohne dass die Kompetenzen dieser Professionen hinreichend oft in Therapie und Rehabilitation einfließen können. So wären grundsätzlich Überlegungen denkbar, ob die Anwendung von „Bewegung" einem „First-Contact-Practioner" überlassen werden könnte, der auf diesem Gebiet spezialisiert ist. International ist eine solche Vorgehensweise durchaus üblich. So können sich z. B. in Skandinavien oder in Belgien, aber auch in einer ganzen Reihe anderer Länder, Betroffene ohne Umwege über Mediziner/Ärzte direkt beim Therapeuten vorstellen. Mit Einführung der sogenannten „sektoralen Heilpraktikererlaubnis" geht dies im Bereich der Physiotherapie seit einigen Jahren auch schon in Deutschland, jedoch ausschließlich bei privat Versicherten.

1.1.2 Begriffsbestimmung Training

Die Definition von Training kann aus unterschiedlichen professionellen Gesichtspunkten heraus vorgenommen werden und somit recht unterschiedlich sein. Hier bezieht sich die Definition auf eine eher biologisch-medizinische bzw. trainingswissenschaftliche Betrachtung von Training. Als **biologisch ansetzende Definition** ist Training die systematische Wiederholung gezielter, überschwelliger (hier oft neuromuskulärer) Reize zum Zwecke der Leistungssteigerung mit morphologischen und funktionellen Anpassungserscheinungen (Hollmann, Hettinger 2000). Die Leistungssteigerungen gilt es hierbei zu benennen und zu messen. Diese **leistungsbezogene Betrachtung** als Prozess von Training im allgemeinen Sinn gilt es hierbei zu differenzieren. Oft wird Leistung in einem allgemeinen Kontext als Ergebnis von Handlungen, Vollzügen oder Prozessen gemessen und bewertet. Dies ist – gerade unter Bezugnahme auf Menschen, die von Funktionsbeeinträchtigungen betroffen sind – nicht sinnvoll, sodass es sich hier anbietet, den Leistungsbegriff einer **normativen Betrachtung** zu unterziehen. Hierbei wird dann eine individuell erfolgreiche oder bestmögliche Bewältigung einer Aufgabe in den Vordergrund gestellt. Diese prozess- oder ergebnisorientierte Sichtweise hat sich in der Sportmedizin weitgehend durchgesetzt. So kann der Begriff der Leistung als das individuelle, bestmögliche Resultat einer Aufgabenstellung definiert werden; er kann aber durchaus auch als Prozess, Vorgang oder Handlung in Bezug auf die bestmögliche Bewältigung einer Aufgabe gesehen werden.

Die Begrifflichkeit der Leistung ist demnach nur schwierig in einen einzigen Kontext zu fassen. Beispielsweise kann Leistung unter **kulturphilosophischer Sicht** betrachtet werden; hier würde dann sicherlich das Erreichen gesellschaftlich akzeptierter Ziele als Leistung gewertet. Aus **pädagogischer Sicht** wird die objektiv erbrachte Leistung auf die subjektiv wirkenden Faktoren des Lehr- und Lernsystems relativiert werden müssen. In der diesem

Buch zugrundeliegenden **medizinischen Betrachtung** von Leistung hingegen wird in der Folge die jeweilige individuelle Leistung physikalisch-naturwissenschaftlich gemessen bzw. bewertet und in eine Relation zu individuellen und allgemeinen Parametern gebracht, aus der sich Trainingswirkungen und -ziele erkennen und erklären lassen.

In einer eher **trainingswissenschaftlichen Definition** beschreibt *Hohmann* (2005) Training als „planmäßige und systematische Realisierung (Inhalte und Methoden) zur nachhaltigen Erreichung von Zielen (Leistung, Trainingsziele)“. Der Vollständigkeit halber sei an dieser Stelle darauf verwiesen, dass „Üben“ durch den gleichen Zweck definiert ist, aber (noch) nicht zu nachweisbaren morphologischen Adaptionen führt. Dabei werden die morphologischen Anpassungen vielleicht auch nur nicht gemessen bzw. analysiert und dargestellt, weil diese zu einem überwiegenden Teil neuronale Vorgänge betreffen, die nur schwer bzw. aufwendig morphologisch nachgewiesen werden können. Gerade therapeutische Berufsgruppen unterscheiden zwischen diesen Begriffen noch nicht ausreichend, obwohl aus sportmedizinischer Sicht die Differenzierung wichtig ist. Beispielsweise ist für die Einteilung von Rehabilitanden nach Herz-Kreislauf-Erkrankungen die Zuweisung zu Übungs- oder Trainingsgruppen in Abhängigkeit von der jeweiligen Belastbarkeit nach dem Kölner oder Hamburger Modell bis heute Standard (Brusis et al. 2002).

1.1.3 Begriffsbestimmung Therapie

Therapie ist die Behandlung von Krankheiten. Es werden kausale, symptomatische oder palliative Maßnahmen unterschieden. Der Begriff „Medizinische Trainingstherapie (MTT)“ würde demnach immer zwingend eine **Krankheitsbehandlung** erfordern, wodurch große inhaltliche Teile eines Trainings unter gesundheitlichen Aspekten nicht berücksichtig wären. Primärpräventives, sekundär- oder tertiärpräventives Training ist durch eine solche Begriffsformulierung nicht zu erfassen; Gleiches gilt für Training unter völlig individuellen Gesichtspunkten und Zielsetzungen. Training im Rahmen einer Gesundheitsförderung ist ebenfalls dabei nicht erfassbar.

Historisch hat sich der Begriff MTT berufspolitisch etwa Mitte der 1990er Jahre entwickelt. In Deutschland ist der Begriff der Therapie berufspolitisch belegt, das bedeutet, dass Therapie als **selbstständige, abrechnungsfähige Leistung** mit den gesetzlichen Kostenträgern – hier insbesondere den gesetzlichen Krankenkassen – zwingend an Professionen und nicht an Kompetenzen gebunden ist. Die Berufe sind im Sozialgesetzbuch genannt.

Eine **Trainingstherapie** ist demnach immer zwingend an eine therapeutische Profession gebunden. So kann z.B. die therapeutische Maßnahme „Krankengymnastik am Gerät“ (KGG) ausschließlich im Rahmen der Physiotherapie erbracht werden, weil nur die Physiotherapie den therapeutischen Berufen zugeordnet ist. Eventuell genauso kompetente oder kompetentere Sport- und/oder Gesundheitsberufe haben hier keine Möglichkeit, ihre Kompetenzen umsatzrelevant einzubringen. Es war also eine berufsspezifische Ab- bzw. Ausgrenzung insbesondere im Heilmittelsektor der Grund, der zu der Begrifflichkeit „Medizinische Trainingstherapie“ führte. Allein aus dem MTT-Begriff leitet sich ein gewisses Verständnisproblem ab, weil aus den oben genannten sachlichen Ausführungen und Definitionen ein Training in allen Bereichen (für Gesunde und Kranke) dann konsequent als „Medizinisches Training“ (MT) und ein Training ausschließlich in der Therapie (für Kranke) als „Trainingstherapie“ oder „Therapeutisches Training“ (TT) hinlänglich beschrieben wäre.

Wir belassen es daher im Folgenden bei dem Begriff des Medizinischen Aufbautrainings, da hier eine ausschließlich inhaltliche Belegung festgelegt wird, und verweisen zur Differenzierung auf ➤ Tab. 1.1.

1.1.4 Begriffsbestimmung Medizinisches Aufbautraining

Medizinisches Aufbautraining ist ein indikations- oder funktionsspezifisches und allgemeines Training, bei dem die **Gesundheitsspezifikation** im Vordergrund steht. Dies impliziert seitens der Trainingsziele, -methodik und -planung sowie der Trainingsinhalte eine patientengezielte bzw. klientenspezifische, individuelle Gesundheitsförderung, Prävention, Therapie und Rehabilitation unter exakten

Tab. 1.1 Begriffliche Differenzierung MAT/MTT

Medizinisches Training/Medizinisches Aufbautraining (MAT)			
(Medizinische) Trainingstherapie (MTT) (pathogenetischer Ansatz) Krankheitsbezug/Einschränkungsbezug/ Behinderungsbezug		Gesundheits- und Fitnesstraining (salutogenetischer Ansatz) Gesundheitsbezug/Aktivitätsbezug/ Teilhabebezug	
Therapie	(medizinische) Rehabilitation	Gesundheitsförderung	Prävention/ Rehabilitation

indikations- und funktionsspezifischen bzw. individualspezifischen Zielsetzungen.

Neben den räumlichen, apparativen und personellen Voraussetzungen sind hierfür spezifische trainingswissenschaftliche, sportmedizinische, gesundheitswissenschaftliche und rehabilitationsmethodische Kenntnisse unabdingbar, damit die optimale Gestaltung und Durchführung eines Aufbautrainings gewährleistet ist. Diese Forderungen werden bei der praktischen Durchführung des MAT oftmals wie folgt umgesetzt:

- Lokales und allgemeines Ausdauertraining als Basis eines jeden Rehabilitations- und Präventionstrainings; auch zur Beeinflussung von Herz-Kreislauf-Erkrankungen, des Immunsystems, kognitiver und mentaler Eigenschaften und Prozesse des Behaltens und Erinnerns sowie der Wahrnehmung
- Koordinations-, Kraft-, Flexibilitäts- und Schnelligkeitsverbesserung zur Begegnung von beeinflussbaren degenerativen, alterungs- oder verletzungsbedingten Leistungseinbußen

1.2 Historie des MAT in Deutschland

MAT bzw. körperliches Training als Bestandteil von Rehabilitation und Therapie hat sich in den letzten fünf Jahrzehnten fest etabliert. Allerdings waren hierfür große Anstrengungen notwendig, die teilweise lange Zeit beanspruchten, um der traditionellen Bevorzugung von passiven Maßnahmen in der Therapie und Rehabilitation entgegenzutreten. Auch erfolgten der Vollzug und die Integration von Bewegung in den verschiedenen Indikationsfeldern sehr unterschiedlich schnell.

1.2.1 Rehabilitation

In Deutschland sind erste Ansätze zur systematischen Integration von individualisiertem Training in Therapie- und Rehabilitationsverläufe seit ca. Ende der 1960er Jahre beschrieben. Vornehmlich Physiotherapeuten, die ihre manuelle Therapie in Skandinavien nach der Vorgehensweise von *Holden, Gustavsen* und *Evjenth* erlernten, brachten Trainingstherapie als Ergänzung zu manualtherapeutischen, krankengymnastischen und physiotherapeutischen Techniken mit. Insbesondere unter Leistungs- und Spitzensportlern sprach es sich sehr schnell herum, dass es einige wenige hochspezialisierte Therapieeinrichtungen in der BRD gab, die erstmals physikalische Therapie und Krankengymnastik um ein indikationsbezogenes Training erweiterten und ergänzten. Die genannte Patientengruppe hatte in der Regel den Wunsch, nach Verletzungen oder Erkrankungen möglichst schnell wieder möglichst leistungsfähig zu werden. So werden auch heute noch z. B. die Namen *Klaus Eder* mit dem Bereich des Fußballsports oder *Bernd Herbeck* mit der Leichtathletik sofort in Verbindung gebracht, da diese nun schon seit Jahrzehnten physiotherapeutische Programme und Training bei Sportlern kombinieren. Die wenigen spezialisierten Therapieeinrichtungen hatten sich innerhalb kurzer Zeit den Ruf erworben, durch die Integration von Training in Rehabilitationsprozesse hervorragende Ergebnisse zu erzielen.

Der hierfür zuständigen Kostenträger, die **Verwaltungsberufsgenossenschaft (VBG),** forcierte daher für diese umschriebene Patientengruppe die Vorgehensweise, Rehabilitationsprogramme durch Training zu ergänzen und zu erweitern. Dieses war schon etwas Revolutionäres: Während andere Rehabilitations- und Therapiekonzepte überwiegend Ruhe und Schonung unter stationären Bedingungen propagierten, sollten hier aktive Trainingsformen – häufig auch noch ambulant – absolviert werden.

Seit etwa Ende der 1970er/Anfang der 1980er Jahre machte die VBG erstmals Verträge mit den Spezialeinrichtungen, die sich auf die Therapie bzw. Wiederherstellung von Leistungs- und Spitzensportlern spezialisiert hatten. Interessanterweise wurden die Angebote dieser Einrichtungen schon von Anfang an fast ausschließlich als ambulante Maßnahmen durchgeführt.

Die Leistung, die hier erstmals vertraglich reguliert war, nannte sich **„Besonders indizierte Therapie" (BiTh).** Die anderen Berufsgenossenschaften, die traditionell stationär rehabilitierten, warteten zunächst die Erfahrungen der VBG ab, die sich mit den Verträgen zur BiTh für alle ihre Versicherten der ambulanten Rehabilitation mit den drei Säulen physikalische Therapie, Krankengymnastik und Training öffnete. Der trainingstherapeutische Baustein machte im Übrigen erstmals den Sportlehrer als verbindliches Mitglied im Rehabilitationsteam der BiTh erforderlich, ohne jedoch klar zu definieren, welche Qualität vorliegen sollte.

Die aus diesen Vorgehensweisen evaluierten Rehabilitationsergebnisse der ambulanten Rehabilitation in Form der BiTh gegenüber den stationären Vorgehensweisen der anderen Berufsgenossenschaften waren derart überzeugend, dass sich Ende der 1980er Jahre alle Berufsgenossenschaften der ambulanten Rehabilitation, allerdings unter einer anderen Bezeichnung, als **EAP,** der **Erweiterten ambulanten Physiotherapie,** öffneten.

Andere Kostenträger, allen voran die Kranken- und Rentenversicherungen, hielten vorwiegend an den rein stationären Rehabilitationsverfahren fest. Mit Zunahme des Kostendrucks und der immer knapper werden Ressourcen im Gesundheitswesen wurde allerdings seit Anfang der 1990er Jahre nach weiteren Einsparmöglichkeiten gesucht. Die Politik schreibt im hier genannten Zusammenhang bereits seit 1994 im SGB V vor: **„ambulant vor stationär".** Vor diesem Hintergrund wurde auch die Rehabilitation geprüft, mit dem Ergebnis, dass zunächst die Krankenversicherungen sich einer ambulanten Vorgehensweise nach dem Vorbild der Berufsgenossenschaften anschlossen. Seit 1993 schlossen daher vornehmlich die Primärkassen (AOK, BKK, IKK) inhaltlich gleiche Verträge zur ambulanten Rehabilitation wie die Berufsgenossenschaften zur EAP ab. Die Bezeichnung für diese Art der Rehabilitation wurde übernommen. Die anderen großen Krankenkassenverbände, der Verband der Arbeiterersatzkassen (AEV) und der Verband der deutschen Angestelltenkrankenkassen (VDAK), lehnten die generelle Übernahme der EAP-Kriterien für ambulante Rehabilitationsmaßnahmen aus mehreren inhaltlichen und qualitativen Bedenken heraus ab. Sie erarbeiteten einen eigenen Vertragsentwurf, zu dessen Bedingungen Leistungserbringer ab dem 1.4.1994 Vertragspartner werden konnten. Wie in der EAP und der BiTh wurde das Medizinische Aufbautraining als eigenständige Konzeptionssäule zwingend festgeschrieben. Neben einigen wesentlichen inhaltlichen Unterschieden wurden diese Maßnahmen auch mit einem anderen Namen versehen: Man bezeichnete sie als **AOTR, ambulante orthopädisch-traumatologische Rehabilitation.**

Weitere Kostenträger für Rehabilitation zogen nun nach und genehmigten Leistungen zu AOTR-/EAP-Bedingungen zur ambulanten Rehabilitation immer mit dem Baustein des Medizinischen Aufbautrainings. Zu nennen sind an dieser Stelle die Arbeits- und Sozialämter, die Beihilfeversicherungen, die privaten Krankenversicherer, die Knappschaften und vereinzelt auch schon Rentenversicherungen.

Die Letztgenannten taten sich mit der Umsetzung der ambulanten Rehabilitation und der damit verbundenen Einbeziehung von Medizinischem Aufbautraining in standardisierte Rehabilitationsprogramme schwer. Erst mit dem Entwurf der **Rahmenempfehlungen zur ambulanten medizinischen Rehabilitation** vom 20.10.2000 gelang es auf Spitzenverbandsebene, Einigkeit zu drei medizinischen Rehabilitationsbereichen hinsichtlich der wesentlichen personellen, apparativen und inhaltlichen Bestandteile zu erzielen. Erstmals liegen seither für ambulant durchzuführende muskuloskeletale, kardiologische und neurologische Rehabilitationsprozesse Richtlinien vor, die eine verbindliche Mindeststruktur vorschreiben. Das Medizinische Aufbautraining mit den entsprechenden apparativen, personellen und räumlichen Bedingungen ist in allen drei Bereichen als verbindlicher Bestandteil von Rehabilitationsprozessen definiert worden.

Mittlerweile gibt es durch die **Rahmenempfehlungen der Bundesarbeitsgemeinschaft für Rehabilitation (BAR)** sieben formulierte Konzepte; in jedem ist die Vorhaltung von „Training" als rehabilitativem Baustein zwingend hinsichtlich personeller, räumlicher und apparativer Voraussetzungen vorgeschrieben. Die sieben Konzepte betreffen folgende Bereiche:

- Muskuloskeletale Rehabilitation
- Neurologische Rehabilitation
- Pneumologische Rehabilitation
- Onkologische Rehabilitation
- Kardiologische Rehabilitation
- Psychosomatische und psychische Rehabilitation
- Dermatologische Rehabilitation. (BAR 2005)

Alle ambulanten Rehabilitationsanbieter müssen sich nunmehr der Umsetzung dieser Kriterien stellen und die notwendigen Standards routinemäßig einhalten. Das Medizinische Aufbautraining ist fester Bestandteil aller genannten Rehabilitationsbereiche. Die Umsetzung mit den entsprechenden Änderungskündigungen der bisherigen Kostenträger und neuen Verträgen mit den Rentenversicherungen erfolgte bereits seit dem 1.1.2001 und hat teilweise bis heute für Rehabilitationszentren Bestand. Die Umsetzung der Richtlinien zum 1.1.2001 bedeutete, dass jede ambulante Rehabilitationseinrichtung standardmäßig Medizinisches Aufbautraining anbieten können musste. Die Richtlinien zur sogenannten AMR (Ambulante Muskuloskeletale Rehabilitation) haben heute hinsichtlich der trainingstherapeutischen Ausrichtungen Bestand für die oben genannten, durch die BAR beschriebenen Rehabilitationsbereiche.

1.2.2 Therapie

Aus den Erkenntnissen, die mit dem Medizinischen Aufbautraining aus der EAP und der AOTR gewonnen wurden, ist darüber hinaus eine weitreichende Veränderung im Heilmittelkatalog im Bereich der Physiotherapie zum 1.7.2001 entstanden. Mit der Aufnahme der Krankengymnastik am Gerät (KGG) als Leistung nach § 124 SGB V in den Heilmittelkatalog hat das Medizinische Aufbautraining erstmals einen eigenen Stellenwert mit Abrechnungsmöglichkeit mit den Krankenversicherungen und anderen Kostenträgern für Therapie als Heilmittel erlangt. Damit ist Training als Heilmittel erstmals – wie ein Medikament – verschreibungsfähig, geworden, also quasi „auf Rezept" erhältlich.

1.2.3 Prävention

Bereits 1989 wurden die Prävention und die betriebliche Gesundheitsförderung gesetzlich im SGB V verankert. Der allgemeine (individuelle) Präventionsauftrag wurde 1996 wieder aus dem SGB V gestrichen, wohingegen die betriebliche Gesundheitsförderung beibehalten wurde. Mit Neufassung des § 20 SGB V im Jahr 2000 erhielten die gesetzlichen Krankenversicherungen erneut einen erweiterten Handlungsspielraum in der Prävention, der sich bis heute erhalten hat. Grundsätzlich gibt es vier Handlungsfelder, in denen präventive Maßnahmen gefördert werden können. Dies betrifft folgende Sektoren:

- Bewegung
- Ernährung
- Stress
- Sucht

Medizinische Trainingsprozesse und deren Inhalte können demzufolge im Sektor **Bewegung** integriert angeboten und finanziert werden. Der Sektor Bewegung rückt dabei sehr in den Vordergrund, weil sich bereits seit geraumer Zeit abzeichnet, dass hinsichtlich der Risikofaktoren und der Prävalenz von Erkrankungen **Bewegungsmangel** ein bedeutendes volkswirtschaftliches und gesundheitspolitisches Problem ist, dem es entgegenzutreten gilt (vgl. RKI 2012). Der Gesetzgeber hat hierauf sehr eindeutig reagiert und sich mit der erneuten Öffnung des SGB V für die Prävention positioniert. Im Übrigen sind diese Überlegungen auch in die Entstehung des SGB IX (Rehabilitation) eingeflossen, da die Bereiche Rehabilitation und Prävention viele und große Schnittmengen haben können.

Zur Durchführung von präventiven Bewegungsangeboten mit Kostenübernahme durch die gesetzlichen Krankenkassen müssen die Präventionsangebote anerkannt und zugelassen sein. Die Anerkennung bzw. die Beantragung erfolgt seit Januar 2014 online über www.zentrale-pruefstelle-praevention.de (BKK-Dachverband 2014). Im Antrag zu benennen und nachzuweisen sind die persönlichen Qualifikationen der durchführenden Person, die methodische Vorgehensweise und die räumlichen und apparativen Ausstattungen (➤ Kap. 2.4). Hinsichtlich der Honorierung erstatten die gesetzlichen Krankenkassen in der Regel 80 % der Kurskosten, höchsten jedoch 75 Euro (Stand: 6/2015).

1.2.4 Ergänzende Leistung zur Rehabilitation – Rehabilitationssport und Funktionstraining

Seit Mitte der 1980er Jahre wurde am SGB IX inhaltlich gearbeitet. Hierin sollten zum einen das Rehabilitationsrecht und das Schwerbehindertenrecht aufeinander abgestimmt werden, da es hier bislang erhebliche Schnittstellenprobleme gab; zum anderen wurden auch zeitgemäße inhaltliche Änderungen in der Rehabilitation integriert. Ein Hauptanliegen der inhaltlichen Gestaltung war die Idee, einerseits die **Integration von Nachhaltigkeitsgedanken** für Rehabilitationsangebote zu sichern; andererseits sollte die sich ändernde **Wertigkeit von Risikofaktoren** inhaltlich ins SGB IX einfließen. Bewegungsmangel wurde hierbei bereits damals als so bedeutsam eingestuft, dass Maßnahmen zu seiner Bekämpfung in den Leistungskatalog des Sozialgesetzbuchs eingeflossen sind.

So sind Rehabilitationssport und Funktionstraining als ergänzende Leistungen zur Rehabilitation im SGB IX, § 44 seit dessen Inkrafttreten 2001 verankert. Explizit im gesetzlichen Krankenversicherungsbereich ist diese Leistung im § 43 SGB V festgehalten. Insbesondere der Rehabilitationssport wirkt hierbei mit den Mitteln des Sports auf Betroffene ein, um motorische Fähigkeiten zu fördern um somit den Erfolg eventuell vorangegangener oder begleitender anderer Maßnahmen (z. B. Physiotherapie) zu sichern oder zu steigern. Einerseits soll so durch Verbesserung der körperlichen Leistungsfähigkeit ein Krankheitsverlauf günstig beeinflusst werden. Andererseits ist der Rehabilitationssport als **Hilfe zur Selbsthilfe** angelegt. Dieses Ziel wird in der Rahmenvereinbarung für den Rehabilitationssport und das Funktionstraining wie folgt beschrieben:

„Hilfe zur Selbsthilfe hat zum Ziel, Selbsthilfepotentiale zu aktivieren, die eigene Verantwortlichkeit des behinderten oder von Behinderung bedrohten Menschen für seine Gesundheit zu stärken sowie ihn zu motivieren und in die Lage zu versetzen, langfristig selbstständig und eigenverantwortlich Bewegungstraining durchzuführen, z. B. durch weiteres Sporttreiben in der bisherigen Gruppe bzw. im Verein auf eigene Kosten." (BAR 2011)

Dies bedeutet, dass in den durchgeführten Maßnahmen auch pädagogische, edukative und gruppendynamische Inhalte große Bedeutung erlangen.

Unter Punkt 2 und 3 der Rahmenvereinbarung für den Rehabilitationssport und das Funktionstraining sind die Ziele und Mittel wie folgt beschrieben:

Rehabilitationssport

„Ziel des Rehabilitationssports ist, Ausdauer und Kraft zu stärken, Koordination und Flexibilität zu verbessern, das Selbstbewusstsein insbesondere auch von behinderten oder von Behinderung bedrohten Frauen und Mädchen zu stärken und Hilfe zur Selbsthilfe zu bieten. […]

Rehabilitationssport wirkt mit den Mitteln des Sports und sportlich ausgerichteter Spiele ganzheitlich auf die behinderten und von Behinderung bedrohten Menschen, die über die notwendige Mobilität sowie physische und psychische Belastbarkeit für Übungen in der Gruppe verfügen, ein." (BAR 2011)

Hierbei stehen pädagogisch, psychologische Effekte und Adaptionen durch Sport mit im Vordergrund, die von Anfang an auch einen salutogenetischen, also gesundheitsfördernden Ansatz haben.

Funktionstraining

„Ziel des Funktionstrainings ist der Erhalt und die Verbesserung von Funktionen sowie das Hinauszögern von Funktionsverlusten einzelner Organsysteme/Körperteile, die Schmerzlinderung, die Bewegungsverbesserung, die Unterstützung bei der Krankheitsbewältigung und die Hilfe zur Selbsthilfe. […]

Funktionstraining wirkt besonders mit den Mitteln der Krankengymnastik und/oder der Ergotherapie gezielt auf spezielle körperliche Strukturen (Muskeln, Gelenke usw.) der behinderten oder von Behinderung bedrohten Menschen, die über die notwendige Mobilität sowie physische und psychische Belastbarkeit für bewegungstherapeutische Übungen in der Gruppe verfügen, ein. Funktionstraining ist im Wesentlichen organorientiert.

Funktionstraining umfasst bewegungstherapeutische Übungen, die in der Gruppe unter fachkundiger Leitung vor allem durch Physiotherapeuten/-innen/ Krankengymnasten/-innen/Ergotherapeuten im Rahmen regelmäßig abgehaltener Übungsveranstaltungen durchgeführt werden. Das gemeinsame Üben in festen Gruppen ist Voraussetzung, um gruppendynamische Effekte zu fördern, den Erfahrungsaustausch zwischen den Betroffenen zu unterstützen und damit den Selbsthilfecharakter der Leistung zu stärken. Neben den bewegungstherapeutischen Übungen können Gelenkschutzmaßnahmen und die Einübung im Gebrauch technischer Hilfen und von Gebrauchsgegenständen des täglichen Lebens Bestandteil des Funktionstrainings sein" (BAR 2011).

Hierbei stehen funktionelle und indikationsbezogene Vorgehensweisen im Vordergrund, die unter pathogenetischen Gesichtspunkten positive Auswirkungen auf die Krankheit bzw. den Erkrankungsverlauf nehmen sollen.

1.3 Indikationen und Kontraindikationen

In der einschlägigen Literatur finden sich häufig sogenannte Indikationslisten für Training unter Krankheitsbezug. Unter aktuellen Gesichtspunkten zum MAT bzw. Training unter Indikationsbezug ist dies nicht mehr üblich, weil es nahezu keine Indikation gibt, die nicht durch individuelle, geeignete Trainingsprogramme positiv beeinflusst werden könnte (vgl. ➤ Kap. 1.4).

Unter Berücksichtigung der richtigen Dosierung und einer individuellen Anpassung kann körperliches Training zur Vorbeugung oder Behandlung von nahezu allen Erkrankungen mit positiven Wirkungen eingesetzt werden. Hierbei sind die Effekte denen von Medikamenten mindestens ebenbürtig (Löllgen 2013). Allerdings, wie bei Medikamenten auch, gibt es für richtig durchgeführte körperliche Aktivitäten jeweils eine Indikation, also Erkrankungen oder Funktionsbeeinträchtigungen, mit jeweils entsprechenden, individuellen Empfehlungen zur **Dosis** und zur **Dosis-Wirkung.** Sport und Bewegung kann darüber hinaus – wie ein Medikament auch – Nebenwirkungen haben.

Des Weiteren können Bewegung und Training auch gänzlich kontraindiziert sein, z. B. bei akuten, schweren Erkrankungen oder Infektionen. Um eine exakte Empfehlung zum Umgang mit dem „Medikament" Bewegung bzw. Training zu erhalten, sollte vor dem Start jeweils eine individuelle Beratung erfolgen über z. B. Art, Intensität, Dauer und Frequenz des Trainings. Demnach wäre mit der Verabreichung von MAT zu verfahren wie bei der Ausgabe eines Rezepts. Daher wird auf eine Indikationsliste an dieser Stelle verzichtet, und es werden nachfolgend nur die wenigen Ausschlussindikationen formuliert, weil eine Indikation für ein individuelles, richtig durchgeführtes Training in Therapie und Rehabilitation, aber auch im Sinne der Gesundheitsförderung und Prävention immer besteht.

CAVE

Für das Medizinische Aufbautraining bestehen grundsätzlich folgende Kontraindikationen:

Allgemeine, **absolute Kontraindikationen** für ein körperliches Training:

- Nicht ausreichend verheilte Weichteilverletzungen bzw. Heilungsstörungen
- Starke Schmerzen
- Schwere akute Verletzungen und Erkrankungen
- Infektionen

Allgemeine, **relative Kontraindikationen** für eine kurzzeitige, vorübergehende Unterbrechung eines körperlichen Trainings:

- Schmerzen
- Subjektive Missempfindungen (z. B. Ermüdung, Unwohlsein)

1

1.4 MAT in Therapie und Rehabilitation

Im Rahmen der AOTR und der EAP stellte das Medizinische Aufbautraining erstmals neben der krankengymnastischen und der physikalischen Therapie ein weiteres wesentliches Bauelement in Rehabilitation und Therapie dar (➤ Abb. 1.2). Die EAP war eine komplexe Therapieform, die in ambulanter Form, d. h. täglich mehrstündig, durchgeführt wurde. Sie war über diverse Kostenträger abrechenbar, z. B. über die Berufsgenossenschaften und Krankenkassen.

Das Medizinische Aufbautraining bildete im Rahmen der AOTR und EAP die Basis eines optimalen muskulären und koordinativen Aufbaus und damit die Voraussetzung für die schnellste und bestmögliche Wiedereingliederung in Arbeit, Beruf und Gesellschaft.

Heute ist das Medizinische Aufbautraining generell Bestandteil moderner Rehabilitationskonzepte. ➤ Tab. 1.2 greift wichtige muskuloskeletale Indikationsbereiche auf, wie sie mit Einführung der EAP/AOTR bzw. der Ambulanten Muskuloskeletalen Rehabilitation (AMR) bestanden hatten.

Neben den in ➤ Tab. 1.2 genannten muskuloskeletalen Rehabilitationsbereichen, bei denen sich

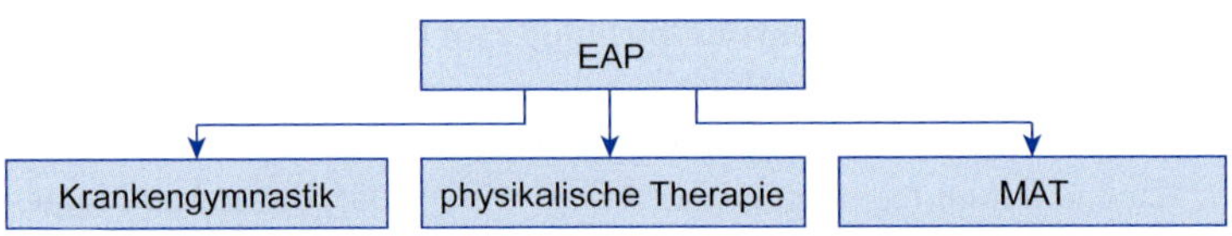

Abb. 1.2 Krankengymnastik, Physikalische Therapie und Medizinisches Aufbautraining als die drei „Bauelemente" der EAP/AOTR [L143]

Tab. 1.2 Anwendungskatalog/Indikationsliste MAT Orthopädie/Traumatologie in der AMR

Betroffene Körperregion	Diagnose/Indikation
Kniegelenk, nach operativ oder konservativ versorgten Verletzungen und/oder degenerativen Veränderungen im Bereich der Knochen, Knorpel, Sehnen und Bandstrukturen	• Kreuzbandruptur nach OP • Kreuzbandläsion oder -ruptur (konservativ) • Seitenbandruptur nach OP • Seitenbandläsion oder -ruptur (konservativ) • Transarthroskopischer Meniskuseingriff ohne bzw. mit nur geringem Knorpelschaden • Transarthroskopische Gelenktoilette • Postoperative oder posttraumatische Spätfolgen • Chondropathia patellae
Sprunggelenk, nach operativ oder konservativ versorgten Verletzungen und/oder degenerativen Veränderungen im Bereich der Knochen, Knorpel, Sehnen und Bandstrukturen	• Achillessehnenruptur nach OP • Achillessehnenteilruptur (konservativ) • Bandrupturen • Postoperative oder posttraumatische Spätfolgen
Schultergelenk, nach operativ oder konservativ versorgten Verletzungen und/oder degenerativen Veränderungen im Bereich der Knochen, Knorpel, Sehnen und Bandstrukturen	• Rotatorenmanschettenrupturen nach OP • Rotatorenmanschettenrupturen (konservativ) • Schulterluxation (habituelle S. ausgeschlossen) • Impingementsyndrom nach OP
Wirbelsäule, nach operativ oder konservativ versorgten Verletzungen und/oder degenerativen Veränderungen im Bereich der Knochen, Knorpel und Bandstrukturen	• Bandscheibenvorfall nach OP • Bandscheibenleiden: Protrusion, Prolaps (konservativ) • Spondylolyse oder Spondylolisthesis mit deutlicher Symptomatik • Skoliosen mit entsprechender Symptomatik • Rezidivierende Lumbalgien und Ischialgien
Sonstige	• Versorgung nach Endoprothesen • Versorgung nach komplizierten Frakturen der oberen und unteren Extremitäten • Versorgung nach Polytraumen

Tab. 1.3 Anwendungskatalog/Indikationsliste Innere Medizin in der AMR

Klinisches Fachgebiet	Diagnose/Erkrankung
Innere Medizin	• Adipositas (Übergewicht) • Bluthochdruck • Herzinfarkt (zur Sekundärprävention) • Versorgung nach Operation am Herzkreislaufsystem (zur Sekundär- und Tertiärprävention)
Rheumatologie	• Rheumatische und rheumatoide Erkrankungen oder Veränderungen des Stütz- und Bewegungsapparates
Stoffwechselerkrankungen	• Diabetes mellitus • Gicht • Schilddrüsenerkrankungen
Onkologie	• Mamma-Karzinom • Andere Tumorerkrankungen

Training als Rehabilitations- und Therapiebestandteil etabliert hat, wird das MAT heute in nahezu allen Indikationsgebieten bzw. bei nahezu allen Funktionsbeeinträchtigungen eingesetzt. Zu nennen sind hier auch die durch die BAR näher beschriebenen Bereiche weiterer AMR-Verfahren wie z. B. in der der Geriatrie (➤ Kap. 31), der Neurologie (➤ Kap. 34), der Onkologie (➤ Kap. 37) oder der Psychosomatik. ➤ Tab. 1.3 gibt eine Übersicht über Indikationen im Bereich der Inneren Medizin.

1.4.1 Krankheitsmodelle

Das MAT wird zukünftig weiterhin einen hohen Stellenwert innerhalb des Bereichs Gesundheit einnehmen. In den Industriestaaten hat sich bereits jetzt weitgehend ein demografischer Wandel vollzogen. In diesem Zusammenhang hat sich auch eine grundlegende Veränderung des Mortalitäts- und Morbiditätsspektrums mit einer Akzentuierung chronischer Krankheiten eingestellt. Damit einher geht die zunehmende Bedeutung von Prävention und Rehabilitation. Die Bedeutung des Risikofaktors Bewegungsmangel (➤ Kap. 1.2) hat in den Industriestaaten in den vergangenen Jahren ganz erheblich an Gewichtung gewonnen und ist auch durch die Gesundheitspolitik mittlerweile sehr stark in den Fokus von Interventionsmaßnahmen und -strategien gerückt. Richtig dosiertes körperliches Training ist hierbei ein wichtiger Faktor, um das Ziel, bis ins Alter möglichst gesund und aktiv zu bleiben, zu erreichen. Nicht zuletzt sind eine ganze Menge an Regelungen im SGB IX zum Thema Bewegung als ergänzende Leistungen zur Rehabilitation integriert worden, so z. B. der Bereich „Rehabilitationssport und Funktionstraining" (vgl. ➤ Kap. 1.2 – Abschnitt Ergänzende Leistungen zur Rehabilitation).

Biomedizinisches Krankheitsmodell

Auch aufgrund dieses Strukturwandels ist es notwendig, das klassische biomedizinische Krankheitsmodell der Medizin – auch oder erst recht unter Einbeziehung von Überlegungen zum MAT – zu aktualisieren bzw. zu überdenken und in großen Teilen für die Bereiche Prävention und Rehabilitation abzulösen. Dieses bislang angewendete Modell entspricht der zurzeit noch praktizierten ICD (International Classification of Diseases). Es erklärt Krankheit aus der Perspektive von Krankheitsursache (Ätiologie) und Krankheitsentstehung (Pathogenese) und ist eher kausal orientiert. ➤ Abb. 1.3 zeigt diesen Zusammenhang auf.

Ausgehend von diesem Modell werden als eigentliche Krankheitsbehandlung nach § 27 SGB V alle diagnostischen und therapeutischen Maßnahmen im Rahmen von ambulanten ärztlichen bzw. zahnärztlichen und Krankenhausbehandlungen verstanden, einschließlich der Versorgung mit Arznei-, Verband-, Heil- und Hilfsmitteln. Zum Beispiel ist die Physiotherapie als Heilmittel eindeutig der Krankenbehandlung, also der Therapie zugeordnet. Medizinisches Training bzw. Medizinisches Aufbautraining hat jedoch einen breiteren Ansatz, und der Einsatz lediglich als Therapeutikum würde hier zu kurz greifen.

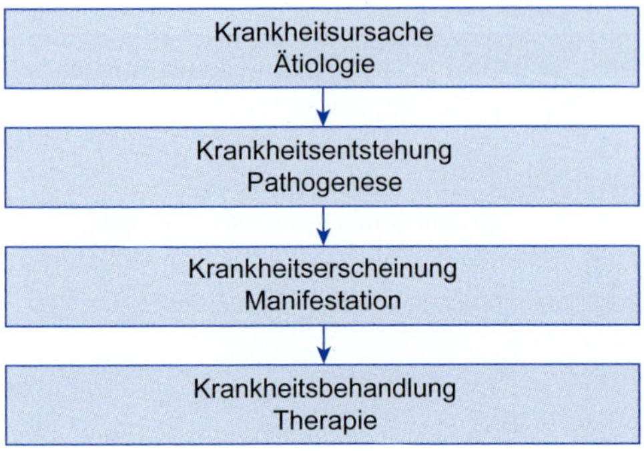

Abb. 1.3 ICD – International Classification of Diseases – biomedizinisches Krankheitsmodell [L143]

Biopsychosoziales Krankheitsmodell

Das aktuelle und favorisierte **biopsychosoziale Krankheitsmodell** der WHO ist hingegen ein multidisziplinäres Modell, welches den Gesundheitszustand hinsichtlich seiner ursprünglichen Dimensionen Schäden (Impairment), Einschränkung oder Aktivitätsverlust (Disability) bzw. Behinderung oder Partizipationsverlust (Handicap) beschreibt (ICIDH – International Classification of Impairments, Disabilities and Handicaps). Die negativ behafteten Begrifflichkeiten sind im aktuellen Nachfolgekonzept, der International Classification of Functioning, Disability and Health (ICF) (DIMDI 2005), positiv ersetzt worden: Aus Schaden (Impairment) ist Struktur, aus Einschränkung (Disability) ist Aktivität und aus Behinderung (Handicap) ist Teilhabe geworden (➤ Abb. 1.4).

Diesem Krankheitsmodell zufolge sind die Aufgaben der Rehabilitation deutlich weiter zu fassen, als es die Formulierungen zur Krankheitsbehandlung (§ 27 SGB V) darstellen. Darüber hinaus kommt in der Rehabilitation und Therapie sehr frühzeitig auch ein **salutogenetischer Denkansatz** zum Tragen, der weit über den klassischen therapeutischen, pathogenetischen Ansatz hinaus geht (Schuntermann 2005).

1.4.2 Soziales Recht zur Rehabilitation

Das **soziale Recht zur Rehabilitation** ist als grundlegende Aussage in § 10 SGB I enthalten. § 1 Rehabilitationsangleichungsgesetz beschrieb die Aufgaben der Rehabilitation und ist weitestgehend in das heute gültige SGB IX aufgenommen:

„Die medizinischen, berufsfördernden und ergänzenden Maßnahmen und Leistungen zur Rehabilitation im Sinne dieses Gesetzes sind darauf auszurichten, körperlich, geistig und seelisch Behinderte möglichst auf Dauer in Arbeit, Beruf und Gesellschaft einzugliedern.

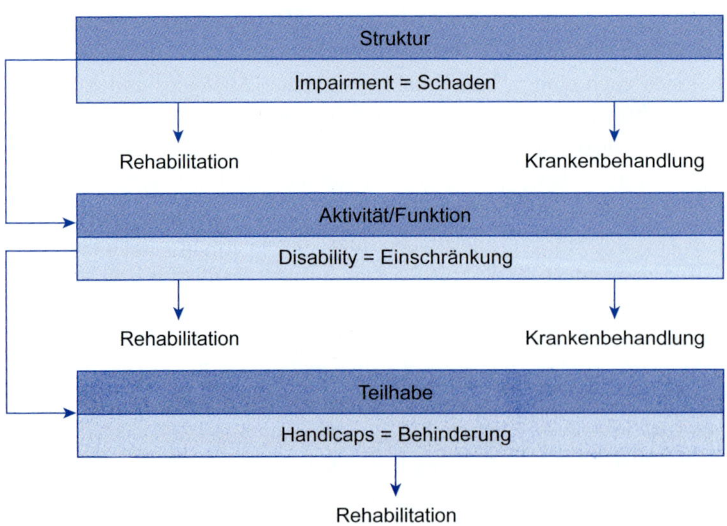

Abb. 1.4 ICIDH und ICF – Biopsychosoziales Krankheitsmodell [L143]

Den Behinderten stehen bei der Anwendung dieses Gesetzes diejenigen gleich, denen eine Behinderung droht.“

§ 1 des SGB IX zur Selbstbestimmung und Teilhabe am Leben in der Gesellschaft lautet aktuell:

„Behinderte oder von Behinderung bedrohte Menschen erhalten Leistungen nach diesem Buch und den für die Rehabilitationsträger geltenden Leistungsgesetzen, um ihre Selbstbestimmung und gleichberechtigte Teilhabe am Leben in der Gesellschaft zu fördern, Benachteiligungen zu vermeiden oder ihnen entgegenzuwirken. Dabei wird den besonderen Bedürfnissen behinderter und von Behinderung bedrohter Frauen und Kinder Rechnung getragen.“

In diesem Sinn soll auch das Medizinische Aufbautraining dem Zweck der Rehabilitation dienen, d. h. durch dessen Inhalte soll möglichst kurzfristig das Ausmaß von Fähigkeitsstörungen oder Beeinträchtigungen als Auswirkung von Krankheit beseitigt bzw. verringert werden. Es gehört demzufolge z. B. als Krankengymnastik am Gerät (KGG) zur Krankheitsbehandlung und ist seit 1.7.2001 als Heilmittel zugelassen.

Für die Maßnahmen der Rehabilitation sind folgende **Grundsätze** charakteristisch:

- Individualität
- Komplexität
- Interdisziplinarität
- Finalität (Endgültigkeit)

Das bedeutet, dass jede Rehabilitationsmaßnahme auf den jeweils betroffenen Menschen *(individuell)* zugeschnitten ist. Die Maßnahme selbst greift daher immer alle drei Säulen des biopsychosozialen Krankheitsmodells des ICF auf und umfasst strukturelle, funktionelle, psychosoziale und psychosomatische Inhalte. Dieser Ansatz erfordert automatisch für die Rehabilitation *Interdisziplinarität* und *Komplexität.* Der individuelle Rehabilitationsplan orientiert sich von Anfang an einem anzustrebenden, während der Maßnahme selbst zu modifizierenden, finalen Rehabilitationsziel *(Finalität).*

Zu berücksichtigen sind hierbei der individuelle Rehabilitationsbedarf, die Rehabilitationsfähigkeit, die Rehabilitationsprognose, die Rehabilitationszumutbarkeit und das Rehabilitationsziel. Rehabilitation ist demzufolge viel weiter zu fassen als die reine Krankheitsbehandlung, denn entsprechend dem

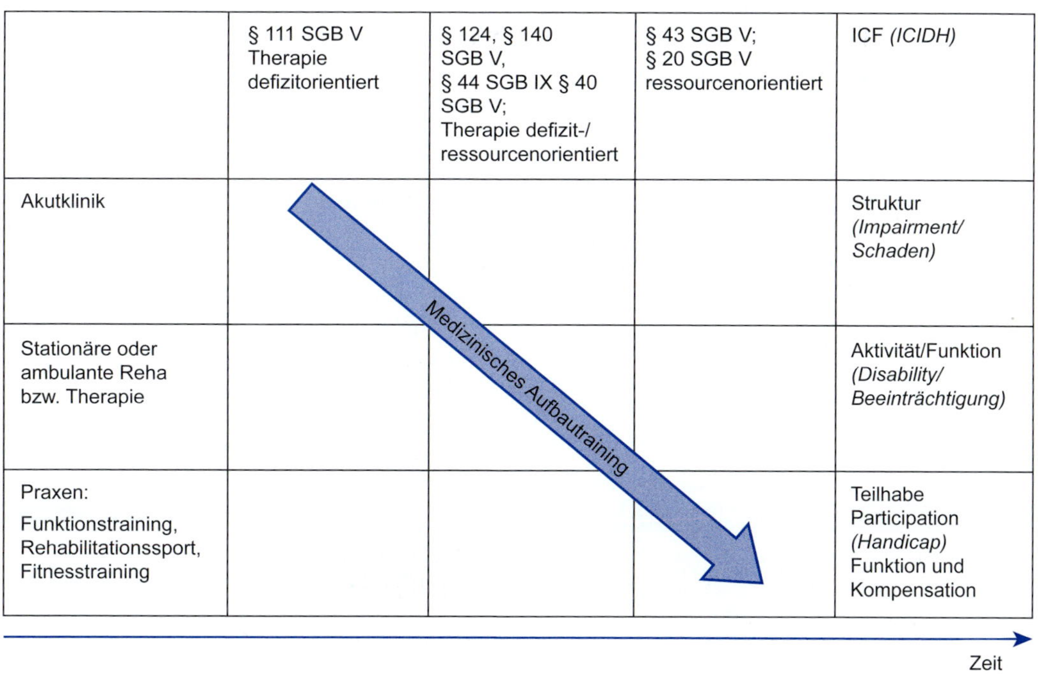

Abb. 1.5 MAT-Prozess in Therapie und Rehabilitation [L143]

biomedizinischen Krankheitsmodell endet die Krankheitsbehandlung allenfalls mit der Therapie. Das MAT kann demzufolge auch nur ein Baustein einer Rehabilitation sein. Neben diesen hier oft funktionellen Gesichtspunkten sind selbstverständlich auch die psychosozialen und psychosomatischen Komponenten und Strukturen Bestandteil einer Rehabilitation. Das bedeutet, dass diejenigen, die MAT als Bestandteil einer Rehabilitation durchführen sollen oder wollen, über ein hohes Maß an interdisziplinärem Verständnis und Wissen verfügen sollten, um diese ganzheitlichen Aspekte berücksichtigen zu können.

Grundsätzlich ist MAT in Deutschland unter voller Kostenübernahme oder unter Inanspruchnahme von Subventionen durch die gesetzlichen Kostenträger im Rahmen von Therapie und Rehabilitation als Therapiemittel in akuten und chronischen Krankheitsprozessen jederzeit abrufbar und verordnungsfähig (➤ Abb. 1.5).

Die gesetzlichen Grundlagen sind in ➤ Tab. 1.4 zusammengefasst.

In der Tabelle sind vor allem die gesetzlichen Grundlagen dargestellt, die sich auf den Kostenträger Gesetzliche Krankenversicherung (GKV) beziehen; daher werden überwiegend Hinweise zum SGB V gegeben. Die Zuständigkeit der anderen relevanten Kostenträger ist in anderen Sozialgesetzbüchern geregelt: Übergeordnete Informationen zu Rehabilitation und Therapie sind grundsätzlich im SGB IX dargestellt. Für die beiden weiteren, für Rehabilitation und Therapie wichtigsten, Kostenträger sind die Regelungen im SGB VI (Gesetzliche Rentenversicherung) und im SGB VII (Gesetzliche Unfallversicherung) relevant.

1.4.3 Ziele des MAT in Therapie und Rehabilitation

In der Therapie und Rehabilitation verfolgt das Behandlungskonzept des Medizinischen Aufbautrainings nach Gustavsen und Evjenth (1991) folgende Grundsätze:

1. Eigene, aktive Bewegungsprogramme erfolgen ohne oder weitestgehend ohne manuelle Mitwirkung von therapeutischem Personal.
2. Zum Erreichen eines Zieloptimums ist eine effektive, individuell angepasste Trainingsplanung unumgänglich.
3. Diese Trainingsplanung beinhaltet die Berücksichtigung des Ausmaßes der Bewegungsbahn, der Belastbarkeit und die jeweilige patienten- bzw. klientenspezifischen Zielsetzung und Ausgangssituation.
4. Auf dieser Grundlage bauen ein gezieltes, lokales und allgemeines Training und eine positive Beeinflussung der motorischen Grundeigenschaften Kraft, Ausdauer, Beweglichkeit, Koordination und Schnelligkeit auf.
5. Das MAT ist ein objektives (Behandlungs-)Verfahren, basierend auf der Analyse bzw. Diagnose, der Funktionsuntersuchung sowie der möglichst objektiven funktionellen Messung der motorischen Hauptbeanspruchungsformen, also von Kraft, Ausdauer, Flexibilität, Koordination und Schnelligkeit.
6. Wesentliche Bestandteile des MAT sind neben der Funktionswiederherstellung die Verbesserung bzw. Reduktion von Funktionsverlusten, der Prophylaxe und dem Einüben von Alltagsbewegungen, das Erreichen von Schmerzfreiheit, die Funktionsverbesserung und -erhaltung und die Verbesserung der Belastbarkeit und Leistungsfähigkeit.

Tab. 1.4 Gesetzliche Grundlagen für das Medizinische Aufbautraining

MAT in Therapie und Rehabilitation				
Stationäre oder ambulante Rehabilitation	Integrierte Versorgung IV-Verträge	Therapie	Rehabilitationssport	Prävention in Sekundär- und Tertiärprävention
§§ 1–4 SGB V, § 111 SGB V; § 43 SGB V bzw. § 44 SGB IX	§ 140 SGB V	§ 124 SGB V	§ 43 SGB V bzw. § 44 SGB IX	§ 20 SGB V

1.5 MAT in Prävention und Gesundheitsförderung

Um die beiden Bereiche Prävention und Gesundheitsförderung in ihren verschiedenen Merkmalen zu verstehen und entsprechende Zuordnungen von medizinischen Aufbautrainingsinhalten vornehmen zu können, müssen sie differenziert werden. Grundsätzlich liegen den beiden Begriffen sehr unterschiedliche Vorgehensweisen und Denkansätze zugrunde, obwohl sie oft fälschlicherweise synonym verwendet werden.

Der Begriff **Prävention** leitet sich historisch aus dem älteren Begriff „Krankheitsprävention" ab und beschäftigt sich inhaltlich vornehmlich mit der Vermeidung von Krankheit. Die wichtigste Überlegung dabei war es und ist es bis heute geblieben, Auslösungsfaktoren von Krankheiten zu reduzieren, oder – wenn möglich – zu vermeiden.

Gesundheitsförderung ist vom Begriff her wesentlich jünger. Er entwickelte sich bei der WHO im Anschluss an die WHO-Gesundheitsdefinition 1946. Im Vordergrund der Gesundheitsförderung steht dabei eine Vorgehensstrategie, bei der durch eine Verbesserung von Lebensbedingungen eine Stärkung der gesundheitlichen Entfaltungsmöglichkeiten entstehen soll (Hurrlemann, Klotz, Haisch 2010).

Die WHO-Definition für Gesundheitsförderung gemäß Ottawa-Charta lautet: *„Health promotion is the process of enabling people to increase control over, and to improve their health."* (WHO 1986) (Deutsch: „Gesundheitsförderung ist der Prozess, der Menschen befähigt, Kontrolle über ihre Gesundheit zu erhöhen sowie diese zu verbessern".)

Während also bei der Prävention explizit die Krankheitsprävention, also eine **Vermeidungsstrategie** im Mittelpunkt der Betrachtungen steht, wendet sich die Gesundheitsförderung strategisch der Förderung **(Förderungsstrategie)** von gesundheiterhaltenden Maßnahmen und Inhalten zu. Der präventive Ansatz stellt kurz gesagt die Entstehung von Krankheit in den Vordergrund und zielt dabei auf Vermeidung ab; der gesundheitsfördernde Ansatz stellt die Entstehung und den Erhalt von Gesundheit in ihren Vordergrund (und stellt dabei auf Förderung und Stärkung ab).

In Bezug zum MAT steht hinter den Überlegungen zum Einsatz von Trainingsmaßnahmen und -mitteln demnach bei der Prävention eher der **pathogenetische Ansatz** von Krankheitsvermeidung, während bei der Gesundheitsförderung ein **salutogentischer Ansatz** zum Tragen kommt. Sicherlich kann es hierbei oftmals große Überscheidungen geben, die Ausrichtung kann jedoch auch sehr weit differieren.

In beiden Tätigkeitsfeldern sind medizinische Aufbautrainingsprozesse sinnvolle und wichtige Bestandteile.

1.5.1 MAT in der Prävention

Im Bereich der Prävention werden Bewegungsprogramme gefördert, um im Hinblick auf Bewegungsmangel als Risikofaktor für Krankheitsentstehung die individuellen und gesellschaftlichen Grundvoraussetzungen positiv beeinflussen zu können. Es werden dabei **Primär-, Sekundär- und Tertiärprävention** unterschieden: Durch Bewegungsmangel bedingte Erkrankungen sollen durch diese präventiven Bewegungsprogramme vermieden werden (Primärprävention). Bereits vorhandene Risikofaktoren sollen durch solche Programme günstig beeinflusst und so eine Erkrankung vermieden werden (Sekundärprävention). Nach abgeschlossenen Krankheitsprozessen soll einer erneuten Erkrankung vorgebeugt werden (Tertiärprävention). Bewegung in der Prävention verfolgt somit zwei Hauptziele:

- Reduktion von Bewegungsmangel durch gesundheitssportliche Aktivität
- Vorbeugung und Reduktion spezieller gesundheitlicher Risiken durch geeignete verhaltens- und gesundheitsorientierte Bewegungsprogramme

Hauptsächlich spielen sich diese Angebote im Bereich der sogenannten **Verhaltensprävention** durch Korrektur bzw. Formung des individuellen Gesundheitsverhaltens ab. Der Vollständigkeit halber sei darauf verwiesen, dass im Gegensatz zu diesem individuellen Präventionsansatz der Bereich der sogenannten **Verhältnisprävention** Maßnahmen des Gesundheitsschutzes im Allgemeinen abbildet (z. B. Verkehrssicherheit, Infektionsschutz, Arbeitsschutz u. a.).

1

1.5.2 MAT in der Gesundheitsförderung

Im Bereich der Gesundheitsförderung werden Bündel an Programmen, Strategien, Maßnahmen und Methoden auf unterschiedlichen gesellschaftlichen Ebenen gefördert, mit denen

1. die Gesundheitsressourcen und -potenziale von Menschen gestärkt werden können, sodass Veränderungen und Förderungen des individuellen Gesundheitsverhaltens entstehen können (als Beispiele dienen Bewegungsprogramme im Sinne eines MAT), und
2. die Schaffung von gesundheitsförderlichen Lebensbedingungen (z. B. der Bau von allgemein zugänglichen Sportstätten) gewährleistet werden kann.

Die diversen Handlungsfelder der Gesundheitsförderung können dabei unterschiedliche **Ressourcen** umfassen und sowohl Ansätze aus der Verhältnisprävention als auch Aspekte individueller Handlungsspielräume und -ressourcen beinhalten. Teilweise gibt es bei den Maßnahmen der Prävention und der Gesundheitsförderung daher inhaltliche Überschneidungen, weil mit der gleichen Maßnahme einerseits Krankheit verhindert oder deren Ausbreitung verzögert werden kann, andererseits Gesundheit im Allgemeinen gefördert werden kann. Ein Beispiel wäre hier etwa die Kräftigung im Rahmen einer präventiven Rückenschule, die sowohl bei ehemals Betroffenen als auch bei komplett Rückengesunden gesundheitsfördernd und/oder präventiv (Vermeidung einer erneuten Erkrankung) wirken kann.

Neben den allgemeinen gesundheitsfördernden Ansätzen also, die gleich denen der Verhältnisprävention sein können, werden auf der vornehmlichen Gesundheitsförderung drei Ebenen von Ressourcen (➤ Tab. 1.5) unterschieden:

- Personale Ressourcen
- Soziale Ressourcen
- Materielle Ressourcen

Das MAT kann mit seinen Maßnahmen und Inhalten hauptsächlich im Bereich der personalen und sozialen Ressourcen Einfluss nehmen; aber auch in materieller Hinsicht gibt es Einflussnahmen, wie ➤ Tab. 1.5 verdeutlicht.

Gesundheitsförderungsprogramme zielen daher auf die Steigerung der geschilderten personellen, sozialen und materiellen Ressourcen ab, während der präventive Ansatz eher darauf abzielt, krankmachende Belastungen und/oder Expositionen zu reduzieren. Die Gesundheitsförderung betrachtet daher perspektivisch Ressourcen zur Vermeidung bzw. Bewältigung von gesundheitsrelevanten Belastungen bzw. gesundheitsgefährdenden Verhältnissen und Verhalten durch z. B. die Schaffung von umfassender Bildung, sozialen Netzwerken und/oder generellen Chancen zur Einkommenserzielung.

Aus ➤ Abb. 1.6 sind die Gewichtung und zeitliche Einstufung von Gesundheitsförderung und Prävention zu entnehmen.

Tab. 1.5 Ressourcen in der Gesundheitsförderung

Personale Ressourcen	Soziale Ressourcen	Materielle Ressourcen
• Physische Konstitution • Generelle Lebenskompetenz (Life Skills) • Bildung • Emotionale Ressourcen • Wertvorstellungen • u. a.	• Struktur und Qualität sozialer Netzwerke und Gruppen • Soziale Unterstützung • Psychosoziale Unterstützungen durch Partnerschaft • u. a.	• Staatliche Unterstützungen z. B. im Sport • Erwerbseinkommen • Planungssicherheit • u. a.

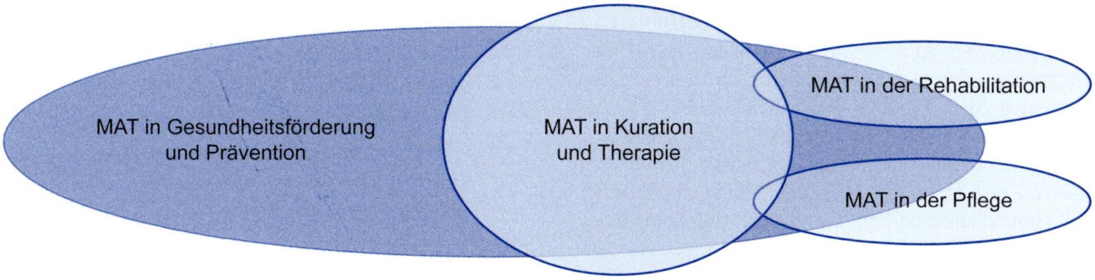

Abb. 1.6 Überschneidungsmodell der Versorgungssegmente im Gesundheitssystem [L143]

1.5.3 Ziele des MAT in Gesundheitsförderung und Prävention

Im Bereich der **Gesundheitsförderung** sind im MAT folgende übergeordneten Ziele relevant:

- Stärkung der Physis durch Bewegung und Sport
- Persönliche Erfolgserlebnisse und positive Verstärkungen
- Verständnis und Akzeptanz von Werten und Regeln
- Taktik- und Strategieverständnis
- Emotionales und emphatisches Erleben und Auftreten
- Gruppen-, sport- und sozialspezifisches Verhalten
- Psychosoziale Integration
- Partnerschaft
- Wissen und Bildung zum Thema Gesundheit
- Subventionsmöglichkeiten im Sport- und Bewegungsbereich
- Stärkung des Selbstwertgefühls und des Selbstbewusstseins

Diese Aufstellung erhebt nicht den Anspruch auf Vollständigkeit, gibt jedoch einen Überblick über die relevantesten Ziele von MAT in der Gesundheitsförderung.

Die **Prävention** zielt hinsichtlich ihrer Zielsetzungen durch MAT auf folgende Punkte ab:

- Reduktion und Vermeidung von Bewegungsmangel
- Reduktion und Vermeidung von Risikofaktoren durch geeignete Bewegungsprogramme, die entweder ursächlich oder begleitend wirksam sein können (z. B. bei der Regulation des Körpergewichts)
- Körperwahrnehmung und Körperspannung
- Reduktion von Krankheitsrisiken und Rückfallvermeidung bei überstandenen Erkrankungen
- Wissen und Bildung zum Thema Krankheitsvermeidung

Die Ausführungen in ➤ Kap. 1.4 und ➤ Kap. 1.5 zeigen, dass es in allen Zielsetzungen in den Bereichen Therapie und Rehabilitation sowie Gesundheitsförderung und Prävention erhebliche Überschneidungen geben kann und dass daher die differenzierte, individuelle Auswahl von Bewegungs- und Sportprogrammen über Erfolg oder Misserfolg der Zielführung entscheidet.

VERWENDETE LITERATUR

BAR – Bundesarbeitsgemeinschaft Rehabilitation (Hrsg.): Rahmenempfehlungen zur ambulanten Rehabilitation. Frankfurt a. M. 2005

BAR – Bundesarbeitsgemeinschaft Rehabilitation (Hrsg.): Rahmenvereinbarung über den Rehabilitationssport und das Funktionstraining. Frankfurt a. M., 2011

BKK Dachverband e. V.: Zentrale Prüfstelle Prävention, www.zentrale-pruefstelle-praevention.de (letzter Zugriff: 19.6.2015)

Brusis OA, Matlik M, Unverdorben M: Handbuch der Herzgruppenbetreuung, 6. Aufl., Spitta, Balingen 2002

DIMDI – Deutsches Institut für Medizinische Dokumentation und Information (Hrsg.): Internationale Klassifikation der Funktionsfähigkeit, Behinderung und Gesundheit (ICF). WHO, Genf 2005

GKV-Spitzenverband: Empfehlungen des GKV-Spitzenverbands gemäß § 124 Abs. 4 SGB V zur einheitlichen Anwendung der Zulassungsbedingungen nach § 124 Abs. 2 SGB V für Leistungserbringer von Heilmitteln, die als Dienstleistung an Versicherte abgegeben werden. GKV, 2010

Gustavsen R, Evjenth H: Trainingstherapie im Rahmen der manuellen Medizin. Thieme, Stuttgart, 1991

Hohmann A: Steuerung sportlicher Spitzenleistungen aus trainingswissenschaftlicher Sicht. Leistungssport 2005; 35(6): 56–62

Hollmann W, Hettinger T: Sportmedizin – Grundlagen für Arbeit, Training und Präventivmedizin. 4. Aufl., Schattauer, Stuttgart 2000

Hurrlemann K, Klotz Th, Haisch J (Hrsg.): Prävention und Gesundheitsförderung. Hans Huber, Bern 2010

Löllgen H: Bewegung wirkt wie ein Medikament. 37. Interdisziplinäres Forum der Bundesärztekammer. Deutsches Ärzteblatt 2013; 110(7): A-271/B-252/C-252

Schuntermann MF: Einführung in den ICF. Grundkurs, Übungen, offene Fragen. ecomed, Landsberg 2005

Thelen J, Kirsch N, Hoebel, J: Gesundheit in Europa. Daten des Gesundheitsmonitorings in der EU. GBE Kompakt 3(6). Berlin: RKI 2012

WHO: Constitution of the World Health Organization. Genf 1946. www.who.int/governance/eb/who_constitution_en.pdf (letzter Zugriff: 16. Juni 2015)

WHO: Ottawa Charta. Genf, 1986. www.euro.who.int/__data/assets/pdf_file/0006/129534/Ottawa_Charter_G.pdf (letzter Zugriff: 16. Juni 2015)

WEITERFÜHRENDE LITERATUR

Kickbusch I: Gesundheitsförderung. In: Schwartz FW et al. (Hrsg.): Public Health. Gesundheit und Gesundheitswesen. 3. A. Elsevier, Urban & Fischer, München, 2012, 187–195

Schwartz FW, Walter U: Prävention. In: Schwartz FW et al. (Hrsg.): Public Health. Gesundheit und Gesundheitswesen. 3. A. Elsevier, Urban & Fischer, München, 2012, 196–229

KAPITEL

2 Voraussetzungen und Leistungserbringer

Lernziele

Es werden folgende Kenntnisse und Kompetenzen erzielt:

- **Personelle, räumliche und apparative Voraussetzungen** zur Durchführung von MAT in den Bereichen Rehabilitation, Rehabilitationssport/Funktionstraining, Therapie (Gerätegestützte Krankengymnastik – KGG), Prävention/Gesundheitsförderung und Fitness sind detailliert bekannt und können differenziert werden.
- **Inhaltliche, zeitliche und qualitative Anforderungen** von MAT in den genannten Bereichen sind bekannt und können hinsichtlich der Anforderungsprofile differenziert werden.
- Das Verständnis und die Kenntnisse von **Finanzierungsgrundlagen, der Kostenträger und deren Anforderungen und die wesentlichen Gesetzesgrundlagen** in den genannten Bereichen für die Durchführung von MAT sind vertieft entwickelt und können grundsätzlich eigenständig und detailliert zugeordnet werden.

Medizinisches Aufbautraining (MAT) in seinen unterschiedlichen Facetten kann – wie in ➤ Kap. 1 dargelegt – im Rahmen der Gesunderhaltung und der persönlichen Fitness oder der Krankenbehandlung inhaltlich zugeordnet und eingesetzt werden. Je nachdem, welche Angebote vorgehalten werden sollen, orientiert sich die Durchführung der entsprechenden Trainingsmaßnahmen an Vorgaben, die es zu erfüllen gilt, damit erbrachte Leistungen im Rahmen des MAT auch adäquat vergütet werden. Insbesondere in Therapie, Rehabilitation, Prävention und Gesundheitsförderung sollen die angebotenen und durchgeführten Maßnahmen in der Regel in **Kostenträgerschaft öffentlich-rechtlicher Institutionen** (Krankenkassen, Rentenversicherung, Berufsgenossenschaft o. a.) anerkannt und subventioniert oder vollständig bezahlt werden. Hierfür gilt es dann jedoch die Vorgaben der Kostenträger zu erfüllen, damit durch eine vertragliche Regelung zwischen den Kostenträgern und dem Leistungsanbieter die Durchführung und Vergütung geregelt sind. Die umzusetzenden Bedingungen betreffen vor allem persönliche Qualifikationen des Personals, das Trainings- und Bewegungsprozesse plant, beaufsichtigt und modifiziert; des Weiteren sind ggf. räumliche, apparative und formale Beantragungsvorgaben zu beachten. Die Zuständigkeit der subventionierenden Kostenträger ergibt sich aus den einschlägigen Bestimmungen in den Sozialgesetzbüchern, die bereits in ➤ Kap. 1 (➤ Tab. 1.4) dargestellt wurden.

Eine Kostenträgerförderung von MAT ist daher in allen Bereichen, also Prävention, Gesundheitsförderung, Therapie und Rehabilitation, gegeben.

2.1 MAT in der Rehabilitation

MAT in der Rehabilitation ist heute in allen Rehabilitationsbereichen gängige Praxis. Hinsichtlich der Zulassungen zur Durchführung gilt es die Vorgaben der jeweiligen Kostenträger für Rehabilitationsmaßnahmen umzusetzen. Diese können – je nach Vertragspartner – jeweils unterschiedlich sein. Aktuell gelten in der Regel jedoch die **Rahmenempfehlungen der Bundesarbeitsgemeinschaft Rehabilitation** (BAR 2005). Dies sind die umfangreichsten Empfehlungen, sodass damit eine Anerkennung aller Kostenträger – falls ein Vertragsabschluss zustande kommen soll – gewährleistet ist.

Durchführendes Personal

Das Medizinische Aufbautraining kann in der Rehabilitation unter medizinischer (ärztlicher), physio- oder sporttherapeutischer Aufsicht durchgeführt oder durch andere für Gesundheitstraining qualifizierte Personen angeleitet und beaufsichtigt werden. Zu nennen wären etwa folgende Professionen:

- Ärzte
- Physiotherapeuten
- Sportlehrer
- Sporttherapeuten
- Sport- und Fitnesstrainer
- Gymnastiklehrer
- Bachelor- und Masterabsolventen mit entsprechenden Studieninhalten (i. d. R. belegt durch Urkunde, „diploma supplement" und „transcript of records")

Die Tätigkeit hängt hierbei nicht mehr zwingend von der Profession ab, sondern vielmehr von den nachgewiesenen persönlichen Kompetenzen und Qualifikationen sowie der entsprechenden Erfahrung im Tätigkeitsfeld. In der Regel sind die physio- und sporttherapeutischen Professionen mit den entsprechenden Zusatzqualifikationen das durchführende Personal. Damit die einzelnen Berufsgruppen ein solches Medizinisches Aufbautraining durchführen lassen können, fordern die verschiedenen Kostenträger für die jeweiligen Therapieberufe **erweiterte Voraussetzungen und Qualifikationsnachweise:**

Für alle in diesem Sektor Tätigen wird bei den größten Kostenträgern (Rentenversicherung und Krankenversicherung) heute die Erfüllung der Vorgaben aus den „Rahmenempfehlungen zur ambulanten Rehabilitation" der Bundesarbeitsgemeinschaft Rehabilitation (BAR 2005) erwartet und als Voraussetzung zu erfüllen sein. Die aktuellen personellen Qualifikationsmerkmale der BAR sind in ➤ Tab. 2.1 zusammengestellt. In Einzelfällen kann hiervon abgewichen werden.

Räumliche Voraussetzungen

Als räumliche Voraussetzung zur Durchführung von MAT sehen die Vorgaben der Kostenträger gemäß BAR-Konzept für gerätetechnisch gestützte Diagnostik und Durchführung, inkl. einer Fläche für Regeneration, mindestens 110 m^2 vor. Die Erfahrungen der Autoren zeigen, dass erst eine Fläche ab etwa 200 m^2 die Grundfläche für ein sinnvolles, adäquates Training in der Rehabilitation bilden kann, zumal wenn Trainingsgruppen in der Rehabilitation gebildet werden sollen.

Apparative Mindestanforderungen

Die nachfolgend aufgelisteten Trainingsmittel sind durch die Kostenträger vorgeschrieben und finden je

Tab. 2.1 Voraussetzungen unterschiedlicher Berufsgruppen für die Ausübung von MAT in der Rehabilitation

Berufsgruppe	Anforderung
Physiotherapeut/ Krankengymnast	• Staatliche Anerkennung als Physiotherapeut/Krankengymnast ggf. mit indikationsspezifischer Zusatzqualifikation oder Weiterbildung • mindestens 2 Jahre vollzeitige Berufserfahrung als Physiotherapeut/Krankengymnast in einer Rehabilitationseinrichtung
Masseur und Med. Bademeister	• Staatliche Anerkennung als Masseur und Medizinischer Bademeister ggf. mit indikationsspezifischer Zusatzqualifikation oder Weiterbildung • Grundlagenkenntnisse in Bewegungslehre und medizinischer Aufbautherapie • mindestens 2 Jahre vollzeitige Berufserfahrung als Masseur und Medizinischer Bademeister in einer Rehabilitationseinrichtung
Sportlehrer/ Sporttherapeut	• Wissenschaftliche Ausbildung/Studium der Sportwissenschaft mit medizinischer Ausrichtung (Fachrichtung Rehabilitation, oder Zusatzqualifikation Bewegungstherapie/Sporttherapie) • Spezifische Weiterbildung und Kenntnisnachweis im MAT • mindestens zweijährige vollzeitige Berufspraxis in einer anerkannten Reha-Einrichtung nach Abschluss des Studiums in der Sporttherapie

nach Trainingsphase Anwendung im Medizinischen Aufbautraining:
- Isokinetische Analyse- bzw. Trainingsgeräte (für Zulassungen bei den Berufsgenossenschaften zur erweiterten ambulanten Physiotherapie – EAP)
- Rehabilitationstrainingsgeräte mit der Möglichkeit genauer Bewegungskontrolle für die unteren und oberen Extremitäten und den Rumpf
- Freie Hanteln und Kurzhanteln
- Trainingsgeräte, an denen komplexe Übungsformen möglich sind, z. B. Zugapparate
- Dynamisches Fahrradergometer
- Ober- und Unterkörperergometer
- Laufband
- Sprossenwand
- Kleintrampolin
- Weichbodenanlage (1,5 × 2 m und 30 cm Mindestaufpolsterung)

Behandlungseinheit

Die Behandlungseinheit eines rehabilitativen Trainings ist in eine Gesamtbehandlungszeit eines Rehabilitationstages von täglich 4 bis 6 Stunden integriert. Hinsichtlich der Integration von MAT sind insbesondere bei der Rehabilitation für die Rentenversicherung und für die Krankenversicherung die abrechnungsrelevanten Vorgaben im Rahmen der **Klassifikationen therapeutischer Leitlinien** – sogenannte KTLs – (Deutsche Rentenversicherung Bund 2007) und die **evidenzbasierten Therapiemodule** – ETMs – (Brüggemann et al. 2008, Klosterhuis 2005) zu beachten und unbedingt einzuhalten, damit es keine abrechnungsreduzierenden Berechnungen durch die Kostenträger gibt. In der Regel ist eine Unterschreitung der Trainingszeit von 30 Minuten pro Rehabilitationstag nicht vorgesehen. Im Übrigen können in der Behandlungseinheit des MAT mehrere Patienten in einer Gruppe zusammengefasst betreut werden. Demgegenüber muss für das MAT im Rahmen der EAP, also der Durchführung von Training für Berufsgenossenschaftspatienten, gewährleistet sein, dass nicht mehr als drei Patienten gleichzeitig in einer MAT-Einheit betreut werden.

Leistungsträger

Als Leistungs- und damit Kostenträger für MAT in der Rehabilitation kommen alle bekannten Sozialversicherungsträger für Rehabilitation Betracht; folgende Leistungsträger können die Kosten für ein Medizinisches Aufbautraining übernehmen:
- Gesetzliche Unfallversicherungen
- Gesetzliche und private Krankenversicherungen
- Gesetzliche Rentenversicherungen
- Träger für soziale Entschädigung bei Gesundheitsschäden
- Sozialhilfe/Sozialamt
- Bundesanstalt für Arbeit/Agentur für Arbeit

2.2 MAT als ergänzende Leistung in der Rehabilitation – Rehabilitationssport und Funktionstraining

Mit zunehmender Bedeutung des Risikofaktors Bewegungsmangel wurde Sport bzw. explizit Training als Nachhaltigkeit sicherndes Instrument in der Rehabilitation in das SGB IX verbindlich aufgenommen. Somit sind Sport als Rehabilitationssport und Training als Funktionstraining von allen Kostenträgern in Deutschland als zu finanzierende Leistung akzeptiert und können – wie ein Medikament oder ein Heilmittel – als „ergänzende Leistung zur Rehabilitation" auf einem Musterrezept (Muster 56) ärztlich verschrieben werden. ➤ Abb. 2.1 zeigt eine solche Verordnung exemplarisch.

Das MAT hat inhaltlich als ergänzende Leistung in der Rehabilitation in Form von Rehabilitationssport und Funktionstraining seit geraumer Zeit mit gutem Erfolg Einzug gehalten (➤ Kap. 1.2). Es kann ein Therapieergebnis sichern oder als eigenständiges Instrument Beeinträchtigungen und/oder Einschränkungen entgegenwirken bzw. zur Förderung von Aktivitäten eingesetzt werden (vgl. Internationale Klassifikation der Funktionsfähigkeit, Behinderung und Gesundheit – ICF). Damit eine Rückvergütung für die Maßnahmen durch die Kostenträger des Gesundheitssystems erfolgen kann, muss das Rehabilitationsportangebot bzw. das Funktionstrai-

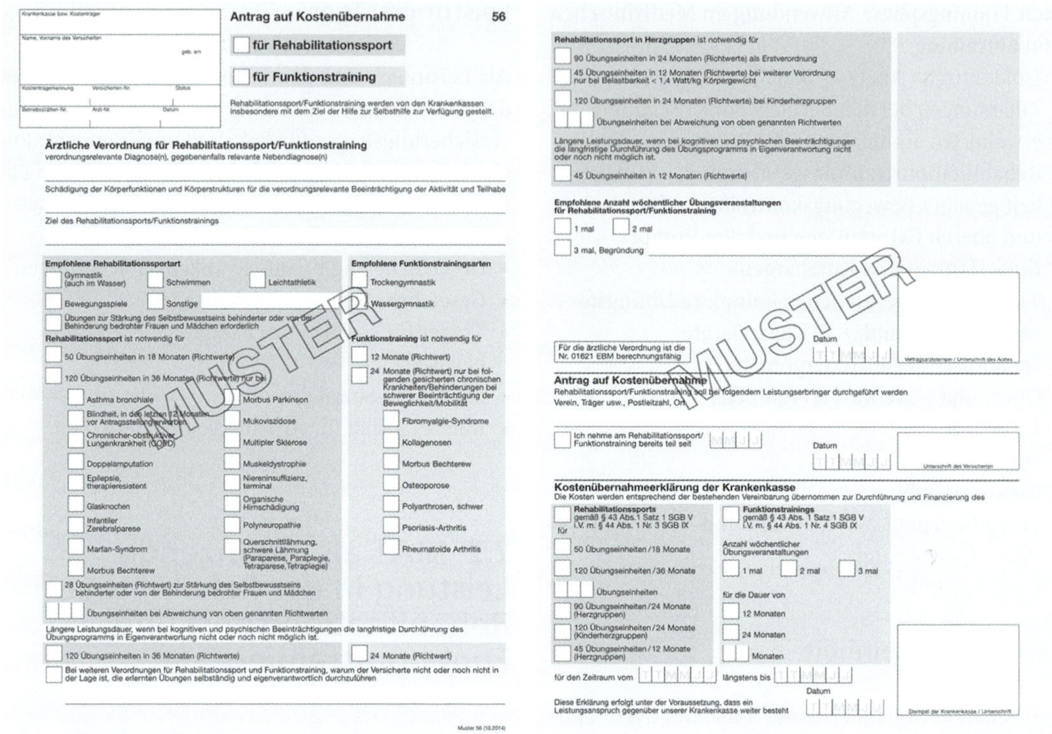

Krankenkasse bzw. Kostenträger
Name, Vorname des Versicherten
geb. am
Kostenträgerkennung | Versicherten-Nr. | Status
Betriebsstätten-Nr. | Arzt-Nr. | Datum

Antrag auf Kostenübernahme 56

☐ für Rehabilitationssport

☐ für Funktionstraining

Rehabilitationssport/Funktionstraining werden von den Krankenkassen insbesondere mit dem Ziel der Hilfe zur Selbsthilfe zur Verfügung gestellt.

Ärztliche Verordnung für Rehabilitationssport/Funktionstraining
verordnungsrelevante Diagnose(n), gegebenenfalls relevante Nebendiagnose(n)

Schädigung der Körperfunktionen und Körperstrukturen für die verordnungsrelevante Beeinträchtigung der Aktivität und Teilhabe

Ziel des Rehabilitationssports/Funktionstrainings

Empfohlene Rehabilitationssportart
☐ Gymnastik (auch im Wasser) ☐ Schwimmen ☐ Leichtathletik
☐ Bewegungsspiele ☐ Sonstige
☐ Übungen zur Stärkung des Selbstbewusstseins behinderter oder von der Behinderung bedrohter Frauen und Mädchen erforderlich

Empfohlene Funktionstrainingsarten
☐ Trockengymnastik
☐ Wassergymnastik

Rehabilitationssport ist notwendig für
☐ 50 Übungseinheiten in 18 Monaten (Richtwert)
☐ 120 Übungseinheiten in 36 Monaten (Richtwert) nur bei
☐ Asthma bronchiale ☐ Morbus Parkinson
☐ Blindheit, in den letzten 12 Monaten vor Antragsstellung erworben ☐ Mukoviszidose
☐ Chronischer-obstruktiver Lungenkrankheit (COPD) ☐ Multipler Sklerose
☐ Doppelamputation ☐ Muskeldystrophie
☐ Epilepsie, therapieresistent ☐ Niereninsuffizienz, terminal
☐ Glasknochen ☐ Organische Hirnschädigung
☐ Infantiler Zerebralparese ☐ Polyneuropathie
☐ Marfan-Syndrom ☐ Querschnittlähmung, schwere Lähmung (Paraparese, Paraplegie, Tetraparese, Tetraplegie)
☐ Morbus Bechterew
☐ 28 Übungseinheiten (Richtwert) zur Stärkung des Selbstbewusstseins behinderter oder von der Behinderung bedrohter Frauen und Mädchen
☐☐☐ Übungseinheiten bei Abweichung von oben genannten Richtwerten

Funktionstraining ist notwendig für
☐ 12 Monate (Richtwert)
☐ 24 Monate (Richtwert) nur bei folgenden gesicherten chronischen Krankheiten/Behinderungen bei schwerer Beeinträchtigung der Beweglichkeit/Mobilität
☐ Fibromyalgie-Syndrome
☐ Kollagenosen
☐ Morbus Bechterew
☐ Osteoporose
☐ Polyarthrosen, schwer
☐ Psoriasis-Arthritis
☐ Rheumatoide Arthritis

Längere Leistungsdauer, wenn bei kognitiven und psychischen Beeinträchtigungen die langfristige Durchführung des Übungsprogramms in Eigenverantwortung nicht oder noch nicht möglich ist.
☐ 120 Übungseinheiten in 36 Monaten (Richtwert) ☐ 24 Monate (Richtwert)
☐ Bei weiteren Verordnungen für Rehabilitationssport und Funktionstraining, warum der Versicherte nicht oder noch nicht in der Lage ist, die erlernten Übungen selbständig und eigenverantwortlich durchzuführen

Muster 56 (10.2014)

MUSTER

Rehabilitationssport in Herzgruppen ist notwendig für
☐ 90 Übungseinheiten in 24 Monaten (Richtwerte) als Erstverordnung
☐ 45 Übungseinheiten in 12 Monaten (Richtwerte) bei weiterer Verordnung nur bei Belastbarkeit < 1,4 Watt/kg Körpergewicht
☐ 120 Übungseinheiten in 24 Monaten (Richtwerte) bei Kinderherzgruppen
☐☐☐ Übungseinheiten bei Abweichung von oben genannten Richtwerten
Längere Leistungsdauer, wenn bei kognitiven und psychischen Beeinträchtigungen die langfristige Durchführung des Übungsprogramms in Eigenverantwortung nicht oder noch nicht möglich ist.
☐ 45 Übungseinheiten in 12 Monaten (Richtwerte)

Empfohlene Anzahl wöchentlicher Übungsveranstaltungen für Rehabilitationssport/Funktionstraining
☐ 1 mal ☐ 2 mal
☐ 3 mal, Begründung

Für die ärztliche Verordnung ist die Nr. 01621 EBM berechnungsfähig
Datum
Vertragsarztstempel / Unterschrift des Arztes

Antrag auf Kostenübernahme
Rehabilitationssport/Funktionstraining soll bei folgendem Leistungserbringer durchgeführt werden
Verein, Träger usw., Postleitzahl, Ort

☐ Ich nehme am Rehabilitationssport/ Funktionstraining bereits teil seit
Datum
Unterschrift des Versicherten

Kostenübernahmeerklärung der Krankenkasse
Die Kosten werden entsprechend der bestehenden Vereinbarung übernommen zur Durchführung und Finanzierung des
für ☐ **Rehabilitationssports** gemäß § 43 Abs. 1 Satz 1 SGB V i.V. m. § 44 Abs. 1 Nr. 3 SGB IX
☐ **Funktionstrainings** gemäß § 43 Abs. 1 Satz 1 SGB V i.V. m. § 44 Abs. 1 Nr. 4 SGB IX
☐ 50 Übungseinheiten / 18 Monate
☐ 120 Übungseinheiten / 36 Monate
☐☐☐ Übungseinheiten
☐ 90 Übungseinheiten / 24 Monate (Herzgruppen)
☐ 120 Übungseinheiten / 24 Monate (Kinderherzgruppen)
☐ 45 Übungseinheiten / 12 Monate (Herzgruppen)
Anzahl wöchentlicher Übungsveranstaltungen
☐ 1 mal ☐ 2 mal ☐ 3 mal
für die Dauer von
☐ 12 Monaten
☐ 24 Monaten
☐☐ Monaten
für den Zeitraum vom längstens bis
Datum
Diese Erklärung erfolgt unter der Voraussetzung, dass ein Leistungsanspruch gegenüber unserer Krankenkasse weiter besteht
Stempel der Krankenkasse / Unterschrift

MUSTER

Abb. 2.1 Rezeptmuster 56 – Rehabilitationssport und Funktionstraining (Vorder- und Rückseite) [W868]

ningsangebot zugelassen sein. Hierbei gibt es in Bezug auf Rehabilitationssport und Funktionstraining eine Besonderheit. Zuständig für die Zulassung sind nämlich nicht nur die Kostenträger im Gesundheitswesen selbst, sondern vielmehr für den Rehabilitationssport die **Rehabilitationssportverbände** der einzelnen Bundesländer bzw. für das Funktionstraining die **Rheumaliga.** Die exakten Vorgehensweisen und Prozesse zur Anerkennung solcher Maßnahmengruppen sind in den „Rahmenvereinbarungen über den Rehabilitationssport und das Funktionstraining“ durch die BAR festgelegt (BAR 2011). Die Zulassungsaussprache durch die Rheuma-Liga zeigt die erhebliche Stärkung und Einbindung von Selbsthilfeverbänden in Deutschland bei der Umsetzung von gesundheitsspezifischen Maßnahmen.

Die Anbindung an Sportverbände für die Maßnahmen im Rehabilitationssport hat eine weitere, nicht unerhebliche Hürde für die Durchführung solcher Angebote zur Folge. So ist in der Regel (es gibt nahezu keine Ausnahmen) das Angebot über einen gemeinnützigen Verein vorzuhalten. Näheres dazu entnehmen Sie bitte den Ausführungen in ➤ Kap. 3.1.6.

Durchführendes Personal

Unter Punkt 13 der Rahmenvereinbarung über den Rehabilitationssport und das Funktionstraining ist die Leitung für Rehabilitationssport wie folgt festgelegt:

„Beim Rehabilitationssport müssen die Übungen von Übungsleitern/-innen geleitet werden, die aufgrund eines besonderen Qualifikationsnachweises – z. B. Übungsleiter/-in „Rehabilitationssport“ nach den Ausbildungsrichtlinien des DBS [Deutscher Behindertensportverband, Anm. d. Red.] bzw. nach den Rahmen-Richtlinien für die Ausbildung im Bereich des Deutschen Olympischen Sportbundes (DOSB), für die Leitung von Herzgruppen der zwischen DBS, DOSB und der DGPR [Deutsche Gesellschaft für Prävention und Rehabilitation von Herz-Kreislauferkrankungen,

Anm. d. Red.] abgestimmte Qualifikationsnachweis – die Gewähr für eine fachkundige Anleitung und Überwachung der Gruppen bieten. Die Inhalte der Qualifikationsnachweise sind mit den Rehabilitationsträgern auf Ebene der BAR abzustimmen.

Die für den Rehabilitationssport mit Kindern und Jugendlichen eingesetzten Übungsleiter/-innen müssen darüber hinaus die dafür erforderlichen psychologisch-pädagogischen Fähigkeiten besitzen" (BAR 2011).

Für die Durchführung und Leitung von Funktionstraining ist Folgendes in der Rahmenvereinbarung unter Punkt 14 festgelegt:

„Beim Funktionstraining kommen für die Leitung der Trainingsgruppen vor allem Physiotherapeuten/-innen/Krankengymnasten/-innen und/oder Ergotherapeuten/-innen mit speziellen Erfahrungen und spezieller Fortbildung für den Bereich der rheumatischen Erkrankungen/Osteoporose einschließlich Wassergymnastik und Atemgymnastik und mit Kenntnissen und Erfahrungen in der psychischen und pädagogischen Führung in Betracht. Sie müssen in der Lage sein, die Leistungsfähigkeit und die darauf abzustimmenden Übungen für den einzelnen Patienten einzuschätzen.

Die Leitung der Funktionstrainingsgruppen kann auch von anderen qualifizierten Therapeuten wahrgenommen werden, die über eine nach 14.1 vergleichbare therapeutische Ausbildung verfügen und an einer von den Rehabilitationsträgern anerkannten Fort-/Zusatzausbildung für das Funktionstraining teilgenommen haben.

Die erforderliche ergotherapeutische Betreuung soll, insbesondere auch im Hinblick auf die Beratung über Ausstattung und Einübung im Gebrauch von Gebrauchsgegenständen des täglichen Lebens, gewährleistet sein. Zu beachten ist Ziffer 3.4.

Die für Funktionstraining mit Kindern und Jugendlichen eingesetzten Therapeuten müssen darüber hinaus die dafür erforderlichen psychologisch-pädagogischen Fähigkeiten besitzen" (BAR 2011).

Im Funktionstraining kommen demnach ausschließlich ausgewiesene Fachprofessionen mit speziellen Fortbildungen zur Leitung und Durchführung zum Einsatz. Im Rehabilitationssport hingegen wird im Sinn einer **Hilfe zur Selbsthilfe** auch der gesundheitsberufliche Laie, der die notwendigen Qualifikationen im Sinn des DBS nachweisen kann, zur Leitung und Durchführung eingesetzt.

Räumliche Voraussetzungen

Die Durchführungsbestimmungen für Rehabilitationssport und Funktionstraining sehen hinsichtlich der räumlichen Voraussetzungen eine Mindestfläche von 5 m^2 pro Teilnehmenden vor (BSNW 2012). Bei einer maximalen Gruppenstärke von 15 Personen würde demnach eine Fläche von 75 m^2 benötigt. Der Raum selbst muss über natürliches Tageslicht und eine Deckenhöhe von mindestens 2,50 m verfügen.

Apparative Mindestanforderungen

Der Einsatz von „großen" Trainingsgeräten ist grundsätzlich verboten. Die einzige Ausnahme hiervon gilt für die Durchführung im sogenannten Herzsport (Rehabilitationssport für Herzerkrankte), in dem Ergometer eingesetzt werden dürfen. Alle anderen Angebote sehen lediglich die Zuhilfenahme von Kleingeräten und Gymnastikutensilien für die Durchführung vor.

Behandlungseinheit

In der Rahmenvereinbarung (BAR 2011) ist der zeitliche Rahmen der Behandlungseinheiten festgelegt: Die Dauer einer Rehabilitationssporteinheit muss mindestens 45 Minuten betragen; in Herzgruppen mindestens 60 Minuten. Eine Funktionstrainingseinheit beträgt mindestens 30 Minuten bei Trockengymnastik und mindestens 15 Minuten bei Wassergymnastik. Die Anzahl der Übungseinheiten in beiden Bereichen pro Woche liegt bei bis zu zwei, mit besonderer Begründung höchstens drei Übungseinheiten. Nähere und vertiefende Hinweise zu den grundsätzlichen Empfehlungen sind den Durchführungsbestimmungen der Landessportbünde (LSB) bzw. der Behindertensportvereine (BSV) zu entnehmen.

In der Regel werden 50 Einheiten Rehabilitationssport oder Funktionstraining verordnet, die in einem Zeitraum von 18 Monaten in Anspruch genommen werden können. In Ausnahmefällen sind bis zu 120 Einheiten verordnungsfähig, die in einem Zeitraum von 36 Monaten abzuleisten sind.

Leistungsträger

In der Regel sind die Leistungsträger gleichzeitig auch die Rehabilitationsträger:

- Die gesetzlichen Krankenkassen
- Die gesetzlichen Unfallversicherungsträger
- Die Träger der gesetzlichen Rentenversicherung und der Alterssicherung der Landwirte
- Die Träger der Kriegsopferversorgung

2.3 MAT in der Therapie – Gerätegestützte Krankengymnastik (KGG)

Seit 1997 gibt es die Möglichkeit, Training in Form von Gerätegestützter Krankengymnastik (KGG) als Heilmittel in Deutschland verschrieben zu bekommen. Damit ist dieses Therapeutikum eindeutig der Krankenbehandlung zugeschrieben. Als Grundvoraussetzung zur Inanspruchnahme dieses Therapeutikums ist eine ärztliche Notwendigkeitsbescheinigung, also ein Rezept, nötig. Das Rezeptmuster 13, welches für die Verordnung notwendig ist, ist in ➤ Abb. 2.2 dargestellt. Die exakten Rahmenbedingungen, die für die Abrechnungsfähigkeit bzw. Zulassung bei den Kostenträgern nachgewiesen werden müssen, sind in den **Rahmenempfehlungen nach § 125 Abs. 1 SGB V vom 1. August 2001 in der Fassung vom 1. Juni 2006** dargestellt. Im Rahmen der KGG dürfen bis zu drei Personen von einer therapeutischen Aufsichtskraft betreut eine Stunde Trainingstherapie durchführen.

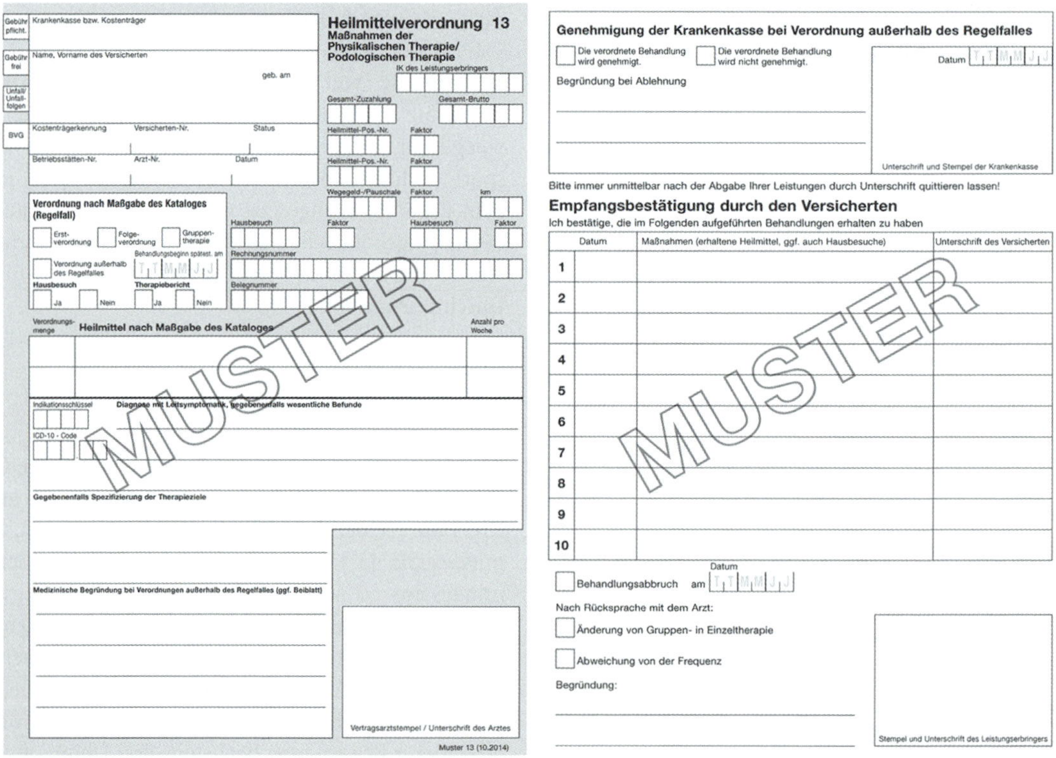
Gebühr pflicht.
Gebühr frei
Unfall/ Unfallfolgen
BVG
Krankenkasse bzw. Kostenträger
Name, Vorname des Versicherten
geb. am
Kostenträgerkennung
Versicherten-Nr.
Status
Betriebsstätten-Nr.
Arzt-Nr.
Datum
Heilmittelverordnung 13
Maßnahmen der Physikalischen Therapie/ Podologischen Therapie
IK des Leistungserbringers
Gesamt-Zuzahlung
Gesamt-Brutto
Heilmittel-Pos.-Nr.
Faktor
Heilmittel-Pos.-Nr.
Faktor
Wegegeld-/Pauschale
Faktor
km
Verordnung nach Maßgabe des Kataloges (Regelfall)
Erst-verordnung
Folge-verordnung
Gruppen-therapie
Behandlungsbeginn spätest. am
Verordnung außerhalb des Regelfalles
Hausbesuch
Ja
Nein
Therapiebericht
Ja
Nein
Hausbesuch
Faktor
Hausbesuch
Faktor
Rechnungsnummer
Belegnummer
Verordnungs-menge
Heilmittel nach Maßgabe des Kataloges
Anzahl pro Woche
Indikationsschlüssel
Diagnose mit Leitsymptomatik, gegebenenfalls wesentliche Befunde
ICD-10 - Code
Gegebenenfalls Spezifizierung der Therapieziele
Medizinische Begründung bei Verordnungen außerhalb des Regelfalles (ggf. Beiblatt)
Vertragsarztstempel / Unterschrift des Arztes
Muster 13 (10.2014)
MUSTER

Genehmigung der Krankenkasse bei Verordnung außerhalb des Regelfalles
Die verordnete Behandlung wird genehmigt.
Die verordnete Behandlung wird nicht genehmigt.
Datum
Begründung bei Ablehnung
Unterschrift und Stempel der Krankenkasse
Bitte immer unmittelbar nach der Abgabe Ihrer Leistungen durch Unterschrift quittieren lassen!
Empfangsbestätigung durch den Versicherten
Ich bestätige, die im Folgenden aufgeführten Behandlungen erhalten zu haben

	Datum	Maßnahmen (erhaltene Heilmittel, ggf. auch Hausbesuche)	Unterschrift des Versicherten
1			
2			
3			
4			
5			
6			
7			
8			
9			
10			

Behandlungsabbruch am Datum
Nach Rücksprache mit dem Arzt:
Änderung von Gruppen- in Einzeltherapie
Abweichung von der Frequenz
Begründung:
Stempel und Unterschrift des Leistungserbringers
MUSTER

Abb. 2.2 Rezeptmuster 13 – Physikalische/Podologische Therapie für die Verordnung von KGG (Vorder- und Rückseite) [W868]

Durchführendes Personal

Im Tätigkeitsfeld der Therapie darf KGG ausschließlich von speziell hierfür weitergebildeten Physiotherapeuten durchgeführt bzw. angeleitet werden. Zur Erlangung der Qualifikation zur Durchführung von KGG – und damit zur Abrechnungsfähigkeit mit den gesetzlichen Krankenkassen – müssen mindestens 40 Unterrichtseinheiten in durch die entsprechenden Kostenträger anerkannten Fortbildungen gemäß den Rahmenempfehlungen der gesetzlichen Krankenkassen absolviert werden (GKV 2014).

Räumliche Voraussetzungen

Die Vorgabe der Leistungsträger für die räumliche Mindestgröße beträgt 30 m^2. Diese Trainingstherapiefläche muss direkt in die Praxis integriert sein.

Apparative Mindestanforderungen

Für die Durchführung von KGG sind folgende Geräte gemäß den Rahmenempfehlungen (GKV 2006) von den Leistungsträgern vorgeschrieben:

- 2 horizontale Zugapparate
- 1 vertikaler Zugapparat
- 1 Funktionsstemme
- 1 Multifunktionstrainingsbank
- 1 Ergometer

Behandlungseinheit

Die Behandlungszeit pro Einheit beträgt pro Patient 60 Minuten, wobei in dieser Zeit bis zu drei Patienten gleichzeitig behandelt werden dürfen. Die Häufigkeit und Dichte wird für gesetzlich Krankenversicherte vom verordnungsausstellenden Arzt festgelegt und hat sich zwingend am Heilmittelkatalog zu orientieren.

Leistungsträger

Die Kosten für KGG werden sowohl von den gesetzlichen und privaten Krankenkassen als auch von den Berufsgenossenschaften und anderen gesetzlichen Kostenträgern getragen.

PRAXISRELEVANZ

Dadurch, dass die Zulässigkeit der Durchführung von MAT hier *nicht von Kompetenzen,* sondern in erster Linie von der Professionszugehörigkeit abhängig ist, sind sehr fähige und kompetente Leistungserbringer ausgeschlossen. Dieses Dilemma gibt es nur in der Therapie (Heilmittel); in der Rehabilitation hingegen wird i. d. R. auf Kompetenzen abgestellt.

2.4 MAT in der Prävention und Gesundheitsförderung

Im Rahmen der **Prävention** können inhaltliche Teile des MAT auf der gesetzlichen Grundlage des § 20 SGB V mit den Kostenträgern im Krankenversicherungssektor, den Berufsgenossenschaften und dem Rentenversicherungsträger abgerechnet werden. Hier ist das MAT im Rahmen der Förderung bzw. zur Vorbeugung von Erkrankungen des Stütz- und Bewegungsapparates relevant, sodass Bewegungsangebote für die Wirbelsäule und chronische Gelenkerkrankungen häufig im Vordergrund stehen. Hinsichtlich der Konzeptionen sind insgesamt Angebote im Sektor **Bewegungsgewohnheiten, Stress, Ernährung und Sucht** anerkennungswürdig durch die Kostenträger. Im Bereich der Betriebskrankenkassen können in der Datenbank www.zentrale-pruefstelle-praevention.de (BKK Dachverband 2014), wie in ➤ Kap. 1 (Prävention) bereits beschrieben, entsprechende Konzeptionen hinterlegt und die Zulassung für alle gesetzlichen Krankenversicherungen beantragt werden.

Im für das MAT relevanten Sektor soll dabei insbesondere auf die Bewegungsgewohnheiten Einfluss erzielt werden. Dies wiederum zielt schwerpunktmäßig auf zwei Teilbereiche ab:

- Reduktion von Bewegungsmangel durch gesundheitssportliche Aktivierung bzw. Aktivitäten
- Vorbeugung und Reduzierung spezieller gesundheitlicher Risiken durch geeignete verhaltens- und gesundheitsorientierte Bewegungsprogramme

Im Tätigkeitsfeld der **Gesundheitsförderung** sind die einzelnen durchzuführenden Maßnahmen jeweils mit den infrage kommenden Kostenträgern abzustimmen. Eine Gesetzeslage wie im Bereich der Prävention, nach der Maßnahmen grundsätzlich subventionswürdig sein können, gibt es für die Gesundheitsförderung (noch?) nicht. Hier ist im Einzelfall mit den Kostenträgern zu verhandeln.

Durchführendes Personal

Zur Durchführung kommen Fachkräfte mit einem staatlich anerkannten Berufs- und/oder Studienabschluss im Bereich Bewegung in Betracht. Im Einzelnen obliegt den Kostenträgern die persönliche Anerkennung der Durchführenden.

In der Regel erlangen folgende Berufsgruppen die Anerkennung zur Durchführung von Präventionsangeboten im Sektor Bewegung:

- Sportwissenschaftler (Diplom, Staatsexamen, Magister, Master, Bachelor)
- Physiotherapeuten
- Sport- und Gymnastiklehrer
- Ärzte
- Lizensierte Übungsleiter der Turn- und Sportverbände mit der Fortbildung „Sport in der Prävention" (Lizenzstufe II)
- Absolventen von Studiengängen im Fitness- und Bewegungssektor, deren Studiengänge entsprechende Inhalte belegen

Räumliche Voraussetzungen

Hinsichtlich der räumlichen Gestaltung sind keine exakten Vorgaben benannt; der Raum muss dem Angebot standhalten.

Apparative Mindestanforderungen

Es gibt keine apparativen Mindestausstattungsanforderungen.

Behandlungseinheit/Umfang und Frequenz der Maßnahmen

Es sind keine einheitlichen Regularien beschrieben. Für die Konzeptionsanerkennung muss/soll ein Kurs in sich thematisch abgeschlossen sein. Jedoch können auch „offene" Angebote, wenn sie **klar in sich abgegrenzte Thementeile** beinhalten, anerkannt werden. In der Regel werden die Bewegungsmaßnahmen in der Prävention und Gesundheitsförderung ein- bis zweimal wöchentlich durchgeführt, wobei die jeweilige zeitliche Dauer bei 45–60 Minuten liegt.

Leistungsträger

Kostenübernahmen sind im Bereich der Gesundheitsförderung und Prävention keine Muss-Leistung der Leistungs- bzw. Kostenträger und müssen daher für jeden Einzelfall beantragt und konzeptionell belegt werden. Erst wenn eine Bewilligung der Maßnahme durch einen Leistungsträger vorgenommen worden ist, erfolgt die Kostenübernahme bzw. ist die Refinanzierung gewährleistet. Wichtig ist daher im Allgemeinen, die Maßnahme erst dann zu starten, wenn die Kostenübernahme erklärt wurde. Als mögliche Leistungsträger und damit Finanzierende der Maßnahmen kommen infrage:

- Berufsgenossenschaften
- Gesetzliche Krankenversicherungen
- Private Krankenversicherungen
- Rentenversicherungen
- Sozialhilfe
- Bundanstalt für Arbeit
- Knappschaften

2.5 MAT im freien Training und Fitnessbereich

MAT im gewerblichen Sektor des freien Trainings und des Fitnessbereichs ist nicht durch Durchführungsbestimmungen reguliert. Es müssen die Auflagen der Gewerbeordnungen für Trainings- bzw. Fitnesseinrichtungen eingehalten werden. Anders als in den durch Kostenträger subventionierten Bereichen der Therapie, Rehabilitation und Prävention richtet sich hier die personelle, räumliche und apparative Ausstattung nach dem jeweiligen Marktsegment, das besetzt bzw. bedient werden soll. Neben den Geräten steht für die Qualität eines Fitness-und Gesundheitsstudios das qualifizierte Fachpersonal. Es sollte fachlich fundiert in den jeweiligen Schwerpunkten des Studios ausgebildet sein. Neben den **fachlichen Kompetenzen** des Personals führt vor allem auch eine entsprechende **soziale Kompetenz** zu einer positiven Bewertung der Betreuungsqualität durch die Studionutzer. Grundsätzlich lassen sich im freien Training und im Fitnessbereich in der Regel drei Ausrichtungsschwerpunkte differenzieren:

- Fitness- und Breitensportorientierung
- Gesundheits- und Präventionssportorientierung
- Rehabilitations- und Therapieorientierung.

Im Anbietersektor finden sich mittlerweile alle gängigen Unternehmensformen bis hin zu klassischen Sportvereinen, sodass heute das klassische unternehmergeführte Studio nur eine von vielen möglichen Varianten ist. Vertiefende Hinweise hierzu finden sich in ➤ Kap. 3 und ➤ Kap. 4.

Fitness- und Breitensport

Die diesem Bereich zuzuordnenden Studios zielen auf das „normale“, fitnessorientierte Publikum ab. Im Vordergrund der Angebote stehen in der Regel im gerätespezifischen Bereich das Kraft- und Ausdauertraining. Durch das Geräteangebot sollte gewährleistet sein, dass möglichst alle Hauptmuskelgruppen trainiert werden können. Durch das umfangreiche Angebot wird ein ganzheitlicher, allgemeiner Effekt angestrebt, der in erster Linie auf die Fitness und das Aussehen der Nutzer abgestellt ist. Neben dem Gerätetraining liegt bei diesen Anbietern häufig ein weiterer Schwerpunkt bei den klassischen Fitnessangeboten für Gruppen, wie z. B. Aerobic oder „Bauch–Beine–Po“.

Gesundheits- und Präventionssportorientierung

Mit Blick auf die gesamtdemografische Entwicklung und den damit verbundenen Wertewandel richtet eine nicht unerhebliche Anzahl von Trainingseinrichtungen aktuell ihre Angebote schwerpunktmäßig auf Gesundheitssport und Krankheitsprävention aus. Denn mit zunehmendem Alter der Einrichtungskundschaft verändern sich deren Anforderungen und die mit dem Training angestrebten Ziele. Neben den oben erwähnten „normalen, klassischen“ Gerätetrainingsangeboten und Kursen ist das Trainingsspektrum daher vielfach um gesundheitsspezifische Themenfelder erweitert. Zu nennen sind hier z. B. Angebote in den Sektoren Rückenschule, Herz-Kreislauf-Training oder Wirbelsäulengymnastik. Diese Angebote können dann auch durch Kostenträger subventioniert werden, wenn die persönlichen, inhaltlichen und räumlich-apparativen Voraussetzungen hierfür erfüllt werden. (➤ Kap. 2.4).

Rehabilitations- und Therapieorientierung

Grundsätzlich sind hier vorgehaltene Maßnahmen in der Regel an **therapeutisch-medizinische Kompetenzen** gebunden, die es zu belegen gilt (Berufsurkunden, Fach- und Hochschulzeugnisse u. a.). Darüber hinaus ist die Verbindung kommerzieller, gewerblicher Angebote mit therapeutisch-medizinischen Angeboten als unternehmerische Mischangebote im Alltag schwierig umzusetzen, weil unterschiedliche Vorgaben und Rahmenstandards der Kostenträger sich häufig gegenseitig ausschließen. Für vertiefte Ausführungen wird hier auf die Ausführungen in ➤ Kap. 2.2 und ➤ Kap. 2.3 sowie ➤ Kap. 3 verwiesen.

Insgesamt bestehen also für die Durchführung besondere Richtlinien, auf die in diesem Kapitel bereits inhaltlich hingewiesen wurde. Darüber hinaus müssen bei den eingesetzten Geräten entsprechende Standards erfüllt werden; so müssen diese den Anforderungen nach dem Medizinproduktgesetz (MPG) entsprechen.

Durchführendes Personal

Die Anforderungen an die Kompetenzen des Fachpersonals richten sich nach der Angebotsstruktur. Im erstgenannten Tätigkeitsfeld, dem Fitness- und Breitensport, gibt es keine festgelegten Kompetenzen, die erfüllt und belegt werden müssen. Nahezu jeder, der sich berufen fühlt, kann ein Fitnessstudio eröffnen und Trainingskunden betreuen und beaufsichtigen.

In den beiden anderen Tätigkeitsfeldern – Gesundheit und Prävention sowie Rehabilitation und Therapie – müssen von den Durchführenden neben den Grundprofessionen entsprechende vertiefte Kenntnisse in denjenigen Bereichen nachgewiesen werden, für die Subventionen von öffentlichen Kostenträgern generiert werden sollen. Dies bedeutet, dass es hier nicht ausreichend ist, eine Ausbildung im Sport- und/oder Fitnessbereich absolviert zu haben. Vielmehr müssen für die einzelnen Angebote jeweils vertiefte Kenntnisse und Fähigkeiten durch entsprechende Zertifikate belegt werden, damit eine Abrechnung mit Kostenträgern möglich ist. Leider gibt es hierbei einen „Wildwuchs“ an Fort- und Weiterbildungen, die keinem einheitlichen Standard unterliegen. So müssen die Bildungsanbieter, die entsprechende Qualifikationsnachweise ausstellen, nicht zwangsläufig hinsichtlich ihrer Bildungsangebote zertifiziert sein. Es empfiehlt sich daher, sich grundsätzlich über die Inhalte, die Qualität der Lehrenden und der Lehre, der Lehr- und Lernmaterialien sowie der räumlichen und apparativen Ausstattungen der Bildungsanbieter zu informieren.

Räumliche Voraussetzungen

Grundsätzliche Empfehlungen lassen sich nur schwer aussprechen. Ein Indiz für den Raumbedarf kann aus der Anzahl an Trainingsgeräten abgeleitet werden. Häufig wird die „Daumenregel“ angewendet, die besagt, dass pro Trainingsgerät ein Platzbedarf von ca. 5 m^2 geplant werden sollte. Modere Trainingskonzepte (Zirkelkonzepte), die auf hohe Frequenzen und damit große Trainingskundenzahlen abstellen, kalkulieren in der Spitze Kapazitäten mit bis zu 8 Kunden pro Quadratmeter Gerätetrainingsfläche. Als Mittelwert gilt aktuell in der Fitnessbranche für das klassische Fitness- und Breitensportzentrum im Gerätebereich eine Kapazitätsplanung von ca. 4 Trainierenden pro Quadratmeter Gerätetrainingsfläche. Hinsichtlich der Raumplanung sind neben den kalkulatorisch wichtigen Trainingskundenzahlen auch statische Bedingungen zu beachten (Deckentraglasten u. a.).

Für Gruppenangebote wird eine Gymnastikraumgröße von 4 m^2 Quadratmeter pro Teilnehmenden kalkuliert.

Apparative Mindestanforderungen

Es gibt keine Vorschriften über die Anzahl und Art vorzuhaltender Geräte. Die Qualität und die Anzahl der Geräte sind von vielen Faktoren abhängig, wie z. B. den Beiträgen, dem Studioumfeld, dem Klientel u. a. Gängige Empfehlungen liegen bei einer Kraftgeräteanzahl von 3–6 % der Mitgliederzahl (= für 200 Mitglieder etwa 5 % Geräte = 10 Krafttrainingsgeräte) und zwischen 2 und 4 % der Mitgliederzahl im Kardiogerätebereich (= für 200 Mitglieder ca. 6 Geräte bei 3 % Prozent).

Behandlungs- bzw. Trainingseinheit

Im Fitnesstraining gibt es keine festgelegten Mindestzeiten für die jeweiligen Einheiten. Die Einheit richtet sich nach der jeweiligen individuellen Ausgangssituation und den anzustrebenden Trainingszielen.

Leistungsträger

Die Kosten für ein freies Training und im Fitnessbereich trägt der Trainierende selbst. In gewissen Teilbereichen des sogenannten **betrieblichen Gesundheitsmanagements** sind Kostenbeteiligungen durch den Arbeitgeber möglich. Der Staat fördert unter gewissen Umständen solche Beteiligungen mit bis zu 500 € jährlich bzw. 44 € monatlich (vertiefend hierzu ➤ Kap. 4 und ➤ Kap. 5).

VERWENDETE LITERATUR

BAR – Bundesarbeitsgemeinschaft Rehabilitation (Hrsg.): Rahmenempfehlungen zur ambulanten Rehabilitation bei muskuloskeletalen Erkrankungen. Frankfurt a. M., 2005

BAR – Bundesarbeitsgemeinschaft Rehabilitation (Hrsg.): Rahmenvereinbarungen für den Rehabilitationssport und das Funktionstraining. Frankfurt a. M. 2011

BKK Dachverband e. V.: Zentrale Prüfstelle Prävention. www.zentrale-prüfstelle-praevention.de, (letzter Zugriff: 23.6.2015)

Brüggemann S, Haaf HG, Sewöster D: Evidenzbasierte Rehabilitation: Zwischen Standardisierung und Individualisierung. Physiotherapie med 2008;4:(9–16)

BSNW – Behinderten-Sportverband Nordrhein-Westfalen e. V. (Hrsg.): Durchführung des Rehabilitationssports in Nordrhein-Westfalen. Duisburg, 2012

Deutsche Rentenversicherung Bund: Geschäftsbereich Presse- und Öffentlichkeitsarbeit, Kommunikation: KTL – Klassifikation therapeutischer Leitlinien in der medizinischen Rehabilitation. Berlin, 2007

GKV-Spitzenverband: Gemeinsame Rahmenempfehlungen gemäß § 125 Abs. 1 SGB V. GKV, Berlin 2006

GKV-Spitzenverband: Leitfaden Prävention. GKV, Berlin 2010

GKV-Spitzenverband: Liste der Fortbildungseinrichtungen KG-Gerät (Anlagen 8 und 9 der Anlage 3 der Gemeinsamen Rahmenempfehlungen gemäß § 125 Abs. 1 SGB V). Berlin 2014. Download unter www.aok-gesundheitspartner.de/bund/heilberufe/empfehlung/ (letzter Zugriff: 23.6.2015)

Klosterhuis H.: Rehabilitations-Leitlinien als Instrument der Qualitätssicherung der Rehabilitation. Zeitschrift für ärztliche Fortbildung und Qualitätssicherung im Gesundheitswesen 2005; 99(1):41–46

WEITERFÜHRENDE LITERATUR

Riedle H, Rauh C, Bechauf E: Erfolgreiche Existenzgründung in der Physiotherapie, Logopädie und Ergotherapie, 3. Aufl. TiVan-Verlag, Würzburg 2014

Sparkasse (Hrsg.): Acht Schritte zum perfekten Businessplan. Deutscher Sparkassen Verlag, Stuttgart, 2010

KAPITEL

3 Rechtliche und gesellschaftsrechtliche Aspekte

Lernziele

Es werden folgende Kenntnisse und Kompetenzen erzielt:

- Die grundlegenden Begründungen für unterschiedliche **rechtliche, standesrechtliche und gesellschaftsrechtliche Aspekte** für die Durchführung von MAT in den Bereichen Therapie und Rehabilitation einerseits und Fitness, Prävention und Gesundheitsförderung andererseits sind bekannt und können differenziert werden.
- Die wesentlichen **Personengesellschaften und Kapitalgesellschaften** für die diversen MAT-Bereiche sind hinsichtlich ihrer Strukturen sowie ihrer Vor- und Nachteile bekannt.
- Es wird verstanden, warum für die Durchführung von Rehabilitationssport als Sonderform des MAT ein **Verein** benötigt wird.
- Die unterschiedlichen **Haftungsrisiken zwischen Personengesellschaften und Kapitalgesellschaften** sind bekannt und können für individuelle Entscheidungsprozesse grundlegend beurteilt werden.

Die Durchführung des MAT in Therapie oder Rehabilitation, in dem es zu einer Zusammenarbeit von Ärzten, Physio- und Sporttherapeuten und einer Vielzahl anderer Gesundheitsprofessionen kommen soll, wirft zahlreiche juristische Probleme auf. Neben den genannten drei Professionen wird auf die in ➤ Kap. 2.1.1 und ➤ Kap. 2.2.1 genannten Berufsgruppen verwiesen, die sich ebenfalls im Rehabilitationsteam, jedoch **nicht** im Therapeutenteam (!) wiederfinden können. Insbesondere die Forderung der Kostenträger nach einer ärztlichen Leitung mit der **permanenten Präsenz des Arztes** während der Rehabilitationszeiten gemäß BAR-Richtlinien zur Rehabilitation ist juristisch schwierig einzuordnen und umzusetzen. Während in der **Rehabilitation** auch sogenannte Nicht-Heilberufe MAT betreuen dürfen, so ist in der **Physiotherapie** die Maßnahme KGG (Krankengymnastik am Gerät) der Therapie bzw. eindeutig nur den Physiotherapeuten vorbehalten. Damit werden z. B. sehr gute Sporttherapeuten oder Gymnastiklehrer von der Therapie ausgeschlossen. Nahezu absurd wird diese Einschränkung, wenn ein Rehabilitand während seiner ambulanten oder stationären Rehabilitationsmaßnahme im MAT professionell einwandfrei z. B. von einem Gymnastiklehrer oder einem Sporttherapeuten betreut wird: Im Anschluss müsste im Rahmen einer ambulanten Weiterbehandlung mit einer Heilmittelverordnung (Physiotherapie – KGG) in der gleichen Einrichtung mit gleicher Indikation die Behandlung zwingend durch einen Physiotherapeuten durchgeführt werden.

An dieser Stelle wird daher bereits darauf verwiesen, dass es notwendig ist, unter juristischen Gesichtspunkten in die Bereiche Therapie und Rehabilitation einerseits sowie Fitnesstraining, Prävention und Gesundheitsförderung andererseits zu unterteilen.

3.1 Rechtliche und gesellschaftsrechtliche Aspekte in Therapie und Rehabilitation

Bei der Gründung, Inbetriebnahme oder Übernahme einer Rehabilitationseinrichtung – egal ob stationär oder ambulant – bzw. einer Physiotherapiepraxis, die das MAT für entsprechende Kostenträger durchführen will, stellt sich zunächst die Frage, in welcher juristischen **Gesellschaftsform** die Tätigkeiten, in die das MAT eingebunden ist, durchgeführt werden sollen. ➤ Abb. 3.1 gibt einen ersten Überblick über die möglichen gesellschaftsrechtlichen Konstruktionen.

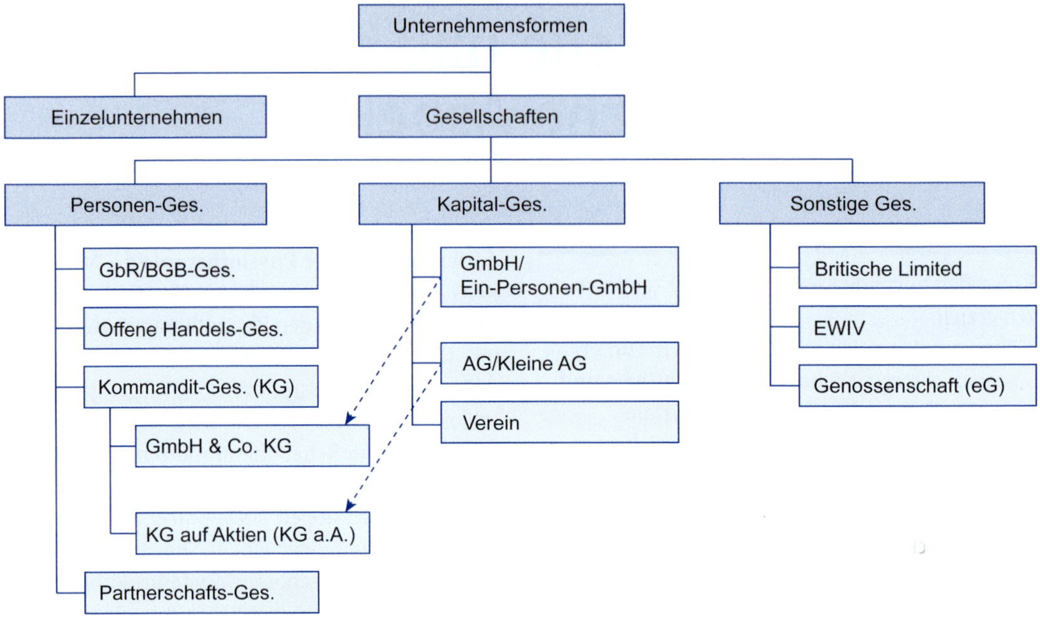

Abb. 3.1 Mögliche Rechtsformen von Unternehmen [L143]

Hinsichtlich der Überlegungen, welche Rechtsform im Einzelnen für die individuelle Umsetzung einer Unternehmensidee im Bereich von MAT in der Therapie und Rehabilitation sinnvoll ist, wird eine ausgiebige rechtliche und steuerliche Einzelberatung angeraten (Riedle u. a. 2006, Appuhn 2006, Lippert 2006). Die folgenden Ausführungen bieten eine erste Orientierung. Je nach Einzelfall werden darüber hinaus umfangreiche weitere Überlegungen anzustellen sein.

3.1.1 Gesellschaft bürgerlichen Rechts (GbR bzw. GdbR)/BGB-Gesellschaft

Es bietet sich zunächst vielleicht der Gedanke an, eine **Gesellschaft bürgerlichen Rechts (GbR)** zu bilden, in der alle Beteiligten der unterschiedlichen Professionen gleichberechtigte Partner sind. Dann wäre auch die Haftung gegenüber Dritten gleichmäßig verteilt, wobei allerdings jeder Gesellschafter in vollem Umfang einzeln mit seinem gesamten Vermögen für etwaige Forderungen gegen die Gesellschaft aufkommen müsste.

Diese zunächst recht plausibel erscheinende Lösung scheitert jedoch schon daran, dass es dem Arzt gemäß Berufsordnung (Bundesärztekammer 2011) in den allermeisten Fällen nicht gestattet ist, Untersuchungen und Behandlungen zusammen mit anderen Personen durchzuführen, die weder Ärzte sind noch zu den berufsmäßigen Gehilfen des Arztes gehören. Die Zusammenarbeit zwischen Krankengymnast, Masseur und Arzt gilt als gestattet, weil diese Fachkräfte zu den Gehilfen des Arztes zählen und es sich bei ihren Leistungen um Heil-/Hilfstätigkeiten handelt. In einer solchen Konstellation wäre demnach eine Physiotherapiepraxis juristisch unbedenklich, die MAT in Form von KGG (Krankengymnastik am Gerät) anbietet.

Ein besonderes Problem stellt dagegen die Tätigkeit von z. B. Sportlehrern oder Fitnesstrainern dar, weil Angehörige dieser Berufe nicht als Heilmittelerbringer, also als ärztliches Hilfspersonal, gelten. Ein solcher Zusammenschluss zur Durchführung von Rehabilitation oder Therapie ist z. Z. nicht umsetzbar. Insgesamt ist zu beachten, dass es im MAT regelmäßig zu **Überschneidungen der Verantwortungsbereiche von Arzt und Nichtarzt** kommen kann, sodass eine strikte Trennung der Einzelbereiche nicht mehr sichtbar ist. Damit kann ein Verstoß gegen die Zusammenarbeit mit Nichtärzten vorliegen.

Nicht zuletzt schließt sich in der Praxis häufig die Gründung einer GbR schon deshalb aus, weil – vorausgesetzt, dass es sich bei dem beteiligten Arzt um einen Kassenarzt handelt – dem Arzt auch durch die **Zulassungsordnung** Schranken gesetzt werden. Zwar ist nach § 33 der Zulassungsordnung für Vertragsärzte (BMJV 2013) die gemeinsame Nutzung von Praxisräumen und -einrichtungen sowie die gemeinsame Beschäftigung von Hilfspersonal durch mehrere Ärzte – also Kassenärzte und Nichtkassenärzte – möglich, aber die Zulassungsordnung spricht ausdrücklich von Ärzten.

Dementsprechend dürfte ein Zusammengehen von einem Kassenarzt mit Nichtkassenärzten vom Kassenarztrecht nicht gebilligt werden, wenn es sich um eine gemeinsame Tätigkeit handelt, die als Ausübung der Heilkunde im Sinne der Bundesärzteordnung zu definieren ist. Zusätzlich bestimmt der § 20 Zulassungsordnung Ärzte in Abs. 2, dass für die Ausübung kassenärztlicher Tätigkeit der Arzt nicht geeignet ist, der eine ärztliche Tätigkeit ausübt, die ihrem Wesen nach mit der Tätigkeit des Kassenarztes am Kassenarztsitz nicht zu vereinbaren ist. Bei der Frage der **wesensfremden Tätigkeit** ist allein maßgeblich, ob die Gefahr einer **Interessenkollision** besteht, ob also der Kassenarzt unter Umgehung des Prinzips der beschränkt freien Arztwahl Patienten in seine Praxis ziehen kann, oder ob er sich durch diese Tätigkeit Vorteile gegenüber anderen Kassenärzten verschaffen kann. Dies dürfte umso leichter zu bejahen sein, wenn der Arzt Mitgesellschafter der MAT durchführenden GbR ist.

In der Praxis bedeuten die vorgenannten Ausführungen, dass entweder ein Arzt ohne Kassenzulassung als Gesellschafter der GbR gefunden werden müsste, oder aber der tätige Kassenarzt innerhalb der GbR müsste die o. g. Interessenkollision vermeiden. Beides ist eine nahezu undenkbare Basis.

In der Praxis ist dies in der Regel auch deshalb nicht durchführbar, weil entsprechend der Forderung der Kostenträger der Arzt ein **Facharzt** sein muss. Ein solcher Arzt wird in der Regel im Rahmen der Kassenzulassung tätig und ist für eine freie Tätigkeit nur selten zu gewinnen bzw. betriebswirtschaftlich häufig zu teuer. Zusammenfassend ist folglich aus den hier dargelegten Gründen der Schluss zu ziehen, dass die Gründung einer GbR selten die geeignete Gesellschaftsform für die Durchführung des MAT im Rahmen der Rehabilitation darstellt. Im Übrigen lassen sich die Vor- und Nachteile der GBR bzw. BGB-Gesellschaft aus ➤ Tab. 3.1 ablesen.

3.1.2 Partnerschaftsgesellschaft

Insbesondere im Bereich der Gesundheitsberufe wird immer auch die sogenannte Partnerschaftsgesellschaft (BMJV 2013) nach dem PartGG (Partnerschaftsgesellschaftsgesetz) ins Gespräch gebracht. Jedoch greifen alle unter der GbR genannten Kriterien und Argumente auch hier, sodass sich i. d. R. keinerlei Vorteile aus der Partnerschaftsgesellschaft

Tab. 3.1 Gesellschaft des bürgerlichen Rechts: Vor- und Nachteile

Vorteile	Nachteile
• Einfache Gründung • Flexible Gestaltungsmöglichkeiten • Keine Mindesteinlage	• Unbeschränkte gesamtschuldnerische Haftung der Gesellschafter (unter gewissen Voraussetzungen kann wirksam Haftungsbeschränkung gegenüber Dritten begründet werden) • In der Praxis z. T. recht unkomfortabel zu handhaben (z. B. Vertretung gemeinschaftlich, soweit im Gesellschaftsvertrag nicht anders geregelt)
Fazit	
• Geeignet für partnerschaftliche Unternehmungen von Kleingewerbetreibenden, Praxisgemeinschaften, Freien Berufen, Arbeitsgemeinschaften etc., insbesondere zum Einstieg oder wenn Zusammenarbeit zeitlich befristet oder nur auf einen bestimmten Zweck hin ausgerichtet ist • Bei größerem Geschäftsumfang aufgrund der geringen Normierung oft hinderlich	

ziehen lassen. In ➤ Tab. 3.2 und ➤ Tab. 3.3 sind grundlegende Überlegungen und Möglichkeiten sowie mögliche Vor- und Nachteile der Partnerschaftsgesellschaft herausgestellt.

Tab. 3.2 Partnerschaftsgesellschaft (PartG): Allgemeine Merkmale

- Einführung 1995
- Quasijuristische Person angelehnt an OHG (Offene Handelsgesellschaft) (Partnerschaft kann unter ihrem Namen klagen und verklagt werden)
- Prinzip der Einzelgeschäftsführung und Einzelvertretung
- Geschäftsführung sachlich beschränkbar, Vertretung nicht (allerdings Gesamtvertretung möglich)
- Erteilung Prokura ausgeschlossen
- Möglichkeit der Haftungsbeschränkung „wegen fehlerhafter Berufsausübung"
- Ansonsten unbeschränkte gesamtschuldnerische Haftung der Gesellschafter
- Eintrag in das Partnerschaftsregister

3.1.3 Das Einzelunternehmen

Selbstverständlich könnte ein Unternehmen, das MAT in Therapie und Rehabilitation anbieten möchte, auch in Form des Einzelunternehmers geführt werden. Auch hier greifen die unter der GbR formulierten gesellschafts- und haftungsrechtlichen Überlegungen. ➤ Tab. 3.4 und ➤ Tab. 3.5 zeigen zusammenfassend die wesentlichen Aspekte hierzu auf.

MERKE

Der Zusammenschluss von Ärzten und nichtärztlichen Professionen in einer sogenannten Personengesellschaft ist in der Praxis nach wie vor mit erheblichen Behinderungen und Einschränkungen verbunden und wird in der Alltagspraxis zur Durchführung von MAT in Therapie und Rehabilitation eigentlich nicht angetroffen.

Tab. 3.3 Partnerschaftsgesellschaft nach PartGG: Vor- und Nachteile

Vorteile	Nachteile
• Durch Gesetz normierte Rechtsform exklusiv für freie Berufe • Flexible Gestaltungsmöglichkeiten (z. B. hinsichtlich der Anteile, Entscheidungsbefugnisse, Aufnahme/Ausscheiden von Partnern etc.) • Keine Mindesteinlage • Freiberuflerstatus bleibt erhalten (z. B. Gewerbesteuerfreiheit) • Interprofessionelle Zusammenschlüsse möglich (es sei denn, standesrechtliche Barrieren)	• Unbeschränkte gesamtschuldnerische Haftung der Gesellschafter
Fazit	
Attraktive Alternative zur Sozietät (GdbR) für Berufsgruppen, denen die Rechtsform der GmbH verwehrt oder zu aufwendig ist	

Tab. 3.4 Einzelunternehmen/Einzelfirma: Allgemeine Merkmale

- Risiko und Haftung → Einzelunternehmer (haftet mit Betriebs- und Privatvermögen)
- Gewinn und Verluste → Einzelunternehmer
- Rechtliche Entscheidungsbefugnis → Einzelunternehmer
- Eigenkapital-/Fremdkapitalquote, Privatvermögen dient oft als Sicherheit
- Steuerbelastung
- Gewerbesteuer (Betriebssteuer)
- Einkommensteuer (Einkünfte aus dem Gewerbebetrieb, Unternehmer als Besitzer)
- Rechnungslegungsvorschriften
- §§ 1 ff. Handelsgesetzbuch (HGB) Prüfung der Kaufmannseigenschaft
- §§ 238 ff. HGB Buchführungsvorschriften für Kaufleute
- Rechnungslegung erfolgt für das Unternehmen, die Gläubiger und das Finanzamt
- Keine Publizitätspflicht
- Flexibilität (hoch bei Entscheidungen und niedrig bezüglich Kapitalbeschaffung)
- Kontinuität gering

Tab. 3.5 Einzelunternehmen/Einzelfirma: Vor- und Nachteile

Vorteile	Nachteile
• Einfache Gründung • Kein Mindestkapital erforderlich	• Unbeschränkte Haftung • Nicht geeignet bei partnerschaftlicher Gründung
Fazit	
• Kleingewerbetreibende, Handwerker, Dienstleister, freie Berufe • Oft die Einstiegsrechtsform	

Personengesellschaft versus Kapitalgesellschaft

Bei allen bislang vorgestellten Gesellschaftsformen (mit Ausnahme des Einzelunternehmens) sprechen wir von sogenannten **Personengesellschaften.** Das Einzelunternehmen bildet eine Sonderform unter den Unternehmensformen. Alle sind – wie in den Tabellen und im Text beschrieben – mit einem hohen persönlichen Risiko verbunden. Um ein persönliches Risiko zu reduzieren oder auch um weitere gesellschaftsrechtliche, allgemeine, juristische und haftungsrechtliche so wie steuerliche Überlegungen und Möglichkeiten aufzugreifen, wird daher sehr häufig eine Kapitalgesellschaft empfohlen, die als Unternehmen MAT anbietet und durchführt. ➤ Tab. 3.6 fasst wesentliche Entscheidungsmerkmale für die zu wählende Unternehmensform zusammen; dabei wird kein Anspruch auf Vollständigkeit erhoben. Im Einzelfall sind – wie bereits erwähnt – umfangreiche Beratungen notwendig.

Aus sehr vielen haftungsrechtlichen und steuerlichen Überlegungen heraus wird daher sehr häufig für Therapie und Rehabilitation die Gründung einer Kapitalgesellschaft gewählt. Die bekanntesten und am häufigsten anzutreffenden Kapitalgesellschaften sind die Gesellschaft mit beschränkter Haftung (GmbH) und die Aktiengesellschaft (➤ Abb. 3.1).

3.1.4 Gesellschaft mit beschränkter Haftung (GmbH) bzw. Unternehmergesellschaft (UG), sog. „kleine GmbH"

Den bislang geschilderten Schwierigkeiten der Unternehmensführung im Rahmen von Personengesellschaften kann grundsätzlich aus dem Wege gegangen werden, indem eine **Kapitalgesellschaft,** z. B. eine **GmbH,** gegründet wird und damit der Arzt, insbesondere der Kassenarzt, aus der Schusslinie der Berufsordnung und der Zulassungsordnung herausgenommen ist. An der Gründung der GmbH können selbstverständlich auch die Personen beteiligt sein, die erst später der GmbH beitreten. Jedoch ist dieser Tätigkeit dann eine eigenständige juristische Person vorgeschaltet. Allerdings darf der Arzt, insbesondere der Kassenarzt, nicht Geschäftsführer der GmbH sein. Eindeutig von der Rechtsordnung gebilligt wird jedoch, dass sich selbstverständlich auch ein **Kassenarzt als Gesellschafter** an einer GmbH beteiligen kann. Ein Verstoß gegen das Verbot der Zusammenarbeit mit Nichtärzten liegt dann nicht vor, wenn der Arzt mit dieser GmbH einen **Kooperationsvertrag** vereinbart oder sich sozusagen als „Werksarzt" anstellen lässt, also einen Arbeitsvertrag mit der Einrichtung abschließt. Hierbei muss seine ärztliche Tätigkeit entsprechend den konsiliarärztlichen Bestim-

Tab. 3.6 Wovon hängt die Wahl der Rechtsform ab?

• Anzahl der an der Gründung beteiligten Personen • Verteilung der Anteile und Verantwortlichkeiten • Haftung • Eigenkapitalausstattung und -beschaffung (sofort bzw. nachträglich) • Marketing/Ansehen im Geschäftsleben • Formalitäten bei Gründung und während des Geschäftsbetriebs (Notar, Handelsregister, Buchführungspflichten, Offenlegungspflichten, Insolvenzantragspflicht) • Steuerliche Aspekte?

Tab. 3.7 GmbH/UG: Vor- und Nachteile

Vorteile	Nachteile
• Haftung beschränkt auf das Firmenvermögen • Anteilmäßige Beteiligung von Partnern möglich • Übertragung der Kapitalanteile bzw. Aufnahme weiterer Gesellschafter möglich • Geschäftsführung kann unabhängig von der Kapitalaufbringung vereinbart werden • Steuerliche Gestaltungsmöglichkeiten (Geschäftsführervergütung, Pensionszusage u. Ä.)	• Aber: Kreditinstitute verlangen in der Regel Bürgschaft • Mindestkapital erforderlich (1 €–25 000 €) • Formalitäten • Insolvenzantragspflicht bei Überschuldung (Gefahr: Anlaufkosten)
Fazit	
• Für Unternehmen mit geringer Kapitalausstattung und stark schwankendem Geschäftsverlauf problematisch	

mungen definiert sein. Eine werksärztliche Tätigkeit darf nur nebenberuflich ausgeübt werden, damit gewährleistet ist, dass der Arzt weiterhin persönlich für die Versorgung der Versicherten im erforderlichen Maße zur Verfügung steht. Hierzu sind bereits mehrere Grundsatzurteile ergangen.

Bei entsprechender Vertragsgestaltung zwischen der GmbH und dem Arzt sind auch die unter den Ausführungen zur GbR dargelegten Bedenken bezüglich der Tangierung der Zulassungsordnung ausgeräumt. Dementsprechend wäre aus juristischer Sicht die Gründung einer GmbH oder einer anderen juristischen Person (z. B. einer AG oder einer GmbH & Co) – vor allem unter der Berücksichtigung des mitarbeitenden Arztes – für Unternehmen in der Rehabilitation und Therapie anzuraten.

Insgesamt sind gesellschaftsbedingte Vor- und Nachteile der GmbH in ➤ Tab. 3.7 übersichtlich und zusammenfassend dargestellt. Die Bezeichnung **UG** steht für **Unternehmergesellschaft** und bildet in Deutschland die sogenannte „kleine" GmbH, die als Vorstufe eines Unternehmens gilt, das sich zu einer GmbH entwickeln soll. Hierbei ist eine deutlich reduzierte Eigenkapitalausstattung bei Gesellschaftsstart erforderlich. Anders als bei einer GmbH, die ein Eigenkapital von 25 000 € erfordert, kann eine Unternehmergesellschaft ab einem Eigenkapital von 1 € starten. Die Abwägung der Vor- und Nachteile der GmbH bzw. UG bedarf wiederum für jeden Einzelfall einer vertieften Einzelbetrachtung und kann nicht pauschal beantwortet werden.

Der Vollständigkeit halber sind die Grundstrukturen einer GmbH und ihrer unterschiedlichen Gremien in ➤ Tab. 3.8 dargestellt. Hierbei wird bereits ersichtlich, das Kapitalgesellschaften in der Regel viel formalistischer aufgestellt und zu führen sind als – oft kleinere – Personengesellschaften wie z. B. die GbR oder PartG. Alle Änderungen einer Kapitalgesellschaft, egal ob GmbH, UG oder etwa AG (Aktiengesellschaft) sind notariell zu begleiten.

PRAXISRELEVANZ

Wegen der zwar immer noch erheblichen Aufwendung mit jedoch gleichzeitig erheblich reduziertem individuellem Risiko ist die GmbH die beliebteste Gesellschaftsform für Unternehmen, die MAT anbieten und durchführen. Meist sprechen auch steuerliche Vorteile für die GmbH. Mit Einführung der UG (Unternehmergesellschaft) mit nur geringer Eigenkapitalausstattungsmöglichkeit ist auch die oft als große Hürde empfundene Eigenkaptalausstattung der GmbH (25 000 €) individuell gestaltbar.

Tab. 3.8 GmbH/UG: Struktur und Allgemeine Merkmale

- Mind. 1 Gesellschafter
- Gründungsvertrag notariell beglaubigt
- Stammkapital mindestens 1 € bei UG – mindestens 25 000 € bei GmbH
- Gesellschafter haften nicht pers. für Verbindlichkeiten der GmbH/UG
- Organe:
  - Geschäftsführer
  - Gesellschafterversammlung
  - Evtl. Beirat bzw. Aufsichtsrat (keine Verpflichtung)
- Rechnungslegungsvorschriften für Kapitalgesellschaften
  - „verschärfte Pflicht" über §§ 264 ff. HGB
  - Anhang notwendig
  - Lagebericht ist anzufertigen
  - In der Regel herrscht Publizitätspflicht
- Steuerliche Behandlung
  - KSt – Körperschaftssteuer (Gewinnausschüttung oder Thesaurierung)

Tab. 3.9 Aktiengesellschaft (AG) – Vor- und Nachteile

Vorteile	Nachteile
• Möglichkeiten der Kapitalbeschaffung • Beschränkte Haftung • Übertragung der Kapitalanteile bzw. Aufnahme weiterer Gesellschafter möglich • Geschäftsführung (Vorstand) kann unabhängig von der Kapitalaufbringung vereinbart werden • Steuerliche Gestaltungsmöglichkeiten (Geschäftsführervergütung, Pensionszusage u. ä.) • Marketing	• Sehr hohe Formalitäten • Mindestkapital 50 000 € • Mind. 5 Gründer
Fazit	
• Für große Vorhaben oder generell mit dem Ziel des Börsenganges	

3.1.5 Aktiengesellschaft (AG)

Aus den bisher genannten haftungs- und standesrechtlichen Gründen und unter Marketing-Gesichtspunkten wird in der Therapie und Rehabilitation bei größeren Unternehmen fast immer eine Kapitalgesellschaft zu gründen sein. Am häufigsten und bekanntesten ist hierbei sicherlich die GmbH. Es gibt jedoch auch durchaus große oder größere unternehmerische Vorhaben in der Therapie und Rehabilitation, die von vornherein eine **Aktiengesellschaft** ins Kalkül ziehen. In ➤ Tab. 3.9 sind Vor- und Nachteile einer AG zusammengefasst.

Dem Grunde nach ist eine Aktiengesellschaft noch weitaus formalistischer und daher aufwendiger von der Unternehmensführung her zu handhaben als z. B. die beschriebene GmbH. ➤ Tab. 3.10 gibt eine grobe Übersicht über die Struktur einer AG.

Zusammenfassend lässt sich sagen, dass sich für Unternehmen mit MAT-Angeboten in Therapie und Rehabilitation in jedem Einzelfall eine geeignete gesellschaftsrechtliche Lösung finden lässt. Hierbei ist die **Kapitalgesellschaft** – oft eine GmbH – die am weitesten verbreitete Rechtsform in Deutschland. Die Betrachtung sonstiger möglicher Gesellschaftsformen (➤ Abb. 3.1) unterbleibt an dieser Stelle, weil dies den Rahmen dieses Werks sprengen würde. Hier müssten dann auch internationale Kapitalgesellschaften (z. B. britische Ltd. oder spanische SIA) mit ins Kalkül gezogen werden. Zur Vertiefung gesellschaftsrechtlicher Aspekte wird auf die weiterführende Literatur verwiesen, die am Ende dieses Kapitels aufgelistet ist.

Tab. 3.10 Die Aktiengesellschaft (AG) – Strukturen

• AG = Gesellschaft mit eigener Rechtspersönlichkeit (jur. Person) • Nur das Gesellschaftsvermögen haftet • Grundkapital ist in Aktien zerteilt • Organe einer AG – Vorstand – Aufsichtsrat – Hauptversammlung

3.1.6 Verein

Gerade im Sport ist es eigentlich eine Selbstverständlichkeit, als Verein zu agieren. Dies liegt zu einem großen Teil daran, dass der Deutsche Olympische Sportbund (DOSB) als Dachorganisation historisch vornehmlich durch Vereine strukturiert und organisiert ist. Dem Grunde nach ist der Verein nichts anderes als eine juristische Person, wie etwa die zuvor abgehandelte GmbH oder AG, die im Markt wie jedes andere gewerbliche oder freiberufliche Unternehmen agieren kann. Der Verein ist hinsichtlich seiner Strukturen, Prozesse und Ziele durch seine **Satzung** bestimmt. In ➤ Tab. 3.11 sind die Vor- und Nachteile des Vereins skizziert; in ➤ Tab. 3.12 die Strukturen des Vereins.

Der Verein ist für das Thema MAT bedeutsam, weil z. B. der **Rehabilitationssport** (➤ Kap. 5.5.2) dem DOSB als durchführender und zulassungsaussprechender Institution unterstellt ist. Da – wie

Tab. 3.11 Der Verein – Vor- und Nachteile

Vorteile	Nachteile
• Beschränkte Haftung auf das Vereinsvermögen • Aufnahme weiterer Vereinsmitglieder möglich • Geschäftsführung (Vorstand) kann unabhängig von der Kapitalaufbringung vereinbart werden • Steuerliche Gestaltungsmöglichkeiten (Vorstandsvergütung, Pensionszusage u. Ä.)	• Hohe Formalitäten • Mind. 7 Gründungsmitglieder

Tab. 3.12 Der Verein – Strukturen

• Verein ist eine Gesellschaft mit eigener Rechtspersönlichkeit (juristische Person) • Nur das Vereinsvermögen haftet • Organe eines Vereins – Vorstand – Mitgliederversammlung – Evtl. Abteilungen mit eigenen Vertretungsrechten

oben bereits erwähnt – der DOSB i. d. R. in Vereinen organisiert ist, wird diese Vereinsstruktur auch für den Rehabilitationssport erwartet. Dies heißt, dass aktuell zur Leistungsabgabe Rehabilitationssport nur ein Verein zugelassen wird. Dieser Verein muss neben der in ➤ Tab. 3.12 dargestellten Unternehmensorganisation über eine Satzung verfügen, die den Verein darüber hinaus auch als **gemeinnützig** agieren lässt.

PRAXISRELEVANZ

Rehabilitationssport kann nur von einem Verein bzw. von Einrichtungen, die einem Verein angeschlossen sind, angeboten und abgerechnet werden.

3.1.7 Gemeinnützigkeit

Die Gemeinnützigkeit einer Gesellschaft wird auf Antrag beim zuständigen Finanzamt festgestellt. Als wichtigstes Zuweisungskriterium dienen hierbei die **Satzungsformulierungen.** Diese sollten daher juristisch vorab daraufhin geprüft werden, ob sie die Anforderungen der Gemeinnützigkeit auch tatsächlich erfüllen. Die Gemeinnützigkeit hat oft steuerliche, organisatorische und verwaltungstechnische Vorteile gegenüber gewinnorientierten, gewerblichen Unternehmen. Generell von Vorteil ist es daher im Alltag, dass die positiven Effekte einer juristischen Person (z. B. Haftungsbeschränkungen bei GmbH oder Verein) mit den Vorteilen der Gemeinnützigkeit gekoppelt sind. Von Nachteil ist, dass das Überschuldungsrisiko durch die Gemeinnützigkeit verschärft wird, da in der Regel ein Konflikt zwischen Gemeinnützigkeit und der Anforderung, ausreichend Gewinn zu erzielen, besteht.

MERKE

Nur der gemeinnützige Verein wird zur Leistungserbringung „Rehabilitationssport" zugelassen.

3.2 Rechtliche und gesellschaftsrechtliche Aspekte in Fitness, Prävention und Gesundheitsförderung

In den Bereichen Fitness, Prävention und Gesundheitsförderung hängt die Unternehmensform von anderen Gesichtspunkten ab. Anders als bisher in diesem Kapitel dargestellt, ist der Unternehmenserfolg nicht überwiegend und unmittelbar von der Abrechnungsfähigkeit mit den Kostenträgern des Gesundheitswesens abhängig. Die in ➤ Kap. 3.1 abgehandelten Gesichtspunkte betreffen die Vereinbarungen zwischen Kostenträgern und durchführenden Unternehmen hinsichtlich personeller, apparativer und räumlicher Strukturen, die hierfür klare Linien vorschreiben. Zudem müssen Unternehmen in Therapie und Rehabilitation standesrechtliche, berufs- und professionspolitische Vorgaben beachten und das MAT unter diesen Rahmenbedingungen durchführbar sein. Grundsätzlich gelten im Bereich Fitness, Prävention und Gesundheitsförderung jedoch die gleichen Vor- und Nachteile der verschiedenen Unternehmensformen. Anders als in der Therapie und Rehabilitation gibt es zwischen

Trainierenden und MAT-Durchführenden keine Subventionsinstitution, die wegen ihrer Finanzierung die Rahmenbedingungen (mit)bestimmt und als Kostenträger darüber befindet, wer solche Trainingsmaßnahmen durchführen darf und wer nicht. Dies führt andererseits in den hier behandelten Bereichen dazu, dass die Durchführung des MAT i. d. R. an keine Profession, also Berufsurkunde, Handlungskompetenz oder professionelle Kompetenz, unmittelbar gebunden ist. Daher kommen die in ➤ Kap. 3.1 abgehandelten Gesichtspunkte hier nicht zum Tragen.

Vielmehr werden zur Entscheidungsfindung über die Gesellschaftsstruktur eher **privatrechtliche und haftungsrechtliche Entscheidungsmerkmale** im Vordergrund stehen. Im Alltag finden sich oft folgende Umstände: Je größer die vorzunehmenden Investitionen sein werden, umso eher wird normalerweise direkt mit einer Kapitalgesellschaft gestartet. Ist das Risiko insgesamt überschaubar, kann auch häufig mit einer schnell, leicht und kostengünstig zu gründenden Personengesellschaft gestartet werden, die bei entsprechendem Wachstum dann in eine Kapitalgesellschaft umgewandelt werden kann.

Zusammenfassend lässt sich postulieren, dass alle in ➤ Kap. 3.1 abgehandelten Unternehmensformen auch in den Bereichen Fitness, Prävention und Gesundheitsförderung angetroffen werden können. Die Entscheidung für eine Struktur hängt dabei oft vom monetären Engagement und nicht – wie oft in der Therapie und Rehabilitation – von anderen in ➤ Kap. 3.1 genannten Faktoren, ab. Hierbei sind viele Punkte mitentscheidend, z. B. Gerätekosten, Mietkosten, Personalkosten, Ausstattungskosten u. a. Nachfolgend sollen noch zwei Aspekte erörtert werden, in diesem Zusammenhang zu beachten sind.

Versicherung

In Therapie und Rehabilitation erhalten Einrichtungen durch die gesetzlichen Sozialversicherungen erst gar keine Zulassung, wenn sie nicht eine vorgeschriebene Haftpflichtversicherung, die hinsichtlich ihrer Minimalprämien festgelegt ist, vorhalten. Dies ist in diesen Umsatzfeldern des MAT verbindlich vorgeschrieben: Keine Versicherung = keine Zulassung.

Im gewerblichen Bereich, also in Gesundheitsförderung, Prävention und Fitness, ist es ratsam, nicht nur die Studionutzer, sondern ebenso die Betreiber und ihre Trainer und Kursleiter gegen eventuelle Schadensfälle und Ansprüche abzusichern.

GEMA und GEZ

GEMA: Wenn Sie während der Kurse oder während des Betriebs auf der Geräte- und Trainingsfläche Musik einspielen, sollten Sie sich im Vorfeld absichern, inwieweit dabei GEMA-Gebühren anfallen oder ob diese schon anderweitig abgedeckt sind. In der Therapie bzw. Rehabilitation kann es durchaus sein, dass eine Befreiung dieser Gebühren ansteht.

GEZ: Fernsehgeräte und Großbildschirme sind in Fitness- und Gesundheitsstudios sehr beliebt. Auch hier sollten Sie sich über eventuell anfallende Gebühren informieren.

VERWENDETE LITERATUR

Appuhn P, Bothner F: Die eigene Praxis. Handbuch für selbstständige Physiotherapeuten, Logopäden, Ergotherapeuten, physio.de, Berlin 2006

BMJV – Bundesministerium der Justiz und des Verbraucherschutzes: Zulassungsverordnung für Vertragsärzte (Ärzte-ZÄ) (zuletzt geändert: 20.2.2013). www.kbv.de/media/sp/Aerzte_ZV.pdf. Zugegriffen: 27.6.2015

BMJV – Bundesministerium der Justiz und des Verbraucherschutzes: Gesetz über Partnerschaftsgesellschaften Angehöriger Freier Berufe (zuletzt geändert: 15.7.2013). www.gesetze-im-internet.de/partgg/ Zugegriffen: 27.6.2015

Bundesärztekammer: (Muster-)Berufsordnung für die in Deutschland tätigen Ärztinnen und Ärzte 2011. www.bundesaerztekammer.de/recht/berufsrecht/muster-berufsordnung-aerzte/muster-berufsordnung. Zugegriffen: 27.6.2015

Lippert W: Praxis der Existenzgründung – Erfolgsfaktoren für den Start. Von der Geschäftsidee zur beruflichen Selbstständigkeit, Businessvillage, Göttingen 2006

Riedle H, Rauh C, Bechauf E: Erfolgreiche Existenzgründung in der Physiotherapie, Logopädie und Ergotherapie. TiVan-Verlag, Würzburg 2006

WEITERFÜHRENDE LITERATUR

EUROPA-LEHRMITTEL, Haan, 2014

Müller J: Kaufmännische Betriebslehre. Hauptausgabe mit CD-ROM. 37. Auflage

Pelzer R, Gräber S: Leitfaden zur Einrichtung eines Fitness- und Gesundheitsstudios. Sport-Thieme, Niedersächsischer Turnerbund, Grasleben, Hannover, o. J. www.sport-thieme.de/s/pdf/de/studio.pdf. Zugegriffen: 27.6.2015

Voss R. BWL kompakt. Grundwissen Betriebswirtschaftslehre. 7. Auflage. Merkur, Rinteln, 2014

KAPITEL

4 Professionalität und Kompetenzen

Lernziele

Es werden folgende Kenntnisse und Kompetenzen erzielt:

- Mögliche **professionelle Kompetenzen und Handlungskompetenzen im MAT** können vor dem Hintergrund der sich ändernden Bildungslandschaft für alle infrage kommende Einsatzmöglichkeiten, also Therapie, Rehabilitation, Prävention, Gesundheitsförderung und Fitness, rechtlich eingeschätzt werden.
- Handlungskompetenzen und professionelle Kompetenzen liegen individuell rechtssicher dann vor und dürfen eingesetzt werden, wenn die **Kompetenzen staatlich anerkannt oder staatlich geprüft, bestanden und bestätigt sind.**
- **Handlungskompetenzen und professionelle Kompetenzen** können hinsichtlich ihrer praktischen Relevanz für das MAT eingeordnet und abgeschätzt werden.
- Die teilweise bestehende Problematik, Tätigkeiten, insbesondere in der **Therapie,** auch heute noch an **Berufsbezüge** zu koppeln, ist bekannt und wird verstanden.
- Die Wertigkeit von **„diploma supplement" und „transcript of records"** neben der Abgangsurkunde für Hochschulabgänger ist verstanden.
- **EBP (Evidenzbasierte Praxis)** ist von den Grundzügen und Strukturen her bekannt, und ihre rechtliche Relevanz kann abgeschätzt werden (Vertiefungen erfolgen in ➤ Kap. 26).
- Die rechtliche Relevanz der Anwendung und der ständigen Weiterentwicklung von **externen und internen Evidenzen** ist verstanden.

Hochschulen (also Universitäten und Fachhochschulen), Fachschulen, Akademien, prüfungsvorbereitende Unterrichte bei Weiterbildungs-, Ausbildungs- und Fortbildungsträgern, Ausbildungsbetriebe, Berufsschulen: Alle bieten Möglichkeiten Handlungs- und Professionskompetenzen für das Medizinische Aufbautraining (MAT) in ganz unterschiedlichen Bereichen, Qualitäten, Umfängen und Tiefen zu entwickeln. Für Lehrende, Lernende sowie für Personalentwickler und -entscheider in Unternehmen gleichermaßen schwierig ist es, hierbei den Überblick zu behalten. Sie müssen prüfen, welcher Bildungsanbieter die Kompetenzen vermittelt, die der jeweilige Lernende sich aneignen will oder soll oder die der jeweilige Markt – und damit der Betrieb für seine Unternehmensfelder – benötigt. Mit den gravierenden Änderungen der vergangenen Jahre in den Studien- und Ausbildungsbereichen ist zunehmend der Einfluss von Berufszugehörigkeiten geschwunden. Entscheidend für die nach dem Studium oder der Ausbildung angestrebten beruflichen Tätigkeiten sind heute professionelle Kompetenzen, also theoretische Kenntnisse und praktische Fähigkeiten im Professionsbezug. Daneben sind weitere berufliche Einstellungskriterien wie Sozial-, Kommunikations-, Kreativitäts- und Flexibilitätskompetenzen und Teamfähigkeit ganz entscheidend.

4.1 Professionelle Kompetenzen und Handlungskompetenzen

Im Bereich MAT stellt sich zunehmend häufig die Frage, wer mit welchem professionellen Hintergrund welche Angebote vorhalten bzw. wer das MAT bei Patienten oder Kunden begleiten darf. Es wird grundsätzlich zur Beantwortung der Frage auf die Ausführungen zu den einzelnen Bereichen Rehabilitation (➤ Kap. 2.1.1), Rehabilitationssport und Funktionstraining (➤ Kap. 2.2.1), Therapie/Gerätegestützte Krankengymnastik (KGG, ➤ Kap. 2.3.1),

Prävention und Gesundheitsförderung (➤ Kap. 2.4.1) und Fitness (➤ Kap. 2.5.1) verwiesen. Trotzdem gilt es an dieser Stelle handelnde Personen weiter und vertieft zu informieren und zu sensibilisieren. In den letzten Jahren hat ein gewaltiger Umbruch im Bildungswesen stattgefunden. Gerade in den Fragen, welche Tätigkeiten in welchen professionellen Handlungsfeldern welche Verantwortlichkeiten nach sich ziehen, unterliegen damit einer großen Unsicherheit. Grob kann wie folgt zusammengefasst werden: Je weiter sich das MAT-Angebot vom Bezug zu Indikationen und Funktionsbeeinträchtigungen (Krankenbehandlung), also von der Therapie und Rehabilitation entfernt, je mehr es sich Angeboten für Gesunde zur Gesundheitsförderung und Fitness zuwendet, um so breiter wird die Vielfalt der Professionen, die rechtlich abgesichert Angebote vorhalten und durchführen können.

Darüber hinaus hängt der Einsatz vieler professioneller oder beruflicher Kompetenzen von der Anerkennung durch die Kostenträger für MAT im Gesundheitssektor ab. Damit bestimmen die Kostenträger darüber, welche Profession bzw. welche Kompetenz vorgehalten werden muss, damit das MAT durch sie subventionierbar ist. Das sind in der Therapie etwa auch heute noch klar abgegrenzte berufliche Beschreibungen (z. B. KGG = Physiotherapeut). Insgesamt weicht das Ganze jedoch deutlich auf und führt bei handelnden Personen und den verantwortlich leitenden Fachkräften im Unternehmen zu Unsicherheiten, wer denn was juristisch gesichert machen darf.

Die Praxis, Zulassungen oder berufliche Tätigkeiten an Berufen und/oder Professionen festzumachen, verliert auch in der Therapie und Rehabilitation an Bedeutung. Beispielhaft sei hier angeführt, dass bereits seit 2008 die sogenannte „Öffnungsklausel" in den Zulassungsempfehlungen gemäß § 124 Abs. 4 SGB V für die Logopädie besteht. In den „Empfehlungen zur Bewertung von Zulassungsanträgen" (GKV 2008) ist zu Abschnitt C, Absatz 1.1.8 formuliert: *„Absolventen von Bachelor- oder Masterstudiengängen können zur Abgabe von Sprachtherapie […] zugelassen werden […], wenn sie detailliert die […] theoretischen Kenntnisse und praktischen Erfahrungen nachweisen können."* Wenn sich Gleiches in der Physiotherapie entwickelt, so wird die Berufsbezeichnung „Physiotherapeut" für die Leistungserbringung Physiotherapie bald keine Rolle mehr spielen, weil die Leistungsausübung selbst ausschließlich an erworbenen Kompetenzen ausgerichtet sein wird.

PRAXISRELEVANZ

Im Alltag kommt es dennoch oft vor, dass gewisse Professionen von einigen Tätigkeiten ausgeschlossen sind. Beispiel: Gerätegestützte Krankengymnastik (KGG) als Leistung kann nicht durch den sicherlich sehr gut befähigten Sporttherapeuten erbracht werden, und zwar nicht deshalb, weil er es fachlich nicht könnte. Grund sind vielmehr die Verträge zwischen den Leistungserbringern für „Therapie" und den gesetzlichen Krankenkassen. Wenn der Sporttherapeut hierbei explizit nicht genannt wird, ist er als Leistungserbringer ausgeschlossen. Es ist also immer im Einzelfall zu prüfen, wer was machen darf und kann.

Grundsätzlich gilt: Die Kompetenzen, die staatlich geprüft belegt werden können – etwa durch Prüfungen an staatlichen oder staatlich anerkannten privaten Hochschulen oder Fachschulen – können auch im Alltag juristisch sicher angewendet werden, selbstverständlich wenn eine fachlich korrekte Ausübung stattfindet. Das Problem dabei ist, dass es selbst für „Insider" heute nicht mehr möglich ist, zu definieren, welcher Absolvent welche Kompetenz und Qualifikation hat und damit welche Aufgaben hochwertig und sicher erfüllen kann. Eine Recherche auf „www.hochschulkompass.de", einer renommierten und empfohlenen Internetseite für Studienplatz- und Studiengangsuchende, ergab eine beachtliche Angebotsvielfalt für die hier in Rede stehenden Bereiche. Einen Überblick über die Angebotssituation zum Stichtag der Recherche gibt ➤ Tab. 4.1.

Tab. 4.1 Studienangebote in Deutschland 2014 (www.hochschulkompass.de. Recherche vom 28.6.2014)

Studienfach/Suchbegriff	Anzahl Angebote
Sport	557
Rehabilitation	88
Fitness/Fitnesstraining	11
Physiotherapie	37
Training/Trainingswissenschaft	60
Prävention	58
Gesundheitsförderung	41

Mit der Einführung der Bachelor- und Masterstudiengänge (Bologna-Prozess) sollte zum einen ein international gängiger Standard, wie er auf EU-Ebene üblich ist, auch in Deutschland eingeführt werden, zum anderen sollte durch die Veränderung der Wettbewerb zwischen den Hochschulen gefördert werden. Dies hat Vor- und Nachteile. Während bei den ehemaligen Hochschulabgängern die durch das Hochschulstudium entwickelten Kompetenzen relativ klar waren, entwickelt heute jede Hochschule die Ausbildung ihrer Absolventen inhaltlich nach eigenem Gusto; anders formuliert: Überall kommt ein Bachelor oder Master heraus, in jedem steckt aber etwas anderes drin.

Diesen Umstand gilt es also zu beachten. Es ist daher hilfreich, nicht ausschließlich eine Abgangsurkunde als Qualifikationsnachweis und -merkmal heranzuziehen, sondern vielmehr sich auf die Inhalte der sogenannten „diploma supplemt" und „transcript of records" zu konzentrieren, die die Hochschulurkunde des Absolventen ergänzen. Hier ist belegt, welche fachlichen Kompetenzen und damit Handlungskompetenzen die jeweilige Hochschulausbildung entwickelt hat. Darüber hinaus gilt jedoch Folgendes: In Einrichtungen, die MAT anbieten, sollten die Trainer selbstverständlich über fachlich fundiertes Wissen und Können verfügen, auch oder gerade in den jeweils vorgehaltenen Schwerpunkten des Unternehmens. Daneben jedoch sind es im Fitness- und Breitensportbereich vor allem soziale und kommunikative Kompetenzen, die oft zu einer positiven Bewertung der Betreuungsqualität führen.

Neben den bereits beschriebenen apparativen und räumlichen Voraussetzungen (➤ Kap. 2) ist somit das qualifizierte Personal eine ganz entscheidende Größe für die Qualität und auch für die Umsatzgröße einer Einrichtung, die MAT anbietet. Leider gibt es in diesem weiten Bereich nicht nur in der Ausbildung, sondern auch im Fort- und Weiterbildungssektor nach wie vor relativ große Unsicherheiten über die Qualität von Bildungsmaßnahmen freier Träger, weil für sie eine entsprechende Akkreditierung oder Zertifizierung – bei Hochschulen und staatlichen bzw. staatlich anerkannten Fachschulen ein Muss – nach wie vor nicht vorgeschrieben ist. Es gibt also gute und schlechte Angebote, und angesichts der relativ hohen Kosten wird eine Fehlentscheidung hier schnell zu einer teuren Fehlinvestition. Es empfiehlt sich daher, sich bei der Wahl einer Fort- oder Weiterbildungsmaßnahme im Vorfeld gründlich über die Qualität des Angebots zu informieren. Folgende Kriterien können bei der Auswahl hilfreich sein:

- Passt das Fort-/Weiterbildungsangebot inhaltlich zur angestrebten Tätigkeit?
- Wie intensiv werden die angebotenen Themen bearbeitet? (Anhaltspunkte kann z. B. der vorgesehene zeitliche Umfang für die einzelnen Module liefern.)
- Welcher berufliche Werdegang und welche Qualifikationen werden für die jeweiligen Referenten angegeben?
- In welchem Umfang und welcher Qualität werden Begleitmaterialien (z. B. Reader) für die spätere Nachbereitung und Vertiefung zur Verfügung gestellt?
- Welche Art von Zertifikat wird nach Abschluss der Maßnahme ausgestellt (neutrale Teilnahmebescheinigung oder Bewertung anhand von Abschlusstests o. Ä.)?

CAVE

Die Frage, wer denn was im MAT im jeweiligen Bereich (Prävention, Gesundheitsförderung, Rehabilitationssport und Funktionstraining, Therapie und Rehabilitation) machen darf, hat sehr unterschiedliche rechtliche Facetten. Neben den standesrechtlichen und strafrechtlichen Gesichtspunkten treten hier besonders auch haftungsrechtliche, zivilrechtliche und steuerrechtliche Gesichtspunkte hervor, sodass im Einzelfall umfangreiche juristische Klärung, häufig in Verbindung mit steuerlichen Aspekten, angeraten ist.

4.2 Evidenzbasierte Praxis – Evidence-based Practice (EBP)

Die angesprochenen Qualitätsanforderungen an die fachlichen Kompetenzen des handelnden Personals im MAT fordern dazu auf, sich an aktuellen wissenschaftlichen Standards in der Planung und Durchführung von Trainingsmaßnahmen zu orientieren. Dies impliziert eine ständige Lernbereitschaft über

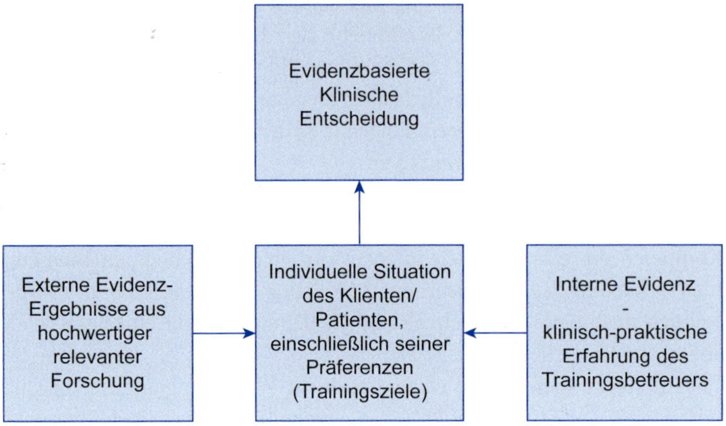

Abb. 4.1 Grundpfeiler der EBP [L143]

das gesamte Berufsleben hinweg (LLL = **L**ebens**L**anges**L**ernen) und erfordert daher nicht nur in der Ausbildung, sondern auch danach und gerade im Fort- und Weiterbildungssektor eine qualitativ hochwertige Angebotspalette. Für die professionelle und individuelle Handlungskompetenz gilt es daher immer die Grundpfeiler der Evidenzbasierten Praxis (EBP) zu beachten (➤ Abb. 4.1).

Die Grundpfeiler der EBP sind dabei sehr klar strukturiert.

Die Beachtung von **externen Evidenzen** bedeutet, dass in allen MAT-Prozessen der aktuelle wissenschaftliche Stand aufgegriffen und umgesetzt wird. Dies gilt hinsichtlich der Effektivität und vor allem auch der Effizienz. Wer sich dieser Verpflichtung stellt, kommt nicht umhin, in aktuellen wissenschaftlichen Datenbanken zu recherchieren, und es muss die Fähigkeit vorhanden sein, wissenschaftliche Arbeiten zu verstehen und richtig einzuschätzen (Was zeichnet eine gute Studie aus?).

Die **interne Evidenz** ist der individuelle Erfahrungsschatz, der zunehmend in Betreuungsmaßnahmen im MAT einfließen wird und der ab und an anders aussehen kann, als die Literatur es beschreibt. Es sind nicht immer nur Wissenschaft und Wissenschaftlichkeit, welche die Entwicklung von Trainingsprozessen und -programmen bestimmen. Zunehmend erfordert auch eine **intentionsgestützte Arbeitsweise** gerade in Grenzbereichen Modifizierungen der Vorgaben im MAT auf individueller Basis.

Das Wichtigste im EBP-Modell steht nicht umsonst im Zentrum, eingebettet in Wissenschaft und Erfahrung, nämlich der zu betreuende Mensch, egal ob er als Patient, Kunde, Klient oder Leistungssportler unsere Trainingsprogramme abruft (s. auch Herbert et al 2011, Sackett 1996 und 2000).

Die Beachtung dieser Professions- und Handlungskompetenzen basiert auf folgenden Grundlagen:

- Gesetzliche Anforderungen, z. B. für die Therapieberufe § 135a SGB V und die Einführung von Fortbildungspunkten: „Die Leistungserbringer sind zur Sicherung und Weiterentwicklung der Qualität der von ihnen erbrachten Leistungen verpflichtet. Die **Leistungen müssen dem jeweiligen Stand der wissenschaftlichen Erkenntnisse entsprechen** und in der fachlich gebotenen Qualität erbracht werden." [Hervorhebung durch den Autor]
- Internationale, professionelle Standards
- Druck der Kostenträger im Gesundheitswesen („Wir können/dürfen nur das bezahlen, was wissenschaftlich belegt auch wirkt.")
- Professionelles Selbstverständnis (Man kann nicht alles wissen, man muss jedoch immer bemüht sein, Dinge, die unklar sind, oder neue Entwicklungen zu recherchieren.)
- Qualitätsverpflichtung gegenüber Patienten und Klienten

Darüber hinaus kann das EBP-Modell folgendermaßen verstanden werden:

- Als Wissensmanagement-Methode
- Als Methode zur kritischen Bewertung von Forschungsergebnissen
- Als Methode (und Techniken) zur Ermittlung relevanter Forschung für einzelne Fälle
- Als Strategie des lebenslangen Lernens

- Als Methode zur Umsetzung des Ansatzes der Patienten-/Klientenzentrierung
- Als Ausdruck eines professionellen Ethos

Zur weiteren Vertiefung der EBP wird auf die Ausführungen in ➤ Kap. 26 zu Leitlinien und Richtlinien verwiesen. An dieser Stelle sollen sich die Ausführungen zur rechtlichen Relevanz auf die Frage beschränken, welche Personen und Professionen im MAT welche Leistungen anbieten dürfen. Auch die inhaltliche Beschreibung zur Entwicklung von und dem Umgang mit externen und internen Evidenzen erfolgt in ➤ Kap. 26.

VERWENDETE LITERATUR

GKV-Spitzenverband: Empfehlungen gemäß § 124 Abs. 4 SGB V zur einheitlichen Anwendung der Zulassungsbedingungen nach § 124 Abs. 2 SGB V für Leistungserbringer von Heilmitteln, die als Dienstleistung an Versicherte abgegeben werden. Stand 2012

GKV-Spitzenverband: Empfehlungen zur Bewertung von Zulassungsanträgen zur Bewertung von Bachelor- und Masterstudiengängen im Rahmen der Zulassung von Stimm-, Sprech- und Sprachtherapeuten als Heilmittelerbringer nach § 124 SGB V. Stand 2008. www.mds-ev.org/media/pdf/Empfehlung_Zulassung_Studium_Heilmittel_08_10_01.pdf

Herbert R, Jamtvedt G, Hagen KB, Mead, J: Practical Evidence-based Physiotherapy. Elsevier health science UK, 2011

Sackett D et al.: Evidence Based Medicine. Churchill Livingstone, New York 2000

SGB V – Fünftes Sozialgesetzbuch, § 135a: Verpflichtung zur Qualitätssicherung. Zuletzt geändert aufgrund des Gesetzes zur Verbesserung der Rechte von Patientinnen und Patienten vom 20.2.2013

WEITERFÜHRENDE INFORMATIONEN

Hippler H (Hrsg.) Hochschulkompass. www.hochschulkompass.de. Zugegriffen: 26.6.2015

KAPITEL

5 Steuerliche und wirtschaftliche Aspekte

Lernziele

Es werden folgende Kenntnisse und Kompetenzen erzielt:

- Die Bedeutung des **demografischen Wandels** auf MAT-Angebote ist bekannt und kann vertieft erläutert werden.
- Durch die Kenntnis der **möglichen Umsatzgrößen** in den jeweiligen Bereichen Therapie, Rehabilitation, Rehabilitationssport und Funktionstraining, Prävention, Gesundheitsförderung und Fitness/Freies Training wird für die monetäre Problematik des Umsatzfeldes MAT sensibilisiert. Die Leser können die Umsatzmöglichkeiten ihrer Tätigkeiten einschätzen.
- Die Thematik der **Umsatzsteuer** mit ihren Teilbereichen **Umsatzsteuerbefreiung,** reduzierte Umsatzsteuer (7 %) und volle Umsatzsteuer (19 %) ist in ihren Grundzügen verstanden.
- Die **Preisstrukturen** in den Bereichen Therapie/Rehabilitation, Rehabilitationssport und Funktionstraining so wie im Freien Training/Fitnesssektor in Deutschland sind bekannt.

Medizinisches Aufbautraining (MAT) bzw. Training mit Gesundheitsspezifikation ist heute eine fest verankerte Größe im Bereich der Gesundheitserhaltung und Gesundheitsförderung einerseits und der Rehabilitation und Therapie anderseits (➤ Kap. 1). Die wirtschaftliche Betrachtung beider Bereiche lässt deutliche Trends und Wertigkeiten von Training, also MAT, erkennen. Zusammenfassend kann formuliert werden: MAT hat eine enorme Bedeutung in beiden Bereichen erlangt, und diese Bedeutung wird vor dem Hintergrund der demografischen Entwicklung zunehmen.

5.1 Demografische Entwicklung

Die deutsche Bevölkerung unterliegt einem demografischen Wandel, wobei sich die Altersstruktur zugunsten älterer und zuungunsten mittlerer und jüngerer Altersgruppen verschiebt. Die Menschen werden einerseits gesünder älter, wobei dies nach Geschlecht, Herkunft und Sozialstatus differenziert betrachtet werden muss (BZgA, 2012; LIGA. NRW, 2011). Im Jahr 2010 waren z. B. 20,6 % der deutschen Bevölkerung 65 Jahre und älter. Bis zum Jahr 2050 wird mit einem Anstieg auf über 30 % gerechnet, nämlich mit ca. 23 Mio. Menschen (➤ Abb. 5.1). Hinzu kommt die gestiegene Lebenserwartung: Derzeit liegt sie für Frauen bei 82,2 Jahren und für Männer bei 77,2 Jahren (BMG 2015).

Dies bedeutet zugleich, dass auch mehr Menschen auf Pflege angewiesen sind. Ende 2014 waren deutschlandweit 2,57 Mio. gesetzlich pflegeversicherte Menschen auf Pflege angewiesen. Bis zum Jahr 2050 wird ein Anstieg auf 3,31 Mio. Pflegebedürftige in der gesetzlichen Pflegeversicherung erwartet, also ein Zuwachs von rund 29 Prozent (BMG 2015). Die privat Pflegeversicherten sind wohlgemerkt hier noch nicht mit berücksichtigt.

Um das „Abdriften" älterer Menschen in die Pflege möglichst lange zu vermeiden oder insgesamt zu reduzieren, werden der Rehabilitationsbereich, die Therapie und auch die Prävention und Gesundheitsförderung weiter an Bedeutung zunehmen (Augurzki et al. 2011, Matuschke und Riedel 2011).

Auswirkungen des demografischen Wandels

Aufgrund des wachsenden Bevölkerungsanteils älterer Menschen und aufgrund der Tatsache, dass die Deutschen auch im Alter immer länger gesund blei-

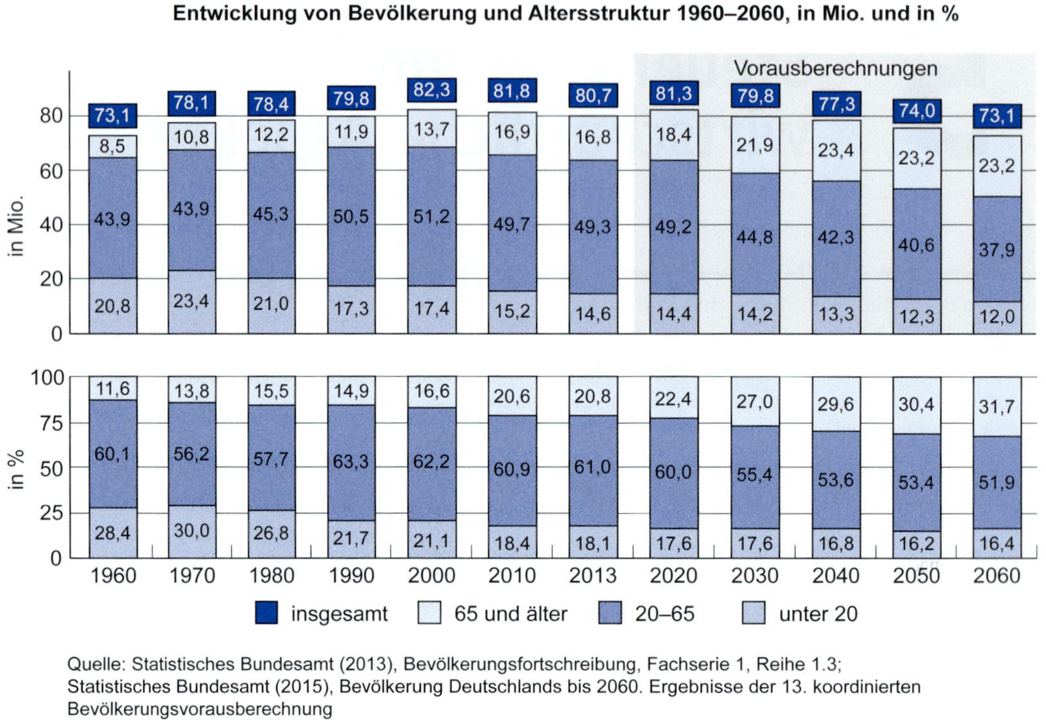

Abb. 5.1 Bevölkerungsentwicklung in Deutschland [L143, W940]

ben, verändert sich auch unser Bild vom Alter. Dies zeigt sich auch im zunehmenden Interesse an MAT-Programmen, die Fitness und Leistungsfähigkeit im Alter fördern. Alt sein bedeutet somit nicht mehr, krank und inaktiv zu sein, sondern einer großen aktiven Gruppe zugehörig zu sein. Der alte Mensch möchte seinen Lebensabend aktiv genießen können, was einen gewissen Gesundheitszustand voraussetzt (➤ Abb. 5.2). Zudem werden auch die positiven Aspekte des „Altseins" zunehmend wahrgenommen, z. B. die im Laufe des Lebens entwickelten Kompetenzen. ➤ Abb. 5.3 gibt hier einen Überblick, der keinen Anspruch auf Vollständigkeit erhebt, jedoch bereits gut verdeutlicht, wie vielfältig das Kompetenzspektrum im Alter ausgeprägt sein kann.

Der demografische Wandel hat demnach erhebliche Auswirkungen auf die zwei Bereiche, in denen MAT angeboten wird – zum einen für die Rehabilitation und Therapie, zum anderen für den Gesundheitssport, bzw. das Gesundheitstraining und den Fitnessbereich. Während in der Rehabilitation und der Therapie Bewegungsprogramme für Ältere Standards sind, die mittlerweile in alle Rehabilitations- und Therapieangebote integriert sind, halten klassische Fitnesseinrichtungen bislang nur bedingt gezielte Angebote für Ältere vor. Unter wirtschaftli-

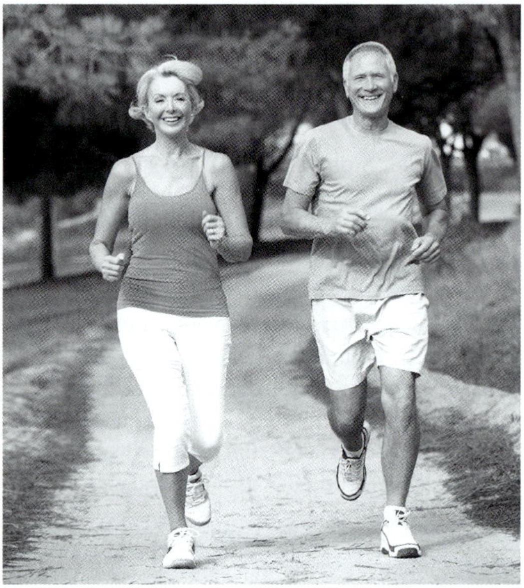

Abb. 5.2 Fitness im Alter [J787]

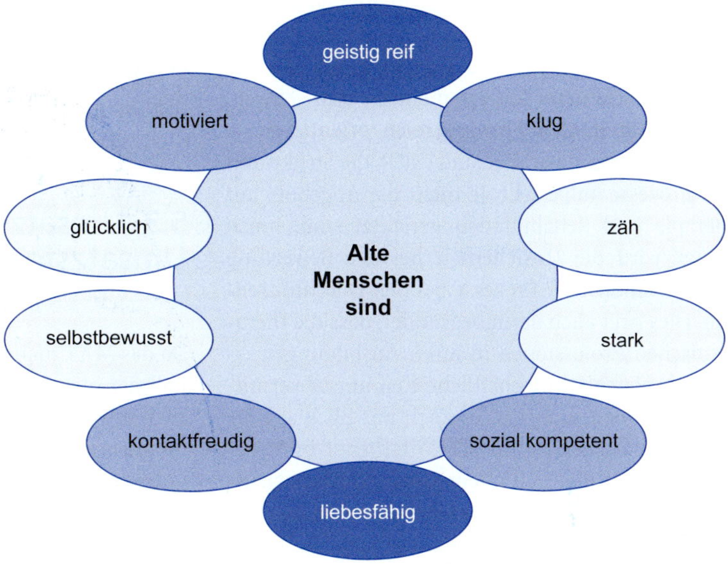

Abb. 5.3 Kompetenzen im Alter [L143]

chen Gesichtspunkten wird hier sicherlich ein Umdenken einsetzen, wie es sich bei vielen Fitnessanbietern auch schon abzeichnet. Die Zahlen der Patienten bzw. Kunden sprechen da eine klare Sprache.

Im Jahr 2008 wurden in Deutschland ca. 2 Millionen medizinische Rehabilitationsfälle verzeichnet, was 3,5 % der Bevölkerung entspricht. Hierfür werden rund 8 Milliarden Euro jährlich ausgegeben; das sind ca. 3,1 % der gesamten Gesundheitsausgaben. Die Rehabilitationsmaßnahmen sind in den ca. 1 200 Einrichtungen durchgeführt worden, die bundesweit für Rehabilitation zur Verfügung stehen (➤ Tab. 5.1). Im Rehabilitationsbereich arbeiteten ca. 119 000 Menschen, davon knapp 95 000 vollzeitig (Augurzky et al. 2011). Interessant ist sicherlich der Vergleich mit den Zahlen im Bereich Prävention, Gesundheitsförderung und Fitness (➤ Kap. 5.4.2, ➤ Tab. 5.5).

Im Vergleich zum Fitnesssektor zeigt es sich, dass mit knapp der Hälfte an Rehabilitanden – im Vergleich zu Fitnesskunden – der etwa doppelte Umsatz erzielt wird. Hier ist jedoch zu berücksichtigen, dass in der Rehabilitation durch den Umsatz alle Maßnahmen (medizinische, therapeutische, medikamentöse, pflegerische u. a.) abgegolten sind (➤ Kap. 5.5, ➤ Tab. 5.6). Dennoch ist MAT heute in beiden Bereichen ein Tätigkeitsfeld, das immer zum Einsatz kommt und an Bedeutung noch weiter gewinnen wird.

Tab. 5.1 Aktuelle Zahlen zum Rehabilitationsbereich Deutschland (Augurzky et al. 2011)

Rehabilitanden	ca. 2 Mio.
Umsatz	8 Mrd.
Anlagen	1 240

PRAXISRELEVANZ

Der demografische Wandel führt dazu, dass vertiefte theoretische Kenntnisse und erhöhte praktische Kompetenzen in der Betreuung älterer, alter und hochbetagter Menschen vonnöten sind, d. h. Trainingszielsetzungen, Trainingsplanerstellung, Trainingsmodifikationen und Trainingsmethoden müssen hierfür bekannt sein.

5.2 Betriebswirtschaftliche Betrachtungen

Sehr häufig ist in der Praxis anzutreffen, dass die wirtschaftlichen Aspekte der Produkte, die Gesundheitsunternehmen anbieten, den Unternehmensmitarbeitern nicht bekannt sind. Dies ist auch mit den im MAT vorgehaltenen Produkten so. Eine Vielzahl an Unternehmensberatungssituationen des Autors hat dies nur zu deutlich gezeigt. Dabei gilt häufig der Grundsatz: Je weiter sich Angebote von der Therapie entfernen – also je mehr sie sich schwerpunktmäßig in den Fitnessbereich orientieren –, umso ökonomisch straffer sind i. d. R. die Strukturen und Prozesse aufgestellt. Je mehr die Angebote auf Therapie und Rehabilitation gerichtet sind, umso größer wird die Unsicherheit bei der Bewertung auch ökonomischer Prozesse bei den Durchführenden. Dies liegt auch darin begründet, dass die therapeutischen Professionen in ihren Ausbildungen eigentlich niemals wirtschaftliche Kenntnisse vermittelt bekommen. Dabei ist es auch mit Blick auf die Arbeitsplatzsicherung für alle Mitarbeiter in MAT-Bereichen wichtig, sich intensiv mit der Wirtschaftlichkeit ihrer Prozesse zu befassen. Denn dauerhaft negative wirtschaftliche Ergebnisse kann sich kein Unternehmen leisten – auch keins, das im MAT-Bereich Angebote vorhält. In den eher therapeutisch und rehabilitativ aufgestellten Unternehmen ist oft noch echter Altruismus bei den durchführenden Personen anzutreffen, der wirtschaftlich betrachtet sehr bedenklich, wenn nicht katastrophal ist.

Darüber hinaus wissen Beschäftigte in Therapie und Rehabilitation oft gar nicht, welche Preise die von ihnen vorgehaltenen Produkte überhaupt erzielen. In der Therapie und Rehabilitation – das ist eine gravierende Erfahrung des Autors – wissen in der Regel über 80 % der Beschäftigten **nicht** die Preise der von ihnen durchgeführten Maßnahmen. Es ist kaum vorstellbar, dass z. B. in einem Einzelhandelsgeschäft das Personal die Preise der angebotenen Waren nicht kennt – in Therapie und Rehabilitation sind solche Situationen jedoch leider Alltag. Dies liegt auch daran, dass durch das Kostenerstattungsprinzip im Bereich der gesetzlichen Sozialversicherungen Therapeuten quasi niemals eine „Abrechnung" ihrer eigenen Leistungen vornehmen müssen und daher ein direkter Bezug zu den zu vereinnahmenden Geldern fehlt. In diesem Kapitel werden daher die einzelnen Bereiche

- Prävention, Gesundheitsförderung und Freies Training/Fitness,
- Rehabilitation und Therapie,
- Rehabilitationssport und Funktionstraining

separat unter wirtschaftlichen Gesichtspunkten abgehandelt.

Vorab sollen jedoch im Folgenden sehr wichtige steuerliche Differenzierungen und Betrachtungen zu den genannten Teilbereichen vorgenommen werden.

5.3 Umsatzsteuerpflicht und Umsatzsteuerbefreiung im MAT

Da das MAT nicht nur in der Rehabilitation bzw. im Rahmen der Therapie durchgeführt wird, sondern auch in der Gesundheitsvorsorge und im Fitnesssektor zur Anwendung kommt, müssen beide Bereiche unter einkommensteuerrechtlichen Aspekten getrennt beurteilt werden. Die umsatzsteuerliche Behandlung der Einnahmen des MAT im Gesundheitsvorsorgebereich, also der Angebote für Kunden oder Selbstzahler, soll hier zunächst einkommenssteuerlich beurteilt werden.

Hier gilt der Vorschrift des § 15 Abs. 3 EStG ein besonderes Augenmerk. Isoliert betrachtet gilt für die maßgeblichen Professionen Folgendes:

- Ärzte und Physiotherapeuten sind grundsätzlich freiberuflich tätig.
- Ein med. Bademeister ist immer gewerblich tätig.
- Ein Masseur, sofern er staatlich geprüft bzw. anerkannt und zu den Krankenkassen zugelassen ist und der amtsärztlichen Aufsicht unterliegt, arbeitet freiberuflich.
- Andere Professionen im Bereich Bewegung (Sportlehrer, Fitnesstrainer, Gymnastiklehrer, Motologen u. a.) sind grundsätzlich gewerblich tätig.

Die vorbeugende Behandlung von Gesunden ist jedoch nicht der Therapie gleichzustellen, sondern wird in den meisten Fällen als eigenständige Tätigkeit dem gewerblichen Bereich i. S. d. § 15 EStG zuzuordnen sein. Im Zuge der Durchführung eines **Trainings in der Prävention** ist demnach jemand, der vorbeugend behandelt, **gewerblich tätig.** Durch diese gewerbliche Tätigkeit – auch wenn sie nur einen geringen Teil der angebotenen Leistungen ausmacht – sind unter Umständen **die gesamten Einkünfte** einer ansonsten freiberuflichen Praxis, Praxisgemeinschaft, Gemeinschaftspraxis oder GbR als gewerblich zu qualifizieren. Dies führt neben der

Gewerbesteuerpflicht auch zur Versagung der Umsatzsteuerbefreiung nach § 4 Nr. 14 UStG für die gesamte Tätigkeit einer GbR oder Praxis. Es sollte daher immer von einem Steuerberater geprüft werden, wie die Situation im Einzelfall aussieht.

Soll das MAT also im Rahmen einer eigenständigen wirtschaftlichen Organisation angeboten werden, so ist es eine gangbare Lösung, die **Leitung einem Physiotherapeuten oder Arzt zu übertragen.** Diese Gestaltungsmöglichkeit birgt steuerrechtlich keine besonderen Probleme in sich, da beide einen sogenannten „Katalogberuf" gemäß § 18 Nr. 1 EStG ausüben, also immer einer selbstständigen freiberuflichen Tätigkeit nachgehen, wenn sie Umsätze in ihrem professionellen Umfeld erzielen.

Des Weiteren sind Einkünfte des Physiotherapeuten aus selbstständigen Tätigkeiten wie z. B. der Leitung eines MAT im Bereich Gerätegestützte Krankengymnastik (KGG) nicht gewerbesteuerpflichtig. Darüber hinaus sind Leistungen dieser Art aufgrund der Befreiungsvorschrift nach § 4 Nr. 14 UStG frei von Umsatzsteuern.

Die Konzeption des MAT in Therapie und Rehabilitation sieht idealtypisch die Zusammenarbeit zwischen Arzt, Physiotherapeut, Masseur und Sportlehrer vor. Der Zusammenschluss dieser vier Berufsgruppen des MAT im Rahmen der Gesundheitsvorsorge als **GbR** erweist sich vor allem aus standesrechtlichen sowie berufspolitischen Gründen in der Praxis als **nicht durchführbar** (➤ Kap. 2.1, ➤ Kap. 3.1.1), sodass eine steuerrechtliche Erörterung dieser Form unterbleiben kann.

Eine weitere Überlegung wäre, die Leitung des MAT einer **berufsfremden Person** zu übertragen, um beispielsweise eine betriebswirtschaftlich professionelle Organisation zu gewährleisten. Berufsfremd meint, dass die Person aufgrund ihrer Ausbildung und ihren Tätigkeitsmerkmalen nicht dem typischen Berufsbild z. B. des Arztes oder Therapeuten entspricht. Der Aufgabenbereich dieser Person wäre somit nur auf eine koordinierende wirtschaftliche Funktion zu reduzieren. Hier stellt sich folglich die Frage nach der Zuordnung der Einnahmen zu den Einkünften aus selbstständiger freiberuflicher Arbeit oder zu denen aus gewerblicher Tätigkeit. Unter Berücksichtigung der in den gesetzlichen Vorschriften enthaltenen Abgrenzungskriterien sowie der hierzu gängigen Rechtsprechung kann die Leitung des MAT durch eine berufsfremde Person nicht einer selbstständigen Tätigkeit im Sinne des § 18 EStG zugeordnet werden. Einkommensteuerrechtlich wären die Einkünfte als solche aus einem Gewerbebetrieb gem. § 15 Abs. 2 EStG zu qualifizieren, mit der Konsequenz, dass Gewinne grundsätzlich erst einmal der Gewerbesteuer unterliegen.

Wird das MAT in Form einer **GmbH** als eigenständige juristische Person gegründet, so zieht dies steuerrechtlich bestimmte Konsequenzen nach sich. Eine GmbH ist stets als Gewerbebetrieb gem. § 3 Abs. 2 Nr. 2 GewStG einzuordnen, d. h. ihre wirtschaftliche Betätigung unterliegt der Gewerbesteuer. Ausnahmen von dieser Regelung für den Bereich **Rehabilitation** sind beim Finanzamt gesondert zu beantragen. Für den Gesundheitsvorsorgebereich je-

5

Tab. 5.2 Umsatzsteuerrechtliche Betrachtung im MAT und in der Therapie

Umsatzsteuerfrei	Umsatzsteuer 7 %	Umsatzsteuer 19 %
Heilbehandlung auf Rezept (KGG, Physiotherapie, Rehabilitationssport und Funktionstraining)	Heilgymnastik ohne Rezept (Präventionskurs)	Wellness und Fitness
Sekundärprävention mit ärztlicher Verordnung (z. B. orthopädische Rückenschule)	Sekundärprävention ohne ärztliche Verordnung (z. B. Wirbelsäulengymnastik)	Primärprävention/§ 20 SGB V
Zuzahlungen (auf Rezepte)		Selbstzahlerleistungen und Gesundheitsförderung
Anschlussbehandlung durch ärztliches Rezept (auch bei sogenannten „grünen" Rezepten)	Freiwillige Anschlussbehandlung ohne ärztliches Rezept (Weiterführung der Trainings nach Rehabilitation oder Therapie auf Grund Empfehlung)	Erstbehandlung ohne ärztliches Rezept
Hilfsgeschäfte		Hilfsgeschäfte

doch (Kundenbetrieb) wird die GmbH sicherlich als Gewerbebetrieb anzusehen sein, sodass für die erbrachten Leistungen zudem Umsatzsteuerpflicht unter Berücksichtigung des Vorsteuerabzuges besteht.

➤ Tab. 5.2 gibt eine orientierende Übersicht über die umsatzsteuerliche Behandlung der einzelnen Tätigkeiten im Rahmen des MAT. Im Einzelfall sollte zur Beurteilung eine Steuerberatung hinzugezogen werden.

Umsatzsteuer, Gewerbesteuer und Körperschaftssteuer sind die Steuerarten, die bei der GmbH für die laufende Besteuerung von Bedeutung sind. Außerdem bestehen für die GmbH noch handelsrechtliche Bestimmungen, die von ihr beachtet werden müssen, z. B. das Bilanzrichtliniengesetz u. a. Unabhängig davon, in welcher Form ein MAT geleitet wird, ist aus betriebswirtschaftlicher Sicht den Abrechnungsmöglichkeiten der angebotenen Leistungen sowie der Kostenstruktur ein besonderes Augenmerk zu widmen.

CAVE

Die steuerrechtliche Einordnung in die einzelnen Umsatzsteuerbereiche sollte sehr detailliert mit dem zuständigen Steuerberater besprochen werden. Die Kontierung in die einzelnen Bereiche sollte klar, nachvollziehbar und konsequent erfolgen. Sollte das Finanzamt Umsatzsteuerfalschzuordnungen bemängeln, so sind daraus resultierende Steuerschulden sofort zu bezahlen – auch für die Vergangenheit. Dies kann zu erheblichen Liquiditätsproblemen bis hin zum wirtschaftlichen „Aus" eines Unternehmens führen.

Möglich ist es jedoch, die unterschiedlichen Leistungsfelder bilanztechnisch differenziert darzustellen und somit unterschiedliche Umsatzsteuerbelastungen (Umsatzsteuerfrei, Umsatzsteuer 7 % oder Umsatzsteuer 19 %) zu generieren. Exemplarisch zur Veranschaulichung zeigt ➤ Tab. 5.3 eine sogenannte Betriebswirtschaftliche Auswertung (BWA) und ➤ Tab. 5.4 einen exemplarischen Bilanzauszug. Hieraus ist ersichtlich, wie durch die Darstellung in sogenannten Konten unterschiedliche Umsatzarten eines Unternehmens differenziert werden können.

Tab. 5.3 Exemplarische Betriebswirtschaftliche Auswertung (BWA)

Konto	Bezeichnung	EB-Wert	Soll	Haben	Kumulierte Werte		Saldo
					Soll	Haben	
	Summe Klasse 7	0,00 0,00	523,60		523,60	523,60	0,00 0,00
8000	Umsatzerlöse		19,90	144,60	113,70	2 435,70	2 322,00 H
8001	Erlöse Therapie KV			1 134,10		8 322,83	8 322,83 H
8002	Erlöse Therapie PKV			7 924,17		50 326,29	50 326,29 H
8003	Erlöse PRIA			6 498,88		34 581,79	34 581,79 H
8004	Erlöse Reha Priv.					19,90	19,90 H
8005	Erlöse medizin. Fitness					35 980,64	35 980,64 H
8006	Erlöse Optica RZ					59 487,15	59 487,15 H
8050	Prävention § 20 SGB USt-frei					570,00	570,00 H
8051	Prävention 19 %					100,00	100,00 H
8091	Erlöse Präv. Berg			22 900,00		100 900,00	100 900,00 H
8201	Erlöse therapeutische Leistung			1 575,00		9 450,00	9 450,00 H
8212	Erlöse aus Vermietung A.					750,00	750,00 H
8212	Erlöse aus Vermietung B.			1 071,00		1 695,75	1 695,75 H
8400	Erlöse 19 % USt			363,80		12 429,26	12 429,26 H

Tab. 5.3 Exemplarische Betriebswirtschaftliche Auswertung (BWA) *(Forts.)*

Konto	Bezeichnung	EB-Wert	Soll	Haben	Kumulierte Werte		Saldo
					Soll	Haben	
8811	Verrechn. Sonst. Sachbezüge Kfz 19 %			473,85		2 841,90	2 841,90 H
	Summe Klasse 8	0,00 0,00	19,90	57 665,40	113,70	319 891,21	0,00 319 777,51 H
9000	Saldenvorträge Sachkonten	386 296,21 S					386 296,21 S
9008	Saldenvorträge Debitoren	63 641,26 H					63 641,26 H
9009	Saldenvorträge Kreditoren	48 056,43 S					48 056,43 S
	Summe Klasse 8	434 352,64 S 63 641,26 H					434 352,64 S 63 641,26 H
	Summe Sachkonten	505 969,29 505 969,29	210 936,98	210 936,98	1 387 108,25	1 387 108,25	900 755,39 S 900 755,39 H

Tab. 5.4 Exemplarischer Bilanzauszug

Konto	Bezeichnung	EUR	Geschäfts-jahr EUR	Vorjahr EUR
8000	Umsatzerlöse			
8001	Erlöse Therapie KV	15 148,02		11 402,28
8002	Erlöse Therapie PKV	99 796,80		103 532,90
8003	Erlöse PRIA	95 033,05		31 520,52
8004	Erlöse Reha Priv.	0,00		1 269,05
8005	Erlöse medizin. Fitness	72 526,56		75 472,25
8006	Erlöse Optica RZ	145 763,60		129 827,59
8050	Prävention § 20 SGB USt-frei	0,00		1 757,00
8051	Fitness/Pers. Training 19 %	0,00		3 027,38
8091	Erlöse Präv. Berg	214 720,00		222 950,00
8200	Erlöse	17 953,81		8 274,10
8201	Erlöse therapeutische Leistung	20 510,00		24 465,00
8210	Erlöse aus Vermietung C.	0,00		3 675,00
8212	Erlöse aus Vermietung A.	3 866,04		4 891,67
8212	Erlöse aus Vermietung B.	4 284,00		4 283,70
8400	Erlöse 19 % USt	26 466,08		29 007,36
8540	Erlöse Leergut	0,00		3,33
8700	Erlösschmälerungen	911,23-	**715 156,68**	0,00
	Verminderung des Bestands an fertigen und unfertigen Erzeugnissen			
8970	Bestandsverminderung unfertige Leistungen		**225 000,00-**	0,00
	Sonstige ordentliche Erträge			
2705	Sonstige betriebl. regelm. Erträge	0,00		3 999,36

Tab. 5.4 Exemplarischer Bilanzauszug *(Forts.)*

Konto	Bezeichnung	EUR	Geschäftsjahr EUR	Vorjahr EUR
8611	Verrechn. Sonst. Sachbezüge Kfz 19 %	5 683,80	**5 683,80**	5 683,80
	Erträge aus dem Abgang von Gegenständen des Anlagevermögens und aus Zuschreibungen zu Gegenständen des Anlagevermögens			
2315	Abgänge Sachanlagen Restbuchwert bei BG	13 185,00-		0,00
8820	Erlöse Sachanlagenverkäufe 19 % Ust, BG	15 000,00	**1 815,00**	0,00
	Erträge aus der Auflösung von Rückstellungen			
2735	Erträge Auflösung von Rückstellungen		**5 000,00**	0,00
	Sonstige Erträge im Rahmen der gewöhnlichen Geschäftstätigkeit			
2742	Versich.entschädigung, Schadenersatz	14 011,43		0,00
2749	Erstattungen AufwendungsausgleichsG	6 479,68	**20 491,11**	744,90
	Aufwendungen für Roh-, Hilfs- und Betriebsstoffe und für bezogene Werte			
3400	Wareneingang 19 % Vorsteuer	3 985,67-		0,00
3736	Erhaltene Skonti 19 % Vorsteuer	1,73		6,12
3800	Bezugsnebenkosten	50,48-	**4 044,42-**	0,00
Übertrag			719 102,17	665 194,19

5.4 MAT in Prävention, Gesundheitsförderung und Freiem Training/Fitness

Wie oben dargestellt, handelt es sich bei den erzielten Umsätzen in den hier in Rede stehenden Bereichen Freies Training/Fitness eindeutig um gewerbliche Einnahmen, die der vollen Umsatzsteuer von 19 % unterliegen. Ob Präventionsangebote und Gesundheitsförderung der reduzierten Umsatzsteuer in Höhe von 7 % unterliegen, ist in jedem Einzelfall mit dem zuständigen Steuerberater abzustimmen. Bezüglich der Einnahmen sind generell drei Säulen zu unterscheiden:

1. Kursangebote im Bereich der Prävention
2. Aufnahmegebühren
3. Abonnements, die häufig mit zunehmender Vertragslaufzeit günstiger werden

Nachfolgend werden diese drei Bereiche näher betrachtet.

5.4.1 Prävention

Im Fall von Präventionskursen richten sich die Preise sehr häufig an den Erstattungssätzen der gesetzlichen Krankenkassen für individuelle Prävention aus. Der Satz beläuft sich momentan auf 80 % der Kurskosten, jedoch maximal 75 € pro Maßnahme (Stand Juni 2015). Meist ziehen sich die gesetzlichen Krankenkassen jedoch auf den Standpunkt zurück, dass sie nur beschränkte Präventionszuschüsse gewähren können. Dies gilt insbesondere für wiederholte Maßnahmen im gleichen Präventionsbereich. Rechtlich ist dieser Standpunkt sicherlich äußerst bedenklich; leider bleibt diese restriktive Haltung gegenüber dem Sektor Prävention – vor allem aus Kosten-, Effektivitäts- und Effizienzüberlegungen heraus – bei den meisten Sachbearbeitern bestehen, ohne dass es eine rechtliche Grundlage dafür gibt. Förderfähig laut SGB V sind die Teilbereiche Bewegung, Ernährung, Sucht und Stress (➤ Kap. 2.4). Hier wird in der Regel der reduzierte Umsatzsteuersatz in Höhe von 7 % anzuwenden sein.

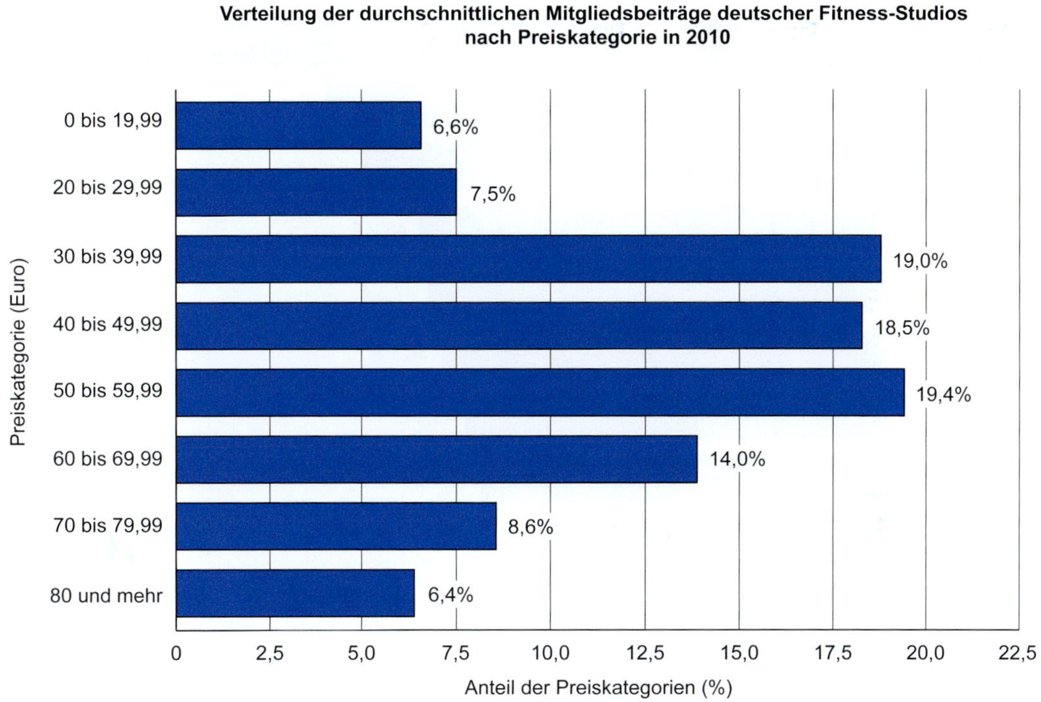

Abb. 5.4 Durchschnittliche Mitgliedsbeiträge deutscher Fitnessstudios 2010 (Datenquelle: Statista 2014) [V692, L143]

5.4.2 Abonnements

Die Monatsbeiträge für freies Training im Fitnesssektor in Deutschland bewegen sich in einem sehr großen Korridor. Sie liegen zwischen **9,90 €–19,90 € monatlich bis zu weit über 80 € pro Monat** (Statista 2014). ➤ Abb. 5.4 gibt hierzu eine Übersicht wieder.

Hinsichtlich der Preise für freies Training im Fitnesssektor bewegt sich der deutsche Markt im europäischen Mittelfeld (➤ Abb. 5.5). Die Umsätze unterliegen der vollen Umsatzsteuer in Höhe von 19 %.

Die großen Preisschwankungen richten sich nach Klientel, Lage und Arbeitsaufwand. Der Gesundheitstrainings- und Fitnessbereich ist eine erhebliche wirtschaftliche Größe in Deutschland. ➤ Tab. 5.5 fasst den momentanen Stand zusammen.

5.4.3 Aufnahmegebühren

Aufnahmegebühren berechnen sich aus den Leistungen, die Gesundheits- und Fitnesseinrichtungen anbieten, die nicht unmittelbar mit der Nutzung der Fitness- oder Gesundheitsanlage, sondern mit einführenden Leistungen vor Antritt des eigentlichen Trainings verknüpft sind. Hier sind etwa folgende Leistungen zu nennen:

- Probetraining
- Leistungsdiagnostik
- Trainingsplanerstellung und -modifikation
- Aufnahmetätigkeiten in der Verwaltung (EDV, Abrechnung u. a.)
- Beratungsleistungen

Die Aufnahmegebühren sind sehr unterschiedlich. Es kann hier kein Durchschnittswert angegeben

Tab. 5.5 Aktuelle Zahlen zum Fitnessbereich in Deutschland 2014 (Datenquelle: Statista 2014)

Besucher/Mitglieder	Umsatz	Anlagen
ca. 8,6 Mio.	4,6 Mrd.	Ca. 8 000

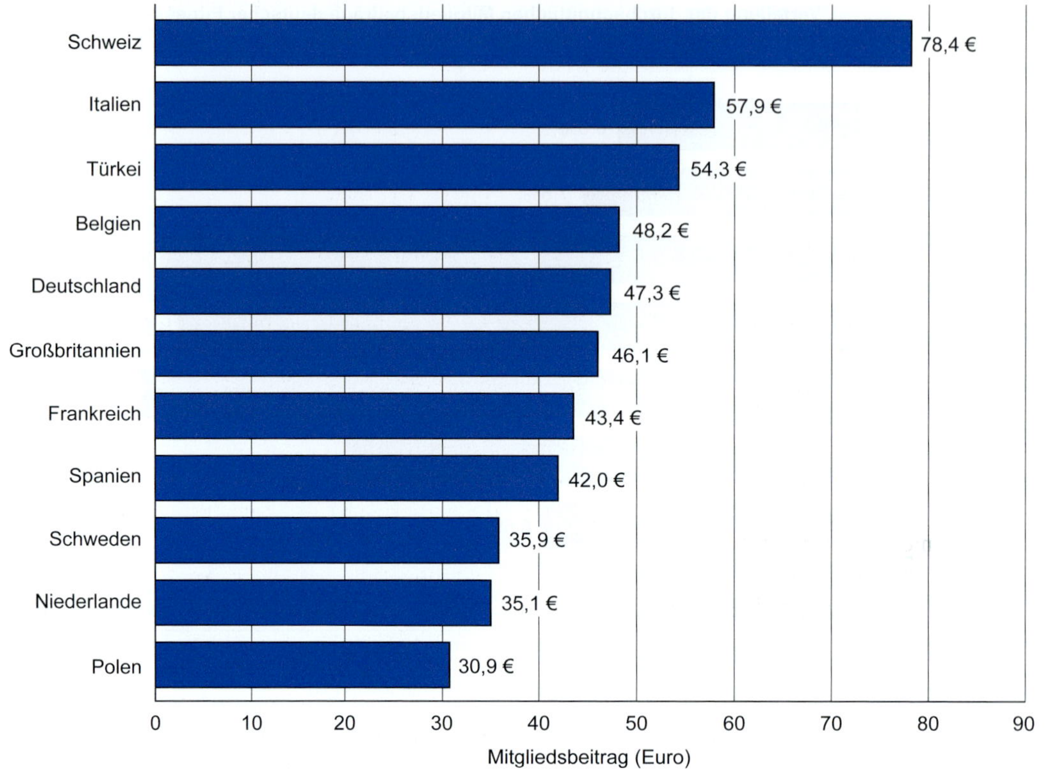

Abb. 5.5 Preise der Fitnessbranche im europäischen Vergleich (Datenquelle: Statista 2014) [V692, L143]

5

werden, da die Gebühr sich am Leistungspaket orientiert und – wie bei den Abonnements auch – nach Klientel, Lage und Aufwand richtet. Die hierbei vereinnahmten Gelder unterliegen ausnahmslos dem vollen Umsatzsteuersatz von 19 %.

5.5 MAT in Rehabilitation und Therapie

Die Preise für MAT-Leistungen in der Rehabilitation und der Therapie werden unterschiedlich generiert. Die Träger des MAT in der Rehabilitation müssen durch Verhandlungen mit Rentenversicherung, Krankenkassen, privaten Versicherern und anderen Stellen ausloten, ob generell ein Leistungsvertrag zustande kommt und in welcher Höhe generelle Kostenübernahmen stattfinden.

Wird das MAT also in der **Rehabilitation,** d. h. im Rahmen einer Rehabilitationsmaßnahme durchgeführt, so richtet sich die Vergütung nach den vertraglichen Richtlinien mit den Kostenträgern (Berufsgenossenschaften, Krankenkassen, Rentenversicherer). Zurzeit ist das MAT als Bestandteil der Rehabilitation in der Finanzierung durch die Kostenträger in einer **Tagespauschale** mit abgegolten. Die Tagespauschale beträgt je nach Träger, Qualität Verhandlungsgeschick und Bedarf ca. 45 € bei den sog. Integrierten Versorgungsverträgen (IV), bis zu ca. 160 € bei der ambulanten Rehabilitation und durchschnittlich ca. 200 € im stationären Sektor (Matuschke und Riedl 2011). Hierin ist das MAT jeweils pauschal mit integriert. Aus ➤ Tab. 5.6 geht dabei hervor, dass für die Sporttherapie, gleichzusetzen mit MAT, in den sogenannten Heilverfahren (HV) rund 217 € und in der Anschlussheilbehandlung (AHB) rund 128 € Kosten pro Rehabilitand kalkuliert sind.

Die Wirtschaftlichkeit im Rehabilitationssektor ist dennoch schwierig, weil durch die Klassifikationen therapeutischer Leitlinien (KTL) und die ETM (Evidenzbasierte Therapiemodule) die Therapiemengen für jede Indikation vorgeschrieben sind. ➤ Tab. 5.7 stellt exemplarisch eine Preiskalkulation für den Sektor „Ambulante muskuloskeletale Rehabilitation" vor.

Insgesamt lassen sich für die Rehabilitation MAT-Prozesse in alle Bereiche integrieren und sind eigentlich nur noch in Einzelfällen kontraindiziert – und das i. d. R. nicht dauerhaft.

Für an dieser Stelle notwendigen weiteren Vertiefungen wird auf die ausführlichen Darstellungen der DRV (Deutsche Rentenversicherung) und der BAR (Bundesarbeitsgemeinschaft Rehabilitation) verwiesen (Brüggemann et al. 2008, Klosterhuis 2005, Deutsche Rentenversicherung Bund 2007).

Bei der Finanzierung von Rehabilitation durch die **Berufsgenossenschaften** wird das MAT neben den Maßnahmen der physikalischen Therapie und Krankengymnastik als eigenständige Behandlungsform abgerechnet. Die Gebühren werden je Behandlungseinheit von 10 Minuten erstattet und liegen je nach Applikationsform zwischen 2,50 € und 13,00 €. Hierbei ist zu beachten, dass alle Applikationsformen einer ambulanten Rehabilitationseinheit mit einer Höchstpreisgrenze von 73 € und für Hochleistungssportler von 140 € abgegolten sind. Leistungen, die diese Kostengrenze überschreiten, werden nicht bezahlt.

In der Therapie gilt die gleiche Vorgehensweise wie bei den Krankenversicherungen – hier kann MAT als Gerätegestützte Krankengymnastik (KGG) appliziert werden.

Darüber hinaus ist zu beachten, dass während des Rehabilitations- bzw. Therapiebetriebs von den Kostenträgern eine vertragliche Vorschrift auferlegt ist, die die **gleichzeitige Benutzung der Rehabilitationseinrichtung durch Kunden** (Gesundheitsvorsorge oder Fitness) **untersagt.**

Seit dem 1.7.2001 besteht die Möglichkeit, in der Physiotherapie **Gerätegestützte Krankengymnastik (KGG)** zu verordnen. Sie ist als Heilmittel in den Heilmittelkatalog der Krankenversicherungen aufgenommen. Physiotherapeutische Praxen, die über die räumlichen, personellen und apparativen Voraussetzungen hierfür verfügen, können diese Leistung erbringen und abrechnen (➤ Kap. 2.3). Der Kostenbeitrag kann je nach Kostenträger/Krankenkasse zwischen etwa 15 € bis 25 € für bis zu drei Patienten in einer Betreuungsstunde betragen.

Die generierten Umsätze durch MAT in der Therapie und der Rehabilitation sind eindeutig von der Umsatzsteuer befreit.

5

Tab. 5.6 Fallkosten AHB vs. HV, Beispiel kardiologische Rehaklinik (modifiziert nach Liebich 2007)

	AHB (n=351)		HV (n=147)	
	M	STD	M	STD
Ärztliche Leistungen	**180,14**	18,4	**190,84**	22,4
Pflegerische Leistungen	**621,61**	199,9	**570,20**	79,8
EKG/Funktionsdiagnostik	**154,84**	51,6	**143,67**	67,0
Labor	**65,13**	26,6	**54,48**	17,5
Sporttherapie	**128,73**	88,5	**217,42**	139,6
Bäderabteilung	**92,42**	80,4	**144,56**	88,9
Ernährungsberatung	**41,94**	63,6	**63,59**	68,6
Psychologie	**48,69**	79,8	**70,42**	85,8
Sonstige Therapien	**92,41**		**84,66**	
Basisleistungen	**851,91**	111,0	**900,62**	110,6
Summe	**2 277,82**	373,3	**2 439,46**	399,2

AHB = Anschlussheilbehandlung; HV = Heilverfahren; M = Maßnahmen; STD = Stunden

Tab. 5.7 Exemplarische Preiskalkulation Reha-Therapiestandard „Hüft- und Knie-TEP" DRV

ETM		Dauer	KTL-Code	Preis/Min.
01	Bewegungstherapie **90 %**	480 Min. p. W. 5×		Physio: 0,41 € Dipl.Sportlehrer: 0,43 €
	A Sport- u. Bewegungstherapie		A052 H; A021 L; A033 F; A040 L; A022 F; A031 F; A039 F	
	B Physiotherapie		B013 D	
02	Alltagstraining **90 %**	60 Min. p. R.	E179	Ergo: 0,45 €
03	Physikalische Therapie **50 %**	240 Min. ges.; mind. 6 × p. R.		Masseur: 0,36 €
04	Patientenschulung **80 %**	90 Min. p. R. 2×	C179 L	Physio: 0,41 €
05	Gesundheitsbildung **80 %**	60 Min. p. R.	C070 L; C050 L	Physio: 0,41 €
06	Ernährungsschulung **20 %**	60 Min. p. R.	C082	Diätassist.: 0,18 €
07	Psych. Beratung/Therapie **10 %**	60 Min. p. R.	F010	Dipl.- Psychol.: 0,63 €
08	Entspannungstraining **10 %**	180 Min. p. R. 4×	F092	Masseur: 0,18€ Physio: 0,41 €
09	Sozial-/sozialrechtl. Beratung **30 %**	30 Min. p. R.	D010 F, D029 F; D021 F–D026 F	Sozialarbeiter: 0,18 €
10	Unterstützung d. berufl. Integration	30 Min. p. R.	D031 F–D035 F D039 F	Sozialarbeiter: 0,18 €
11	Nachsorge/soziale Integration **50 %**	15 Min. p. R.	D041 D (RS)	Sozialarbeiter: 0,18 €
			D043 D (IRENA)	IRENA: Physio: 0,41 €/Sozialarbeiter: 0,18 €
			D044 D	

DRV = Deutsche Rentenversicherung Bund; ETM = Evidenzbasierte Therapiemodule; TEP = Totale Endoprothese; KTL = Klassifikation therapeutischer Leitlinien; p. R. = pro Rehabilitation, p. W. = pro Woche; IRENA = Intensivierte Rehabilitationsnachsorge

5.5.1 Rehabilitationssport und Funktionstraining

Rehabilitationssport und Funktionstraining können mit allen Kostenträgern der Sozialversicherungen abgerechnet werden. Die Leistungen werden hier von allen Kostenträgern getragen. Im Rehabilitationssport und im Funktionstraining sind unterschiedliche Kostensätze abrechenbar.

5.5.2 Rehabilitationssport

Der Rehabilitationssport wird pauschal mit 5 € pro Teilnehmenden und Übungseinheit vergütet; Ausnahme bildet hierbei der Rehabilitationssport in Herzgruppen; hier liegt die Vergütung bei 6 € pro Teilnehmenden und Übungseinheit. Die Übungseinheit selbst muss mindestens 45 Minuten Dauer betragen und die Teilnehmerzahl soll 15 Personen, in Herzsportgruppen 20 Personen, nicht überschreiten. Ansonsten hält die Rahmenvereinbarung über den Rehabilitationssport und das Funktionstraining Folgendes fest:

„In der gesetzlichen Krankenversicherung beträgt der Leistungsumfang des Rehabilitationssports in der Regel 50 Übungseinheiten (Richtwert), die in einem Zeitraum von 18 Monaten in Anspruch genommen werden können. […] In der gesetzlichen Krankenversicherung beträgt der Leistungsumfang des Rehabilitationssports in Herzgruppen bei chronischen Herzkrankheiten (einschließlich koronarer Herzerkrankung, Herzinsuffizienz, Kardiomyopathien, Klappenerkrankungen und Z. n. kardio-vaskulären Interventionen/Operationen) 90 Übungseinheiten, die in einem Zeitraum von 24 Monaten in Anspruch genommen werden können (Richtwerte).“

(BAR 2011)

Eine Erweiterung des Leistungsumfangs auf bis zu 120 Übungseinheiten ist in Einzelfällen möglich. Für die weiteren Rahmenbedingungen wird auf die generellen Ausführungen zum Rehabilitationssport in ➤ Kap. 2.2 verwiesen.

5.5.3 Funktionstraining

Das Funktionstraining wird pauschal mit 4,10 € pro Übungseinheit und Teilnehmenden in Trockengymnastik bzw. Gelenkschutztraining und für die Wassergymnastik mit 5,70 € vergütet. Trockengymnastik und Gelenkschutztraining dauern dabei mindestens 30 Minuten, Wassergymnastik mindestens 15 Minuten. Die maximale Teilnehmerzahl ist grundsätzlich auf 15 Personen pro Therapeut bzw. Übungsleiter begrenzt. Die Rahmenvereinbarung über den Rehabilitationssport und das Funktionstraining legt Folgendes fest:

„In der gesetzlichen Krankenversicherung beträgt der Leistungsumfang des Funktionstrainings in der Regel 12 Monate (Richtwert). Bei schwerer Beeinträchtigung der Beweglichkeit/Mobilität durch chronisch bzw. chronisch progredient verlaufende entzündlich rheumatische Erkrankungen (rheumatoide Arthritis, Morbus Bechterew, Psoriasis-Arthritis), schwere Polyarthrosen, Kollagenosen, Fibromyalgie-Syndrome und Osteoporose beträgt der Leistungsumfang 24 Monate (Richtwert).“

(BAR 2011)

Für die weiteren Rahmenbedingungen wird hier ebenfalls auf die generellen Ausführungen zum „Funktionstraining“ in ➤ Kap. 2.2 verwiesen.

VERWENDETE LITERATUR

Augurzky B, Reichert AR, Scheuer M: Faktenbuch Medizinische Rehabilitation. Materialien, Heft 6. Rheinisch-Westfälisches Institut für Wirtschaftsforschung, Essen, 2011
BAR – Bundesarbeitsgemeinschaft Rehabilitation (Hrsg.): Rahmenempfehlungen zur ambulanten Rehabilitation bei muskuloskeletalen Erkrankungen. Frankfurt a. M., 2005
BAR – Bundesarbeitsgemeinschaft Rehabilitation (Hrsg.): Rahmenempfehlungen für den Rehabilitationssport und das Funktionstraining. Frankfurt a. M., 2011
BMG – Bundesministerium für Gesundheit: Zahlen und Fakten zur Pflegeversicherung. Berlin, 2015
Brüggemann S, Haaf HG, Sewöster D: Evidenzbasierte Rehabilitation: Zwischen Standardisierung und Individualisierung. Physiotherapie med, 2008; 4:(9–16)
BZgA – Bundeszentrale für gesundheitliche Aufklärung: Gesundheit älterer Menschen. www.bzga.de/themenschwerpunkte/gesundheitaelterermenschen/ (letzter Zugriff: 13.8.2015)
DRV – Deutsche Rentenversicherung Bund: KTL – Klassifikation therapeutischer Leitlinien in der medizinischen Rehabilitation. Berlin, 2007
Klosterhuis H: Rehabilitations-Leitlinien als Instrument der Qualitätssicherung der Rehabilitation. Zeitschrift für ärztliche Fortbildung und Qualitätssicherung im Gesundheitswesen, 2005; 99(1):41–46
Liebich E., Karoff M, Kittel J: Patientenklassifikation in der kardiologischen Rehabilitation anhand der Berechnung von Fallkosten. DRV-Schriften Band 72. Deutsche Rentenversicherung Bund, Berlin, 2007
Matuschke M, Riedel W: Behandlungskosten in der Neuro-Rehabilitation. Kurzgutachten im Auftrag des, Bundesverbands NeuroRehahabilitation. Prognos, Basel, 2011
Statista 2014: Studien und Statistiken zur Fitnessbranche. http://de.statista.com/themen/233/fitness/, Stand Ende 2014 (letzter Zugriff: 3.7.2015)

WEITERFÜHRENDE LITERATUR

http://www.dimdi.de/static/de/klassi/pics/diagramm-icf.png
Augurzky B, Reichert AR, Scheuer M: Faktenbuch Medizinische Rehabilitation. Materialien, Heft 6. Rheinisch-Westfälisches Institut für Wirtschaftsforschung, Essen, 2011
Matuschke M., Riedel W.: Behandlungskosten in der Neuro-Rehabilitation. Kurzgutachten im Auftrag des, Bundesverbands Neuro-Rehabilitation. Prognos, Basel, 2011

II Biomechanik

KAPITEL

6 Einführung in die Biomechanik und Kinesiologie

Lernziele

Es werden folgende Kenntnisse und Kompetenzen erzielt:

- Das **Aufgabegebiet** und die **Teildisziplinen der Biomechanik** können benannt werden.
- Die unterschiedlichen Ausrichtungen und Forschungsschwerpunkte der **Kinesiologie** sind verstanden.
- Die Grundbegriffe der Biomechanik – **Kinetik, Kinematik, Statik und Dynamik** – können differenziert werden.
- Die Bedeutung der Biomechanik für die Prophylaxe, Therapie und Rehabilitation wird deutlich.

Seit mehr als 300 Jahren setzt sich Biomechanik mit den Gesetzmäßigkeiten der Haltung und Bewegung von biologischen Systemen auseinander. Gründer der modernen Biomechanik ist Borelli, der mit seinem Werk die Erkenntnisse Newtons auf den tierischen und menschlichen Haltungs- und Bewegungsapparat übertragen hat.

Mit naturwissenschaftlichen Vorgehensweisen erforscht die Biomechanik die Form der Bewegungsabläufe von Lebewesen, die mechanischen Kräfte, die auf die Lebewesen einwirken, sowie die Wirkung derjenigen mechanischen Kräfte, die von den Lebewesen erzeugt werden. Weiterhin werden die Zusammenhänge zwischen der Wirkung der Kräfte und der Form der Bewegungsabläufe untersucht.

Die Erkenntnisse und Einsichten aus den untersuchten Gebieten der Biomechanik sollen dem Therapeuten und Bewegungswissenschaftler helfen, potenziell schädigende Einflüsse zu erkennen und Konzepte für Vorbeugung, Behandlung und Rehabilitation zu entwerfen.

Biomechanik und Kinesiologie

Mit Biomechanik wird häufig auch der Begriff Kinesiologie in Verbindung gesetzt. Dabei kann Kinesiologie im weitesten Sinne als eine **Bewegungslehre** verstanden werden, die sich ganz allgemein auf die Beschreibung und Untersuchung des menschlichen Bewegungsverhaltens bezieht. Dennoch haben sich in der Entwicklung dieser Wissenschaftsdisziplin inhaltlich unterschiedliche Orientierungen herauskristallisiert.

So wird Kinesiologie z. B. aufgefasst

- als übergreifende Lehre von der Bewegung des Menschen, die alle beteiligten Prozesse und Systeme des menschlichen Organismus – u. a. biologische, physiologische, psychische, (bio-)mechanische, (bio-)chemische – sowie Therapie und Rehabilitation einschließt,
- als allgemeine Bewegungslehre zur Beschreibung und Analyse der Morphologie des menschlichen Bewegungsverhaltens,
- als eine Bewegungslehre mit starker therapeutischer (krankengymnastischer) Orientierung, die insbesondere auf funktionell-anatomische Sachverhalte reflektiert.

Darüber hinaus hat sich eine Reihe von speziellen **Richtungen in der Kinesiologie** entwickelt, die jeweils einen bestimmten Aspekt des menschlichen Bewegungsverhaltens hervorheben:

- Psychologische Kinesiologie: Aspekte sind hier z. B. solche Prozesse wie Empfindung, Wahrnehmung, Vorstellung und Motivation.
- Physiologische Kinesiologie: Hier werden z. B. leistungsphysiologische und die damit verbundenen biochemische Prozesse untersucht.
- Mechanische Kinesiologie: Sie befasst sich vor allem mit dem Kräftespiel am und im Bewegungssystem des Menschen sowie mit den räumlichen und zeitlichen Abläufen der Bewegung.

In diesem Buch werden wir uns mit der angewandten mechanischen Kinesiologie als **angewandte und funktionelle Biomechanik** beschäftigen.

6.1 Teilbereiche der Biomechanik

Die angewandte und funktionelle Biomechanik hat ihre Grundlagen in der klassischen Mechanik unter Berücksichtigung der Gesetzmäßigkeiten biologischer Strukturen und wendet diese auf die aktiven und passiven Bewegungsstrukturen des Menschen an. Gegenstand der Biomechanik sind also die mechanischen Charakteristika des menschlichen Bewegungsverhaltens. Biomechanik in diesem Sinne ist insofern nichts anderes als Anwendung der mechanischen Gesetzmäßigkeiten und Untersuchungsmethoden auf die sehr vielgestaltigen Bewegungsmöglichkeiten des Menschen.

Im Rahmen einer zunächst recht allgemeinen orientierten Biomechanik des menschlichen Bewegungsapparates wurden in der Vergangenheit auch **Teilbereiche der Biomechanik** mit sehr differenzierten Gegenständen und Zielen entwickelt. Dazu gehören z. B. die orthopädische Biomechanik und die Biomechanik sportlicher Bewegung.

Zahlreiche Erkenntnisse der Biomechanik haben in den letzten Jahren auch für die Prävention, Rehabilitation und Therapie sowie für die Industrie enorm an Bedeutung gewonnen.

PRAXISRELEVANZ

Für jeden Physiotherapeuten und Sporttherapeuten sowie Bewegungswissenschaftler ist es unerlässlich, sich das Wissen aus der Biomechanik anzueignen. Es kann ihn in die Lage versetzen, seine Trainings- und Therapieentscheidungen noch fundierter zu treffen, insbesondere wenn es darum geht, die äußeren Belastungen zu definieren und die Konsequenzen dieser Belastungen für die Beanspruchung der betroffenen biologischen Strukturen des aktiven und passiven Bewegungsapparates zu analysieren und zu bewerten.

6.2 Teildisziplinen der Biomechanik

Je nach spezifischem Untersuchungsgegenstand und den jeweiligen Untersuchungsmethoden werden in der Biomechanik folgende **Teildisziplinen** unterschieden (> Abb. 6.1):

- **Kinematik:** Sie untersucht und beschreibt den äußeren Ablauf einer Bewegung als Ortsveränderung in Zeit und Raum. Dabei werden die Bewegungen aus der Sicht der Kinematik qualitativ und quantitativ analysiert.
- **Kinetik:** Sie untersucht und beschreibt die Ursachen der Bewegung – das Wirken von Kräften und Momenten und unterteilt sich in **Statik** und **Dynamik.**
  - **Statik:** Sie untersucht und beschreibt im Rahmen der Kinetik den Gleichgewichtszustand von Kräften und Momenten.
  - **Dynamik:** Sie untersucht und beschreibt das Kräftespiel am und im sich bewegenden Körper bzw. seiner Körperteile.

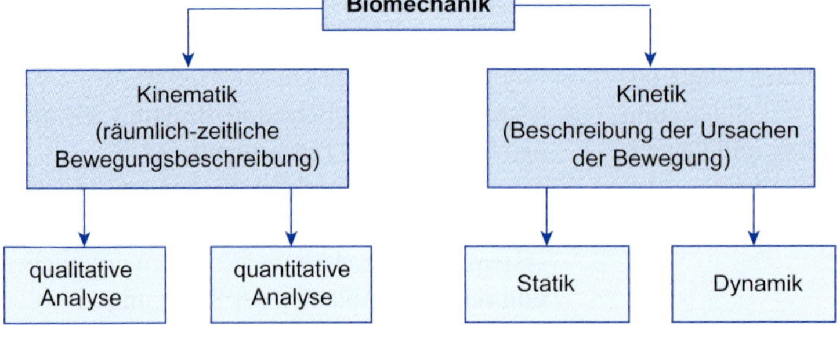

Abb. 6.1 Teildisziplinen der Biomechanik [L143]

Physikalische Größen und Einheiten

a	Beschleunigung/Acceleration	**mg**	Milligramm
A	Fläche/Area	**min**	Minuten
cal	Kalorie/calory	**mm**	Millimeter
cm	Zentimeter	**mmHg**	Millimeter Quecksilbersäule
dl	Deziliter	**mmol/l**	Millimol/Liter
E	Energie	**O_2**	Sauerstoff
e	Elastizitätsmodul	**p**	Druck/Pascal
f	Frequenz	**P**	Leistung/Power
F	Kraft/Force	**Pa**	Pascal
g	Erdbeschleunigung (9,81 m/s^2)	**rad**	Radiant/Radius
h	Stunde	s	1. Sekunde 2. Weg/Strecke (linear)
Hz	Hertz	**t**	Zeit/time
J	Arbeit/Joule	**v**	Geschwindigkeit/Velocity
kcal	Kilokalorie	**W**	Watt/Leistung
kg	Kilogramm	**δ**	Winkelweg
KHz	Kilohertz	**ΔL**	Längenveränderung
kJ	Kilojoule	**ε**	Dehnung
km/h	Kilometer/Stunde	**σ**	Spannung
m	Meter	**Φ**	Weg/Winkel (rotatorisch)
mA	Milliampere	**ω**	Winkelgeschwindigkeit

WEITERFÜHRENDE LITERATUR

Brinckmann P, Frobin W et al (2012) Orthopädische Biomechanik. Münster: Monsenstein & Vannerdat

Dobner, HJ, Perry G (2001) Biomechanik für Physiotherapeuten. Stuttgart: Hippokrates

Kummer B (2005) Biomechanik. Form und Funktion des Bewegungsapparates. Köln: Deutscher Ärzte-Verlag

KAPITEL

7 Grundlagen der Bewegung

Lernziele

Es werden folgende Kenntnisse und Kompetenzen erzielt:

- Die **Dreidimensionalität der Bewegungen** des menschlichen Körpers wird deutlich.
- Ein grundlegendes Verständnis der **Ebenen und Achsen des Körpers** ist vorhanden.
- **Lineare, anguläre, rotatorische und ballistische Bewegungsformen** können unterschieden werden.
- Die in der manuellen Therapie geläufigen Begriffe der **Osteokinetik** und **Arthrokinetik** sind bekannt.
- Die Prinzipien der **Rotation und Translation** sowie der **Roll- und Gleitbewegungen** der Gelenke sind verstanden.

7.1 Ebenen und Achsen

Die meisten menschlichen Bewegungen sind dreidimensional und erfolgen um verschiedene Achsen sowie in verschiedenen Ebenen. Um Bewegungen verstehen zu können, sollte man sich den Achsen und Ebenen des menschlichen Körpers bewusst sein (➤ Abb. 7.1).

Der menschliche Körper besitzt 3 Achsen:

- Longitudinalachse (Körperlängsachse; von oben nach unten, kranial/kaudal)
- Horizontal-/Transversalachse (quer, von rechts nach links, medial/lateral)
- Sagittalachse (von vorne nach hinten, anterior/posterior)

Der menschliche Körper besitzt 3 Ebenen:

- Frontalebene
- Horizontalebene
- Sagittalebene

Bei der Analyse von Bewegungen eines Körpers, z. B bei instrumentalen Ganganalysen, wird des Weiteren das Koordinatensystem (Raumkoordinaten) verwendet. So kann ein Körper in allen Richtungen zeitlich und räumlich analysiert werden. Bei einer 3D-Analyse eines Gelenks oder einer Extremität ist die Kenntnis der Koordinaten eines Gelenks erforderlich, um dessen Kinematik beschreiben zu können. Solche Koordinaten sind aus anatomischen Präparaten bekannt.

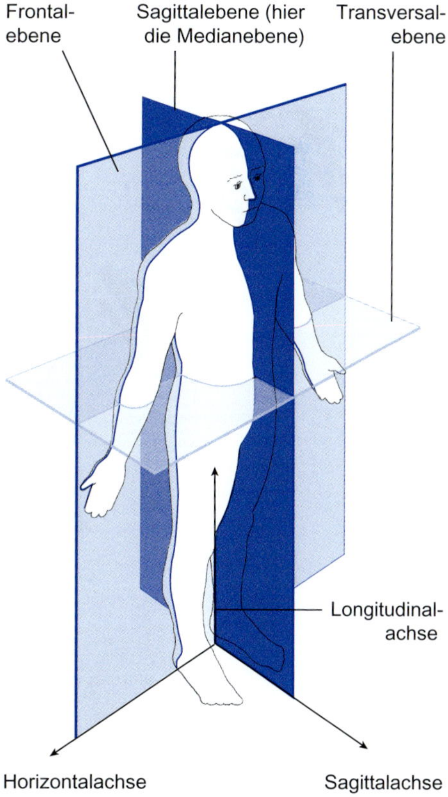

Abb. 7.1 Ebenen und Achsen [L190]

7.2 Bewegungsformen

Rein mechanisch betrachtet ist die Bewegung eines Körpers oder einzelner Körperteile grundsätzlich eine Veränderung seiner/ihrer Position in Raum und Zeit, hervorgerufen durch das Wirken von Kräften. Die grundlegenden Bewegungsformen sind in ➤ Abb. 7.2 dargestellt.

Lineare Bewegung (Translation): Die Punkte eines Körpers bewegen sich parallel zueinander und bilden eine Gerade oder beliebig gekrümmte Kurve (➤ Abb. 7.3). Beispiele sind das Laufen bzw. Gehen von einer Startposition auf dem kürzesten Weg zu einer Zielposition.

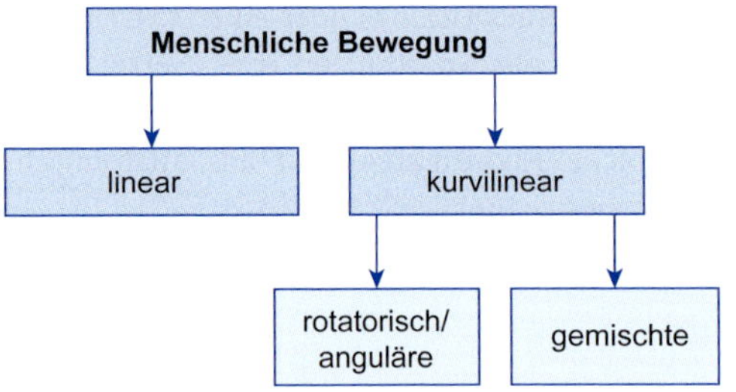

Abb. 7.2 Grundlegende Bewegungsformen [L143]

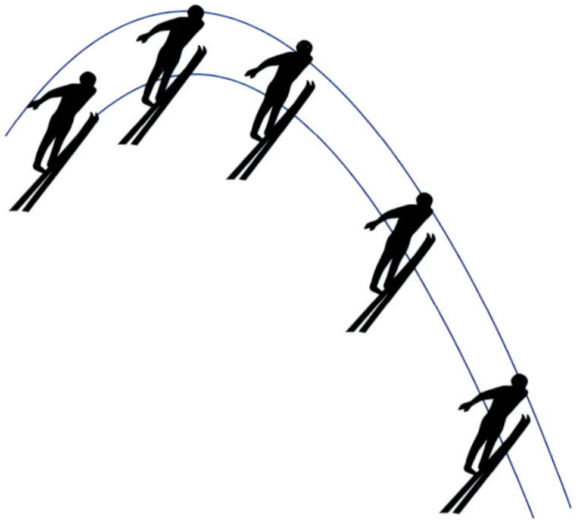

Abb. 7.3 Lineare Bewegung [L143]

Kurvlineare (nichtlineare) Bewegung: Die Bewegung erfolgt nicht auf der kürzesten Verbindung zwischen zwei Punkten, sondern auf diversen Bahnen. Folgende kurvlinearen Bewegungsformen können unterschieden werden:

- Anguläre Bewegungen
- Rotatorische Bewegungen
- Ballistische Bewegungen

Anguläre Bewegungen (Winkelbewegungen): Sie erfolgen als Verschiebung einer Linie bzw. eines Körperteils gegenüber einer Referenz oder als Verschiebung zweier Linien bzw. Körperteile zueinander. Diese Positionsveränderungen unterstellen, dass die Linien bzw. Körperteile einen gemeinsamen Drehpunkt haben. Beispiele: Wegschleudern eines Gegenstandes mit dem gestreckten Arm, Flexion und Extension in den Knie- und Hüftgelenken beim Gehen oder Laufen, Pronation und Supination des Unterarms.

Betrachtet man verschiedene Punkte auf diesen Linien (oder Körperteilen), dann beschreiben diese eine Bahn auf einem Bogen. Sie rotieren also um einen Drehpunkt. Deshalb können diese angulären Bewegungen auch als rotatorische Bewegungen beschrieben werden, weil die Bewegungsbahn Teil einer Rotation um einen Drehpunkt ist. Abhängig vom Abstand der definierten Punkte vom Drehpunkt haben diese bei gleicher Winkelgeschwindigkeit im System unterschiedliche Bahngeschwindigkeiten (➤ Abb. 7.4).

Rotatorische Bewegungen: Hier findet eine tatsächliche (häufig mehrfache) Rotation des Körpers um eine Drehachse statt. Beispiele hierfür sind ein sich drehender Kreisel, die Beschleunigung eines Objekts auf einer Kreisbahn wie beim Hammerwurf oder Diskuswurf in der Leichtathletik oder die Drehung des Körpers des Turners am Reck (➤ Abb. 7.5).

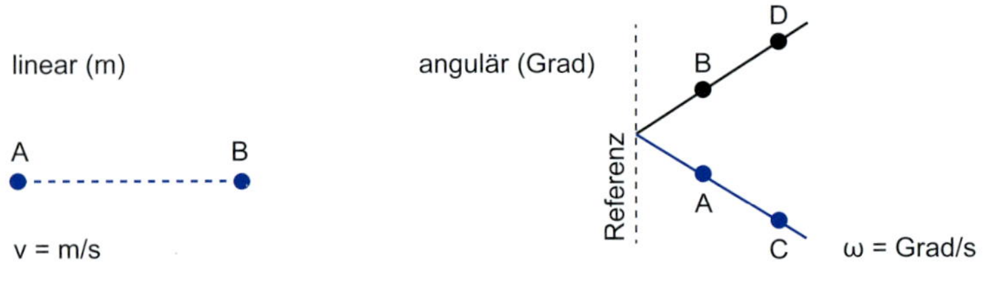

Abb. 7.4 Lineare und anguläre Bewegungen [L143]

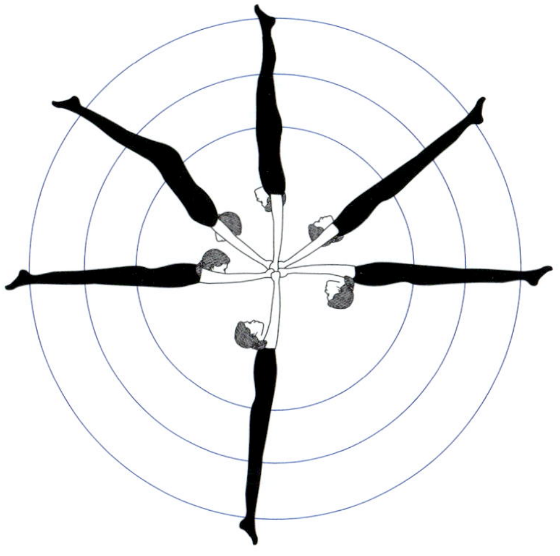

Abb. 7.5 Drehung eines Körpers um eine Achse [L143]

Ballistische Bewegungen: Der Körper folgt nach einem Absprung oder Abwurf zunächst einer aufsteigenden Bahn und nach Erreichen des Scheitelpunktes (bedingt durch das Wirken der Erdbeschleunigung) einer absteigenden Bahn. Die Flugkurve des Sportlers beim Hoch- und Weitsprung oder die Flugbahn eines Objekts nach dem Abwurf sind Beispiele für ballistische Bewegungen.

7.2.1 Bewegungsmöglichkeiten

Bedingt durch die Vielgliedrigkeit des menschlichen Bewegungsapparates sind auch dessen Bewegungsmöglichkeiten sehr vielfältig:

- Isolierte fein- oder grobmotorische Aktionen einzelner Körperteile (z. B. das Bewegen einzelner Fingerglieder oder das Anheben des Unterarms)
- Einfache Formen der Fortbewegung (z. B. Krabbeln, Gehen, Laufen, Steigen)
- Ganz spezifische, z. T. sehr komplizierte, fein- oder grobmotorische Bewegungsabläufe im Arbeitsprozess
- Spezielle sportliche Techniken und sehr komplexe, hochkomplizierte Bewegungsabläufe in den verschiedenen Sportarten

Angesichts dieser vielfältigen Formen des menschlichen Bewegungsverhaltens ist es für eine biomechanische Analyse unerlässlich, diese in einzelne mechanisch erfassbare Komponenten zu zerlegen. Die Spezifik des menschlichen Bewegungsapparates gestattet es, komplexe Bewegungsformen zum Zweck einer therapeutisch orientierten biomechanischen Analyse in jene Kettenglieder zu zerlegen, aus denen sie sich zusammensetzen – nämlich den Teilbewegungen in den einzelnen Gelenken. Diese können, entsprechend den spezifischen anatomischen Gegebenheiten, sowohl eine translatorische, eine rotatorische als auch vor allem eine anguläre Komponente haben.

Dieses Vorgehen gestattet gleichzeitig eine partielle Analyse der Aktivität und der Beanspruchung jener biologischen Strukturen, die im Blickfeld der beabsichtigten Therapie stehen. Es sind dies vor allem die geschädigten Strukturen, jedoch immer bewusst eingebettet in das Gesamtsystem, um einen gewissen Anspruch auf ganzheitliches Herangehen in der Therapie nie aus dem Auge zu verlieren.

7.2.2 Bewegungsformen aus der Sicht der Manuellen Therapie

In Zusammenhang mit der Kinematik und der Bewegungen eines Gelenks werden vor allem in der Manuellen Therapie Begriffe wie **Osteokinematik** und **Arthrokinematik** verwendet.

Die **Osteokinematik** beschreibt die **Bewegungen der Knochen im Raum,** die entsprechend den manuell-therapeutischen Bezeichnungen in zwei Formen auftreten: Entweder kommt es zu einer Rotation des Knochens oder der Knochen bewegt sich in Form einer Translation. Die Rotation des Knochens erfolgt um eine anatomische Achse (z. B. Extension und Flexion des Handgelenks) oder er rotiert um seine eigene Längsachse (z. B. der Radius bei Supination und Pronation des Unterarms). Bei der Translation erfolgen Verschiebebewegungen eines Knochens innerhalb einer Ebene, wobei der Knochen als Ganzes bewegt wird, ohne sich dabei um eine Achse zu drehen. Translationen werden rechtwinklig (Traktion oder Kompression) oder parallel (Gleitmobilisation) zur Behandlungsebene angewandt, (Debrunner 1982; Schomacher 2001; Wagner 2009).

Die **Arthrokinematik** beschäftigt sich mit den **im Gelenk stattfindenden Bewegungsvorgängen.** Zur Arthrokinematik zählen die Roll- und Gleitbewegungen innerhalb der Gelenkskapsel. Sie werden

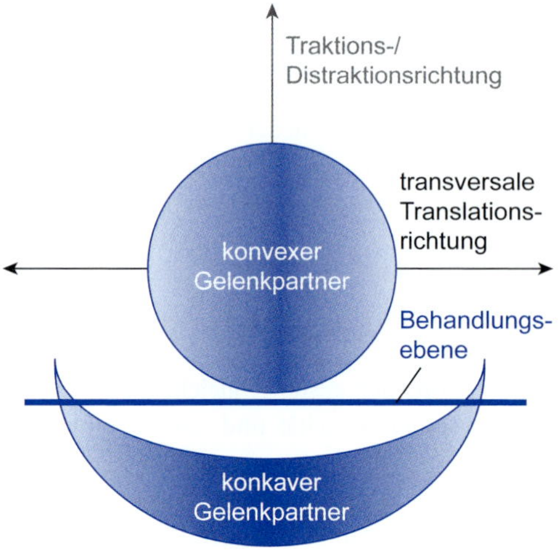

Abb. 7.6 Roll- und Gleitbewegungen in einem Gelenk, beschrieben durch die sogenannte Konvex-Konkav-Regel nach Kaltenborn [L143]

durch die sogenannte Konvex-Konkav-Regel nach Kaltenborn beschrieben (➤ Abb. 7.6).

Die osteokinematischen Rotationen (Extension/Flexion, Abduktion/Adduktion oder Innenrotation/Außenrotation) werden arthrokinematisch zum Rollgleiten. Wie viel ein Gelenkpartner rollt oder gleitet, hängt davon ab, wie gut oder schlecht die beiden gelenkbildenden Knochenpartner zusammenpassen. Stimmen sie in ihren Gelenkkrümmungen überein, verhalten sie sich kongruent, d. h. dieses Gelenk weist eine hohe Gleitkomponente auf (z. B. Ellenbogen). Je schlechter die Gelenkpartner zueinander passen, je inkongruenter sie sind, umso höher ist die Rollkomponente in diesem Gelenk (z. B. beim Kniegelenk). **Die Kombination der Roll- und Gleitbewegung in einem Gelenk führt dazu, dass die Bewegungsachse eines Gelenks in Abhängigkeit von der Gelenksbewegung eine Verschiebung aufweist** (Wagner 2009; Schomacher. 2001; Betz 2002; Debrunner 1982).

Abschließend zu dieser Darstellungen darf nicht vernachlässigt werden, dass bei den Bewegung eines Gelenks **kaum reine translatorische oder rotatorische Bewegungen existieren, sondern gemischte 3D Bewegungen,** die kombiniert in verschieden Achsen und Ebenen erfolgen.

MERKE

Es gibt lineare (translatorische) und kurvlineare (anguläre, rotatorische, ballistische) Bewegungen. Bei der Bewegung eines Gelenks finden kaum rein translatorische oder rein rotatorische Bewegungen statt, sondern meist gemischte 3D Bewegungen

VERWENDETE LITERATUR

Betz U (2002): Verminderte Beweglichkeit. In: Hüter-Becker A (Hrsg.) Bewegungssystem. Stuttgart: Thieme

Debrunner HU (1982) Orthopädisches Diagnostikum. Stuttgart: Thieme, S. 54–101

Schomacher J (2001) Manuelle Therapie, Bewegen und Spüren lernen. Stuttgart: Thieme, S. 1–4, 9–19, 25–33

Wagner M (2009): Die Manuelle Therapie der Hand. Praxis Ergotherapie 22 (1):4–9

WEITERFÜHRENDE LITERATUR

Brinckmann P, Frobin W et al (2012) Orthopädische Biomechanik. Münster, Monsenstein & Vannerdat

Debrunner AM (2002) Orthopädie. Orthopädische Chirurgie. 4. A. Bern: Huber

Dobner, HJ, Perry G (2001) Biomechanik für Physiotherapeuten. Stuttgart: Hippokrates, S. 164–174

KAPITEL

8 Mechanische Größen und ihre Maßeinheiten

Lernziele

Es werden folgende Kenntnisse und Kompetenzen erzielt:

- **Kinematische und kinetische Größen** sind bekannt, können differenziert und mithilfe von Formeln mit den korrekten **Maßeinheiten** berechnet werden.
- Die **Newton'schen Gesetze** und die Zusammenhänge zwischen Kraft und Masse sind in ihren Grundzügen verstanden.
- Die verschiedenen physikalischen Aspekte von **Kraft, Druck und Bewegung** und die Formeln zu ihrer Berechnung sind bekannt.
- **Arbeit, Leistung und Energie** können als physikalische Größen beschrieben und berechnet werden.
- Es besteht ein grundlegendes Verständnis der Auswirkungen verschiedener **Gleichgewichtszustände** auf die **Stabilität** von Körpern.

Biomechanisch betrachtet ist jede Bewegung des Menschen das Resultat des Wirkens von inneren und äußeren Kräften. Durch das Zusammenspiel von aktiven und passiven Strukturen des menschlichen Bewegungsapparates erfolgt die „Auseinandersetzung" mit von außen wirkenden Kräften. Das Ergebnis ist ein bestimmtes Bewegungsverhalten als Aktion bzw. Reaktion des aktiven Bewegungsapparates des Menschen, das mechanischen Gesetzmäßigkeiten und Zusammenhängen folgt.

Um diese Zusammenhänge objektiv erfassen und bewerten zu können, bedient man sich der mechanischen Größen – sofern man über eine „qualitative Analyse" im Sinne einer einfachen verbalen Bewegungsbeschreibung oder über eine Bewertung der morphologischen Merkmale der Bewegung hinausgehen will.

Jede **mechanische Größe** hat einen Namen und ein dazugehöriges Symbol als Kürzel. Zu jeder mechanischen Größe gehört zugleich eine **Maßeinheit,** d. h. eine Einheit, in der diese Größe gemessen wird. Auch diese Maßeinheit hat als Basiseinheit in der Regel einen „Namen" und ein Kürzel als Symbol.

8.1 Kinematische Größen und ihre Maßeinheiten

Zu unterscheiden sind mechanische Größen, welche die Charakteristika der linearen Bewegung (Translation) darstellen, und solche, die Charakteristika der angulären Bewegung (Rotation) beschreiben (➤ Tab. 8.1).

Die kinematischen Größen **Weg** und **Zeit** werden als Basisgrößen bezeichnet. Aus einem spezifischen Zusammenwirken dieser Basisgrößen resultieren abgeleitete kinematische Größen, die bestimmte mechanische Eigenschaften einer Bewegung beschreiben. Unterstellt wird dabei, dass die Beschleunigung **a** gleich Null ist oder konstant. Wir sprechen also von ganz bestimmten Formen der Bewegung, hier von gleichförmigen linearen Bewegungen bzw. von gleichmäßig beschleunigten linearen Bewegungen. Nur unter diesen Voraussetzungen gelten die vereinfacht dargestellten Zusammenhänge der kinematischen Größen in der Tabelle.

So resultiert z. B. für lineare Bewegungen aus der ersten Ableitung des Weges nach der Zeit, oder anders ausgedrückt, aus der Änderung des Weges in der Zeiteinheit, die translatorische kinematische Größe **Geschwindigkeit** = **v.**

Die **Beschleunigung a** stellt sich als zweite Ableitung des Weges nach der Zeit dar oder als Geschwindigkeitsveränderung in der Zeiteinheit. Vergleichbar trifft dies auch für die kinematischen Größen bei angulären Bewegungen zu, nur dass die Basisgrößen Winkelweg (oder Drehwinkel) und Umlaufzeit (oder Periode) diesen Zusammenhang charakterisieren.

Tab. 8.1 Kinematische Basisgrößen und abgeleitete kinematische Größen

Lineare Bewegung		Rotatorische Bewegung	
Größe	Maßeinheit	Größe	Maßeinheit
Weg $s = v \times t$	Meter (m)	Winkelweg $\delta = \omega \times t$	Grad
Zeit $t = s : v$	Sekunde (s)	Umlaufzeit $T = 1 : n$	s
Geschwindigkeit $v = s : t$	m/s	Winkelgeschwindigkeit $\omega = \Phi : t$	Grad/s Radiant/s (rad/s)
Beschleunigung $a = s : t^2$	m/s^2	Winkelbeschleunigung $a = \omega : t^2$	$Grad/s^2$ rad/s^2
Frequenz $f = 1 : t$	1/s	Drehzahl $n = 1 : T$	1/s

Beim Vergleich von linearen und angulären Bewegungen ist, wie bereits dargestellt, zu beachten, dass im ersten Fall prinzipiell die Verschiebung eines Punktes bzw. die Ortsveränderung eines Körpers auf dem kürzesten Weg von A nach B erfolgt.

Bei **angulären Bewegungen** handelt es sich immer um eine **Positionsveränderung einer Linie in Raum und Zeit im Vergleich** zu einer bestimmten Referenz oder um die Positionsveränderung eines Punktes (Körpers) auf einer Bewegungsbahn um einen Drehpunkt (➤ Abb. 8.1).

Daraus folgt, dass die Geschwindigkeit eines Körpers bei linearen Bewegungen unabhängig von seiner jeweiligen Positionierung im Raum ist, während bei einer angulären Bewegung bei einer beliebigen Winkelgeschwindigkeit ω die translatorische Geschwindigkeit auf der beschriebenen Bewegungsbahn von der Positionierung des Körpers oder Punktes im Verhältnis zum Drehpunkt des Systems abhängt.

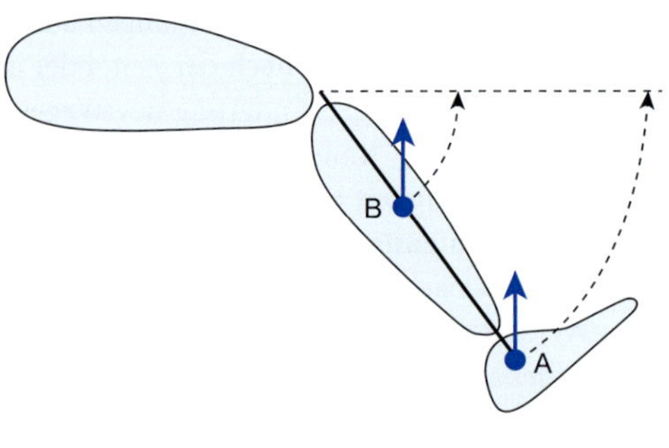

Abb. 8.1 Unterschiedliche Bahngeschwindigkeiten bei angulären Bewegungen: $V_A > V_B$ [L143]

MERKE

Je weiter entfernt vom Drehpunkt des Systems sich der Körper bei gleich bleibender Winkelgeschwindigkeit befindet, umso größer ist dessen Bahngeschwindigkeit.

8.2 Kinetische Größen und ihre Maßeinheiten

Untersucht man die Ursache einer bestimmten Bewegung, so stellt sich die Frage nach den wirkenden Kräften, durch die Masseteile in Bewegung versetzt werden. Diese mechanische Charakteristik von Bewegungen wird durch die **Kinetik** beschrieben. ➤ Tab. 8.2 gibt einen Überblick über die Größen und Maßeinheiten der Kinetik.

Jeder Körper hat eine definierte Masse **m.** Als skalare Größe beschreibt sie die Stoff- bzw. Substanzmenge eines Körpers. Der Betrag bzw. Wert (gemessen in kg) einer bestimmten Masse ist völlig ortsunabhängig. Ob auf der Erde, auf dem Mond oder im schwerelosen Raum – überall hat eine definierte Masse den gleichen Wert.

Die mechanische Basisgröße Masse hat zwei wesentliche Eigenschaften.

- Zum einen setzt sie beim Versuch, den Bewegungszustand einer Masse zu verändern, der wirkenden Kraft einen Widerstand entgegen. Diese Eigenschaft wird auch als Trägheit der Masse beschrieben. Die Masse ist also das Maß für diese Eigenschaft.

Tab. 8.2 Kinetische Größen

Lineare Bewegung		Rotatorische Bewegung	
Masse m = F : a	Kilogramm (kg)	Trägheitsmoment $J = m \times r^2$	kg/m^2
Kraft F = m × a	Newton $N = kg/m : s^2$	Drehmoment M = F × r	Newtonmeter $N\,m = kg/m^2 : s^2$
Druck p = F : A	Pascal $Pa = N : m^2$		
Arbeit W = F × s	Joule = Newtonmeter (N m)	$W = M \times \Phi$	Joule = N m
Leistung P = W : t	Watt	$P = M \times \omega$	Watt
$E_{pot} = m \times g \times s$	Joule = N m		
$E_{kin} = ½ \times m \times v^2$	Joule = N m	$E_{kin} = ½ \times J \times \omega^2$	Joule = N m

- Zum anderen hat Masse die Eigenschaft, ein Gravitationsfeld zu entwickeln, in dem andere Masseteile angezogen werden. Diese Anziehungskraft von sehr großen Massen gegenüber kleinen Massen ist in ihrem Wesen eine Beschleunigung.

8.3 Die Newton'schen Gesetze

Kraft und Masse sind zwei kinetische Größen, deren enger Zusammenhang nicht selten zu Verwechslungen oder zur Gleichsetzung dieser Größen verleitet. Dieser Zusammenhang der beiden Größen wird sehr anschaulich durch die **Newton'schen Gesetze** beschrieben.

Erstes Gesetz von Newton: das Trägheitsgesetz

Ist die Summe aller auf einen Körper wirkenden Kräfte gleich Null, so verharrt er im Zustand der Ruhe oder in gleichförmiger Bewegung. Mit anderen Worten: Der Körper ändert seinen aktuellen Bewegungszustand nicht.

Zweites Gesetz von Newton: das Beschleunigungsgesetz

Wirkt eine Kraft auf einen Körper, so ändert er seine Geschwindigkeit. Die Beschleunigung, die der Körper dabei erfährt, ist der wirkenden Kraft direkt proportional.

Drittes Gesetz von Newton: das Actio-Reactio-Gesetz

Die Kräfte, die zwei Körper aufeinander ausüben, sind gleich, aber entgegengesetzt gerichtet (actio = reactio). Mit anderen Worten: Für jede Kraft gibt es eine entgegengesetzte Kraft.

8.4 Kraft

Kraft lässt sich mithilfe der Symbole bzw. Maßeinheiten für die betreffenden kinetischen Größen mit ➤ Formel 8.1 darstellen.

$$F = m \times a = \frac{kg/m}{s^2} = N\left(Newton\right) \qquad \text{Formel 8.1}$$

➤ Formel 8.2 zeigt, wie dies unter den Bedingungen der Schwerkraftwirkung auf der Erde aussieht.

$$F = m \times g = kg \times 10\frac{m}{s^2} = 10\ N \qquad \text{Formel 8.2}$$

8

Mit **F** wird dabei die Kraft beschrieben, mit der eine Masse m von 1 kg bei einer Erdbeschleunigung **g** von 9,81 m/s^2 auf die Unterstützungsfläche wirkt.

Zur Vereinfachung der Berechnung von Kräften für die Untermauerung von therapeutischen Entscheidungen ist die Verwendung des gerundeten Werts von 10 m/s^2 für die Erdbeschleunigung **g** zweckmäßig.

Unter diesen Voraussetzungen entspricht die Kraftwirkung einer Masse von 1 kg etwa 10 Newton. Wir bezeichnen diese Kraft auch als F_G = **Gewichtskraft.**

Aus der Sicht der **Gelenkmechanik** wird jene Komponente einer Kraft, die senkrecht auf einem Abschnitt der Gelenkfläche wirkt, als F_J = **Gelenkkraft** bezeichnet. Je größer sie ist, desto größer ist folglich die mechanische Beanspruchung der betreffenden Gelenkfläche. Dabei sind nicht nur die z. T. sehr hohen Kompressionskräfte zu beachten, die durch die beschleunigenden Muskeln entstehen, sondern ebenso u. a. die Gewichtskräfte (etwa bei adipösen Patienten), die beim einfachen Stand oder beim Heben und Tragen von schweren Lasten, bei Kniebeugen oder als Reaktionskräfte bei Hoch- und Niedersprüngen wirksam werden.

8.5 Druck

Wenn eine Kraft von einem Körper durch eine Grenzfläche auf einen anderen Körper übertragen wird, dann wird von **Druck** gesprochen. **Druck** ist definiert als die senkrecht durch eine Fläche hindurchtretende Kraft, geteilt durch die Fläche.

Der mechanische **Druck p** ist definiert als Kraft pro Fläche (➤ Formel 8.3).

$$p = \frac{F}{A} = \frac{N}{m^2} = Pa\,(Pascal) \qquad \text{Formel 8.3}$$

Aus dieser Beziehung geht hervor, dass der im Gelenk an der Gelenkfläche zur Wirkung kommende mechanische Druck auch von der Größe der Fläche abhängt, da sich Kraft und Fläche umgekehrt proportional verhalten.

MERKE

Je kleiner die Gelenkfläche bei gleicher Kraft, desto größer ist der mechanische Druck und damit die Belastung der beanspruchten Gelenkfläche.

Dies wird sehr deutlich, wenn z. B. im Kniegelenk nach Resektion beider Menisken die ursprünglich vorhandene Gelenkfläche stark reduziert ist – etwa auf 1/3. Weiterhin vergrößert sich der Druck eines Gelenks, wenn die Kontaktfläche des Gelenks durch eine anatomische Achsenabweichung (X- oder O-Bein) kleiner wird und das Gewicht des Körpers unverändert bleibt.

Dabei sollte berücksichtigt werden, dass zwischen dem menschlichen Körper und der äußeren Umgebung oder zwischen Knochen, die im Körper in einem Gelenk aufeinander treffen, selten ebene Flächen vorhanden sind. Wenn solche Kontaktflächen vorhanden sind, wie zwischen Fuß und Fußboden, ist der Druck nicht an jeder Stelle der Kontaktfläche gleich groß ist. In diesem Fall spricht man von einer **Druckverteilung.** So verteilt sich z. B ist der Druck an den Kontaktflächen des Fußes beim Stehen eher an der Ferse als an den Zehen.

AUFGABE 1

Ermitteln Sie die Werte des mechanischen Drucks **p** (in Pascal) bei einem Patienten mit einer Masse von 60 kg im Einbeinstand im Kniegelenk, wenn vor Meniskusresektion 9 cm^2 und nach Meniskusresektion nur noch 3 cm^2 Gelenkfläche zur Verfügung stehen. Der Einfluss der Masse des Unterschenkels soll dabei vernachlässigt werden.
Wie können die ermittelten Werte in Pascal in eine anschaulichere Maßeinheit des mechanischen Drucks umgewandelt werden? (Lösung im Anhang)

8.6 Reaktionskraft

Die Reaktionskraft bezieht sich auf das dritte Gesetz von Newton: Aktion gleich Reaktion – jede Kraft ruft eine Gegenkraft hervor.

Mit ➤ Formel 8.4 lässt sich berechnen, mit welcher Gewichtskraft die Masse einer stehenden Person von 60 kg auf die Unterstützungsfläche wirkt.

$$F_G = 60\,kg \times 10\,m/s^2 = 600\,N. \qquad \text{Formel 8.4}$$

8

Ist die Unterstützungsfläche in der Lage, eine gleich große Gegenkraft zu entfalten (Bodenreaktionskraft F_B), dann errechnet sich die Summe der wirkenden Kräfte gemäß ➤ Formel 8.5.

$$F_G - F_B = 0 \quad \text{Formel 8.5}$$

Somit herrscht im System ein Gleichgewicht der Kräfte. Die Masse verharrt im Zustand der Ruhe.

AUFGABE 2

Beschreiben Sie das Kräftespiel für das Beispiel in Aufgabe 1, wenn sich die Person auf eine Weichbodenmatte stellt. (Lösung im Anhang)

8.7 Normalkraft

Die mechanische Beschreibung von Kraftwirkungen beschränkt sich nicht auf solche Situationen, die eine Schwerkraftwirkung von Masse betreffen. Dies ist im Alltag zwar häufig der Fall, deshalb werden solche Kräfte, die der Richtung der Erdbeschleunigung folgen und deshalb senkrecht auf eine waagerechte Unterstützungsfläche wirken, auch als **Normalkraft** bezeichnet. Eine Besonderheit ist bei diesen Schwerkräften jedoch hervorzuheben: Ihre Wirkungslinie geht immer durch den Schwerpunkt des betreffenden Körpers.

Den **Körperschwerpunkt** muss man sich als **Punktmasse** vorstellen, d. h. als jenen Punkt, der entstehen würde, wenn man die Gesamtmasse eines Körpers auf einen Punkt konzentrieren könnte. Neben seiner Bedeutung für die Wirkungslinie von Schwerkräften sind folgende Merkmale wichtig:

- Könnte man einen Körper an seinem Schwerpunkt aufhängen, würde der Körper in allen Positionen, in die man ihn bringt, im Gleichgewicht verharren.
- Bei einer rotatorischen Bewegung als „freier" Körper (z. B. ein Bumerang oder ein Turner beim Salto-Abgang vom Reck) verläuft die Drehachse immer durch den Körperschwerpunkt.

In **biologischen Strukturen** ist dies jedoch nicht der Fall, denn die agierenden Muskeln erzeugen durch ihre Kontraktion eine Zugspannung zwischen Ansatz und Ursprung, die über die beteiligten Gelenke (eingelenkige oder zweigelenkige Muskeln) auf die benachbarten Teile der Gliederkette übertragen wird. Der Verlauf der Kraftwirkungslinie der wirkenden Muskelkraft $\mathbf{F_M}$ wird dabei durch den Verlauf des entsprechenden Muskel-Sehnen-Komplexes bestimmt. Er ist unabhängig vom Körperschwerpunkt der bewegten Körperteile. Die biomechanische Besonderheit besteht u. a. darin, dass diese Muskelkräfte resultierende Einzelkräfte darstellen, die je nach Winkelstellung im Gelenk nach dem dritten Newton'schen Gesetz – Aktion = Reaktion – **Reaktionskräfte** hervorrufen. Diese können parallel zu einer Gelenkfläche wirken, dann spricht man von **Scherkräften**. Verlaufen sie axial zu den involvierten passiven (knöchernen) Strukturen, dann spricht man von **Axialkräften.** Die Komponenten der Axialkräfte, die senkrecht auf der Gelenkfläche wirken, bezeichnet man als Gelenkkraft $\mathbf{F_J}$.

8.8 Drehmoment

Sowohl die Muskelkräfte als auch in der Regel die Schwerkräfte (Gewichtskräfte F_G), die durch die Masse einzelner Körperteile oder durch zusätzliche Lasten von außen auf die biologischen Strukturen wirken, agieren in einem bestimmten **Abstand** vom Drehpunkt der betreffenden Gelenke des Bewegungsapparates. Dadurch entsteht ein **Drehmoment M,** das mechanisch allgemein als Produkt der wirkenden Kraft **F** und des senkrechten Abstands **r** der Kraftwirkungslinie zum Drehpunkt definiert ist (➤ Formel 8.6).

$$M = F \times r \quad \text{Formel 8.6}$$

Wirkt eine äußere Kraft $\mathbf{F_G}$ auf eine biologische Struktur nicht direkt durch den Drehpunkt im Gelenk, sondern in einem Abstand von diesem Drehpunkt, dann entsteht ein **äußeres Drehmoment,** das mit ➤ Formel 8.7 beschrieben werden kann (➤ Abb. 8.2).

$$M_A = F_G \times r_G \quad \text{Formel 8.7}$$

8

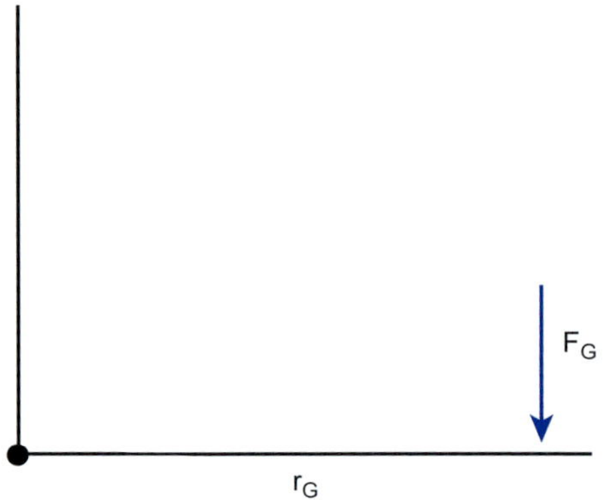

Abb. 8.2 Äußeres Drehmoment im Ellenbogengelenk bei 90° Beugung [L143]

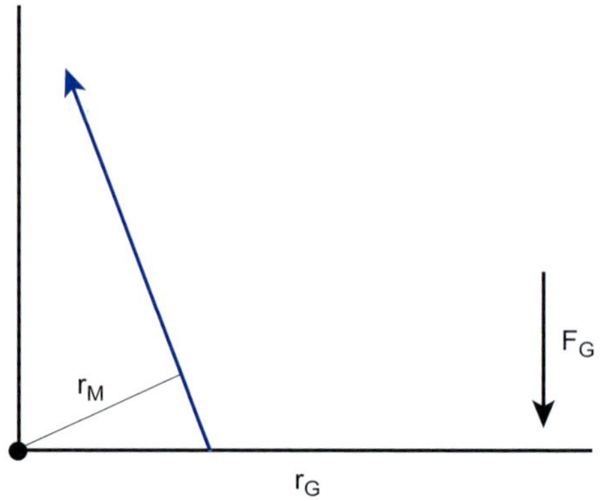

Abb. 8.3 Inneres Drehmoment im Ellenbogengelenk [L143]

AUFGABE 3

Stellen Sie dar, wie sich das äußere Drehmoment verändert, wenn die Winkelposition im Ellenbogengelenk auf 135° vergrößert wird. Wie verändert sich der Aktionsarm $\mathbf{r_G}$ der Gewichtskraft $\mathbf{F_G}$**?** (Lösung im Anhang)

Bedingt durch die Anordnung der entgegenwirkenden muskulären Strukturen entsteht ein **inneres** Drehmoment (➤ Abb. 8.3), das mechanisch wie in ➤ Formel 8.8 beschrieben werden kann.

$$M_I = F_M \times r_M \qquad \text{Formel 8.8}$$

Mit $\mathbf{r_M}$ wird dabei der senkrechte Abstand der Kraftwirkungslinie der Muskelkraft $\mathbf{F_M}$ vom Drehpunkt im Gelenk definiert.

Kann durch die Muskelaktivität eine äußere Kraft fixiert werden, dann herrscht zwischen dem äußeren und dem inneren Drehmoment ein Gleichgewicht (➤ Formel 8.9).

$$M_A = M_I \qquad \text{Formel 8.9}$$

Daraus folgt die Gleichung gemäß ➤ Formel 8.10:

$$F_G \times r_G = F_M \times r_M \qquad \text{Formel 8.10}$$

Aus diesem Gleichgewicht der Drehmomente kann durch Auflösung der Gleichung – nach einer jeweils für den Therapeuten wichtigen Größe – sowohl die Muskelkraft als auch die Gewichtskraft ermittelt werden (➤ Formel 8.11).

$$F_M = \frac{F_G \times r_G}{r_M} \text{ bzw. } F_G = \frac{F_M \times r_M}{r_G} \qquad \text{Formel 8.11}$$

AUFGABE 4

Ermitteln Sie den Betrag der Muskelkraft in Newton, wenn am Unterarm in einer Winkelposition von 90° distal im Abstand von 30 cm vom Drehpunkt im Gelenk eine Masse von 10 kg fixiert wird. Der Abstand $\mathbf{r_M}$, über den der Bizeps agiert, soll 4 cm betragen. Die Eigenmasse des Unterarmes soll aus Gründen der Vereinfachung hier vernachlässigt werden. (Lösung im Anhang)

8.9 Trägheitsmoment

Bei allen angulären (rotatorischen) Bewegungen spielt das **Trägheitsmoment** als mechanische Größe eine nicht unwesentliche Rolle für die Beanspruchung biologischer Strukturen.

Was für die Masse als wichtige Eigenschaft bei linearen Bewegungen als Trägheit in Erscheinung tritt, ist das Trägheitsmoment einer Masse bei angulären Bewegungen (➤ Formel 8.12).

$$J = m \times r^2 = kg/m^2 \qquad \text{Formel 8.12}$$

Mit **r** wird dabei der (durchschnittliche) Abstand der Masseteile eines Körpers vom Drehpunkt bzw. von der Drehachse im System beschrieben.

Diese Gleichung als Exponentialfunktion (vergleichbar mit einer Parabelfunktion $y = \times^2$) sagt aus, dass sich das Trägheitsmoment einer definierten Masse **m** im Quadrat des Abstandes **r** verändert. Mit anderen Worten: Bereits **geringe Masseverlagerungen führen zu sehr gravierenden Veränderungen des Trägheitsmomentes.**

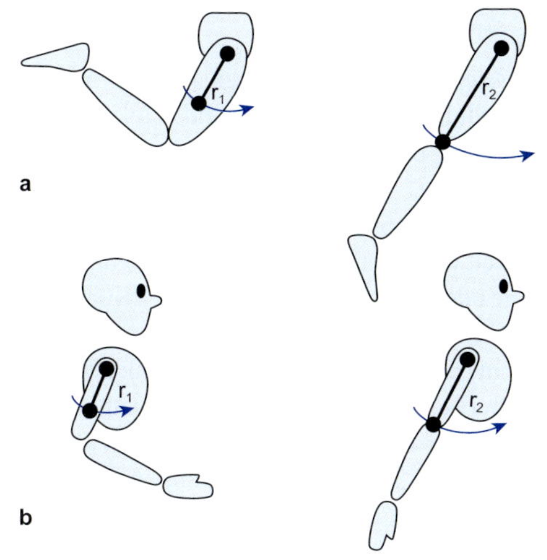

Abb. 8.4 Veränderung des Trägheitsmoments durch Masseverlagerung [L143]

Solche Masseverlagerungen finden im Bewegungsverhalten des vielgliedrigen Bewegungsapparates des Menschen ständig statt. Jede Flexion in einem Gelenk führt zur Verlagerung von Masseteilen hin zum Drehpunkt des benachbarten Gelenks (➤ Abb. 8.4). Dadurch verkleinert sich das Trägheitsmoment dieser Masseteile, das heißt, den Versuchen, es angulär zu bewegen, setzt es einen geringeren Widerstand entgegen. Für die agierende Muskulatur bedeutet dies einen geringeren Kraftaufwand oder bei gleichem Kraftaufwand eine höhere Winkelgeschwindigkeit (Bewegungsgeschwindigkeit im Gelenk). Sehr anschaulich wird die Wirksamkeit dieses mechanischen Zusammenhangs, wenn man eine Pirouette im Eiskunstlauf beobachtet. Je näher der Sportler seine Extremitäten an die Drehachse heranführt, umso schneller dreht er sich, weil das Trägheitsmoment kleiner ist. Wenn er seine Extremitäten wieder von der Drehachse entfernt, dann verringert sich die Drehgeschwindigkeit, weil das Trägheitsmoment wieder größer geworden ist.

8.10 Arbeit, Leistung und Energie

Die nachfolgend erläuterten mechanischen Größen haben auch eine gewisse Bedeutung für die Therapie und Rehabilitation, da sie Merkmale beschreiben, die für die Beanspruchung biologischer Strukturen nicht unerheblich sind.

8.10.1 Arbeit

Die mechanische **Arbeit W,** die auch in der Therapie bei der Veränderung des Bewegungszustands des eigenen Körpers und anderer Masseteile (Gewichte, Hantel usw.) verrichtet wird, sowie die mechanische **Leistung P,** die dabei erzielt wird, können auch als Parameter für die Beanspruchung der biologischen Strukturen herangezogen werden.

Mechanische Arbeit ist definiert als „Kraft mal Weg“: $W = F \times s = N\,m = J$ (Joule)

Im Fall einer Drehbewegung ist mechanische Arbeit als Produkt von Drehmoment und Drehwinkel definiert: $W = M \times \Phi = N\,m = J$ (Joule)

Mechanische Arbeit hat in beiden Fällen die Dimension „Newton mal Meter“ (N m). Diese Einheit trägt den Namen Joule (J).

MERKE

- 1 Joule (J) entspricht 0,2388 Kalorien (cal); 1 Kilojoule (kJ) entspricht 0,2388 Kilokalorien (kcal).
- 1 cal entspricht 4,1868 Joule; 1 kcal entspricht 4,1868 kJ
- 1 J ist definiert als die Menge an Energie, die benötigt wird, um 1 g Wasser um 0,2388 °C zu erwärmen.
- 1 cal ist definiert als die Menge an Energie, die benötigt wird, um 1 g Wasser um 1 °C zu erwärmen.
- Der Tagesbedarf eines Erwachsenen liegt bei ca. 1 925 Kilokalorien.
- Der Kalorienverbrauch bei körperlicher Aktivität beträgt z. B. bei 15 Min. Laufen ca. 250 Kilokalorien.

Mechanische Arbeit ist mit einer **Höhendifferenz** verbunden und wird als das Produkt der Kraft **F** beschrieben, die längs eines Weges **s** wirkt. „Längs eines Weges“ bedeutet in diesem Zusammenhang, dass die Kraft in ihren wesentlichen Komponenten in die Richtung wirkt, in der auch die Fortbewegung

8

der Körper erfolgt. So unterscheidet sich z.B. die Fortbewegung beim aufrechten Gang vom Ersteigen einer Treppe oder Erklimmen einer Kletterwand. Während beim Steigen und Klettern die vertikale Lageveränderung der Masse in die gleiche Richtung erfolgt wie die erforderliche Muskelkraft (Höhendifferenz), wird beim Gehen (etwas eingeschränkt auf das langsame Gehen) mit einer horizontalen Lageveränderung der Masse nur eine relativ kleine Kraft horizontal erforderlich. Der größere Teil der Kraft, die durch die Streckerkette der unteren Extremitäten aufzubringen ist, wirkt nicht horizontal, sondern vertikal und führt zu der typischen Auf- und Abwärtsbewegung des Körperschwerpunktes.

Beispiel. Eine Person hebt eine Masse m um eine Höhe (Weg) h an. Dabei wirkt auf die Masse die Schwerkraft $F = m \times g$. Die Person leistet mechanische Arbeit der Größe $W = (m \times g) \times s = N\,m$.

AUFGABE 5

Berechnen und vergleichen Sie die verrichtete mechanische Arbeit eines Bergsteigers mit einer Masse von 70 kg, wenn er eine Kletterwand von 5 m Höhe erklommen hat, und wenn er diesen gleichen Weg im aufrechten Gang horizontal zurücklegt. (Lösung im Anhang)

8.10.2 Leistung

Die mechanische Leistung P ist definiert als **Arbeit pro Zeiteinheit,** gemessen in Newton-Meter pro Sekunde (N m/s). Diese Einheit trägt den Namen Watt (W) (➤ Formel 8.13).

$$P = \frac{W}{T} = \frac{F \times s(J)}{t(s)} = W(\text{Watt}) \quad (1\,\text{PS} = 735\,\text{Watt})$$

Formel 8.13

Bei geradliniger Bewegung ist diese Definition gleichbedeutend mit der Definition der Leistung als Produkt aus Kraft und Geschwindigkeit (➤ Formel 8.14)

$$P = F \times v = N\,m/s$$ Formel 8.14

Bei der Drehbewegung ist die Leistung das Produkt aus Drehmoment und Winkelgeschwindigkeit (➤ Formel 8.15)

$$P = M \times \omega = N\,m/s$$ Formel 8.15

Für Gelenke des menschlichen Körpers beschreibt das Produkt aus Drehmoment und Winkelgeschwindigkeit die Leistung der Muskeln, die ein Gelenk überspannen.

In der Therapie wird die mechanische Leistungsfähigkeit einer Person im Rahmen der Fahrradergometrie oder anhand eines Belastungs-EKGs ermittelt und mit **Watt/kg Kg** (Watt pro Kilogramm Körpergewicht) definiert wird (Hollmann et al. 2009).

Dabei beträgt die Grenze zwischen pathologischer und nicht pathologischer Leistung **1 Watt/kg Kg** und hat für die Belastungsdosierung in der Therapie und Training von kardialen Patienten eine entscheidende Bedeutung. Leistungen von **2–2,5 Watt/kg Kg** bei den **Frauen** und **3–3,5 Watt/kg Kg** bei den **Männern** gelten als gute Leistungsfähigkeiten des Herz-Kreislauf-Systems (Hollmann et al. 2009)

AUFGABE 6

Wie viel Watt muss ein 70 kg schwerer Mann leisten, wenn er eine Treppe mit 20 Stufen (Stufenhöhe je 15 cm) in 10 Sekunden ersteigt? (Lösung im Anhang)

8.10.3 Energie

Energie kann als das Vermögen aufgefasst werden, Arbeit zu vollbringen. Energie und Arbeit sind mechanisch dasselbe. Es wird zwischen **potenzieller** und **kinetischer Energie** unterschieden. Potenzielle mechanische Energie ist gespeicherte Energie, die in andere Energieformen umgewandelt werden kann. So hat eine um die Höhe **h** über dem Erdboden angehobene Masse die potenzielle Energie gemäß ➤ Formel 8.16.

$$E_{pot} = m \times g \times s$$

Potenzielle Energie = Masse × Schwerebeschleunigung × Weg (Strecke) = N m oder J Formel 8.16

Diese Energie kann durch Fallenlassen der Masse in Bewegungsenergie oder beim Aufprall auf den Boden in Wärmeenergie umgewandelt werden.

Bei der Arbeit der Muskeln stammt die verbrauchte Energie aus chemischen Prozessen. Chemische Energie ist diejenige Energie, die zur Bildung einer chemischen Verbindung erforderlich ist. Wenn die Verbindung wieder in ihre Bestandteile zerlegt wird, wird chemische Energie frei und kann in mechanische Energie und/oder in Wärme umgewandelt werden. **Der Energieverbrauch der Muskulatur ist nicht identisch mit der geleisteten mechanischen Arbeit.** Die Muskeln können auch dann Energie verbrauchen, wenn keine mechanische Arbeit geleistet wird. Beim statischen Halten einer Masse in der Hand wird chemische Energie verbraucht, ohne dass hier eine mechanische Arbeit geleistet wird. Zwar wirkt die Schwerkraft, aber da keine Bewegung erfolgt, ist das Produkt von Kraft und Weg oder von Drehmoment und Winkel gleich Null. Auch wenn Bewegungen des Körpers erfolgen, kann Energie verbraucht werden, ohne dass mechanische Arbeit mit Höhendifferenz geleistet wird. z. B. beim Gehen auf ebenem Boden.

Die **kinetische Energie** ist der Arbeitsaufwand, der nötig ist, um den Körper aus dem Ruhezustand in Bewegung zu versetzen. (➤ Formel 8.17).

$$\mathbf{E_{kin} = ½ \times m \times v^2}$$

Kinetische Energie =
½ × Masse × (Geschwindigkeit)^2 Formel 8.17

Bei der Rotationsbewegung errechnet sich die kinetische Energie nach ➤ Formel 8.18.

$$\mathbf{E_{kin} = ½ \times J \times \omega^2}$$

Kinetische Energie = ½ × Trägheitsmoment × (Winkelgeschwindigkeit)^2 Formel 8.18

Der Energieerhaltungssatz besagt, dass in jedem abgeschlossenen System die Gesamtenergie konstant bleibt.

8.11 Gleichgewicht und Stabilität

Körperhaltungen und Körperbewegungen benötigen immer Gleichgewicht und Stabilität. Es ist für die Analyse von Körperlagen wichtig, den Gleichgewichtszustand zu definieren und seinen Stabilitätsgrad zu kennen.

In der Mechanik unterscheidet man drei Gleichgewichtsarten, das **stabile,** das **labile** und das **indifferente** Gleichgewicht. Das stabile Gleichgewicht ist dadurch gekennzeichnet, dass bei geringer Abweichung des Körpers aus der Gleichgewichtslage eine Rückkehr in die Ausgangslage erfolgt (➤ Abb. 8.5a). Das stabile Gleichgewicht ist daher leicht zu halten und stellt es sich von selbst ein.

Beim **indifferenten** Gleichgewicht wird bei beliebigen Abweichungen das Gleichgewicht in jedem Fall beibehalten (➤ Abb. 8.5b).

Beim **labilen Gleichgewicht** kann eine geringe Abweichung eine noch größere Auslenkung hervorrufen, sodass der Körper nicht mehr von selbst in die Ausgangslage zurückkehrt (➤ Abb. 8.5c). Das labile

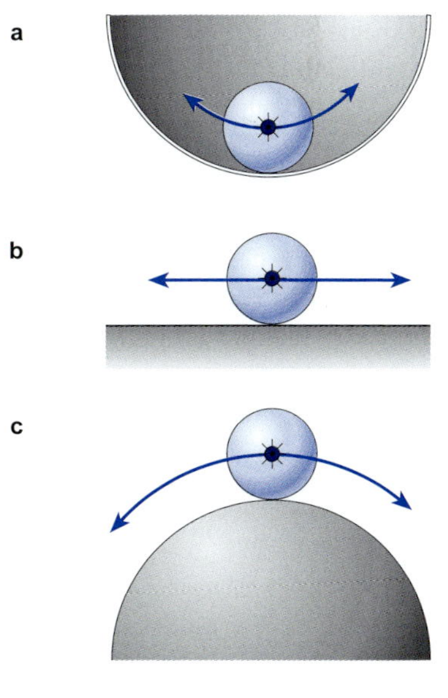

Abb. 8.5 Gleichgewicht
a) stabiles Gleichgewicht
b) indifferentes Gleichgewicht
c) labiles Gleichgewicht [L190]

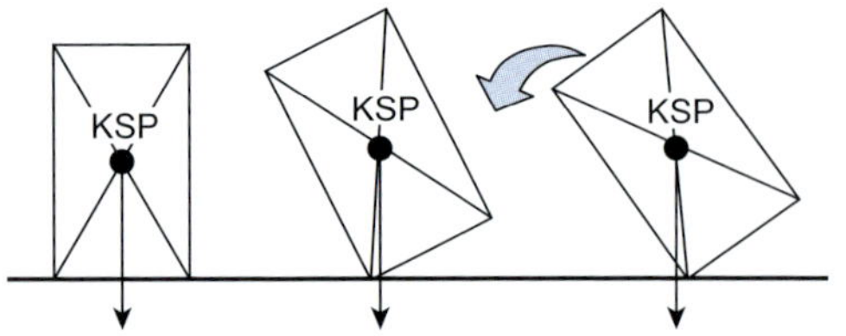

Abb. 8.6 Solange das Lot eines Körpers durch die Unterstützungsfläche geht, kippt der Körper nicht um. [L143]

Gleichgewicht ist schwer zu halten, weil man ständig korrigieren muss, sobald das Lot des KSP (Körperschwerpunkt – der Punkt eines Körpers, an dem die Schwerkraft angreift, heißt Körperschwerpunkt) außerhalb der Auflagefläche ist. **Je kleiner die Standfläche, desto schwieriger ist das Gleichgewicht zu halten.** Maßnahmen, die die Standfläche vergrößern, vergrößern das Gleichgewicht und die Stabilität.

Befindet sich die senkrechte Projektion des Körperschwerpunktes (KSP) innerhalb dieser Stützfläche, so ist der Körper im **stabilen Gleichgewicht** (➤ Abb. 8.6), und bei kleinen Auslenkungen kehrt der Körper in die Ausgangslage zurück. Wird der Körper so weit gekippt, dass das Lot des KSP nicht mehr durch die Stützfläche geht, so kippt der Körper um.

Für das Gleichgewicht und die Stabilität sollten folgende Aspekte beachtet werden:

Je größer die Stützfläche, desto größer die Stabilität. Ein Ausfallsschritt bedeutet eine weitere Vergrößerung der Stabilität. Die Größe der Stützfläche kann auch durch technische Hilfsmittel, etwa eine Stütze, vergrößert werden.

Je größer die Höhe des KSP über der Stützfläche ist, desto geringer ist die Stabilität. Höhe und Stabilität sind daher indirekt proportional. Man kann somit die Stabilität umso mehr vergrößern, je tiefer man den KSP bringt, etwa indem man z. B. die Knie beugt.

Je größer die horizontale Entfernung des KSP vom Rand der Stützfläche, desto größer ist die Stabilität.

Je größer das Körpergewicht, desto größer ist die Stabilität. Bei gleicher Haltung hat also die Person mit dem größeren Gewicht den höheren Stabilitätsgrad.

MERKE

Bei translatorischen Bewegungen sprechen wir in der Kinematik von Geschwindigkeit **v** (m/sek) und in der Kinetik von Kräften **F** (N). Bei kurvlinearen Bewegungen sprechen wir in der Kinematik von Winkelgeschwindigkeiten ω (rad/s^2) und in der Kinetik von Drehmomenten **M** (N m).

Druck **p** (N m^2, Pa) ist abhängig von der Kraft und der Fläche, auf welche die Kraft wirkt, die Arbeit **W** ist abhängig von der Kraft und der Strecke (Höhendifferenz), entlang derer die Arbeit verrichtet wird, und die Leistung **P** (Watt) ist abhängig von der Arbeit und der Zeit, während derer die Arbeit absolviert wird.

WEITERFÜHRENDE LITERATUR

Brinckmann P, Frobin W et al (2012) Orthopädische Biomechanik. Münster: Monsenstein & Vannerdat

Dobner HJ, Perry G (2001) Biomechanik für Physiotherapeuten. Stuttgart: Hippokrates

Hollmann W, Strüder HK, Diehl J (2009) Sportmedizin: Grundlagen für körperliche Aktivität, Training und Präventivmedizin 5. A. Stuttgart: Schattauer

KAPITEL

9 Angewandte Biomechanik

9.1 Analyse von Muskel- und Gelenkkräften

Lernziele

Es werden folgende Kenntnisse und Kompetenzen erzielt:

- Verschiedene Ansätze zur **Analyse von Muskel- und Gelenkkräften** können benannt werden.
- Die unterschiedlichen **Hebelklassen** können beschrieben und den Gelenken im menschlichen Körper zugeordnet werden.
- Die biomechanischen **Kräfte und Drehmomente** der unterschiedlichen Hebelklassen können differenziert und berechnet werden.
- Die **Risiken** des therapeutischen Trainings von Muskel- und Gelenkkräften **bei untrainierten Personen und geschädigten Strukturen** sind bekannt und können vermieden werden.

Für wissenschaftliche Zwecke oder auch für die Planung von operativen Eingriffen in der Orthopädie wird das Kräftespiel in biologischen Strukturen über eine dreidimensionale Analyse der Drehmomente oder mithilfe der sogenannten Freikörperdiagramme untersucht. Dies ist vom mechanischen Standpunkt korrekt, weil diese Verfahren sehr genaue Ergebnisse liefern. In der angewandten funktionellen Biomechanik für die Praxis des Therapeuten in der Rehabilitation hat sich aus praktischen Gründen das Bestimmen von Muskel-, Gelenk- und Gewichtskräften über das Hebelkonzept bewährt und durchgesetzt – wenn es auch wissenschaftlich nicht so genau ist.

Wichtig ist jedoch für den Therapeuten, dass er auf der Grundlage seiner Kenntnisse in der funktionellen Anatomie und ebenso der funktionellen Biomechanik zweifelsfrei bestimmen kann,

1. in welcher Gelenkwinkelposition der betroffenen und zu therapierenden Strukturen durch eine definierte äußere Last (Kraft) eine maximale Beanspruchung zu erwarten ist und
2. welche Hebelklasse bei einer konkreten Beanspruchung und Funktion der biologischen Strukturen zur Wirkung kommt.

Letzteres ist vor allem deshalb von Bedeutung, weil im gleichen Gelenk-Muskel-System, entsprechend der spezifischen mechanischen Funktion (offenes oder geschlossenes System), unterschiedliche Hebelklassen wirken können.

Generell unterstellen wir, im Sinne einer für therapeutische Entscheidungen in der Rehabilitation durchaus zulässigen **Vereinfachung,** dass die am Hebel wirkenden Kräfte annähernd senkrecht auf dem Hebel stehen. Unter dieser Voraussetzung ist das Gleichgewicht am Hebel als identisch mit dem Gleichgewicht von Drehmomenten zu betrachten. Dies trifft für viele Situationen in der Therapie zu. Ist jedoch für besondere Fälle diese Voraussetzung nicht gegeben, dann sollte die Berechnung der zu ermittelnden Kräfte über das Gleichgewicht der Drehmomente erfolgen. In der Regel dürfte dies jedoch nicht erforderlich sein.

Für viele Fragestellungen in der Praxis reicht es, wenn man die Kräfte und Drehmomente in statischen Positionen abschätzt. Der Vorgang bei dynamischen Situationen ist komplexer und zeitlich aufwendig. Im Allgemeinen sind außerdem die Muskelkräfte um Vieles größer als die zu tragende Last, und die Gelenkkräfte sind gleich oder größer als bei den statischen Postionen. Bei der Berechnung von Muskel- und Gelenkkräften spricht man häufig von minimalen Nettokräften, weil die Kräfte der Antagonisten (z. B. bei einer gleichzeitigen Kontraktion von Beuger und Strecker) bei solchen Vereinfachungen nicht berechnet werden. Dass manche Gelenke keine feste Achse besitzen oder manche Muskeln mehrere Segmente verbinden, wird hier nicht berücksichtigt. Nichtsdestoweniger werden solche Modelle zur Untersuchung der Gelenkkinematik und -kinetik benutzt und liefern wichtige Informationen für die Therapie.

9.2 Hebelklassen in biologischen Strukturen

Das Problem der Berechnung von Muskel- und Gelenkkräften wird im Folgenden vom Standpunkt eines Hebelsystems oder eines Gleichgewichts betrachtet.

In der Mechanik werden drei verschiedene Hebelklassen unterschieden. Ein erstes wichtiges Unterscheidungsmerkmal ist die Lage des Drehpunktes am Hebel. Nach diesem Merkmal kann zunächst zwischen zweiseitigen und einseitigen Hebeln unterschieden werden.

Ein zweites Unterscheidungsmerkmal ist bei den einseitigen Hebeln der Ort des Ansatzes der wirkenden Kraft (Muskelkraft) und der wirkenden Last (Gewichtskraft).

Unabhängig von der Hebelklasse gilt bei allen Hebeln die **goldene Regel der Mechanik** (➤ Formel 9.1):

$$\text{Kraft} \times \text{Kraftarm} = \text{Last} \times \text{Lastarm} \qquad \text{Formel 9.1}$$

Für unsere Zwecke ist dabei Kraft als Muskelkraft $\mathbf{F_M}$ und Last als Gewichtskraft $\mathbf{F_G}$ zu definieren.

Daraus resultiert die in ➤ Formel 9.2 dargestellte Gleichung am Hebel in biologischen Strukturen:

$$F_M \times r_M = F_G \times r_G \qquad \text{Formel 9.2}$$

Mit $\mathbf{r_M}$ wird dabei der Kraftarm und mit $\mathbf{r_G}$ der Lastarm beschrieben.

Wenn wir – wie bereits hervorgehoben – dabei unterstellen, dass die Kräfte annähernd senkrecht auf dem Hebel stehen, sind Kraftarm und Lastarm vergleichbar mit dem Abstand **r** eines Drehmoments.

Hebelklasse 1: zweiseitige Hebel

Bei den **zweiseitigen Hebeln** liegt der Drehpunkt stets zwischen den beiden an den Enden des Hebels ansetzenden Kräften. Der Drehpunkt teilt gewissermaßen den Hebel – deshalb auch zweiseitiger Hebel genannt. Diese Hebel bezeichnet man als **Hebel Klasse 1** oder Hebel erster Ordnung. Sie sind sehr anschaulich am Beispiel einer Wippe zu erläutern (➤ Abb. 9.1).

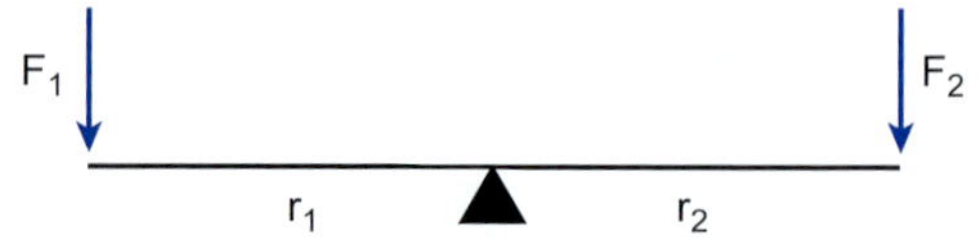

Abb. 9.1 Die Wippe als zweiseitiger Hebel – Hebelklasse 1 [L143]

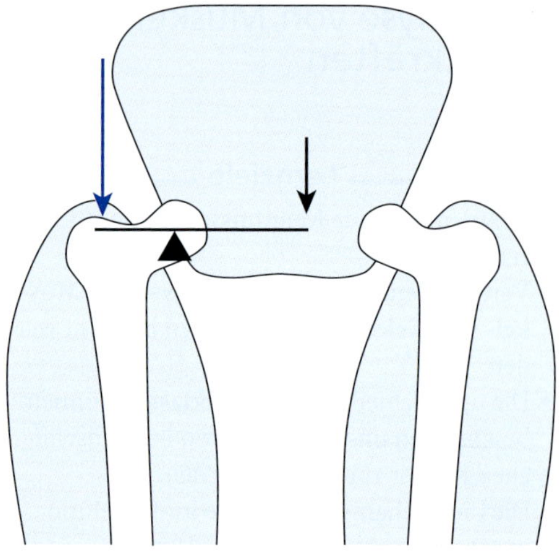
Abb. 9.2 Hebelklasse 1 im Einbeinstand im Hüftgelenk [L143]

Der mechanische Vorteil oder Nachteil von Muskelkräften am zweiseitigen Hebel im Stütz- und Bewegungsapparat des Menschen wird dabei durch das Verhältnis von Kraft zu Lastarm bestimmt. Typische Beispiele von Hebeln der Klasse 1 sind das Hüftgelenk im Einbeinstand bzw. in der Einbeinstandphase (➤ Abb. 9.2), die Aufrechthaltung des Kopfes durch die Spinalmuskulatur (➤ Abb. 9.3) sowie das Knie- und Hüftgelenk beim Aufstehen, beim Treppensteigen oder in der Funktionsstemme (➤ Abb. 9.4), bekannt auch als **geschlossene Kette**.

Weil bei dieser Hebelklasse in den biologischen Strukturen die wirkende Muskelkraft häufig am kürzeren Hebelarm ansetzt, spricht man von einem negativen mechanischen Vorteil solcher Hebelsyste-

9

me. Die Kraft $\mathbf{F_M}$ muss größer sein als die anliegende Last/Gewichtskraft, und zwar im gleichen Verhältnis wie beim Verhältnis von Lastarm zu Kraftarm (➤ Formel 9.3).

$$F_M = \frac{F_G \times r_G}{r_M} \text{ oder } = F_M = F_G \frac{r_G}{r_M} \qquad \text{Formel 9.3}$$

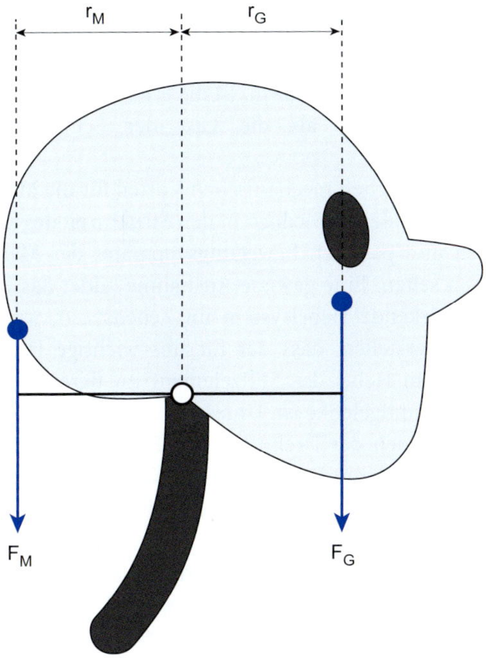

Abb. 9.3 Hebelklasse 1 bei der Aufhängung des Kopfes [L143]

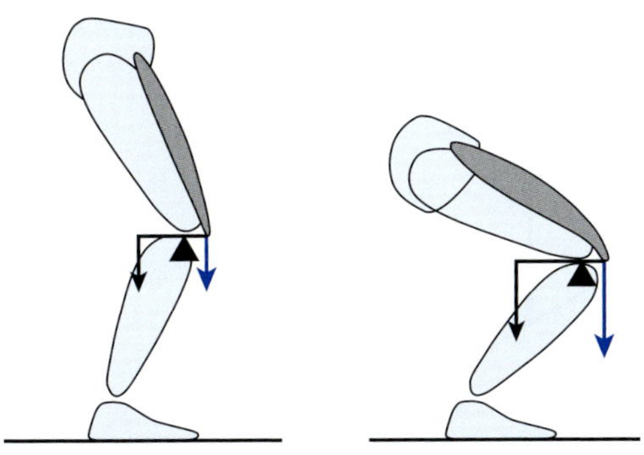

Abb. 9.4 Hebelklasse 1 im Kniegelenk in der Funktionsstemme [L143]

Neben den beiden bisher am Hebel in der biologischen Struktur beschrieben Kräften (F_M und F_G) kommt auch am Drehpunkt des Hebels eine Kraft zur Wirkung. Sie kann als **Gelenkkraft F_J** beschrieben werden. Entsprechend dem Verlauf der an den beiden Enden des Hebels wirkenden Kräfte – sie haben beide die gleiche Richtung, und sie sind vektorielle Größen – muss die am Drehpunkt wirkende Kraft stets die Summe der beiden Kräfte $\mathbf{F_M}$ und $\mathbf{F_G}$ sein. Die Gelenkkraft bei Hebeln der Klasse 1 berechnet sich folglich aus der in ➤ Formel 9.4 dargestellten Gleichung:

$$F_J = F_M + F_G \qquad \text{Formel 9.4}$$

Die Berechnung von Muskelkraft und Gelenkkraft soll am Beispiel des Hüftgelenks (Einbeinstand) erläutert werden (➤ Abb. 9.5). Dabei soll berücksichtigt werden, dass Größen- und Gewichtsverhältnisse sowie der Körperschwerpunkt (KSP) zur Analyse von Kräften und Momente bestimmt werden müssen. Solche Angaben lassen sich aus Körpermodellen ablesen. Gibt man den kombinierten Gliedern aus Kopf, Hals und Rumpf den Wert 1,00, dann beträgt die Länge der oberen Gliedmaßen 0,76, die Oberarmlänge 0,36 und die Unterarmlänge 0,32. Die Länge der unteren Extremitäten beträgt 1,1, die Oberschenkellänge 0,5, die Unterschenkellänge 0,48. Entsprechende Modelle existieren auch für die relativen Gewichte einzelner Segmente, und zwar in Prozentangaben: Kopf 7 %, Rumpf 43 %, Oberarm 3 %, Unterarm 2 %, Hand 1 %, Oberschenkel 12 %, Unterschenkel 5 %. (Nigg et al. 1999)

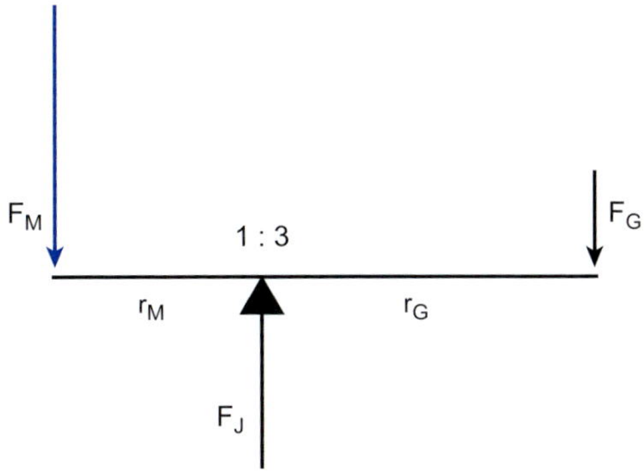

Abb. 9.5 Hebelsystem im Hüftgelenk im Einbeinstand (schematisch) [L143]

9

AUFGABE 7

Wir nehmen folgende Ausgangsdaten an:

Masse der Person:	60 kg
Gesamtgewichtskraft $F_{G\text{-}ges}$	600 N
Teilgewichtskraft F_G	500 N
Lastarm r_G	12 cm
Kraftarm r_M	4 cm³

(Dieses hier verwendete Verhältnis von Lastarm zu Kraftarm mit 3:1 wird beschrieben bei Nigg et al. 1999.)
Fragestellung: Wie groß sind die Muskelkraft $\mathbf{F_M}$ und die Gelenkkraft $\mathbf{F_J}$**?** (Lösung im Anhang)

Untersuchungen von Bergmann (2004) an künstlichen Hüftgelenken haben durch Messungen in vivo für die Gelenkkraft eine relative Größe von 315 Prozent der Gesamtgewichtskraft ergeben. Übertragen auf unser Beispiel mit einer Person von 60 kg (600 N) entsprächen diese 300 Prozent einer Gelenkkraft von 1 890 N, die nah an den Berechnungen von Bergmann (2004) liegen. Es sollte hier berücksichtigt werden, dass solche Berechnungen als Abschätzungen gelten und nicht immer exakte Werte berücksichtigen (➤ Kap. 13.1).

Im Unterschied zu den bisher besprochenen zweiseitigen Hebeln (Klasse 1) liegt der Drehpunkt der **einseitigen** Hebel immer am Ende des Hebels. Entscheidend dafür, ob ein Hebel der Klasse 2 oder 3 im System zu Wirkung kommt, ist der Umstand, welche Kraft am anderen Ende des Hebels ansetzt – die Muskelkraft oder die Gewichtskraft (Last).

Hebelklasse 2: einseitige Hebel – die Kraft wirkt am Hebelende

Hebel der Klasse 2 sind an der Schubkarre recht anschaulich nachvollziehbar: Der Drehpunkt in diesem Hebelsystem befindet sich an einem Ende des Hebels und die Kraftwirkung durch den Menschen am anderen Ende. Zwischen diesen beiden Kräften, d.h. näher am Drehpunkt als die Kraft, setzt die Gewichtskraft (Last) der Schubkarre an. Auch hier wird die Größe der erforderlichen Muskelkraft bei einer definierten Last durch das Verhältnis von Lastarm zu Kraftarm bestimmt. Da der Kraftarm jedoch größer ist als der Lastarm, ist die erforderliche Muskelkraft kleiner als die Last der Schubkarre. (➤ Abb. 9.6).

Einen solchen mechanischen Vorteil für die Muskelkraft finden wir jedoch in den Strukturen des aktiven und passiven Bewegungsapparates des Menschen selten. Eine gewisse Ausnahme bildet das im Fuß wirkende Hebelsystem im Zehenstand, wenn wir unterstellen, dass der für uns wichtige Drehpunkt am Hebel das Stützelement im Bereich der Zehengrundgelenke ist. Unter dieser Voraussetzung befindet sich der Drehpunkt am Ende des Hebels, und am anderen Ende wirkt die Kraft der Wadenmuskulatur und hebt das Fersenbein an zum Zehenstand.

Sobald wir jedoch das obere Sprunggelenk als Drehpunkt am Hebel betrachten, wird funktionell ein zweiseitiger Hebel (Klasse 1) wirksam.

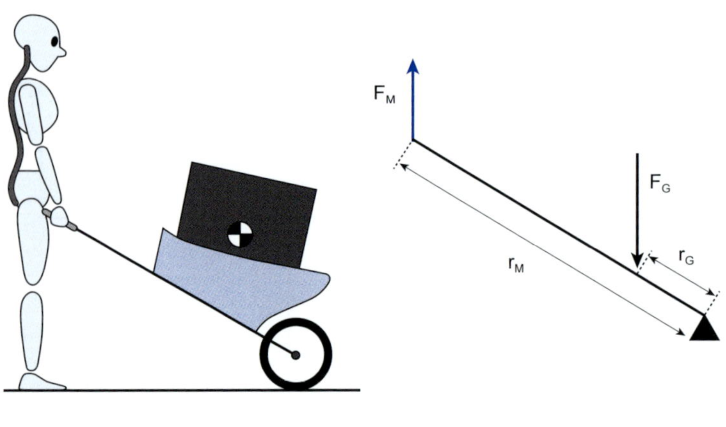

Abb. 9.6 Hebel Klasse 2 an der Schubkarre [L143]

Hebelklasse 3: einseitige Hebel – die Last wirkt am Hebelende

Hebel der Klasse 3 sind im Bewegungsapparat des Menschen sehr häufig zu finden. Auch in einem solchen Hebelsystem befindet sich der Drehpunkt am Ende des Hebels, bekannt auch als **offene Kette.** Distal agiert jedoch nicht die Muskelkraft, sondern die Gewichtskraft (Last). Die Muskelkraft setzt dagegen proximal, d. h. gelenknah an (➤ Abb. 9.7).

Für die Dynamik des Bewegungsapparates hat eine solche mechanische Anordnung aufgrund des relativ kurzen Kraftarms zwar den Nachteil, dass sehr hohe Muskelkräfte erforderlich sind, um das distale Endglied zu beschleunigen (negativ mechanischer Vorteil). Andererseits ermöglicht gerade eine solche biomechanische Konstellation, dass in den betreffenden Gelenken bei hoher Zugspannung der Muskulatur eine sehr hohe Winkelgeschwindigkeit realisiert werden kann, bei der das distale Endglied maximal beschleunigt wird (z. B. beim Vollspannstoß im Fußball oder beim Speerwurf).

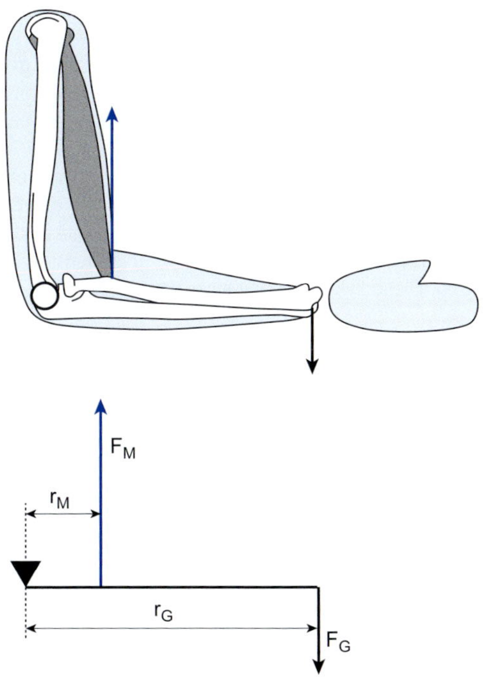

Abb. 9.7 Hebel Klasse 3 am Ellenbogengelenk [L143]

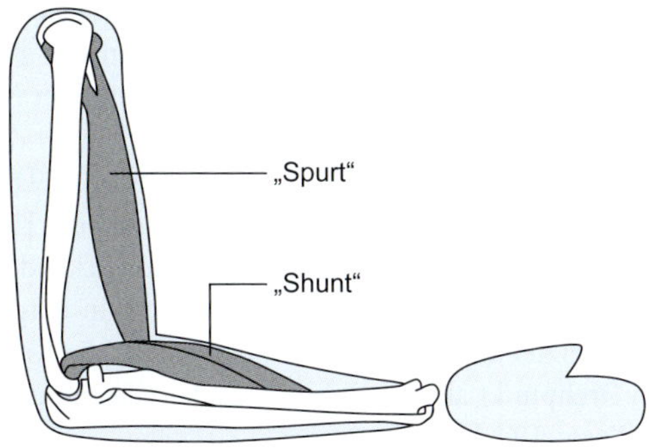

Abb. 9.8 Spurtmuskeln und Shuntmuskeln [L143]

Aufgrund dieser Eigenschaften werden jene Muskeln, die über einen gelenknahen Ansatz agieren, auch **Spurtmuskeln** genannt (➤ Abb. 9.8 und ➤ Kap. 12.3).

Um solche hohen Beschleunigungen im distalen Extremitätenbereich zu ermöglichen, hat sich eine typische Masseverteilung an den Extremitäten entwickelt. Nach distal verjüngen sich die Gliedmaßen, während proximal die großen Muskelgruppen angeordnet sind. Diese besitzen deshalb lange Sehnen (z. B. Bizeps und Quadrizeps), damit die durch Kontraktion des Muskels hervorgerufene Zugspannung auch über das Gelenk effektiv auf den benachbarten Körperteil übertragen werden kann. Mechanisch ist mit dieser typischen Anordnung der zu beschleunigenden Masse verbunden, dass der Körperschwerpunkt der betreffenden Körperteile proximaler liegt. Dies verringert nicht nur das Trägheitsmoment, sondern verkürzt auch den Lastarm. Dadurch verbessert sich trotz des kurzen Kraftarms die mechanische Situation des agierenden Muskels am Gelenk sowohl für die dynamische als auch für die statische Arbeitsweise.

MERKE

Je weiter entfernt vom Gelenk der Ansatz eines Muskels positioniert ist, desto geringer wird er im Sinne einer hohen Winkelbeschleunigung im Gelenk wirksam und desto höher ist seine stabilisierende Funktion.

Der Muskel erhält durch diese biomechanische Konstellation eine stärker stabilisierende Funktion. Aufgrund dieser spezifischen Funktion werden solche Muskeln auch als **Shuntmuskeln** bezeichnet (➤ Abb. 9.8).

So ist z.B. bei der Flexion des Ellenbogengelenks der M. Bizeps (Spurtmuskel) verstärkt an der Beschleunigung des Gelenks beteiligt, während der M. Brachioradialis (Shuntmuskel) hauptsächlich für die Stabilisation des Gelenks zuständig ist (➤ Abb. 9.8).

Zur Bestimmung der Kraft am Drehpunkt des Hebels Klasse 3 betrachten wir wieder die wirkenden Kräfte $\mathbf{F_M}$ und $\mathbf{F_G}$ als Vektoren. Da diese in entgegengesetzter Richtung agieren, ergibt sich die Kraft am Drehpunkt als Gelenkkraft aus der Gleichung in ➤ Formel 9.5:

$$F_J = F_M - F_G \qquad \text{Formel 9.5}$$

Unabhängig von der Hebelklasse wird vom Standpunkt der Dynamik aus der mechanische und physiologische Vorteil (sog. negativer mechanischer Vorteil) eines anatomischen Hebels mit gelenknahem Ansatz der Muskelkraft deutlich, wenn wir die Motorik des Alltags und auch des Sport betrachten. Viele menschliche Bewegungen, wie etwa das Laufen, Springen, Werfen und Stoßen. sind in ihrem Resultat abhängig von der Erzeugung einer hohen Winkelgeschwindigkeit in den Gelenken. Dies wird durch hohe Muskelkräfte ermöglicht, die über einen kurzen Hebelarm agieren. Dadurch wird die angestrebte hohe Beschleunigung der distalen Masse erst möglich.

CAVE

Bei hohen Beschleunigungen einer distalen Masse sind hohe Muskelkräfte erforderlich, die hohe reaktive Kräfte (auch als Kompressionskräfte) in den Gelenken erzeugen, was durchaus Schädigungen der Gelenkflächen zur Folge haben könnte.

Zu bedenken ist zudem bei sportlich völlig unvorbelasteten Patienten, dass hohe muskuläre Beschleunigungen enorme Zugspannungen im Muskel-Sehnen-Komplex hervorrufen. Diese können nicht nur bei den geschädigten Strukturen, sondern auch bei den gesunden Strukturen zu einer Fehlbelastung und damit möglicherweise zu erneuten Verletzungen führen. Für das rehabilitative Training vor allem an sequentiellen Trainingsgeräten sowie mithilfe von Gewichtskräften in Form von freien Gewichten (Hanteln u.a.) stellt deshalb jede hohe Beschleunigung ein Risikofaktor dar. Deshalb sollte der Therapeut stets auf einen allmählichen, aber zügigen Bewegungsablauf zielen.

Hinzu kommt, dass bei hohen Beschleunigungen der zu bewegenden Masseteile diese gegen Ende der Bewegungsbahn eine hohe Geschwindigkeit erfahren. Nach dem Trägheitsgesetz behalten sie diesen Bewegungszustand bei, solange keine entgegengerichtete Kraft wirkt. Für die agierenden Muskeln bedeutet das, sie werden nicht bis an das Ende der möglichen Bewegungsbahn beansprucht, weil die Trägheit der beschleunigten Masse dies verhindert. Das Training für die Agonisten ist in diesen Winkelbereichen nicht effektiv.

Andererseits ist zum Abbremsen der beschleunigten Masseteile vor der Bewegungsumkehr eine unter Umständen exzentrisch unkontrollierbare Aktivität der Antagonisten erforderlich, die gleichfalls zu Schädigungen führen kann. Trainingsformen, die diese reaktiven Kraftfähigkeiten des neuromuskulären Systems entwickeln, sollten deshalb mit Bedacht und erst gegen Ende der Rehabilitation eingesetzt werden.

MERKE

Kraft (Muskelkraft/F_M) × **Kraftarm** (Muskelarm/r_M) = **Last** (Gewicht/F_G) × **Lastarm** (Gewichtsarm/r_G).

Bei den **zweiseitigen Hebeln** liegt der Drehpunkt (Wippe) stets zwischen den beiden an den Enden des Hebels ansetzenden Kräften. Bekannt ist dies auch als **geschlossene Kette.** Beispiele: Kniebeuge, Funktionsstemme. Die Gelenkkraft ist dabei die Summe der Muskel- und Gelenkkraft ($F_J = F_M + F_G$).

Bei den **einseitigen Hebeln** befindet sich der Drehpunkt am Ende des Hebels, bekannt auch als **offene Kette.** Die Gelenkkraft ist dabei die Muskel- minus die Gelenkkraft ($F_J = F_M - F_G$). Beispiele: Knieextension im Sitzen, Ellenbogenflexion mit einer Hantel.

WEITERFÜHRENDE LITERATUR

Bergmann G, Graichen F, Rohlmann A (2004) Hip joint contact forces during stumbling. Langenbecks Arch Surg 389(1):53–59

Brinckmann P, Frobin W et al (2012) Orthopädische Biomechanik. Münster: Monsenstein & Vannerdat

Dobner, HJ, Perry G (2001) Biomechanik für Physiotherapeuten. Stuttgart: Hippokrates

Enoka RM (2002) Neuromechanics of humawn movement. Champaign, IL: Human Kinetics

Nigg BM, Herzog W (eds.) (1999) Biomechanics of the musculoskeletal system. West Sussex: Wiley

KAPITEL

10 Deformationen eines Körpers

Lernziele

Es werden folgende Kenntnisse und Kompetenzen erzielt:

- Die unterschiedlichen **Arten von Deformationen** des Körpers können unterschieden werden.
- Die Formveränderungen durch **Dehnung und Kompression** sind in ihren Grundzügen und ihrer Bedeutung für die Therapie und Rehabilitation bekannt.
- Es ist verstanden, wie **Scher- und Torsionskräfte** sowie **Biegebeanspruchungen** auf Knochen und Gelenke wirken.

In Therapie und Training begegnen wir ständig den Wirkungen von Kräften und Momenten. Wirken diese Kräfte auf den menschlichen Körper, kommt es zu dessen Deformation oder Verformung. Die Form eines Körpers kann auf verschiedene Weisen verändert werden. Kenntnisse über die Wirkung der Kräfte sind vor allem in der Wundheilungsphase der Therapie von Bedeutung, um Belastungsspitzen zu vermeiden.

Folgende Deformationsarten kommen in Therapie und Training häufig vor:

- Dehnung
- Kompression
- Scherung
- Biegung
- Torsion

10.1 Dehnung

Verlängert ein Körper unter der Einwirkung von Kräften seine Form und sein Volumen, so spricht man von einer Dehnung. Die Kräfte wirken in zwei entgegengesetzten Richtungen. Die Dehnung errechnet sich aus dem Verhältnis der Längenveränderung (ΔL) zu der ursprünglichen Länge und wird in den Einheiten cm, mm oder ηm angegeben (➤ Abb. 10.1). Eine Dehnung kann als Längs oder Querdehnung vorkommen. Oft wird bei der Dehnung zwischen einer positiven und einer negativen Dehnung unterschieden. Wenn die Abmessung des Körpers sich vergrößert, spricht man von einer **positiven Dehnung** (Streckung), andernfalls von einer **negativen Dehnung** oder Stauchung.

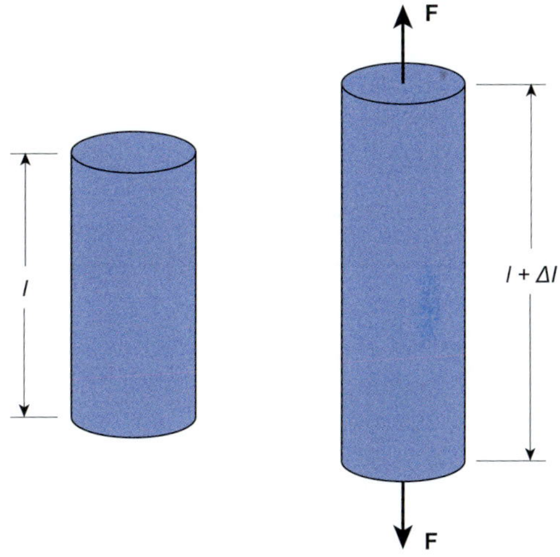

Abb. 10.1 Volumen- und Formveränderung eines Körpers [L143]

In der Therapie kommen Dehnungen vielfältig als Muskeldehnungen, als manuelle Traktionen eines Gelenks oder in verschiedenen Massagetechniken vor.

10.2 Kompression

Bei der Kompression handelt es sich um eine Form- und Volumenänderung eines Körpers, bei der die Kräfte gegeneinander wirken und der Körper zusammengedrückt wird (➤ Abb. 10.2).

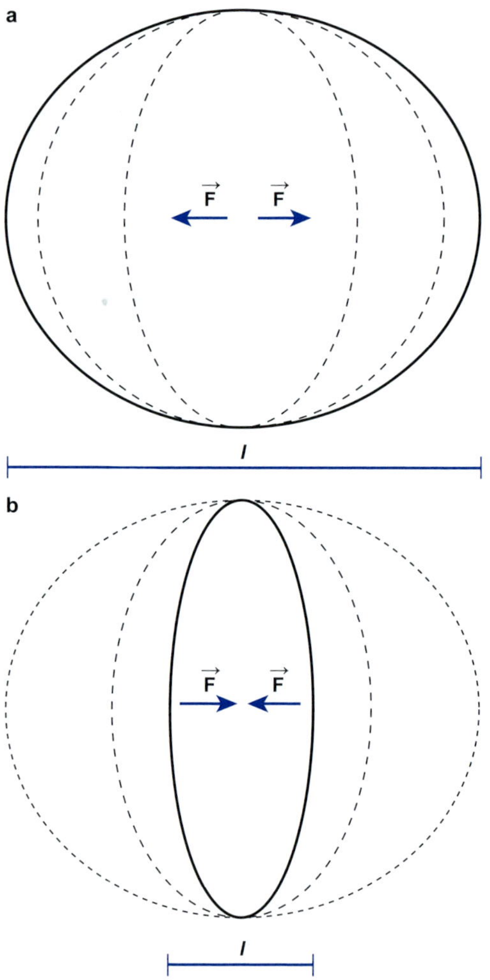

Abb. 10.2 Wirkung der Kräfte
a) Dehnung
b) Kompression [L143]

Die Kompression wird anhand des Verhältnisses von Volumenänderung (ΔV) zum ursprünglichen Volumen in Abhängigkeit vom ausgeübten Druck errechnet. Hebel der Klasse 1 sind oft mit Kompressionskräften in den Gelenken verbunden. Der aufrechte Stand übt z. B. eine Kompression auf die Gelenke vor allem der unteren Extremität aus.

10.3 Scherung

Wenn Kräfte unproportional am Körper angreifen, sodass es zu einer Verschiebung der Winkelbeziehungen eines Körpers kommt, spricht man von einer Scherung (➤ Abb. 10.3).

Scherkräfte werden in Therapie und Training ausgeübt, wenn Dehnungen und Kompressionen gegeneinander wirken. Hebel der Klasse 3 sind mit Scherkräften für die Kochen und Bandstrukturen verbunden. Das Heben einer Hantel mit der Hand ist mit Scherkräften am Unterarmknochen verbunden.

10.4 Biegung

Die Biegung eines Körpers ist eine Kombination aus Dehnung und Kompression. Bei einer Biegung kommt es auf der konkaven Innenseite zu einer Kompression, auf der konvexen Außenseite zu einer Dehnung. (➤ Abb. 10.4). **Die Zug- und Kompressionsspannungen sind an der Oberfläche am größ-**

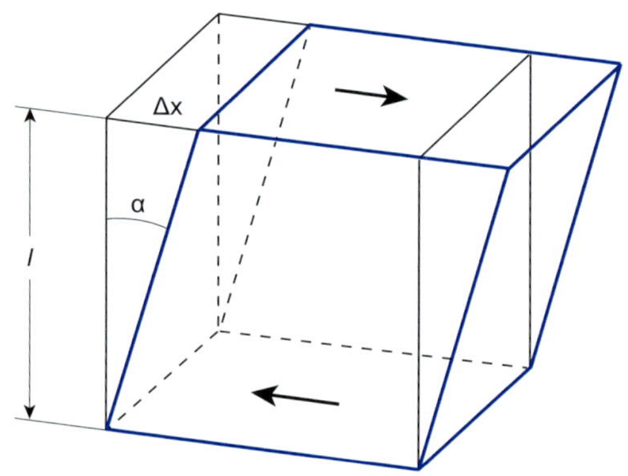

Abb. 10.3 Verschiebung der Winkelbeziehungen eines Körpers durch die Einwirkung von Scherkräften [L143]

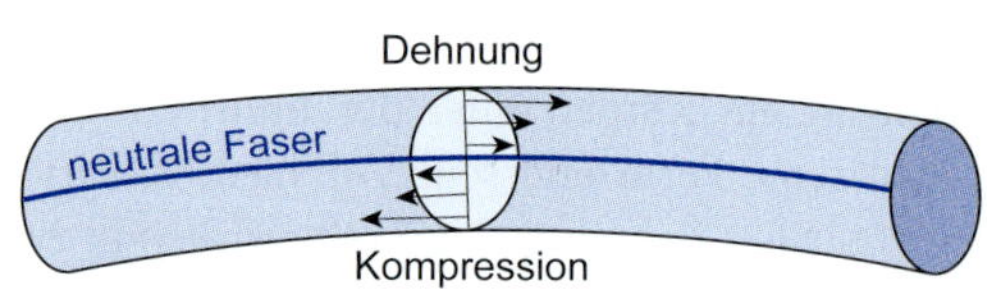

Abb. 10.4 Biegung eines Körpers [L143]

ten, während sie in der Mitte gegen Null sinken, jedoch entstehen an dieser Stelle maximale Scherkräfte. Das Krankheitsbild der Skoliose ist ein Beispiel für die Biegung im menschlichen Körper. An der konkaven Seite der Wirbelsäule herrscht eine Kompression, auf der konvexen Seite eine Dehnung. In der Mitte der WS treten hohe Scherkräften auf.

In der Technik stellt das Rohr die optimale Konstruktion eines auf Biegung beanspruchten Stützelementes dar. Dieses Konstruktionsprinzip findet sich am Bewegungsapparat idealerweise bei den langen Röhrenknochen (Femur, Tibia, Humerus etc.) wieder.

Muskeln können Biegebeanspruchungen innerhalb von Röhrenknochen reduzieren. Der Zug stellt ein Gleichgewicht der Drehmomente her und wandelt nicht im Zentrum eines Körpers wirkende Belastungen in zentrische Belastungen um. Dadurch wird die Beanspruchung des Röhrenknochens reduziert, die Druckspannungen erhöhen sich jedoch entsprechend der einwirkenden Muskelkraft.

Pauwels prägte den Begriff der Zuggurtung als Funktion von Muskeln und definierte eine Zug- bzw. Druckseite am Knochen (Menke 1997; Tillmann 2003).

Ähnlichkeiten weist auch die agonistische und antagonistische Wirkung der Muskulatur an einem Gelenk auf (➤ Abb. 10.5). Einseitig kräftige Agonisten oder Antagonisten könnten z. B Biegebeanspruchungen hervorrufen und durchaus das Gelenk nicht-zentrisch belasten. Symmetrische Drehmomente der Muskulatur können dagegen die Kontaktflächen eines Gelenks vergrößern und dadurch den Druck in einem Gelenk reduzieren.

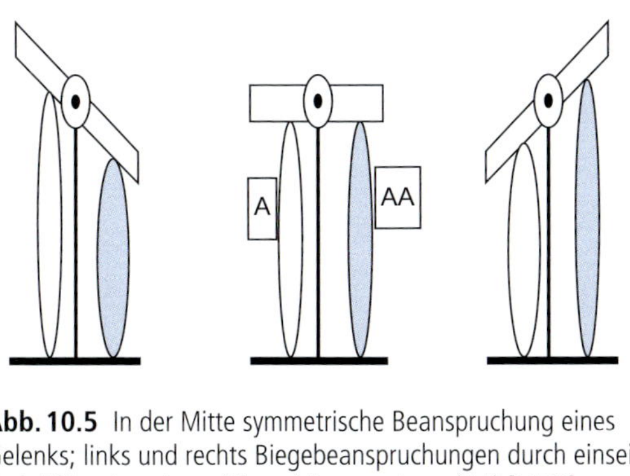

Abb. 10.5 In der Mitte symmetrische Beanspruchung eines Gelenks; links und rechts Biegebeanspruchungen durch einseitig kräftige Agonisten (A) und Antagonisten (AA) [L143]

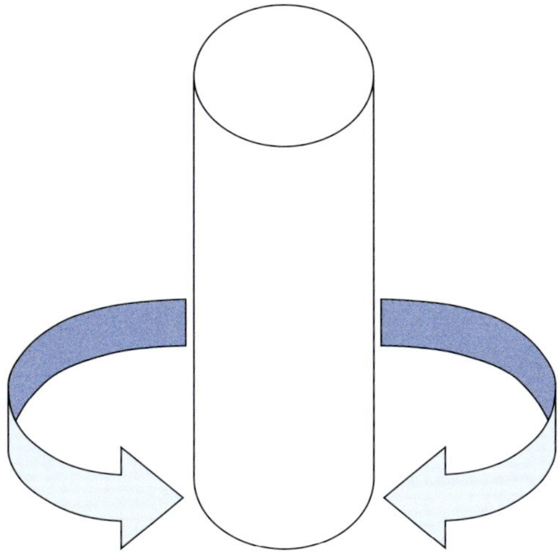

Abb. 10.6 Torsion. Kräfte wirken rotatorisch gegeneinander [L143]

10.5 Torsion

Bei einer Torsion handelt es sich um eine Verdrehung von Strukturen. Diese entsteht durch entgegengesetzt wirkende Kräfte. Dabei entstehen Scherkräfte sowohl longitudinal wie auch transversal. Typisches Beispiel ist hier die **Distorsion** der Gelenke. Die Gelenkpartner werden unter der Wirkung von Kompressionskräften verdreht, sodass Gelenksstrukturen wie Bänder und Meniskus gleichzeitig verletzt werden. (➤ Abb. 10.6)

MERKE

Dehnung ist die Verlängerung eines Körpers unter der Einwirkung von Kräften. Bei der **Kompression** handelt es sich um das Zusammendrücken eines Körpers. **Scherung** entsteht, wenn Kräfte unproportional am Körper angreifen. **Biegung** eines Körpers ist eine Kombination aus Dehnung und Kompression. Die Zug- und Kompressionsspannungen sind an der Oberfläche am größten, während in der Mitte maximale Scherkräfte entstehen. **Torsion** ist die Verdrehung von Strukturen.

10

VERWENDETE LITERATUR

Tillmann B (2003) Skelettsystem. In: Tillmann B, Leonhardt H (Hrsg.) Rauber/Kopsch Anatomie des Menschen, Bd. I – Bewegungsapparat. Stuttgart: Thieme

Menke W (1997) Grundwissen Sportorthopädie/Sporttraumatologie. München: Limpert

WEITERFÜHRENDE LITERATUR

Brinckmann P, Frobin W et al (2012) Orthopädische Biomechanik. Münster, Monsenstein & Vannerdat

Debrunner AM (2002) Orthopädie. Orthopädische Chirurgie. 4. A. Bern: Huber

Dobner, HJ, Perry G (2001) Biomechanik für Physiotherapeuten. Stuttgart: Hippokrates, S. 164–174

KAPITEL

11 Mechanische Eigenschaften von Materialien

Lernziele

Es werden folgende Kenntnisse und Kompetenzen erzielt:

- Die mechanischen Eigenschaften der **Elastizität, Plastizität, Viskosität und Stärke** können differenziert und beschrieben werden.
- In diesem Zusammenhang können **Homogenität, Isotropie und Anisotropie** von Materialien unterschieden werden.
- Die viskoelastischen Eigenschaften biologischer Strukturen – **Kriechverhalten, Spannungsrelaxation und Hysterese** – sind bekannt.

Die Wissenschaft, die sich mit den mechanischen Eigenschaften von Materialien beschäftigt, ist die Rheologie. Rheologie setzt sich mit den Fließ- und Deformationseigenschaften von Materialien unter Belastung auseinander. Der Therapeut sollte die Eigenschaften der körperlichen Strukturen kennen, um seine Therapieentscheidungen fundiert treffen zu können.

In der technischen Sprache wird in diesem Zusammenhang über homogene und nicht homogene Materialien gesprochen. **Homogenität** bezieht sich auf eine gleichmäßige Verteilung der einzelnen Bestandteile eines Körpers oder Materials.

Isotropie beschreibt einen weiteren Aspekt des Verhaltens eines Materials aus mechanischer Sicht. Dieser Begriff bedeutet, dass die mechanischen Eigenschaften, unabhängig von der Orientierung des Materials, im spezifisch mechanischen Test gleich sind. **Anisotropie** bedeutet, dass ein Material eine gerichtete Struktur besitzt, sodass die mechanische Eigenschaften je nach Testung variieren. Anisotropie weisen alle Strukturen des menschlichen Körpers auf.

Das Verhalten von Strukturen kann durch vier mechanische Grundeigenschaften beschrieben werden.

11.1 Elastizität

Als elastisch wird eine Struktur bezeichnet, welche unter Belastung ihre Form verändert, jedoch nach Abklang der Belastung in ihre ursprüngliche Form zurückkehrt (z. B. eine Sprungfeder). Dabei gibt es einen linearen Zusammenhang zwischen Kraft (Spannung) und Deformation (Dehnung), d. h. je größer die Kraft, desto größer die Deformation (➤ Abb. 11.1).

Die Elastizität eines Körpers drückt man durch Dehnungs- oder Elastizitätsmodul (e) aus. Das Dehnungs- oder Elastizitätsmodul (e) drückt die Dehnbarkeit eines Körpers aus, indem es das Verhältnis von Spannung und Dehnung wiedergibt. Die Dehnung wird mit dem griechischen ε (Epsilon) dargestellt und errechnet sich aus dem Verhältnis der Längenveränderung (ΔL) zu der ursprünglichen Länge.

Unter Spannung werden die körpereigenen Kräfte verstanden, die der Dehnung entgegengesetzt wirken. Die Spannung (σ) errechnet sich aus Kraft pro Flächeneinheit und entspricht somit dem Druck, auch als **Hooke'sches Gesetz** bekannt (Spannung = Elasti-

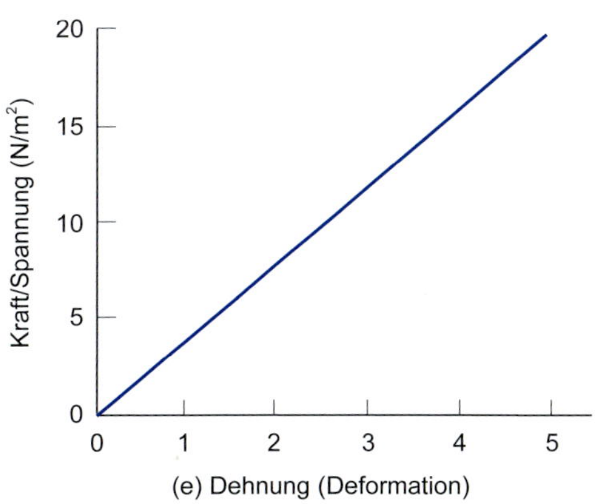

Abb. 11.1 Elastizität. Es besteht eine lineare Beziehung zwischen Spannung und Dehnung (Hook'sches Gesetz). [L143]

zitätsmodul × Dehnung; $\sigma = e \times \varepsilon$). Die Maßeinheiten sind N/m^2 oder Pascal (Pa) (➤ Kap. 8.3.2).

In der Therapie und Training ist dies bekannt bei den muskulären Dehnungen. Patienten, Sportler sowie Therapeuten und Trainer steuern die Länge einer Dehnung in Abhängigkeit von der Spannung oder vom Widerstand der Muskulatur oder des Gelenks.

11.2 Plastizität

Plastische Strukturen verändern unter Krafteinwirkung ebenfalls ihre Form, im Gegensatz zu elastischen Materialien kommt es **nach Beendigung der Krafteinwirkung** jedoch nicht zu einem Rückgang in die Ursprungsgestalt, sondern **die Deformation bleibt erhalten** (z. B. Knete).

Bevor es zu einer Deformation kommt, widersteht das Material der einwirkenden Kraft bis zu einem kritischen Punkt. Danach kommt es zu einer kontinuierlichen plastischen Deformation, ohne dass eine weitere Kraft notwendig wäre. An diesem Fließpunkt herrscht die niedrigste Spannung, bei der eine Dehnung stattfindet (➤ Abb. 11.2).

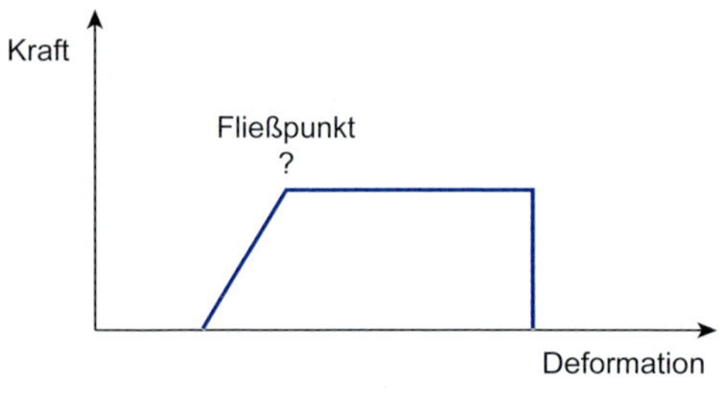

Abb. 11.2 Plastizität. Ist eine kritische Kraft erreicht, setzt die Deformation sofort ohne zeitliche Verzögerung ein und bleibt unverändert bestehen. [L143]

11.3 Viskosität

Viskose Materialien besitzen drei grundlegende Eigenschaften. Zunächst führt die Einwirkung einer Kraft zu einer kontinuierlichen Verformung der Struktur. Dabei verhält sich die **Geschwindigkeit** der Deformation linear zur Kraft, d. h. je größer die einwirkende Kraft, desto schneller verformt sich das Material. Nach Beendigung der Krafteinwirkung bleibt die Deformation bestehen, die ursprüngliche Form wird nicht mehr erreicht.

11.4 Stärke (Festigkeit)

Als Stärke oder Festigkeit bezeichnet man die Eigenschaft eines Materials, einer einwirkenden Kraft Widerstand zu leisten ohne zu versagen. Sie definiert den Punkt, an welchem das Material der Kraft nicht mehr standhalten kann und sich deformiert.

Die Festigkeit kann auf verschiedene Weisen ermittelt werden. So können Materialien durch kontinuierlich zunehmende Belastung bis zur Deformation (z. B. Ruptur) auf ihre Stärke getestet werden.

Eine weitere Eigenschaft ist die **Ermüdungsfestigkeit** oder das **Ermüdungsversagen.** Dieses tritt nach wiederholten Belastungszyklen auf, bei denen die Spannung niedriger ist als die Zerreißfestigkeit (z. B. Ermüdungsbruch). Dabei ist das Ermüdungsversagen sowohl von der Spannung als auch von der Anzahl der Belastungszyklen abhängig. Je höher die Spannung, desto weniger Belastungszyklen führen zum Versagen.

11.5 Eigenschaften von biologischen Strukturen

Biologische Strukturen (Knochen, Knorpel, Bänder, Sehnen, Muskulatur, Nerven, innere Organe) besitzen alle der oben genannten Eigenschaften, weshalb man sie auch **viskoelastische Strukturen** nennt. Diese Besonderheit macht die Rekonstruktion dieser

Strukturen im Falle einer Verletzung oder Degeneration besonders schwierig. Jede Struktur hat gemäß ihrer Belastung und Funktion eine spezielle Zusammensetzung. Die Materialien des Bewegungsapparates sind anisotrop und ändern ihre physikalischen Eigenschaften mit der Richtung der Krafteinwirkung. Viskoelastische Materialien weisen drei besondere Merkmale auf:

a) Kriechverhalten

Bei dem Kriechverhalten handelt es sich um eine konstante Spannung einer Struktur in Abhängigkeit von der Zeit, d.h. je länger die Spannung anhält, desto größer ist die Veränderung (➤ Abb. 11.3).

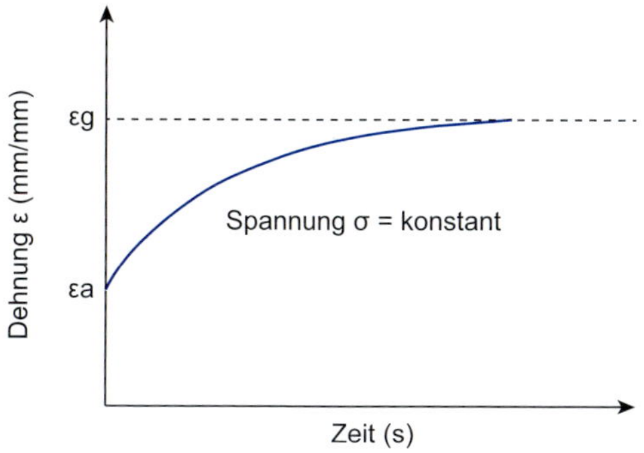

Abb. 11.3 Kriechverhalten [L143]

b) Spannungsrelaxation

Wird eine Struktur über einen definierten Zeitraum konstant gedehnt, so ist eine Abnahme der Spannung festzustellen (➤ Abb. 11.4).

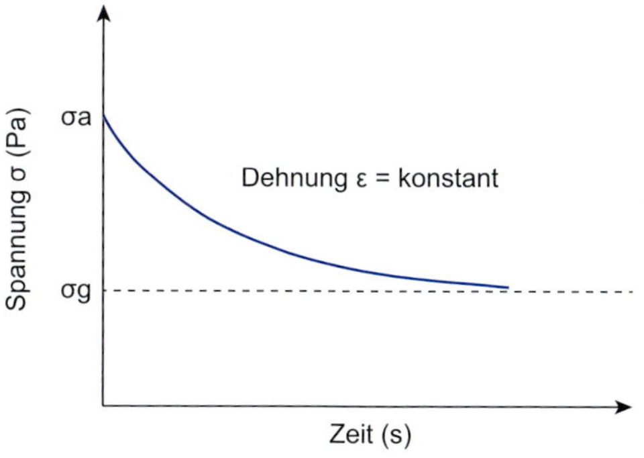

Abb. 11.4 Spanungsrelaxation [L143]

c) Hysterese

Diese Eigenschaft ist wohl die bedeutsamste für das muskuloskeletale System. Bei einer Belastung und anschließenden Entlastung überlappen sich die Be- und Entlastungskurven nicht, sondern bilden eine Schleife, die sogenannte Hysterese (➤ Abb. 11.5).

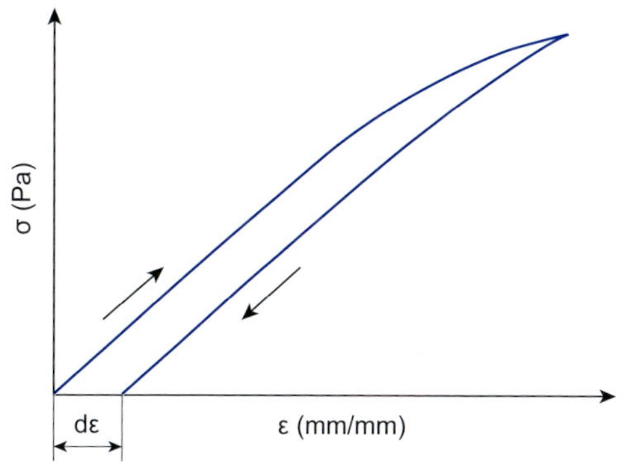

Abb. 11.5 Hysteresis [L143]

Es handelt sich hierbei um einen **Verzögerungseffekt.** Dieser entsteht durch die viskoelastische Zusammensetzung der körperlichen Strukturen. Wäre z.B. ein Muskel nur elastisch, so würde er wie eine Feder nach Ende einer Dehnung in seine Ursprungslänge zurückkehren. Dies geschieht jedoch nicht, da die Muskulatur ebenfalls plastische und visköse Eigenschaften besitzt, welche die Spannung reduzieren. Dieser Prozess begründet auch, weshalb die Muskulatur nach einer langen Dehnung nicht ihre maximale Spannung entfalten kann.

MERKE

Elastische Strukturen verändern ihre Form in Abhängigkeit von der Kraftanwendung, jedoch kehrt ihre ursprüngliche Form nach Abklang der Belastung vollständig zurück (Sprungfeder). Bei **plastischen** und **viskosen** Strukturen bleibt die Form unverändert. Biologische Strukturen weisen elastische, plastische sowie viskose Eigenschaften auf, sodass nach einer Belastung und anschließenden Entlastung die Be- und Entlastungskurven sich nicht überlappen, sondern eine Schleife bilden, die sogenannte **Hysterese.** Die **Spannung** der Struktur ist danach herabgesetzt.

WEITERFÜHRENDE LITERATUR

Brinckmann P, Frobin W et al. (2012) Orthopädische Biomechanik. Münster, Monsenstein & Vannerdat

Debrunner AM (2002) Orthopädie. Orthopädische Chirurgie. 4. A. Bern: Huber

Dobner, HJ, Perry G (2001) Biomechanik für Physiotherapeuten. Stuttgart: Hippokrates, S. 164–174

KAPITEL

12 Biomechanische Eigenschaften von ausgewählten Körperstrukturen

Lernziele

Es werden folgende Kenntnisse und Kompetenzen erzielt:

- Die biologischen Strukturen und mechanischen Eigenschaften von **Knochen und Knorpel** sind bekannt.
- Die Eigenschaften und Funktionen von **Menisken und Bandscheiben** können detailliert beschrieben werden.
- Die kontraktilen, seriell-elastischen und seriell-plastischen Elemente des **Muskel-Sehnenkomplexes** können differenziert werden, und ihr Zusammenspiel im Bewegungsablauf ist verstanden.
- Es bestehen vertiefte Kenntnisse über den **Aufbau des Muskels** und das Wirken der Muskelproteine in den Muskelfasern, insbesondere des **Querbrückenmechanismus.**
- Die Funktionsweise von **Sehnen** und die Grenzen ihrer Belastbarkeit sind bekannt.
- Die Aufgaben von **Faszien,** die Folgen struktureller Veränderungen und Deformationen der Faszien und ihre Bedeutung für therapeutische Interventionen können erläutert werden.

Der Bewegungsapparat ist ständig äußeren und inneren Kräften ausgesetzt. Die Wirkungen der Kräfte bzw. Belastungen werden in der Biomechanik als **Beanspruchungen** bezeichnet. Verschiedene Beanspruchungsformen können sowohl physiologisch korrekte Reize auslösen als auch pathogenetische Wirkungen haben, weshalb die grundlegende Kenntnis der Beanspruchungsformen für den Therapeuten wichtig ist.

Die Beanspruchungen des muskuloskeletalen Systems verlaufen nicht für alle einzelnen Strukturen identisch. Kompressionsreize sind elementar und fördern die Adaptation und Regenerationen des Knochens. Übermäßige Kompressionsreize wiederum können die Adaptation und Regeneration von hyalinem Knorpel vor allem nach Verletzungen und Veränderungen und den Heilungsprozess negativ beeinflussen. Auch Kenntnisse der maximalen Beanspruchung einer Struktur sind in der Therapie von Bedeutung, um eine Optimierung der Therapieinhalte zu ermöglichen (Guadalupe-Grau et al. 2009).

Im Folgenden werden wichtige mechanische Eigenschaften von Knochen, Knorpel sowie des Muskel-Sehnen-Komplexes dargestellt, die für die Medizinische Trainingstherapie als elementare Grundlagen gelten.

12.1 Knochen

Die mechanischen Eigenschaften und die Architektur der Knochen sind eng mit dem Körperstoffwechsel verwoben. Material und Architektur der Knochen lassen sich auf verschiedenen Ebenen, bei ultramikroskopischer und mikroskopischer Vergrößerung sowie makroskopisch (mit dem bloßen Auge erkennbar), betrachten.

Ultramikroskopisch besteht der Knochen aus Zellen, die in ein faseriges Grundmaterial (Extrazellulärmatrix) eingebettet sind. Die Extrazellulärmatrix des Knochens besteht zu etwa **20 %** aus **Wasser.** Die Trockenmasse enthält 30–40 % organische und 60–70 % anorganische Bestandteile. Der organische Anteil setzt sich zu über **90 %** aus **Kollagen** und im restlichen Anteil hauptsächlich aus Glykosaminoglykanen und Glykoproteinen zusammen. Das im Knochen vorhandene Kollagen ist das gleiche Material, das auch in anderen Geweben des Körpers, wie Sehnen und Bindegewebe, vorhanden ist. Diese anorganischen Teile des Knochens bestehen zu etwa 85 % aus **Kalziumphosphat,** zu etwa 6–10 % aus **Kalziumcarbonat** und im Rest aus einer Anzahl weiterer Alkalisalze. Die für Knochenmaterial charakteristische Steifigkeit und Festigkeit wird durch die mineralischen Bestandteile des Knochens bestimmt (Tillmann 2003; Menke 1997; Tittel 2000; Brinkman et al 2012).

Mikroskopisch besteht der Knochen aus den **Osteoblasten, Osteoklasten** und den in der **Extrazellulärmatrix** eingeschlossenen Knochenzellen (**Osteozyten**). Osteoblasten produzieren ein Gewebe, das der Bildung von Knochen vorangeht, das sogenannte Osteoid. Im Verlauf der Osteoidproduktion werden die Osteoblasten „eingemauert" und wandeln sich zu Osteozyten. Das **Knochengewebe** wird während des gesamten Lebens **umgebaut,** indem Osteoklasten Knochen abbauen und Osteoblasten neuen Knochen, oft in anderer Struktur, wieder aufbauen. Man unterscheidet erstmals entstandenen (primären) und durch Umbau veränderten (sekundären) Knochen. Sogenannter **Geflechtknochen** bildet den größten Anteil des bei Geburt vorhandenen Knochens sowie des sogenannten Callus, der bei der Reparatur von Frakturen gebildet wird (Tillmann 2003; Menke 1997; Tittel 2000; Brinkmann et al 2012).

Makroskopisch betrachtet, besteht der vom Periost (Knochenhaut) umschlossene Knochen aus einer äußeren kompakten Schicht (Kortikalis im Bereich der Epiphyse, Kompakta im Bereich der Diaphyse) und einer inneren Schicht aus dünnen flachen Stäbchen (Knochenbälkchen oder Trabekeln), der Spongiosa. Die Spongiosa ist mit Gefäßen, Nerven und Knochenmark gefüllt (Tittel 2000).

Kriterium für die Unterscheidung zwischen der Substantia compacta und der Substantia spongiosa ist die **Mineraldichte**, die beim kortikalen Knochen mit etwa 1,6–2,0 g/cm^3 und beim spongiösen Knochen mit etwa 0,07–0,97 g/cm^3 angegeben wird. Die gesamte Knochenmasse des Körpers besteht zu **20 % aus Spongiosa** und **zu 80 % aus Kompakta.** Die maximale Knochenmasse wird im Alter von 20–30 Jahren erreicht, danach kommt es zu einer langsamen Abnahme der Knochenmasse um ca. 0,5–1 % jährlich (Menke 1997).

12.1.1 Mechanische Eigenschaften

Knochenmaterial ist **druckspannungsfest** und weniger **zugspannungsfest.** Die Druckfestigkeit des Knochens beträgt zwischen 122,5–191,5 N/mm^2, während die Zugfestigkeit mit 88,5–150,5 N/mm^2 etwas niedriger liegt. Bei Scherbelastungen sind die Werte deutlich niedriger, und zwar zwischen 50 und 83,5 N/mm^2: Das Verhältnis von Druck- zu Zugfestigkeit beträgt 4:3.

Um den Heilungsprozess bei Frakturen nicht zu gefährden, sollten folglich Knochen nur **gering** auf **Biegung** und **Scherbelastungen** beansprucht werden.

Die Druck-, Zug- sowie Scherfestigkeiten orientieren sich zum größten Teil an der kompakten Schicht der Kortikalis, die wesentlich fester ist als die Spongiosa.

Bezüglich dieser Werte sollte berücksichtigt werden, dass das Knochenmaterial anisotrop ist. Aufgrund der Ausrichtung der organischen Fasern im Lamellenknochen, der Anordnung der Lamellen in der Kortikalis oder der räumlichen Anordnung der Trabekel in der Spongiosa weisen die mechanischen Eigenschaften der Knochen in Abhängigkeit von der Richtung, die gemessen wird, deutliche Unterschiede auf.

Die mechanischen Eigenschaften kortikalen Knochens verändern sich mit dem Alter (Kiebzak 1991). Die Veränderungen werden auf Strukturveränderungen der organischen und anorganischen Bestandteile des Knochens zurückgeführt. Duchemin et al. (2008) beobachteten mit zunehmendem Alter eine **Abnahme des Elastizitätsmoduls, der maximalen Spannung und der maximalen Verformung:** Die Kortikalis wird „weicher" und „spröder". Geschlechtsspezifische Unterschiede bei den mechanischen Eigenschaften des Knochenmaterials von Kortikalis werden nicht beobachtet.

Spongiöser Knochen besteht aus einem **dreidimensionalen Gitterwerk** von Knochenbälkchen und Platten, die ähnlich wie in einem offenporigen Schaumstoff miteinander verbunden sind. Die elastischen Eigenschaften und die Festigkeit von Spongiosa werden durch die **Dichte,** den **Abstand** und die relative **Anordnung der Knochenbälkchen und Platten** bestimmt.

Mit zunehmendem Lebensalter nimmt die Kompressionsfestigkeit der Spongiosa ähnlich wie beim kortikalen Knochen ab. Gleichzeitig ändert sich das Verhältnis der Anzahl von Platten und Stäben. Die Zahl der Platten nimmt ab, während die Zahl der Stäbe nahezu konstant bleibt (McCalden et al. 1997; Delling et al. 1997).

12.1.2 Einfluss der körperlichen Aktivität/Inaktivität auf dem Knochen

Es ist bekannt, dass die Masse der Knochen (gesamter Knochenmineralgehalt des Körpers) und die Masse der Muskeln (Weichteilmasse abzüglich Körperfett) in jedem Lebensalter in einem direkten Zusammenhang stehen (Ferretti et al. 1998).

Rauch et al. (2004) konnten zeigten, dass in der Pubertät der Zuwachs an Knochenmineral und der Zuwachs an Muskelmasse parallel verlaufen. Diese Beobachtungen sind mit der Auffassung verbunden, dass der **Mineralgehalt** und damit die **Festigkeit der Knochen durch ihre Belastung reguliert** werden (Judex et al 2010). Es darf allerdings hier nicht vernachlässigt werden, dass der Zuwachs an Knochenmineral und Muskelmasse genetisch gesteuert wird.

Aus klinischer Erfahrung und Forschung aus der Raumfahrt ist bekannt, dass bei Personen, die längere Zeit bettlägerig sind, oder bei den Astronauten im Zustand der Schwerelosigkeit die Knochendichte abnimmt (Cavanagh et al. 2005).

Eine erhöhte **körperliche Aktivität** ist dagegen mit einer **Zunahme des Knochenminerals** verbunden. Jämsä et al. (2006) konnten eine Zunahme der Knochenmineraldichte im proximalen Femur in Abhängigkeit von der Belastung beobachten. Guadalupe-Grau et al. (2009) konnten zeigen, dass **körperliche Übungen,** die mit hohen oder stoßartig wirkenden Kräften verbunden sind, **Erhöhungen der Knochendichte** bewirken. Sportarten wie Radfahren, Schwimmen, Laufen oder Gehen bewirken demgegenüber nur geringe Erhöhungen oder sogar Abnahmen der Knochendichte. Allerdings beobachtet man nach Absetzen des Hochleistungssports keinen wesentlichen Unterschied mehr zwischen Ex-Sportlern und Kontrollpersonen.

Alternativ zu sportlicher Betätigung wird in letzter Zeit diskutiert, ob durch **Ganzkörpervibration** eine Erhöhung der Knochendichte erreicht werden kann. Der Vorschlag ist attraktiv, weil das Stehen auf einer vibrierenden Plattform keine „eigene Anstrengung" erfordert und weil bei Frequenzen der Vibration zwischen 10 und 30 Hz in kurzen Zeitintervallen eine große Zahl von Belastungszyklen erfolgen kann. Ganzkörpervibration ist jedoch risikobehaftet (➤ Kap. 17.6), da im Körper **Resonanzen** angeregt werden können. Im Fall einer Resonanz ist die Amplitude der im Körper angeregten Schwingung erheblich größer als die Schwingungsamplitude der anregenden Plattform.

Welche mechanischen Signale genau den Knochenumbau der Zellen steuern, ist noch unklar (Issurin et al. 2005; Verschueren et al. 2004). Aufgrund der 3D-Sctruktur den Knochenzellstruktur können allein Druck-, Zug- oder Scherspannung in einer Richtung nicht als einzige Signale für den Knochenumbau betrachtet werden. Brinckmann et al. (2012) betrachten als mögliche Faktoren für die Steuerung des Knochenumbaus ein **Verformungsmuster** der Knochen, das von den räumlichen und zeitlichen Änderungen der Versorgung, der lokalen Verformungsenergie und den Flüssigkeitsverschiebungen in den Osteozyten abhängig sein kann. Dieses Verformungsmuster kann für den Knochen als physiologisches Verformungsmuster oder als „ungewohnt" betrachtet werden mit den entsprechenden Anpassungsreaktionen. Judex et al. (2010) weisen darauf hin, das auch kleine mechanische Signale Anpassungsreaktionen des Knochens auslösen können. Als weitere mögliche Signale für den Knochenumbau werden auch **Mikrofrakturen** der Knochen diskutiert. Es ist durchaus möglich, dass diese Frakturen Teil eines physiologischen Prozesses sind, in dessen Verlauf spröder, alter Knochen durch neuen, besser angepassten Knochen ersetzt wird.

Muskelkräfte können eine **Schlüsselfunktion für den Knochenumbau** haben. In vielen Studien wurde nachgewiesen, dass ein enger Zusammenhang zwischen Muskelmasse und Knochendichte sowohl bei Kindern (Macdonald et al. 2006) als auch bei Erwachsenen (Rittweger et al. 2006) besteht und damit die Muskelkraft ein wesentlicher Stimulus für die Entwicklung und Erhaltung der Knochenfestigkeit ist. Wie genau allerdings die mechanischen Stimuli die Aktivität der Osteoblasten und Osteoklasten beeinflussen, ist derzeit nicht bekannt.

MERKE

Knochenmaterial ist druckspannungsfest und weniger zugspannungsfest. Kortikalis und Spongiosa werden mit zunehmendem Alter „weicher" und „spröder". Der Mineralgehalt und damit die Festigkeit der Knochen werden durch ihre Belastung reguliert. Eine erhöhte körperliche Aktivität ist mit einer Zunahme des Knochenminerals verbunden. Muskelkräfte können hier eine Schlüsselfunktion für den Knochenumbau haben.

12.2 Knorpel

Knorpel besteht aus Knorpelzellen (Chondroblasten und Chondrozyten) und extrazellulärer Matrix. Die Extrazellulärmatrix besteht aus Kollagenfaser, Proteoglykanen, organischen Verbindungen sowie aus Wasser. Anatomisch unterscheidet Tillmann et al. (2003) drei Varianten von Knorpel:

- Hyaliner Knorpel
- Faserknorpel
- Elastischer Knorpel

Hyaliner Knorpel bedeckt die Gelenkflächen; **Faserknorpel** bildet die Bandscheiben und die Menisken der Gelenke, und aus **elastischem Knorpel** bestehen die Ohrmuscheln und der Kehldeckel. Die verschiedenen Knorpelarten unterscheiden sich in der Dichte der Zellen, im Anteil und in der Ausrichtung der Kollagenfasern, und entsprechend weisen auch die jeweiligen mechanischen Eigenschaften Unterschiede auf. Nachfolgend wird aufgrund der größeren Bedeutung für das Training und die Therapie nur auf den hyalinen und Faserknorpel eingegangen.

12.2.1 Hyaliner Gelenkknorpel

Der hyaline Gelenkknorpel überzieht die miteinander artikulierenden knöchernen Gelenkflächen. Seine Aufgabe besteht darin, einen möglichst **reibungsarmen Bewegungsablauf des Gelenks** zu gewährleisten und gleichzeitig eine geringe Reibung zu bewirken. Im Gelenkknorpel verlaufen weder Blutgefäße noch Lymphgefäße und Nerven. Die Ernährung des Knorpels wird über Diffusion aus der Gelenkflüssigkeit und aus Gefäßen des subchondralen Knochens gewährleistet.

In ➤ Abb. 12.1 erkennt man in der oberflächlichen Schicht (Gleit- oder Tangentialzone) Kollagenfasern, die vorwiegend parallel zur Knorpeloberfläche angeordnet sind. Tiefer im Gewebe erscheinen die Kollagenfasern meist überkreuzt (Übergangszone), und zum angrenzenden Knochen hin sind sie senkrecht zur Knorpeloberfläche ausgerichtet (Radialzone, tiefere Zone). Zwischen Knorpel und Knochen folgt dann noch eine Zone des kalzifizierten Knorpels.

Hyaliner Knorpel besteht zu etwa **30 % aus Kollagen** (davon 95 % **Typ-II-Kollagen**) und **Proteoglykanen** und zu **70 % aus Wasser.** Das Wasser ist nicht frei, sondern durch elektrochemische Kräfte an die hydrophilen **Proteoglykane** gebunden. Entscheidend für das Zusammenspiel der Knorpelkomponenten und die Eigenschaften des Knorpels sind damit die **Proteoglykane.** Die Wasserbindung ist direkt mit dem Gehalt an Proteoglykanen verbunden. Proteoglykane sind Makromoleküle, die sich aus verschiedenen Molekülketten zusammensetzen. Die **Dicke** des hyalinen Knorpels beträgt je nach Gelenk zwischen **1 und 7 mm,** (Winkel 1995).

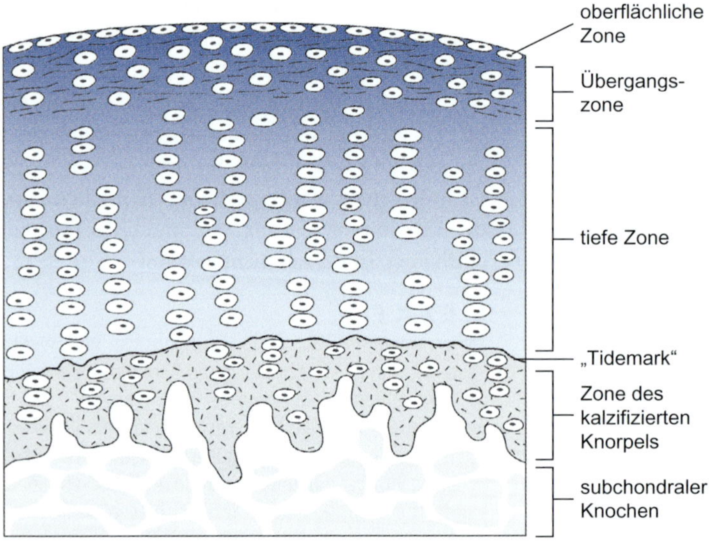

Abb. 12.1 Anordnung der Kollagenfasern im Gelenkknorpel [R325]

Mechanische Eigenschaften

Die **Verformung** des hyalinen Knorpels stellt sicher, dass sich zwischen inkongruenten Gelenkpartnern bei Belastung ein flächenförmiger Kontakt bei gleichzeitiger Schmierung der gleitenden Flächen ausbildet. Die Druckfestigkeit des hyalinen Knorpels liegt bei ca. 15 N/mm^2, während die Zugfestigkeit ca. 3,5 N/mm^2 beträgt (Lohman 2005).

Bei der Bewegung eines Gelenks durchlaufen die Knorpelareale kurzzeitige Phasen der Be- und Entlastung. Bei **Druckbeanspruchung** eines Gelenks entsteht im Knorpel ein **Flüssigkeitstransport** in Richtung des Knorpelrandes, da der subchondrale Knochen nicht durchlässig ist (Wong et al. 2003).

Am Rand der belasteten Fläche wölbt sich die Knorpelschicht, und die Flüssigkeit kann dort an der Oberfläche aus dem Knorpel austreten. Diese Flüssigkeit trägt zur Aufrechterhaltung der geringen Reibung zwischen den Gelenkoberflächen bei. Druckentlastungen dagegen führen zu Flüssigkeitsaufnahme und Wiederherstellung des ursprünglichen Schichtdicken des Knorpels.

Die **Funktion von Knorpel** kann mit einem **Schwamm** verglichen werden: Bei Belastung und Kompression eines Schwamms wird Wasser nach außen gedrückt, und bei der Entlastung saugt der Schwamm Wasser von der Umgebung auf. Degenerative Veränderungen der Knorpelzellen, verbunden mit Verlust von Proteoglykanen, haben zur Folge, dass die Knorpelzellen weniger Wasser binden können. Dies führt zu Reibungen der Gelenkflächen und Beeinträchtigungen der Arthrokinematik der Gelenke (Rollen und Gleiten).

Einfluss der körperlichen Aktivität/Inaktivität auf den Knorpel

Anders als beim Knochen sind die Anpassungen des Knorpels an mechanische Belastungen weniger bekannt. Eckstein et al. (2005) konnten nach dynamischer Belastung (Gehen, Laufen, und Kniebeugen) mittels MRT Abnahmen der Schichtdicke des retropatellaren Knorpels im Bereich von 3–6 % feststellen, die sich allerdings zwischen Sportlern und Nicht-Sportlern nicht unterscheiden (➤ Tab. 12.1). Neunzig Minuten nach Abschluss der Übung war die ursprüngliche Knorpeldicke wieder erreicht.

Tab. 12.1 Abnahme der Schichtdicke des retropatellaren Knorpels

Dynamische Belastung	Abnahme in Prozent
5 min Gehen	2,7 %
10 min Radfahren	4,5 %
20 s Hocken	4,7 %
200 m Laufen	5,0 %
30 tiefe Kniebeugen	6,0 %

Bei einem Vergleich der Morphologie des Knorpels der Kniegelenke von Leistungssportlern (Gewichtheber und Sprinter) mit Kontrollpersonen, die keine Erfahrung mit Krafttraining hatten, konnten Eckstein et al. (2006) für die Knorpeldicke und die Gelenkoberflächen beider Gruppen keine Unterschiede feststellen. Nach Ansicht der Autoren weisen die Ergebnisse darauf hin, dass eine belastungsbedingte Erhöhung der Knorpeldicke unterbleibt, weil eine belastungsbedingte Erhöhung der Knorpeldicke **keinen mechanischen Vorteil** bringen würde. Die mechanischen Aufgaben des Knorpels werden nach Ansicht der Autoren mehr in der **Reduzierung der Reibung** zwischen den Gelenkpartnern und weniger in der Dämpfung gesehen. Zunehmendes Lebensalter, Übergewicht, Knochenfrakturen und Teilbelastung nach Verletzungen führen zu einer Abnahme hyalinen Knorpels (Scott et al. 2006). Auch Hinterwimmer et al. (2004) konnten eine Abnahme der Knorpeldicke im Kniegelenk während 7 Wochen Teilbelastung feststellen.

Episoden kurzzeitiger Überbeanspruchung können die Oberfläche des Knorpels zerstören, wie es bei Personen in körperlich belastenden Berufen der Fall ist. Auch Gelenkbelastungen mit langandauernder Gewichtseinwirkung können den Kompensationsmechanismus von Gelenkknorpel übersteigen und zu nachhaltigen Schäden führen, besonders wenn auf Grund von Traumen die Mikrostruktur des Knorpels gestört ist. **Eine restitutio ad integrum im Knorpelgewebe ist schwer.** Die Knorpelzelle ist auf abwechselnde Belastungen zum Aufrechterhalten der Flüssigkeitsströme im Interstitium angewiesen, sodass Bewegungen und Sportarten mit zyklischen Belastungen und geringer Gewichtsbelastung (z. B.: Radfahren) besser für den Knorpel verträglich scheinen.

MERKE

Der hyaline Gelenkknorpel sorgt für einen reibungsarmen Bewegungsablauf im Gelenk und weniger für die Dämpfung eines Gelenks. Er besteht zu etwa 30 % aus Kollagen (95 %Typ-II-Kollagen) und Proteoglykanen und zu 70 % aus Wasser.

12.2.2 Faserknorpel: Meniskus und Bandscheibe

Faserknorpel findet man dort, wo Zug- und Scherkräfte bestehen. in seinem histologischen Verlauf nimmt Faserknorpel eine Zwischenstellung ein, am Anulus fibrosus und an der Symphyse gibt es fließende Übergänge einerseits zum hyalinen Knorpel, andererseits zum kollagenen straffen Bindegewebe. Entsprechend seiner funktionellen Anpassung besteht Faserknorpel zu einem geringen Bestandteil aus Chondrozyten und Grundsubstanz und vielen kräftigen Kollagenfasern vom **Typ I.**

Die Zugfestigkeit kollagener Fasern liegt in der Größenordnung von 50–300 N/mm^2 in Abhängigkeit vom Kollagengehalt (Menke 1997).

Der hohe Anteil an kollagenen, miteinander verflochtenen Faserbündeln macht Faserknorpel sehr stabil und gleichzeitig elastisch. Faserknorpel kommt in der Bandscheibe, in Menisken, Disken, in den Labra von Hüfte und Schulter und im Anulus fibrosus der Bandscheibe vor.

Meniskus

Meniskoides Gewebe enthält vier verschiedene Kollagentypen. 90 % des gesamten Kollagenvolumens nimmt der **Typ I** ein. Kollagen Typ II, III, V und VI sind nur mit jeweils 1–2 % vorhanden. Ähnlich wie im Gelenkknorpel finden sich auch im Meniskus Proteoglykane. Der Anteil der Proteoglykane beträgt allerdings nur 10 % des Proteoglykangehalts bei hyalinem Knorpel, wobei die extrazelluläre Matrix der Menisken einen hohen Flüssigkeitsanteil enthält. Im Meniskus befinden sich weiterhin knorpelähnliche Zellen, die wie im Gelenkknorpel die extrazelluläre Matrix synthetisieren.

Die **wichtigste Aufgabe** der Menisken ist es, die **Druckbelastung** auf den Gelenkknorpel **zu reduzieren.** Dies geschieht durch Ausgleichen der Inkongruenz zwischen femoraler und tibialer Gelenkfläche. Eine weitere Funktion besteht in der Fähigkeit der Menisken, die Synovialflüssigkeit im Gelenkspalt zu verteilen und so für eine optimale Schmierung des Gelenks und eine ausreichende Ernährung des Knorpels zu sorgen.

Beim Kontakt der runden femoralen Fläche mit einer ehr flachen tibialen Fläche wird das Kniegelenk auf einer geringen Fläche belastet. Die Berührungsfläche zwischen diesen beiden Gelenkanteilen beträgt ca. 2–3 cm^2. **Mit dem Meniskus verdreifacht sich die Kontaktfläche,** was zu einer entsprechenden Verringerung der Druckbelastung führt (Winkel 1995; Kummer 2005; Kapandji 2009; Diemer/Sutor 2011)

Bei Druckausübung durch die Femurkondyle werden die Menisken nach außen gedrängt. Durch ihre Bandaufhängung wird dieses Nach-außen-Drängen begrenzt. Im Außenrandbereich der Menisken verlaufen die Kollagenfasern hauptsächlich in zirkumferenter Richtung. Die Ernährung des Meniskus erfolgt hier durch Gefäße der Gelenkskapsel. Zur Gelenkmitte hin finden sich mehr Fasern in radialer Richtung, welche eine geringere Festigkeit als die im Außenbereich aufweisen. Die Ernährung der Menisken erfolgt hier über Diffusion.

In der **Zirkumferenz des Meniskus entstehen hohe Zugkräfte,** die von den dort longitudinal ausgerichteten Kollagenfasern aufgenommen werden können. Dies erklärt, warum Verletzungen der Menisken parallel zur Umfangsrichtung häufiger entstehen als Querrisse in radialer Richtung.

Bandscheibe

Die Bandscheibe weist eine große mechanische und funktionelle Wichtigkeit auf.

Hauptaufgaben der Bandscheibe sind es, **stoßartige Belastungen zu dämpfen,** um Strukturen der Wirbelsäule zu schonen, sowie den **Druck gleichmäßig** auf den benachbarten Wirbelkörpern **zu verteilen.**

Die Bandscheibe bestehen aus einer inneren Zone – dem Nucleus pulposus –, einer äußeren Zone – dem Anulus fibrosus – und knorpeligen Endplatten.

Der **Nucleus pulposus,** der in der Mitte gelegene Gallertkern, stellt eine schleimig-gallertige, hydrophile Masse dar, deren Wassergehalt 70–90 % beträgt. Er ist gefäß- und nervenfrei. Umhüllt wird er

12

von einem peripheren fibrillären Mantel. Er nimmt 30 bis 50 % der Querschnittsfläche der Bandscheibe ein und dient der **Druckverteilung.**

Aufgrund des hohen Gehalts an Glykosaminoglykanen hat der Nucleus pulposus die **Fähigkeit,** reichlich **Wasser zu binden.**

Der äußere Teil des Discus ist der **Anulus fibrosus,** ein Faserring, der aus konzentrischen Fibrillenschichten aufgebaut ist. Die Fasern (90 % Kollagenfasern **Typ I** und 10 % elastische Fasern) verlaufen in einem Winkel von 30° zur Horizontalen und gegenläufig zu den angrenzenden Lamellen.

Durch diese Anordnung der Fasern werden Belastungen gleichmäßig in allen Schichten des Anulus fibrosus aufgeteilt und großflächig auf die Wirbelkörperendplatten übertragen (Kapandji 2009; Kummer 2005; Tittel 2000; Tillmann 2003).

Der Nucleus pulposus fungiert mechanisch als ein Kugellagerelement. Die Kombination des unter Druck in seiner Hülle eingeschlossenen Nucleus pulposus und der Deckplatten der Wirbel hat kugellagerähnliche Eigenschaften. Dadurch sind Neigungen in der Sagittal- und Frontalebene sowie Dreh- und Verschiebebewegungen der beiden Platten gegeneinander möglich (Kapandji 2009).

Während der täglichen Aktivität ist die Bandscheibe auf eine komplexe Art und Weise belastet, gewöhnlich ist diese eine **Kombination aus Druck, Biegung und Torsion.** Wird die Bandscheibe zentrisch belastet, überträgt sich der Druck seitens des Nucleus pulposus gleichmäßig auf die angrenzenden Strukturen des Anulus fibrosus und der Knorpeldeckplatten. Bei **Rotation** wird die Bandscheibe auf **Scherung** beansprucht. Einseitige Belastungen, also Flexion, Extension oder Seitneigung, führen dazu, dass der Nucleus pulposus zur weniger stark belasteten Seite der Bandscheibe ausweicht.

Bei einer **axialen Belastung** werden 75 % der Kraft vom Nucleus absorbiert, 25 % werden auf den zugfesten Anulus fibrosus übertragen. Im Stand beträgt die Spannung in der Lendenwirbelsäule (LWS) auf dem Anulus fibrosus ca. 160 N/cm^2, bei Ventralneigung ca. 550 N/cm^2, bei der Aufrichtung mehr als 1 000 N/cm^2 (Kapandji 2009). Wird beim Aufrichten noch eine zusätzliche Last angehoben, werden die Spannungen im Faserring deutlich höher. Die Druckbelastungen der Bandscheibe können in Abhängigkeit von der Belastung deutlich höher liegen

Tab. 12.2 Belastungen der Bandscheibe in der LWS-Region in verschiedenen Haltungen (modifiziert nach Kapandji 2009)

Haltung/Tätigkeit	Belastung
Rückenlage	190 N
Seitenlage	580 N
Stehen	980 N
aufrechtes Sitzen	1 300 N
nach vorn gebeugtes Sitzen	1 900 N
Aufrichten aus der Rückenlage	2 000 N
Anheben von 50 kg aus der Hocke	2 000 N
Anheben von 50 kg mit 45° Vorneigung des Rumpfes	6 800 N

(➤ Tab. 12.2). In Abhängigkeit von der Untersuchungsmethode sind die Ergebnisse über die Belastung der Bandscheibe in der Literatur unterschiedlich dargestellt (Nachemson et al. 1976; Schultz et al. 1982; Althoff et al. 1992; Wilke et al 1999; Kapandji 2009). Die unterschiedlichen auf die Wirbelsäule einwirkenden Kräfte sind in ➤ Kap. 13.4.2 genauer beschrieben.

Die maximale Festigkeit der Bandscheibe wird in der Literatur bei einer axialen Belastung mit bis 15 000 N, bei Hyperflexion und Torsionsbewegungen bis zu 4 900 N und bei Hyperextensionsbewegungen mit 1 000 N angegeben (Eysel et al. 2000; White et al. 1990; Kapandji 2009).

Ein intakter Diskus wird bei einer Belastung von 1 000 N um ca. 1,4 mm komprimiert und dehnt sich horizontal aus. Ein vorgeschädigter Diskus verliert bei gleicher Belastung ca. 2 mm an Höhe. Nach Entlastung erreicht er auch nicht sofort wieder seine ursprüngliche Höhe.

Bei einer axialen Kompression (aufrechter Stand) wird das Wasser aus dem Gallertkern durch die Poren der Endplatten in Richtung Wirbelkörperzentrum gedrängt – der Kern wird wasserärmer, die Bandscheibe nimmt real an Höhe ab.

Die **Körperlänge nimmt** im **Laufe eines Tages um etwa 1,1 % der Ausgangslänge ab,** wobei die Differenz mit zunehmendem Alter geringer wird. Während der Nachtruhe, wenn nur der Tonus der Muskeln die Wirbelsäule belastet, wandert das Wasser wegen der Hydrophilie des Kerns zurück in den Nucleus. Die Bandscheibe gewinnt ihre ursprüngliche Höhe zurück, die Vorspannung ist morgens höher als abends, die Elastizität der Wirbelsäule ist zu Beginn des Tages am höchsten.

Die Höhenzunahme der Bandscheibe hat damit nicht nur mechanische, sondern auch **ernährungsphysiologische Bedeutung.** Die **altersbedingte Degeneration** der Bandscheibe reduziert diese Wasserbindungsfähigkeit. Je trockener die Bandscheibe wird, desto geringer wird ihre Elastizität. So verliert sie nach und nach die Fähigkeit, Energie zu speichern und Spannungen zu verteilen, und kann deshalb Kräften weniger widerstehen.

Bei einer Ventralneigung des Rumpfes muss die Rückenmuskulatur am wesentlich kürzeren Kraftarm des Hebels eine sieben- bis achtfache größere Kraft entfalten als die Gewichtskraft/Last. Die Kraft, die auf den Kern der lumbosakralen Bandscheibe wirkt, ist dann die Summe von Muskelkraft und Gewichtskraft. Je nach Körperhaltung (gebeugte Knie, Grad der Rumpfneigung) und zusätzlicher Last kann diese Kraft bis zu 12 000 N betragen.

Beim Anheben von Lasten kann durch **Erzeugen eines Überdrucks** im Brust- und Bauchraum ein starrer, ventral der Wirbelsäule gelegener Balken erzeugt werden, der einen Teil der Kräfte auf das Becken und das Perineum überträgt. Der Einsatz des Rumpfes als „aufblasbarer Raum" kann nach Kapandji (2009) die Bandscheibe deutlich entlasten. Die Druckentlastung für den Diskus zwischen Th12 und L1 beträgt dann ca. 50 %, und für den Diskus zwischen L5 und S1 ca. 30 %, weiterhin bringen die Rückenmuskeln ca. 55 % weniger Kraft. Ob allerdings eine wirkliche Entlastung der Bandscheibe durch einen Überdruck stattfindet, konnte bis jetzt nicht eindeutig nachgewiesen werden (Brinkmann et al. 2012; Kummer 2005).

MERKE

Menisken und Bandscheiben enthalten 90 % Typ-I-Kollagen. Hauptaufgabe der Menisken ist es, die Druckbelastung auf den Gelenkknorpel zu reduzieren. Mit den Menisken verdreifacht sich die Kontaktfläche der Gelenke. Bandscheiben dämpfen stoßartige Belastungen. Der Nucleus pulposus fungiert wie ein Kugellagerelement. Bei einer axialen Belastung werden 75 % der Kraft vom Nucleus absorbiert, 25 % werden auf den zugfesten Anulus fibrosus übertragen.

12.3 Muskel-Sehnen-Komplex

Die Skelettmuskulatur ist unterteilt in Hunderte von Einzelmuskeln. Die Masse der Skelettmuskulatur beträgt etwa 40 % der Körpermasse. Ein Skelettmuskel, der von einer bindegewebigen Struktur, dem Epimysium, umhüllt wird, kann in viele einzelne parallel verlaufende Muskelfaserbündel unterteilt werden, die gemeinsam in der Sehne des Muskels münden (Komi et al. 1994; Brinckmann et al. 2012).

Um die anatomischen physiologischen und mechanischen Adaptationsvorgänge von Muskel und Sehne besser zu verstehen, ist es von Bedeutung, den Muskel zusammen mit der Sehne als gesamten Komplex zu betrachten. Veränderungen des Muskels wirken auf die Sehne und Veränderungen der Sehnen umgekehrt auf den Muskel.

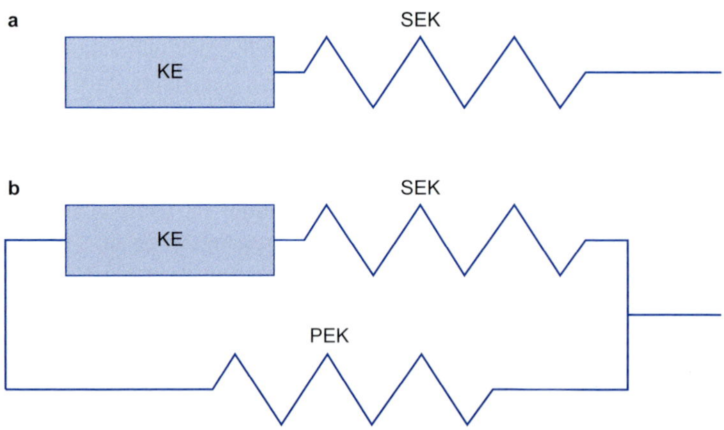

Abb. 12.2 Schematische Darstellung des Hill'schen Muskelmodells. KE = kontraktiles Element, SEK = seriell-elastische Komponente (SEK), PEK = parallel-elastische Komponente [L143]

Am Hill'schen Modell (➤ Abb. 12.2) werden in diesem Kapitel die Wechselwirkungen des Muskel-Sehnen-Komplexes verdeutlicht, um mögliche Konsequenzen für Therapien von Muskel, Faszien und Sehnenerkrankungen aufzuzeigen.

Beim Muskel-Sehnen-Komplex unterscheidet man drei Elemente: Das erste ist das **kontraktile Element** (KE), das die kontraktilen Proteine Aktin, Myosin und Titin beinhaltet. Das zweite ist ein passiv-elastisches Element, das in Serie zum KE geschaltet ist. Dieses **seriell-elastische Element** (SEK) oder **serielle Bindegewebe** bezeichnet den Übergang vom Muskel auf die Sehne, den Übergang von der Sehne auf den Knochen sowie die Sehne selbst ➤ Abb. 12.2a). Diesem werden die passiv-elastischen Materialeigenschaften des Muskel-Sehnen-Komplexes zugeordnet; es kann mit einer Spiralfeder verglichen werden.

Ein drittes Element ist das **parallel-elastische Element** (PEK) oder **parallele Bindegewebe** (➤ Abb. 12.2b). Dieses beinhaltet die kollagenen Fasern des Endomysiums, des Perimysiums, des Epimysiums sowie die Faszien, aber auch die Blut- und Lymphgefäße und die Nervenfasern.

Veränderungen in der Struktur der kontraktilen Elemente haben häufig eine direkte Auswirkung auf die seriellen sowie parallelen elastischen Elemente. Der Verlust z. B. der kontraktilen Elemente infolge einer Atrophie muss durch die seriellen und parallelen Elemente während einer Beanspruchung des Muskel-Sehnen-Komplexes kompensiert werden.

Das **Verhältnis** des seriell-elastischen Elements und des parallel-elastischen Elements zu den kontraktilen Elementen **unterscheidet sich von Muskel zur Muskel.** Muskeln mit einem größeren Anteil von straffem Bindegewebe (vor allem SEK einer Sehne) weisen bei einer Dehnung eher elastische Eigenschaften mit größeren Spannungen (Stiffness) auf. Muskeln mit einen geringeren Anteil an straffen Bindegewebe reagieren wiederum bei einer Dehnung eher plastisch und weisen geringere Spannungen auf (➤ Abb. 12.3).

Die Steifigkeit (Spannung) des Bindegewebes hat entscheidende Bedeutung in Therapie und Training. Muskeln mit wenig trainiertem Bindegewebe (auch nicht formiertes Bindegewebe genannt) mit vielen Cross Links (Querverbindungen) sind nicht in der Lage, große Spannungen zu entwickeln und damit die Stabilität der Gelenke zu sichern. **Ein schwaches Bindegewebe wird als einer der häufigsten Gründe für Verletzungen des Muskel-Sehnen-Komplexes betrachtet.** Muskeln mit geringer Spannung entwickeln auch geringere Kräfte, und Muskel die aus mechanischer Sicht elastisch sind, entwickeln oft große Kräfte. Eine große Spannung, z. B beim Hüftbeuger eines Fußballspielers, ist notwendig, um schnell und kräftig die Schusstechnik zu realisieren. Personen mit einem schwachem Bindegewebe und einer guten Beweglichkeit in einem Gelenk entwickeln wieder-

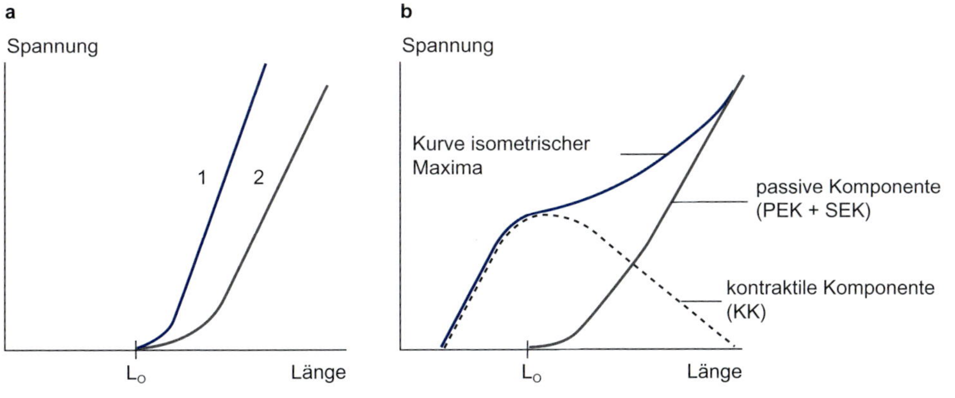

Abb. 12.3 Ruhedehnungskurve (a) und Längen-Spannungsdiagramm (b)
a) L_0 ist die Ruheposition – die Spannung nimmt unter passiver Zunahme der Länge zu. Die Kurve 1 zeigt den Verlauf bei einem Muskel mit viel straffem Bindegewebe, Kurve 2 mit wenig straffem Bindegewebe.
b) Längen-Spannungsdiagramm: Die Kraftentwicklung bei isometrischer Anspannung in verschiedenen Positionen ist die Kurve der isometrischen Maxima. [R324]

um oft geringe muskuläre Kräfte und können ein Gelenk nicht ausreichend stabilisieren.

Eine wichtige mechanische Eigenschaft des Muskel-Sehnen-Komplexes ist die **Hysteresis (Verzögerung).** In den meisten biologischen Geweben wird bei einer Dehnung Wasser hinausgedrängt, und dies führt zu einer Deformierung. Bei einer Dehnung findet zuerst eine elastische Verformung des Muskel-Sehnen-Komplexes statt, anschließend kommt es aufgrund der plastischen Komponenten zur Deformation des Gewebes ohne große Einwirkung von Kräften. Bei der anschließenden Entlastung ist eine Verformung sichtbar, die als Hysteresis bezeichnet wird. Die Hysteresisschleife ist mit einem Dehnungsrückstand und einer geringen Spannung des Muskel-Sehnen-Komplexes verbunden.

Die geringe Spannung, die nach einer Dehnung entsteht, kann für die Praxis zwei Bedeutungen haben. Wird direkt nach der Dehnung eine große Spannung im Muskel-Sehnen-Komplex benötigt, wie es oft bei Sprüngen der Fall ist, kann dies zu einer geringen Kraftentfaltung und einer geringen Stabilität eines Gelenks führen. Ist die Zielsetzung einer Dehnung, die Spannung des Muskel-Sehnen-Komplexes zu reduzieren, wird dies durch die plastischen Komponenten des Muskel-Sehnen-Komplexes ermöglicht. Eine Reduzierung der Spannung ist allerdings mehr auf die SEK und PEK und weniger auf das kontraktile Element zurückzuführen, wie es auch aus EMG-Untersuchungen bisher bekannt ist (Freiwald et al. 2009).

MERKE

Das Verhältnis der kontraktilen Elementen (KE), der seriell-elastischen Elementen (SEK) und der parallel-elastischen Elemente (PEK) prägen die mechanischen Eigenschaften des Muskel-Sehnen-Komplexes. Veränderungen in der Struktur der kontraktilen Elemente haben häufig eine direkte Auswirkung auf die seriellen sowie parallelen elastischen Elemente.

PRAXISRELEVANZ

Die unterschiedlichen Adaptationsgeschwindigkeiten von kontraktilen und elastischen Elementen stellen eine der großen Herausforderung in der Therapie von Erkrankungen des Muskel-Sehnen-Komplexes dar. Aus diesem Grund ist es für die therapeutische Intervention von Bedeutung, die Zusammenhänge der einzelnen Strukturen zu kennen.

Im Folgenden werden die KE am Beispiel der Muskeln und Muskelfasern, die SEK am Beispiel der Sehne und die PEK am Beispiel der Faszien aus einer biologisch-mechanischen Sicht näher erläutert.

12.3.1 Kontraktile Elemente: Muskeln und Muskelfasern

Jeder Muskel lässt sich in mehrere Muskelfasern aufteilen, die parallel von der Ursprungs- zur Ansatzsehne verlaufen. Jede Muskelfaser bildet weitere Untereinheiten, die sogenannten Myofibrillen. Zwischen zwei Z-Scheiben liegt die kleinste funktionelle Einheit der Myofibrille, das Sarkomer. Es hat eine Länge von 2 µm und kann sich bei Dehnung auf 2,5 bis 3,5 µm verlängern (➤ Abb. 12.4).

Die Myofibrillen ihrerseits werden aus den kontraktilen Filamenten Aktin (dünn) und Myosin (dick) gebildet. Die dicken Filamente beinhalten das Myosin, das aus einem langen Schaft mit zwei kugelartigen Köpfen am Ende besteht. Um die dünnen Filamente wickeln sich zwei helixartig umeinandergewickelte Aktinmolekülstränge. Die Steuerungsproteine (Troponin und Tropomyosin) sind in den Furchen zwischen den beiden Aktinsträngen eingelagert (➤ Abb. 12.5).

Im nicht kontrahierten Zustand der Muskelfaser stehen die Köpfe der Myosinmoleküle senkrecht aus den Filamenten heraus. Diese Köpfe binden sich auf Nervensignale hin an die Aktinfilamente, spalten den Brennstoff ATP und klappen in eine 45°- bis 50°-Stellung um. Dabei ziehen sie die Aktinfilamente an sich vorbei. In dieser Phase wird chemische Energie in mechanische umgewandelt. Nach dieser Ruderbewegung lösen sich die Köpfe des Myosins wieder vom Aktin, schwingen in ihre Ausgangsstellung zurück, und von Neuem werden die Aktinfilamente rückenfrei. Auf diese Weise kommt es zu der äußerlich sichtbaren Muskelverkürzung. Dieser Mechanismus wird als **Querbrückenzyklus** bezeichnet (➤ Abb. 12.5).

Initiiert wird der **Querbrückenzyklus** durch die Erregung der Muskelfaser. Diese setzt Kalzium aus dem Depot im sarkoplasmatischen Retikulum in das Sarkomer frei. Dies führt zu einem deutlichen Anstieg der Kalziumionenkonzentration in dem Raum, der die Myofibrillen umgibt. Das Kalzium bindet

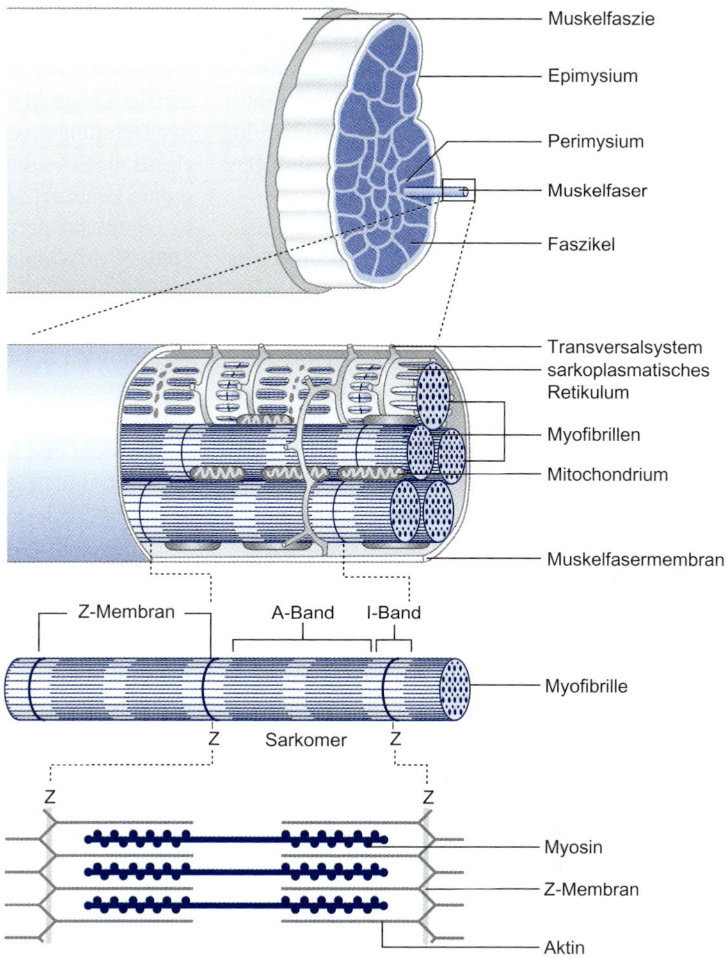

Abb. 12.4 Bau eines Skelettmuskels mit seinen Myofibrillenbündeln [R324]

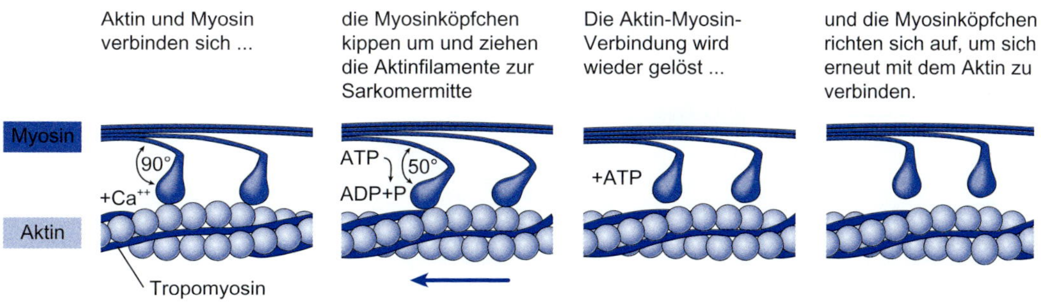

Abb. 12.5 Schematische Darstellung der Filamente und des Querbrückenmechanismus [L190]

sich an das Troponin und führt zu einer Formveränderung des Troponin-Tropomyosin-Komplexes. Das Tropomyosin wird in die Furchen zwischen den Aktinsträngen rekrutiert. Dadurch können die dicken und dünnen Filamente interagieren, sodass die Myosinbrücken mit den Aktinfilamenten im Bereich benachbarter dünner Filamente in Aktion treten. Die Anzahl der gebildeten **Myosinquerbrücken** hängt von dem durch die **Kalziumionenkonzentration** kontrollierten Aktivierungsgrad des kontraktilen Systems und vom Grad der überlappenden dicken und dünnen Filamente ab (Klinke et al. 2005; Klee/Wiemann 2004).

Neben Myosin und Aktin sind weitere Eiweißfilamente von Bedeutung. So kommt dem Eiweiß **Titin** eine bedeutende Rolle bezüglich der Dehnungsspannung eines Muskels zu, denn es dient der Prophylaxe vor einer übermäßigen Dehnung des Muskels (➤ Abb. 12.6). Titin **stellt ein elastisches Eiweiß** dar, das von einer Z-Linie des Sarkomers zur anderen verläuft. Dadurch besteht auch eine Verbindung von der Z-Linie mit der M-Linie (Querverbindung zwischen den Myosinfilamenten). Die Titine bilden des Weiteren die Verankerung der Myosineiweiße an den Z-Streifen. In den partial ineinander geschobenen Sarkomeren sind die Titinfilamente teilweise aufgerollt. Wird nun bei einer **Dehnung** der Skelettmuskel passiv in Verlängerung gebracht, kommt es zu einer **Entfaltung** der **Titine.** Wenn die Dehnung verstärkt wird, bewirken diese Eiweißfilamente eine Spannung, um das Ausmaß der Dehnung auf ein physiologisches Maß zu limitieren. Die entscheidende dehnungsrelevante Eigenschaft der Titine ist ihre Elastizität, welche ermöglicht, dass sich die beiden für die Kontraktion wichtigen Filamente Myosin und Aktin bei einer starken Dehnung nicht komplett voneinander entfernen. Zudem bewirkt dieses Eiweißfilament, dass **während der Entspannungsphase nach der Dehnung die Sarkomere wieder zu ihrer mittleren Ausgangsposition zurückpositioniert werden.** Somit sind die Titine sehr wichtig für das Spannungsverhalten der Muskulatur, da in der Endposition der Dehnung auch minimale Änderungen der Länge zu einem überproportionalen Anstieg der Dehnungsspannung führen. Zudem hat dieses elastische Eiweißfilament maßgeblichen Einfluss auf die maximal erträgliche Zugkraft, da Titin 10 % der Gesamtmasse der Muskulatur darstellt (Klinke et al. 2005; Klee/Wiemann 2004). Die Gesamtkraft eines Muskels kann als Summe der von den einzelnen **Querbrücken** entwickelten Kraft angesehen werden. Werden nun Kraft und Länge eines Muskels in Relation gesetzt, bewirkt eine starke **Dehnung** des Sarkomers keine **Überlappung** der einzelnen Filamente mehr und somit auch keine Kraftentwicklung der kontraktilen Elemente (➤ Abb. 12.7).

Die optimale **Sarkomerlänge** für eine hundertprozentige Kraftentwicklung beim Skelettmuskel liegt zwischen **2,0** und **2,2 µm**. Steigt die Sarkomerlänge über 2,2 µm, nimmt die mögliche Kraftentfaltung aufgrund der geringeren Überlappung von Aktin- und Myosinfilamenten ab. Der Kraftabfall bei einer Sarkomerlänge unter 2,0 µm beruht auf der beginnenden Doppelüberlappung von Myosin- und Aktinfilamenten beider Sarkomerhälften (Klinke et al. 2005; Deetjen et al. 2005). Die Sarkomerlänge spielt eine wichtige Rolle beim Krafttraining des Muskels, wenn es darum geht, die Hyperthrophie der kontraktilen Elemente zu fördern (➤ Kap. 17.5.1).

Die maximale Kraft, die ein Muskel entwickeln kann, hängt jedoch nicht nur von seiner Länge, sondern auch von der **Geschwindigkeit** ab, mit der sich der Muskel im Ablauf einer Bewegung verkürzt (➤ Abb. 12.8). Bei einen geringen Verkürzungs-

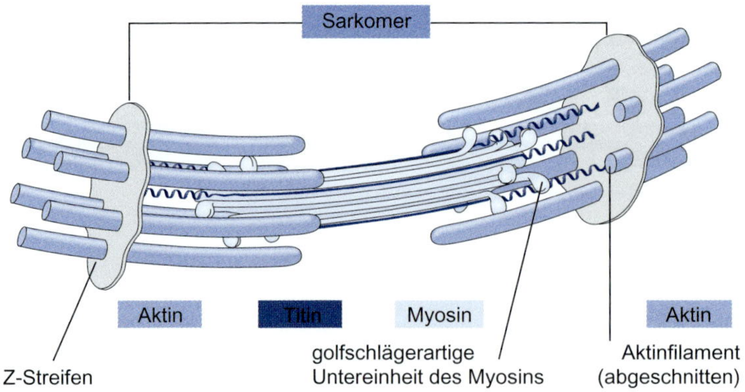

Abb. 12.6 Die fibrilläre Struktur eines Filaments [L190]

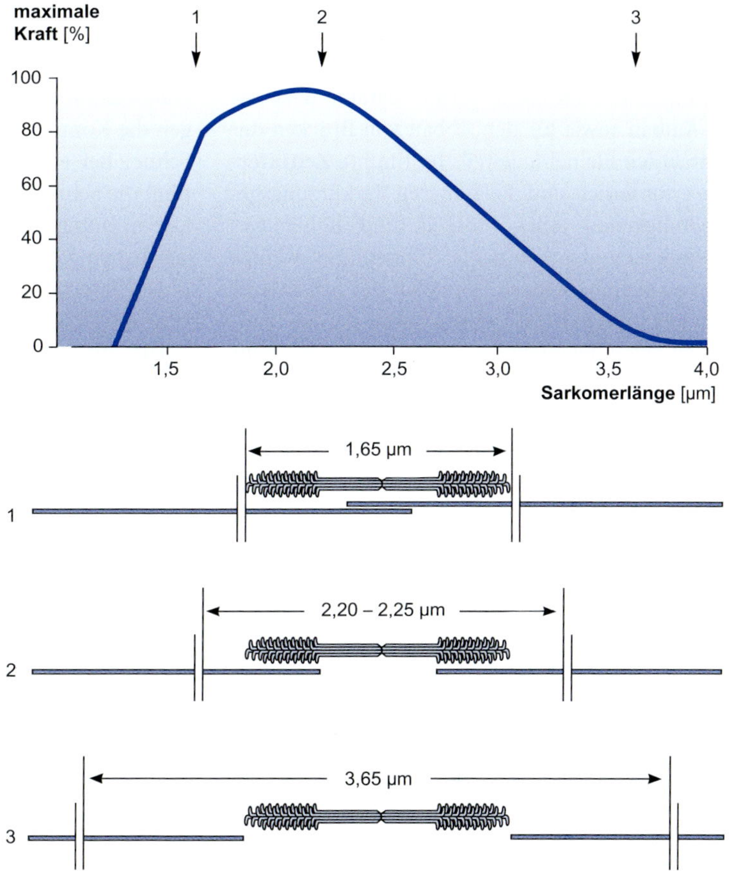

Abb. 12.7 Die Kraft-Länge-Relation eines Muskels in Abhängigkeit von der Sarkomerlänge (Summe der einzelnen Querbrücken) [L106]

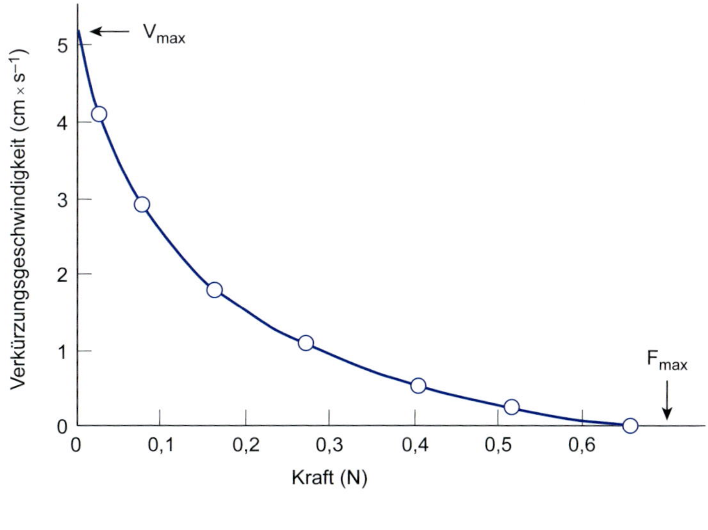

Abb. 12.8 Zusammenhang zwischen Kraft und Verkürzungsgeschwindigkeit eines Muskels [L143]

geschwindigkeit eines Muskels ist die Kraft des Muskels größer als bei hoher Verkürzungsgeschwindigkeit. Die Abhängigkeit der Muskelkraft von der Verkürzungsgeschwindigkeit beruht darauf, dass für den Aufbau sowie für den Abbau von Brücken der kontraktilen Elemente jeweils bestimmte **Zeitintervalle** erforderlich sind. Bei höheren Verkürzungsgeschwindigkeiten eines Muskels und hoher Geschwindigkeit der Filamente können nur wenige Brücken gebildet werden. Die Kraft des Muskels ist dann klein. Wird die Geschwindigkeit der aneinandergleitenden Filamente geringer, so bleibt mehr Zeit für die Bildung von Querbrücken, und die Kraftentfaltung des Muskels nimmt zu.

Die von einem Muskel maximal zu entwickelnde Kraft hängt vom (physiologischen) Querschnitt der Muskulatur ab. Als Näherungswert gilt: Pro cm^2 Muskelquerschnitt können 50–100 N an Muskelkraft entwickelt werden. Ein Muskel von 100 cm^2 Querschnitt kann demnach eine Kraft von ca. 10 000 N aufbringen, (Hescheler/Hirsche 1999; Komi 1994; Klinke et al 2005).

Entsprechend der Anordnung der Muskelfasern unterscheidet man weiterhin mechanisch zwei Arten von Muskeln. Muskeln, deren Fasern (annähernd) in Richtung der Wirkungslinie der Muskelkraft ausgerichtet sind, werden als **parallelfaserige Muskeln** bezeichnet und Muskeln, deren Fasern einen Winkel mit der Wirkungslinie der Kraft bilden, als **gefiederte Muskeln** (➤ Abb. 12.9).

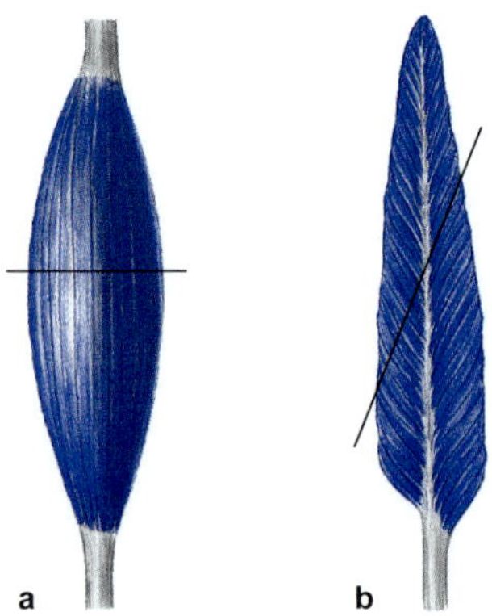

Abb. 12.9 Muskelarten
a) Parallelfaseriger Muskel (anatomischer Querschnitt)
b) Gefiederter Muskel (physiologischer Querschnitt) [L126]

In Längsrichtung der Sehne ausgerichtete Muskelfasern übertragen ihre gesamte Kraft auf die Sehne. Muskelfasern, die in einem Winkel von 0° zur Längsrichtung der Sehne ausgerichtet sind, übertragen die Komponente ihrer Kraft vollständig auf die Sehne. Bei einem Fiederungswinkel von 30°überträgt die Sehnenkraft ca. 87 % der Kraft der Muskelfasern. Durch die Fiederung ist es möglich, in einem gegebenen Querschnitt eine größere Anzahl von Muskelfasern unterzubringen, als dies ohne Fiederung möglich wäre.

Die Muskelkraft der **parallelfaserigen Muskeln** entspricht der Summe der Kräfte der Fasern. Die Kraft-Längen-Kurve eines parallelfaserigen Muskels ist der entsprechenden Kurve einer Muskelfaser sehr ähnlich. Die mechanischen Eigenschaften gefiederter Muskeln sind komplexer, da die geometrische Anordnung das Verhältnis zwischen Längenänderung der Fasern und Längenänderung des gesamten Muskels beeinflusst.

Bei einem Fiederungswinkel gleich Null gäbe es an vielen Stellen des Körpers Schwierigkeiten, genügend kräftige Muskeln unterzubringen. Mit einer großen Zahl von parallel zur Längsachse des Muskels angeordneten Fasern würde der **anatomische Querschnitt** unzulässig groß. Weil in gefiederten Muskeln die Fasern einen Winkel mit der Sehne bilden, kann in diesen Muskeln eine variable Zahl von Fasern längs einer Sehne angesetzt werden. Die Fiederung reduziert folglich die Größe des erforderlichen anatomischen Querschnitts, sodass größere Kräfte entfaltet werden. Daher wird hier zwischen dem anatomischen und dem **physiologischen Querschnitt** unterschieden.

Neben der Architektur der einzelnen Muskeln hat deren Ursprung und Ansatz eine besondere biomechanische Rolle bei der Entwicklung von Kräften. Muskeln, die parallel zur Längsachse des Knochens liegen, deren Ursprung gelenknah und deren Ansatz gelenkfern ist, sorgen für eine Komprimierung des Gelenks im Sinne einer Herabsetzung der Biegespannung des Röhrenknochens (Tillman2003). **Stabilisatoren,** auch **Shunt-Muskeln** genannt, verfügen über einen relativ großen Winkel zur Längsachse des Knochens. Der Muskelursprung ist, bezogen auf den Drehpunkt des Gelenks, gelenkfern, der Ansatz ist gelenknah. Die Schnelligkeit der Kontraktion hier erklärt sich aus der Summe der hintereinander geschalteten Sarkomere. Bei gleicher Verkürzungsgeschwindigkeit einzelner Sarkomere kontrahieren lange Muskeln schneller als kurze.

Betz (2002) geht weiterhin in seinen funktionellen Betrachtungen von drei unterschiedlichen Muskellängen zum Drehpunkt eines Gelenks und damit von drei unterschiedlichen Funktionen von Muskeln aus: **Impulsmuskeln** übertragen die Belastung zentriert auf das Gelenk, stabilisieren es somit und geben die Bewegungsrichtung vor. Als **Leitmuskeln** gelten lange, dünne, mehrgelenkige Muskeln, die für die Bewegungsweiterleitung sorgen und die Drehrichtung in den Extremitäten koordinieren. Große Muskeln wie der M. glutaeus max. und M. quadriceps gelten als **Kraftmuskeln** (Betz 2002).

MERKE

Titin ist ein elastisches Eiweiß. Es sorgt dafür, dass die Sarkomere nach einer Dehnung wieder zu ihrer mittleren Ausgangsposition zurückkehren Die Anzahl der gebildeten **Myosinquerbrücken** bestimmt die Kraftentfaltung der kontraktilen Elemente. Die optimale **Sarkomerlänge** für eine hundertprozentige Kraftentwicklung beim Skelettmuskel liegt zwischen **2,0** und **2,2 µm**. Die maximale Kraft, die ein Muskel entwickeln kann, hängt jedoch nicht nur von seiner Länge, sondern auch von der **Geschwindigkeit** ab. Bei schnellen Bewegungen können die Filamente nur wenige Brücken bilden.

12.3.2 Bindegewebige Elemente: Sehnen und Faszien

Seriell-elastische (SEK) und parallel-elastische Elemente (KEK) weisen viele gemeinsame strukturelle Eigenschaften auf. Die Unterscheidungsmerkmale betreffen im Wesentlichen die Elastizität, Plastizität, Viskosität und vor allem die Festigkeitsgröße (Stiffness) der einzelnen Strukturen. So weisen die Sehnen große Festigkeiten und gute Elastizität auf. Sehnen sind in der Lage, bei einer Dehnung die gespeicherte Energie in kinetische Energie umzuwandeln. Faszien wiederum weisen geringere Festigkeiten und eine größere Plastizität auf, sodass nach einer Dehnung eine größere Hysteresis-Schleife verbleibt.

Die Eigenschaften der Sehne (serielles Element) und der Faszie (parallel-elastisches Element) werden im Folgenden erläutert.

Sehne

Die Sehne gehört zu den Bindegeweben und damit zu den nicht kontraktilen Elementen eines Muskels. Sie ist in das Kontinuum der bindegewebigen Strukturen des Muskels eingebunden, welches am Knochen im tendoossalen Übergang beginnt und im weiteren Verlauf zur Sehne wird. Dabei geht das Bindegewebe der Sehne in Form des Epimysiums, Perimysiums und Endomysiums in das Bindegewebe des Muskelbauchs über. Der **Aufbau einer Sehne** besteht grundsätzlich aus einer großen Menge **wellenförmiger Fasern** aus **Typ-I-Kollagen** (95 %), aus Typ-III- und Typ-V-Kollagen (5 %), aus Proteoglykanen, Glykoproteinen, Wasser, endothelialen, synovialen Zellen und Chondrozyten, aber vor allem aus Fibroblasten. Die **Fibroblasten** sind für die Herstellung extrazellulärer Matrixproteine, für die Organisation des Kollagengefüges und für Remodellierungsprozesse während einer Sehnenheilung verantwortlich.

Die Sehne weist einen wellenförmigen Charakter auf, der sicherstellt, dass die auf die Sehne wirkenden Belastungen besser abgefangen werden können. Im Falle einer **Zugbelastung** wird die Wellenform zunehmend abgeflacht bis hin zur linearen parallelen Ausrichtung der Sehnenfaser. Im Anschluss an eine Dehnung kehren die Kollagenfasern in ihre ur-

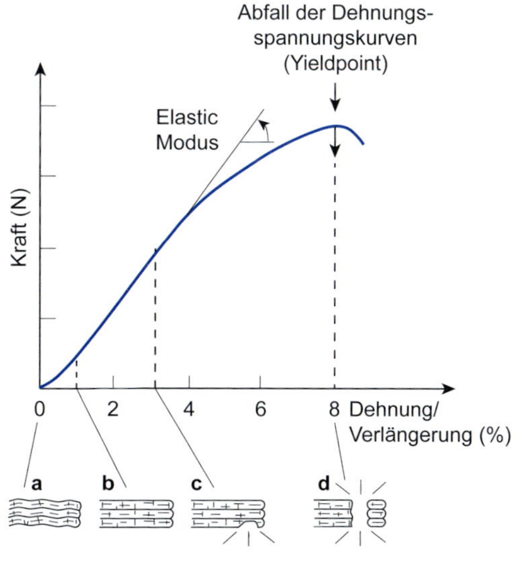

Abb. 12.10 Spannungs-Dehnungskurve der Sehne [L143]

sprüngliche Wellenform zurück, und die Belastungsfähigkeit der kollagenen Strukturen tritt wieder ein (➤ Abb. 12.10).

Weiterhin kommt es durch das Aufheben der Wellenform und Straffung der kollagenen Fasern zu einer **Verlängerung der Sehne um ca. 4 Prozent.** Bis zu einer Dehnung von ca. 2 % kommt es zur **Parallelausrichtung** der Sehnenfasern. Dann folgt eine lineare Phase, welche durch geringere Faserverformung geprägt ist. Wird eine Sehne um **mehr als 4 % gedehnt,** entstehen **Mikrorisse** in ihrer Struktur. Steigt die Dehnung weiter an, kommt es zu makroskopischen Defekten und ab einer **Dehnung von ca. 10–14 %** zu einer **Sehnenruptur** (➤ Abb. 12.10). Bei fehlenden mechanischen Beanspruchungen und Alterungsprozessen kann der physiologische Belastungsbereich kleiner werden. Es entstehen vorzeitige Strukturveränderungen im Gewebe.

Die Steifigkeit der Sehnen (N/m, definiert als Quotient der Kraft und Längenänderung) verhält sich proportional zur Dehnung. Bei kleiner Dehnung ist die Steifigkeit der Sehnen gering; bei höherer Dehnung nimmt die Steifigkeit zu. Diese besondere Anordnung sorgt zwar für viel **Widerstand gegen Zugbelastung,** jedoch wenig gegen Kompressions- oder **Scherbelastung.** Sehnen haben eine Zugfestigkeit von ca. 45–125 N/mm^2.

Die Sehnen werden wie **elastische Gummibänder** vorgespannt und fungieren wie ein Katapult. Bekannt ist dies als **Dehnungs-Verkürzungs-Zyklus.** Das gezielte Loslassen der darin gespeicherten kinetischen Energie ermöglicht dann erstaunliche Kräfte, die bei Sprungsportarten bekannt sind. Aus der Tierforschung ist diesbezüglich bekannt dass, z. B Kängurus aufgrund der elastischen Eigenschaften der langen Sehnen sehr weit springen können. Allein mit der reinen Kontraktionskraft der kontraktilen Elemente ihrer Beinmuskeln wäre diese Fähigkeit nicht zu erklären.

Sehnen sind Gewebe, welche die Fähigkeit besitzen, auf äußere Einflüsse und somit auch auf mechanische Reize zu reagieren, indem sie ihre Struktur, Zusammensetzung und ihre mechanischen Eigenschaften anpassen (Wang et al. 2006). **Sehnen benötigen deutlich größere und veränderte Beanspruchungen als die kontraktilen Elemente des Muskels, um sich zu adaptieren** (Arampatzis 2009). Anders als bei den kontraktilen Elementen fördern exzentrische Arbeitsweisen des Muskel-Sehnen-Komplexes, die mit großen Spannungen verbunden sind, die elastische Speicherkapazität und die Steifigkeit der kollagenen Faser einer Sehne. Hier sind die Erfolge des exzentrischen Training bei Tendinopathien zu sehen (Knobloch 2007; Alfredson et al. 2003).

Gegenüber den kontraktilen Elementen (KE) haben Sehnen einen langsameren Stoffwechsel, und Anpassungsprozesse nehmen bei Sehnen eine längere Zeit in Anspruch, was bei der Trainingsplanung Berücksichtigung finden muss.

In der Folge von **Immobilisation** der Sehne entstehen **Deformationen der Kollagenfasern** sowie Dilatationen von Arterien und Kapillaren. Die Form- und Bruchfestigkeit geht verloren. Aufgrund des langsameren Stoffwechsels verlaufen wiederum **Immobilisationsatrophien** im Sehnengewebe **langsamer** und weniger drastisch als in den kontraktilen Elementen der Muskulatur.

Faszie

Unter dem Begriff Faszie werden verschiedene Arten von faserigem Bindegewebe zusammengefasst. Die Zusammensetzung der verschiedenen Faseranteile und Zelltypen gibt den unterschiedlichen Bindegewebstypen ihren Namen. So wird z. B. auch lockeres oder geordnetes Bindegewebe von einigen Autoren als Faszie definiert, sodass die Nomenklatur insgesamt diesbezüglich uneinheitlich ist. Neuerdings stehen Faszien im Fokus zahlreicher therapeutischer Interventionen, wobei wissenschaftliche Nachweise über Funktion und Adaptation der Faszien noch nicht ausreichend erbracht sind.

Zum größten Teil bestehen die Faszien aus straffen, geflechtartig verwobenen Kollagenfasern und Elastin. Der hohe Anteil an kollagenen Fasern in der Faszie verleiht dem Gewebe eine hohe Viskoelastizität.

Als Hauptaufgabe der Faszien werden in der Literatur die **Schutz-** und **Stützfunktion** betrachtet. Sie sind die Weichteilkomponente des Bindegewebes. Faszien umfassen flächige Bindegewebsschichten, Sehnen, Bänder, Kapseln, Sehnenplatten und Retinacula. Faszien erhalten die strukturelle Integrität des Körpers, schützten ihn und wirken als Stoßdämpfer. Überdies dienen Faszien zur Unterteilung oder Abgrenzung verschiedener Komponenten und als Verschiebe- und Gleitschichten. Neuere Forschungsergebnisse zeigen, dass die Faszien auch als eine Art Sinnesorgane mit Kommunikationsaufgaben zu verstehen sind. Sie tragen unter anderem als propriozeptives Organ zur Messung der Stellung der Gelenke bei. Des Weiteren besitzen die Faszien sensible Nervenfasern zur Schmerzverarbeitung und erfüllen vielfältige weitere Aufgaben, wie z. B. Nährstofftransport, Abwehrfunktionen etc. (Myers 2002; Panjabi et al. 2006; Schleip 2006; Schleip/Bayer 2014).

Jeder Muskel ist von der elastischen Bindegewebshülle einer Faszie umgeben. Mehrere Muskelfasern werden wiederum ebenfalls mit Bindegewebe zu Bündeln umschlossen, um die Gleitfähigkeit der Muskeln zu gewährleisten.

PRAXISRELEVANZ

Strukturelle und degenerative Veränderungen der oberflächigen Faszien der Muskulatur können die propriozeptiven Signale sowie die Schmerzsensibilität beeinflussen. An dieser Stelle setzen verschiedene therapeutische Interventionen wie myofasziale Triggerpunktbehandlungen etc. an.

Durch jede Degeneration verändern sich **Stärke, Dicke** und **Spannung** der Faszie. Diese Veränderungen können negative Auswirkungen auf den Muskel-Sehnen-Komplex System haben. Dies kann von verminderter Leistungsfähigkeit bis hin zu Gewebeschmerzen führen. Auch zahlreiche Verletzungen im Sport und generell bei körperlichen Aktivitäten geschehen im Bindegewebsbereich. **Eine Verklebung der Muskelfaszien ist mit einem Stück Filz vergleichbar,** in dem die faszialen Stränge kreuz und quer ohne klare Anordnung verlaufen. Muskuläre Überforderung und ungünstige Haltungsanforderungen können durchaus zu myofaszialen Spannungsveränderungen, lokalen Störungen der Trophik und veränderten Bewegungsmustern führen und so Schmerzen verursachen. Auch Mikroverletzungen einer Region können zu Störungen im Zusammenspiel myofaszialer Ketten und so zur Überforderung auch entfernt liegender, kompensierender Kettenglieder führen.

Therapeutische Interventionen verfolgen häufig das Ziel, eine mögliche Reorganisation der kollagenen Faser zu erreichen, um Verklebungen zu beseitigen.

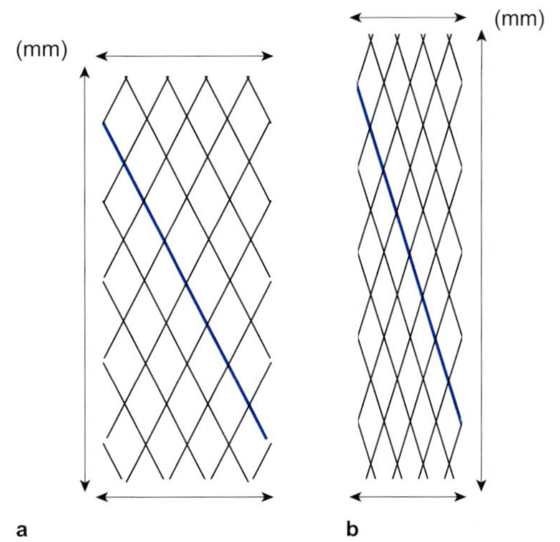

Abb. 12.11 Schematische Darstellung des scherengitterartigen Verlaufs der Kollagenfasern
a) im entspannten Zustand
b) im gedehnten Zustand [L143]

Ob dies erreicht wird, kann bisher anhand der Literatur nicht eindeutig beantwortet werden (Freiwald 2006; Myers 2011).

Es ist weiterhin von Bedeutung, dass nicht nur in der Therapie, sondern auch im Training das Augenmerk auf die Faszien gerichtet wird. Besonders bei rhythmischen federnden Bewegungen wie Sprung oder Ausholbewegungen arbeiten die muskelumhüllenden Faszien. Bei der Beugung des Rumpfes z. B nach vorne verlängert sich die thorakolumbale Faszie (fascia thoracolumbalis) um ca. 30 % und verjüngt sich in der Breite (➤ Abb. 12.11) Durch diese Verformung wird mechanische Energie gespeichert und beim Aufrichten des Rumpfes wieder abgegeben. Dadurch können z. B die Rückenmuskeln teilweise entlastet werden.

Aus den genannten Gründen sind zukünftige Kenntnisse aus der Grundlageforschung über die Adaptation von Faszien für die Anwendung in der Therapie von großer Bedeutung.

MERKE

Der Aufbau einer **Sehne** besteht grundsätzlich aus einer großen Menge **wellenförmiger Fasern aus Typ-I-Kollagen.** Sehnen können viel Widerstand gegen **Zugbelastung,** jedoch wenig gegen Kompressions- oder **Scherbelastung** aufweisen.

12

Gegenüber den kontraktilen Elementen haben Sehnen langsameren Stoffwechsel, und Anpassungsprozesse nehmen bei Sehnen eine längere Zeit in Anspruch.
Faszien haben **Schutz- und Stützfunktion** sowie **propriozeptive Aufgaben.** Strukturelle und degenerative Veränderungen der oberflächigen **Faszien** der Muskulatur können die propriozeptiven Signale, die Muskelmechanik sowie die Schmerzsensibilität beeinflussen.

VERWENDETE LITERATUR

Arampatzis A. (2009) Adaptation der mechanischen und morphologischen Eigenschaften von Sehnen – Entwicklung von Trainingsmethoden auf der Grundlage zyklischer Dehnungen der Sehne. In: Bundesinstitut für Sportwissenschaft (Hrsg.): BISp-Jahrbuch Forschungsförderung 2008/2009. Bonn: BISp, S. 87–90

Althoff I, Brinckmann P, Frobin W, Sandover J, Burton K (1992) An improved method of stature measurement for quantitative determination of spinal loading. Application to sitting postures and whole body vibration. Spine 17:682–693

Betz U (2002): Verminderte Beweglichkeit. In: Hüter-Becker A (Hrsg.): Bewegungssystem. Stuttgart: Thieme

Brinckmann P, Frobin W et al (2012) Orthopädische Biomechanik. Münster: Monsenstein & Vannerdat

Cavanagh PR, Licata AA, Rice AJ (2005) Exercise and pharmacological countermeasures for bone loss during long-duration space flight. Gravit Space Biol 18:39–58

Deetjen P, Speckmann EJ, Hescheler J (2005) Physiologie. München: Elsevier, Urban& Fischer

Delling G, Vogel M, Hahn M (1997) Neue Vorstellungen zu Bau und Funktion der menschlichen Spongiosa. Ist die Theorie von der Imbalance zwischen Osteoklasten und Osteoblasten noch haltbar? In: Schneider E (Hrsg.) Biomechanik des menschlichen Bewegungsapparates. Hefte zu Der Unfallchirurg 261. Berlin: Springer

Duchemin L, Bousson V, Raossanaly C, Bergot C, Laredo JD, Skalli W, Mitton D (2008) Prediction of mechanical properties of cortical bone by quantitative computed tomography. Med Eng Phys 2008;30:321–328

Diemer F, Sutor V (2011) Praxis der medizinischen Trainingstherapie. Lendenwirbelsäule, Sakroiliakalgelenk und untere Extremität .2 A. Stuttgart: Thieme

Eckstein F, Hudelmaier M, Putz R (2006) The effects of exercise on human articular cartilage. J Anat 208:491–512

Eckstein F, Lemberger B, Gratzke C, Hudelmaier M, Glaser C, Englmeier KH, Reiser M (2005) In vivo cartilage deformation after different types of activity and its dependence on physical training status. Ann Rheum Dis 64:291–295

Eysel et al. (2000) Die künstliche Bandscheibe, Dt. Ärzteblatt, 97(46) 3092–3096

Ferretti JL, Capozza RF, Cointry GR, Garcia SL, Plotkin H, Alvarez Filgueira ML, Zanchetta JR (1998) Gender related differences in the relationship between densitometric values of whole-bodymineral content and lean body mass in humans between 2 and 87 years of age. Bone 22:683–690

Freiwald, J (2009) Optimales Dehnen. Balingen: Spitta

Guadalupe-Grau et al. (2009) Exercise and bone mass in adults. Sports Med 39:439–468

Hescheler J, Hirsche H(1999) Muskulatur. In: Deetjen P, Speckmann EJ: Physiologie. München, Stuttgart, Jena: Urban & Fischer

Hinterwimmer S, Ktammer M, Krötz M, Glaser C, Baumgart R, Reiser M, Eckstein F (2004) Cartilage atrophy in the knees of patients after seven weeks of partial load bearing. Arthritis Rheumatism 50:2516–2520

Huijing P (2007) Epimuscular myofascial force transmission between antagonistic and synergistic muscles can explain movement limitation in spastic paresis. Journal of Biomechanics 17(6):708–724

Issurin VB (2005) Vibrations and their applications in sport – A review. Journal of Sports Medicine and Physical Fitness 45:324–336

Jämsä T, Vainionpää A, Korpelainen R, Vihriälä E, Leppäluoto J (2006) Effect of daily physical activity on proximal femur. Clin Biomech 21:1–7

Judex S, Rubin CT (2010) Is bone formation induced by high-frequency mechanical signals modulated by muscle activity? J Musculoskelet Neuronal Interact 10:3–11

Kapandji IA (2009) Funktionelle Anatomie der Gelenke. Obere Extremität – Untere Extremität – Rumpf und Wirbelsäule. 5. A. Stuttgart: Thieme

Kiebzak GM (1991) Age-related bone changes. Exp Gerontology 26:171–187

Klee A, Wiemann K (2004): Biologische Grundlagen zur Wirkung der Muskeldehnung. In: Cachey K, Halle A, Teubert H (Hrsg.) Sport ist Spitze. Aachen: Meyer & Meyer

Klinke R et al (2005) Physiologie. 5. A. Stuttgart: Thieme

Knobloch K (2007) Eccentric rehabilitation exercise increases peritendinous type I collagen synthesis in humans with Achilles tendinosis. Scand J Med Sci Sports 17(3):298–299

Komi PV et al. (1994) Kraft und Schnellkraft im Sport. Köln: Deutscher Ärzte-Verlag

Kummer B (2005) Biomechanik. Form und Funktion des Bewegungsapparates. Köln: Deutscher Ärzte-Verlag

Lohman ST (2005) Eigenschaften biologischer Materialien zur Simulation menschlicher Bewegung. Dissertation, Universität Konstanz

Macdonald H, Kontulaine S, Petit M, Janssen P, Mckay H (2006) Bone strength and its determinants in pre- and early pubertal boys and girls. Bone 39:598–608

Myers TW (2002) *Anatomy Trains.* London: Churchill Livingstone, p. 15

Myers, TW (2011) Fascial Fitness: Training in the Neuromyofascial Web. IDEA Fitness Journal 8(4)

Panjabi MM (2006) A Hypothesis of Chronic Back Pain: Ligament Subfailure Injuries Lead to Muscle Control Dysfunction. Eur Spine J 15: 668–676

Rauch F, Bailey DA, Baxter-Jones A, Mirwald R, Faulkner R. The "muscle-bone unit" during the pubertal growth spurt. Bone 2004, 34, 771–775

Reilly DT, Burstein AH (1974) The mechanical properties of cortical bone. J Bone Joint Surg Am 56(5):1001–1022

Rittweger J (2006) Can exercise prevent osteoporosis? J Musculoskelet Neuronal Interact 6(2):162–166

Rüegg JC (2000) Motorische Systeme. In: Schmidt RF, Thews G, Lang F (Hrsg.) Physiologie des Menschen. Berlin, Heidelberg: Springer

Schleip R (2006). Active fascial contractility. Implications for musculoskeletal mechanics. Dissertation, Medizinische Fakultät der Universität Ulm

Schleip R, Bayer J (2014) Faszien-Fitness. München: Riva

Schultz A, Andersson G, Örtengren R, Haderspeck K, Nachemson A (1982) Loads on the lumbar spine. Validation of a biomechanical analysis by measurements of intradiscal pressures and myoelectric signals. J Bone Joint Surg 64A:713–720

Scott CC, Athanasiou KA (2006) Mechanical Impact and articular cartilage. Crit Rev Biomed Eng 34:347–378

Tillmann B (2003) Skelettsystem. In: Tillmann B, Leonhardt H (Hrsg.) Rauber/Kopsch Anatomie des Menschen, Bd. I – Bewegungsapparat. Stuttgart: Thieme, S. 52–127

Tittel K (2000) Beschreibende und funktionelle Anatomie des Menschen. Jena: Urban & Fischer

Verschueren S. Roelants M, Delecluse C, Swinnen S, Vanderschueren D, Boonen S (2004) Effect of 6-month whole body vibration training on hip density, muscle strength, and postural control in postmenopausal women: a randomized controlled pilot study. J Bone Miner Res 19(3):352–359

Wang JH (2006) Mechanobiology of tendon. J Biomech 39(9):1563–1582

White AA, Panjabi MM (1990) Clinical Biomechanics of the Spine. 2nd Ed. Philadelphia: Lippincott

Wilke HJ, Neef P, Caimi M, Hoogland T, Claes L (1999) New in vivo measurements of the pressures in the intervertebral disc in daily life. Spine 24:775–762

Winkel D, Vleeming F (1995): Nichtoperative Orthopädie und Manualtherapie. Stuttgart: Gustav Fischer

Wong M, CarterDR (2003): Articular cartilage functional histomorphology and mechanobiology: a research perspective. Bone 33:1–13

WEITERFÜHRENDE LITERATUR

Alfredson H (2003) Chronic midportion achilles tendinopathy: an update on research and treatment. Clin Sports Med 22(4):727–741

Alfredson H, Pietilä T, Jonsson P, Lorentzon R (1998) Heavy-load eccentric calf muscle training for the treatment of chronic Achilles tendinosis. Am J Sports Med 26(3):360–366

De Morree (2001) Dynamik des menschlichen Bindegewebes: München, Jena: Urban & Fischer

Eckstein F, Faber S, Muhlbauer R, Hohe J, Englmeier KH., Reiser M et al. (2002) Functional adaption of human joints to mechanical stimuli. Osteoarthr Cart 10(1):44–50

Mc Calden RW, McGeouch JA, Court-Brown CM (1997) Age-related changes in the compressive strength of cancellous bone. J Bone Joint Surg 79A:421–427

Maquet PGJ (1976) Biomechanics of the knee. Berlin: Springer

Rudert M, Wirth CJ (1997) Cartilage cell transplantation. Experimental principles and clinical applications. Orthopäde 26(8):741–747

Witte H (1996) Beiträge zur Anatomie und Biomechanik elastischer Elemente im Bewegungsapparat. Habilitation, Ruhr-Universität Bochum

KAPITEL

13 Biomechanische Aspekte der Gelenke

Lernziele

Es werden folgende Kenntnisse und Kompetenzen erzielt:

- Die **anatomischen Strukturen der Gelenke,** ihre **mechanischen Funktionen** im Allgemeinen und das Zusammenspiel der einzelnen Komponenten bei Bewegungsabläufen können beschrieben werden.
- Die steuernde und stützende **Funktion der Bänder** und ihr **Spannungs- und Dehnungsverhalten** sind bekannt.
- Der Aufbau und das Bewegungsverhalten der **Hüft-, Knie- und Sprunggelenke** sowie der **Wirbelsäule** und des **Schulterkomplexes** können detailliert erklärt werden.
- Das physiologische Ausmaß der **Beweglichkeit** und der möglichen **Bewegungsrichtungen** und das Zusammenspiel der einzelnen Strukturen in den jeweiligen Gelenken sind in Grundzügen verstanden.
- Es besteht ein Überblick über die auf die Gelenke wirkenden **Belastungen** bei unterschiedlichen körperlichen Aktivitäten.
- Mögliche Ursachen und Folgen von **Fehlstellungen und Verletzungen** der Gelenkstrukturen sind bekannt.

Gelenke übertragen innerhalb des passiven Bewegungssystems die Kräfte und Momente und ermöglichen die Bewegung. Das Gelenk ist durch die Gelenkkapsel nach außen abgedichtet und beinhaltet neben den mit der Knorpelschicht überzogenen knöchernen Festkörpern die Synovia und ggf. intraartikuläre Strukturen, wie Disken und Menisken (Tillman 2003).

Formschluss und **Kraftschluss** gewährleisten die Stabilität der Gelenke.

Gelenke mit **kongruenten** Gelenkpartnern werden als **formschlüssig** bezeichnet, **inkongruente** Gelenke als **kraftschlüssig.** Inkongruente Gelenke zeichnen sich durch einen stark ausgeprägten Band- und Muskelapparat aus (Tillmann 1998; Voll 1995).

Zu den Strukturen der Gelenke gehören der **Kapsel-Band-Apparat** als **passive Stabilisatoren,** die das Gelenk umgebende **Muskulatur** als **aktive Stabilisatoren,** ihre **Innervation** und die **zentrale Steuerung** des Gelenks.

Die **Gelenkkapsel** setzt sich aus einer Membrana fibrosa und einer Membrana synovialis zusammen. Die fibröse Kapsel geht in das Kollagen der Knochenhaut über. Das Kollagen organisiert sich in seinem Faserverlauf je nach Hauptbeanspruchungsrichtung, dadurch kommt es zu kollagenen Verdickungen, die als Ligamente oder auch Kapselverstärkungszügel bezeichnet werden (Tillmann 2003, Voll 1995).

In der **Gelenkskapsel** liegen **Mechanorezeptoren,** die exakte Informationen über **Stellung** und **Stellungsänderungen** registrieren. Die Stellungsänderung wird von den Mechanorezeptoren an das Rückenmark weitergeleitet, wo die motorische Innervation hemmend oder aktivierend angepasst wird. Bei intraartikulären Schädigungen kann es reflektorisch zu einer Mitbeteiligung der das Gelenk umgebenden Muskulatur kommen, deren Innervation dadurch gehemmt wird und die deshalb atrophiert. Als Monitormuskeln mit verstärkten sensorischen Aufgaben gelten vor allem der M. vastus medialis und der M. deltoideus (Voll 1995, Winkel 1995, Froböse et. al 2009).

Die in der Gelenkskapsel vorhandene **Synovia** wird von der Membrana synovia produziert, die ihre Viskosität in Abhängigkeit vom Geschwindigkeitsgradienten ändert. Die Viskosität bleibt bei niedrigen Bewegungsgeschwindigkeiten konstant, mit zunehmenden Geschwindigkeiten nimmt sie ab, sodass die Synovia dünnflüssiger wird. Das Prinzip wird oft bei der Auswahl der Winkelgeschwindigkeiten während des isokinetischen Trainings verwendet, um die Gelenkschmiere zu fördern. Veränderungen der Viskosität, die durch Verletzungen oder Entzündungen auftreten, sind automatisch mit einer höheren Reibung der Gelenkspartner verbunden.

Bänder (Ligamente) bestehen aus straffem, aber flexiblem Bindegewebe. Dieses Bindegewebe setzt sich aus Kollagen (**ca. 90 % Typ I,** ca. 10 % Typ III), Elastin (< 5 % des Trockengewichts), Proteoglykanen (< 1 % des Trockengewichts) und der extrazellulären Flüssigkeit (60–70 % Wasseranteil am Feuchtgewicht des Bandes) zusammen. Die Kollagenfibrillen sind parallel in Bandlängsrichtung angeordnet. Dem Elastin wird zugeschrieben, für einen Teil der Zugfestigkeit und insbesondere für die Fähigkeit zur Erholung nach Zugentlastung verantwortlich zu sein (Schünke 2014; Patzer 2013).

Bänder verbinden Knochen und sind zusammen mit der Muskulatur für die Stabilität der Gelenke verantwortlich, indem sie deren **Bewegungen führen** und **begrenzen.** Alle Bänder haben einen flächenförmigem Ursprung und Ansatz und einen **irregulären Verlauf.** Der anatomische Aufbau der Bänder entspricht deren **funktionellen Anforderungen.** So besteht z. B. das vordere Kreuzband im Kniegelenk aus verschiedenen Faserbündeln. In fast jeder Stellung des Kniegelenks sind einige Fasern gespannt und übernehmen Funktionen der Sensorik und der Gelenkführung. Zahlreiche Untersuchungen haben gezeigt, dass Gelenkbänder eine wesentliche Rolle als **Neurosensoren** ausüben (Propriozeption). Dabei werden über Reflexbahnen Muskelkontraktionen ausgelöst, sobald an einem Gelenk eine Belastungssituation auftritt, die die Muskeln als aktive Stabilisatoren erfordert. Insbesondere wurden hier Untersuchungen am vorderen Kreuzband durchgeführt, an dem entsprechende Neurorezeptoren mit der beschriebenen Funktion nachgewiesen werden konnten. Verletzungen und Risse der Bänder verändern damit nicht nur die mechanischen Aufgaben der Bänder, sondern auch die sensorische Rückmeldung (Lobenhoffer et al. 1996; Hewett et al. 2007).

Bänder weisen in ihrem strukturellen Aufbau viele Ähnlichkeiten mit den Sehnen auf. Sie haben jedoch eine weniger eindimensionale Ausrichtung der kollagenen Fasern, da die Richtungen der Zugbelastungen vielfältiger und komplexer sind. Während Sehnengewebe einen weitgehend identischen Aufbau haben und über weitgehend identische Gewebseigenschaften verfügen, unterscheidet sich das Bandgewebe je nach Lokalisation und Funktion. Bandgewebe ist elastischer als Sehnengewebe. Es gibt z. B. an der Wirbelsäule ganz spezielle Bänder (Lig. flavum; Lig. nuchae), die über eine besonders ausgeprägte Elastizität verfügen. In diesen Bändern ist der **Anteil an elastischem Bindegewebe** besonders hoch (Tillmann 2003; Voll 1995; Hewett et al. 2007).

Mechanische Funktion

Entsprechend ihrer Funktion verfügen Bänder über eine **Dehnungsrate von ca. 12 %–15 %,** im physiologischen Bewegungsbereich sind sie gelenkführend und bieten einen Widerstand gegenüber unphysiologischen Bewegungen. In verschiedenen Positionen unterliegen die Bänder unterschiedlichen Spannungszuständen. In der Ruheposition des Kniegelenks (ca. 30°) ist der Bandapparat eher entspannt, demgegenüber unterliegen die Wirbelsäulenbänder ständig sich ändernden Spannungen (Woo 1986; Hawkins 1993; Thornton 2007).

Die **Spannungs-Dehnungs-Kurve** von Bändern lässt sich entsprechend ihrem Verlauf in vier Regionen unterteilen (➤ Abb. 13.1). Der Beginn der Kurve, die „Toe-Region“, ist durch einen nichtlinearen

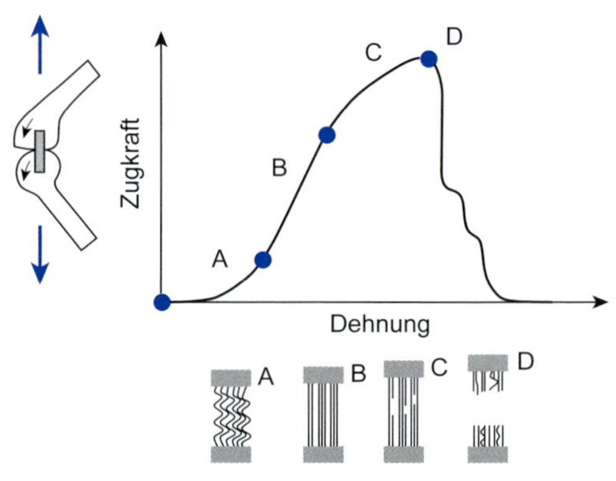

Abb. 13.1 V Kraft-Dehnungsverhalten eines Gelenkbandes unter Zugbeanspruchung
A Progressiver Bereich; Kollagenfasern richten sich aus
B Linearer Bereich, Kollagenfasern sind parallel
C Degressiver Bereich, erste Faserrisse
D Plötzlicher starker Abfall der Kraft Dehnungskurve, Riss des Bandes [L143]

Verlauf gekennzeichnet und resultiert aus dem wellenförmigen Verlauf der parallelen kollagenen Fasern in Ruhe (A). Sobald die Fasern gespannt sind, folgt der zweite, lineare Teil (B). Im dritten Teil treten mikrostrukturelle Schäden auf (C) und im vierten Teil Faserrisse oder knöcherne Ausrisse. Das mögliche Vorkommen einer Vorspannung ist abhängig von der Position des Gelenks (Hawkins 1993; Rüter 1999; Vildik 1980).

Da die endgradigen Bewegungen eines Gelenks vielfach von Bändern begrenzt werden, stellt sich die Frage, ob Bänder und auch Gelenkskapsel durch Dehnungen verformbar werden, ob solche Verformungen vorteilhaft sind und welche Auswirkungen Dehnungen der Bänder und Gelenkskapseln auf deren Funktion haben.

In der Praxis ist zu hinterfragen, ob überhaupt Gewebe gedehnt werden sollen, die zur Steuerung, Führung und zur endgradigen Sicherung von Gelenken gedacht sind. Wird z. B. das Band- oder Kapselgewebe durch wiederholtes Dehnen gelockert, könnte durch **erhöhte mechanische Freiheitsgrade** im Gelenk eine Gelenkinstabilität entstehen, die vom Nerven- und Muskelsystem kontrolliert werden muss. Dies erhöht die Anforderung an das koordinative Vermögen, das gerade gegen Ende sportlicher Trainings- und Wettkampfprozesse durch periphere und/oder zentrale Ermüdungsprozesse nachlässt. Möglicherweise ist mit solchen Überlegungen auch die Beobachtung zu erklären, dass unter Ermüdung – auch Materialermüdung – gegen Wettkampfende eine erhöhte Verletzungsquote auftritt.

PRAXISRELEVANZ

In einigen Situationen kann es sinnvoll sein, vor allem das Kapselgewebe zu dehnen. Eine solche Situation besteht bei **Arthrosen** im frühen Stadium. Hier versucht man, durch Dehnungen sowohl die Beweglichkeit zu erhalten als auch die Fläche der Innenhaut der Gelenkkapsel, die die Synovialflüssigkeit („Gelenkschmiere") produziert. Eine andere Situation ist die nach **Verletzungen und Operationen.** Wird in solchen Situationen die ursprüngliche Beweglichkeit nicht wiederhergestellt, kann es zu dauerhaften Einschränkungen der Gelenkbeweglichkeit kommen. In solchen Fällen werden neben den üblichen Dehntechniken auch spezielle Dehntechniken aus der therapeutischen Praxis angewendet.

MERKE

Gelenke mit **kongruenten** Gelenkpartnern werden als **formschlüssig** bezeichnet, **inkongruente** Gelenke als kraftschlüssig. **Inkongruente Gelenke zeichnen sich durch einen stark ausgeprägten Band- und Muskelapparat** aus.
In der **Gelenkskapsel** liegen **Mechanorezeptoren,** die exakte Informationen über **Stellung** und **Stellungsänderungen** registrieren.
Bänder verbinden Knochen und sind zusammen mit der Muskulatur für die Stabilität der Gelenke verantwortlich, indem sie deren **Bewegungen führen** und **begrenzen. Als Neurosensoren** sind die Bänder bei der neuromuskuläre Steuerung des Gelenks wesentlich beteiligt. Bänder bestehen hauptsächlich aus Typ-I-Kollagen und verfügen über eine **Dehnungsrate von ca. 12 %–15 %.**

13.1 Das Hüftgelenk

13.1.1 Die Bewegungen des Hüftgelenks

Das Hüftgelenk ist ein Kugelgelenk, das durch 27 Muskeln bewegt und im Gleichgewicht gehalten wird. Als Kugelgelenk besitzt die Hüfte drei Freiheitsgrade. Die Fläche der **Gelenkpfanne** entspricht etwa **50 % der Fläche des Gelenkkopfs.** Das Caput femoris besitzt einen Durchmesser von etwa 3,5–5,5 cm und ist aus dichter Spongiosa aufgebaut.

Je nach Durchmesser kann die funktionelle Oberfläche des Caput femoris bis etwa 30 cm^2 betragen. Der Schenkelhals ist gegenüber dem Femurkopf im Durchmesser kleiner, was für den Bewegungsumfang des Gelenks von erheblicher Bedeutung ist. Ein großer Schenkelhalsdurchmesser schränkt den Bewegungsumfang ein. Die Längsachse des Schenkelhalses bildet zur Längsachse des Femurschafts den **CCD-Winkel** (Centrum-Collum-Diaphysen-Winkel). Dieser beträgt normalerweise ca. **125°.** Es gibt jedoch anatomische Variationen zwischen 90° und 135°. Winkel größer als 125° werden als **Coxa valga** und Winkel kleiner als 125° als **Coxa vara** bezeichnet. Winkel kleiner als 125° sind mit einem kleineren Bewegungsausmaß verbunden und Winkel größer als 125° mit einem größeren Bewegungsausmaß. Neben dem CCD-Winkel hat der **Anteversionswinkel,** der in der Literatur mit **7–12°** angegeben wird, einen

Einfluss auf das Bewegungsausmaß (Hepp/Debrunner 2004; Miller 2004; Putz et al. 2012).

Das Bewegungsausmaß des Hüftgelenks besitzt von gewissen Ausgangspositionen unterschiedliche Werte. Das größte Bewegungsausmaß findet in der Sagittalebene statt. (Hepp/Debrunner 2004).

Die **günstigste Position für Flexion und Extension** ist z. B. eine leichte Abduktionsstellung bei neutraler Rotation. Die Abduktion und Adduktion sind am größten bei leichter Flexion und leichter Außenrotation. Die maximale Rotation ist in Flexionsstellung erreichbar.

Beim **Gehen** beträgt das Bewegungsausmaß der Flexion/Extension ca. 50° bis 60° (ca. 10° für die Extension und 40°–50° für die Flexion). Die Abduktion erreicht dabei ca. 10° und die Adduktion weniger als 5°. Gehen ist auch mit einer Rotation von ca. 10° verbunden. Beim **Treppensteigen** sind eine Flexion von 40°, eine Extension von ca. 5° und eine Abduktion von ca. 10° erforderlich. Die Rotation ist dabei unbeeinflusst. Beim **Treppenhinabgehen** sind die Ansprüche an die Gelenksbeweglichkeit geringer. Es ist eine Flexion von knapp 20° und eine Außenrotation von ca. 5° notwendig. Beim **Hinsetzen, Sitzen und Aufstehen** ist nur eine Flexion von maximal 60° notwendig. Bei **Hockstellung** mit den Fersen am Boden erreicht die Flexion bis 95°, die Abduktion gut 30° und die Außenrotation gegen 20° (Debrunner 2002; Miller 2004; Putz et al. 2012).

Die Beweglichkeit des Hüftgelenks wird neben der Muskulatur von der Gelenkkapsel und den Bändern beeinflusst. Die Gelenkkapsel des Hüftgelenks wird durch drei kräftige Bänder verstärkt **(Ligg. iliofemorale, pubofemorale, ischiofemorale),** die das Bewegungsausmaß des Hüftgelenks limitieren. (➤ Abb. 13.2)

Das **Lig. iliofemorale** gilt als **stärkstes Band** und limitiert die Extension, sodass eine Aufrichtung des Beckens über 13° nicht möglich ist (Winkel 1995). Die Zugfestigkeit z. B. des Lig. iliofemorale beträgt etwa 2 943–4 905 N (Tittel 2000). Mit Ausnahme der Flexion werden alle Bewegungen im Hüftgelenk durch den Bandapparat gehemmt. Relativ entspannt ist die Kapsel in 30° Flexion, 30° Abduktion und ca. 5° Außenrotation (Voll 1995). Innerhalb des Gelenkraums verläuft das **Lig. capitis femoris,** das Femurkopf und Pfanne verbindet. Das Lig. capitis femoris ist für die Versorgung des Femurkopfs vor allem während der Wachstumsphase mitverantwortlich.

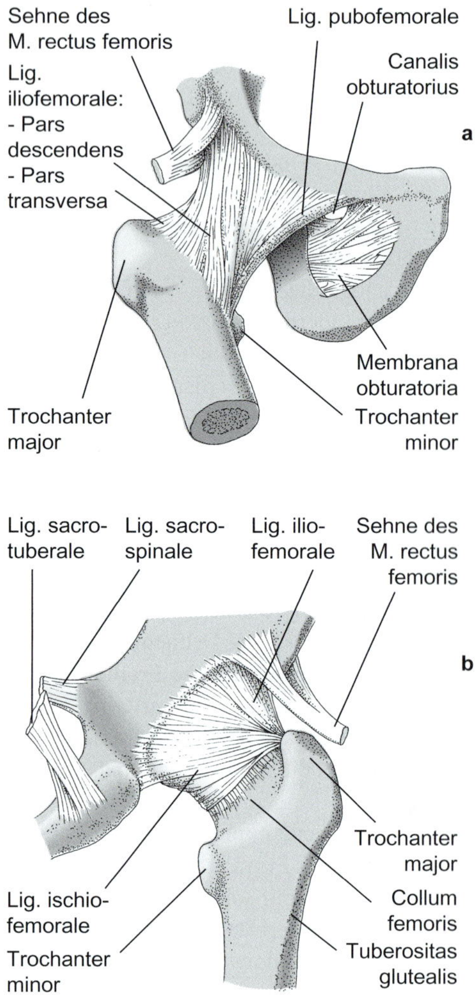

Abb. 13.2 Bänder des Hüftgelenks
a) von ventral
b) von dorsal [L190]

13.1.2 Kräfte, die auf das Hüftgelenk einwirken

Die Belastung des Hüftgelenks wurde in der Vergangenheit mithilfe biomechanischer Modellrechnungen oft beschrieben (Kummer et al. 2005; Brinckmann et al 2000, 2012; Putz et al. 2012). Es wird im Folgenden diskutiert, wie die Gelenkbelastung durch anatomische Veränderungen, kompensatorische Mechanismen, Gehtechniken, äußere Hilfsmittel oder knochenchirurgische Eingriffe beeinflusst werden kann. Detaillierte Informationen zur Belastung des Hüftgelenks erhält man aus Ganguntersuchungen sowie aus direkten Messungen mithilfe von instrumentiertem Gelenkersatz. Die Kenntnisse der Gelenkbelastung sowie der muskulären Kraftentwicklung, die in Alltag, Therapie und Sport entsteht, gelten als Voraussetzung für Optimierung der Belastungsdosierung in der Therapie. Weiterhin ist für die Therapie die Wirkung mechanischer Faktoren bei der Entstehung der Arthrose von großer Bedeutung (Cochran 1988; Kapandji 2009; Brinckmann 2000, 2012; Putz et al 2012).

Beim **Stehen** sind die Kräfte auf die Hüftgelenke gleichmäßig verteilt. Da jedes Bein ⅙ des Körpergewichts ausmacht, liegen ⅔ des Körpergewichts oberhalb der Hüfte und ⅓ unterhalb. Die Stabilisierung des Rumpfes durch Bänder und Muskelkräfte erhöht diese Last.

Beim **Einbeinstand** werden die Gelenkkräfte durch Muskeln und durch die Schwerkraft, die über Hebelarme wirken, vergrößert (➤ Abb. 13.3). Der Femurkopf wirkt als Drehpunkt. Die Abduktoren

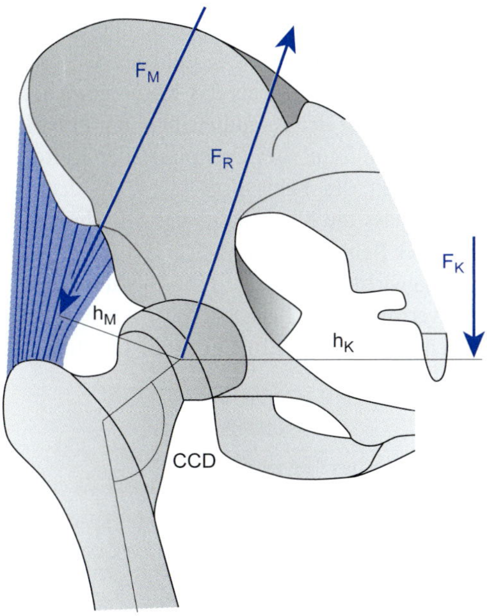

Abb. 13.3 Belastung des Hüftgelenks beim Einbeinstand. Vereinfachte Darstellung der wichtigsten Kräfte am Hüftgelenk im Einbeinstand. FK = Partielles Körpergewicht, FM = Muskelkraft der Abduktoren, FR = Hüftgelenkresultierende Kontaktkraft auf Femurkopf und Azetabulum [E169, L143]

halten das Becken waagerecht. Bei dieser Konfiguration üben die Abduktoren eine nach unten gerichtete Kraft aus und erzeugen eine Rotation im Gegenuhrzeigersinn. Dabei wirken die Kräfte des Körpergewichts den Muskelkräften im Uhrzeigersinn entgegen. Die Kräfte, die auf das Hüftgelenk wirken, entsprechen ca. dem 2,5- bis3-Fachen des Körpergewichts.

Beim **Gehen** unter Berücksichtigung von dynamischen Aspekten betragen die Kräfte, die auf das Hüftgelenk wirken, das 2,6-Fache des Körpergewichts. Beim Laufen mit einer Geschwindigkeit von ca. 5–6 m/s erhöhen sich die Kräfte auf das 6-Fache des Körpergewichts.

Die Kräfte bei einer Varus- und Valgusstellung des Femurhalses

Eine Veränderung des Femurhalswinkels verändert auch die Kräfte, die auf das Hüftgelenk wirken. Es ändern sich nämlich sowohl der Hebelarm als auch die Zugrichtung der Muskulatur. Der normale Femurhalswinkel (CCD-Winkel) beträgt ca. 125° (➤ Abb. 13.4), Druckspannungen treten hier (medial) und kleine Zugspannungen (lateral) im Schenkelhals auf. Eine **Valgusdeformität** oder eine valgisierende Osteotomie erhöht die Gelenkkräfte beim Einbeinstand, da der Hebelarm der Abduktoren verkürzt ist. Gleichzeitig bleibt der Hebelarm des Körpergewichts unverändert. Druckspannungen treten hauptsächlich im Schenkelhals auf (➤ Abb. 13.4).

Eine **Varusdeformität** oder eine varisierende Osteotomie vermindert die Gelenkkräfte beim Einbeinstand, da der Hebelarm der Abduktoren verlängert wird und eine niedrige Muskelkraft zum Widerstehen des Körpergewichts notwendig ist. Große Druckspannungen treten *medial* und Zugspannungen (Scherkräfte) *lateral* am Schenkelhals auf, was oft als Grund für einen Schenkelhalsbruch betrachtet wird. Ähnlich wirken die Implantation einer Prothese mit einem relativ langen Hals oder das Versetzen des Trochanter major und damit des Abuktorenansatzes nach lateral.

Eine wirksame Alternative zum Ausgleich der Hebelarme ist die **Verlagerung** des **Körpergewichts.** Genau das wird von Patienten mit schmerzhaften Hüften praktiziert. Sie führen unbewusst eine Ge-

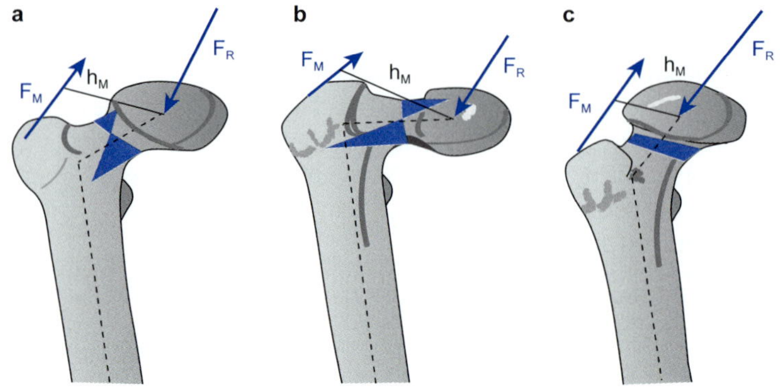

Abb. 13.4 Druck- und Zugspannungen im Hüftgelenk
a) Normales Femur: überwiegend Druckspannungen (medial) und kleine Zugspannungen (lateral) im Schenkelhals
b) Kleiner CCD-Winkel (varus): große Druckspannungen (medial) und Zugspannungen (lateral)
c) Großer CCD-Winkel (valgus): nur Druckspannungen im Schenkelhals [E169, L143]

wichtsverschiebung während des Einbeinstands oder beim Gehen auf der kranken Seite durch (**Duchenne-Zeichen,** ➤ Abb. 13.5b). Auf diese Weise kommt es zu einer **Verkürzung des Hebelarms des Körpergewichts,** die zur Aufrechterhaltung des Gleichgewichts notwendige **Kraft der Abduktoren wird vermindert** und die dementsprechende Belastung des Hüftgelenks reduziert.

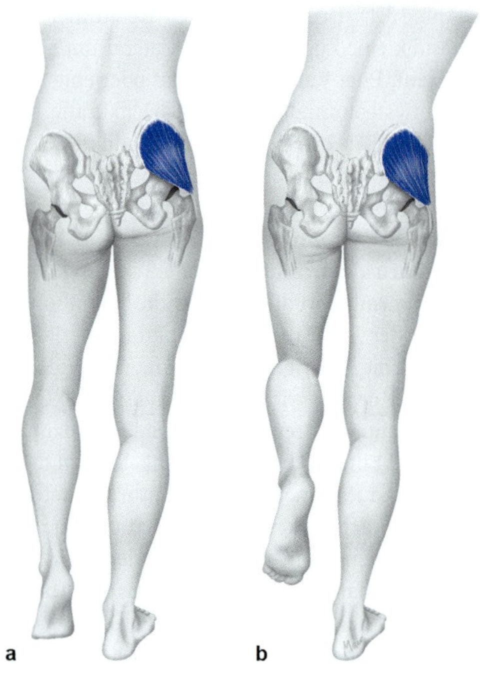

Abb. 13.5 Verlagerung des Körpergewichts
a) Trendelenburg-Zeichen
b) Duchenne-Hinken [L126]

Beim **Trendelenburg-Zeichnen** (➤ Abb. 13.5a) reichen die Kräfte der Abduktoren nicht aus, um beim Gehen und im Einbeinstand ein Gleichgewicht zu halten. Um dieser Situation entgegenzuwirken, kippt das Becken auf die gegenüberliegende Seite, damit die Abduktoren alle Kraftpotenziale ausnutzen können. Der Hebelarm des Körpergewichts wird dadurch vergrößert (Brinckmann et al. 2012; Putz et al. 2012).

Hüftgelenkskräfte können z. B. durch Anheben des gestreckten Beins im Liegen in anderen Ebenen auftreten (➤ Abb. 13.6). Die auftretenden Gelenkkräfte sind hier größer als das Körpergewicht. Der M. iliopsoas ist der Hauptbeteiligte mit einem Abstand von ca. 5 cm vom Drehpunkt der Hüfte. Der Schwerpunkt des Beins liegt ca. 40 cm distal der Hüfte, sodass die Muskelkraft das 8-Fache des Gewichts des Beins beträgt, was ca. das 1,3-Fache des Körpergewichts ausmacht. Eine Situation, die bei einer verminderten Belastbarkeit nach einer Hüft-Totalendoprothese (TEP) eine große Überforderung darstellen kann.

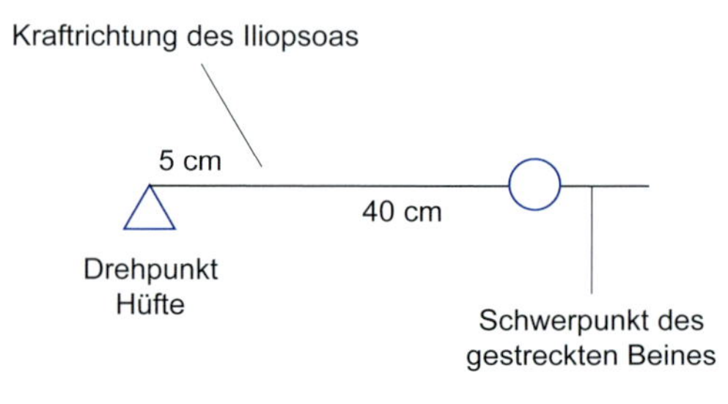

Abb. 13.6 Muskelkräfte beim Anheben des gestreckten Beins im Liegen [L143]

Tab. 13.1 Von Bergmann und Mitarbeitern bestimmte Messwerte der Hüftgelenksbelastung

Tätigkeit	Hüftgelenksbelastung [% Körpergewicht]
Symmetrischer Zweibeinstand	70
Gehen, 4 km/h	250
Schnelles Gehen	350
Joggen	500
Stolpern (unbeabsichtigt)	800
Treppensteigen aufwärts	250
Treppensteigen abwärts	300
Heben des Beckens im Liegen	300
Heben des Beins gegen Widerstand im Liegen	250
Fahrradfahren	80 % des Werts beim Gehen
Gehen mit Stock	25 % Entlastung

Neben den Modellberechnungen gibt es in der Literatur direkte Messungen über die Belastungen der Hüfte in vivo. Bergmann et al. (2001, 2004) untersuchten die Hüftgelenksbelastung mithilfe von elektronischen Kraftmessaufnehmern bei künstlichem Ersatz des Hüftgelenks. Diese Arbeiten ermöglichen einen Vergleich von Modellrechnungen mit direkten Messungen; darüber hinaus liefern sie Belastungsdaten für Fälle, in denen Modellrechnungen nicht möglich sind. Die in ➤ Tab. 13.1 zitierten Zahlen, erhoben an Kollektiven zwischen 1 und 7 Personen, sind zur Vereinfachung des Überblicks gerundet; für Details wird der Leser auf die Originalarbeiten verwiesen (Bergmann 2001, Bergmann et al. 2004).

PRAXISRELEVANZ

Die Messergebnisse von Bergmann et al. 2001 geben Informationen auf wichtige Fragen in der Rehabilitation von Patienten nach Implantation eines künstlichen Hüftgelenks. Das **Heben des Beins gegen Wiederstand im Liegen** belastet z. B. das Hüftgelenk deutlich mehr als der symmetrische Zweibeinstand und bestätigt auch die vorherigen einfachen Modellberechnungen. Ebenso verursacht das **Heben des Beckens im Liegen** eine große Hüftgelenksbelastung, was direkt nach der Implantation von Pflegepersonal und Therapeuten zu berücksichtigen ist.

Nicht allein die Belastung beeinflusst die Gewebe des Hüftgelenks, sondern auch der Druck auf der Gelenkoberfläche und die mechanische Spannung im Knorpel und im darunterliegenden Knochen. Druck und mechanische Spannung hängen von Größe und Richtung der Kraft ab, die durch das Gelenk übertragen wird. Sowohl Druck als auch Spannung sind von der Form (Kongruenz) der Gelenkpartner sowie von den Materialeigenschaften von Knochen und Knorpel abhängig.

Bei einem vollständig von einer Gelenkpfanne bedeckten Kugelgelenk wäre die Fläche, die den Druck überträgt, eine Halbkugel. Beim Hüftgelenk ist die Druck übertragende Fläche wegen des Verlaufs der Pfannenberandung deutlich kleiner als eine Halbkugel. Dies führt dazu, dass die Druckverteilung an der Pfanne des Gelenks unterschiedlich verteilt ist.

Yoshida et al. (2006) nutzten die von Bergmann et al. ermittelten Belastungsgrößen des Hüftgelenks, vermaßen die artikulierende Fläche des Hüftgelenks und berechneten bei einigen Tätigkeiten des täglichen Lebens die auf Druck beanspruchte Fläche sowie die Höhe und Lokalisation der Druckmaxima.

Tab. 13.2 Maximaler Druck und Bereich der Pfanne, in welchem dieser maximale Wert auftritt. Angenommenes Körpergewicht 700 N. Zusätzlich ist angegeben, welcher Prozentsatz der Pfannenfläche für die Druckübertragung genutzt wird (nach Yoshida 2006).

Tätigkeit	Max. Druck (MPa)	Ort des max. Drucks	Anteil der Gelenkfläche in %
Schnelles Gehen	3,28	laterales Dach	78,7
Normales Gehen	3,26	laterales Dach	76,3
Langsames Gehen	2,87	laterales Dach	81,2
Aufstehen	8,97	Hinterhorn	19,7
Hinsetzen	9,36	Hinterhorn	17,6
Kniebeuge	3,65	Hinterhorn	51,6
Treppensteigen aufwärts	5,71	laterales Dach	52,1
Treppensteigen abwärts	3,77	laterales Dach	80,6

Aus diesen Modellberechnungen lässt sich zeigen, dass sehr hohe Druckwerte dann auftreten, wenn vom Femur relativ zur Pfanne nur ein kleines Areal der Pfanne für die Druckübertragung genutzt wird. Was das **Treppensteigen** betrifft, ist die Größe der Gelenkbelastung beim **Abwärtsgehen größer** als beim Aufwärtsgehen. Der Druck ist beim Abwärtsgehen wegen der größeren Gelenkfläche jedoch geringer als beim Aufwärtsgehen. (➤ Tab. 13.2).

MERKE

Die Fläche der **Gelenkpfanne** entspricht etwa **50 % der Fläche des Gelenkkopfes. Ein CCD-Winkel < 125°** ist mit einem kleineren Bewegungsausmaß verbunden, und **CCD-Winkel > 125°** ist mit einem größeren Bewegungsausmaß verbunden. Beim **Gehen** beträgt das Bewegungsausmaß ca. 10° für die Extension und 40°–50° für die Flexion. Beim **Treppensteigen** sind eine Flexion von 40° und eine Extension von ca. 5° notwendig. Das **Lig. iliofemorale** gilt als **stärkstes Band an der Hüftregion** und limitiert die Extension.
Kräfte am Hüftgelenk: Beim **Einbeinstand und beim Gehen wirken** Kräfte, die das 2,5- bis 3-Fache des Körpergewichts betragen.
Eine **Valgusdeformität** erhöht die Gelenkkräfte beim Einbeinstand, da der Hebelarm der Abduktoren verkürzt ist. Eine **Varusdeformität** vermindert die Gelenkkräfte beim Einbeinstand, da der Hebelarm der Abduktoren verlängert wird.

13.2 Das Kniegelenk

13.2.1 Bewegungen des Kniegelenks

Das Kniegelenk wird häufig als Scharniergelenk betrachtet. Genau genommen ist diese Vorstellung nicht korrekt. Tatsächlich besitzt das Knie, ähnlich dem Ellenbogen, zwei Freiheitsgrade: Rotation um die transverse und um die longitudinale Achse.

Die maximale Flexions- und Extensionsbreite beträgt ca. 150° um die transversale Achse. Die Längsachse liegt näher beim medialen Kondylus. Daher kann man sagen, dass der laterale Kondylus um den medialen rotiert. Während der letzten 5° bis 10° der Extension gibt es eine Außenrotation der Tibia von 4–15°.

Die entgegengesetzte Innenrotationsbewegung findet während der Anfangsphase der Flexion statt. Zusätzlich ergibt sich eine durch die Seitenbänder begrenzte Abduktion/Adduktion von ca. 10°. (Tillmann 1998; Voll 1995; Kapandji 2009; Brinckmann et al. 2012).

Die Femurkondylen sind nicht wie bei einem Scharniergelenk kreisrund. Stattdessen erhöht sich die Krümmung von ventral nach dorsal, sodass ständig eine Verschiebung der Gelenkdrehachse stattfindet. Diese wird daher auch als **Momentanachse** bezeichnet. Weiterhin ist das Tibiaplateau medial eher konkav und lateral eher konvex, sodass auch keine reine Gleitbewegung möglich ist. Wären die Gelenkflächen kreisrund, dann läge eine Rollbewegung vor. Tatsächlich existiert jedoch eine **Roll-Gleitbewegung.** In den ersten 15–20° findet das Rollen (lateral mehr als medial) statt, und ab 20° nimmt das Gleiten an Bedeutung zu.

Das normale **Gehen** erfordert eine fast volle Extension und eine freie **Flexion von 70°–80°**. Beim **Abwärtsgehen** einer Treppe benötigt man eine Flexion von **fast 90°,** für das Treppensteigen aufwärts etwas weniger. Das bequeme **Sitzen** erfordert **mehr als 90°.** Insgesamt sind für die alltäglichen Aktivitäten eine Extension von 5° und eine Flexion von 110° erforderlich bzw. wünschenswert.

Gemeinsam mit dem **Seitenbändern** steuern die **Kreuzbänder** die **Roll-Gleitbewegung** des Kniegelenks. Seitenbänder und Kreuzbänder überkreuzen sich an einem gemeinsamen Punkt, wodurch die momentane Drehachse des Kniegelenks entsteht (➤ Abb. 13.7). Eine Verletzung oder Ruptur eines Bandes führt zu einer Veränderung der Roll-Gleitkinematik des Kniegelenks und gleichzeitig zu einer Veränderung der Momentanachse (Kapandji 2009; Brinckmann et al. 2012).

Die Kreuzbänder sind hauptsächlich für die Führung und Steuerung des Rollens und Gleitens des Kniegelenks zuständig und begrenzen im Wesentlichen die maximale Streckung und Beugung. Die unterschiedliche Anordnung anteromedialer und posterolateraler Fasern sowohl des vorderen als auch des hinteren Kreuzbands sorgt dafür, dass die Kinematik des Kniegelenks in allen Richtungen gesteuert und geführt wird (Kapandji 2009).

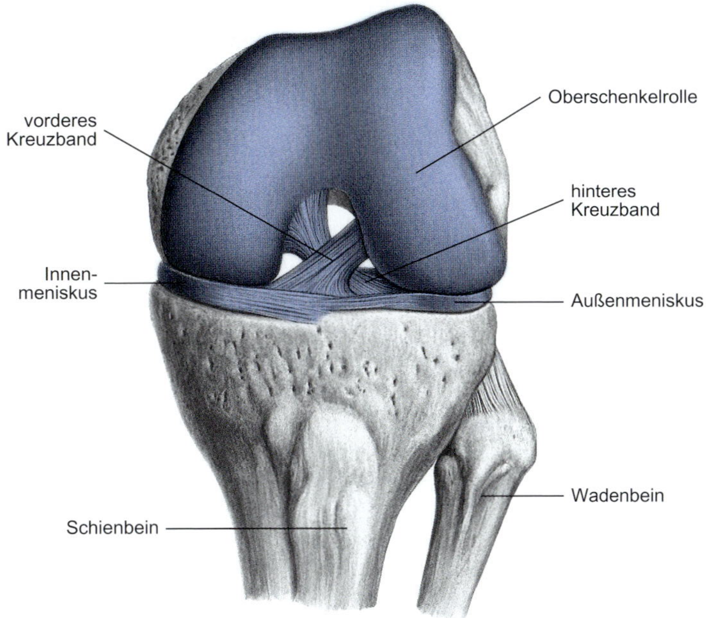

Abb. 13.7 Kreuzbänder und Menisken des Kniegelenks [S007-1-23]

Kapandji kam bei In-vitro-Untersuchungen zu dem Ergebnis, dass sich das vordere Kreuzband vor allem bei der **Extension von 0–30°,** das hintere mehr bei der **Flexion ab 60°** spannt. Bei 90° sind beide Bänder angespannt und miteinander verdreht. **Zwischen 30–60°** erfahren beide Kreuzbänder ähnliche Spannungen, sodass man von einer **neutralen Spannungsstellung** spricht. Bei Innenrotation wickeln sich die Bänder umeinander, bei Außenrotation drehen sie sich auseinander. Die **Kollateralbänder** sind in der **Streckung** des Kniegelenks angespannt (Kapandji 1992; 2009).

In-vitro-Untersuchungen über die **Änderung der Bandlänge** (Renström et al. 1986) gaben den Hinweis, dass am vorderen Kreuzband bei einer passiven Bewegung des Kniegelenks zwischen 0 und 30° und zwischen 60 und 90° die Längenänderung am größten ist. Bei einer simulierten Kraft des **M. quadriceps** von 400 N war die Längenänderung des vorderen Kreuzbands bis 60° Flexion am größten. Bei einer simulierten Anspannung der **ischiokruralen Muskulatur** mit 200 N wurde die Längenänderung herabgesetzt. Bei Beugewinkeln bis 60° konnte die Anspannung der ischiokruralen Muskeln die durch den M. quadriceps verursachte Erhöhung der Belastung des vorderen Kreuzbands nicht vollständig kompensieren.

Anhand von Modellberechnungen haben Zavatsky et al. 1994 die Belastung der Kreuzbänder bei isometrischer Anspannung des Quadrizeps sowie der ischiokruralen Muskulatur analysiert und dies auch in Abhängigkeit vom **Angriffspunkt eines Widerstandes auf die Tibia** und der **Winkelstellung** des Knie-Beugewinkels gebracht.

Dabei wird das **vordere Kreuzband** deutlich mehr während einer Anspannung des M. quadriceps – antagonistisch zum vorderen Kreuzband – bei distal auf die Tibia wirkenden Widerständen und kleinerem Kniebeugewinkel belastet. Das **hintere Kreuzband** wird mehr während einer Anspannung der ischiokruralen Muskulatur – antagonistisch zum hinteren Kreuzband – bei proximal auf die Tibia wirkenden Widerständen und größerem Kniebeugewinkel belastet. Dabei sollte berücksichtigt werden, dass bei einer Anspannung der ischiokruralen Muskulatur bei kleinerem Kniewinkel das vordere Kreuzband ebenfalls belastet wird. Die synergetische Funktion der ischiokruralen Muskulatur ist nach diesen Berechnungen aufgrund der Drehmomentwirkung erst ab ca. 15° Beugung wirksam.

Mesfar et al. (2008) berechneten die **Belastung der Kreuzbänder bei Flexion des Kniegelenks** in der Bauchlage gegen die Schwerkraft und gegen einen am Sprunggelenk angreifenden, zusätzlichen Widerstand von 30 N. In Abhängigkeit vom Beugewinkel ergab sich bei dieser Übung eine Belastung des vorderen Kreuzbands von weniger als 6 N; die Belastung des hinteren Kreuzbands nahm Werte bis etwa 300 N an.

Neben den Modellberechnungen und die Untersuchungen in vitro wurden Untersuchungen über die Änderung der Bandlänge auch in vivo durchgeführt. Fleming et al (1998, 2004) haben im Rahmen von Arthroskopien des Meniskus die **Längenänderung des vorderen Kreuzbands bei verschiedenen rehabilitativen Übungen** untersucht. Aus den Ergebnissen lässt sich erkennen, dass die größte Längenänderung des vorderen Kreuzbands zwischen 0–15° bei einer Anspannung des M. quadriceps entsteht (➤ Tab. 13.3).

Tab. 13.3 Längeänderung des vorderen Kreuzbands in Abhängigkeit vom Kniebeugewinkel (übersetzt aus Fleming et al. 1998)

Isometrische Quadrizepskontraktion bei 60° oder 90° (mit 30 Nm Streckdrehmoment)	0,0 %
Simultane Kontraktion von Quadrizeps und ischiokruraler Muskulatur bei 60° oder 90°	0,0 %
Isometrische Beugerkontraktion bei 30°, 60° und 90° (mit 10 Nm Streckdrehmoment)	0,0 %
Passives Durchbewegen	0,1 %
Simultane Kontraktion von Quadrizeps und ischiokruraler Muskulatur bei 30°	0,4 %
Radfahren mit 175 W bei 90 Upm	1,2 %
Radfahren Durchschnittswert	1,7 %
Vorderer Schubladentest (150 N vordere Scherkraft bei 90°)	1,8 %
Radfahren mit 125 W bei 60 Upm	2,1 %
Treppensteigen mit 80 Schritten/min. (Stairmaster)	2,69 %
Treppensteigen mit 112 Schritten/min. (Stairmaster)	2,76 %
Aktives Durchbewegen	2,8 %
Simultane Kontraktion von Quadrizeps und ischiokruraler Muskulatur bei 15°	2,8 %
Lachmann-Test (150 N vordere Scherkraft bei 25°)	3,7 %
Isometrische Quadrizepskontraktion bei 15° (mit 30 Nm Streckdrehmoment)	5,7 %

Taylor et al. (2013) untersuchen die **Längenänderung des vorderen Kreuzbands beim Gehen** und kombinierten dabei in einem Modell die Ergebnisse aus MRT-Analysen sowie kinematische und kinetische Daten von gesunden Probanden. Es konnte gezeigt werden, dass kurz vor der maximalen Extension des Kniegelenks während der Standphase und kurz vor dem Fersenaufsatz in der Schwungphase die größte Längenänderung des vorderen Kreuzbands festgestellt wurde.

Messungen der maximalen Zugfestigkeit an Präparaten des vorderen Kreuzbands ergaben Werte zwischen 1 000 N und 2 000 N (Viera et al. 2009).

Die Zugfestigkeit des hinteren Kreuzbands junger, aktiver Personen liegt bei etwa 4 000 N. und die Zugfestigkeit der Seitenbänder zwischen 400 N und 700 N. (Toutoungi et al; 2000 Heijne et al. 2004; Mesfar et al 2008).

Verletzungen des vorderen Kreuzbands treten häufiger als andere Bandverletzungen im Knie auf, wenn sich das Kniegelenk in der Nähe der Streckung bei gleichzeitiger Innenrotation und Valgusstellung befindet. In der Nähe der Kniestreckung zieht der Quadrizeps die Tibia nach ventral, sodass hier große Scherkräfte am vorderen Kreuzband entstehen. Die Scherkräfte könnten durch die Kraft der ischiokruralen Muskeln kompensiert werden. Schwächen oder verzögerte Aktivierung der ischiokruralen Muskulatur werden oft als Risikofaktoren von Verletzungen des vorderen Kreuzbands angesehen (Shimokochi et al. 2008).

Frauen weisen gegenüber Männern ein erhöhtes Verletzungsrisiko des vorderen Kreuzbands auf. Hierbei werden verminderte Beugewinkel des Kniegelenks, erhöhte Kniestreckmomente, Schwächen der ischiokruralen Muskulatur, anatomische Unterschiede der Kondylenformen sowie hormonelle Einflüsse als Risikofaktoren beobachtet (Yu et al. 2007, Alentorn-Geli et al. 2009).

Zur **Vorbeugung von Kreuzbandverletzungen** wird empfohlen, bei Sprüngen sowie vor allem bei Landungen auf dem Boden das Kniegelenk nicht voll gestreckt zu halten. Bei einer gebeugten Stellung des Kniegelenks ca. ab 15° ist die protektive Wirkung der ischiokruralen Muskulatur auf das vordere Kreuzband aufgrund der besseren Kraftentfaltung am größten. Es wird weiterhin empfohlen, beim Landen den Vorfuß zu belasten und den Rumpf nach vorn zu verlagern, um den Lastarm in Bezug auf das Kniegelenk zu vermindern und die Scherkräfte des Quadrizeps zu reduzieren (McLean 2008).

MERKE

Bei den ersten **0–20° Flexion im Kniegelenk** findet das **Rollen** statt, und ab 20° nimmt das **Gleiten** an Bedeutung zu. Die Führung von Rollen und Gleiten erfolgt vor allem durch die Kreuzbänder.

Das **vordere Kreuzband** spannt sich in der Nähe der Streckung (0–30°), das **hintere Kreuzband** vor allem ab 60° Beugung. Die **Kollateralbänder** sind in der Streckung des Kniegelenks angespannt.

Bei Anspannung des **M. quadriceps** und gleichzeitig **distal auf die Tibia** gerichteten Widerständen vergrößert sich die Spannung des vorderen Kreuzbands. Bei einer Anspannung der **ischiokruralen Muskulatur** bei **proximal auf die Tibia** gerichteten Widerständen vergrößert sich die Spannung des hinteren Kreuzbands.

13.2.2 Kräfte, die auf das Kniegelenk wirken

Die Kräfte, die auf das Kniegelenk wirken, sind abhängig von der anatomischen und mechanischen Achse der unteren Extremität. Die mechanische Längsachse des Beins, auch als **Mikulicz-Linie** (ML) und Traglinie bezeichnet, verbindet den Femurkopf mit der Mitte der Patella und mit der Tibia. Während die anatomische und mechanische Achse bei der Tibia (TA) übereinstimmen, weicht die anatomische Achse des Femurs (FA) von der mechanischen Achse ca. 6° ab. Die anatomischen Achsen von Femur und Tibia bilden im Kniegelenk einen nach außen offenen Winkel (Femorotibialwinkel) **von ca. 175°** (Kapandji 2009, Niethard/Pfeil 2014).

Betrachtet man die untere Extremität von der Seite, verläuft das Körperlot durch den Trochanterpunkt, die Mitte des lateralen Kniegelenkspalts und etwas vor dem lateralen Knöchel. Von vorne betrachtet verläuft die Linie des Körperlots durch die Mitte oder geringfügig ventral der Mitte des vollständig gestreckten Knies (➤ Abb. 13.8a). Dabei ist eine geringe Muskelaktivität außer für feine Gleichgewichtskorrekturen erforderlich, um das Körperlot auf der Position zu halten. Unter diesen Bedingungen beträgt die **Belastung auf jedem Kniegelenk** die Hälfte des Körpergewichts, abzüglich des Gewichts des Unterschenkels. Im gesunden Gelenk werden beide Kondylen daher annähernd gleich belastet, bei Valgus- oder Varusdeformitäten erhöhen sich die Belastungen des medialen oder lateralen Kompartiments (➤ Abb. 13.8b und c).

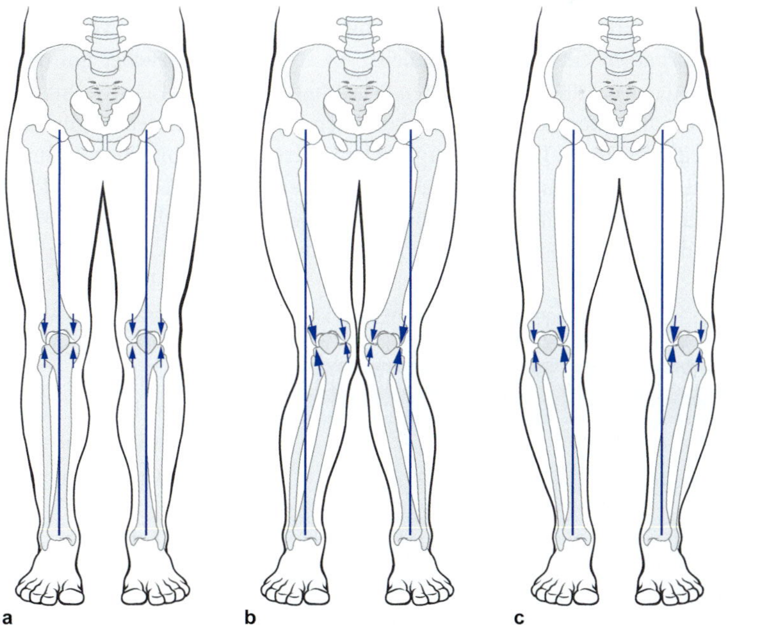

a b c

Abb. 13.8 Verlauf des Körperlots durch das Kniegelenk
a) normales Bein
b) Genu valgum
c) Genu varum [L126]

Bezogen auf den Kontaktpunkt der Kondylen auf die Tibia werden Drehmomente erzeugt, die auf die Tibia in Richtung Adduktion oder Abduktion wirken. Im Fall einer Fehlstellung sind die Drehmomente durch Anspannung der Muskulatur unterschiedlich ausgeprägt. Um z. B. beim **Genu varum** einem lateralen Aufklappen des Gelenks entgegenzuwirken, ist es notwendig, dass die Kraft durch die Anspannung von Quadrizeps und ischiokruralen Muskeln erhöht wird. Alternativ wird diesbezüglich vorgeschlagen, durch eine medial angebrachte Erhöhung der Sohle im oder unter dem Schuh den Angriffspunkt der Kraft nach medial zu verschieben und damit das Drehmoment dieser Kraft in Bezug auf das Kniegelenk zu verringern.

Die **Belastungen des Kniegelenks** betragen nach Modellberechnungen **das 3- bis 5-Fache des Körpergewichts** bei Tätigkeiten wie z. B. beim In-die-Hocke-Gehen oder langsamen Treppensteigen. Bei einem großen Hebelarm, d. h. bei genügend hoher Stufe und folglich bei genügend starker Beugung des Kniegelenks, kann die Kraft des M. quadriceps ein Mehrfaches der Körpergewichtskraft betragen.

Schelburne et al. (2004) berechneten in einem Modell mit 13 Muskel- und 14 Bandkräften die Belastung des Kniegelenks beim Gehen. Während des Gangablaufs in der Standphase erfährt das Kniegelenk beim Fersenkontakt, bei der Gewichtsaufnahme sowie beim Abstoß Kräfte die das bis zu 3-Fache des Körpergewichts betragen können.

Kuster et al. (2002) untersuchten Belastungskräfte bei verschiedenen körperlichen Aktivitäten und ermittelten die in ➤ Tab. 13.4 dargestellten Werte.

Bei der Betrachtung der Ergebnisse solcher Modellrechnungen sollte nicht vernachlässigt werden, dass die Messergebnisse von den Modellannahmen der Architektur, der Aktivierung und der Lastverteilung von Muskeln und Bändern abhängig sind.

Tab. 13.4 Belastungen des Kniegelenks bei körperlicher Aktivität (nach Kuster et al. 2002)

Tätigkeit	Vielfaches des Körpergewichts
Radfahren (120 W)	1-fach
Gehen (5 km/h)	3- bis 4-fach
Jogging (9 km/h)	9-fach
Laufen (16 km/h)	14-fach
Treppensteigen	4- bis 6-fach
Skifahren (blaue/rote Piste)	3,5-fach

Heinlein et al. (2009) entwickelten eine Endoprothese des Kniegelenks, mit deren Hilfe die Kräfte zwischen Femur und Tibia an zwei Patienten in vivo gemessen werden konnten. Die Messergebnisse zeigen, dass beim ebenen Gehen das Kniegelenk mit dem 2,5-Fachen, beim Treppensteigen aufwärts mit dem 3-Fachen und beim Treppensteigen abwärts mit dem 3,5-Fachen des Körpergewichts belastet wurde. Dies bestätigt zum größten Teil die Ergebnisse, die aus Modellrechnungen ermittelt wurden.

Die **Menisken** im Kniegelenk dienen der Verteilung der Kräfte über der Knorpelfläche durch eine Vergrößerung der **Kontaktfläche.** Eine Kraftverteilung über ein breites Areal reduziert den Druck auf den Gelenkknorpel. Ohne die Menisken ist der Druck bzw. die Spannung des Knorpels sehr groß (➤ Kap. 12.2.2). Bei Belastung des femorotibialen Gelenks werden die Menisken nach außen gedrückt; in ihrem Inneren sowie an ihren Ansatzstellen herrscht Zugspannung. Die Dehnung der Menisken kann zur Dämpfung von Kraftspitzen beitragen. Die **Kontaktfläche** des femorotibialen Gelenks beträgt bei voller Streckung des Kniegelenks etwa **20 cm²** (Maquet 1976, Fukubayashi et al. 1980). Die Hälfte der Gelenkbelastung wird dabei durch die Menisken übertragen (Wojtys et al. 2005). **Bei fehlenden Menisken verkleinert sich die Fläche etwa um das 2-Fache;** um diesen Faktor steigt dann der Druck auf der Gelenkoberfläche (Lee et al. 2006). Bei fehlenden Menisken wird dieser hohe Druck für eine vorzeitige Arthrose des Gelenks verantwortlich gemacht (Rath et al. 2000). Die Menisken verschieben sich bei jeder Bewegung des Kniegelenks. Bei Knieflexion gleiten die Menisken auf dem Tibiaplateau nach posterior und bei Extension nach anterior, der laterale Meniskus verschiebt sich doppelt so viel wie der mediale. Bei Außenrotation gleitet der mediale Meniskusnach posterior und der laterale nach anterior, bei der Innenrotation schiebt sich der mediale Meniskus nach anterior und der laterale nach posterior (Tillmann 1998, Winkel 1995).

MERKE

Die Belastungen des Kniegelenks erreichen nach Modellberechnungen **das 3- bis 5-Fache** des Körpergewichts bei Tätigkeiten wie z. B. In-die-Hocke-Gehen oder beim langsamen Treppensteigen. Die Hälfte der Gelenkbelastung wird dabei auf die Menisken übertragen. Ohne die Menisken ist der Druck bzw. die Spannung des Knorpels sehr groß.

13.2.3 Das Femoropatellargelenk

Die Kniescheibe liegt zwischen den Femurkondylen und ist zusammen mit der Sehne des M. quadriceps und mit der Verbindung des Lig. patellae an die Tibia für die Statik und Dynamik des Kniegelenks von großer Bedeutung. Der untere Pol der Patella befindet sich meist in Höhe des Gelenkspalts (➤ Abb. 13.9).

Gegenüber dem Femur erfährt die Kniescheibe eine Bewegung von 6 cm bis 8 cm während der Beugung und Streckung des Kniegelenks. Da die Zugrichtung des M. quadriceps schräg verläuft, wirkt eine laterale Komponente der Kraft des Muskels auf die Patella. Dieser Kraft stehen der größere laterale Kondylus und die Funktion des M. vastus medialis entgegen.

Die wichtigste **Funktion der Patella** ist die Verlängerung des Hebelarms des M. quadriceps (**Hypomochlion)** und damit die Erhöhung des Drehmoments des M. quadriceps. Die größte Effektivität erreicht die Hypomochlionfunktion der Patella nahe der Streckstellung. Bei einer Beugung von 90° ist der Patellaeffekt weniger wichtig, da die Patella zwischen den Kondylen einsinkt. Der **Hebelarm** des M. quadriceps ändert sich mit der Stellung der Patella, und zwar reicht er von 6 cm in der Streckstellung bis 4 cm bei einer Beugung von 120°. Ohne die Kniescheibe verliert der M. quadriceps bei einer Flexion von 45° etwa 30 % seines mechanischen Vorteils. Dadurch erhöht sich die für die Extension notwendige Kraft um ca. 15 % bis 20 % (Cochran 1988; Kapandji 2009; Brinckmann et al 2012).

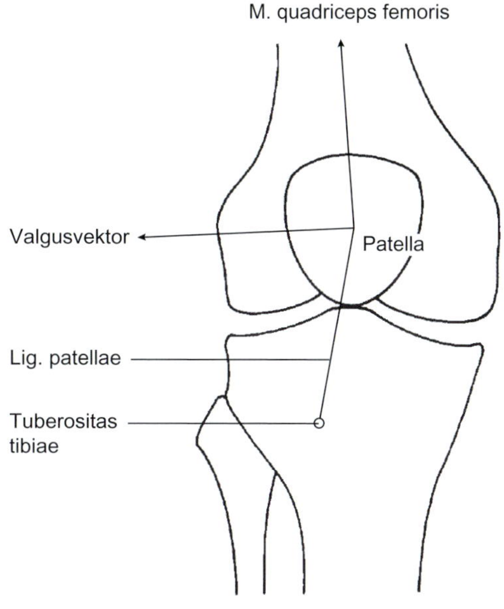

Abb. 13.10 Q-Winkel [R323]

Eine Besonderheit erhält beim Femoropatellargelenk der **Quadrizepswinkel (Q-Winkel),** der den Grad des lateralisierenden Kraftvektors, des M. quadriceps, auf die Patellasehne zeigt.

Bei Männern entsteht ein Winkel von ca. 10° und bei Frauen von ca. 10–15°. Durch diesen Winkel hat die Patella die Tendenz, nach außen zu luxieren. Die Zugrichtung des M. vastus medialis und die laterale Wange des Patellagleitlagers wirken entgegen (➤ Abb. 13.10). Bei einem Genum valgum ist der Q-Winkel größer.

Welche Rolle allerdings der M. quadriceps für die Patellastabilisierung spielt, ist bis jetzt nicht eindeutig in der Literatur beschrieben. Senavongse (2005) zeigte, dass der **M. vastus medialus obliquus** (VMO), der mit einem Zugvektor von 47°± 5° medi-

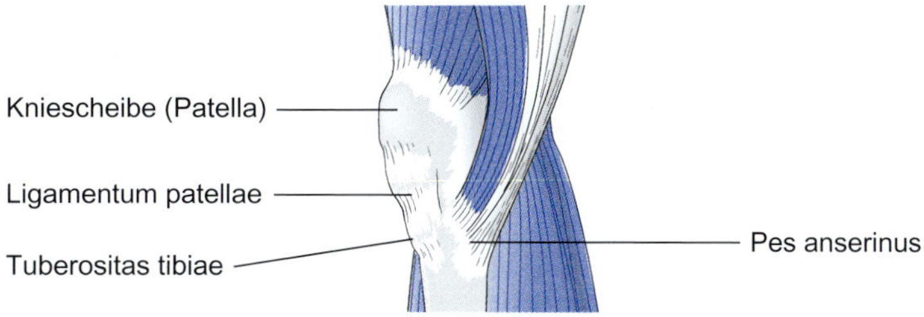

Abb. 13.9 Patella und Ligamentum patellae [L1106, L157, L190]

13

al zur Femurachse an der Patella ansetzt, als wichtigster aktiver und einer Lateralisierung entgegenwirkender Stabilisator der Patella gilt. Er trägt zu 10 % zur gesamten Spannung des M. quadriceps bei. Bei einer Anspannung des VMO in einer Knieflexion von 20° erhöht sich allerdings der Anpressdruck an die laterale Patellafacette, und sie lateralisiert um etwa 4 mm. Laut Amis (2007) nimmt bei zunehmender Knieflexion der patellofemorale Anpressdruck deutlich zu und stabilisiert auf diese Weise die Patella. Aus diesen Grünenden ist es nicht eindeutig, ob eine Hypotrophie des VMO als einer der Hauptgründe einer Patellainstabilität gesehen werden kann.

Die **Druckkräfte,** die auf das **Femoropatellargelenk** wirken, erreichen Werte von **3 000 bis ca. 7 000 N.** Ausdruck für die hohen Druckkräfte, die in diesem Gelenk wirken, ist auch die dicke Schicht (7–9 mm) des retropatellaren Knorpels (Tillmann 1998, Kapandij 2009). Die Druckkräfte sind abhängig von der Kontaktfläche der Patella auf dem Femur und vom Drehmoment des M. quadriceps. Bei kleinen Beugewinkeln des Kniegelenks sind die Kontaktflächen der Patella klein und die Drehmomente des M. quadriceps niedrig, während bei größeren Beugewinkeln die Kontaktfläche der Patella groß und die Drehmomente des M. quadriceps hoch sind. Die retropatellaren Kräfte können modellhaft für jede Kniestellung anhand eines Kräfteparallelogramms ermittelt werden (➤ Abb. 13.11).

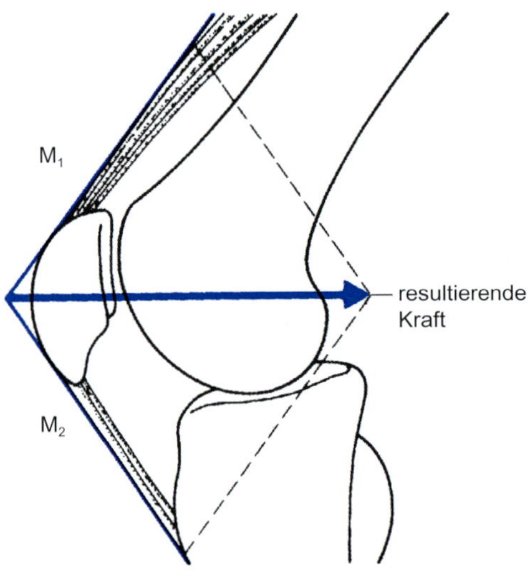

Abb. 13.11 Kräfte des Femoropatellargelenks anhand eines Kräfteparallelogramms [R323]

Im Beispiel in ➤ Abb. 13.11 ist die Kompressionskraft der Patella auf dem Oberschenkel die resultierende Kraft der einwirkenden Kräfte des Muskels und der Sehne. Die resultierende Kraft nähert sich auf **0** bei der Vollextension, d. h., die Kräfte sind bei vollständiger Streckung niedrig. Übungen, die sich auf die ersten 10° bis 20° der Bewegung beschränken, werden von Patienten mit femoropatellaren Erkrankungen besser toleriert.

Dabei sollte für viele **therapeutische Übungen** in einer „geschlossenen kinematischen Kette", z. B. bei einer Kniebeuge, berücksichtigt werden, dass die Kompressionskräfte des Femoropatellargelenks in Abhängigkeit von der Stellung des Körperschwerpunkts des Oberkörpers verändert werden. Je weiter der Körperschwerpunkt dorsal liegt, und je weiter die Beugung des Kniegelenks zunimmt, desto größer sind die femoropatellaren Kräfte. Dies steht in Verbindung mit den Angaben von Patienten mit retropatellarem Schmerzsyndrom über Schmerzen meist beim Bergab-Gehen oder Treppensteigen abwärts.

Cohen et al. (2001) untersuchten weiterhin die Belastung des retropatellaren Gelenks bei Übungen in geschlossener und offener kinetischer Kette, bei Kniebeuge im Stand sowie bei aktiver Streckung des Kniegelenks gegen die Schwerkraft von Unterschenkel und Fuß und zusätzlicher Gewichtsbelastung von 25 N und 100 N. Es zeigte sich, dass die Belastung des Gelenks bei Kniebeugen und bei aktiver Streckung mit Zusatzbelastung von 100 N bis ca. 50° ähnlich hoch ist. Ab ca. 50° ist die Belastung des retropatellaren Gelenks in der geschlossenen Kette größer als in der offenen kinematischen Kette.

MERKE

Die wichtigste **Funktion der Patella** ist die Verlängerung des Hebelarms des M. quadriceps (**Hypomochlion**) und damit die Erhöhung des Drehmoments des M. quadriceps um ca. 20 %.
Die retropatellaren Kräfte sind bei **vollständiger Streckung** des Kniegelenks niedrig und werden bei größerer Beugung erhöht.
Je weiter der **Körperschwerpunkt** bei einer Kniebeugung dorsal liegt, und je weiter die **Beugung** des Kniegelenks **zunimmt,** desto größer sind auch die retropatellaren Kräfte.

13.3 Das Sprunggelenk

13.3.1 Die Bewegungen des Sprunggelenks

Die Bewegungen des Fußes werden durch das obere und das untere Sprunggelenk bestimmt, die gemeinsam eine funktionale Einheit bilden.

Das **obere Sprunggelenk (OSG)** wird gebildet aus dem distalen Tibia- und Fibulaende, verbunden über das Lig. tibiofibulare anterius, und der Gelenkrolle des Talus. Das OSG gilt als das funktionell bedeutsamste Gelenk im Fußwurzelbereich und wird als ein Scharniergelenk betrachtet, das über eine gute Knochen- und Bandführung verfügt. Die **Achse** des oberen Sprunggelenks verläuft nahezu **transversal** und erlaubt die Dorsalextension und Plantarflexion des gesamten Fußes in der Sagittalebene (➤ Abb. 13.12). Kinematisch sind die Bewegungen am **OSG** allerdings keine reinen Scharnierbewegungen, da die **Dorsalextension (20°–30°) und Plantarflexion (30°–50°)** mit geringen **Rotationsbewegungen** des Talus kombiniert sind (Betz 2002; Debrunner 2005; Kapandji 2009).

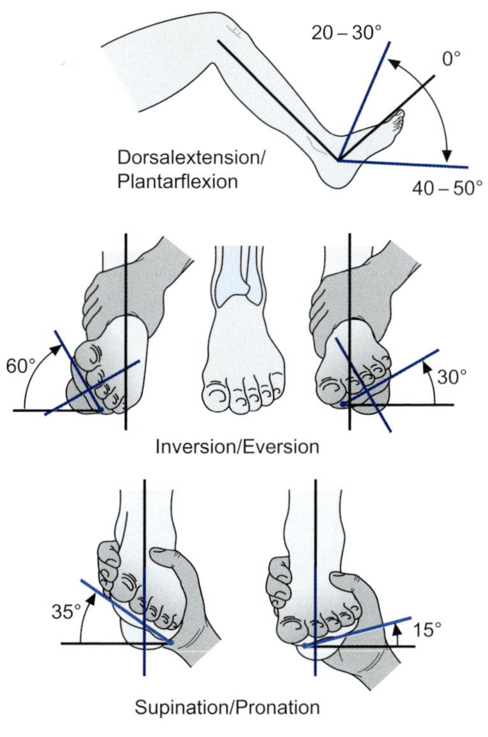

Abb. 13.12 Achsen des Sprunggelenks [L106]

Am **unteren Sprunggelenk (USG)** sind der Talus, Calcaneus und das Os naviculare verbunden in Form zweier eigenständiger Gelenke. Das hintere Gelenk des unteren Sprunggelenks wird gebildet aus den Gelenkflächen des Talus und des Calcaneus. Das vordere Gelenk (Chopart-Gelenk) bilden der Talus, der Calcaneus und das Os naviculare. Die **Achse** des unteren Sprunggelenks verläuft vom lateralen, plantaren Bereich des Tuber calcanei **schräg nach medial-dorsal** durch den Talushals.

Aufgrund des schrägen Verlaufs der Achse führen Rotationsbewegungen um die untere Sprunggelenksachse zu einer gekoppelten Bewegung, wobei gleichzeitig mit einer Senkung bzw. Hebung des medialen Fußrandes eine Auswärts- bzw. Einwärtsbewegung der Fußspitze erfolgt.

Die Bewegung um die untere Sprunggelenksachse wird nicht einheitlich in der Literatur bezeichnet. Kummer (2005) bezeichnet sie als Pronation/Supination und Mann (1991) als Inversion/Eversion. Kapandji (2009) definiert weiterhin die Inversion/Eversion als Bewegung um die Achse des unteren Sprunggelenks und Supination/Pronation als Bewegung um die Fußlängsachse. Die **Fußlängsachse** wird als die **Verbindungslinie** von der Mitte der Ferse zum Zwischenraum zwischen der 2. und 3. Zehe definiert. Das Maß der möglichen Ab- und Adduktionsbewegungen beträgt 35°–45°, während das Maß der Supination bei ca. 52° liegt, und ist wesentlich größer als das der Pronation mit 25°–30°.

Die definierten Bewegungen der Ab- und Adduktion sowie der Pro- und Supination treten allein und in reiner Form allerdings nur theoretisch auf. Vielmehr ist zu beachten, dass eine Gelenkbewegung in Kombination mit Bewegungen in den anderen Ebenen sowie in Verbindung mit dem OSG stattfindet. Die Adduktion ist zwangsläufig mit einer Supination und einer leichten Plantarflexion kombiniert. Durch diese Kombination wird die **Inversionsstellung** des Fußes charakterisiert. Umgekehrt ist die Abduktion mit einer Pronation und einer leichten Dorsalflexion gekoppelt, der Fuß ist dann in der **Eversionsstellung.** Klammert man die Bewegungen aus, die nicht im Fußbereich stattfinden, dann ist es nicht möglich, dass eine Adduktion mit einer Pronation und umgekehrt eine Abduktion mit einer Supination kombiniert ist. Die Konstruktion der Fußgelenke lässt diese Bewegungskombinationen nicht zu.

Am Fuß gibt es einen komplexen Kapsel-Band-Apparat, der die Bewegung des Gelenks einschränkt und für eine gewisse passive Stabilität sorgt (➤ Abb. 13.13). Aus funktioneller Sicht von Bedeutung sind das der **Außenbandkomplex,** das **Innenband (Deltaband),** die so genannte **Syndesmose** (= Syndesmosenband) zwischen Tibia und Fibula knapp oberhalb des Gelenkspalts des Sprunggelenks sowie eine bandartige Bindegewebsmembran, die **Zwischenknochenmembran,** zwischen Tibia und Fibula.

Auf der **Außenseite** befindet sich das laterale Bandsystem, das aus drei Ligamenten besteht (➤ Abb. 13.13a).

Die lateral unterstützenden Bänder sind das Lig. talofibulare anterius, das Lig. calcaneofibulare sowie das Lig. talofibulare posterius. Das **Lig. talofibulare**

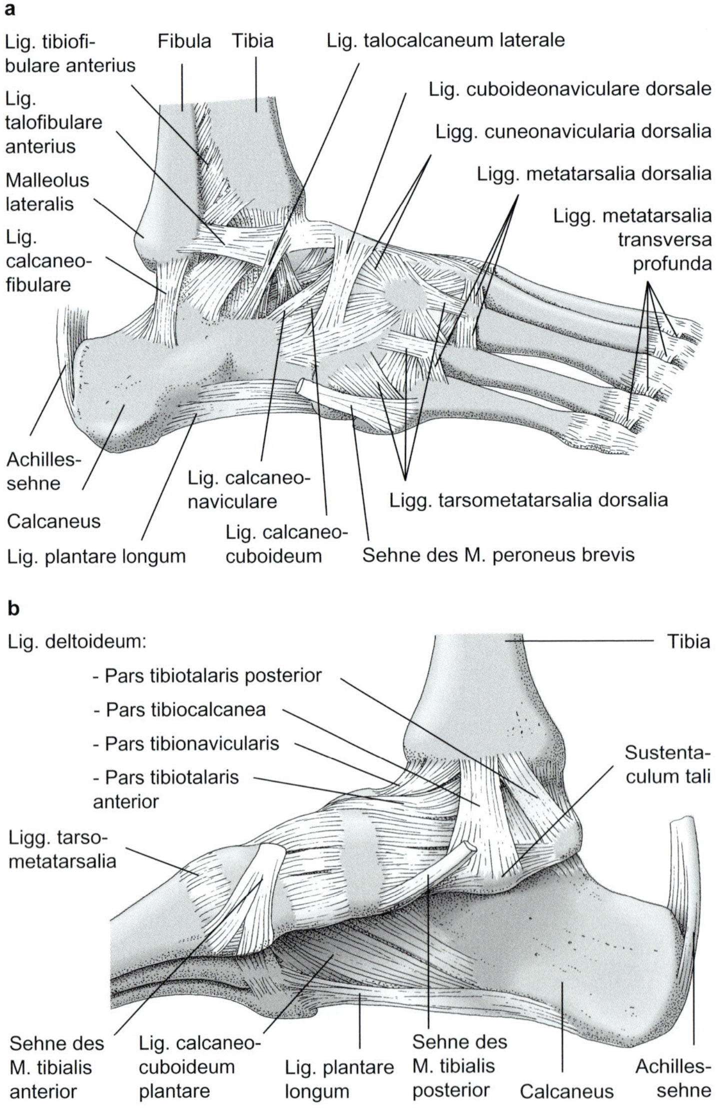

Abb. 13.13 Der Bandapparat am Sprunggelenk
a) lateral
b) dorsal [L190]

anterius wird als ein Verstärkungszügel der Gelenkkapsel angesehen und ist das Band mit der geringsten Reißfestigkeit. Es spannt sich während einer **Plantarflexion** und begrenzt somit das Bewegungsausmaß in dieser Richtung. Das **Lig. calcaneofibulare** überbrückt sowohl das obere als auch das untere Sprunggelenk und wird vor allem bei maximaler **Supinationsbewegung** angespannt. Das **Lig. talofibulare posterius** hat von allen Bändern des Sprunggelenks die tiefste Lage und weist die größte Reißfestigkeit auf. Es wird bei der **Dorsalextension** angespannt. Die Reißstärke der Bänder auf der Außenseite liegt bei folgenden Werten nach den Angaben von Kjaersgaard-Andersen et al. (1987, 1991): Lig. talofibulare anterius ca. 150 N, Lig. calcaneofibulare ca. 260 N, Lig. talofibulare posterius ca. 325 N und der gesamte Lig.-deltoideum-Komplex bei ca. 410 N (Kjaersgaard-Andersen et al. 1987, 1991).

Auf der **Innenseite** befindet sich das **Lig. deltoideum** (➤ Abb. 13.13b), das sich aus vier Teilabschnitten zusammensetzt. Die wesentliche Aufgabe des Lig. deltoideum besteht in der passiven Stabilisierung des oberen Sprunggelenks bei der **Pronationsbewegung.** Der gesamte Lig.-deltoideum-Komplex weist eine Reißfestigkeit von ca. 410 N auf (Kjaersgaard-Andersen et al. 1987, 1991).

Die Sicherheit und Stabilität im oberen Sprunggelenk wird nicht nur durch die medialen und lateralen Kollateralbänder gesichert, sondern auch durch Bänder, die zu der **Syndesmosis tibiofibularis** gehören. Zwischen Tibia und Fibula spannt sich zunächst die **Membrana interossea cruris** flächenhaft aus. Die beiden Unterschenkelknochen werden distal durch die Syndesmosis tibiofibularis fixiert. Das **Lig. tibiofibulare anterior** und das **Lig. tibiofibulare posterior** sind während der Plantarflexion des Fußes wenig angespannt. Die anatomische Konstruktion des Talus erlaubt in dieser Richtung ein großes Bewegungsausmaß in der Plantarflexion. Daraus resultiert allerdings eine Instabilität im oberen Sprunggelenk. Bei der Dorsalextension hingegen werden die Bänder durch die kraniale Verschiebung der Fibula gespannt, die ausgeführte Bewegung wird dabei abgebremst, und Tibia und Fibula werden zusammengehalten. Während der Dorsalextension wird eine maximale Stabilität im oberen Sprunggelenk erreicht.

Im Bereich des unteren Sprunggelenks verhindert das **Pfannenband** (Lig. calcaneonaviculare) ein Auseinandergleiten von Talus und Calcaneus. Damit wird gleichzeitig eine Senkung des Fußgewölbes und somit die Entwicklung eines Senkfußes vermieden.

MERKE

Am **OSG** sind Dorsalextension (20°–30°) und Plantarflexion (30°–50°) mit geringen Rotationsbewegungen des Talus kombiniert. Am **USG** betragen die Ab- und Adduktionsbewegungen 35°–45°, während das Maß der Supination bei ca. 52° liegt, und sind wesentlich größer als das Maß der Pronation mit 25°–30°. Der **Außenbandkomplex spannt sich** vor allem bei der **Supination und** das **Innenband (Deltaband)** bei der **Pronation.**

13.3.2 Kräfte, die am Sprunggelenk wirken

Die Kräfte, die auf jedes Sprunggelenk wirken, entsprechen beim normalen Stehen der Hälfte des Körpergewichts. In der Regel sind die Kräfte und die Belastung des Sprunggelenks jedoch größer, wenn vor allem die Körperschwerpunktlinie (Lot) nicht durch das Sprunggelenk läuft und die Muskulatur dies kompensieren muss. Für eine stehende Person gibt es keine stabile Stellung des Sprunggelenks, wie z. B. am Knie durch die ventral verlaufende Gewichtslinie. Im Sprunggelenk wird der **Körper auf dem Gipfel des Talus balanciert.** Auch beim Stehen auf beiden Beinen werden die Kräfte im Sprunggelenk durch das unaufhörliche Spiel zwischen den Muskeln der Dorsal- und Plantarflexion erhöht (Cochran 1988, Brinckmann et. al 2012).

Da die Muskeln, die am Sprunggelenk wirken, annähernd **senkrecht zur Ebene des Sprunggelenks** verlaufen, steigen die Kräfte auf das Gelenk proportional zur Muskelspannung. Liegt der Schwerpunkt über den Ballen, so ist der Lastarm (dW) etwa 3-mal so groß wie der Kraftarm (dA) der Wadenmuskulatur, und die Belastung des oberen Sprunggelenks nimmt den vierfachen Wert des Körpergewichts an (➤ Abb. 13.14). Beim Gehen können die Kräfte auf das 5-Fache des Körpergewichts steigen.

Aufrechtes Stehen erfordert eine stabile Stützhaltung und die geregelte Balance des Körperschwerpunkts senkrecht über der Unterstützungsfläche.

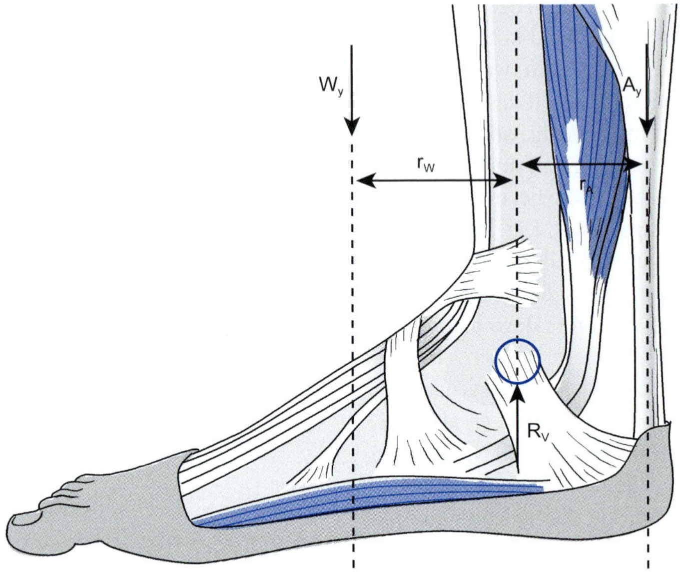

Abb. 13.14 Schema des Fußes zur Gleichgewichtsbetrachtung oberhalb des Sprunggelenks. Der Drehpunkt im Talus ist durch einen Kreis bezeichnet. Es werden neben der Gewichtskraft **W**y nur die Vertikalkomponenten der Kraft **A**y in der Achillessehne und der Reaktionskraft **R**y auf den Talus berücksichtigt. [L106, L157, L190]

Die Regelung des Gleichgewichts durch Verlagern des Schwerpunktes über die Flexion/Extension im Sprunggelenk wird aus der Sicht der motorischen Kontrolle und der Gleichgewichtsforschung als **Sprunggelenkstrategie** bezeichnet.

Größere Schwankungen des Körperschwerpunkts, die nicht über Sprunggelenkmuskulatur kompensiert werden können, werden über die Hüftstrategie, durch die Aktivität der Hüftgelenksflexoren und -extensoren oder über die Schrittstrategie kompensiert, um so den Schwerpunkt gegenüber dem Kraftangriffspunkt zu verschieben. (Hof et al. 2005).

Die **Gewölbekonstruktion** des Fußes – **Quer- und Längsgewölbe** – ermöglicht eine homogene **Belastungsverteilung** an der gesamten Fußregion und gewährleistet damit eine hohe Stabilität. Die Fußwölbungen haben eine **Stoßdämpferfunktion.**

Betrachtet man alle Wölbungen des Fußes zusammen, kann man sie mit einem Dreieck vergleichen, dessen Seiten nicht gleich sind. Die drei Bögen besitzen auch drei Auflageflächen: **Punkt (A)** Kopf des ersten metatarsalen Knochens, **Punkt (B)** Kopf des fünften metatarsalen Knochens und **Punkt (C)** Processus-medialis- und Tuberus-calcanei-Punkt. Das tragende Körpergewicht wird auf diese drei Punkte verteilt. Wird der Talus z. B. mit insgesamt 6 kg belastet, so entfallen 2 kg auf den anteriomedialen (A), 1 kg auf den anteriolateralen (B) und 3 kg auf den posterioren Punkt. Die Verteilung des Körpergewichts auf diese drei Punkte verändert sich deutlich beim Gehen und Laufen.

Die Abflachung der Fußwölbungen wird durch die als Gegenkraft wirkende Zugspannung von Muskeln und Bändern verhindert. Die das Längsgewölbe erhaltenden Strukturen sind das **Pfannenband,** das Lig. plantare longum und die **Plantaraponeurose.** Zur Spannung des Quergewölbes tragen die einem Steigbügel ähnelnden Querkomponenten des M. peroneus longus und der M. tibialis posterior bei (Winkel 1995).

Die Spannung der **Plantaraponeurose** hat eine wichtige Konsequenz für die Gangabwicklung. Beim Aufsetzen des Fußes über die Ferse ist die Spannung gering. Dadurch wird die Beweglichkeit des Fußes in den unregelmäßigen Gelenkflächen (Chopart-Gelenk) nicht behindert, und so kann der Fuß sich der Form der Standfläche anpassen. Verlagert sich die **Schwerelinie** (Lot) nach vorne, wächst die **Spannung** der Sehnenplatte an, und die Beweglichkeit des Fußes in den unregelmäßigen Gelenkflächen ist dabei gering. Auf diese Weise versteift sich der Fuß und wirkt beim Zehenabstoß als starrer Hebel. Die Spannung der Plantaraponeurose erhöht sich weiterhin durch Anheben der Zehen sowie beim Abrollen über die Zehen.

Eine besondere Funktion übernimmt die Plantaraponeurose, wenn es zum verstärkten Absinken des Talus kommt. Sie **begrenzt das tiefe Einsinken des Talus** und eine verstärkte Abflachung der Wölbung. Wenn das Sprunggelenk kurzzeitig vertikal belastet wird, gibt die Wölbung des Fußes elastisch nach und erholt sich anschließend. Ein verstärktes Absinken des Talus könnte zu einem starken Anstieg der Spannung in den beteiligten Knochen führen, was durchaus Mikrofrakturen der Knochen zur Folge haben kann (Kapandji 2009; Brinckmann et al 2012).

MERKE

Im Sprunggelenk wird der Körper **auf dem Gipfel des Talus balanciert.** Beim Gehen können die Kräfte am Sprunggelenk auf das 5-Fache des Körpergewichts steigen.

Die **Gewölbekonstruktion** des Fußes – **Quer-** und **Längsgewölbe** – ermöglicht eine homogene **Belastungsverteilung** an der gesamten Fußregion und gewährleistet damit eine hohe Stabilität.

13.4 Die Wirbelsäule

Die Wirbelsäule (WS) ist eine komplexe biomechanische Struktur. Als Ganzes verhält sich die Wirbelsäule mechanisch wie ein **segmentierter, elastischer Stab,** bestehend aus knöchernen Wirbeln, Bandscheiben und Bändern, die durch die muskuläre Führung stabilisiert und geführt werden. Da von oben nach unten die Belastung größer wird, werden die Wirbelkörper und Bandscheiben von kranial nach kaudal breiter und höher, die Bänder kräftiger. Die normale Wirbelsäule beim Erwachsenen ist ca. **55 bis 63 cm** lang und entspricht ca. 35 % der gesamten Körperlänge. Sie erscheint in der Frontalebene gerade und symmetrisch, in der sagittalen Ebene zeigt die Wirbelsäule die für den Menschen typischen vier Krümmungen (➤ Abb. 13.15).

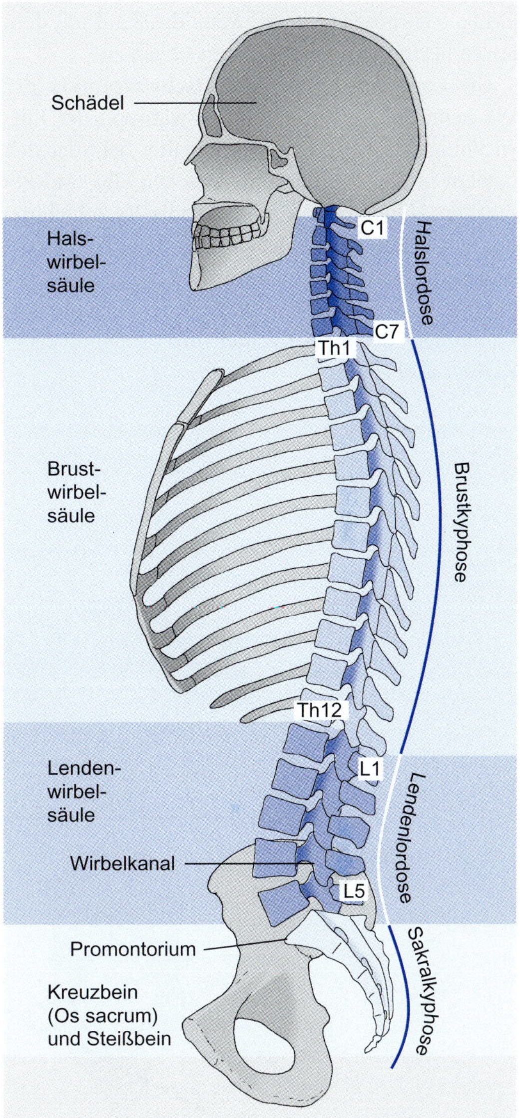

Abb. 13.15 Die Krümmungen der Wirbelsäule [L106, L157, L190]

Die Krümmungen steigern die Widerstandsfähigkeit der WS gegenüber axial gerichteten Druckkräften und werden ausgehend von der fetalen **C-Kurve** unterschiedlich entwickelt. Die Entwicklung ist abhängig vom Wachstum und der Belastung, die auf die Wirbelsäule wirkt. Die zervikale Lordose beginnt in der späten Fetalzeit. Sie verstärkt sich beim Anheben des kindlichen Kopfes und nimmt weiter zu, wenn das Kind aufrecht sitzen lernt. Die thorakale Kyphose behält ihre ursprüngliche fetale Form. Die lumbale Lordose erscheint, wenn das Kind mit dem Sitzen beginnt, und nimmt beim Gehen zu.

Die Lage des **Körpergesamtschwerpunkts** der WS beim Stehen verändert sich während der Entwicklungsphase. Im Erwachsenenalter befindet sich das Lot in der Sagittalebene zwischen Ohr und Femurkopf. Eine ventrale oder dorsale Verschiebung des Lots verändert die Hebelverhältnisse vom Kraft- und Lastarm der Muskulatur und des Gewichts, was häufig als Ursache für verschiedene Verschleißerkrankungen der WS betrachtet wird (Kapandji 2009; Krämer et al 2005).

13.4.1 Die Bewegungen der Wirbelsäule

Die Größe der Bewegungen der WS variiert stark in ihren einzelnen Abschnitten und ist hauptsächlich von der Geometrie und **Orientierung** der **Gelenkfacetten der Wirbelgelenke** der einzelnen Regionen abhängig. So ist. z. B. die Beweglichkeit der Brustwirbelsäule in der Extension aufgrund der steilen Stellung der Gelenkfacetten aufeinander begrenzt. Weiterhin steht die Beweglichkeit in enger Abhängigkeit von der **Höhe der Bandscheibe** sowie von der Stellung des **Bandscheibenkerns** zur Bewegungsachse der einzelnen Abschnitte der Wirbelsäule. Diese unterscheiden sich deutlich im zervikalen, thorakalen und lumbalen Bereich (➤ Abb. 13.16). Da, wo die die Höhe der Bandscheibe verhältnismä-

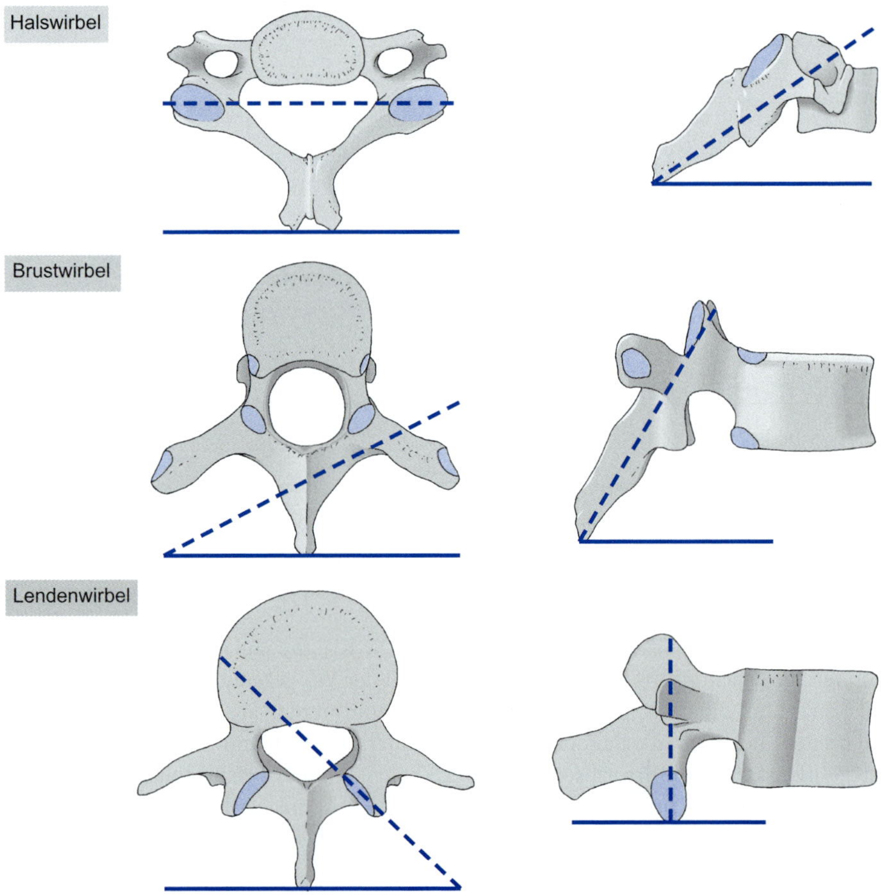

Abb. 13.16 Stellung der Bandscheibe sowie des Nucleus pulposus [L190]

ßig zum Wirbelkörper groß ist, ist die Beweglichkeit auch groß. Befindet sich weiterhin der Bandscheibenkern (Nucleus pulposus) in der Mitte der Bewegungsachse, wie es in der Hals- und Lendenwirbelsäule der Fall ist, ist die Beweglichkeit entsprechend groß.

Veränderungen der Stellung des Bandscheibenkerns zur Bewegungsachse, wie z. B. nach einem Bandscheibenvorfall, sind gleichzeitig mit Veränderungen der Beweglichkeit verbunden.

Die **Bandscheiben** verhalten sich wie **Universalgelenke,** dementsprechend besitzen die Wirbelkörper sechs Freiheitsgrade, einschließlich der Verschiebung in der Längsachse (Kompression–Distraktion).

Die Bewegung zwischen zwei Wirbeln ist allerdings relativ klein und setzt sich aus den Bewegungen mehrerer Teile eines Segments zusammen. **Ein Segment stellt eine funktionelle Einheit dar,** die aus zwei Wirbeln, einer Bandscheibe und dem dazugehörigen Muskel-Bandapparat besteht.

Im Bewegungssegment finden allerdings keine einfachen Drehbewegungen, sondern komplizierte Kompromissbewegungen statt. Das „Gelenk" muss eine gewisse Kongruenz haben, damit es gut funktioniert, d. h. kleine Wirbelgelenke und Bandscheiben müssen aufeinander abgestimmt sein. Eine Verringerung der Höhe einer Bandscheibe stört z. B. diese Kongruenz und führt zur Instabilität des Bewegungssegments.

Das **Bewegungsausmaß** der einzelnen Segmente ist **individuell,** aufgrund von Alter und Konstitution, und innerhalb der drei Wirbelsäulenabschnitte sehr unterschiedlich. Darüber hinaus ist die Beweglichkeit von der Dehnbarkeit der Muskulatur, vom Muskeltonus und von der Elastizität der Bänder abhängig. Untersuchungen der Beweglichkeit in vivo oder in vitro mittels Röntgenaufnahmen sowie moderner Bewegungsanalysesysteme liefern unterschiedliche Ergebnisse. Die Angaben weichen in der Literatur deshalb stark voneinander ab (Kapandji 2009; Tillmann 1998; Debrunner 2005; White 1990; Kummer 2005).

In Anlehnung an Kapandji (2009) wird die Beweglichkeit in den einzelnen Wirbelsäulenabschnitten in ➤ Tab. 13.5 kurz beschrieben.

Zu den Besonderheiten der Bewegungssegmente der Wirbelsäule kommen die Besonderheiten der **atlantoaxialen und atlantookzipitalen Region** hinzu. Letztere ist eine eigenständige biomechanische Einheit: Die Formen der Wirbelkörper C1 und C2 weichen von denen der anderen Wirbelkörper ab, da es keine Bandscheiben gibt und der Gelenk- und Bandapparat umfangreich gestaltet ist. Die Gelenke der atlantoaxialen und- okzipitalen Region sind mechanisch kombinierte Gelenke und bilden in ihrer Kinematik eine Funktionsgemeinschaft. Sie erlauben eine Beweglichkeit des Kopfes wie bei einem Kugelgelenk. Dabei ist die Beweglichkeit im **Atlantookzipitalgelenk** für die Extension ca. 20° und für die Flexion ca. 10°. Eine Lateralflexion von 10° ist hier möglich. Die Hauptbewegung im **Atlantoaxialgelenk** stellt die Rotation des Atlas um den Dens axis dar. 50 % der Rotation der Halswirbelsäule finden in diesem Gelenk statt.

In der gesamten **Halswirbelsäule** sind die Flexion, Extension und Rotation ausgeprägt. Die Flexion kann auf eine Kippung der Bandscheibe und ein Gleiten des kranialen Wirbelkörpers aus dem darunterliegenden Wirbelkörper zurückgeführt werden. Die **maximale Beweglichkeit** findet **zwischen C4 und C5** statt. Die Momentanachsen der Halswirbelsäule liegen in den Bandscheiben. Für die achsengerechte Positionierung eines Patienten zu Kräftigung der Halswirbelsäulenmuskulatur auf einem Gerät wird in der Trainingstherapie die **C7-Region** als eine Kompromissachse für die Extension und Flexion betrachtet. Auf gleicher Höhe in der Region des **M. sternocleidomastoideus** wird die Kompromissachse für die laterale Flexion gesehen.

Tab. 13.5 Beweglichkeit der Wirbelsäule

	HWS	BWS/LWS	LWS	Gesamt
Flexion/Extension	40°/75°	105°/60°	60°/35°	110°/140°
Rechts-/Linksneigung	35°/35°	20°/20°	20°/20°	75°/75°
Rechts-/Linksdrehung	45°/45°	35°/35°	5°/5°	90°/90°

HWS = Halswirbelsäule; BWS = Brustwirbelsäule; LWS = Lendenwirbelsäule

Das Bewegungsausmaß der **Brustwirbelsäule,** besonders Flexion und Extension, ist durch die Rippen und die steile Orientierung der Wirbelgelenke begrenzt. Die Momentanachsen der Extension und Flexion liegen in oder nah an den Bandscheiben. Sie sind in den oberen Segmenten der Brustwirbelsäule kleiner als in den unteren Segmenten. Die **laterale Flexion** ist immer von einer **Rotation** begleitet. Das Rotationsausmaß ist in den oberen Segmenten größer als in den tieferen. Beim Gehen rotieren die oberen sieben Segmente mit den Schultern. Unterhalb von T7 findet eine Rotation zusammen mit dem Becken in entgegengesetzter Richtung statt.

In der **Lendenwirbelsäule** sind die kleinen Wirbelgelenke vertikal orientiert. Dadurch ist die Rotation begrenzt, während Flexion und Extension erleichtert werden. Die Beweglichkeit nimmt nach unten hin zu und ist **bei L4/L5 am größten.** Die laterale Flexion beträgt pro Segment 6° und nimmt am lumbosakralen Übergang ab. Die Rotation der Lendenwirbelsäule ist auf etwa 1–2° pro Segment begrenzt. Die Drehachse der axialen Rotation liegt hinter dem Wirbelkörper. Diese Anordnung erhöht die Scherkräfte im Anulus fibrosus und begünstigt das Auftreten von Bandscheibenerkrankungen (Kapandji 2009; Tillmann 1998; Debrunner 2005; White 1990; Kummer 2005). Für die achsengerechte Positionierung eines Patienten zu Kräftigung der Lendenwirbelsäulenmuskulatur auf einem Gerät wird in der Trainingstherapie die L4-Region als eine Kompromissachse für die Extension und Flexion betrachtet. Auf der Höhe des Bauchnabels wird die Kompromissachse für die laterale Flexion gesehen.

Die Beweglichkeit der einzelnen Segmente wird auch durch die **Bänder der Wirbelsäule begrenzt.** Innerhalb eines Bewegungssegments bilden die Bänder eine Funktionseinheit zusammen mit der Bandscheibe und den Wirbeln. In Abhängigkeit von ihrem Querschnitt, ihrem Abstand vom momentanen Drehpunkt und von ihrer Orientierung im Raum leisten die Bänder unterschiedliche Beiträge zur Beweglichkeit und Stabilität der Wirbelsäule.

Es gibt **sieben verschiedene Bänder,** die einen Wirbelkörper mit dem Nachbarwirbelkörper verbinden: das vordere Längsband (**Lig. longitudinale anterius**), das hintere Längsband (**Lig. longitudinale posterius**), das gelbe Band (**Lig. flavum**) sowie die **Ligg. inter- und supraspinale,** die **Ligg. intertransversaria** und die **Kapselbänder.**

Insbesondere im Bereich der Lendenwirbelsäule haben die Bänder aufgrund ihrer Anordnung eine Art **Getriebefunktion,** welche die Verschiebung der jeweiligen benachbarten Wirbel koordiniert. Sie verzögern das Erreichen der jeweiligen Endstellung der Bewegung und vermeiden so Gewebeschädigungen. Diese Funktion ist allerdings mit einer Vorspannung der Bänder verbunden. Das Ausmaß der Vorspannung hängt vom Degenerationsgrad der Bandscheibe ab. Bei zunehmender Bandscheibendegeneration ist die Vorspannung der Bänder geringer. Bei maximaler Extension dehnt sich das vordere Längsband (ca. 10,1–14 % nach Methfessel 1983; Panjabi 1992), und bei Flexion wird das hintere Längsband gedehnt (12–13,05 % nach Panjabi 1992, Methfessel 1983).

Das Lig. flavum, das die Wirbelbögen in Längsrichtung verbindet, unterscheidet sich von den anderen Bändern durch seinen großen Anteil an elastischen Fasern. Das Lig. flavum ist in Ruhe um etwa 15 % vorgespannt. Bei Flexion des Bewegungssegments erfolgt eine weitere Dehnung des Lig. flavum auf 50 %. Extension bewirkt eine Verkürzung des Bandes auf 5 % Vorspannung, das Band bleibt in Vorspannung und verhindert einen möglicherweise auftretenden Druck auf das Nervengewebe (White & Panjabi 1990).

MERKE

Die **Bandscheiben** verhalten sich wie **Universalgelenke,** dementsprechend besitzen die Wirbelkörper sechs Freiheitsgrade, einschließlich der Verschiebung in der Längsachse (Kompression–Distraktion). Die maximale Beweglichkeit des **HWS** findet zwischen **C4 und C5** statt. Die Beweglichkeit **der BWS,** besonders die Flexion und Extension, ist durch die Rippen und die steile Orientierung der Wirbelgelenke begrenzt Die Beweglichkeit der **LWS** nimmt nach unten hin zu und ist bei **L4/L5** am größten. Bei maximaler Extension dehnt sich das vordere Längsband, und bei Flexion werden das hintere Längsband und das gelbe Band gedehnt.

13.4.2 Kräfte, die auf die Wirbelsäule wirken

Bei der Analyse der Kräfte, die in der Wirbelsäule auftreten, ist es von Bedeutung, die Kräfte in Verbindung mit der Beweglichkeit eines Segments als eine funktionelle Einheit zu betrachten.

In einem Segment befindet sich ventral der **vordere Pfeiler,** der das wesentliche Trägerelement ist. Dorsal liegt der **hintere Pfeiler,** der von den Zwischenwirbelgelenken gebildet wird, die wiederum von den Wirbelbögen getragen werden. Es ist in vertikaler Richtung weiterhin zwischen einem **passiven Segment** und einem **bewegenden Segment** zu unterscheiden. Jeder Wirbel kann mit einem Hebel verglichen werden, dessen Drehpunkt vom Wirbelgelenk gebildet wird. Dieses Hebelsystem erlaubt die Aufnahme und Weiterleitung von Druckkräften, die die WS belasten. Eine direkte u. passive Aufnahme geschieht durch die **Zwischenwirbelscheibe,** eine indirekte und aktive Aufnahme durch die **autochthonen Rückenmuskeln** und den **Bandapparat** (Kapandji 2009).

Bei einer **Ventralflexion** neigt der obere Wirbel nach ventral, die Bandscheibe wird vorne komprimiert, der Nucleus pulposus wird dorsal verlagert, und die dorsalen Fasern des Anulus fibrosus geraten durch die Verlagerung des Nucleus pulposus unter Spannung. Kapsel und dorsale Bänder geraten ebenfalls unter Spannung. Dabei werden die Gelenkflächen voneinander entfernt, und der intervertebrale Raum, der Spinalkanal, wird dabei erweitert. Bein einer **Dorsalextension** neigt der obere Wirbel nach dorsal, die Bandscheibe wird hinten komprimiert, der Nucleus pulposus wird ventral verlagert und die ventralen Fasern des Anulus fibrosus geraten durch die Verlagerung des Nucleus pulposus nach vorne unter Spannung. Das ventrale Band gerät in Spannung, während Kapsel und dorsale Bänder sich annähern. Die Gelenkflächen werden dabei komprimiert und der intervertebrale Raum verkleinert (Tillmann 2003; Kapandji 2009).

Bei einer **lateralen Flexion** kippt der obere Wirbel zur konvexen Seite, die Bandscheibe wird auf der Seite komprimiert und der Nucleus pulposus verlagert sich zur konvexen Seite. Die Bänder der konvexen Seite werden angespannt und die Bänder auf der konkaven Seite entspannt. Die Gelenkflächen werden auf der konkaven Seite komprimiert, während sie sich auf der konvexen Seite voneinander entfernen.

Die Belastung vor allem der Lendenwirbelsäule wurde in der Vergangenheit anhand von **Modellrechnungen** oft analysiert (Leskinen 1983; Hodges et al. 1996; Shirazi-Adl 1986).

Für die Belastungsanalyse der Wirbelsäule hat die Analyse der Muskelkräfte eine zentrale Bedeutung. Es wird bei einer Modellrechnung oft angenommen, dass die Gewichtskraft und die Muskelkraft der Rückenstrecker parallel verlaufen. Der Hebelarm der Gewichtskraft ist der senkrechte Abstand zwischen dem Schwerpunkt der Masse und der Drehachse im Zentrum der Bandscheibe. Im Beispiel in ➤ Abb. 13.17 wird ein Hebelarm von 30 cm angenommen. Der Hebelarm der Muskelkraft ist der Abstand zwischen dem geometrischen Zentrum der Querschnittsfläche der Rückenstrecker und der Drehachse; für diesen Abstand wird ein Schätzwert von 5 cm angenommen Bei einer solchen Modellrechnung, in der das **Verhältnis von Kraft- und Lastarm 1:6** ist, kann die Muskelkraft der Rückenstrecker das **6-Fache der Kraft der Last** betragen (Brinckmann et al 2012).

Beim Anheben einer Last von 15 kg in vier unterschiedlichen Hebetechniken wurde von Leskinen et al. (1983) eine Belastung des Segments **L5/S1** von **zwischen 5 800 und 6 600 N** berechnet. Beim beschleunigten Anheben der Last und des Oberkörpers müssen die Rückenstrecker eine höhere Kraft aufwenden als beim reinen Haltevorgang. Bei solchen einfachen Modellrechnungen wird die Kraft der Rückenstrecker zu einer einzigen Muskelkraft zusammengefasst. Soll allerdings die Belastung der Lendenwirbelsäule in verschiedenen Körperhaltungen oder Richtungen analysiert werden, reichen solche Modelle mit nur einem Muskel nicht aus. Bei z. B. einer Flexion des Rumpfes mit nach rechts verdrehtem Oberkörper müssen nicht nur die Rückenstrecker, sondern auch die schräge Bauchmuskulatur links angespannt werden, um das Gleichgewicht zu halten. In solchen Situationen ist damit zu rechnen, dass die Gelenkkräfte deutlich höher sind als bei der Aktivität nur eines einzelnen Muskels (➤ Abb. 13.17).

Angaben über eine Entlastung der Wirbelsäule bei Heben von Lasten

Die Anspannung der Bauchmuskulatur führt zu einer Vergrößerung des intraabdominalen Drucks und wird vor allem beim Heben von Lasten empfohlen, um die Wirbelsäule zu entlasten (Kapandji 2009). Es ist durchaus möglich, dass bei einer gleich-

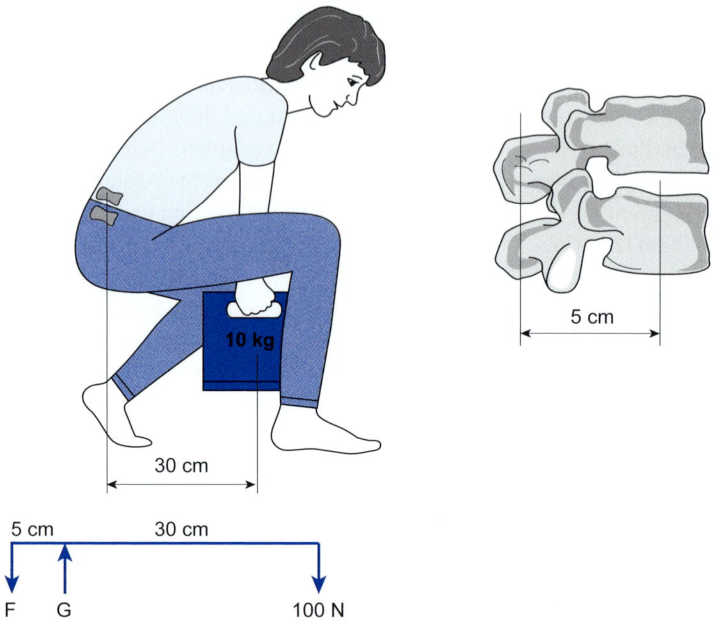

Abb. 13.17 Modellrechnung zur Zusatzbelastung der Lendenwirbelsäule durch eine in der Hand gehaltene Masse [L143]

zeitigen Anspannung der Bauch- und Rückenmuskulatur die Gelenkstrukturen auf einer größeren Fläche belastet werden und dadurch einseitige Belastungen vermieden werden. Hodges et al. (1996) konnten diesbezüglich bei gesunden Probanden eine vorherige Aktivierung des M. transversus abdominis bei einer antizipierten Anspannung des Deltoideus zur Bewegung des Arms feststellen. Die Anspannung der Bauchmuskeln könnte dazu dienen, die Haltung des Oberkörpers gegen die Beckenregion zu stabilisieren, um Spitzbelastungen zu vermeiden. Weiterhin könnte ein erhöhter intraabdominaler Druck beim Heben schwerer Gegenstände die Ausbildung einer zu starken Lordose verhindern (Cholewicki et al. 1999, Brinckmann et al. 2012).

Nach Angaben von Brinckmann et al. (2012) kann eine Anspannung der Bauchmuskulatur allerdings auch zu einer erhöhten Belastung der Wirbelsäule führen. Von Patienten mit Wirbelsäulenbeschwerden ist bekannt, dass bei einer Erhöhung des intraabdominalen Drucks, z. B. beim Husten, die belastungsabhängigen Beschwerden zunehmen.

Neben den Modellberechnungen über die Belastung der Wirbelsäule wurden in der Vergangenheit einige Untersuchungen über die Belastungen der Bandscheiben vor allem der LWS-Region in vivo durchgeführt.

Nachemson et al. konnten 1976 und 1981 zeigen, dass die Belastung der Bandscheibe bis zu dreimal höher ist als das Gewicht, welches auf ihr lastet. In absoluten Zahlen bedeutet dies eine Belastung der lumbalen Bandscheiben von 1 000 bis 1 750 N im Sitzen und 900 bis 1 200 N im Stehen.

Weitere Studien stellen die Ergebnisse der 60er und 70er Jahre in Frage. Althoff et al. 1992 zeigten anhand indirekter Bestimmung der auftretenden Belastungen der Bandscheiben über die Zunahme der Körpergröße, dass es im Sitzen zu einer Entlastung der Bandscheiben kommt.

In der Studie von Althoff wurde festgestellt, dass es bei den untersuchten Probanden nach dem Hinsetzen in jeder Sitzposition immer zu einem Größenzuwachs dieses Wirbelsäulenabschnitts um bis zu 4 mm gekommen war. Dies war ein Hinweis auf eine Entlastung der Wirbelsäule beim Sitzen und widersprach den Ergebnissen von Nachemson.

Wilke et al. (1999) bestätigten in einer In-vivo-Untersuchung die Ergebnisse von Althoff et al. (1992), indem sie mit einer neuen intradiskalen Druckmessung die Lastsituation innerhalb der Bandscheibe in der Region L4–5 bei einem gesunden Probanden untersuchten.

Die Autoren konnten zeigen, dass zwischen Stehen und Sitzen kein Unterschied nachweisbar war. Beim

Sitzen in der bequemen Sitzposition war der Druck sogar deutlich geringer als im Stehen, und der Druck in der Seitenlage war dreimal so hoch ist wie in der Rückenlage. Die abweichenden Ergebnisse hier zu den Ergebnissen von Nachmenson können auf die verbesserte Messtechniken bei der Untersuchung von Wilke zurückgeführt werden. Aufgrund der Tatsache, dass die In-vivo-Untersuchungen meist an einem einzigen Probanden durchgeführt wurden, sollten die Ergebnisse allerdings kritisch betrachtet werden. Dabei sollte bei solchen Analysen von Druckbelastungen auch nicht vernachlässigt werden, dass während der natürlichen Bewegungen (Flexion, Extension, Seitneigung und Rotation) Zug-, Druck- und Scherkräfte innerhalb der Bandscheibe nie isoliert auftreten. Es entsteht eine Kombination der drei wirkenden Komponenten. Irreparable Schäden werden meist durch kurz einwirkende Belastungsspitzen verursacht, während die Verletzungen bei lang anhaltender Belastung auf Ermüdung zurückzuführen sind und weniger häufig vorkommen (White/Panjabi 1990).

Die **maximale Belastbarkeit der Wirbelsäule** ist bisher im Wesentlichen aus Untersuchungen in vitro bekannt. Über die maximale **Festigkeit der Bandscheibe** findet man in der Literatur für die lumbale Region Werte zwischen 2 000 und 5 800 N, für die thorakale Region zwischen 1 000 und 2 000 N und für die zervikale Region zwischen 20 und 75 N (Krämer 2005; White/Panjabi 1990). **Die Festigkeit der Wirbelkörper** wird in der Literatur für den Bereich zwischen T10 und L5 mit Werten zwischen 1 000 und 10 000 N angegeben, wobei die Festigkeit von kranial nach kaudal zunimmt (Konermann 1999; Brinckmann et al 2012). Es besteht dabei ein Zusammenhang zwischen Bruchfestigkeit und Knochendichte sowie Endplattenfläche (Brinckmann et al 2012). Die **Festigkeit einer Endplatte** ist allerdings nicht homogen verteilt. Die schwachen Regionen liegen zentral, und in den lateralen Regionen nimmt die Stabilität zu. Unterschiede bestehen ebenfalls zwischen kranialer und kaudaler Endplatte. Die kraniale Endplatte ist schwächer als die kaudale (Grant et al. 2001).

Für die **Entstehung eines Bandscheibenvorfalls** ist der Zusammenhang mit der Belastung der Wirbelsäule derzeit in der Literatur noch ungeklärt. Aus Untersuchungen an Präparaten konnte festgestellt werden, dass bei axialer Last immer zuerst ein Wirbelkörper frakturiert und dann die Bandscheibe, und dies unabhängig davon, ob eine einzige Belastung oder wiederholte Belastungen aufgebracht werden (Brinckmann et al. 1989). Aus epidemiologischen Studien (Heliövaara et al. 1987, Berney 1990) lässt sich nur annehmen, dass mechanische Faktoren einen Vorfall begünstigen und/oder letztlich auslösen können. Ungeklärt ist auch, ob ein Zusammenhang zwischen der Degeneration lumbaler Bandscheiben und dem Auftreten von Bandscheibenvorfällen besteht. Für die Bandscheibendegeneration scheinen weiterhin auch genetische Faktoren eine wichtige Rolle zu spielen (Battie et al. 2009).

Über die Belastung durch das **Heben und Tragen** von Lasten findet man in der Literatur sowohl bei den Modellrechnungen als auch bei den Messungen in vivo oft eine Übereistimmung der Ergebnisse (Jäger et al. 1991, 2007; Marras 2009). Für die praktischen Anwendungen des Hebens und Tragens wird konstatiert, dass beim Anheben einer Last die Belastung der Lendenwirbelsäule minimal wird, wenn der **Hebelarm der Last so klein wie möglich** ist. Danach sollten Lasten möglichst nahe an der Wirbelsäule gehalten werden. Eine **Rückneigung** des Oberkörpers, kann die Belastung in dieser Körperhaltung vermindern. Ein **kleiner Lastarm** entsteht, wenn die Last hinter dem Rücken **nahe am Körper** getragen oder über einen Schultergurt eingeleitet wird. Greift eine Gewichtskraft bei herunterhängendem Arm an den Händen an (Tragen eines Koffers oder einer Tragbahre, Anheben einer Schubkarre), ist in der Sagittalebene der Hebelarm der Last in Bezug auf die Wirbelsäule klein.

MERKE

Modellberechnungen weisen auf, dass die Belastung des Segments **L5/S1** beim Anheben von 15 kg zwischen 5 800 und 6 600 N betragen kann.
Untersuchungen aus direkten Messungen an Bandscheiben bestätigen oft die Ergebnisse von Modellrechnungen beim Anheben und Tragen von Gegenständen. Die Belastung der Bandscheiben ist gering, wenn der **Hebelarm der Last so klein wie möglich** gehalten wird.
In alltäglichen Situationen wie Sitzen in einer bequemen Sitzposition ist der Druck geringer als beim Stehen, der Druck in der Seitenlage ist größer wie in der Rückenlage.
Für die **Entstehung eines Bandscheibenvorfalls** scheint die mechanische Belastung der Bandscheiben nicht der einzige Grund zu sein.

13.5 Der Schulterkomplex

Morphologisch nehmen am Schulterkomplex drei Gelenke eine Zentralstellung ein: das **Akromioklavikulargelenk,** das **Sternoklavikulargelenk** und das **Glenohumeralgelenk** mit dem subakromialen Nebengelenk. Eine Reihe anderer Verbindungen ist in die Bewegungen des Schulterkomplexes mit einbezogen: Das skapulothorakale Gleitlager (oft auch als Skapulothorakalgelenk bezeichnet), die Hals- und Brustwirbelsäule und die Verbindungen der Brustwirbelsäule mit den ersten drei Rippen (Betz 2002, Echtermeyer 1996, Winkel 1995). Im Folgenden werden die Bewegungen des Schulterblatts und die Gelenke des Schulterkomplexes kurz dargestellt.

13.5.1 Bewegungen am Schulterkomplex

Das **Schulterblatt** gleitet auf der hinteren Wand des Brustkorbs (skapulothorakales Gleitlager) und wird ausschließlich durch Muskeln gesichert. Das Schulterblatt bewegt sich im horizontalen Bereich – **medial/lateral** – in einem Winkelbereich von **40°–45°,** und die **Bewegungsamplitude** beträgt **ca. 15 cm** (eine kleine Drehung ist auch vorhanden). **Vertikalbewegungen** sind immer von einer gewissen Rotation begleitet und betragen **10–12 cm.** Die **Drehung** des Schulterblatts erfolgt im Uhrzeigersinn und beträgt ca. **60°.**

Das **Schlüsselbein** ist lateral mit dem Schulterblatt (**Akromioklavikulargelenk)** und medial mit dem Brustbein (**Sternoklavikulargelenk)** gelenkig verbunden. Die medialen und lateralen Schlüsselbeingelenke können mechanisch als Kugelgelenke beschrieben werden, die auch eine Drehung des Schlüsselbeins um seine Längsachse ermöglichen. Der Umfang dieser Bewegungen ist durch Bandverbindungen stark eingeschränkt.

Das **Schultergelenk** oder **Glenohumeralgelenk** verbindet den Oberarm mit dem Schulterblatt. Es ist ein Kugelgelenk mit großem Bewegungsumfang. Die Gelenkfläche des Kopfes des Oberarms ist kugelförmig, sie artikuliert mit der flachen, kugelschalenförmigen Pfanne des Schulterblatts. Die **Fläche** der Pfanne ist mit rund 6 cm^2 **erheblich kleiner** als die **Gelenkfläche des Kopfes** des Oberarms von rund 24 cm^2 (Putz 1986). Zur Erhöhung der Formschlüssigkeit ist die Oberfläche der Gelenkpfanne durch einen Knorpelring, das Labrum glenoidale, vergrößert. Die Gelenkfläche ist zwischen 5° und –5° in der Frontalebene geneigt. Die Achse des Humeruskopfs zeigt in Bezug zur Schaftachse einen Neigungswinkel von etwa 130° (Hertel et al. 2001, Winkel 1995, Kapandji 2009).

Ähnlich wie das Hüftgelenk ist auch das Schultergelenk ein Kugelgelenk mit der Fähigkeit zur Bewegung in drei Freiheitsgraden um drei Rotationsachsen. Im Gegensatz zur Hüfte ist die Schultergelenkpfanne flach und leistet nur wenige Eigenstabilität. Die Drehachsen (Momentanachsen) des Schultergelenks verändern sich in Abhängigkeit von Bewegungsrichtung und Bewegungsausmaß des Gelenks.

Insgesamt besteht die Schulterbeweglichkeit aus der Summe und Kombination der Bewegung von vier Gelenken: Sternoklavikular-, Akromioklavikular-, Skapulothorakal- und Glenohumeralgelenk.

Das Zusammenspiel der Bewegungen von Oberarm und Schulterblatt wird als **skapulohumeraler Rhythmus** bezeichnet. Das Verhältnis der Winkelbewegungen von Oberarm und Schulterblatt beim Anheben z. B. in der Abduktion beträgt 3:1 (Högfors et al. 1991, Hochschild 2005). Mit dem Alter nimmt die Mitbewegung des Schulterblatts ab (Endo et al. 2004). Durch die Mitbewegung der Gelenkpfanne mit dem Oberarm wird die Stabilität des Schultergelenks gesichert und beim Anheben des Oberarms über 90° ein Anstoßen des Oberarmknochens an das Akromion vermieden.

Die **Anteversion (ventrale Flexion**) als eine Kombinationsbewegung von mehreren Gelenken erreicht 180° und wird in **drei Phasen** eingeteilt. Von **0–60°** ist hauptsächlich das Glenohumeralgelenk beteiligt und wird durch den Widerstand der Muskulatur (Mm. teres minor, major sowie infraspinatus) begrenzt. Von **60° bis 120°** wird die Scapula um 60° gedreht, sodass die Pfanne nach vorne oben weist. Des Weiteren erfolgt gleichzeitig eine Rotation im Sternoklavikular- und Akromioklavikulargelenk von je ca. **30°.** In diesem Bereich wird die Anteversion vom passiven Widerstand der Mm. latissimus, pectoralis major sowie sternocostalis begrenzt. Von 120° bis 180° ist die WS mit lateraler Flexion der Gegenseite miteinbezogen. Bei beidseitiger Anteversion ist eine **Hyperlordosie-**

rung der LWS beteiligt. Das Bewegungsausmaß der **Retroversion (Extension)** beträgt etwa 40–50° (Fenske und Frey 2005; Kapandji 2009; Hochschild 2005).

Die **Abduktionsbewegung** kann ebenfalls in drei Phasen eingeteilt werden (➤ Abb. 13.18).

In der **ersten Phase** wird der Arm im Glenohumeralgelenk von **0° bis 60°–90** abduziert und durch das Anschlagen des Tuberculum majus am Oberrand der Pfanne blockiert: Die hierbei tätigen Muskeln sind die vom Arm an der Scapula ziehenden Mm. supraspinatus, deltoideus, biceps brachii, coracobrachialis.

In der **zweiten Phase** von **60°/90° bis 120°/150°** rotiert das Schulterblatt gegen den Uhrzeigersinn um 60°. Gleitzeitig erfolgt eine Rotation von je 30° im Sterno- und Akromioklavikulargelenk. Die Bewegung wird durch den Widerstand der Mm. pectoralis major und minor begrenzt. Zusätzlich zu den aktiven Muskeln der vorherigen Phase sind hier die Mm. trapezius pars descendens und ascendens sowie serratus anterior aktiv. Bei dem funktionellen Zusammenspiel zwischen der Rotatorenmanschette und dem M. deltoideus ist zu erwähnen, dass bei der Abduktion überwiegend der M. deltoideus arbeitet, er jedoch auf die Mitarbeit der Rotatorenmanschette und vor allem des M. supraspinatus als Initiator angewiesen ist.

Von **120°/150° bis 180°** ist die Beteiligung der Wirbelsäule mit lateraler Flexion der Gegenseite beteiligt. Der M. erector spinae ist hier verstärkend aktiv. Mit beidseitiger. Abduktion ist eine gleichzeitige Hyperlordosierung der LWS verbunden (➤ Abb. 13.18). Bei der **Adduktion** beträgt die Bewegungsamplitude maximal 40–50° (Hochschild 2005; Kapandji 2009; Fenske und Frey 2005).

Um das Maß der **Rotation** (➤ Abb. 13.19) zu betrachten, muss der Ellenbogen um 90° gebeugt werden, sodass der Unterarm in sagittaler Richtung steht. Ohne diese Vorbedingung würde zum reinen Bewegungsausmaß der Außen-/Innenrotation des Arms die Drehbewegung des Pro-/Supination des Unterarms hinzukommen. Die normale gewöhnliche Ausgangsstellung wird häufig durch den Ruhetonus der Muskulatur (Rotatoren) bestimmt. In Bezug auf die Grundstellung ist der Arm 30° innenrotiert und die Hand befindet sich vor dem Körper. Diese Stellung wird auch als physiologische Grundhaltung bezeichnet.

Die **Außenrotation** beträgt **80°–90°.** Das Bewegungsausmaß von 80° wird selten ausgeschöpft, wenn der Arm hängend am Körper ist. Die wesentliche und funktionelle Außenrotation findet zwischen der physiologischen Grundstellung (AR –30°, d.h. IR 30°) und der klassischen Grundstellung (0). Die

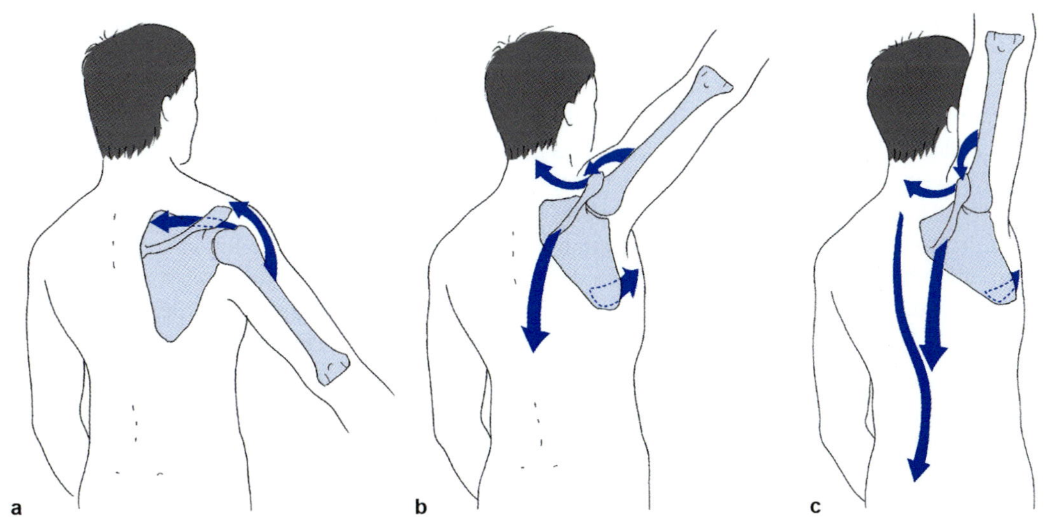

Abb. 13.18 Abduktionsbewegung der Schulter, unterteilt in drei Phasen
a) Bewegungsstart
b) Mittlerer Abduktionsbereich mit Hauptmuskelaktivität
c) Endphase der Abduktion mit zusätzlicher Aktivierung des M. erector spinae [L190]

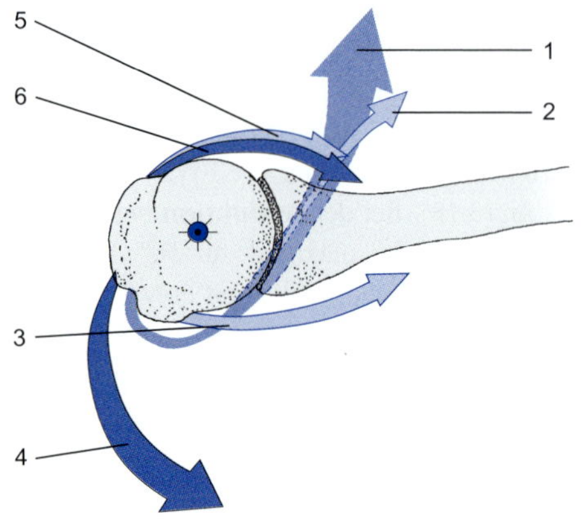

Abb. 13.19 Muskeln der Rotatorenmanschette
Innenrotation: 1 M. latissimus dorsi, **2** M. teres major, **3** M. subscapularis, **4** M pectoralis major
Außenrotation: **5** M. teres minor, **6** M. infraspinatus [L190]

Innenrotation beträgt **100°–110°.** Um dieses Ausmaß zu erreichen, muss der Unterarm hinter den Rumpf geführt werden, wobei eine gewisse Retroversion im Schultergelenk notwendig ist. Diese Ausführung ist erforderlich, um verschiedene Aktivitäten des täglichen Lebens zu bewältigen (Hochschild 2005; Kapandji 2009; Fenske und Frey 2005).

Die Bänder im Schultergelenk haben bei der Führung und Stabilität des Gelenks eine bedeutende Funktion: Das **Lig. glenohumerale** spannt sich mit allen seinen Fasern hauptsächlich bei der Außenrotation. Das **Lig. coracohumerale** spannt sich bei der Retroversion hauptsächlich mit seinen vorderen Bandfasern und bei der Anteversion mit seinen hinteren Bandfasern. Eine Innenrotation im Anschluss an eine Anteversion entspannt das Lig. coracohumerale und das Lig. glenohumerale. Das **Lig. coracoacromiale** hat keine direkte mechanische Funktion, sondern dient hauptsächlich der Überdachung des M. supraspinatus. (Kapandi 2009).

MERKE

Die Schulterbeweglichkeit wird aus der Kombination der Bewegung von vier Gelenken realisiert: Sternoklavikular-, Akromioklavikular-, Skapulothorakal- und Glenohumeralgelenk.
Die **Anteversions-** und die **Abduktionsbewegungen** werden in **drei Phasen** eingeteilt. In der ersten Phase von 0–60°/90° ist das Glenohumeralgelenk verstärkt beteiligt. In der zweiten Phase von 60°/90°–120°/150° ist verstärkt das Skapulothorakalgelenk beteiligt und in der letzten Phase von 120°/150°–180° die Lendenwirbelsäule. Die **Außenrotation** beträgt 80°–90° und **die Innenrotation** beträgt 100°–110°.
Das **Lig. glenohumerale** spannt sich hauptsächlich bei der Außenrotation und das **Lig. coracohumerale** bei der Retroversion.

13.5.2 Kräfte, die am Schulterkomplex wirken

Deutlich mehr als bei den anderen Gelenken ist das Schultergelenk auf die Kräfte der Muskulatur stark angewiesen. Die Stabilität des Schultergelenks wird zum größten Teil gesichert, indem die **Gelenkpfanne** in der Bewegungsrichtung des Arms **ausgerichtet wird.**

Die Ausrichtung der Gelenkpfanne führt dazu, dass der Vektor der Gelenkbelastung die Pfanne trifft und durch die Anspannung der Muskeln (Rotatorenmanschette) Kräfte auf den Humeruskopf ausgeübt werden, die den Kopf in die Pfanne drücken.

Veränderungen in der Ausrichtung der Gelenkpfanne und des skapulohumeralen Rhythmus führen zu Veränderungen der Gelenkstabilität, verbunden mit Überforderungen der gesamten Gelenkstrukturen und des Muskel-Sehnenapparates. Die Zusammenarbeit der Rotatorenmanschette und des M. deltoideus haben bei der Stabilität und Führung des Schultergelenks eine wesentliche Bedeutung.

Rechnerisch ist die Bestimmung der Belastung des Schultergelenks kompliziert, da bei Bewegungen mehrere Muskeln beteiligt sind. Eine zusätzliche Anspannung eines Muskels bei einer Bewegung würde unerwünschte Drehmomente um andere Achsen erzeugen, die dann durch Anspannung weiterer Muskeln kompensiert werden müssten. Aus einfachen Modellberechnungen lässt sich z. B. ermitteln, dass die Abduktionskraft des Deltoideus bei einer 90°-Abduktion des gestreckten Arms bis etwa das 8-Fache des Gewichts des Arms betragen könnte.

Nach Berechnungen von Van der Helm (1994) beträgt die **Belastung des Schultergelenks** bei einer 90°-Abduktion des gestreckten Arms ca. **340 N.** Mit einer zusätzlichen, auf die Hand wirkenden Gewichtskraft von 75 N erhöht sich die Belastung auf rund **550 N.** Für das **laterale Schlüsselbeingelenk** ergibt sich bei gleicher Haltung des Arms und unbelasteter Hand eine Belastung von rund **150 N;** mit einem Gewicht von 75 N in der Hand erhöht sich die Belastung auf **270 N.**

Anglin et al (2000) haben die Belastung des Schultergelenks bei verschiedenen Tätigkeiten wie Aufstehen und Hinsetzen mithilfe der Arme und Heben von Gewichten berechnet und in Relation zum Körpergewicht gebracht. Die Belastung des Schultergelenks war beim Anheben eines Koffers mit einem Gewicht von 10 kg am größten.

Neben den Modellberechnungen wurden in der Vergangenheit auch Messungen in vivo durchgeführt. Westerhoff et al. (2009) führten Messungen mittels Dehnungsmesstreifen bei Patienten mit künstlichem Schultergelenk bei Tätigkeiten des täglichen Lebens durch. Dabei wurde beim Anheben einer Kaffeekanne (1,5 kg) mit nach vorn gestrecktem Arm das Gelenk mit dem 1,1-Fachen der Körpergewichtskraft belastet. Beim Absetzen der Kanne wurde eine erhöhte Kraft vom 1,2-Fachen der Körpergewichtskraft registriert. Die größten Belastungen des Gelenks wurden gemessen, wenn der Arm mit einem Gewicht in der Hand mehr als 90° nach vorn oder zur Seite angehoben war. Das Absetzen einer Masse von 2 kg auf einem Regal in Kopfhöhe belastet das Gelenk mit etwa dem 1,3-Fachen der Körpergewichtskraft. Das reine Halten einer Masse von 10 kg in Hüfthöhe seitlich am Körper (mit kleinem Hebelarm in Bezug auf das Schultergelenk) belastet das Schultergelenk mit rund dem 0,12-Fachen der Körpergewichtskraft. Beim langsamen Anheben aus dieser Position wurde eine Belastung von rund dem 0,9-Fachen der Körpergewichtskraft beobachtet.

Nikooyan et al (2010) verglichen die mithilfe einer instrumentierten Prothese gemessene Belastung des Schultergelenks an Prothesen mit Modellberechnungen (einer Weiterentwicklung des Modells von Van der Helm 1994). Beim Anheben des gestreckten Arms bis etwa 90° konnten die Autoren eine **Übereinstimmung der Größen von gemessener und berechneter Belastung** feststellen. Beim Anheben über 90° hinaus steigt die gemessene Belastung jedoch an, während die berechnete Belastung abfällt. Dies erklären die Autoren mit der antagonistischen Muskelaktivierung.

MERKE

Die Stabilität des Schultergelenks wird zum größten Teil gesichert, indem die Gelenkpfanne in der Bewegungsrichtung des Arms ausgerichtet wird und durch die Anspannung der Muskeln (Rotatorenmanschette) der Kopf in der Pfanne komprimiert wird. Die Belastung des Schultergelenks beträgt bei einer 90°-Abduktion des gestreckten Arms ca. 340 N. Die Kräfte der Abduktoren können dabei das 8-Fache des Gewichts des Arms betragen

VERWENDETE LITERATUR

Alentorn-Geli E, Myer GD, Silvers HJ, Samitier G, Romero D, Lazaro-Haro C, Cugat R (2009) Prevention of non-contact anterior cruciate ligament injuries in soccer players. Part 1: mechanisms. Knee Surg Sports Traumatol Arthrosc 17(7):705–729

Amis A (2007) Current concepts on anatomy and biomechanics of patellar stability, Diss. London

Anglin C, Wyss UP, Pichora DR (2000) Glenohumeral contact forces. Proc Inst Mech Eng 214(H):637–644

Battie MC, Videman T, Kaprio J, Gibbons LE, Gill K, Manninen H, Saarela J, Peltonen L (2009) The twin spine study: contributions to a changing view of disc degeneration. The Spine J 9:47–59

Bergmann G, Graichen F, Rohlmann A (2004) Hip joint contact forces during stumbling. Langenbecks Arch Surg 389(1):53–59

Bergmann G (2001) Hip 98 – Loading of the hip joint. Freie Universität Berlin, CD. ISBN 3980784800

Berney J, Jeanpretre M, Kostli A (1990) Facteurs epidemiologiques de la hernie discale lombaire. Neurochirurgie 36(6):354–365

Biedert R, Meyer S (1996) Propriozeptives Training bei Spitzensportlern. Neurophysiologische und klinische Aspekte. Sportorthop Sporttraumat 12(2):102–105

Brinckmann P, Frobin W et al (2000) Orthopädische Biomechanik. Stuttgart: Thieme

Brinckmann P, Frobin W et al (2012) Orthopädische Biomechanik. Münster: Monsenstein & Vannerdat

Brinckmann P, Biggemann M, Hilweg D (1989) Prediction of the compressive strength of human lumbar vertebrae. Clinical Biomechanics 4(Suppl. 2):S1–S27

Cholewicki J, Juluru K, McGill SM (1999) Intraabdominal pressure mechanism for stabilizing the lumbar spine. J Biomechanics 32:13–17

Cochran GV (1988) Orthopädische Biomechanik. Stuttgart: Enke, S. 128–166

Cohen ZA, Roglic H, Grelsamer RP, Henry JH, Levine WN, Mow VC, Ateshian GA (2001) Patellofemoral stresses during open and closed chain exercises. An analysis using computer simulation. Am J Sports Med 29:480–487

Debrunner AM (2002) Orthopädie. Orthopädische Chirurgie. 4. A. Bern: Huber

Debrunner AM (2005) Orthopädie. Orthopädische Chirurgie. Studienausgabe. Bern: Huber

Echtermeyer V, Bartsch S (2005) Praxisbuch Schulter: Verletzungen und Erkrankungen systematisch diagnostizieren, therapieren, begutachten. 2. A. Stuttgart: Thieme

Echtermeyer V, Sangmeister M (1996) Praxisbuch Schulter, 1. A. Stuttgart: Thieme

Endo K, Yukata K, Yasui N (2004) Influence of age on scapulo-thoracic orientation. Clinical Biomechanics 19: 1009–1013

Fenske M, Frey M (2005) Einführung Schulter: Operationsvermeidende Orthopädie. Grundlagen – Befunderhebung – konservative Behandlung 2. A. Berlin: Optimo-Reha-Akademie

Fleming BC, Beynnon BD (2004) In vivo measurement of ligament/tendon strains and forces: a review. Ann Biomed Eng 32:318–328

Fleming BC, Beynnon BD, Renstrom PA, Peura GD, Nichols CE, Johnson RJ (1998) The strain behavior of the anterior cruciate ligament during bicycling. An in vivo study. Am J Sports Med 26(1):109–118

Froböse I, Nellessen G, Wilke C (2009) Training in der Therapie: Grundlagen und Praxis. München: Elsevier, Urban & Fischer

Fukubayashi T, Kurosawa H (1980) The contact area and pressure distribution pattern of the knee. Acta Ortho Scand 51:871–879

Grant JP, Oxland TR, Dvorak MF (2001) Mapping the structural properties of the lumbosacral vertebral endplates. Spine 26:889–896

Hawkins D (1993) Ligament biomechanics. In: Grabiner MD (ed): Current issues in Biomechanics. Champain, IL: Human Kinetics

Heijne A, Fleming BC, Renstrom PA, Peura GD, Benyon BD, Werner S (2004) Strain on the anterior cruciate ligament during closed kinetic chain exercises. Med Sci Sports Exerc 36:935–941

Heinlein B, Kutzner I, Graichen F, Bender A, Rohlmann A, Halder AM, Beier A, Bergmann G (2009) Complete data of total knee replacement loading for level walking and stair climbing measured in vivo with a follow up of 6–10 months. Clinical Biomechanics 24:315–326

Heliövaara M, Knekt P, Aromaa A (1987) Incidence and risk factors of herniated lumbar intervertebraldisc or sciatica leading to hospitalization. J Chron Dis 40:251–258

Hepp R, Debrunner HU (2004) Orthopädisches Diagnostikum. Thieme: Stuttgart

Hertel R, Lehmann O (2001) Die Schultergelenkpfanne. Der Orthopäde 6:363–369

Hewett T E (2007) An Introduction to Understanding and Preventing ACL Injury. In: Hewett TE, Schultz S J, Griffin LY (eds.) Understanding and Preventing Noncontact ACL Injuries. Champaign, IL: Human Kinetics

Hochschild J (2005) Strukturen und Funktionen begreifen: Funktionelle Anatomie – Therapierelevante Details. Bd. 1 – Grundlagen zur Wirbelsäule, HWS und Schädel, BWS und Brustkorb, Obere Extremität. 3. A. Stuttgart: Thieme

Hof AL , Gazendam MGJ, Sinke WE (2005) The condition for dynamic stability Journal of Biomechanics 38:1–8

Högfors C, Peterson B, Sigholm G, Herberts P (1991) Biomechanical model of the human shoulder joint. II. The shoulder rhythm. J Biomechanics 24:699–709

Hodges PW, Richardson CA (1996) Inefficient muscular stabilization of the lumbar spine associated with low back pain. A motor control evaluation of transversus abdominis. Spine 21:2640–2650

Jäger M, Sawatzki K, Glitsch U, Ellegast R, Ottersbach HJ, Schaub K, Franz G, Luttmann A (2007) Load on the lumbar spine of flight attendants during pushing and pulling trolleys aboard aircraft. Int J Industrial Ergonomics 37:845–854

Jäger M, Luttmann A, Laurig W (1991) Lumbar load during one-handed bricklaying. Int J Ind Ergonomics 8:261–277

Kapandji IA (2009) Funktionelle Anatomie der Gelenke. Obere Extremität – Untere Extremität – Rumpf und Wirbelsäule. 5. A. Stuttgart: Thieme

Kjaersgaard-Andersen P, Frich LH, Madsen F, Helmig, P, Sogard P, Sojbjerg JO (1991) Instability of the hindfoot after lesion of the lateral ankle ligaments: investigations of the anterior drawer and adduction maneuvers in autopsy specimens. Clinical Orthopaedics and Related Research 266:170–179

Kjaersgaard-Andersen P, Wethelund J O, Helmig P, Nielsen S (1987) Effect of the calcaneofibular ligament on hindfoot rotation in amputation specimens. Acta orthopaedica Scandinavica 58:135–138.

Konermann W, Stubbe F, Link TH, Meier N (1999) Axiale Bruchfestigkeit von thorakolumbalen Wirbelkörpern – eine experimentelle biomechanische Studie. Z Orthop 137:223–231

Krämer J, Kleinert H, Senge A et al. (2005). Bandscheibenprothesen: Rückblick, Augenblick, Ausblick. Z Orthopädie und Grenzgebiete 143:281–286

Kummer B (2005) Biomechanik. Form und Funktion des Bewegungsapparates. Köln: Deutscher Ärzte-Verlag

Kuster MS (2002) Exercise recommendations after total join replacement:a review of the current literature and proposal of scientifically based guidelines. Sports Med 32(7):433–445.

Lee SJ, Aadalen KJ, Malaviya P, Lorenz EP, Hayden JK, Farr J, Kang RW, Cole BJ (2006) Tibiofemoral – contact mechanics after serial medial meniscectomies in the human cadaveric knee. Am J Sports Med 34: 1334–1344

Leskinen TPJ, Stålhammar HR, Kuorinka IAA, Troup JDG (1983) A dynamic analysis of spinal compression with different lifting techniques. Ergonomics 26:595–604

Lobenhoffer P, Blauth M, Tscherne H (1988) Resorbable augmentationplasty and functional after care in fresh rupture of the anterior cruciate ligament. An improved treatment concept. Z Orthop 126(3):296–299

Mann RA (1991): Overview of foot and ankle biomechanics. In: Jahss MH (ed) Disorders of the foot and ankle, medical and surgical management, Vol. 1, 2nd ed. Philadelphia: WB Saunders, pp. 385–408

Marras WS, Knapik GG, Ferguson S (2009) Loading along the lumbar spine as influence by speed, control, load ma-

gnitude and handle height during pushing. Clinical Biomechanics 24(2):155–163
McLean S (2008) The ACL injury enigma: we can't prevent what we don't understand. J Athletic Training 5:538–540
Mesfar W, Shirazi-Adl A (2008) Knee joint biomechanics in open-kinetic-chain flexion exercises. Biomechanics 23:477–482
Methfessel, J (1983) Dehnungsverhalten der Längsbänder der menschlichen Wirbelsäule. Dissertation, Ruhr-Universität Bochum
Miller MD (2004) Review of orthopaedics, 4th ed. Philadelphia: Saunders/Elsevier
Nachemson A (1976) The lumbar spine an orthopaedic challenge. Spine 1:59–71
Nachemson A (1981) Disc pressure measurements. Spine 6:93–96
Niethard FU, Pfeil J (2014) Duale Reihe Orthopädie und Unfallchirurgie. Stuttgart: Thieme
Nikooyan AA, Veeger HEJ, Westerhoff P, Graichen F, Bergmann G, van der Helm FCT (2010) Validation of the Delft shoulder and elbow model using in-vivo glenohumeral contact forces. J Biomechanics 43:3007–3014
Panjabi MM, Goel V, Oxland T, Takata K, Duranceau J, Krag M, Price M (1992) Human lumbar vertebrae; quantitative three-dimensional anatomy. Spine 17:299–306
Patzer W (2013) Taschenatlas Anatomie, Band 1: Bewegungsapparat. Stuttgart: Thieme
Putz R (1986). Biomechank des Schultergürtels. Manuelle Medizin 24:1–7
Putz R et al. (2012) Funktionelle Anatomie und Biomechanik. In: Claes L et al. (Hrsg.) AE-Manual der Endoprothetik. Hüfte und Hüftrevision. Heidelberg: Springer
Rath E, Richmond JC (2000) The menisci: basic science and advances in treatment. Br J Sports Med 34: 252–257
Renström P, Arms SW, Stanwyck TS et al. (1986) Strain within the anterior cruciate ligament during hamstring and quadriceps activity. Am J Sports Med 14(1):83–87
Rüter A. (1999): Strukturelle Beschaffenheit und Anordnung kraftaufnehmender Elemente in langen Sehnen. Dissertation, Ruhr-Universität Bochum
Schünke M (2014) Topografie und Funktion des Bewegungssystems. 2. A. Stuttgart: Thieme
Senavongse W, Amis AA (2005) The effects of articular, retinacular, or muscular deficiencies on patellofemoral joint stability. J Bone Joint Surg 87(4):577–582
Shelburne KB, Pandy MG, Anderson FC, Torry MR (2004) Pattern of anterior cruciate ligament force in normal walking. J Biomechanics 37(6):797–805
Shimokochi Y, Shultz SJ (2008) Mechanisms of noncontact anterior cruciate ligament injury. J Athletic Training 43:396–408
Shirazi-Adl A, Ahmed AM, Shrivastava SC (1986) A finite element study of a lumbar motion segment subjected to pure sagittal plane moments. J Biomech 19:331–350
Taylor KAa, Cutcliffe HC, Queen RM, Utturkar GM,Spritzer CE, Garrett WE, DeFrate LE (2013) In vivo measurement of ACL length and relative strain during walking. J Biomech 46(3):478–483
Thornton GM et al. (2015) Time-dependant damage in Predictions of Fatigue behavior of normal and healing ligaments. Mech Time Depend Materials. DOI 10.1007/s11043-015-9267-7
Thornton GM et al. (2007) Cyclic loading causes faster rupture and strain rate than static loading in medial collateral ligament at high stress. Clin Biomech 22:932–940
Tillmann B (2003) Skelettsystem. In: Tillmann B, Leonhardt H (Hrsg.) Rauber/Kopsch Anatomie des Menschen, Bd. I – Bewegungsapparat. Stuttgart: Thieme, S. 52–127
Tittel K (2000) Beschreibende und funktionelle Anatomie des Menschen. Jena: Urban & Fischer
Toutoungi DE, Lu TW, Leardini A, Catani F, O'Connor JJ (2000) Cruciate ligament forces in the human knee during rehabilitation exercises. Clinical Biomechanics 15:176–187
Van der Helm FCT (1994) Analysis of the kinematic and dynamic behavior of the shoulder mechanism. J Biomechanics 27:527–550
Viera AC, Guedes RM, Marques AT (2009) Development of ligament tissue biogradable devices: a review. J Biomechanics 42:2421–2430
Vildik A (1980) Elastomechanik biologischer Systeme. In: Cotta H, Krahl H, Steinbrück K (Hrsg.) Die Belastungstoleranzen des Bewegungsapparates. Stuttgart: Thieme
Voll J (1995) Der Sportschaden, Definitionen und Ursachen. In: Voll J (Hrsg.): Handbuch Sporttraumatolgie Sportorthopädie. Heidelberg: Haug
Westerhoff P, Graichen F, Bender A, Halder A, Beier A, Rohlmann A, Bergmann G (2009). In vivo measurement of shoulder joint loads during activities of daily living. J Biomechanics 42:1840–1849
Wilke HJ, Neef P, Caimi M, Hoogland T, Claes L (1999) New in vivo measurements of the pressures in the intervertebral disc in daily life. Spine 24:775–762
White AA, Panjabi MM (1990). Clinical Biomechanics of the Spine. 2nd ed. Philadelphia: Lippincott
Wojtys EM, Chan DB (2005) Meniscus structure and function. AAOS Instruct Course Lect 54:323–330
Woo SlY (1986): Biomechanics of tendons and ligaments. In: Schmidt-Schönbein GW, Woo SLY, Zweifach BW (Hrsg.) Frontiers in Biomechanics. Berlin: Springer
Yoshida H, Faust A, Wilckens J, Kitigawa M, Fetto J, Chao EYS (2006) Three-dimensional dynamic hip contact area and pressure distribution during activities of daily living. J Biomechanics 39:1996–2004
Yu B, Garrett W (2007) Mechanisms of non-contact ACL injuries. Br J Sports Med 41(Suppl 1):i47–i51
Zavatsky AB, Beard DJ, O'Connor JJ (1994) Cruciate ligament loading during isometric muscle contractions. A theoretical basis for rehabilitation. Am J Sports Med 22:418–423

KAPITEL

14 Biomechanische Aspekte von Gang und Lauf

14.1 Gangparameter

Lernziele

Es werden folgende Kenntnisse und Kompetenzen erzielt:

- Die **Gangparameter,** die zur Analyse des Gangbilds herangezogen werden (Gangzyklus, Schrittlänge, Kadenz, Stand- und Schwungzeitverhältnis, Spurbreite und Gehgeschwindigkeit), können definiert werden.
- Die einzelnen Phasen des **Gangzyklus** und die mit ihnen verbundenen Kräfte und Belastungen können detailliert beschrieben werden.
- **Unterschiede in den Bewegungsabläufen und Belastungen beim Gang und Lauf** sind bekannt.
- Die verschiedenen **Laufstile** (Vorfuß-, Mittelfuß- und Rückfußlauf) mit ihren jeweiligen Besonderheiten sind bekannt. Für den Rückfußlaufstil können die **Phasen des Bodenkontakts** benannt werden.
- Die individuell unterschiedlichen **Aufsatzwinkel der Ferse** beim Laufen und die hieraus ableitbaren Informationen über das Laufverhalten sind bekannt, ebenso die **Winkelverhältnisse** an Fuß und Unterschenkel.
- Die Charakteristika unterschiedlicher **Laufschuhkategorien** und ihre jeweiligen Vor- und Nachteile können beschrieben werden.

Gehen ist eine wichtige Funktion zur Fortbewegung des menschlichen Körpers. Der menschliche Gang ist eine komplexe Funktion, die sich als Zusammenspiel von Knochen, Bändern, Gelenken, Muskeln und Nerven darstellt. Aus dem Gangbild einer Person lassen sich wichtige Rückschlüsse ziehen, die zur Diagnose und Behandlung von muskuloskeletalen, aber auch neurologischen und psychiatrischen Krankheitsbildern und vereinzelt auch Erkrankungen aus weiteren Fachrichtungen herangezogen werden können. (Arndt 2004; Segesser 1995; Bahlsen 1988). Es gibt verschiedenste Verfahren zur Beurteilung und Bewertung des Gangs. Diese reichen von der subjektiven Beschreibung eines Untersuchers bis zu technisch dreidimensional messbaren Parametern des Gangbilds, die oft mittels hochauflösender Kameras, Ultraschallgeräte, Kraftmesseplatten, Drucksensoren, Elektromyografien (EMG) und Auswertungsprogramme realisiert werden. Die Parameter, die daraus verwendet werden, orientieren sich häufig entweder auf die Muskel- und Gelenkfunktion oder auf die entstehenden Gelenkkräfte, auf die Verschiebung des Körperschwerpunkts, die Geschwindigkeit und Beschleunigung der Körperglieder oder einfach auf die Muster der Fußabdrücke.

Parameter der instrumentalen Ganganalysen, die häufig verwendet werden, sind Gangzyklus, Schrittlänge, Länge des Doppelschritts, Kadenz, Stand- und Schwungzeitverhältnis, Spurbreite sowie Gehgeschwindigkeit.

Der **Gangzyklus** ergibt sich aus dem Abstand zwischen dem letzten Kontaktpunkt und dem ersten Aufsetzen des gleichen Beins während des Gangs in Metern. Die **Schrittlänge** hingegen beschreibt die Distanz in Metern oder in Zentimetern zwischen dem Fersenkontakt des einen und dem Fersenkontakt des kontralateralen Fußes. Die **Länge** des **Doppelschritts** beschreibt die Distanz (in m oder cm) vom Fersenkontakt eines Fußes bis zum erneuten Fersenkontakt desselben Fußes, also unabhängig von der Schrittlänge. Die **Kadenz** ist die Anzahl der Schritte pro Zeiteinheit (f/min). Das **Standzeitverhältnis** bezeichnet die auf dem betrachteten Bein im Stand verbrachte Zeit im Vergleich zum kontralateralen Bein. Das **Schwungzeitverhältnis** bezeichnet die auf dem betrachteten Bein im Schwung verbrachte Zeit im Vergleich zum kontralateralen Bein. Die **Spurbreite** wird als die Distanz zwischen den beiden Fersenzentren in cm definiert. Die **Gehgeschwindigkeit** ergibt sich aus der vom Patienten zurückgelegten Wegstrecke pro Zeit und kann in m/s oder in km/h angegeben werden. (Arndt 2004; Bahlsen 1988; Cochran 1988; Perry 2003; Götz-Neumann 2003; Robertson 2004; Witthle 2001).

Repräsentative Gangparameter für den erwachsenen Probanden wurden in der Literatur häufig beschrieben. Hierzu gehört eine freie **Gehgeschwindigkeit** von durchschnittlich 82–84 m/min (Perry 2003) mit einer Variationsbreite von ca. 60–90 m/min, entsprechend 3,6–5,4 km/h. Es gibt allerdings auch geschlechtsspezifische Unterschiede. Männer erreichen durchschnittlich 86 m/min, Frauen 77 m/min.

Die **Schrittlänge** beträgt ca. 55–90 cm, wobei Alter, Körpergröße und Gehtempo die Schrittlänge beeinflussen (Cochran 1988; Dobner und Perry 2001). Wichtig sind hier nicht nur die Absolutwerte für ein Bein, sondern auch die Frage, ob die Schrittlänge für beide Beine nahezu gleich ist. Beim Gesunden erhöhen sich die Schrittlänge und die Schrittfrequenz beim schnellen Gehtempo. Bei Patienten mit Gelenkproblemen erhöht sich dagegen bei gleichem Tempo die Schrittfrequenz, während die Schrittlänge abnimmt (Dobner und Perry 2001).

Ein normaler **Rhythmus (Kadenz)** beträgt 90–120 Schritte pro Minute bei einer durchschnittlichen Standzeit von 0,5–2 s.

Die **Standzeit** beschreibt die Abstützung auf einem Bein. Sie ist ein wichtiger Parameter, der besonders empfindlich auf Gangstörungen reagiert (Cochran 1988) Die Standzeit wird bei Gangstörungen kürzer, und damit verändert sich das Verhältnis zwischen Schwung- und Standphase. Die Zeit der **Doppelabstützung,** die während 10–20 % des Vorschwungs der einen Seite und während des Initialkontakts der kontralateralen Seite stattfindet, nimmt gewöhnlich Werte von 20 % des Gangzyklus an. Da die Doppelabstützung jedoch lediglich während der Standphase stattfindet und diese sich bei langsamerem Gehen gegenüber der Schwungphase verlängert, findet hierbei gleichzeitig eine Verlängerung der Doppelabstützung statt (Götz-Neumann 2003). Umgekehrt vermindert sich die Zeit der Doppelabstützung auf einen Betrag von Null bei einem Rhythmus von 140–150 Schritten pro Minute.

Die **Spurbreite** wird als Entfernung senkrecht zur Fortbewegungslinie gemessen und beträgt ca. 5–13 cm. Die Fußlängsachse befindet sich im Verhältnis zu der Fortbewegungslinie in einem Winkel von 7° nach außen rotiert.

Neben den vorgenannten Parametern wird bei einer Ganganalyse der Energieverbrauch analysiert. Der **Energiebedarf** beträgt beim Gehen für eine Person mit einem Körpergewicht von 60 kg durchschnittlich 480 J bei 4 km/h Gehgeschwindigkeit. Ein 90 kg schwerer Proband muss bei gleicher Geschwindigkeit bereits ca. 720 J Energie aufwenden. Es gilt, dass die Körpermasse den Energiebedarf linear erhöht, wohingegen das Gehtempo den Energiebedarf quadratisch erhöht (Dobner und Perry 2001).

14.2 Abschnitte des Gangzyklus

Innerhalb des Gangzyklus unterscheidet man eine Stand- und eine Schwungphase. Die Gesamtlänge des Gangzyklus wird als 100 % definiert. Der Gangzyklus beginnt mit dem ersten Bodenkontakt des Fußes und endet mit dem nächsten Bodenkontakt bei 100 % bzw. 0 %. Das Verhältnis zwischen Stand- und Schwungphase ist 60 %:40 %. Beim Laufen ist dieses Verhältnis genau umgekehrt, und beim Walking beträgt es ca. 50 %:50 %

Die **Standphase** wird in **Initialkontakt (IC), Belastungsantwort (LR), Mittelstand (MST), Terminalstand (TST) und Vorschwung (PS)** eingeteilt. Die Schwungphase wird in die **frühe (ISW), die mittlere Schwungphase (MSW) und die terminale Schwungphase (TSW)** eingeteilt.

Initialkontakt (IC, 0 %) (➤ Abb. 14.1a): Zu diesem Zeitpunkt kippt das Becken nach vorne. Die Hüfte ist ca. 30 % flektiert und befindet sich in neutraler Stellung bezüglich der Rotation und der Abduktion bzw. Adduktion. Das Knie ist in der Nähe der Streckung (leicht gebeugt). Das Sprunggelenk befindet sich in der Neutralposition, obwohl es den Anschein einer leichten Dorsalflexion erweckt, was auf die Beinstellung zurückzuführen ist. Die zum größten Teil aktiven Muskeln sind die Hüftstrecker (zur Abbremsung der Schwungphase), Kniebeuger und

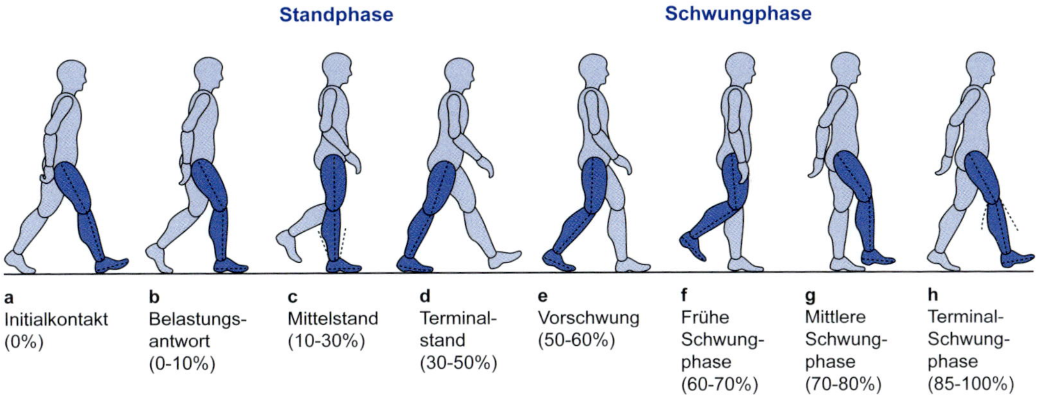

Abb. 14.1 Gangzyklus (Gesamt-Zeitdauer 100 %) [L106]

Kniestrecker (zur Stabilisierung des Knies) sowie die Dorsalextensoren des Fußes (zur Verhinderung eines „Aufklatschens" des Fußes). Patienten mit Fußheberschwächen können häufig in dieser Phase die Neutralposition des Sprunggelenks nicht halten.

Belastungsantwort (LR = Loading Response, 0–10 %) (➤ Abb. 14.1b): Während dieses Abschnitts reagiert das Bein und übernimmt das Körpergewicht. Der Körper bewegt sich gerade über den Fuß nach vorne. Die Gelenke sind flektiert, um die nach oben gerichtete Bewegung des Beckens möglichst gering zu halten.

Das Becken vermindert eine Vorwärtsrotation. Das Knie ist ca. 15° gebeugt, um den stoßdämpfenden Vorgang zu erleichtern. Das Sprunggelenk wird plantarflektiert, um Bodenkontakt zu gewinnen. Beide Vorgänge sind zur Dämpfung der vertikalen Schwingungen des Schwerpunktes wichtig.

Zu den aktiven Muskeln zählen zum größten Teil die Strecker der Hüfte und des Knies sowie die Dorsalextensoren des Fußes. Das Fehlen einer geeigneten Knie- und Sprunggelenkaktivität führt zum verstärkten Aufschlag des Beckens und des Körperschwerpunkts. Während der frühen Standphase verhindern die Hüftabduktoren die seitliche Beckenkippung. Schwächen der kniestabilisierenden Muskeln (vor allem M. quadriceps) äußern sich häufig in dieser Phase.

Mittelstand (MSt. 10–30 %) (➤ Abb. 14.1c): Der Fuß des Standbeins empfängt das Körpergewicht vollständig. Der Körper bewegt sich über den Fuß hinweg nach vorne. Das Becken rotiert nicht mehr nach ventral, Hüfte und Knie sind vollständig gestreckt. Das Sprunggelenk steht in Neutralstellung, der Fuß hat vollen Bodenkontakt.

Zusammenfassend kann man sagen: Das Knie war beim Initialkontakt in der Nähe der Vollextension, bei der Belastungsantwort 15° gebeugt, und beim Mittelstand wird die Extension erreicht. Der Abstand des Schwerpunkts vom Boden ist jetzt am größten.

Die aktiven Muskelgruppen in der Phase des späten Mittelstands sind die Hüftabduktoren für die seitliche Beckenkippung und die Plantarflektoren des Fußes, die jetzt den Vorwärtsantrieb beginnen. Das Trendelenburg-Zeichen oder das Duchenne-Zeichen (➤ Kap. 13.1.2) äußern sich häufig in dieser Phase.

Terminalstand (TST, 30–50 %) (➤ Abb. 14.1d): Diese Periode beginnt mit der Vorwärtsbewegung des Körpers relativ zum Fuß des Standbeins. Das Tragen des Körpergewichts auf einem Bein wird fortgesetzt. Das Anheben der Ferse erfolgt vor dem Beginn der doppelten Abstützung durch den Fersenkontakt des kontralateralen Fußes. Während dieser Zeit rotiert die andere Seite des Beckens nach vorne, Hüfte und Knie bleiben gestreckt. Der Fuß befindet sich entweder in der Neutralstellung oder ist plantarflektiert, da die Ferse jetzt allmählich den Bodenkontakt verliert. Durch die Neigung des Körpers nach vorne entsteht hier eine Vordehnung der Wadenmuskulatur, die für den Anstoß der Vorwärtsbewegung von wesentlicher Bedeutung ist (bekannt als **Initialzündung**).

Neben der Vordehnung der Wadenmuskulatur werden auch die Hüftbeuger vorgedehnt, sodass der Dehnungs-Verkürzungszyklus optimal ausgenutzt wird.

Die bisher aktiven Muskeln der Mittelstandperiode beenden ihre Tätigkeit. Die Plantarflektoren des Fußes liefern jetzt den Anstoß der Vorwärtsbewegung. Die Hüftadduktoren beginnen im Terminalstand aktiv zu werden.

Eine verminderte Hüft-, Knie- und Dorsalextension würde hier den Anstoß der Vorwärtsbewegung stören und zahlreiche kompensatorische Mechanismen auslösen, wie es bei vielen Patienten mit funktionalen Einschränkungen des Hüft-, Knie- und Fußgelenks der Fall ist.

Vorschwung oder Prä-Schwung (PS, 50–60 %) (➤ Abb. 14.1e): Der Vorschwung stellt eine Übergangsperiode der doppelten Abstützung für das Gleichgewicht dar. Das Bein wird rasch entlastet und für die Schwungphase vorbereitet. In dieser Endperiode der Standphase setzt die kontralaterale Beckenhälfte die Vorwärtsrotation fort, die Hüfte bleibt in der Neutralstellung gestreckt. Das Knie beginnt zu beugen und erreicht 35°. Das Sprunggelenk ist vollständig plantarflektiert. Die Aktivität der Plantarflexion endet nach der Antriebsphase, die Hüftadduktoren sind noch aktiv.

Die Aktivität der Hüftbeuger und der Dorsalextensoren erhöht sich in Vorbereitung auf die Schwungphase. Darüber hinaus sind noch andere Ereignisse während der Standphase von Interesse.

Im Bereich des Beckens erfolgt eine Beckensenkung um ca. 4–7°, eine anteriore Beckenkippung um ca. 4° und eine Beckenrotation um ca. 10° während der Standphase. Das Schienbein erreicht die maximale Innenrotation bei 15 % des Gangzyklus. Danach kommt es zu einer Außenrotation bis zum Abstoß.

Die **Schwungphase** befördert das Bein nach vorne und sorgt für das Freibleiben der Zehen während des Schwungs. Becken und Bein neigen zur Innenrotation. Die Tibia rotiert jedoch nach außen, um die Kniestabilität vor dem Fersenstoß zu verbessern. Die Schwungphase wird in die frühe, in die mittlere und in die terminale Schwungphase eingeteilt.

Frühe Schwungphase (IS = Initial Swing) (➤ Abb. 14.1f): Während dieser Phase erhebt sich das Bein vom Boden, und der Oberschenkel bewegt sich nach vorne. LR und früher MST sind beim kontralateralen Bein im Gange. In der frühen Schwungphase beugt sich die Hüfte bis 20° in die sonst neutrale Stellung. Das Knie erreicht seine Maximalflexion von 70° (zum größten Teil durch die Aktivität der Hüftbeuger), das Sprunggelenk eine Plantarflexion von 10°.

Primär sind die Hüftbeuger und die Adduktoren aktiv. Diese bringen das Bein nach vorne und kontrollieren seine Stellung. Die Dorsalextensoren heben den Fuß an. Die Kniebeugung erfolgt passiv durch die Tätigkeiten des Beines.

Mittlere Schwungphase (MSW, 70–80 %) (➤ Abb. 14.1g): Sie findet während des Mittelstands des kontralateralen Beins statt. Es kommt zu einer senkrechten Schienbeinstellung mit gebeugtem Knie. Während die Hüftbeugung allmählich 30° erreicht, findet eine passive Knieextension statt. Die Kniebeugung der frühen Schwungphase wird von 70° auf 30° reduziert. Sprunggelenk und Fuß werden in die Neutralstellung gebracht.

Terminale Schwungphase (TSW, 85–100 %) (➤ Abb. 14.1h): Sie findet während des späten Mittelstandes und der terminalen Schwungphase des anderen Beins statt und bewirkt das Vorbringen des Schienbeins bis zur vollen Extension. Begrenzungen der Knieextension in dieser Phase wirken sich drastisch auf die Schrittlänge aus. Während der terminalen Schwungphase rotiert das Becken nach vorne, die Hüftbeugung erreicht 30°, das Kniegelenk streckt sich bis zur 0-Stellung (Kickbewegung), und das Sprunggelenk behält die neutrale Position bei. Die Muskelaktivität erhöht sich, die Hüftstrecker bremsen den Vorschwung und beginnen mit der Extension. Die Flexoren und die Extensoren des Knies sorgen für die synergetische Stabilisierung. Die starke Kontraktion der Dorsalextensoren hält den Fuß in der Neutralstellung.

Eine **doppelte Abstützung** findet während 10 %–20 % des Vorschwungs auf der einen Seite und während des Initialkontakts der kontralateralen Seite statt (➤ Abb. 14.2).

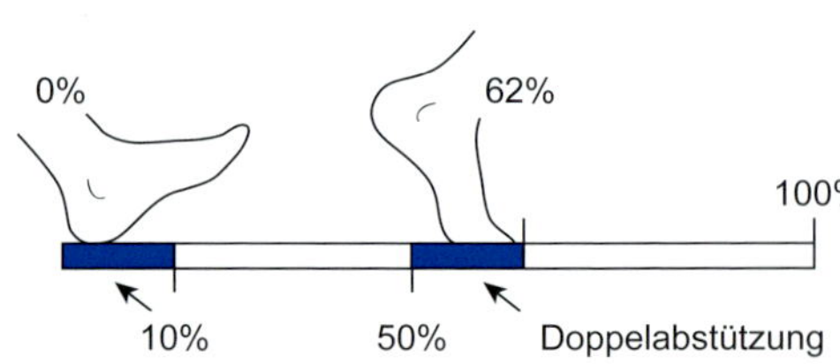

Abb. 14.2 Doppelabstützung [L143]

Die kinematische und kinetische Analyse von Gangabläufen hat eine zentrale Bedeutung vor allem, wenn es darum geht, die Belastung der unteren Extremität zu analysieren und Unterschiede zwischen physiologischen und pathologischen Gangbildern zu beschreiben.

Anders als beim Stehen, wenn die Kräfte des Gewichts auf die Auflagefläche des Fußes verteilt werden, kommen beim Gehen dynamische Kräfte hinzu. Dynamische Kräfte werden anhand einer Kraftmessplatte ermittelt und sind als **Bodenreaktionskräfte** bekannt. Bei den Bodenreaktionskräften entsteht dabei eine charakteristische „**doppelchörige**" Kurve, geteilt in eine Auftritts- und Abstoßphase (➤ Abb. 14.3). Bekannt sind die vertikalen Bodenreaktionen auch als bipedale Kurve. Die Bodenreaktionskräfte betragen beim Gehen das **1,2- bis 1,3-Fache** des Körpergewichts. Neben den vertikalen Bodenreaktionskräften werden auch die horizontalen Kräfte analysiert, um Scher-, Abbrems- und Abstoßkräfte des Fußes zu analysieren.

Die Kombination von kinematischen Daten (**Verlauf der Winkel**) mit den Bodenreaktionskräften ermöglicht die Berechnung der **Drehmomente** eines Gelenks. Eine detaillierte Darstellung über den zeitlichen Verlauf der Winkel und der Drehmomente des Hüft-, Knie und Sprunggelenks beim Gehen in der Sagittalebene wurde von Kerrigan et al. (1998) beschrieben. Analysiert wurden 99 gesunde erwachsene Frauen und Männern im Alter zwischen 20 und 40 Jahren. Es konnten nur geringe Unterschiede zwischen Männern und Frauen festgestellt werden. Die größten Drehmomente wurden im Sprunggelenk während der terminalen Standphase festgestellt. Die Druckkraft, die das obere Sprunggelenk belastet, entspricht ca. 3 200 N. Sie ist von der Größe der Schrittlänge und vom Aufsetzwinkel der Ferse abhängig (Dobner und Perry, 2001). Je größer die Schrittlänge, desto höher also sind die **Belastungen der Ferse,** insbesondere bei höheren Gehgeschwindigkeiten. Hieraus resultiert, dass Patienten mit Gelenkbeschwerden instinktiv lieber mehrere kleinere Schritte bei höherer Gehgeschwindigkeit vollziehen als die Schrittlänge zu verlängern. Dabei darf hier nicht vernachlässigt werden, dass beim Gehen dreidimensionale Bewegungen der Extremitäten erfolgen, sodass Drehmomente und Belastungen in allen Ebenen erfolgen.

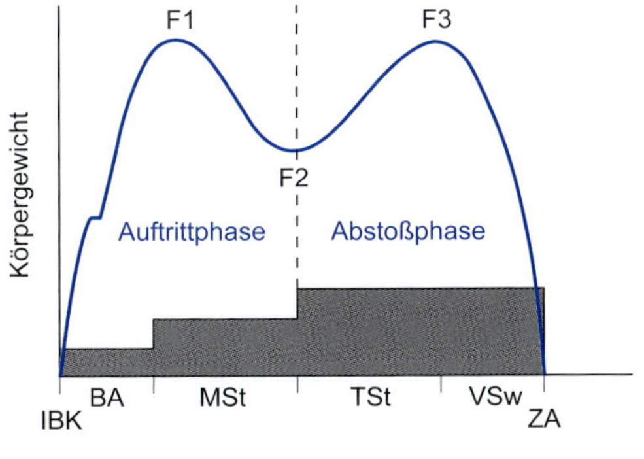

Abb. 14.3 Typischer Verlauf der Bodenreaktionskräfte bei einem Schritt, geteilt in eine Auftritts- und eine Abstoßphase: F1: Gipfel bei Belastungsantwort; F2: Tal während der mittleren Standphase; F3: Gipfel während der terminalen Standphase [L143]

Neben der Kombination von kinematischen und kinetischen Daten wurde anhand von **EMG-Aufzeichnungen** oft beschrieben, welche Muskeln im Ablauf des Gangzyklus aktiviert werden. ➤ Abb. 14.4 zeigt am Beispiel des Kniegelenks, wann die Muskeln während eines Gangzyklus aktiv und wann sie nicht aktiv sind. Bekannt ist dies als „An–Aus" der Muskeln (Perry 1992).

Eine besondere Rolle bei der Analyse von Gangabläufen hat der **Abrollvorgang** des Fußes während der Standphase. Beim Abrollen des Fußes erfolgt der erste Kontakt am Boden lateral am Calcaneus in einer Supinationsstellung Fußes. Der Fuß rollt bogenförmig über den lateralen Bereich des Mittelfußes in der mittleren Standphase ab, und anschließend wird die Abrollbewegung während der terminalen Standphase im Bereich des Vorfußes wieder nach medial in einer Pronationsstellung verlagert (Götz-Neumann 2003; Perry 2003).

Die Abrollphase endet während der Vorschwungphase (PSW) im Bereich des Großzehs bzw. des Interdigitalraums 1–2. Das Abrollverhalten eines Fußes kann mittels einer Druckverteilung mit einer farbigen Skalierung dargestellt werden. In dieser Skalierung wird die **Ganglinie** ermittelt. Diese beginnt an der Ferse, verläuft bogenförmig über den lateralen Fußbereich, verlagert sich anschließend im beginnenden Vorfußbereich wieder nach medial und endet im Interdigitalraum 1–2 (Valderrabano et al. 2009).

Im Bereich der Ferse kommt es beim normalen Abrollen zu höheren Druckwerten. Dies wird durch den Kraftstoß beim Aufsetzen der Ferse verursacht.

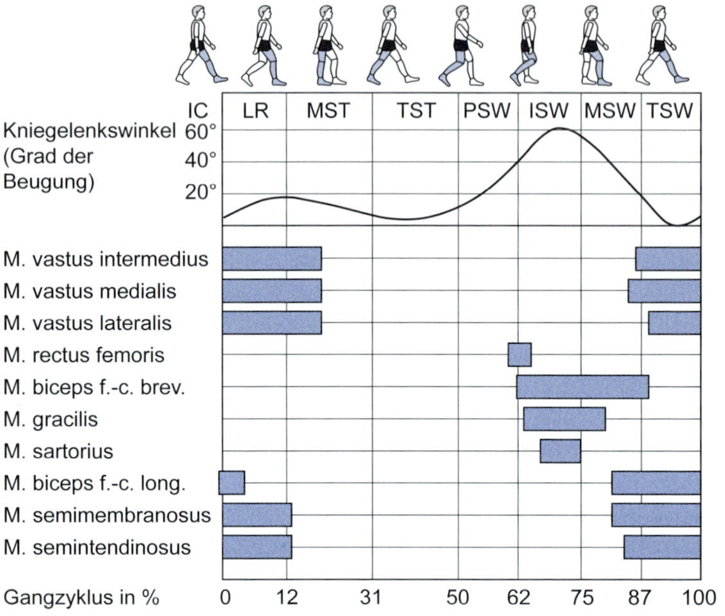

Abb. 14.4 Beispiel des „An–Aus"-Musters der EMG-Aktivität der Muskeln des Kniegelenks während eines Gangzyklus [L143]

Ein erhöhter Druckwert ist auch im Vorfußbereich zu finden. Dieser entsteht durch das Abstoßen des Vorfußes. Im Bereich der Metatarsalen verteilt sich das Körpergewicht auf eine größere Sohlenfläche, daher entstehen hier kaum Druckmaxima.

MERKE

Parameter der instrumentalen Ganganalysen, die häufig verwendet werden, sind Gangzyklus, Schrittlänge, Länge des Doppelschritts, Kadenz, Stand- und Schwungzeitverhältnis, Spurbreite sowie Gehgeschwindigkeit.
Der **Gangzyklus** wird in der Stand- und Schwungphase eingeteilt. Die **Standphase** wird dabei in Initialkontakt (IC), Belastungsantwort (LR), Mittelstand (MST), Terminalstand (TST) und Vorschwung (PS) eingeteilt. Die **Schwungphase** wird in die frühe/initiale (ISW), in die mittlere (MSW) und in die terminale Schwungphase (TSW) eingeteilt.

14.3 Lauf

Neben dem Gang kommt dem Lauf aus präventiver und rehabilitativer Sicht große Bedeutung zu. Die Überprüfung von Therapieverläufen sowie die Analyse der sportlichen Leistungsfähigkeit orientieren sich häufig an den biomechanischen Charakteristika des Laufs. Als ein wesentlicher Unterschied zum Gehen wird beim Laufen das zeitweilige **Verlassen des Bodens** beobachtet. Eine doppelte Abstützung, wie sie beim Gehen stattfindet, ist beim Laufen nicht vorhanden. Diese doppelte Abstützung wird durch die **Flugphase** und den darauf folgenden Bodenkontakt mit einem Fuß ersetzt.

Die Gesamtdauer eines Schrittes verkürzt sich mit steigender Laufgeschwindigkeit von 1,9 s auf 0,6 s (Enoka 2002). Die Laufgeschwindigkeit ergibt sich als Kombinationen von Schrittlänge und Schrittfrequenz. Anfänger z. B erhöhen häufig die Laufgeschwindigkeit (Vergrößerung der Schrittlänge) im Vergleich zur Schrittfrequenzerhöhung, um den Energieverbrauch zu reduzieren. Die Vergrößerung der Schrittlänge wird durch eine Veränderung der Kinematik – z. B Vergrößerung des Kniegelenkwinkels – erreicht. Der Körper begibt sich während des ganzen Laufzyklus in eine **Schräglage nach vorn.** Mit zunehmender Fortbewegungsgeschwindigkeit tritt außerdem eine **Steigerung der Armbewegung** auf (Enoka 2002, S. 182). Die Armbewegung hat, zumindest beim Langstreckenlauf, keinen Anteil am Vortrieb; ein aktives Ziehen der Arme, wie man es etwa bei den Sprintern sieht, ist also nicht nötig bzw. nicht effektiv.

Typisch für das Laufen ist weiterhin eine **Überstreckung im Hüftgelenk,** verursacht durch ein Vorkippen des Beckens und eine stärkere Lordosierung der Lendenwirbelsäule beim Abstoßen des Körpers (Kurz 1987, S. 28). Eine Einschränkung von Bewegungen in der Lendenwirbelsäule, oft bei Frauen, ist mit einer Einschränkung der Streckung im Hüftgelenk verbunden, und es werden kleinere Schritte gemacht.

In Abhängigkeit davon, welcher Teil des Fußes bei der Landung zuerst den Boden berührt, kann der Laufstil eines Läufers in **Rück-, Mittel- und Vorfußlauf** eingeteilt werden. Mehr als zwei Drittel aller Ausdauerläufer berühren mit der Ferse zuerst den Boden und gehören daher zur Kategorie der Rückfußläufer (Cavanagh et al. 1980). Der Anteil an Mittel- und vor allem Vorfußläufern ist dagegen geringer. Mit zunehmender Ermüdung wie auch mit steigender Streckenlänge steigt der Anteil der Rückfußläufer. Da Hobby- und Freizeitläufer im Vergleich zu professionellen Läufern weniger Sprintläufe absolvieren und die muskuläre Ermüdung schneller einsetzt, besteht diese Gruppe vornehmlich aus Rückfußläufern (ca. 81 %).

Der **Rückfußlaufstil** weist eine lokale und funktionale Trennung von Landung und Abdruck auf. In Anlehnung an Kapandji 2009 wird die Bewegung des Fußes beim Rückfußlaufstil während des Bodenkontaktes in vier Phasen unterteilt (➤ Abb. 14.5).

Die **Phase 1** gilt als die **Aufprallphase** und ist durch den ersten Kontakt der Ferse mit dem Untergrund gekennzeichnet (➤ Abb. 14.5, schwarzes Dreieck). Es erfolgt hier eine Dorsalextension (blauer Pfeil) und damit verbunden eine Adduktion und Inversion im Sprunggelenk. Dadurch ist das obere Sprunggelenk (Gelenkschluss) während der Aufprallphase stabil. Im weiteren Verlauf dieser Phase drückt das Körpergewicht (weißer Pfeil) die gesamte Fußsohle in Richtung Untergrund (Heidenfelder 2010, Kapandji 2009).

In der **Abrollphase (Phase 2)** lastet das Körpergewicht auf dem gesamten Fußgewölbe, dabei wird das Längsgewölbe merklich abgeflacht. Hier wirken aktive und passive Stützfaktoren wie ein Stoßdämpfer und reduzieren somit unter anderem die Beanspruchung des oberen und unteren Sprunggelenks. Weiterhin verlagert sich während dieser Phase der Körperschwerpunkt über die Achsen der Sprunggelenke in Laufrichtung. Je weiter der Körperschwerpunkt nach vorne verlagert wird, desto größer wird die Belastung auf dem Vorfuß (Heidenfelder 2010, Kapandji 2009).

Die **Phase 3** ist dadurch gekennzeichnet, dass der **Rückfuß vom Boden abhebt,** sodass die gesamte **Belastung** nur noch auf den **Vorfuß** verlagert wird. Während dieser Phase erweitert sich das Fußlängsgewölbe, und durch den starken Druck auf den Vorfuß flacht sich das Quergewölbe des Fußes ab. Im weiteren Verlauf der Bewegung verlagert sich die Belastung vom Vorfuß über den Zehenballen auf die Zehen, was dazu führt, dass sich die Abflachung des Quergewölbes auflöst.

In der **Phase 4,** der **Vorschubphase,** wird der Körperschwerpunkt noch weiter in Laufrichtung verschoben. Dies führt zu einem Abheben des Fußes vom Untergrund.

Der **Rückfußlauf** wird weiterhin durch ein **Aufsetzten der Außenkante der Ferse** als Beginn des Bodenkontaktes charakterisiert. Dabei setzt der Fuß mit gestrecktem Knie vor dem Körperschwerpunkt auf. Dieses Aufsetzten resultiert in einer ersten vertikalen Kraftspitze – „passive" Kraftspitze genannt. Die darauf folgende „aktive" Kraftspitze dauert länger an. Bei jedem Bodenkontakt wirken in dieser

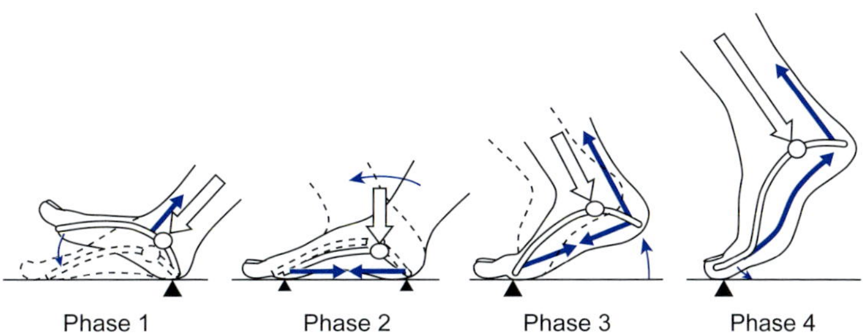

Abb. 14.5 Phasen des Bodenkontakts mit Bodenreaktionskräften in 3 Richtungen (nach Kapandji, 1992 modifiziert nach Heidenfelder 2010) [L143]

14

ersten passiven Kraftspitze Aufprallkräfte, die je nach Laufgeschwindigkeit und Schrittlänge das bis zu 3,5-Fache des Körpergewichts erreichen können (Gustafsson 2000). Die auftretenden Kräfte in vertikaler Richtung sind allerdings weitaus größer als bei den beiden horizontalen Komponenten (➤ Abb. 14.5).

Die **vertikale Bodenreaktionskraft** beim ersten Bodenkontakt wirkt nach hinten/oben posterior am oberen Sprunggelenk (OSG) vorbei. Da diese Kraftwirkung einen gewissen Abstand zum Drehpunkt des OSG aufweist, entsteht ein Drehmoment entgegen dem Uhrzeigersinn. Dieses Drehmoment hat den Effekt, dass der Vorfuß nach unten klappt. Damit dies kontrolliert wird, muss der M. tibialis anterior dem entgegenwirken. Bei einem verlängerten Hebelarm z. B. durch nach hinten verlängerte Schuhsohlen steigt das am OSG wirkende Drehmoment deutlich an. Der Muskel muss das erhöhte Drehmoment durch einen größeren Krafteinsatz kompensieren. Somit wird auch die Belastung an der vorderen Tibiakante erhöht.

Der typische Berglauf-, Mittelstrecken- oder Sprinterschritt ist der Vorfußlauf. Beim **Vorfußlauf** erfolgt die **Landung auf dem Fußballen** und beim **Mittelfußlauf** eher **auf der Außenkante des ganzen Fußes.** Bei der Landung auf dem Vorfuß wirken die Wadenmuskulatur und die Achillessehne federnd, indem sie den Fuß langsam absetzen.

Aufgrund dessen, dass die Wadenmuskulatur und Achillessehne beim **Vorfußlaufen** schon während der Landung und dann beim Abdruck aktiv sind, ist hier eine **höhere Kraftentfaltung** möglich. Aus diesem Grund wird dieser Laufstil vor allem bei Sprintbewegungen bevorzugt. Da **Landungs-** und **Abdruckpunkt** beim Vorfußlaufen aktiv sind, kommt es zu einer erhöhten muskulären Belastung und damit zu einer schnelleren Ermüdung der genannten Bereiche.

Der Vorfußlauf wird mittlerweile aufgrund der ihm eigenen dämpfenden Mechanismen und der Ähnlichkeit zum natürlichen Lauf als **schonender Laufstil** für Freizeit- und Langstreckenläufer propagiert. Setzt der Läufer auf dem Vorfuß auf, wirkt die **Bodenreaktionskraft anterior zum OSG.** Da der Vorfuß einen sehr langen Hebel darstellt, wird ein **sehr großes Drehmoment** erzeugt. Dieses muss von der Wadenmuskulatur, die nur über einen kleinen Hebel verfügt, kontrolliert werden. Damit kann die Kraft, mit der die Achillessehne auf Zug belastet wird, extrem groß werden, was natürlich einem untrainierten Sportler Probleme bereiten kann.

Vergleicht man die Bodenreaktionskraft von Vorfuß- und Rückfußläufern, so lässt sich erkennen, dass sich die auftretenden Kräfte insgesamt nicht hinsichtlich ihrer Maximalwerte unterscheiden. Allerdings sind beim Rückfußlauf zwei Kraftspitzen zu sehen, beim Vorfußlauf nur eine. Das heißt, dass alle beteiligten Strukturen beim Rückfußlauf zweimal belastet werden, beim Vorfußlauf nur einmal. Ob deshalb allerdings der Vorfußlaufstil geringere Verletzungsmuster aufweist, ist bis her nicht eindeutig belegt.

MERKE

In Abhängigkeit davon, welcher Teil des Fußes bei der Landung zuerst den Boden berührt, kann der Laufstil eines Läufers in **Rück-, Mittel- und Vorfußlauf** eingeteilt werden. Beim **Rückfußlaufstil** wird der Bodenkontakt in vier Phasen unterteilt: Die erste Phase (**Aufprallphase)** ist durch den ersten Kontakt der Ferse mit dem Untergrund gekennzeichnet. Bei der zweiten Phase **(Abrollphase)** lastet das Körpergewicht auf dem gesamten Fußgewölbe. In der dritten Phase hebt sich **Rückfuß** vom Boden ab, und in der letzten Phase **(Vorschubphase)** wird der Körperschwerpunkt noch weiter in Laufrichtung verschoben.

Beim **Vorfußlauf** erfolgt die Landung auf dem Fußballen und beim **Mittelfußlauf** eher auf der Außenkante des ganzen Fußes. Bei der Landung auf dem Vorfuß wirken die Wadenmuskulatur und die Achillessehne federnd, indem sie den Fuß langsam absetzen.

14.4 Mechanische Merkmale von Laufschuhen

Als Gegenstand zahlreicher Untersuchungen zur Vorbeugung von Verletzungen beim Laufen wurde in der Vergangenheit der Aufsatzwinkel der Ferse auf dem Boden analysiert, ferner der Einfluss der Laufschuhe auf die Veränderung der Kinematik und Kinetik des Laufens (Stacoff/Luethi 1986; De Wit et al. 2000; Aguinaldo et al. 2003; Divert et al. 2005; Sterzing et al. 2010; Lieberman et al. 2010).

Der Aufsatzwinkel der Ferse

Beim **Aufsatzwinkel der Ferse auf dem Boden** wird zwischen a) neutralem Abrollverhalten, b) Supination und c) ausgeprägter Pronation unterschieden (➤ Abb. 14.6). Bei einer Supination im Fuß entsteht eine Außenrotation des Unterschenkels. Umgekehrt geht eine Fußpronation mit einer Innenrotation einher. Eine **Überpronation** verbunden mit einer Innenrotation des Unterschenkels könnte die Achillessehne asymmetrisch belasten und durchaus mechanische Auswirkungen auf das Kniegelenk haben, wie es in einigen Studien bisher dargestellt wurde (Nigg 2001). Bei einer Supination im Fuß entsteht eine Außenrotation des Unterschenkels. Dabei ist eine Überpronation bei Läufern deutlich häufiger anzutreffen als eine Übersupination. Der Pronation, als Bewegungsrichtung der Rückfußbewegung, ist in der biomechanischen Forschung in der Vergangenheit sehr viel Aufmerksamkeit geschenkt worden.

Nigg et al. (1992) haben die Ausprägung der **Winkelverhältnisse** von Unterschenkel, Achillessehne, Ferse und Boden beschrieben (➤ Abb. 14.7), um Beschwerden von Läufern sowie den Einfluss der Laufschuhe auf die Kinematik und Kinetik der Läufer zu analysieren.

Nach dieser Beschreibung lassen sich folgende drei Winkel definieren:

1. **Unterschenkelwinkel** ist der Winkel (medial) zwischen der Geraden AB und der Horizontalen. Dieser Winkel gibt Informationen über die Bewegungen des Unterschenkels, speziell der Tibia. Da mit der Pronationsbewegung immer eine Innenrotation der Tibia einhergeht, kann dieser Winkel hilfreich sein bei der Bestimmung des Rotationsausmaßes. Eine größere Innenrotation wird häufig mit Beschwerden oder Verletzungen im Kniebereich in Verbindung gebracht (Clarke 1984; Grau 2001; Nigg 1999; 2001).
2. **Achillessehnenwinkel** ist der medial liegende Winkel, definiert durch die Geraden AB und CD. Mithilfe des Achillessehnenwinkels sollen Angaben über die relative Bewegung zwischen dem Calcaneus und dem Unterschenkel gemacht werden. Ein großer Winkel wird oft mit Beschwerden und Verletzungen an der unteren Extremität (Kniebereich, Achillessehne, Tibiakante, Plantarfaszie) in Verbindung gebracht (Grau 2001; Nigg 1999; 2001).

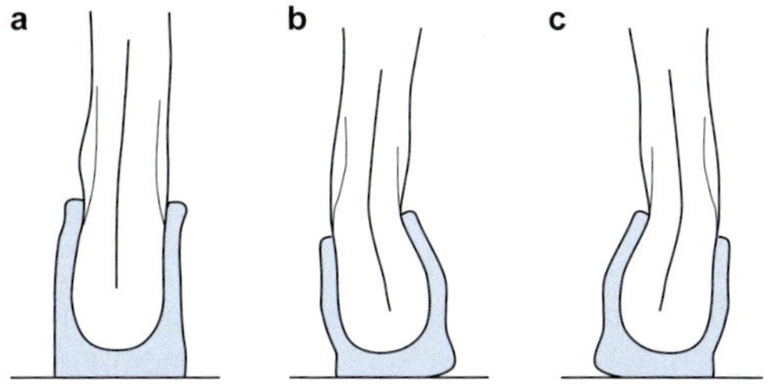

Abb. 14.6 Aufsatzwinkel der Ferse auf dem Boden
a) neutrales Abrollverhalten
b) Supination
c) ausgeprägte Pronation [L143]

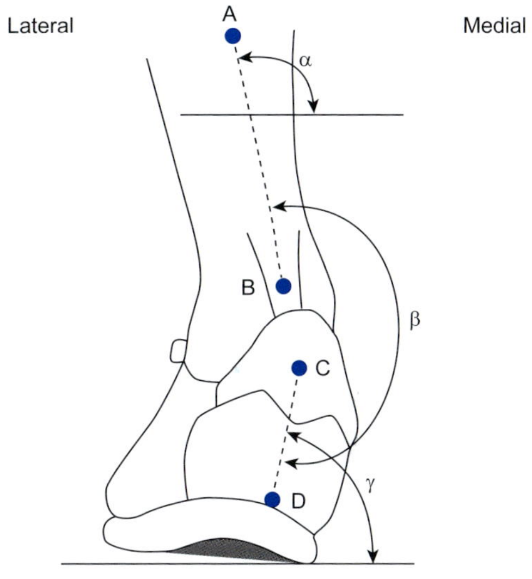

Abb. 14.7 Darstellung der Winkelgrößen am Fuß und Unterschenkel beim Laufen [L143]

3. **Rückfußwinkel** Definiert ist der Rückfußwinkel als der medial liegende Winkel zwischen der Geraden CD und der Horizontalen. Inhaltlich werden aus dem Rückfußwinkel Informationen über den Schuh gewonnen, d. h., ein kleiner Winkel zeigt, dass der Schuh seine Stabilitätsfunktion im Rückfußbereich nicht mehr wahrnehmen kann.

Laufschuhmodelle

Diverse **Laufschuhmodelle** wurden in der Vergangenheit entwickelt, um die Aufprallkräfte der Ferse zu dämpfen und eine Überpronation zu vermeiden

(Nigg 1992; Brüggemann et al. 1995; De Wit et al. 2000; Lieberman et al. 2010; Sterzing et al. 2010; Heidenfelder et al. 2010). Je nach Leistenform der Schuhe wird zwischen dem Wettkampfschuh, dem Cushioning-Schuh und dem Stabilschuh differenziert.

Wettkampfschuhe sind besonders leicht und flexibel, bieten allerdings nur geringe Stabilität und Dämpfung. Sie sind ausschließlich für Wettkämpfe oder einzelne schnelle Trainingseinheiten konzipiert. **Cushioning-Schuhe** haben voluminöse Dämpfungselemente. Dieser Schuhtyp ist weich und leicht, bietet aber kaum Unterstützung bei der Pronationsbewegung. Er ist geeignet für Läufer mit neutralem Abrollverhalten. **Stabilschuhe** zeichnen sich durch spezielle medialseitige Verstärkungselemente aus. Sie sind stabiler und schwerer als andere Laufschuhe. Sie bieten schweren Läufern und Läufern mit einer ausgeprägten Pronationsbewegung eine Pronationsstütze.

Neuere Untersuchungen weisen darauf hin, dass eine **zu große Dämpfung** der Schuhe nicht immer mit einer Reduzierung von Verletzungen verbunden ist. Der höhere und voluminösere Schuh weist auch einige Nachteile auf (Heidenfelder 2010; Brauner 2010). Der Kipphebel (Abstand der Ferse zum Boden) des Schuhs wird dabei erhöht – was eine **mechanische Instabilität** (Umknicken) mit sich bringt. Weiterhin verlieren wichtige Muskelgruppen, die zur aktiven Gelenkstabilisierung des Fußes notwendig sind, ihre Vorspannung. Unmittelbar nach dem Aufsetzen der Ferse auf dem Boden bei Rückfußlauf klappt der Fuß über das normale Maß nach unten ab **(Plantarflexion).** Die Achillessehne und andere stabilisierende Muskeln verlieren an Spannung, sodass der Fuß für einen Moment nur noch über seine Bandstrukturen stabilisiert wird. Bei zunehmender Ermüdung der Muskulatur der Vorderseite des Unterschenkels kommt es dann zu dem typischen „**Platschen**" beim Aufsetzen, welches bei wenig trainierten Läufern beobachtet wird. Durch höhere Dämpfung wird weiterhin die Wahrnehmung des Untergrundes beeinträchtigt und der Läufer kann weniger gut auf die Bodenbeschaffenheit reagieren. Dies erhöht die Gefahr des Umknickens weiter.

Ein weiterer Aspekt ist das **Gewicht des Schuhs.** Je weniger Gewicht der Läufer am Fuß trägt, desto leichter kann er den gewünschten Kniehub ausführen, und desto weniger unterstützt der Schuh die Pendelbewegung des Unterschenkels im Vorschwung. Je geringer das Gewicht, desto weniger Sauerstoff benötigt der Sportler für die gleiche Leistung (Sterzing et al. 2010).

Aber auch an das Laufen mit harter **Dämpfung** oder gar **ohne Dämpfung** müssen sich Füße und Gelenke zunächst gewöhnen. Das wird beim gezielten Wechsel in den zumeist empfohlenen Mittelfuß- oder gar Vorfußlaufstil (Natural Running) bemerkbar. Dieser Wechsel sollte nur allmählich und vorsichtig sukzessive mit einem verbesserten Trainingszustand vorgenommen werden, da die neuartige Belastung eigene Probleme mit sich bringt. Füße, Knie und Gelenke werden zunächst stark beansprucht. **Eine höhere Dämpfung ist dann sinnvoll und sollte sukzessive verringert werden.** Abwechslung durch Einsatz verschiedener Laufschuhe und unterschiedlicher Lauftrainingseinheiten ist hier von Vorteil (Brüggemann 1999; Nigg 2001; Heidenfelder 2010; Brauner 2010).

Bezogen auf die aktuellen Erkenntnisse in der Laufschuhforschung kann man festhalten, dass der Laufschuh die **natürlichen Funktionen des Fußes fördern** und darüber hinaus in bestimmten Situationen **entlasten** sollte. Der Rückfußbereich eines Laufschuhs stellt dabei ein wesentliches Element dar, um Stoßbelastung, aber auch die frühe Pronationsphase zu beeinflussen. Aus verletzungspräventiver Sicht wäre ein Dämpfungssystem wünschenswert, das zum einen genügend hohe Stöße zulässt, um die Festigung der Knochen zu begünstigen, zum anderen aber zu hohe stoßartige Belastungen abfedert, um eine Überlastung der Knochen zu vermeiden und einer Degeneration des Knorpels vorzubeugen. Mit einsetzender Ermüdung bei Laufanfängern oder bei langen Läufen sollte darüber hinaus ein größerer Anteil an Stoßbelastungen absorbiert werden. Ausgehend vom Barfußlaufen sollte die Beeinflussung der Rückfußkinematik auf ein minimales Maß reduziert werden. Aus ergonomischer Sicht sollte der Laufschuh ein maximales Maß an Komfort bieten (Brüggemann et al. 1995; Stacoff/Luethi 1986; De Wit et al. 2000; Aguinaldo et al. 2003; Divert et al. 2005; Sterzing et al. 2010; Lieberman et al. 2010; Heidenfelder 2010; Brauner 2010).

MERKE

Beim **Aufsatzwinkel der Ferse auf dem Boden** sind a) neutrales Abrollverhalten, b) Supination und c) ausgeprägte Pronation zu unterschieden
Es wird zwischen dem Wettkampfschuh, dem Cushioning-Schuh und dem Stabilschuh differenziert. **Wettkampfschuhe** sind besonders leicht und flexibel, bieten allerdings nur geringe Stabilität und Dämpfung. **Cushioning-Schuhe** haben voluminöse Dämpfungselemente. **Stabilschuhe** sind stabiler und schwerer als andere Laufschuhe.
Große Dämpfung der Schuhe ist nicht immer mit einer **Reduzierung von Verletzungen** verbunden, aber auch an das Laufen mit **harter Dämpfung** oder gar **ohne Dämpfung** müssen sich Füße und Gelenke zunächst gewöhnen.
Der Laufschuh soll die **natürlichen Funktionen** des Fußes **fördern** und darüber hinaus in bestimmten Situationen **entlasten.**

VERWENDETE LITERATUR

Aguinaldo A, Mahar A (2003) Impact Loading in Running Shoes with Cushioning Column Systems. Journal of Applied Biomechanics, 19(4): 353–360

Arndt A (2004) Ankle and Subtalar Kinematics Measured With Intracortical Pins During the Stance. Phase of Walking. Foot & Ankle International, American Orthopaedic Foot & Ankle Society: 357–361

Bahlsen A (1988) The etiology of running injuries: a longitudinal, prospective study. PhD thesis, University of Calgary, Canada

Brauner T (2010) Rückfußbewegung beim Laufen. Einflussfaktoren, Messmethodik und innovative Messsysteme. Diss Technische Universität Chemnitz

Brüggemann, GP, Arndt T, Kersting U,Knicker A (1995) Influence of fatigue on impact force and rearfoot motion during running. Proceedings of the 15th Congress International Society of Biomechanics, Jyväskylä, Finnland:132–133

Brüggemann GP (1999) Sind Stoßkräfte beim Laufen a priori gefährlich? Zeitschrift für Prävention und Rehabilitation, Sonderheft der Orthopädieschuhtechnik:29–31

Cavanagh PR, Licata AA, Rice AJ (2005) Exercise and pharmacological countermeasures for bone loss during long-duration space flight. Gravit Space Biol 18:39–58

Cavanagh PR, Lafortune MA (1980) Ground reaction forces in distance running. Journal of Biomechanics, 13(5):397–406

Clarke, TE, Frederick EC, Hamill CL (1983) The effects of shoe design parameters on rearfoot control in running. Medicine and Science in Sports 15(5):376–381

Cochran GV (1988) Orthopädische Biomechanik. Stuttgart: Enke, S. 128–166

De Wit B, De Clercq D, Aerts, P (2000). Biomechanical analysis of the stance phase during barefoot and shod running. Journal of Biomechanics 33(3), 269–278

Divert C, Baur H, Mornieux G, Mayer F, Belli A (2005) Stiffness adaptations in shod running. Journal of Applied Biomechanics 21(4):311–321

Dobner, HJ, Perry G (2001) Biomechanik für Physiotherapeuten. Stuttgart: Hippokrates, S. 164–174

Enoka RM (2002) Neuromechanics of human movement. Champaign, IL: Human Kinetics

Götz-Neumann, K (2003) Gehen Verstehen. Ganganalyse in der Physiotherapie. Stuttgart: Thieme, S. 20–54

Grau S (2001) Objektivierung des Zusammenhangs von Verletzungen und biomechanischen Bewegungsmerkmalen in der Sportschuhforschung am Beispiel chronischer Achillessehnenbeschwerden bei Läufern. Diss. Eberhard-Karls-Universität, Tübingen

Gustafsson B (2000) Pronationswinkel des Rückfußes in Abhängigkeit der Laufgeschwindigkeit und der Fußstellung. Orthopädieschuhtechnik 7/8:32–35

Heidenfelder J (2010) Entwicklung eines dynamischen Tests zur Prüfung der Rückfußdämpfung von Laufschuhen mittels biomechanischer Messmethoden. Diss, Technische Universität Chemnitz

Kerrigan DC, Todd MK, Della Croce U (1998) Gender Differences in joint biomechanics during walking. Normative study in young adults. Am J Phys Med Rehabil 77:2–7

Kurz B (1987) Biomechanische Einflussfaktoren auf die statischen und dynamischen Bodenreaktionskräfte des Fußes. Dissertation, Technische Universität. München

Lieberman DE, Venkadesan M, Werbel WA, Daoud AI, D'Andrea S, Davis IS, Mang'Eni RO, Pitsiladis Y (2010) Foot strike patterns and collision forces in habitually barefoot versus shod runners. Nature 463(28):531–535

Nigg BM (2001) The role of impact forces and foot pronation: a new paradigm. Clinical Journal of Sport Medicine, 11(1):2–9

Nigg, BM (1999) Acceleration. In: Nigg BM, Herzog W (Eds.) Biomechanics of the Musculoskeletal System. West Sussex: Wiley, pp. 288–301

Nigg BM, Segesser B (1992) Biomechanical and orthopaedic concepts in sport shoe constructionMedicine and Science in Sports and Exercise 24(5):595–602

Nigg BM (1986) Experimental techniques used in running shoe research. In Nigg BM (Ed) Biomechanics of running shoes. Champaign, Ill.: Human Kinetics, pp. 27–61

Perry J (1992) Gait analysis, normal and pathological function. Thorofare, USA: Slack

Perry J (2003) Ganganalyse. Norm und Pathologie des Gehens. München: Elsevier, Urban & Fischer

Robertson D, Gordon E (2004) Research methods in biomechanics. Champaign, Ill.: Human Kinetics, pp. 35–115

Segesser B, Goessele A, Reggli P (1995) Die Achillessehne im Sport. Orthopädie 24:252–267

Stacoff A, Luethi SM (1986) S. 119. Special aspects of shoe construction and foot anatomy. In: Nigg BM (Ed.), Biomechanics of running shoes. Champaign, Ill.: Human Kinetics, p. 119

Sterzing T, Brauner T. Milan, TL (2010) Laufen: Barfuß vs. Schuh – Kinetische und Kinematische Adaptationen der

unteren Extremität. In: Wank V, Heger H (Hrsg.) Biomechanik – Grundlagenforschung und Anwendung. Hamburg: Feldhaus Verlag Edition Czwalina, S. 26–32
Valderrabano V et al (2009) Fuß, Sprunggelenk und Sport. Köln: Deutscher Ärzteverlag
Witthle MW (2001) Gait Analysis – An Introduction. 3rd ed. Oxford: Butterworth/Heinemann

WEITERFÜHRENDE LITERATUR

Perbandt E (2010) Eine Follow-Up Studie durch die Ganganalyse nach Calcaneusfrakturen Dissertation, Technische Universität München
Petraci et al. (2000) Optimiertes Laufen. Aachen: Meyer & Meyer, S. 82
Theune M (2003) Zusammenhänge zwischen kinetischen und kinematischen Parametern von Laufschuhen und dem subjektiven Tragekomfort. Dissertation, Julius-Maximilians-Universität, Würzburg
Wessinghage T (1996) S. 17 Laufen. Der Ratgeber für Ausrüstung, Technik, Training, Ernährung und Laufmedizin. München: BLV, S. 17

III Trainings- und Bewegungslehre

KAPITEL

15 Trainingslehre

Lernziele

Es werden folgende Kenntnisse und Kompetenzen erzielt:

- Die Inhalte der **Trainingslehre** sind bekannt und können differenziert dargestellt werden.
- Die unterschiedlichen **Zielsetzungen von Training** sind bekannt und können detailliert spezifiziert werden.
- Die Grundprinzipien der Wirksamkeit von Training – **Superkompensation, Wundheilung und das zeitliche Adaptationsverhalten** diverser Organstrukturen – sind verstanden und können differenziert werden.
- Die **Grundbegriffe** und **Termini** zum Verständnis der allgemeinen und speziellen **Trainingslehre** sind bekannt, können definiert und differenziert werden.
- Die wesentlichen **Trainingsprinzipien** sind verstanden und können auf Trainingsprozesse angewendet werden.
- Der **Energiestoffwechsel** ist bekannt und kann differenziert werden.
- Es liegen Detailkenntnisse in den Bereichen **anaerobe alaktazide und laktazide Energiebereitstellungsprozesse** vor.
- Es liegen Detailkenntnisse der **aeroben Energiegewinnung** vor, insbesondere der **Oxidation** von Glukose und der aeroben **Lipolyse.**
- Die **zeitlichen Verfügbarkeiten** der einzelnen **Energieträger** sind bekannt.

Die Trainingslehre befasst sich mit der Gesamtheit aller systematisierten, gezielten und individualisierten Trainings- und Bewegungsauswirkungen und umfasst alle Maßnahmen zur Steigerung, Stabilisierung, Erhaltung und Reduktionsverzögerung von körperlicher, kognitiver und mentaler Leistung. Aus biologischer Sicht ist damit die Betrachtung aller Anpassungsmöglichkeiten des Körpers auf bestimmte Belastungsreize hinsichtlich metabolischer (den Stoffwechsel betreffend), morphologischer (die Organstrukturen betreffend) und koordinativer (Qualität der Zusammenwirkprozesse) Vorgänge erforderlich. Hierbei ist es notwendig, alle relevanten Termini zu erläutern und zu definieren.

Training

Training umfasst alle Maßnahmen zur Steigerung und Stabilisierung von Leistung. Die Trainingslehre befasst sich daher auch mit allen für diese Zielsetzungen notwendigen Maßnahmen, Verfahren, Mittel, Formen und auch Medien. Da die durch Trainingsprozesse auszulösenden Prozesse der Steigerung und Stabilisierung sehr verschieden sein können, ist allein schon eine allgemeine Definition von „Training“ sehr schwierig (➤ Kap. 1.1). Allgemein ist Training immer ein Prozess, bei dem durch Maßnahmen und andere Mittel (z. B. Medien, Verfahren) definierte Ziele und Zustandsveränderungen hervorgerufen werden. Insbesondere unter Einbeziehung von Überlegungen zu den Zielsetzungen im „Gesundheitstraining“ oder im „Freizeit- und Breitensportbereich“ (Gesundheitsförderung, Prävention, Therapie und Rehabilitation) kann Training als die Bemühung verstanden werden, durch zielgerichtete Maßnahmen auf den Organismus einzuwirken, um

- die individuelle Leistungsfähigkeit zu erhalten,
- diese wiederzuerlangen,
- sie zu steigern, oder
- den alters- oder krankheitsbedingten Leistungsabfall zu verlangsamen oder hinauszuzögern.

Wichtig für alle hier genannten Sektoren ist die Erkenntnis, dass Training auf jedem Leistungsniveau alters- und geschlechtsunabhängig nach denselben Rhythmen und Zyklen in den Bereichen Belastung, Ermüdung, Erholung und Adaptation erfolgt. Insofern ist gezieltes und planbares Training in jedem

Trainingssektor möglich, um über das Ausgangsniveau hinausgehende Adaptationen zu erzielen. Das Training folgt dabei immer den Kriterien der sogenannten Superkompensation. Die grundlegende Aussage hierbei lautet:

Die durch Training verursachten Anpassungen bilden sich zurück, wenn sie nicht regelmäßig und systematisch weiter angesprochen werden.

15.1 Superkompensation, Wundheilung und Adaptationstempo

Die durch Training zu entwickelnden Adaptationen unterliegen den Grundprinzipien der Superkompensation, der unterschiedlichen Belastbarkeit von Organsystemen bzw. der unterschiedlich schnellen Adaptation von Organsystemen an Training und – bei Vorliegen von Verletzungen und Wunden – der Beachtung der physiologischen Wundheilung betroffener Strukturen.

15.1.1 Superkompensation

Das Modell der Superkompensation ist ein wichtiges Instrument und Hilfsmittel, um Anpassungsmechanismen im Organismus generell zu verstehen und Trainingsprozesse planbar zu gestalten. Es veranschaulicht, wie gezielt und systematisch auf den Körper einwirkende Belastungsreize zu Anpassungen führen. Dem Modell liegt die Tatsache zugrunde, dass während und/oder nach einer körperlichen Belastung das Leistungsniveau beanspruchter Strukturen in der Regel unter das Ausgangsniveau sinkt. Innerhalb der z. T. während der Beanspruchung bereits einsetzenden, spätestens der Belastung nachfolgenden Regeneration kommt es zu einem Wiederanstieg der Leistungsfähigkeit über das Ausgangsniveau hinaus, der sogenannten **Superkompensation.** Setzt nun der nächste Belastungsreiz ein, kommt es zu derselben Reaktion: Die Leistungsfähigkeit nimmt zunächst ab, um dann während der Erholungsphase (Regeneration) wieder anzusteigen und daraufhin – als Folge des Trainingsreizes – über das Ausgangsniveau hinweg zu (super)kompensieren. So ist es möglich, die Leistungsfähigkeit kontinuierlich bis zu einem bestimmten, individuellen Maximum zu erhöhen. Wird der nächste Belastungsreiz zu spät gesetzt, kehrt die Leistungsfähigkeit auf das ursprüngliche Ausgangsniveau zurück. Es kommt nicht zu einer Steigerung, sondern zu einer Erhaltung des Ausgangslevels einer spezifischen Leistungsfähigkeit. Es wird dann von Erhaltungs- oder „Alibitraining“ gesprochen. Bei zu schnell aufeinanderfolgenden Belastungsreizen wird die zur Superkompensation oder sogar die zur Regeneration notwendige Zeit nicht ausreichen, sodass die körperliche Leistungsfähigkeit abnimmt (Übertraining). In ➤ Abb. 15.1 sind die drei Prozesse skizziert.

Ziel ist es also, den richtigen Zeitpunkt für einen neuen Belastungsreiz zu treffen, damit die Leistungsfähigkeit kontinuierlich gesteigert und ein „Übertraining“ vermieden wird. Die Schwierigkeit der Steuerung liegt hierbei in den verschiedenen Anpassungszeiträumen der Organsysteme begründet, wie in ➤ Abb. 15.1b) zu sehen ist. ➤ Abb. 15.2 ist exemplarisch zu entnehmen, wie die Regeneration von Kreatinphosphat – also noch nicht die Superkompensation – verläuft (hierzu auch ➤ Kap. 15.3.1).

15.1.2 Wundheilung

Insbesondere für Training in der Therapie und Rehabilitation von Betroffenen, die strukturelle Schäden, also Wunden bzw. Verletzungen aufweisen, sind die physiologischen Wundheilungsphasen der diversen Organstrukturen zu beachten. In den frühen Phasen dieser Wundheilungsprozesse sind die definitionsbedingten Vorgaben, z. B. hinsichtlich der Intensität, für „Training“ wegen nervaler Inhibitionen nicht durchführbar. Darüber hinaus sind die defekten Strukturen nicht belastbar genug, um Training mit den gewünschten Adaptationen bereits wieder zu tolerieren. Zwar ist es gerade in der Physiotherapie üblich, durch sogenannte „frühfunktionelle Nachbehandlungen“ schnell wieder Funktionen „anzubahnen“, allerdings muss hier definitionsgemäß von „Üben“ und nicht von „Training“ gesprochen werden (➤ Kap. 1.1). Wie in ➤ Tab. 15.1

dargestellt, unterscheiden sich je nach betroffener Struktur die zeitlichen Verläufe der einzelnen Wundheilungsphasen.

Das Training bei Patienten mit Verletzungen des Bewegungsapparates (Therapie und Rehabilitation) muss demnach zwangsläufig die Vorgaben zur Superkompensation wie auch zu den Wundheilungsphasen berücksichtigen, damit es die gewünschten Adaptationen schnellstmöglich und erfolgreich entwickelt (vergl. Diemer/Sutor 2011).

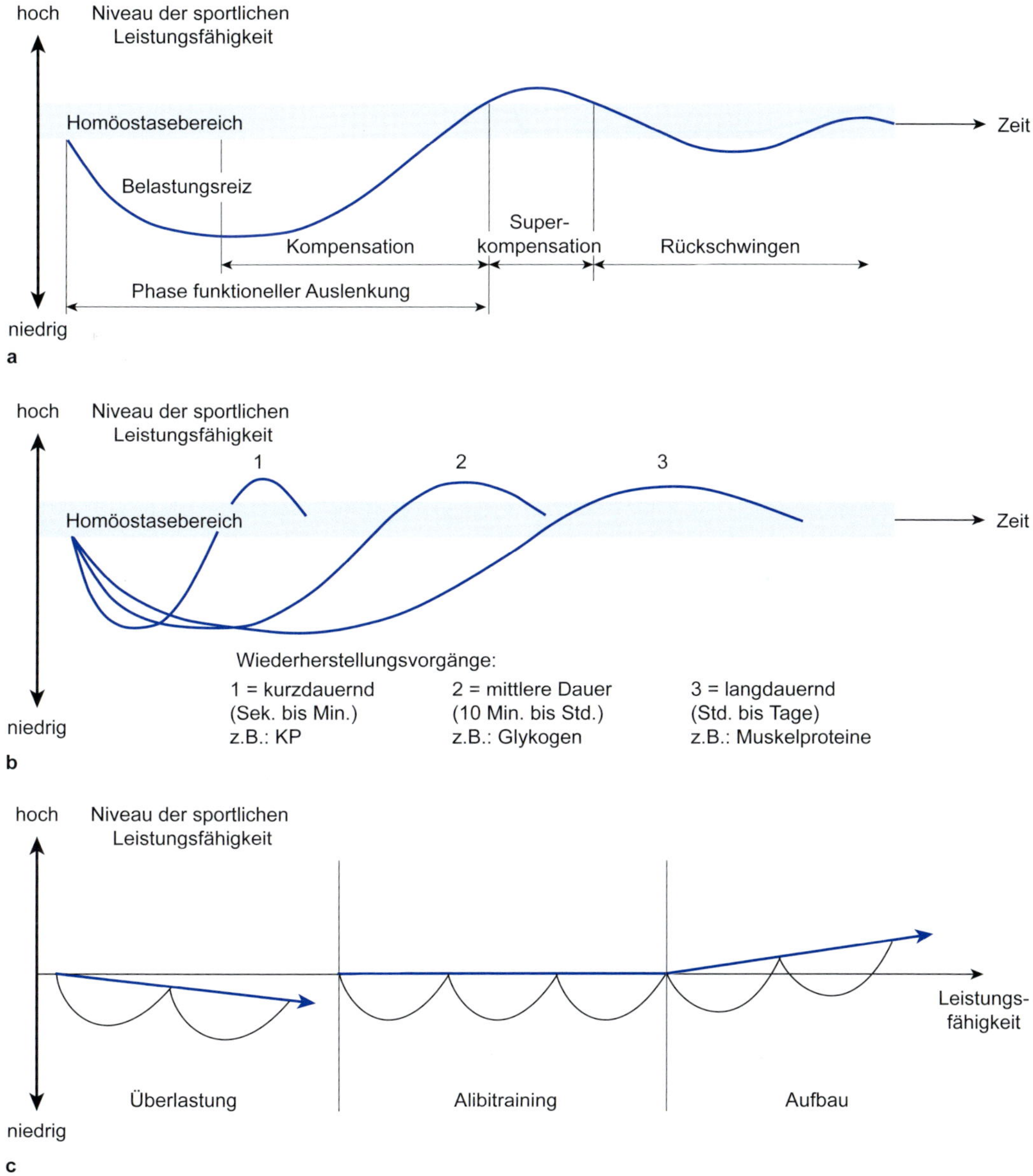

Abb. 15.1 Modell der Superkompensation
a) Trainingsphasen
b) Wiederherstellung
c) Belastung und Erholung [L143]

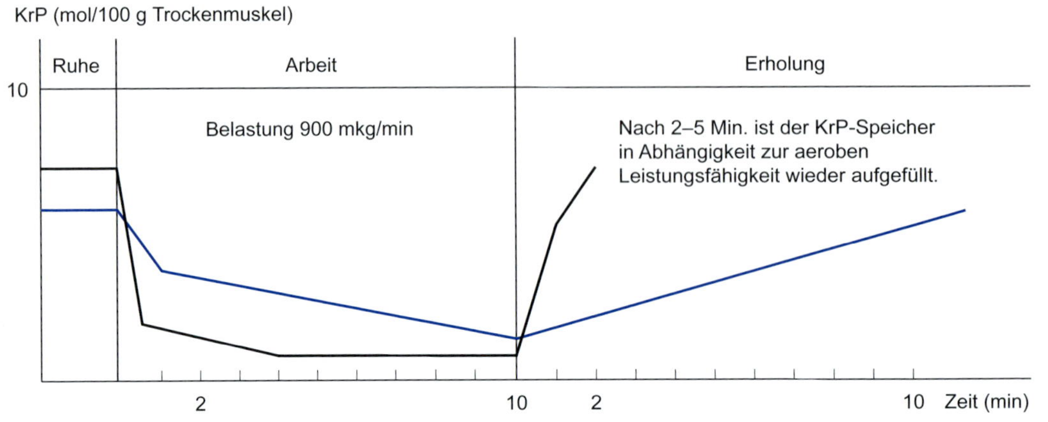

Abb. 15.2 Regeneration von Kreatinphosphat [L143]

Tab. 15.1 Wundheilungsphasen diverser Körperstrukturen

Betroffenes Gewebe	Entzündungsphase	Proliferationsphase	Modellierungs- oder Umbauphase
Kapsel- und Bandgewebe	0–3./5. Tag	3./5. Tag – 6. Woche	ab 6. Woche
Meniskus	0–5. Tag	5. Tag – 10. Woche	ab 10. Woche
Diskus intervertebralis/Bandscheibe	0–5. Tag	5. Tag – 3. Woche	ab 21. Tag/3. Woche
Sehnengewebe (extrinsisch)	0–3./5. Tag	3./5. Tag – 4. Woche	ab 4. Woche
Sehnengewebe (intrinsisch)	0–3. Tag	3. Tag – 9./12. Woche	ab 9/12. Woche
Tenoossäre Übergänge	0–5. Tag	5. Tag – 6. Woche	ab 4.–6. Woche
Muskulatur	0–4. Tag	1.–21. Tag	ab 21. Tag

PRAXISRELEVANZ

Im therapeutischen und rehabilitativen Alltag ist die Beachtung der Vorgaben zur Superkompensation, aber auch der Wundheilungsphasen (Entzündungsphase, Proliferationsphase und Umbau- oder Modellierungsphase) systemisch oft problematisch: Einerseits muss in der Therapie bzw. Rehabilitation der vorgegebene zeitliche Rahmen (KTL, EBM; ➤ Kap. 2.1.4 und ➤ Kap. 2.3.4) auch für das Training eingehalten werden. Anderseits haben die Betroffenen selbst oft ein hohes Anspruchsniveau und verstehen nicht, dass weniger manchmal mehr sein kann (z. B. Pausen zwischen den einzelnen Trainingseinheiten). So bedeutet die konsequente Umsetzung der Vorgaben aus der Superkompensation und der Wundheilung in der Regel eine zeitverzögerte Inanspruchnahme von intensivem medizinischem Aufbautraining und entsprechend lange Pausen zwischen den Trainingseinheiten, damit die Folgen eines Übertrainings ausbleiben. Dies ist mit den Vorgaben der Therapie (festgelegte Behandlungsfrequenz) und der Rehabilitation (z. B. Start einer Anschlussheilbehandlung, festgelegte Inhalte und Häufigkeit) oft nicht sinnvoll umsetzbar.

15.1.3 Adaptationstempo – Anpassungszeiten von Organsystemen

Trainingswirksame Reize führen biologisch gesehen zunächst zu einer Störung des Stoffwechselgleichgewichts, der sogenannten Homöostase. In der Homöostase halten sich katabole und anabole Stoffwechselprozesse die Waage. Um das durch Trainingsreize gestörte Gleichgewicht wiederherzustellen, laufen im Körper verschiedene Adaptations- und Reparationsvorgänge ab. Die Organsysteme des menschlichen Körpers reagieren aufgrund ihrer verschiedenen Strukturen zeitlich sehr unterschiedlich auf Beanspruchungen. ➤ Abb. 15.3 zeigt exemplarisch verschiedene Anpassungsgeschwindigkeiten von Organsystemen. Das Nervensystem im Gesamten (Koordination) wie auch das Herz-Kreislauf-System reagieren dabei sehr schnell auf Trainingsreize, Knochen- und Knorpelstrukturen sehr viel langsa-

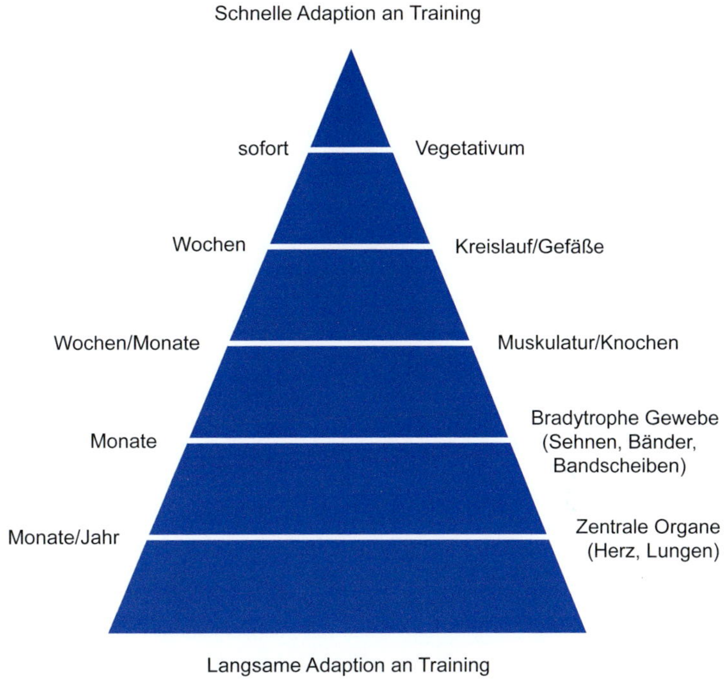
Schnelle Adaption an Training
sofort
Vegetativum
Wochen
Kreislauf/Gefäße
Wochen/Monate
Muskulatur/Knochen
Monate
Bradytrophe Gewebe (Sehnen, Bänder, Bandscheiben)
Monate/Jahr
Zentrale Organe (Herz, Lungen)
Langsame Adaption an Training

Abb. 15.3 Anpassungsgeschwindigkeiten von Organsystemen [L143]

mer. Bei der Trainings- und Therapieplanung sind die unterschiedlichen Anpassungszeiträume stets zu beachten, damit Organe mit langsameren Adaptationen nicht überlastet werden. So sollte das Training mit vollkommen Untrainierten mit einem niedrigintensiven, oft aeroben Training begonnen werden, da sich das Herz-Kreislauf-System und der Stoffwechsel als Grundlagenadaptationen besonders schnell anpassen. Anschließend kann der reaktive, passive Bewegungsapparat an Beanspruchungen von höherer Intensität herangeführt bzw. adaptiert werden.

MERKE

Leitspruch eines jeden Trainings und Trainingsprozesses lautet: Das schwächste Glied in der (Beanspruchungs-) Kette bestimmt die Trainingsgestaltung und den Trainingsprozess und somit die Auswahl der Trainingsparameter. Hierbei passen sich sogenannte passive Strukturen des Organismus (bradytrophes Gewebe, wie z. B. Knorpel und Sehnen, die überwiegend über Diffusionsvorgänge versorgt sind) erheblich langsamer an als aktive Strukturen (z. B. Muskulatur, die sehr gut direkt arteriell versorgt ist).

15.2 Grundbegriffe des Trainings

In Anlehnung an Ausführungen von Grosser et al. (2012) sind in ➤ Tab. 15.2 die allgemein geläufigen Begrifflichkeiten zum Thema „Training" erläutert. Diese dienen der allgemeinen Verständigung zwischen den diversen Berufsgruppen, die Trainingsprozesse begleiten: Wenn alle Beteiligten vom gleichen Sinngehalt dieser Grundbegriffe ausgehen, werden Irrtümer und Missverständnisse vermieden, sodass die Kommunikation in der Betreuung der Trainierenden eindeutig ist.

In ➤ Tab. 15.3 sind die in ➤ Tab. 15.2 genannten **Belastungsmerkmale und -normative** differenziert zusammengefasst.

Trainingsinhalte können sehr unterschiedlich sein. Nach Grosser et al. 2012 ist die sinnvollste Unterteilung die nach der Bewegungsstruktur im Vergleich zur Disziplinbewegung. ➤ Tab. 15.4 gibt eine detaillierte Übersicht über die Möglichkeiten.

Tab. 15.2 Grundbegriffe des Trainings (in Anlehnung an Grosser et al. 2012)

Trainingsbelastung	Die Trainingsbelastung ist die Gesamtheit der auf den Organismus einwirkenden Belastungsreize. Gewöhnlich wird zwischen äußerer und innerer Belastung unterschieden. Die äußere Belastung wird über Belastungskomponenten wie Intensität, Übungswiederholung, Zeit etc. quantitativ erfasst. Die innere Belastung (= Beanspruchung) stellt die biologische Reaktion der Organsysteme auf die äußere Belastung dar. Sie kann vor allem mit physiologischen und biochemischen Parametern (z. B. Herzfrequenz, Blutlaktatwerte) bestimmt werden.
Trainingsanpassung	Trainingsanpassung bezeichnet die funktionelle und morphologische Veränderung der Organsysteme infolge der wirksamen Belastungsreize. Die Anpassung äußert sich gewöhnlich zweifach: in einer Vergrößerung der Leistungsreserven und in der Fähigkeit zu tieferer Ausschöpfung der Reserven.
Belastungsmerkmale und Belastungsnormative	**Belastungsmerkmale und -normative** im Training sind Größen zur Festlegung der Trainingsbelastung: Belastungsintensität, -dauer, -dichte, -umfang und Trainingshäufigkeit. Sie beeinflussen sich gegenseitig (z. B. Umfang und Intensität). Eine differenzierte Beschreibung ist der ➤ Tab. 15.3 zu entnehmen.
Trainingsinhalt	**Trainingsinhalt** ist die Tätigkeit, die im Training ausgeübt wird, um die Trainingsziele zu erreichen. Eine genauere Differenzierung folgt in ➤ Tab. 15.4.
Trainingsmethode	**Trainingsmethode** bezeichnet das planmäßige Verfahren, das gemäß dem Trainingsziel die Trainingsinhalte, die Trainingsmittel und die Belastungsweise festlegt. Eigenständige Grundmethoden haben sich vor allem im Konditionsbereich herauskristallisiert (Dauer-, Intervall-, Wiederholungs-, Kontrollmethode). Innerhalb dieser Methoden gibt es viele Varianten (z. B. Pyramidenmethode im Krafttraining oder variable Dauermethoden im Ausdauertraining).
Trainingsart	**Trainingsart** ist Ausrichtung des Trainings auf die Komponenten der sportlichen Leistung (Kondition, Technik, Taktik) und deren Elemente. Hier sind Bezeichnungen wie Konditions-, Taktik-, Ausdauer- und Schnelligkeitstraining oder mentales Training einzuordnen.
Trainingsform	**Trainingsform** ist Verbindung von Trainingsinhalt mit einer bestimmten Belastungsmethode. Beispiele sind Intervall-Hügelläufe als leichtathletischer Lauf oder auch Ins-and-Outs im Sprinttraining in Verbindung mit der intensiven Intervallmethode.
Trainingsmittel	**Trainingsmittel** sind Geräte oder Maßnahmen, die den Trainingsablauf unterstützen.
Trainingsperiode	**Trainingsperiode** beschreibt den Zyklus innerhalb eines systematischen Trainingsaufbaus (z. B. innerhalb eines Jahres).
Trainingsprinzipien	**Trainingsprinzipien** können übergeordnete Anweisungen zum Handeln im sportlichen Training bezeichnen. Einen Überblick gibt ➤ Tab. 15.5.
Trainingsstufe	**Trainingsstufe** beschreibt einen zeitlichen Abschnitt im langfristigen (mehrjährigen) Trainingsaufbau. Nach allgemeiner Zielsetzung werden Grundlagen-/Anfängertraining, Aufbau-/Fortgeschrittenentraining, Anschluss-/Profitraining und Höchstleistungstraining (Spitzenathleten) unterschieden.
Trainingszyklus	Ein **Trainingszyklus** ist ein Planungsabschnitt, der vom zeitlich umfangreichsten (wie Mehrjahres- und Jahreszyklus) über mittlere (wie Perioden, Makro- und Mikrozyklus) bis zum kürzesten Trainingsabschnitt (wie Tageszyklus und Trainingseinheit) reichen kann.
Trainingseinheit	Eine **Trainingseinheit** ist ein inhaltlich, zeitlich und organisatorisch geschlossenes Ganzes; ihre Struktur ist meist eine Dreiteilung: Aufwärmen – Hauptteil – Abwärmen.
Trainingskontrolle	**Trainingskontrolle** bezeichnet das Erfassen des Trainingszustands (= Leistungs-Ist-Situation) bzw. einzelner Komponenten (z. B. Schnellkraft, Sprintausdauer) mittels sportmotorischer, physiologischer, biomechanischer, biochemischer und Beobachtungsverfahren (Tests).

Tab. 15.2 Grundbegriffe des Trainings (in Anlehnung an Grosser et al. 2012)

Trainingsziel	**Trainingsziel** beschreibt die Zielsetzung des Trainings: Je nach Grad der Verallgemeinerung kann ein Trainingsziel unterschiedlich formuliert sein: • Übergeordnete Ziele (Grobziele) auf oberster Entscheidungsebene sind z. B. Hochleistung, Fitness, Gesundheit. • Teilziele (Feinziele) auf mittlerer Ebene sind meist konkrete Angaben im Rahmen der Komponenten der sportlichen Leistung, wie z. B. Verbesserung der Kondition oder der Lauftechnik im Sprint. • Zielfaktoren (Feinstziele) auf unterster Entscheidungsebene sind direkt ins Training übertragbar (operationalisierbar). Meist handelt es sich um Konditionselemente, Formen der Bewegungstechnik oder um bestimmte Taktikvarianten. Beispiele: Verbesserung der Maximalkraft, der Reaktivkraft oder der Sprintausdauer.

Tab. 15.3 Belastungsmerkmale und -normative

Belastungsumfang	Gesamtumfang der Belastungen	km, kg; Anzahl der Wiederholungen; Stunden, Minuten
Belastungsintensität	Anstrengungsgrad; Art und Weise der Ausführung	Geschwindigkeiten in Zeit, Herzfrequenzen, Laktatwerte im Blut; kg, Watt, Prozentwert zur Bestmarke; maximal, submaximal, gering
Belastungsdauer	Zeit der Belastungseinwirkung einer Übung (Übungsfolge)	Sekunden, Minuten, Stunden
Belastungsdichte	zeitliche Aufeinanderfolge von Belastungen; Verhältnis von Belastung und Erholung	Zeitintervalle zwischen den Einzelbelastungen; Verhältnis von Belastungs- und Erholungszeit
Trainingshäufigkeit	ist bestimmt durch die Anzahl der wöchentlichen Trainingseinheiten (oder bezogen auf einen Mikrozyklus von 7–10 Tagen)	

Tab. 15.4 Differenzierung der Trainingsinhalte (nach Grosser et al. 2012)

Allgemein	Allgemein entwickelnde Übungen sind mit der disziplinspezifischen Bewegung in Umfang und Dynamik nicht verwandt. Zum Beispiel beidbeinige Strecksprünge aus der Hockstellung im Vergleich zu Startübungen im Sprint.
Speziell	Spezialübungen (Imitationsübungen) enthalten einzelne Elemente der Disziplinbewegung und stimmen darin annähernd auch in der Dynamik überein. Zum Beispiel einbeinige Schrittwechselsprünge vorwärts im Vergleich zum Sprintlauf.
Wettkampf	Wettkampfübungen sind im Gesamtbewegungsablauf zumindest annähernd mit der Zieltechnik identisch. Zum Beispiel fliegende Sprints.

Unter **Trainingsprinzipien** werden übergeordnete Handlungsanweisungen verstanden. Sie stellen keine konkrete Handlungsrichtlinie dar, sondern dienen eher als eine allgemeine Orientierungsgrundlage. Als Basis für die Zusammenstellung der nachfolgenden acht Trainingsprinzipien dienen neben wissenschaftlichen Erkenntnissen vor allem auch trainingspraktische Erfahrungen. Ein Trainingsprinzip ist daher nicht als eine Richtlinie zu verstehen, und auch die Fachliteratur weist hier keine einheitliche Terminologie auf. In der Regel werden jedoch die in ➤ Tab. 15.5 dargestellten Prinzipien verwendet:

15

Tab. 15.5 Trainingsprinzipien

Trainingswirksame Belastung	Ein Trainingsreiz muss eine bestimmte Intensitätsschwelle überschreiten, damit er Adaptationen auslöst.
Progressive Belastungssteigerung	Die Trainingsbelastung muss in gewissen Abständen gesteigert werden. Dies kann allmählich oder sprunghaft geschehen.
Optimale Relation von Anspannung und Entspannung	Biologische Grundlage ist das Prinzip der Superkompensation (➤ Kap. 15.1). Nach einem wirkungsvollen Trainingsreiz ist eine bestimmte Zeit der Wiederherstellung erforderlich
Wiederholung und Dauerhaftigkeit	Damit eine optimale dauerhafte Anpassung erreicht wird, ist es notwendig die Belastung mehrfach zu wiederholen
Periodisierung/Zyklisierung	Damit eine höchste Leistungsfähigkeit erreicht werden kann, muss ein Trainingsprozess planmäßig aufgebaut sein (Vorbereitung, Wettkampf, Übergang). Nur so ist gewährleistet, dass ein großer Leistungszuwachs erzielt werden kann.
Entwicklungs- und Gesundheitsförderung	Training ist grundsätzlich so zu gestalten, dass es die physische (motorische) und psychische Entwicklung fördert und Gesundheit fördert.
Variation der Trainingsbelastungen	Veränderungen der Belastungsreize (Variation) verhindern Stagnation.
Richtige Kombination der Belastungsmerkmale	Die richtige Kombination der Belastungsmerkmale entscheidet über die Effektivität der Anpassungen im Organismus.

15.3 Energiestoffwechsel

Jede körperliche Aktivität benötigt Energie. Voraussetzung für diese Aktivitäten ist demnach eine hierfür ständig notwendige energetische Versorgung. Diese ist unmittelbar an den Nachschub der energiereichen Verbindung Adenosintriphosphat (ATP) gebunden. ATP ist quasi ein in jeder Körperzelle vorkommender universeller Energieträger, der die Zellfunktion gewährleistet und aufrechterhält. Kann ATP nicht mehr ausreichend oder gar nicht mehr synthetisiert werden, muss jede Aktivität beendet werden, da keine ausreichende Energie für die Zellfunktion mehr zur Verfügung steht.

Die Energie für muskuläre Arbeiten wird dabei zunächst nicht unmittelbar aus der Nahrung (Fette, Eiweiße und Kohlenhydrate) gewonnen. Vielmehr liefert das in allen Körperzellen vorhandene ATP die notwendige Energie für muskuläre Arbeiten, aber auch für andere organische Zellaktivitäten. In der Muskelzelle wird das ATP direkt für den Muskelaktionsvorgang (Kontraktion) benötigt. Die intramuskulär angelegten ATP-Vorräte reichen jedoch nur für einige wenige Kontraktionen. Zwar kann durch ein geeignetes Training ein bis zu 20-prozentiger Depotanstieg erzielt werden (Sprinter im Vergleich zu Untrainierten und Ausdauertrainierten). Dennoch würde eine muskuläre Arbeit sehr schnell beendet sein, wenn bedacht wird, dass die in der „normalen" Muskelzelle deponierten ATP-Vorräte nur für ca. 2–3 Kontraktionen ausreichen. Hier würde selbst eine 20-prozentige Steigerung nur unwesentlich zur Verlängerung muskulärer Aktivität beitragen. Geht also der ATP-Vorrat zur Neige, muss die Zelle zur Aufrechterhaltung der energetischen Versorgung andere Energiequellen nutzen – und greift daher auf die Energieträger in der Nahrung zu. Die Nutzung der aus den Nährstoffen stammenden unterschiedlichen Energiequellen zur ATP-Resynthese geschieht dabei nach einer festgelegten Hierarchie (➤ Abb. 15.4).

Die ATP-Resynthese zur Aufrechterhaltung der energetischen Versorgung ist also ein ständig ablaufender Prozess. Diese Energie des ATP wird durch den Abbau in energieärmere Zustände, also in ADP, mittels der Reduktionsäquivalente übertragen. Dieser Vorgang erklärt auch den Begriff „Energiestoffwechsel" sehr gut, weil die Energie ganz banal den Trägerstoff wechselt.

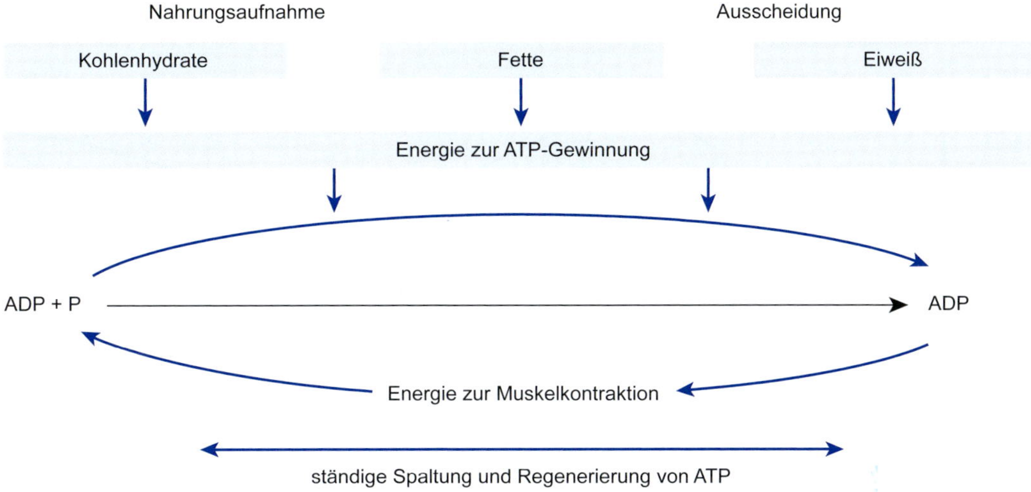

Abb. 15.4 Schematischer Ablauf der Energiegewinnungsprozesse im menschlichen Organismus [L143]

Zusammenfassend zeigt ➤ Tab. 15.6, welche Energieträger welche zeitliche Bedeutung in der Bereitstellung von Energie für Muskelaktionen haben. Dabei laufen alle Prozesse zeitgleich und zu unterschiedlich hohen Relationen ab, abhängig von der Intensität, den individuellen Voraussetzungen und der zeitlichen Länge der Beanspruchung. Dies bedeutet z. B., dass Fette nicht erst ab der 30. Minute als Energieträger herangezogen werden, sondern dass immer alle Energieträger in die Energieversorgung integriert sind, nur zu unterschiedlichen Relationen.

Die Bedeutung der Fette für die energetische Versorgung wird deutlich, wenn die relative Verfügbarkeit in Bezug zum Körpergewicht und den physiologischen Brennwerten der Energieträger bzw. Nährstoffen betrachtet wird (➤ Tab. 15.7).

Tab. 15.6 Zeitliche Bedeutung der diversen Energieträger

Energieträger	Zeitliche Verfügbarkeit (untrainiert)
ATP	ca. 2–3 Kontraktionen
Kreatinphosphat (trainierbar)	ca. 6–8 Sekunden
Glykogen (muskeleingelagert; trainierbar)	ca. 40 Sekunden
Glukose (im Blut, nicht trainierbar)	ca. 30 Minuten
Fette	unendlich

Tab. 15.7 Relative Verteilung der Nährstoffe Kohlenhydrate und Fette

Kohlenhydrate (Zucker/Glukose/Glykogen)	Fette (Lipide/Fettsäuren)	Relation Kohlenhydrate/Fette
Gesamt: ca. 500 g (ist durch Training geringfügig zu beeinflussen) • davon ca. 300 g in der Muskulatur, • davon ca. 200 g in der Leber	Gesamt ca. 15 % des Körpergewichts; z. B. Mann, 80 kg (Normaler BMI, 20–25) • ca. 12 kg = 12 000 g	Gewichtsverhältnis 1:24
Brennwert: Gesamt ca. 2 000 kcal	Brennwert: Gesamt ca. 100 000 kcal	Brennwertverhältnis 1:50 000

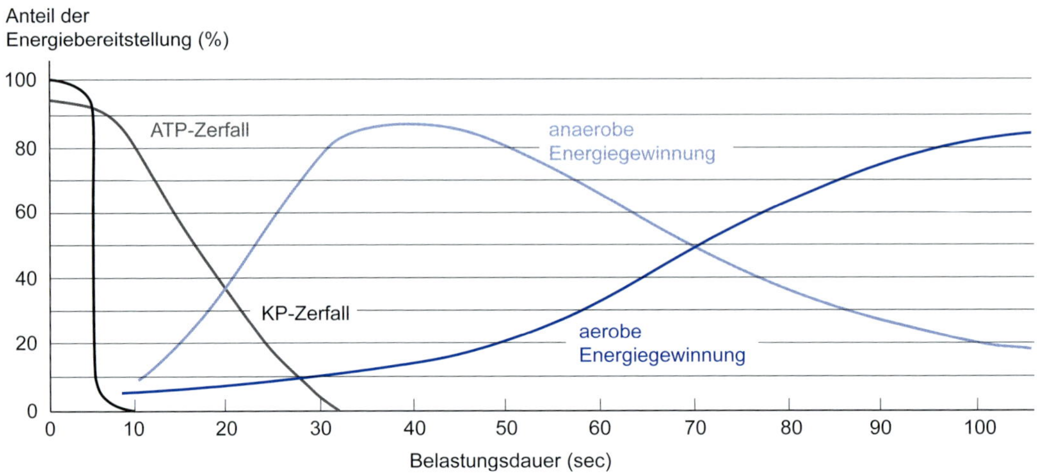

Abb. 15.5 Stoffwechsel zur Energiebereitstellung [L143]

Anaerober und aerober Energiestoffwechsel

Zur ATP-Resynthese stehen zwei Energiestoffwechselmechanismen zur Verfügung – die anaerobe und die aerobe Energiebereitstellung bzw. Energiegewinnung. Im anaeroben Energiestoffwechsel werden Glukosemoleküle (Glukose und Glykogen) ohne Sauerstoff in der Muskelzelle abgebaut. Im aeroben Energiestoffwechsel „verbrennt" die Muskelzelle Glukose sowie die aus Fetten stammenden Fettsäuren. Beide Prozesse laufen dabei immer gleichzeitig ab, jedoch auf unterschiedlichen Niveaus (➤ Abb. 15.5).

15.3.1 Anaerober Energiestoffwechsel

Initiale und hochintensive Muskelarbeitsweisen vollziehen sich überwiegend – aber nicht bzw. nie ausschließlich – anaerob. Alle Muskelarbeiten starten quasi mit der sehr schnell ablaufenden anaeroben Energiebereitstellung. Die anaerobe Energiegewinnung vollzieht sich im Zytoplasma der Muskelzelle und nicht im Mitochondrium.

Anaerobe alaktazide Energiegewinnung

Sind die ATP-Vorräte in der Muskelzelle erschöpft, so wird das zu Adenosindiphosphat (ADP) verstoffwechselte ATP über den Energiespeicher Kreatinphosphat (KP) wieder zu ATP resynthetisiert, d. h. das „verbrauchte" ATP (ADP) wird regeneriert. Dies ist die sogenannte anaerobe alaktazide Energiebereitstellung. Bei großer Beanspruchung dieses Speichers reicht der KP-Vorrat nur für wenige Sekunden. Die meisten KP-Speicher reichen etwa zur Energiebereitstellung von 6–8 Sekunden; diese Speicher sind trainierbar und können durch gezielte Beanspruchung eine bessere Ausschöpfung erzielen, sodass das KP etwas länger (für 8–10 Sekunden) reicht.

Insgesamt ist die anaerobe alaktazide Energiegewinnung dadurch gekennzeichnet, dass durch die Abspaltung eines Phosphates aus dem Kreatinphosphat ein Phosphat frei wird, um aus ADP und Phosphat wieder ATP entstehen zu lassen (➤ Abb. 15.6, Nr. 1). Für diese Reaktion ist kein Sauerstoff (anaerob) erforderlich, und es entsteht keine Milchsäure (alaktazid). Diese Energiebereitstellung in beanspruchten Muskelzellen läuft immer initial (Start muskulärer Arbeiten) und bei kurzzeitigen Höchstleistungen (hohe Intensität) ab.

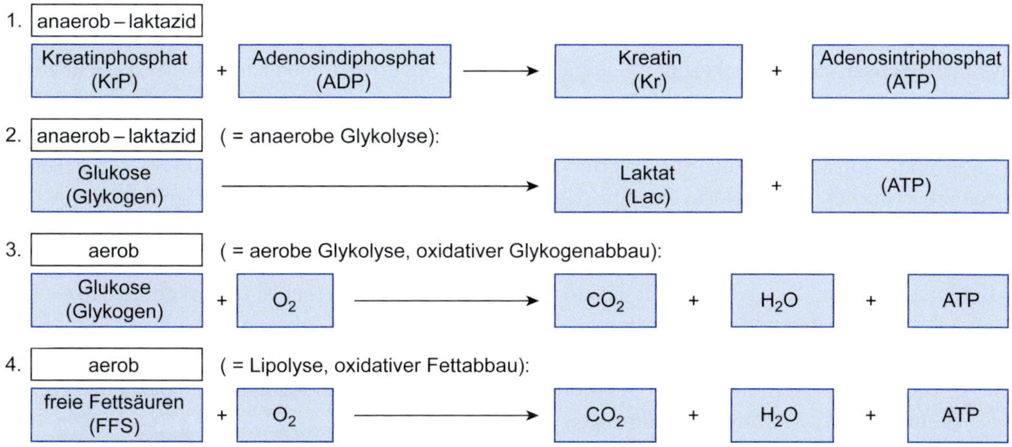

Abb. 15.6 Chemische Reaktionen zur ATP-Resynthese [L143]

Anaerobe laktazide Energiegewinnung – Anaerobe Glykolyse

Gehen die bislang beschrieben beiden Speicher, ATP (2–3 Kontraktionen) und KP (6–8 Sekunden), zur Neige und kann ATP nicht anderweitig resynthetisiert werden, so müssten muskuläre Arbeiten bereits nach wenigen Sekunden eingestellt werden. Damit dies nicht erfolgt, wird – noch bevor der KP-Speicher völlig ausgeschöpft ist – die nächste schnelle Variante der Energiegewinnung aktiviert, Es handelt sich hier um die anaerob-laktazide Energiegewinnung durch den Abbau von Glukose bzw. Glykogen, die ebenfalls im Zytoplasma der Muskelzellen stattfindet (➤ Abb. 15.6, Nr. 2). Dieser Vorgang wird auch als anaerobe Glykolyse bezeichnet, weil hierbei ausschließlich – unter physiologischen Bedingungen – Zuckerformen verstoffwechselt werden. Unter gewissen pathophysiologischen Umständen, die hier jedoch nur am Rande eine Rolle spielen und nur der Vollständigkeit halber erwähnt werden, können auch Eiweiße hierfür verstoffwechselt werden. Die **anaerobe Glykolyse** oder **anaerob-laktazide Energiegewinnung** wird immer dann notwendig, wenn eine muskuläre Beanspruchung höher intensiv durchgeführt werden soll und/oder nicht ausreichend Sauerstoff zur Energiegewinnung in der Muskelzelle vorhanden ist. Diese Form der Energiegewinnung steht ebenfalls sehr schnell zur Verfügung. Die Energieausbeute ist jedoch sehr gering, weil das für die Energiegewinnung im Zytoplasma verstoffwechselte Zuckermolekül (Glykogen = $C_6H_{12}O_6$) hierbei nur unvollständig zerlegt wird, hierbei wird Zucker zu Pyruvat. Es entstehen nur 2 ATP-Moleküle aus einem Zuckermolekül. Diese Energiegewinnungsform ist zeitlich mit ca. 40–50 Sekunden ausgereizt. Bei höchster muskulärer Anstrengung liefert die anaerob-laktazide Energiebereitstellung dabei maximal ca. 70 % der Gesamtenergieproduktion nach etwa 45 Sekunden.

Durch diesen Energiegewinnungsprozess entsteht **Milchsäure** (laktazid). In der Muskelzelle verbleibt die Milchsäure nur für sehr kurze Zeit (ca. 1/1 000 Sekunde) und diffundiert dann in mehrere molekuläre Bestandteile. Einer dieser Bestandteile ist das **Laktat,** dieses ist das Salz der Milchsäure, welches als Stoffwechselzwischenprodukt direkt aus der Muskelzelle ins Blut abgegeben wird, um hier für weitere biochemische Aufgaben zur Verfügung stehen zu können. Laktat wird dabei zum einen wichtig für Energiegewinnungsprozesse der Herzmuskulatur, zum anderen als Energielieferant für Erythrozyten oder als Katalysator für die Aktivierung von Glykogen in der Leber.

Insgesamt kommt dieser Energiestoffwechselform auch eine Bedeutung in der Leistungsdiagnostik zu. Hierbei wird z. B. durch Bestimmung von Blutlaktatwerten analysiert, ab wann bzw. bei welcher Intensität die überwiegende Energiebereitstellung anaerob-laktazid stattfindet. Darüber hinaus kann durch eine individuelle Ausbelastung analysiert werden, inwieweit Laktatwerte toleriert werden. Im sportlichen Spitzenbereich anaerob-laktazider Energiebereitstellungsprozesse, wie z. B. bei 400-Meter-Läufern, werden Werte von bis zu 25 mmol/l Blut gemessen, während Untrainierte oft nur Werte von 7–8 mmol/l erreichen und tolerieren. Ein Überschreiten der Toleranzgrenze führt wegen der Pufferreaktionen (Bikarbonatpuffer) zu vermehrter H+-Ionen-Bindung im Blut. Die gebundenen H+-Ionen werden teilweise abgeatmet oder – ganz simpel – erbrochen. Daher ist ein überhöhter Laktatwert oft mit einem Übelkeitsgefühl verbunden. Zur Vertiefung dieses Themas wird auf die Ausführungen in ➢ Kap. 16.7.1 „Laktatdiagnostik“ verwiesen.

15.3.2 Aerober Energiestoffwechsel

Aus den Ausführungen zu den anaeroben Energiegewinnungsprozessen lässt sich ableiten, dass muskuläre Arbeitsbelastungen von mehr als 40–60 Sekunden weitere Energiegewinnungsprozesse benötigen. Dauerleistungen kann die Muskelzelle nur mittels weiterer Stoffwechselmechanismen bewältigen, die nur funktionieren, wenn für diese Prozesse ausreichend Sauerstoff (aerob) in der Muskelzelle zur Verfügung steht. Bei der aeroben Energiegewinnung werden Glukose und die aus Fetten stammenden Fettsäuren unter Sauerstoffverbrauch verstoffwechselt. Wichtig hierbei ist die Erkenntnis, dass Zucker (Glukose oder Glykogen) sowohl anaerob als auch aerob verstoffwechselt werden kann, wobei pro Molekül Zucker unterschiedliche Mengen ATP entstehen.

Die aerobe Energiegewinnung erfolgt ausschließlich in den Mitochondrien der Muskelzellen. Hierbei werden Fette in Form von Fettsäuren innerhalb der **Lipolyse** direkt verwertet; bei der Zuckerverwertung kommt es darauf an, ob nach dem Glykolysevorgang ausreichend Sauerstoff in der Muskelzelle vorhanden ist. Glykogen und Glukose werden in der an-

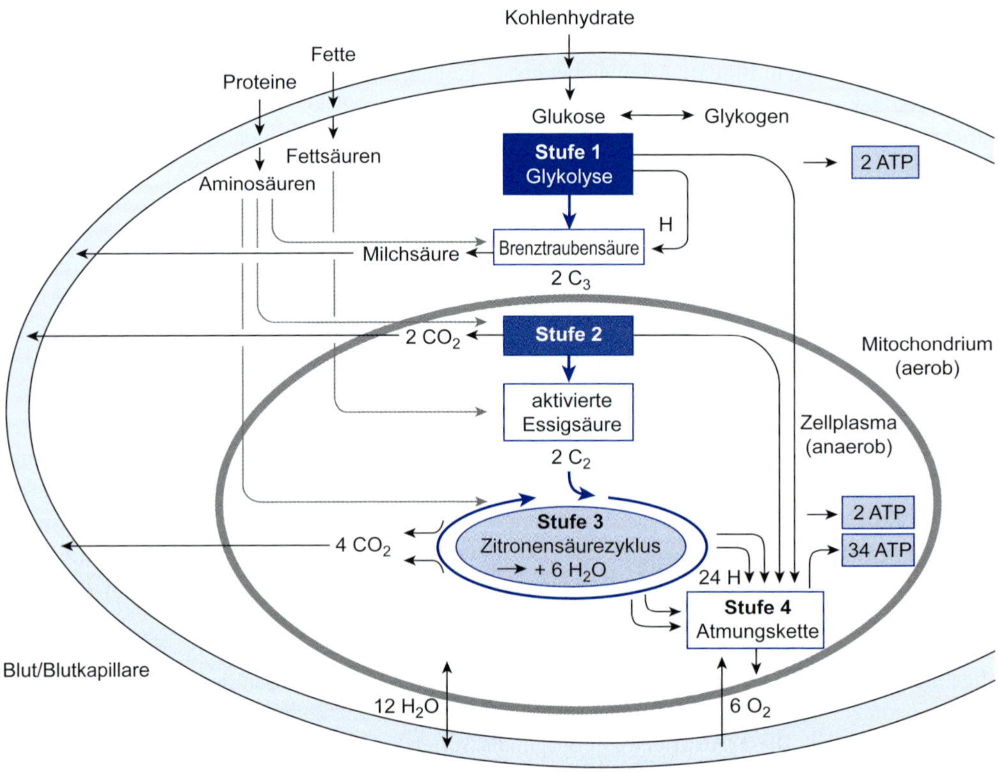

Abb. 15.7 Energiegewinnung in der Muskelzelle [L143]

aeroben Glykolyse (➤ Kap. 15.3.1) bis hin zur Brenztraubensäure verstoffwechselt (2 ATP-Moleküle aus einem Zuckermolekül). Ist ausreichend Sauerstoff in der Muskelzelle vorhanden, entstehen nicht – wie in der anaeroben Glykolyse zu Ende geführt – Pyruvat und Laktat. Vielmehr wird dann durch Oxidation im Mitochondrium der Muskelzelle die Brenztraubensäure (Vorstufe des Pyruvat) zu aktivierter Essigsäure (Acetyl-CoA) umgewandelt und in den Zitronensäurezyklus und in die Atemkette überführt. (➤ Abb. 15.7). Durch diesen nur bei ausreichend vorhandenem Sauerstoff stattfindenden Energiegewinnungsprozess werden insgesamt ca. 34 ATP-Moleküle generiert.

Insgesamt können bei vollständiger Verbrennung eines Zuckermoleküls (anaerobe Glykolyse und aerobe Glykolyse oder Oxidation) ca. 34 Moleküle ATP generiert werden (2 Mol in der anaeroben Glykolyse, 2 Mol im Zitratzyklus und ca. 30 Mol in der Atmungskette). Dabei dauert der aerobe Energiegewinnungsprozess zwar deutlich länger als die anaerobe Energiegewinnung, dafür ist er jedoch erheblich ergiebiger, was den ATP-Gewinn betrifft.

Die Gesamtbilanz der Zellatmung bei der aeroben Energiegewinnung kann für Glukose wie in ➤ Formel 15.1 festgehalten werden:

$$C_6H_{12}O_6 + 6\ O_2 \rightarrow 6\ CO_2 + 6\ H_2O \text{ plus Energie (ca. 34 ATP)} \qquad \text{Formel 15.1}$$

Der respiratorische Quotient beträgt 1 (abgegebenes CO_2/aufgenommenes O_2); es liegt also ausschließlich Glukoseverbrennung vor (➤ Kap. 16.7.2 – Spirometrie).

Eine mögliche Gesamtbilanz der Zellatmung bei der aeroben Energiegewinnung für Fette wird in ➤ Formel 15.2 beispielhaft für Palmitinsäure festgehalten:

$$C_{15}H_{31}COOH + 23\ O_2 \rightarrow 16\ H_2O + 16\ CO_2 \text{ plus Energie (ca. 130 ATP)} \qquad \text{Formel 15.2}$$

Der respiratorische Quotient beträgt 0,7 (abgegebenes CO_2/aufgenommenes O_2); es liegt also ausschließlich Fettverbrennung vor (➤ Kap. 16.7.2).

Fette, bzw. Fettsäuren werden im Rahmen der Lipolyse ebenfalls im Mitochondrium in den Zitratzyklus und in die Atmungskette eingebracht und verstoffwechselt. Dabei wird hier erheblich viel mehr Energie generiert als bei der Oxidation von Zucker, weil Fette einen erheblich höheren Brennwert aufweisen als Zucker (Zucker ca. 4,2 kcal/g, Fette ca. 9,1 kcal/g). Daher sind langandauernde Muskelbeanspruchungen nur möglich, wenn es gelingt, die überwiegend notwendige Energie aerob zur Verfügung zu stellen. Hierbei reichen die Zuckervorräte im Blut (Glukose) ca. 30 Minuten; weiterführende muskuläre Beanspruchungen sind dann nur möglich, wenn die überwiegende Energieversorgung durch Fettverbrennung stattfinden kann. Die hier zur Verfügung stehenden körperlichen Reserven reichen rein theoretisch unendlich lange.

15.4 Die motorischen Hauptbeanspruchungsformen

Die menschliche Motorik in ihrer Gesamtheit ist abhängig von fünf motorischen Hauptbeanspruchungsformen, auch konditionelle Eigenschaften genannt. Die beiden Begriffe sind Synonyme; erstgenannte Bezeichnung kommt eher aus der Sportmedizin, die zweite stammt eher aus der Trainingswissenschaft/Trainingslehre. Die fünf konditionellen Eigenschaften oder motorischen Hauptbeanspruchungsformen, die in den folgenden Kapiteln detailliert beschrieben werden, sind:

- Ausdauer (➤ Kap. 16)
- Kraft (➤ Kap. 17)
- Flexibilität (➤ Kap. 18)
- Schnelligkeit (➤ Kap. 19)
- Koordination (➤ Kap. 20)

Sie sind eigenständig definiert und unterscheiden sich grundsätzlich, z. B. hinsichtlich ihrer leistungslimitierenden Faktoren, ihrer Messmöglichkeiten, ihrer Trainingsmethoden und Trainingsparameter, sowie hinsichtlich der durch Training resultierenden physiologischen Adaptationen und funktionellen Resultate. Gleichwohl gibt es an vielen Schnittstellen der einzelnen Hauptbeanspruchungsformen mögliche Überschneidungen bei den einzelnen Merkmalen (➤ Abb. 15.8).

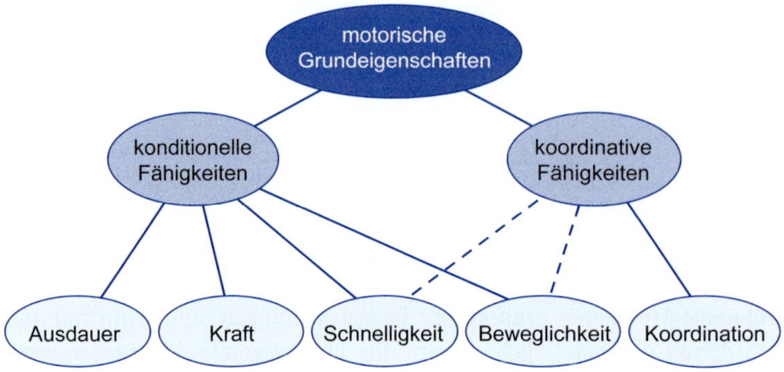

Abb. 15.8 Kondition/Konditionelle Eigenschaften/Motorische Hauptbeanspruchungsformen [L143, W939]

VERWENDETE LITERATUR

Grosser M, Starischka S, Zimmermann E: Das neue Konditionstraining. BLV, München 2012

Diemer, F, Sutor, V.: Praxis der medizinischen Trainingstherapie, Thieme, Stuttgart 2011

WEITERFÜHRENDE LITERATUR

Behrends, CJ: Physiologie. Thieme, Stuttgart 2010 (S. 534–554)

Berg, v. d. Frans (Hrsg.): Angewandte Physiologie 2 – Organsysteme verstehen und beeinflussen. Thieme, Stuttgart 2005 (S. 537–578)

Diemer F, Sutor V: Praxis der medizinischen Trainingstherapie, Thieme, Stuttgart 2011

Halle M et al. (Hrsg.): Sporttherapie in der Medizin. Schattauer, Stuttgart 2008

KAPITEL

16 Ausdauer

Lernziele

Es werden folgende Kenntnisse und Kompetenzen erzielt:

- Alle **Ausdauerformen** können sicher und selbstständig differenziert werden.
- Alle **leistungslimitierenden und qualitätsentscheidenden Faktoren** für Ausdauerbeanspruchungen sind bekannt und können sicher beschrieben werden.
- Die unterschiedlichen **Beurteilungs- und Messmöglichkeiten** für alle Ausdauerformen sind bekannt und können hinsichtlich ihrer Wertigkeiten eingeschätzt werden.
- Die **Auswirkungen aller Ausdauertrainingsformen** auf den Organismus können sicher und detailliert wiedergegeben werden.
- Die **Trainingsmethoden „Dauermethoden"** und **„Intervallmethoden"** können sicher differenziert und angewendet werden; aktuelle Erkenntnisse zu „High-Intensity-Training" und „High-Intensity-Intervall-Training" **(HIT/HIIT)** sind integriert.
- Die unterschiedlichen **Analyseverfahren** zur Bestimmung der Ausdauerleistungsfähigkeiten sind bekannt und können sicher angewendet werden. Dies betrifft die Laktatdiagnostik, Spiroergometrie und pulsgesteuerte Verfahren.
- Die positiven **Auswirkungen von Ausdauertraining auf diverse Krankheiten** können genannt werden. Es sind auch die **krankheitsvorbeugenden und gesundheitserhaltenden Wirkungen von Ausdauertraining** bekannt.

„Gäbe es eine Pille, welche folgende Eigenschaften in sich vereinen würde: Senkung des myokardialen Sauerstoffverbrauchs, Vergrößerung des myokardialen Sauerstoffangebots, Hemmung der Arterioskleroseentwicklung, Verbesserung der Fließeigenschaften des Blutes, verbunden mit einem antithrombotischen Effekt, Entgegenwirken der Adipositasentwicklung, Begünstigung einer optimalen Entwicklung von Körper und Geist, Vermeidung von körperlichen und geistigen, altersbedingten Leistungseinbußen – mit welch großartiger Dramaturgie wohl würde dieses Medikament weltweit gefeiert werden?

Dabei ist dieses Medikament vorhanden: Es heißt geeignetes, individuell angepasstes körperliches Training vom Kindes- bis zum Greisenalter. Seiner Anwendung steht leider das physikalische Gesetz der Trägheit entgegen, und damit müssen wir nun einmal leben"

(Wildur Hollmann 1995 anlässlich der Eröffnung des Deutschen Sportärztekongresses; zit. n. Hollmann/Hettinger 2000).

Dem Ausdauertraining werden weitreichende, gesundheitlich positive Konsequenzen zugesprochen (Hollmann/Hettinger 2000). Der motorischen Hauptbeanspruchungsform Ausdauer kommt im MAT daher eine besondere Funktion zu. Ausdauer nimmt in gewisser Weise auf die anderen motorischen Hauptbeanspruchungsformen Einfluss und stellt somit eine wichtige Säule und Grundlage von Training im Allgemeinen dar. Wenn schon der Vergleich mit einem Medikament für die Ausdauer herangezogen wird, ist es jedoch wie bei jeder Medizin: Die Dosis ist von entscheidender Bedeutung. Um das Medikament „Ausdauertraining" richtig dosieren zu können, ist es unverzichtbar, die individuelle, ausdauerspezifische Leistungsfähigkeit als Ausgangssituation zu analysieren und hierauf ein individuelles Ausdauertraining aufzusetzen. Eine solche Trainings- oder Leistungsdiagnostik zielt nicht grundsätzlich unmittelbar auf eine absolute Höchstleistung, sondern vielmehr auf die ausdauerspezifische Leistungsfähigkeit des Einzelnen. Der Start in ein individuell dosiertes, sinnvolles Ausdauertraining im MAT beinhaltet daher immer eine Leistungsdiagnostik (➤ Kap. 16.7), und das erst recht bei funktionsbeeinträchtigten Menschen. Dies führt weg von Trainingsfaustformeln, Trimming-

130-Empfehlungen oder Laufen-ohne-zu-schnaufen-Slogans. Eine individuelle Trainingsempfehlung basiert auf validen, reliablen und objektiven Diagnostikverfahren. Nur dann kann sicher ein körperliches Training im Ausdauersektor wohldosiert und mit individuell optimalen Effekten durchgeführt werden. Hierbei kommt immer gleichzeitig auch ein wesentlicher pädagogischer Gesichtspunkt zum Tragen: Das Training soll dazu befähigen, anhand der eigenen subjektiven Belastungsmerkmale und Belastungsempfindung die Belastungsintensität richtig einzuschätzen. Eine Leistungsdiagnostik dient dazu, diese individuellen Empfindungen zu objektivieren und die „richtigen" Belastungsvorgaben umzusetzen. Dies muss auch vor dem Hintergrund gesehen werden, dass viele gänzlich Untrainierte, oft ohne jedweden Kontakt zu „Körperlichkeit" und körperlicher, motorischer Beanspruchung, als Rehabilitanden erstmalig mit Training als systematische Belastung konfrontiert werden. Idealerweise wird ein Patient, Rehabilitand oder ehemaliger „Bewegungsmuffel" durch das MAT zu einem individuellen, eigenständig durchgeführten Training in Eigenregie geführt. Hierfür ist die Entwicklung eines individuellen Köpergefühls und Belastungsempfindens notwendig. Technische Hilfsmittel zur Bestimmung der Belastungsintensität können helfen, die aus der Leistungsdiagnostik entwickelten individuellen Vorgaben umzusetzen. Mit zunehmender Trainingserfahrung sollte auf diese Hilfsmittel jedoch irgendwann verzichtet werden können.

16.1 Definitionen

Der Begriff Ausdauer ist als „Ermüdungswiderstandsfähigkeit" definiert. Beide Begriffe können demnach auch synonym verwendet werden.

Ausdauer im Allgemeinen ist die Fähigkeit, eine vorgegebene Belastungsintensität möglichst lange zu erbringen bzw. aufrechtzuerhalten.

Es sind unterschiedliche Unterteilungsmöglichkeiten für die Ausdauer und die Ausdauerformen in der Literatur geläufig. So ist es möglich in die Teilbereiche

- Kurzzeitausdauer, mit Belastungsdauer von 3–10 Minuten,
- Mittelzeitausdauer, mit Belastungsdauern von 10–30 Minuten und
- Langzeitausdauer, mit Belastungszeiten von mehr als 30 Minuten

zu untergliedern.

Diese Einteilung orientiert sich an eher ausschließlich energetischen Gesichtspunkten. Bei Belastungsdauern bis drei Minuten stehen überwiegend anaerobe Energielieferungsprozesse als insgesamt leistungs-

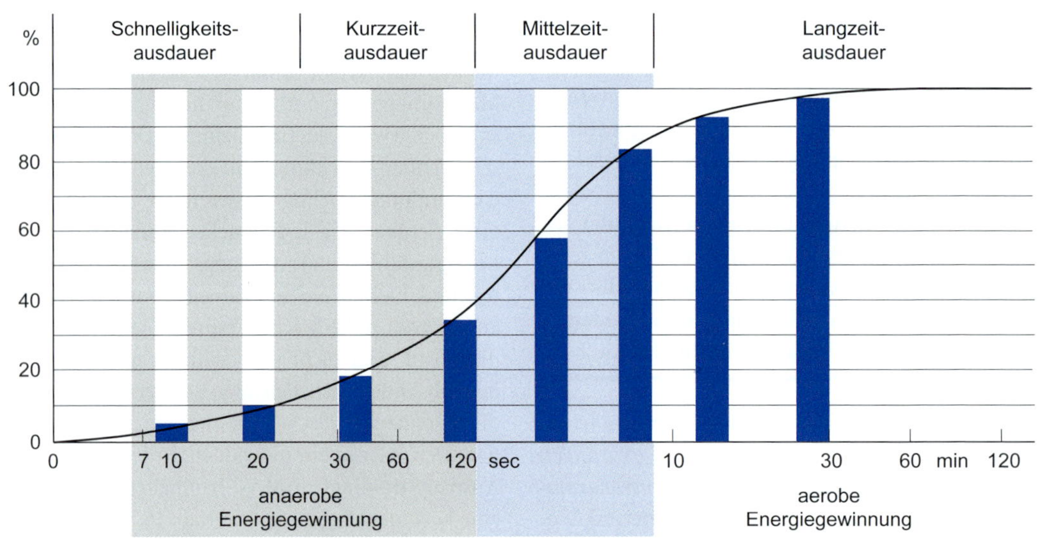

Abb. 16.1 Kurzzeit-, Mittelzeit- und Langzeitausdauer – prozentualer Anteil der Energiegewinnungsprozesse [L143]

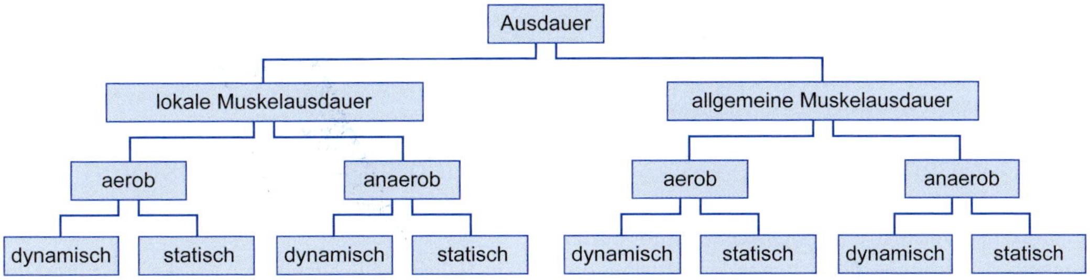

Abb. 16.2 Ausdauer und Ausdauerformen [L143]

limitierend im Vordergrund. Ab einer Belastungsdauer von drei Minuten müssen, damit muskuläre Arbeiten überhaupt aufrecht erhalten werden können, aerobe Energielieferungsprozesse zunehmend an Gewichtung gewinnen. Bei Belastungsdauern von mehr als 30 Minuten werden in der Regel die größeren Energiegewinnungsprozesse aerob stattfinden müssen und als Energieträger daher die Fette im Vordergrund stehen. Unter Berücksichtigung dieser Herangehensweise können jedoch die Ausdauerformen nicht alle hinlänglich gut beschrieben werden. In ➤ Abb. 16.1 sind die Energiegewinnungsprozesse noch einmal bildhaft erläutert. Darüber hinaus wird hier noch einmal auf die Ausführungen in ➤ Kap. 15.3 (Energiestoffwechsel) verwiesen.

Unter Berücksichtigung weiterer für Ausdauerleistungen relevanter Überlegungen wie z. B. hinsichtlich Größe und Volumen der eingesetzten Muskulatur, Herz-Kreislaufrelevanz, Energiestoffwechsel, funktionelle und strukturelle Überlegungen, hat sich heute die Untergliederung nach Hollmann/Strüder (2009) durchgesetzt (➤ Abb. 16.2). Hier sind acht einzelne Ausdauerformen differenziert. Bei der Beschreibung der Ausdauer und der unterschiedlichen Ausdauerformen kommen energetische, herz-kreislaufrelevante, funktionelle, strukturelle und metabolische Überlegungen zum Tragen.

16.1.1 Allgemeine und lokale Ausdauer

Mit allgemeiner Ausdauer werden muskuläre Arbeiten bezeichnet, an denen mehr als ein Sechstel bis ein Siebtel der Gesamtskelettmuskulatur beteiligt ist. Dies ist in der Regel immer dann der Fall, wenn mehr als die Muskulatur eines Beins für die definierte Bewegungsdurchführung benötigt bzw. eingesetzt wird.

Lokale Ausdauer beschreibt insofern muskuläre Beanspruchungen mit dem Einsatz von weniger als einem Sechstel bis einem Siebtel der Gesamtskelettmuskulatur.

Unter Grundlagen- oder allgemeiner Ausdauer ist daher in der Regel die spezifische Ausdauerfähigkeit bei lang andauernden Belastungen in überwiegend aerober Stoffwechsellage zu verstehen. Sie bildet oft die Grundlage für umfangreiche Trainings- und Wettkampfbelastungen.

16.1.2 Aerobe und anaerobe Ausdauer

Aerobe Ausdauerformen umfassen muskuläre Arbeitsweisen, bei denen die oxidative, aerobe Energiegewinnung für die durchzuführende muskuläre Arbeit überwiegend oder mindestens im Gleichgewicht (**Steady-State**) zur anaeroben Energiebereitstellung gewährleistet ist. Es herrscht also hierbei mindestens ein Gleichgewicht zwischen Sauerstoffaufnahme und Sauerstoffverbrauch für die zu bewältigende muskuläre Arbeit.

Anaerobe Ausdauer bezeichnet muskuläre Belastungsformen, bei denen die Energiebereitstellung durch ein Sauerstoffdefizit gekennzeichnet ist. Der Sauerstoffbedarf für die durchzuführende muskuläre Arbeit kann nicht gedeckt werden. Hierdurch ist der Sauerstoffverbrauch höher als die Sauerstoffaufnahme, und es stellt sich eine metabolische Azidose ein. Hierbei entsteht Laktat als Stoffwechselzwischenprodukt (➤ Kap. 15.3). Die Menge dieses

Stoffwechselprodukts kann als Messkriterium für die jeweilige Stoffwechsellage bestimmt werden.

16.1.3 Dynamische und statische Arbeitsweisen

Dynamische muskuläre Arbeitsweisen sind durch Längenveränderungen der arbeitenden Muskulatur und Bewegungen in den dazugehörenden Gelenken gekennzeichnet. Es werden hierbei konzentrische und exzentrische Muskelaktionen unterschieden.

Statische muskuläre Arbeitsweisen werden synonym oft als isometrische (griechisch iso = gleich, metrie = Maß, also gleiches [Muskel-]Maß) bei durchgeführter Muskelaktion bezeichnet: Der Gelenkwinkel ändert sich während der Muskelaktion nicht; es findet keine Bewegung statt.

16.2 Die Ausdauerformen

Die Differenzierung in acht unterschiedliche Ausdauerformen lässt schon darauf schließen, dass für die jeweiligen Ausdauerformen durchaus sehr unterschiedliche Parameter für deren Ausprägungen, Trainingsformen und Messmöglichkeiten bestehen. Zur Differenzierung sind daher die Teilbereiche separat zu betrachten.

16.3 Die allgemeine aerobe Ausdauer

Der allgemeinen dynamischen aeroben Ausdauer sind die meisten und größten gesundheitlich relevanten Effekte zugeschrieben (➤ Kap. 16.9).

Die folgenden Parameter sind bedeutsam für die Entwicklung und Ausbildung der allgemeinen aeroben Ausdauer:

- Qualitätsentscheidende und leistungslimitierende Faktoren
- Beurteilungs- und Messmöglichkeiten
- Trainingsmethoden
- Trainingsziele
- Adaptationen

16.3.1 Qualitätsentscheidende und leistungslimitierende Faktoren der allgemeinen aeroben Ausdauer

Für die generelle allgemeine aerobe Leistungsfähigkeit sind die nachfolgenden Teilbereiche maßgeblich und leistungslimitierend (➤ Abb. 16.3):

- Maximale Sauerstoffaufnahme
- Aerobe – anaerobe Schwelle
- Größe des Glykogengehalts in Muskulatur und Leber
- Qualität der Stoffwechselvorgänge (z. B. Energiestoffwechsel, Koordination der beteiligten Muskulatur)
- Ernährungszustand
- Genetische Dispositionen
- Zentrale Steuerungs- und Regulationsprozesse

Maximale Sauerstoffaufnahme

Die maximale Sauerstoffaufnahme (VO_{2max}) während der maximalen Belastung ist eine Standardmessgröße der aeroben Leistungsfähigkeit. Dabei handelt es sich um die maximale O_2-Menge, die vom eingeatmeten Atemgas pro Zeiteinheit aufgenommen wird. Die Bestimmung der VO_{2max} wird im Leistungssport zur Einschätzung des aktuellen Ausdauertrainingszustands durchgeführt. In der inneren Medizin können auf diese Weise Schweregrade verschiedener kardiopulmonaler Erkrankungen beurteilt werden.

Die Sauerstoffaufnahme ist definiert als die Menge Sauerstoff, die unter maximaler Ausbelastung der arbeitenden Muskulatur aufgenommen werden kann. Sie wird entweder als absoluter Wert (ml oder l) oder als relativer Wert (ml/kg Körpergewicht) angegeben. Je größer die maximale Sauerstoffaufnahme eines Menschen ist, desto mehr Sauerstoff steht für die aerobe Energiegewinnung zur Verfügung. Die Sauerstoffaufnahmekapazität wiederum wird durch das Schlagvolumen des Herzens, die arteriovenöse Sauerstoffdifferenz und die Transportkapazität des Blutes beeinflusst.

Organsystem	Physiologische Funktion	Empfundener Schweregrad
Gehirn, insbesondere präfrontaler Kortex (PFK) in Verbindung mit – Prämotorischem Kortex – Mediotemporaler Kortex – Hippocampus – Amygdala – Hypothalamus	Steuerung und Befehl durch PFK ↓	Anstrengend
ZNS/Nervensystem (zentral und peripher)	Erregungsleitung und -übertragung (Na^+/K^+) ↓	Schwach
Skelettmuskulatur	Querbrückenbildung (CA^+) ↓ Energieerzeugung (ATP → ADP) ↓	Anstrengend
Energiestoffwechsel Kreislauf/Gefäße (Arterien und Venen) Atmung/Lunge	Glykogen + ADP → ATP + Laktat + H^+ Glykogen + ADP + O_2 → ATP + CO_2 FFA + ADP + O_2 → ATP + CO_2 ↑ ↓ Hämodynamik ↑ ↓ Atmung ↑ ↓ O_2 CO_2	Ermüdend

Abb. 16.3 Zusammenhänge zwischen Organsystemen, physiologischen Funktionen und empfundenem Schweregrad bei körperlicher Beanspruchung (modifiziert nach Hollmann 2006) [L143]

Als Gütekriterien für die maximale Sauerstoffaufnahme selbst, also für Aufnahme, Transport und Verwertung des Sauerstoffs, sind im Einzelnen folgende Parameter leistungslimitierend:

- Ventilation – diese wird als Atemäquivalent angegeben. Das Atemäquivalent (AÄ) wird errechnet aus dem Atemminutenvolumen (AMV) dividiert durch die Sauerstoffaufnahme: AMV/O_2 = AÄ.
- Lungendiffusionskapazität – sie bezeichnet die Durchlässigkeit der Lungenmembranen für Sauerstoff.
- Herzzeitvolumen (ml/min).
- Arteriovenöse Saustoffdifferenz – sie beschreibt die Differenz im Sauerstoffgehalt des Blutes in der Lungenarterie (= venöses Mischblut) und im arteriellen Blut. Sie gibt einen Hinweis auf die periphere Sauerstoffausschöpfung.
- Blutvolumen – allgemeine aerobe Beanspruchung beeinflusst das Blutvolumen.
- Totalhämoglobingehalt – er ist durch Training zu beeinflussen.
- Größe und Menge der Energiedepots und Mitochondrien in der Muskelzelle.
- Enzymbesatz in den Mitochondrien.

Normwerte

Die VO_{2max} wird in Litern/Minute angegeben. Sie beträgt bei Untrainierten ca. 3–3,5 l/min und bei Ausdauertrainierten ca. 5–6 l/min. Zum individuellen Vergleich der Ausdauerleistungsfähigkeit ist sie aufgrund der unterschiedlichen anthropometrischen Daten (Körperhöhe, Gewicht) nur bedingt geeignet. Zur besseren Vergleichbarkeit erfolgt eine Normierung auf das Körpergewicht. Man spricht von relativer maximaler Sauerstoffaufnahme (ml/min/kg KG). Sie liegt im Mittel zwischen dem 20. und 30. Lebensjahr bei ca. 35–40 ml/min/kg KG. Frauen erreichen geringere Werte. Bezieht man die VO_{2max} auf die fettfreie Körpermasse, findet man kaum noch Unterschiede zwischen den Geschlechtern. Die Hochleistungssportler (z. B. Radrennfahrer, Skilangläufer, Langstreckenläufer) können Spitzenwerte von 80–90 ml/min/kg KG erreichen. Bei Herzkranken werden Werte um 15–20 ml/min/kg KG gemessen. Die maximale Sauerstoffaufnahme (VO_{2max}) definiert das obere Limit des kardiopulmonalen Systems.

Aerobe und anaerobe Schwelle

Der Einfachheit halber wird hier zunächst auf nur zwei „Schwellen" hingewiesen, um dem Leser eine erste für den „Alltag" sinnvolle Übersicht zu schaffen. Für das Laktat wird historisch in die genannten zwei Schwellen differenziert, die jedoch in der Literatur mit einer Vielzahl unterschiedlicher Begriffe belegt sein können. Mittlerweile finden sich mehr als 60 Konzepte zu den „Schwellenwerten" allein in der Laktatdiagnostik. Diese werden häufig auch noch vermischt mit den Begriffen aus der Spiroergometrie verwendet.

Die Ausdauerleistungsfähigkeit ist in der Regel grundsätzlich durch die zwei Schwellenwerte charakterisiert, die prinzipiell den Beginn und das Ende des aeroben-anaeroben Übergangs betreffen. Dies sind bezogen auf die Laktatwerte:

- Aerobe Schwelle (2 mmol/l)
- Anaerobe Schwelle (z. B. 4 mmol/l)

Beide Schwellen beschreiben Laktatkonzentrationen im Blut und lassen Rückschlüsse auf die Relationen der aeroben und anaeroben Energiegewinnung bzw. Energiebereitstellung bei den jeweiligen Belastungsstufen zu.

Die Schwellen werden in der Regel metabolisch (Laktat) bestimmt; sie können jedoch auch ventilatorisch (CO_2/O_2) bestimmt werden (Spirometrie/Spiroergometrie). In der Regel findet sich die metabolische Bestimmung häufiger, weil die Instrumente hierfür günstiger und gängiger sind.

Die aerobe Schwelle liegt bei ca. 2 mmol Laktat/l Blut. Sie entspricht daher einer Belastungsintensität, bei der dieser Laktatwert (Schwelle) gerade überstiegen wird. Dieser Wert bzw. diese Schwelle definiert im Grunde die niedrigste Schwelle, die überschritten werden muss, damit die Grunddefinition für „Training" physiologisch auch greift. Erst wenn diese Schwelle überstiegen wird, kann von einem Ausdauertraining gesprochen werden. Reize unterhalb dieser Schwelle führen zu keinerlei ausdauerspezifischen Adaptationen, wie sie durch ein aerobes Training angestrebt werden.

Die anaerobe Schwelle wird häufig über die sogenannte „fixe" Schwelle in Höhe von 4 mmol Laktat/l Blut, oder aber als individuelle anaerobe Schwelle definiert. Bei Belastungsintensitäten an der anaeroben Schwelle liegt ein maximales Laktatgleichgewicht vor, d. h. Laktatproduktion und Laktatabbau halten sich gerade noch im Gleichgewicht. Dieser Zustand wird auch als „Lactate-Steady-State" oder kurz „Steady-State" bezeichnet. Höhere Belastungsintensitäten jenseits der fixen oder individuellen anaeroben Schwelle führen zu einem exponentiellen Laktatanstieg. Dies ist ein Hinweis, dass die Sauerstoffaufnahme nicht mehr ausreicht, den Gesamtenergiebedarf zu decken. Die Belastung muss dann je nach Laktattoleranz (Verträglichkeit hoher Laktatwerte) und Willensstärke der beanspruchten Menschen abgebrochen werden, oder die Intensität muss reduziert werden. Vertiefte Hinweise zur Laktatdiagnostik und Spiroergometrie sowie den zugehörigen „Schwellenkonzepten" sind ➤ Kap. 16.7.1 und ➤ Kap. 16.7.2 zu entnehmen.

Glykogengehalt in Muskulatur und Leber

Es sei an dieser Stelle noch einmal auf die Ausführungen in ➤ Kap. 15.3 verwiesen. Dort zeigt ➤ Tab. 15.6 die Speicherkapazitäten für Glykogen im menschlichen Organismus. Diese dort dargestellten Kapazitäten sind durch richtig durchgeführtes Training stark beeinflussbar. Insbesondere gilt dies auch für die Speicherkapazität von Zucker in der Leber.

Qualität der Stoffwechselvorgänge

Durch Ausdauertraining kommt es unter anderem zu einer Ökonomisierung von Stoffwechselvorgängen. Dies betrifft zum einen die energieliefernde Prozesse selbst, zum anderen wird über eine verbesserte intermuskuläre Koordination weniger Sauerstoff für gegebene Belastungen benötigt, sodass mit zunehmender Beanspruchungszeit Sauerstoffspareffekte zu einer verbesserten Leistungsfähigkeit führen können. Diese Formen der Adaptation sind insgesamt noch nicht zureichend untersucht.

Ernährungszustand und Dispositionen

Hier handelt es sich um allgemeine, qualitätsentscheidende und leistungslimitierende Faktoren, die es generell immer zu berücksichtigen gilt. Während die individuelle Disposition in der Regel nicht oder nur wenig zu beeinflussen ist (Ausnahmen: z. B. Medikamente und Doping, Geschlechtsumwandlung, „technisches Doping" und anthropometrische Korrekturen), kann durch gezielte Ernährung sehr wohl Einflussnahme auf Ausdauerleistungen erzielt werden.

Zentrale Steuerungs- und Regulationsprozesse

Im Zusammenhang mit Ausdauerbeanspruchungen geraten zunehmend auch das Gehirn und das Zentralnervensystem (ZNS) in den Blickpunkt der Betrachtungen zur Leistungslimitierung (Central-Governor-Theorie).

Aus vielen Berichten in den Sportmedien ist bekannt, dass Sportler immer wieder trotz guter physiologischer und trainingswissenschaftlicher Vorbereitungen individuell mögliche Leistungen nicht abrufen können (der Kopf wollte nicht). Andererseits ist ebenfalls bekannt, dass körperliche Leistungen erbracht werden können, die eigentlich vor dem Hintergrund von bislang erzielten physiologischen und funktionellen Ergebnissen individuell nicht erwartet worden sind. Mittlerweile besteht ein Konsens darüber, dass für viele Leistungsbegrenzungen – auch im Ausdauerbereich – das individuelle Probandengefühl, also das subjektive Empfinden, für Leistungsbegrenzungen verantwortlich ist und nicht der objektive physiologische Befund. So richtet sich hinsichtlich der Leistungslimitierung die Aufmerksamkeit zum einen auf den Effekt eines sensorischen Feedbacks mit der Großhirnrinde. Zum anderen werden motivationale und konzentrationsspezifische Aspekte als leistungslimitierende Faktoren betrachtet.

16.3.2 Beurteilungs- und Messmöglichkeiten der allgemeinen aeroben Ausdauer

Die allgemeine aerobe Ausdauer wird am spezifischsten durch die leistungsdiagnostischen Verfahren der Spirometrie und der Laktatdiagnostik ermöglicht, da hierdurch eine indirekte Differenzierung und Spezifizierung der Energiebereitstellung des Menschen und eine Analyse der kardiopulmonalen Antworten auf metabolische Prozesse unter Belastungsbedingungen ermöglicht wird. Insgesamt können folgende Beurteilungsmöglichkeiten zur Bestimmung der allgemeinen aeroben Ausdauerfähigkeit eingesetzt werden:

- Spirometrische Untersuchungen:
  - **Regulationsprüfungen,** um Auskünfte über die Kreislaufregulation und -reaktion zu erlangen
  - **Leistungsuntersuchungen,** um Auskünfte über die Leistungsfähigkeit und Belastbarkeit des kardiopulmonalen Systems zu erlangen
- Laktatuntersuchungen, um Auskunft über die metabolische Belastungsreaktion zu erlangen
- Blutgasanalysen z. B. des CO_2-Verhaltens und des pH-Wertes
- Herzfrequenzanalysen/Pulsmessungen

Spirometrische Untersuchungen

Bei den spirometrischen Untersuchungen handelt es sich um Atemgasanalysen der CO_2-Abgabe und der O_2-Aufnahme auf vorgegebenen Belastungsstufen. Es werden also die ventilatorischen Antworten auf die Stoffwechselvorgänge unter inkrementalen – also stufenförmigen – Belastungen analysiert. Hierbei werden – wie in der Laktatanalyse auch – Schwellen definiert. Die Belastungsstufen der Testverfahren werden i. d. R. in Geschwindigkeit (km/h) oder Leistungsstufen (Watt) vorgegeben. Wie in ➤ Kap. 15.3 zum Energiestoffwechsel schon erläutert, schwankt unter Belastungsbedingungen in Abhängigkeit von der Belastungshöhe (Intensität) der Energiestoffwechsel zwischen überwiegender (anaerober) Kohlenhydratverbrennung – bei hohen und schnell erforderlichen Energiebedarfen – oder Fettverbrennung – bei niedrigen oder lange benötigten Energiebedarfen. Dieser Umstand wird bei der Atemgasanalyse in der Spirometrie selektiert dargestellt, denn für die beiden Energielieferanten und deren energetische, biochemische Verarbeitung (Fett und Kohlenhydrat) werden unterschiedliche Volumina an Kohlendioxyd abgeatmet und Sauerstoff aufgeatmet. Letztendlich werden also durch die Atemgasanalyse im Rahmen einer sogenannten „indirekten Kalorimetrie" zwei Parameter ermittelt:

1. Gesamte benötigte Energiemenge
2. Umfang, in dem der jeweilige Energiebedarf für die untersuchte Belastungsstufe hierbei über Fette oder/und Kohlenhydrate gedeckt wird.

Hierfür wird der sogenannte „respiratorische Quotient" (RQ) ermittelt und analysiert, der zwischen 0,7 und 1 schwanken kann.

Für eine weiterführende Erklärung zum RQ und zur Spiroergometrie wird hier auf die Ausführungen in ➤ Kap. 16.7.2 verwiesen.

Methode und Ausbelastungskriterien

Die direkte Messung des Gasaustauschs während einer Spiroergometrie stellt die beste Methode zur Bestimmung der maximalen Sauerstoffaufnahme (VO_{2max}) dar. Dies kann z. B. durch Verwendung kontinuierlicher Belastungsmethoden in Form von Rampenverfahren und Einzel-Atemzug-Analysen (Breath-by-Breath) geschehen. Eine genau Bestimmung der VO_{2max} während der Spiroergometrie setzt eine hohe Ausbelastung voraus, die anhand verschiedener Kriterien beurteilt wird.

Eines dieser Kriterien ist das so genannte „levelling off" – hierbei kommt es trotz Steigerung der Belastung zu keiner weiteren Steigerung der Sauerstoffaufnahme. Häufig ist das „levelling off" nicht zuverlässig zu erkennen, sodass sein Fehlen nicht als Kriterium der fehlenden Ausbelastung herangezogen werden kann. In diesem Fall spricht man von Peak VO_2 (oder VO_{2peak}). Es handelt sich dabei um die höchste gemessene VO_{2max} während der durchgeführten Belastung. Weitere objektive Ausbelastungskriterien sind:

- maximal erreichte Herzfrequenz,
- maximale Laktatkonzentration (8–10 mmol/l),
- maximaler respiratorischer Quotient (RQ > 1,1),
- maximales O_2-Atemäquivalent (> 30).

Formen der Spiroergometrie

Trainingserfahrung, Trainingsgrad sowie Art der Belastung beeinflussen ebenfalls die VO_{2max}-Bestimmung. Die auf dem Laufband erreichbare VO_{2max} ist in der Regel wegen der größeren eingesetzten Muskelmasse höher als VO_{2max} bei der Fahrradergometrie. Ruderer oder Radsportler sind jedoch in der Lage, auf sportartspezifischen Ergometern ihre tatsächliche VO_{2max} zu mobilisieren, da durch die sportartspezifische Bewegung trainierte Muskulatur maximal beansprucht und ausbelastet wird.

Die Wahl des Belastungsprotokolls hat ebenfalls einen Einfluss auf die gemessenen Ergebnisse. Heute wird meist ein steiles stufen- oder rampenförmiges Protokoll gewählt. Die Gesamtbelastungsdauer soll zwischen 7–12 Minuten dauern. Eine kürzere oder längere Belastungsdauer kann die Messergebnisse verfälschen.

Die maximale aerobe Leistungsfähigkeit kann in Form von metabolischen Einheiten (MET) angegeben werden. 1 MET entspricht dem Energieumsatz in Ruhe mit einer Sauerstoffaufnahme von durchschnittlich 3,5 ml/min/kg. Der maximale Arbeitsumsatz bei unterschiedlichen Zielgruppen kann wie folgt abgeschätzt werden:

- Patienten 5 MET
- Untrainierte 10 MET
- Trainierte 15 MET
- Hochtrainierte 20 MET

Die indirekte Bestimmung der VO_{2max} anhand von Formeln, die aus Werten der fahrrad- oder laufbandergometrischen Leistung berechnet werden, ist aufgrund vieler Einflussfaktoren einer starken Streuung unterworfen und in der Regel nicht gut praktikabel.

Laktatuntersuchungen

Bei Laktatuntersuchungen werden bei einem Test im Labor oder als Feldtest die entstehenden Laktatwerte im hyperämisierten Kapillarblut bei einer stufenförmigen Belastungserhöhung gemessen und analysiert. Das Hauptziel besteht darin, die Leistung zu bestimmen, bei der sich Laktatproduktion und Laktatelimination gerade eben noch die Waage halten. Die Laktatwerte geben Auskunft über die jeweiligen metabolischen Antworten auf den jeweiligen Belastungsstufen. Dadurch sind Rückschlüsse darauf möglich, wie die aeroben und anaeroben energieliefernden Prozesse relativ und absolut am Gesamtenergiestoffwechsel beteiligt sind.

Differenzierte Vorgehensweisen für die Laktatdiagnostik sind in ➤ Kap. 16.7.1 detailliert beschrieben.

Blutgasanalysen

Bei Blutgasanalysen in der Leistungsdiagnostik wird häufig das CO_2- und O_2-Verhalten im Blut für Belastungsstufen analysiert und interpretiert. Darüber hinaus werden Veränderungen des pH-Werts analysiert. Da der pH-Wert für die Wasserstoffionenkonzentration im Blut steht, kann hier durch die Milieubestimmung festgestellt werden, ob der Organismus (Blut) durch eine Beanspruchung im wahrsten Sinne des Wortes „sauer" ist.

Herzfrequenzanalysen/Pulsmessungen

Mittlerweile gibt es eine Vielzahl an sogenannten „Pulsformeln" und Bestimmungen der Ausdauerleistungsfähigkeit sowie Trainingspulsempfehlungen auf Basis von Pulsanalysen, mit denen es gelingen soll, die individuell optimale Belastungsintensität für Ausdauerbeanspruchungen zu errechnen bzw. zu entwickeln. Einige dieser Analyseverfahren mit ihren jeweiligen Stärken und Schwächen werden in ➤ Kap. 16.7.3 vorgestellt.

16.3.3 Auswirkungen eines allgemeinen aeroben Ausdauertrainings auf den Organismus

Die Auswirkungen eines richtig durchgeführten Trainings zur Verbesserung der allgemeinen aeroben Ausdauer sind vielfältig und betreffen unterschiedliche organische Strukturen. So ergeben sich insgesamt Adaptationsprozesse in den beanspruchten Muskelzellen, im Blut, dem Gefäßsystem (Arterien und Venen), dem Immunsystem (Lymphozyten), dem Gehirn, dem Herz und der Lunge. Wichtig für die alltägliche Praxis ist die Erkenntnis, dass wesentliche Anpassungen zuerst in der Peripherie stattfinden und die zentralen Adaptationen erst zeitlich versetzt einsetzen.

MERKE
Zuerst adaptieren (nachhaltig) die peripheren Strukturen und Organellen. Das zentrale kardiopulmonale System folgt zeitversetzt. Das kardiopulmonale System ist immer Diener der Peripherie.

Im Mittelpunkt eines therapeutischen oder leistungsorientierten Ausdauertrainings steht daher in erster Linie gerade eben **nicht** die Verbesserung der Pumpfunktion des Herzens, sondern vielmehr die Beeinflussung begleitender, peripherer Phänomene, wie Inflammationen, Endotheldysfunktionen, Ventilationsstörungen und pulmonal-vaskulärer Dysfunktionen, sowie – von aktuell herausragender Bedeutung – die Skelettmuskulatur betreffende Veränderungen. Hier sind zu nennen Dekonditionierungen und intrinsische Veränderungen in der Muskelzelle, insbesondere des Mitrochondrienstoffwechsels, die die körperliche Leistungsfähigkeit immens beeinflussen. Diese Veränderungen begründen die sogenannte „Muskelhypothese". Weitere, vertiefende Ausführungen zu relevanten Auswirkungen bei Herz-Kreislauf-Erkrankungen sind in ➤ Kap. 27.2 und ➤ Kap. 36 dargestellt.

Folgende Adaptationen gehen mit einem richtig durchgeführten allgemeinen aeroben Ausdauertraining einher.

Muskelzelle (beanspruchte Muskulatur)
- Zunahme der ATP-Konzentration
- Zunahme des Proteingehalts der Muskulatur
- Vermehrung und Vergrößerung der Mitochondrien
- Vermehrung und Vergrößerung der Kreatinphosphatspeicher
- Vergrößerung der intramuskulären Glykogenmenge
- Erhöhte Aktivität oxidativer und anaerober Enzyme
- Vergrößerung der VO_{2max}

- Myoglobinbesatzsteigerung
- Verbesserung der Qualität der Stoffwechselvorgänge bei dosierter muskulärer Arbeit (Ökonomisierung und Koordination)
- Verbesserung der Sauerstoffutilisation
- Verbesserung der Qualität metabolischer Prozesse in der beanspruchten Muskulatur
- Verbesserung der intra- und intermuskulären Koordination für gegebene Belastungsformen und damit verbunden Sauerstoffspareffekte

Hämodynamik/arterielles und venöses Gefäßsystem

- Verbesserung der Kapillarisierung (Vergrößerung der Stoffwechselfläche und Stoffwechselkapazitäten)
- Vaskularisierung der arteriellen Endstromgebiete
- Kollateralentwicklungen (Vergrößerung der Versorgungskapazität)
- Zweckmäßigere, ökonomische Blutverteilung in beanspruchter Muskulatur
- Blutdruckreduktion in Ruhe und bei gegebenen Belastungsstufen (Stabilisierung des Blutdrucks),
- Abnahme des peripheren Gefäßwiderstands und damit Vergrößerung des Sauerstoffpartialdrucks
- Verbesserung der Endothelauskleidung, bzw. Endothelbeschaffenheit der Gefäße (z. B. Venenklappen)

Blut

- Erhöhter Hämoglobinbesatz und damit vergrößerte Sauerstoffbindungsfähigkeit im Blut
- Vergrößerung der Erythrozytenanzahl im Blut
- Vergrößerung des Blutvolumens insgesamt
- Zunahme des Blutplasmas
- Positive Beeinflussung der Cholesterinfraktionen (HDL steigt und LDL sinkt)
- Positive Beeinflussung von Katecholaminen im Blut
- Positive Einflussnahme auf die Lymphozytenfraktionen und damit Verbesserung des Immunsystems
- Erweiterung der Pufferkapazität bei „Übersäuerung"
- Vergrößerung des intrazellulären Sauerstoffangebots pro Zeiteinheit

Herz

- Vergrößerung des Herzmuskels (Erweiterung der Herzhöhlen und damit Entwicklung eines sogenannten „Sportherzens", das sich durch erheblich größere Fähigkeiten zur Volumenarbeit auszeichnet).
- Infolgedessen Vergrößerung des Schlagvolumens
- Dadurch Reduktion der Herzfrequenz in Ruhe und bei gegebenen Belastungsstufen
- Verdickung des Herzmuskels (bis zu einem kritischen Gewicht von bis zu 500 Gramm)
- Erhöhung des Herzminutenvolumens
- Senkung des Ruhepulses
- Verbesserung der Herzversorgung durch Kapillarisierung und Vaskularisierung der Herzmuskulatur selbst
- Verbesserung der energetischen Stoffwechselkapazitäten der Herzmuskulatur
- Reduktion der Sauerstoffaufnahme der Herzmuskulatur für gegebene Belastungsstufen (Ökonomisierung der Herzarbeit)
- Vergrößerung der Sauerstoffaufnahme insgesamt

Leber

- Vergrößerung der Glykogenspeicherkapazität

Gehirn/Nervensystem

- Verbesserung der Gehirndurchblutung bzw. -versorgung
- Positive Beeinflussung der Endorphinausschüttungen
- Positive psychische – geistige und seelische – Auswirkungen
- Steigerung der parasympathischen Aktivität

Lunge

- Verbesserung der Vitalkapazität, des Atemgrenzwertes und des Atemminutenvolumens durch Ökonomisierung bzw. Verbesserung der pulmonalen Arbeitsweisen, vor allem hier der Verbesserung der Koordinierung der alveolären Arbeitsweisen
- Steigerung der maximalen Diffusionskapazität der Lunge

16.4 Die allgemeine anaerobe Ausdauer

Der allgemeinen, dynamischen, anaeroben Ausdauer werden bislang nur geringe bis keine gesundheitlich relevanten Effekte für das Herz-Kreislaufsystem zugeschrieben. Aktuelle Erkenntnisse aus wissenschaftlichen Studien zu „High-Intensity-Training" (HIT), bzw. High-Intensity-Intervall-Training (HIIT) lassen jedoch hier Umdenkprozesse entstehen, die es gilt in ihrer Relevanz abzuwarten (Nebel 2014). Im Bereich der motorischen Hauptbeanspruchungsform Kraft spielt die anaerobe Ausdauer hingegen eine große Rolle (➤ Kap. 17)

Die folgenden Parameter sind bedeutsam für die Entwicklung und Ausbildung der allgemeinen anaeroben Ausdauer und von daher leistungslimitierende Faktoren:

- Qualität und Quantität der anaeroben Energiegewinnung mit der Fähigkeit, eine große Energiemenge pro Zeiteinheit freizusetzen
- Lokale und zentrale Ermüdung durch einerseits Transmittererschöpfung und/oder andererseits Central-Governor-Steuerung/Blockaden
- Maximale statische und dynamische Kraft
- Individuelle Laktattoleranzen und Willenskraft/Leidensfähigkeit/Motivation, d. h. die Fähigkeit, trotz Sauerstoffschuld eine hohe Leistungsfähigkeit aufrechtzuerhalten
- Viskosität und „Stiffness" der Muskulatur
- Phosphatbesatz der Muskulatur
- Enzymbesatz für anaerobe Energiegewinnungsprozesse

16.4.1 Qualitätsentscheidende und leistungslimitierende Faktoren der allgemeinen anaeroben Ausdauer

Die leistungsbegrenzenden Faktoren für allgemeine, anaerobe Beanspruchungsformen unterscheiden sich wegen der vollkommen unterschiedlichen energetischen Versorgungsprozesse zwangsläufig erheblich von denen bislang beschrieben Faktoren der aeroben Ausdauer. Die Sauerstoffaufnahme spielt hier nur eine unwesentliche Rolle. Vielmehr treten vor allem die Qualität und Quantität der anaeroben Energiegewinnung, zentrale und periphere Ermüdungsprozesse (z. B. periphere und zentrale Transmitter) in den Vordergrund; sie stellen das Bruttokriterium für die Abschätzung der allgemeinen anaeroben Ausdauer dar.

Darüber hinaus gibt es, wie bereits in ➤ Kap. 16.3.1 beschrieben, aktuelle Erkenntnisse, dass auch zentralnervöse Strukturen prozess- und leistungssteuernde Funktionen zentral und peripher übernehmen können (Central-Governor-Theorie). Auch die übrigen für die aerobe Ausdauer genannten Faktoren spielen eine, wenn auch untergeordnete, Rolle. Bedeutsam sind insbesondere noch die „subjektiven Laktattoleranz" und mentale bzw. Willenskomponenten.

Für die generelle allgemeine anaerobe Leistungsfähigkeit zeigen sich demnach die nachfolgenden Teilbereiche verantwortlich:

- Qualität und Quantität der anaeroben Energiegewinnung, insbesondere:
  - Größe und Anzahl der Kreatinphosphatspeicher
  - Größe und Anzahl der Glykogenspeicher
  - Menge des Enzymbesatzes für anaerobe Energiegewinnungsprozesse
- Maximale Sauerstoffaufnahme
- Aerobe – anaerobe Schwelle
- Qualität der Stoffwechselvorgänge (z. B. Energiestoffwechsel, Koordination der beteiligten Muskulatur)
- Maximale, statische und dynamische Kraft
- Kontraktionsgeschwindigkeitsfähigkeit
- Viskosität der Muskulatur
- Mentale Stärke/Laktattoleranz/Willenskraft als Fähigkeit, trotz Sauerstoffschuld eine hohe Leistungsfähigkeit beizubehalten
- Ernährungszustand und genetische Dispositionen

Einige der hier genannten Punkte sind identisch mit den Faktoren, die auch die allgemeine aerobe Ausdauerfähigkeit beeinflussen: maximale Sauerstoffaufnahme, aerobe-anaerobe Schwelle, Ernährungszustand und Disposition, Qualität der Stoffwechselvorgänge und Glykogengehalt. Hierzu wird auf die Ausführungen im ➤ Kap. 16.3.1 verwiesen. Im Folgenden wird auf die für die anaerobe Ausdauer spezifischen Faktoren eingegangen.

Qualität und Quantität der anaeroben Energiegewinnung

Es sei an dieser Stelle noch einmal auf die Ausführungen in ➤ Kap. 15.3 verwiesen. Dort zeigt ➤ Tab. 15.6 die Speicherkapazitäten für Glykogen im menschlichen Organismus. Diese Kapazitäten sind durch richtig durchgeführtes Training stark beeinflussbar. Insbesondere gilt dies auch für die Speicherkapazität von Zucker in der Leber.

Maximale statische und dynamische Kraft

Beide Maximalkräfte hängen energetisch im Wesentlichen von der Qualität und Quantität der anaeroben alaktaziden und laktaziden Energiegewinnungsprozesse ab. Daher kommt diesen beiden Kraftfähigkeiten leistungslimitierende Bedeutung für die anaerobe Ausdauerfähigkeit zu.

Viskosität der Muskulatur und Kontraktionsgeschwindigkeit

Die Viskosität der Muskulatur ist ein wesentliches Kriterium für die hier in Rede stehende Leistungsfähigkeit und hat unter anderem Einfluss auf die Kontraktionsgeschwindigkeit. Eine hohe Viskosität lässt einen Großteil der inneren muskulären Energie nicht in die eigentliche Muskelarbeit fließen, sondern in Reibung, Wärme und andere Energieformen verpuffen, die energetisch nicht für wirksame Muskelarbeit erforderlich sind. Der physikalische „Wirkungsgrad" (Maß für die Effizienz von Energieumwandlung, hier sinngemäß Verhältnis/Quotient zwischen produzierter Energie und investierter Energie) muskulärer Arbeit ist daher eher gering; er liegt zwischen ca. 15 und 30 Prozent, je nach individueller, koordinativer Wertigkeit der Bewegungsausführung; für Bewegungen im Wasser (Schwimmen) sogar nur bei ca. 7 Prozent.

Mentale Stärke/Laktattoleranz/Willenskraft

Diese „Motivationsfaktoren" spielen hier eine bedeutsame Rolle und sind bislang nur unzureichend untersucht. Die mentale Bereitschaft, seinen „inneren Schweinehund" zu überwinden, ist individuell sehr unterschiedlich ausgeprägt und kann wahrscheinlich nur durch mentale, kognitive Strategien und Beeinflussungsprozesse angegangen werden. So sind z. B. Menschen individuell bei sehr unterschiedlichen Laktatwerten subjektiv erschöpft und brechen Beanspruchungen ab. Einige beschreiben das Gefühl der absoluten körperlichen Erschöpfung bereits bei 7–8 mmol/l Blutlaktat, andere erst bei 16–18 mmol/l Blutlaktat. Offensichtlich gibt es also Menschen, die bei gleicher metabolischer Belastung ein anderes persönliches Empfinden für die jeweilige Beanspruchungsintensität entwickeln können.

Der Psyche kommt demnach – wie bereits beschrieben – mit eine wichtige Limitierungsfunktion zu.

16.4.2 Beurteilungs- und Messmöglichkeiten der allgemeinen anaeroben Ausdauer

Die allgemeine anaerobe Ausdauer wird, wie auch die aerobe Ausdauer, am spezifischsten durch die leistungsdiagnostischen Verfahren der Spirometrie und der Laktatdiagnostik ermöglicht, da hierdurch eine indirekte Differenzierung und Spezifizierung der Energiebereitstellung des Menschen und eine Analyse der kardiopulmonalen Antworten auf metabolische Prozesse unter Belastungsbedingungen ermöglicht wird. Insgesamt können folgende Beurteilungsmöglichkeiten auch zur Bestimmung der allgemeinen anaeroben Ausdauerfähigkeit verwendet und eingesetzt werden:

- Spirometrische Untersuchungen:
  - **Regulationsprüfungen,** um Auskünfte über die Kreislaufregulation und -reaktion zu erlangen
  - **Leistungsuntersuchungen,** um Auskünfte über die Leistungsfähigkeit und Belastbarkeit des kardiopulmonalen Systems zu erlangen
- Laktatuntersuchungen, um Auskunft über die metabolische Belastungsreaktion zu erlangen
- Blutgasanalysen z. B. des CO_2-Verhalten und des pH-Wertes
- Herzfrequenzanalysen/Pulsmessungen

Darüber hinaus können anaerobe Ausdauerprozesse durch folgende, spezifische Messmöglichkeiten vertieft untersucht werden:

- Messung der Phosphatenergien
- Messung der laktaziden Sauerstoffschuld

- Messung der anaeroben, laktaziden Energiebereitstellung
- Muskelbiopsien, letztlich auch zur Bestimmung der Mengen an Phospahtenergien

Durch folgende Verfahren können weitere Informationen zur Beurteilung der anaeroben Leistungsfähigkeit gewonnen werden:

- Registrierung von Bewegungswiederholungen pro Zeiteinheit
- Registrierung von Widerstandsgrößen
- Simultane EMG-Beobachtungen
- Dynamometrische Messungen

16.4.3 Auswirkungen eines allgemeinen anaeroben Ausdauertrainings auf den Organismus

Die Auswirkungen eines richtig durchgeführten Trainings zur Verbesserung der allgemeinen anaeroben Ausdauer betreffen unterschiedliche organische Strukturen. Die wichtigsten betreffen die Adaptationen in den Muskelzellen selbst, die psychische Erträglichkeit von azidotischen Stoffwechselsituationen (niedrige pH-Werte) durch Anpassung von Willenskraft, Motivation und mentale Stärke als Adaptationen im Gehirn und die Regulationsqualitäten der anaeroben Energiegewinnungsprozesse. Dieses Trainingsziel, also die kurzfristige hohe Leistungsfähigkeit, wird in der Trainingswissenschaft und in der Sportmedizin auch mit dem Begriff „Stehvermögen" beschrieben.

Folgende Adaptationen gehen mit einem richtig durchgeführten allgemeinen anaeroben Ausdauertraining im Einzelnen einher:

Muskelzelle (beanspruchte Muskulatur)

- Vergrößerung und Vermehrung der energiereichen Phosphate (Kreatinphosphat)
- Vergrößerung und Vermehrung der Glykogenspeicher
- Verbesserung, Erhalt und quantitative Adaptationen der FT-Fasern
- Größerer Myoglobinbesatz

Leber

- Vergrößerung der Gykogenspeicherfähigkeit und der Glykogenspeicher an sich

Gehirn

- Höhere Belastungsmotivation
- Verbesserte Willenskraft
- Verbesserte mentale Stärke

Während in der Vergangenheit dem allgemeinen anaeroben Training wenig bis keinerlei gesundheitlich relevante Adaptationen zugesprochen worden sind, so erlangt diese Beanspruchungsform durch aktuelle Erkenntnisse wesentlichen Auftrieb. Die bislang veröffentlichten Ergebnisse zu den Belastungen HIT und HIIT lassen hier Umdenkprozesse zu. Insbesondere die klassische Empfehlung, anaerobe hochintensive Belastungen für kardial gefährdete Menschen zu unterlassen, muss vor dem Hintergrund neuer Erkenntnisse überprüft und differenziert werden (Nebel 2014). Vertiefende und weiterführende Beiträge entnehmen Sie bitte ➤ Kap. 35.

16.5 Die lokale aerobe und anaerobe Ausdauer

Lokale Beanspruchungsformen sind, wie in ➤ Kap. 16.1.1 beschrieben, muskuläre Arbeitsweisen, bei denen weniger als 1/7 bis 1/6 der Gesamtskelettmuskulatur eingesetzt wird. Sie können insbesondere unter Indikationsbezug eine wesentliche Rolle spielen, z. B. wenn Grunderkrankungen vorliegen, die ein Ganzkörpertraining nicht oder noch nicht zulassen, weil es hierbei zu einer erhöhten Herz-Kreislauf-Beanspruchung kommt (z. B. allgemeines Ausdauertraining, bestimmte Krafttrainingsformen). Die peripheren Adaptationsprozesse lassen sich jedoch überwiegend mit diesen Trainingsformen genauso entwickeln, als ob im allgemeinen Ausdauerbereich trainiert werden würde. Die in ➤ Kap. 16.3.3 und ➤ Kap. 16.4.3 beschriebenen Auswirkungen eines richtig dosierten Trainings gelten in den beanspruchten Körperregionen adäquat und führen zu den gleichen peripheren Adaptationen. Die zentralen Anpassungsprozesse (Herz, Lunge z. T. Leber) sind jedoch erheblich reduziert bzw. fehlen gänzlich, sodass die gesundheitliche und leistungsphysiologische Relevanz allgemeiner Beanspruchungsformen im hier in Rede stehenden lokalen Ausdauersektor sicherlich als erheblich werthaltiger für den Gesamtorganismus angesehen werden müssen als Beanspruchungen im allgemeinen Ausdauerbereich.

16.5.1 Qualitätsentscheidende und leistungslimitierende Faktoren der lokalen aeroben und anaeroben Ausdauer

Neben den in ➤ Kap. 16.3.1 und ➤ Kap. 16.4.1 beschriebenen Aspekten treten für die lokale Ausdauer die nachfolgenden Faktoren hinsichtlich ihren spezifischen Zuordnungen in den Vordergrund:

Lokale aerobe Ausdauer:

- Größe des intrazellulären Sauerstoffangebots (unter anderem abhängig von der Kapillarisierung)
- Ökonomie der intrazellulären O_2-Verteilung
- Mitochondriengehalt der beanspruchten Muskulatur
- Kapazität des mitochondrialen Stoffwechsels (aerober Fermentbesatz)
- Lokale Kohlenhydratdepots und Qualität der der metabolischen Energielieferungsprozesse
- Neuronale Koordinationsqualitäten und periphere und zentrale neuronale Ermüdungsprozesse
- Höhe der Belastungsintensitäten (z. B. zu hoch)
- Biomechanische Arbeitspositionen der beanspruchten Muskulatur (ungünstige Arbeitswinkel)
- Bewegungsfrequenzen

Lokale anaerobe Ausdauer:

- Größe der anaerob zu entwickelnden Energiemenge in Form von Phosphatenergien und Muskelglykogen
- Neuromuskuläre, synaptische Verbindungsqualitäten in Bezug auf die Qualität und Quantität der Transmitterfreisetzungen
- Höhe der statischen und dynamischen Maximalkraft
- Willenskraft bzw. mentale und motivationale Komponenten

16.5.2 Beurteilungs- und Messmöglichkeiten der lokalen aeroben und anaeroben Ausdauer

Die Beurteilungs- und Messmöglichkeiten der lokalen Ausdauerformen erfolgen definitionsbedingt anhand von Tätigkeiten mit kleinen bzw. kleineren Muskelgruppen (weniger als $^1/_7$ bis $^1/_6$ der Gesamtskelettmuskulatur). Grundsätzlich können folgende Verfahren unterschieden und angewendet werden:

Beurteilungsmöglichkeiten zur Bestimmung der lokalen, aeroben Ausdauerkapazität:

- Ergometrische Untersuchungen mit Belastungswiderständen unterhalb von 50 % der maximal statischen Kraft der zu testenden Muskulatur
- Bestimmung der Herzfrequenz (Einsatz von synergistischer Muskulatur)
- Laktatproduktion
- Blutdruckregulation
- Blutgasanalysen
- Ammoniakbestimmung

Beurteilungsmöglichkeiten zur Bestimmung der lokalen, anaeroben Ausdauerkapazität:

- Registrierung der Bewegungswiederholungen pro Zeiteinheit mit Belastungswiderständen oberhalb von 50 % der maximal statischen Kraft der zu testenden Muskulatur
- Simultanes EMG zur Qualitätsbestimmung muskulärer Arbeit
- Grundsätzliche dynamometrische Messungen zur Beurteilung der lokalem muskulären Leistungsfähigkeit und Ermüdungswiderstandsfähigkeit bei vorgegebenen Muskelarbeitsweisen mit einem Widderstand von mehr als 50 % der maximalen statischen Kraft der zu testenden Muskulatur

16.5.3 Auswirkungen eines lokalen aeroben und lokalen anaeroben Ausdauertrainings auf den Organismus

Die Auswirkungen von lokalen *aeroben* Beanspruchungen führen insgesamt zu gesundheitsrelevanten Anpassungen und erhöhen die individuelle Leistungsfähigkeit. Insbesondere gilt dies für kardial und arteriell betroffen Patienten, die ein körperliches Training unter Funktionsbeeinträchtigungsbezug absolvieren wollen. Für vertiefte, weitere Ausführungen wird auf Teil III – „Training mit Beeinträchtigungen und Teilhabebezug" – verwiesen.

Die Auswirkungen eines lokalen, aeroben Trainings lassen sich in folgende Wirkungsbereiche zusammenfassen und betreffen grundsätzlich die im Training beanspruchten lokalen Regionen bzw. Muskeln:

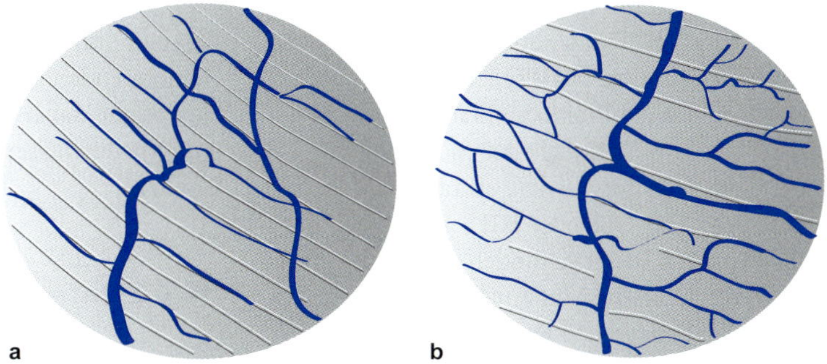

Abb. 16.4 Kapillarversorgung des Muskels
a) Untrainierter Muskel: geringe Kapillarversorgung und fehlende Querverbindungen
b) Trainierter Muskel: deutliche Vermehrung der Kapillaren, Querverbindungen über die Muskelfaser hinweg [L143]

Hämodynamische Adaptationen:
- Verbesserte Kapillarisierung
- Kollateralentwicklung
- Verbesserte Vaskularisierung der arteriellen Endstromgebiete
- Zweckmäßigere intramuskuläre Blutverteilung (Ökonomisierung der Blutverteilung)

Die unterschiedliche Kapillarisierung von Ausdauer-untrainierten und -trainierten Muskeln ist exemplarisch in ➤ Abb. 16.4 dargestellt.

Metabolische Adaptationen:
- Zunahme der Mitochondrienzahl und -größe in der beanspruchten Muskulatur
- Erhöhte Aktivität oxidativer und anaerober Enzyme
- Zunahme des Myoglobingehalts der beanspruchten Muskulatur
- Vergrößerung der intramuskulären Glykogenspeicher
- Qualitative bzw. koordinative Verbesserung der Stoffwechselvorgänge bei vorgegebener, dosierter Arbeit
- Verbesserte Sauerstoffutilisation und -koordination

Aus diesen lokal entwickelten positiven Anpassungen entstehen Auswirkungen auf den Gesamtorganismus, die sich wie folgt darstellen:

Gesamtorganismusadaptationen:
- Reduktion der Herzfrequenz bei gegebenen Belastungsintensitäten
- Verringertes Herzminutenvolumen bei gegebenen Belastungshöhen und in Ruhe
- Reduktion des Sauerstoffbedarfs bei gegebenen Belastungen und in Ruhe

16.6 Ausdauertrainingsmethoden

Für die aeroben Ausdauerbelastungen erfolgt die Energiebereitstellung überwiegend (relativ) und weitgehend (zeitlich) aerob. Für diese Trainingsformen im MAT, bei dem gesundheitsspezifische Belange im Vordergrund der Trainingssteuerung stehen, sind lange andauernde, ununterbrochene Belastungsphasen charakteristisch. Während dieser relativ langen Belastungsdauer besteht zur Deckung des Energiebedarfs weitgehend ein Gleichgewicht zwischen Sauerstoffaufnahme bzw. -zufuhr und Sauerstoffverbrauch, sodass sich die energetische Stoffwechselsituation im „Steady-State" befindet. Als Haupttrainingsmethoden der allgemeinen dynamisch aeroben Ausdauer im MAT gelten daher die **Dauermethode** und die **extensive und intensive Intervallmethode.** Sowohl die Dauer- als auch die Intervallmethoden sind umfangsorientiert gestaltet und werden daher auch als **„High Volume Training (HVT)"** bezeichnet. Aktuelle Untersuchungen aus der Primärprävention fokussieren jedoch nicht nur auf den (langen), ausschließlich auf Dauer bzw. zeitlichen Trainingsumfang abgestimmten Trainingsreiz, sondern vielmehr auch auf die Intensität bei körperlichen Aktivitäten. Mit Blick auf die gesundheitliche Relevanz häufen sich die Belege dafür, dass nur die relative Intensität, nicht jedoch die Gesamtdauer (zeitlicher Umfang) der Belastung die Gesamtmortalität und die Mortalität der koronaren Herzkrankheit (KHK) zu senken vermag (Schnohr et al. 2006). In den letzten Jahren wurden daher modifizierte Intervalltrainingsformen, das **„High-Intensity-Training"** (**HIT**) oder auch das **„High-Intensity-Intervall-Training"** (**HIIT**), zunehmend bedeutsam im Hinblick auf Praktikabilität, Effektivität und Effizienz sowie hinsichtlich der Sicherheit für Gesunde, aber auch für kardial erkrankte Menschen (Nebel 2014). Das HIT oder HIIT grenzt sich dabei deutlich von den Dauermethoden ab, die seit Jahren als das zentrale Instrument zur Steigerung der Ausdauerfähigkeit angesehen wurden. Unterschiedliche Studien an Patienten, Leistungs- und Freizeitsportlern konnten zeigen, dass über Trainingszeiträume von sechs bis zwölf Wochen das HIT/HIIT gegenüber der Dauermethode im Hinblick auf die Verbesserung der maximalen Sauerstoffaufnahme die effektivere und effizientere Methode darstellt. (Nieß 2014).

16.6.1 Dauermethoden

Innerhalb der Dauermethode werden die kontinuierliche und die Wechselmethode sowie das sogenannte „Fahrtspiel" zusammengefasst. Allen gemeinsam ist, dass über die vorgegebene Trainingszeit keine Pause stattfindet, d.h. die Belastungsintensitäten können hierbei variieren, es ist jedoch eine kontinuierliche Dauerbeanspruchung für die gesamte Trainingseinheit zu absolvieren.

Die **kontinuierliche Methode** ist dadurch definiert, dass über einen langen Zeitraum (wenn möglich länger als 30 Minuten) eine gleich bleibende Geschwindigkeit beibehalten wird.

Bei der **Wechselmethode** wird im Rahmen einer längeren Dauerbelastung (mindestens 10–30 Minuten oder länger) die Geschwindigkeit planmäßig verändert. Hierdurch wird der energetische „Steady-State"-Bereich immer wieder zwischenzeitig und planmäßig bei den schneller zu absolvierenden Beanspruchungsabschnitten verlassen (erhöhte Laktatkonzentrationen von mehr als ca. 4 mmol/l). In den darauf folgenden langsamen Erholungsabschnitten der Beanspruchung wird die erhöhte Laktatkonzentration wieder abgebaut.

Im sogenannten **Fahrtspiel** als Trainingsmethode der allgemeinen aeroben Ausdauerfähigkeit sind die Geschwindigkeitswechsel und die Belastungsintensität nicht geplant und vorgegeben, sondern werden vielmehr entsprechend den individuellen Bedürfnissen und individuellen Intensitätseinschätzungen der Trainierenden selbst vorgenommen. Das Fahrtspiel entspricht daher im besonderen Maße den Bewegungsbedürfnissen und Bewegungsintuitionen von Kindern.

16.6.2 Intervallmethoden

Intervallmethoden sind Ausdauertrainingsformen, die – anders als die oben beschriebenen Dauermethoden – von Pausen unterbrochen sind.

Extensive Intervallmethode

Pausen im extensiven Intervalltraining zur Verbesserung der allgemein dynamischen Ausdauer sind immer unvollständig, sodass sie nie zu einer vollständigen Erholung führen. Bei einem pulsgesteuerten Training bedeutet dies z. B., dass die nächste Belastung ansteht, bevor der Ruhepuls wiedererlangt worden ist. Die Pausenlängen sind also immer so zu gestalten, dass die Folgebelastung dann ansteht, wenn eine relative, nie jedoch eine vollständige Erholung stattgefunden hat. Zur Einschätzung des Erholungsgrades kann z.B. die Herzfrequenz (Puls) herangezogen werden. Es ist jedoch auch möglich, sich an anderen, oft jedoch aufwändig zu bestimmenden Parametern zu orientieren, wie z.B. dem Laktat oder den Atemgasen.

Intensive Intervallmethode

Bei der intensiven Intervalltrainingsmethode zur Verbesserung der allgemeinen aeroben Ausdauer sind die Belastungsintensitäten hoch und die Pausen in der Regel vollständig. Während bis vor wenigen Jahren hierbei Belastungsintensitäten von ca. 90–100 % der 4 mmol/l-Blutlaktatschwelle empfohlen wurden, sehen heutige Empfehlungen durchaus auch Belastungsspitzen von bis zu 6–7 mmol/l Blutlaktat vor. Eine Reihe aktueller Untersuchungen weist darauf hin, dass zum Erreichen der ausdauerspezifischen Trainingsadaptationen nicht – wie bislang üblich – ausschließlich auf die Dauer körperli-

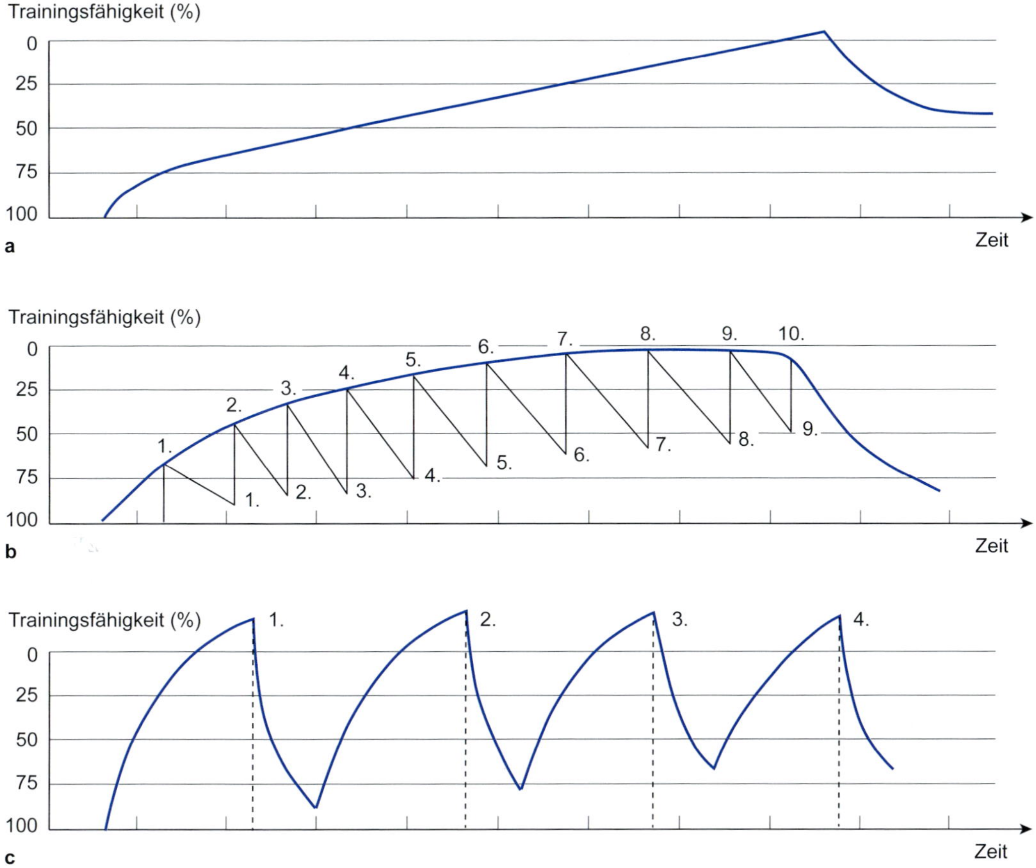

Abb. 16.5 Ausdauertrainingsmethoden
a) Dauertraining
b) Extensive Intervallmethode
c) Intensive Intervallmethode [L143]

cher Aktivitäten abgestellt werden kann. Auch die (höhere) Intensität, z. B. im Rahmen eines HIT oder eines HIIT, sollte im Fokus stehen (Nebel 2014). Vertiefende Ausführungen hierzu sind in ➤ Kap. 35 und ➤ Kap. 36 nachzulesen.

Die Darstellung der Ausdauertrainingsmethoden in ➤ Abb. 16.5 verdeutlicht noch einmal exemplarisch einzelne trainingsmethodische Vorgehensweisen.

HIT/HIIT

Klassisches Intervalltraining ist seit Jahrzehnten bei Sportlern und gesunden Probanden weltweit intensiv erforscht worden. In den letzten Jahren rücken modifizierte Intervalltrainingsformen wie das HIT oder das HIIT in den Fokus der Betrachtungen. Diese Trainingsformen zeigen oftmals stärker ausgeprägte physiologische Anpassungen des Stoffwechsels bei deutlich geringerem Zeitaufwand als bei den ausschließlich umfangsorientierten Trainingsformen (High Volume Training – HVT). Die sport- und trainingswissenschaftliche Definition eines HIT oder HIIT sind Beanspruchungszeiten über eine Zeitspanne von 1 bis 8 Minuten mit **mindestens** 90 % der VO_{2peak} bzw. Vo_{2max}, unterteilt durch Ruhepausen von 1 bis 5 Minuten Dauer. Teilweise werden jedoch auch Intensitätsempfehlungen von über 100 % der VO_{2peak} abgegeben (Nieß 2014). Intervallprotokolle für Herzpatienten sind durch Dosisfindungsstudien angepasst (Nebel 2014).

Aktuelle Erkenntnisse weisen darauf hin, dass über einen kürzeren Trainingszeitraum hinweg HIT/HIIT nicht nur hinsichtlich der Ausdauerverbesserung effektiver ist, sondern es weist gegenüber der Dauermethoden auch günstigere Effekte auf Risikofaktoren für Herz-Kreislauf-Erkrankungen und Diabetes mellitus auf. Zudem konnte gezeigt werden, dass HIT/HIIT Anpassungsmechanismen auf molekularer und zellulärer Ebene in kürzerer Zeit und stärker anstößt, als dies bei der Dauermethode erfolgt. Wahrscheinlich ist daher das HIT/HIIT auch eine wirksame Alternative oder Ergänzung für Personen, die auf herkömmliche Trainingsprogramme nach der Dauermethode schlecht ansprechen (Non-Responder).

Im Prinzip soll HIT oder HIIT ermöglichen, hochintensive Belastungen zeitlich länger durchzuhalten, um entsprechende Trainingseffekte zu erzielen: Erreicht werden soll eine größtmögliche Auswirkung auf den VO_{2peak} und damit ein effektiver Schutz gegen Morbidität und Mortalität.

Zusammenfassend scheint HIT oder HIIT hocheffektiv und günstiger im Hinblick auf den zeitlichen Aufwand zu sein; dies gilt für (Leistungs- und Hochleistungs-)Sportler genauso wie für stabile kardiale Patienten.

Die Steuerungsparameter im HIT oder HIIT sind
- das Verhältnis Pausendauer zu Trainingsdauer;
- die mittlere Intensität;
- die Amplitude zwischen Trainingsintensität und Pausenintensität.

Insgesamt gibt es also zahlreiche Kombinationsmöglichkeiten zur Dosisfindung, die alle darauf abzielen sollten, eine deutlich höhere muskuläre Stimulation und eine Sauerstoffaufnahme von mehr als 70 % VO_{2peak} zu erzielen.

Insgesamt können für alle Methoden vier Trainingsbereiche unterschieden werden:
- **Regenerations- oder Kompensationstraining (REKOM)**
  Diese Trainingsform wird als Dauermethode im Grundlagen- und Regenerationstraining durchgeführt und findet knapp oberhalb der **„lactate threshold" (LT,** synonym „anaerobic threshold") statt, was bei gesunden Menschen etwa einer metabolischen Beanspruchung von knapp oberhalb von 2 mmol/l Blutlaktat entsprechen würde. Es erfolgt hier eine **Steigerung der Ventilation und der CO_2-Abgabe,** jeweils im Verhältnis zur Sauerstoffaufnahme aufgrund von vermehrt anfallendem CO_2 aus der Laktatpufferung (➤ Kap. 16.7.1).
- **Grundlagenausdauerbereich/Grundlagenausdauertraining (GA)**
  Die größten Anteile eines Ausdauertrainings nach der Dauermethode werden in diesem Bereich innerhalb eines individuellen Grundlagentempos absolviert. Die Intensität ist moderat und der Umfang extensiv (länger als 30 Minuten). Sofern keine individuelle Bestimmung der „moderaten" Beanspruchung vorgenommen worden ist – diese ist nämlich abhängig vom Trainingszustand –, beträgt die Intensität ca. 65–80 % der maximalen Herz-Kreislauf-Leistungsfähigkeit bzw. der maximalen Herzfrequenz. In diesem Trainingssektor wird vornehmlich eine Optimierung des Fettstoffwechsels erzielt.

Beide Bereiche werden in der einschlägigen trainingswissenschaftlichen Literatur auch als Grundlagenausdauer 1 und Grundlagenausdauer 2 (GA 1, GA 2) bezeichnet (➤ Kap. 16.7). Beide Bereiche sind gemeinsam in etwa definiert als „lactate (anaerobic) threshold" **(LT)** und finden vornehmlich in der Dauermethode Anwendung.
- **Entwicklungs- oder Schwellenbereichstraining, synonym auch Ergänzungsbereich (EB)**
  Eine deutliche und schnelle Leistungssteigerung im Bereich der allgemeinen dynamisch aeroben Ausdauer erfolgt durch Training in diesem Sektor. Hierbei erfolgt die Belastung an der anaeroben bzw. individuellen Laktatschwelle (➤ Tab. 16.1 „MaxLASS" und „AT/AAS"). Die Trainingsintensität liegt durchweg an der Schwelle, an der maximale Laktatproduktion und -elimination gerade eben noch in der Waage sind (maximales Lactate-Steady-State – MaxLASS oder AT). Ein Training in diesem Schwellenbereich fördert einerseits das individuelle „Stehvermögen". Hiermit ist die Fähigkeit beschrieben, mit hohen Laktatwerten hinsichtlich der Verträglichkeit „umgehen" zu können. Andererseits wird durch ein solches Training die Laktatschwelle verschoben, und es erfolgt die typische „Rechtsverschiebung" der Laktatkurve als Ausdruck der

verbesserten Ausdauerleistungsfähigkeit (➤ Kap. 16.7, ➤ Abb. 16.8). Für ein Training in diesem Bereich wird für mäßig Trainierte in der Regel eine Intensität von ca. 85 % der maximalen Herz-Kreislaufleistungsfähigkeit bzw. Herzfrequenz empfohlen.
- **VO_{2max}-Training oder Spitzenbereich (SB)**
  Die schnellsten und größten, sprunghaften Verbesserungen lassen sich durch hochintensive Intervallbeanspruchungen (HIT/HIIT) im Bereich der VO_{2max} erzeugen. Allerdings erfordert diese Beanspruchungsform auch entsprechend lange Regenerationszeiten, sodass ein solches Training maximal ein- bis zweimal wöchentlich absolviert werden sollte. Durch ein solches Training ergeben sich die zeitlich schnellsten und gravierendsten Adaptationen in Form der Verbesserung der VO_{2max}, der Rechtsverschiebung der Laktatkurve, der Verbesserung der individuellen Laktatverträglichkeit (Toleranz), und die aerobe Ausdauer insgesamt wird wegen metabolischer und zellulärer Trainingsanpassung erheblich verbessert (➤ Kap. 35, ➤ Kap. 36). Die für diese Adaptationen notwendige Intensität liegt bei mindestens 90–100 % der individuell maximalen Herz-Kreislaufleistungsfähigkeit bzw. Herzfrequenz.

PRAXISRELEVANZ

Ein Ausdauertraining ausschließlich als HIT/HIIT zu praktizieren ist allerdings nicht zielführend. Je nach Ausgangsbedingungen sind in unterschiedlichem Maße auch begleitende Trainingseinheiten nach der Dauermethode notwendig, um gewünschte Trainingsziele zu erreichen.

16.7 Analyseverfahren der Ausdauerleistungsfähigkeit

Es stehen unterschiedliche Testverfahren zur Verfügung, um die Ausdauerleistungsfähigkeiten zu analysieren. Es gibt apparateaufwendige Verfahren, wie die **Spiroergometrie** oder die **Laktatmessung.** Weniger aufwendige Verfahren wie z. B. die Pulsmessungen sind hinsichtlich der Trainingsempfehlung weitaus weniger aussagefähig. Sicherlich sind die Verfahren, die den Metabolismus (Laktat) und den Gasaustausch (Spiroergometrie) analysieren, sehr aussagefähig; auch die Beachtung bzw. die Vorgaben der **Herzfrequenzanalysen** können sehr hilfreich sein, ein Training individuell zu steuern und zu regulieren. Andererseits sollte Sport und Bewegung – auch im MAT – nicht zu sehr technisiert werden. Es sollte im MAT auch nicht individuell anhand von Analyseparametern darauf abgestellt werden, ob ein Training gut oder schlecht ist. Vielmehr dienen alle technischen Hilfsmittel dazu, den Trainierenden eine gute Körperwahrnehmung und ein verlässliches Gefühl für die individuelle Belastungsintensität zu vermitteln, damit ein Training aus dem individuellen Belastungsempfinden heraus selbstständig richtig dosiert werden kann.

Schwellenkonzepte

Die leistungsdiagnostischen Verfahren der Spiroergometrie bzw. Spirometrie und der Laktatdiagnostik ermöglichen eine indirekte Differenzierung der Energiebereitstellung und eine Analyse der kardiorespiratorischen Antworten auf metabolische Prozesse bei Belastungsbedingungen. Wie bereits erwähnt, erfolgt bei niedrigen körperlichen Belastungen die Energiebereitstellung zum großen Teil über aerobe Stoffwechselvorgänge. Bei höheren Belastungen erhöht sich der durch die anaerobe Glykolyse gewonnene Anteil der Energiebereitstellung (➤ Kap. 15.3). Eine Einteilung der Belastungsbereiche in „aerob", „aerob-anaerob" und „anaerob" ist hierbei häufig üblich und aus trainingswissenschaftlicher Sicht auch durchaus sinnvoll. Sie entspricht jedoch nicht den physiologischen Gegebenheiten. Selbst in Ruhe erfolgt die Energiebereitstellung teilweise anaerob, und auch bei lange andauernden Belastungen mit hohen und höchsten Laktatwerten (6 mmol/l und mehr) wird ein großer Teil der Energiebereitstellung über aerobe Stoffwechselvorgänge realisiert.

Das sogenannte **Laktat-Schwellenkonzept** basiert auf den messbaren Veränderungen des Laktatspiegels an den jeweiligen Übergängen der in Rede stehenden metabolischen Energiegewinnungsprozesse (aerob und anaerob). Die metabolischen Prozesse im Verlauf einer Belastung führen außerdem zu entsprechenden Veränderungen und schwellenartigen Übergängen im Ventilationsmuster. Diese werden wiederum im Rahmen der Spiroergometrie anhand spezifischer ventilatorischer Parameter erkannt und demnach auch als ventilatorisch definierte Schwellen (**ventilatorische Schwellen**) bezeichnet. Wenngleich hierbei auch eine kausale Verknüpfung besteht, so ist die Vergleichbarkeit metabolischer und ventilatorischer Antworten auf eine Belastung durchaus sehr komplex. Es werden daher in diesem Kapitel die gängigen metabolischen und spirometrischen Verfahren dargestellt, ohne sie hinsichtlich ihrer Vergleichbarkeiten zu diskutieren und zu bewerten.

Der Begriff „Schwelle“ wird sowohl in der Spiroergometrie und auch in der Laktatdiagnostik vielfach verwendet. Schwellen dienen in der Spiroergometrie und Laktatdiagnostik dazu, Leistungsbemessungen und -analysen vornehmen zu können. Dies kann in folgenden Fällen erforderlich werden:

- Schwierig zu beurteilende Kooperation bzw. Motivation im Rahmen von Belastungsuntersuchungen (z. B. Belastbarkeits- und Leistungsfähigkeitsanalysen in der Arbeitsmedizin, bei Bewilligung von Renten, Feststellung von Graden der Behinderung)
- Individuell vorzunehmende Trainingssteuerung
- Transplantationsplanung (Spiroergometrie)
- Operabilitätsbeurteilung (Belastbarkeitsbestimmung)
- Allgemeine Begutachtung z. B. zur Sportfähigkeit oder in arbeitsmedizinischen Zusammenhängen (Polizei, Feuerwehr u. a.)

Allerdings besteht in der Literatur eine kaum noch übersehbare Vielfalt an Schwellenterminologien, die einen Vergleich von Protokollen und Studien nur schwer zulässt und auch im Alltag zu Unsicherheiten führen kann (Westhoff et al. 2012).

Es ist in diesem Bereich daher aus Verständnisgründen sinnvoll, grundsätzlich zwischen sogenannten konzeptionellen und operativen Schwellendefinitionen zu unterscheiden. Diesem Vorgehen wird sich in unseren Darstellungen angeschlossen.

Laktatschwellen

Die Analyse der Laktatkinetik ist seit fast fünf Jahrzehnten aus der Beurteilung der Ausdauerfähigkeit nicht mehr wegzudenken. Hierbei werden in einem Labor- oder Feldtest (➤ Kap. 16.7.1) mit einem stufenförmigen Belastungsanstieg die Laktatwerte im hyperämisierten Kapillarblut gemessen. Das Hauptziel der Laktat-Leistungsdiagnostik ist die Bestimmung der Leistung, bei der sich Laktatproduktion und Laktatelimination gerade eben noch die Waage halten (Laufen m/s, Fahrradergometer Watt). Dieser Zustand wird als **maximaler Lactate-Steady-State** (MaxLASS oder MLSS) bezeichnet. Für die Laktatdiagnostik werden historisch zwei – in der Literatur mit einer Vielzahl an Begriffe belegte – „Laktatschwellen“ beschrieben. Diese betreffen prinzipiell den Beginn und das Ende des aerob-anaeroben Übergangs (➤ Abb. 16.6).

In ➤ Abb. 16.7 ist die Laktatentwicklung im Verhältnis aerober und anaerober Energiebereitstellung exemplarisch dargestellt.

Unter Berücksichtigung der Laktatkinetik während eines Belastungstests und der zugrundeliegenden biochemischen bzw. pathobiochemischen und metabolischen Prozessen wird zur Vereinfachung der Terminologie der erste Anstieg der Laktatkonzentration (➤ Abb. 16.6, aerobe Schwelle) in Anlehnung an Hollmann (1961) als **lactate threshold (LT)** oder **anaerobic threshold (AT)** bezeichnet (➤ Tab. 16.1). Hollmann (1961) bezeichnet, ebenso wie Wasser-

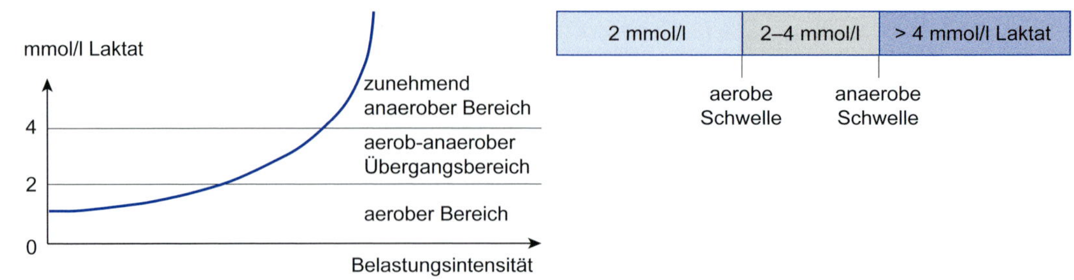

Abb. 16.6 Laktat-Schwellenwerte der Ausdauerleistungsfähigkeit [L143]

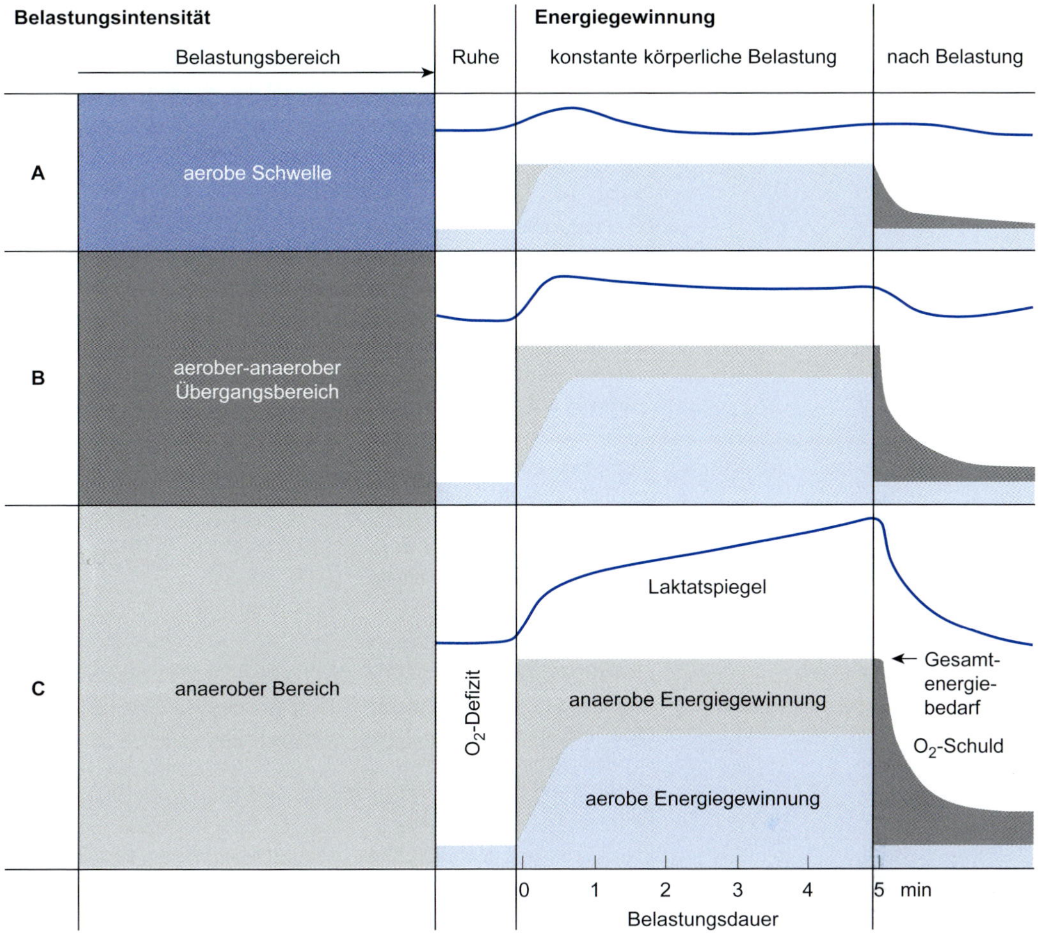

Abb. 16.7 Laktatentwicklung in Abhängigkeit von der Belastungsintensität [L143]

mann et al. (1964), diese erste Schwelle (LT1) als die Verknüpfung von Metabolismus und Ventilation. Sie spielt im Rahmen der Laktat-Leistungsdiagnostik eine nur untergeordnete Rolle. Der LT1 ist nicht nur individuell sehr unterschiedlich, sondern auch in Abhängigkeit vom Trainingszustand sowie vom Belastungsprotokoll variabel.

Eine **zweite Laktatschwelle (LT2)** ist charakterisiert durch eine Gleichgewichtssituation der Produktion und Elimination von Laktat. Diese zweite Schwelle entspricht dem mittlerweile gängigen Begriff des **maximalen Lactate-Steady-State (MaxLASS/MLSS),** der der Dynamik des zugrundeliegenden Prozesses auch gerecht wird (➤ Tab. 16.1).

Die erste Beschreibung der zweiten Laktatschwelle (LT2) erfolgte durch Mader et al. (1976). Er legte für das Ende des aeroben-anaeroben Übergangs einen Laktatwert vom 4 mmol/l fest (feste 4-mmol-Schwelle). Keul et al. (1979) konnten zeigen, dass die zweite Schwelle nicht grundsätzlich fix ist, und definierte den Begriff der **individuellen anaeroben Schwelle (IANS).** Trotzdem ist es bis heute üblich, Tests auf fixe 4-mmol-Schwellen hin auszulegen und zu interpretieren, weil bei einer Vielzahl an Probanden hieraus grundsätzlich richtige Trainingsempfehlungen abgeleitet werden können. Problematisch wird die kritiklose Anwendung der fixen Schwelle vor allem unter pathophysiologischen Gesichtspunkten; hier sollte immer eine individuelle Schwellenfestlegung erfolgen.

Die Untergliederung in zwei fixe Schwellen (Skinner 1980) dient der Vereinfachung und hat sich heu-

Tab. 16.1 Schwellenkonzepte und ihre Besonderheiten

Bezeichnung	Abkürzung	Konzept	Besonderheit/Anmerkung
Anaerobic (Lactate) treshold	LT	Basiskonzept nach Wassermann; erster messbarer Anstieg der Blutlaktatkonzentration bei körperlicher Belastung, gleichzeitig erster Anstieg der nicht metabolischen CO_2-Produktion; entspricht in der Regel der spiroergometrisch bestimmten VT1 mit definitivem Anstieg des EQO_2	Anhand der Blutlaktat-Konzentration methodisch schwer messbar; vergleichsweise geringe Reliabilität bezüglich der Leistung
Maximaler Lactate-Steady-State	MaxLASS	Höchste Leistung mit noch stabiler Laktatkonzentration über eine Dauer von z. B. 30 Minuten	Referenzgröße für AAS; keine physiologisch eindeutige Definition; prognostische Bedeutung für die tatsächliche Leistungsfähigkeit unklar
Anaerobe Schwelle/Aerob-anaerobe Schwelle (Laktat 4 mmol/l)	AT, AAS	Leistung bei einer fix vorgegebenen Blutlaktatkonzentration (i. d. R. 4 mmol/l); entspricht in der Regel dem RC-Punkt mit Anstieg des $EQCO_2$ in der Spiroergometrie	Methodisch robust, allerdings geringerer prognostischer Wert für die tatsächliche Ausdauer-Leistungsfähigkeit unklar
Ventilatorische anaerobe Schwelle (entspricht einem Laktatwert von ca. 2 mmol/l)	VT1	Ventilatorische Antwort auf vermehrt anfallende Säuren im kompensierten Stadium	Nur per Atemgasanalyse bestimmbar
Respiratorischer Kompensationspunkt	RCP, VT2	Beginn einer überproportionalen Hyperventilation durch die zunehmende metabolische Azidose; entspricht in der Regel der 4-mmol-Laktatschwelle bzw. der IAS	Nur per Atemgasanalyse bestimmbar; wenige Vergleichsdaten
Individuelle anaerobe Schwelle (Laktat 3–6 mmol/l)	IAS/IAT	Berücksichtigung der Laktat-Metabolisation nach Belastungsabbruch	Laktatspiegelmessung nach Belastung notwendig
Individuelle anaerobe Schwelle (Laktat 3–6 mmol/l)	IANS nach Dickhuth	Nettoanstieg der Laktatkonzentration um eine Konstante (z. B. 1,5 mmol/l)	Robustes Verfahren, viele Vergleichsdaten

EQ: Atemäquivalent; IAT: individual aerob threshold

te im Alltag durchgesetzt. Die vorgenommene Zuordnung fixer Laktatkonzentrationen von 2 mmol (aerobic threshold AT)/l bzw. 4 mmol/l (anaerobic threshold, AnAT), respektive LT1 und LT2 oder individuelle aerobe und anaerobe Schwelle (IAS und IANS) ist zwar hilfreich, wird der individuellen Laktatkinetik jedoch nicht immer unbedingt gerecht und muss gelegentlich in Anbetracht individueller, trainings- und belastungsprotokollspezifischer Variabilitäten relativiert werden, insbesondere was den LT2 betrifft. Zur Vereinfachung alltäglicher Verfahren ist diese Vorgehensweise dennoch unter nicht klinischen Bedingungen in der Regel indiziert.

Ventilatorische Schwellen

Analog zu den metabolischen Schwellen in der Laktatdiagnostik – jedoch hiervon unabhängig – werden für die Ventilation in spiroergomtrischen Tests ebenfalls zwei ventilatorische Schwellen als ventilatorische Antwort auf die Stoffwechselvorgänge unter inkrementalen Belastungen definiert (Wassermann et al. 1973). Diese kennzeichnen ebenfalls den Beginn und das Ende des aeroben-anaeroben Übergangs. Dieser Übergangsbereich kann jedoch individuell sehr unterschiedlich sein.

Die Begriffsbestimmung der ventilatorischen Schwellen ist ebenso schwierig wie die der Lak-

Tab. 16.2 (Patho)physiologische Veränderungen an VT1 und VT2

VT1	**VT2**
Laktatanstieg mit Laktatpufferung • Steigerung der Ventilation • Steigerung der CO_2-Abgabe im Verhältnis zur VO_2-Aufnahme	Überschreiten des Lactate-Steady-State • Laktatexzess • Metabolische Azidose • Überproportionale Steigerung der Ventilation (V_E/VCO_2)

tatschwellen, da für dieselben Schwellen Begriffe wie „aerobe“ und „anaerobe“ Schwelle benutzt werden. Demzufolge ist es sinnvoll, für die spiroergometrischen Parameter die klaren Zuordnungen **ventilatorische Schwelle 1** (VT1) und **ventilatorische Schwelle 2** (VT2) vorzunehmen. An der **VT1** findet eine **Steigerung der Ventilation und der CO_2-Abgabe** statt, jeweils im Verhältnis zur Sauerstoffaufnahme aufgrund von vermehrt anfallendem CO_2 aus der Laktatpufferung. **VT2** ist gekennzeichnet durch eine erkennbare **respiratorische Kompensation** einer im weiteren Verlauf der Belastung auftretenden metabolischen Azidose. Die wichtigsten (patho)physiologischen Veränderungen an VT1 und VT2 sind in ➤ Tab. 16.2 zusammengefasst.

16.7.1 Laktatdiagnostik

Grundlage der Laktatdiagnostik sind stufenförmig gleichmäßig ansteigende Belastungsprotokolle, sogenannte Stufentests. Diese Tests werden standardisiert im Labor auf Ergometern oder Laufbändern oder als Feldtest durchgeführt (WHO-Test, BAL-Test u. a.). Hierbei wird die gesamte physiologische Leistungsbreite des Organismus getestet, ausgehend von einer niedrigen Belastungsintensität bis hin zur individuellen Maximalleistung. Sowohl auf dem Fahrradergometer als auch auf dem Laufbandergometer werden nach jeder Belastungsstufe durch Blutabnahme Blutlaktatkonzentrationen gemessen und diese den entsprechenden Belastungsintensitäten zugeordnet. Es wird so eine Laktatleistungskurve erstellt (➤ Abb. 16.8, ➤ Abb. 16.9).

Zur Beurteilung der Ausdauerleistungsfähigkeit werden sowohl der gesamte Verlauf der Laktatleistungskurve, oft in Verbindung mit der Herzfrequenz, als auch definierte Punkte bzw. Bereiche herangezogen. Der Beginn des Anstiegs der Laktatleistungskurve wird als aerobe (ventilatorische) Schwelle bezeichnet. Sie markiert den Beginn des aerob-anaeroben Übergangs (Kindermann 2004). Er liegt bei 1,5–2 mmol/l Laktat und bei rund 50–65 % der maximalen Sauerstoffaufnahme. Der aerob-anaerobe Übergang endet mit der anaeroben Schwelle. Definitionsgemäß ist dies die Belastungsintensität, bei der sich Milchsäureanflutung und Milchsäureabbau gerade noch die Waage halten (maximaler Lactate-Steady-State, MaxLASS).

Oberhalb dieser Schwelle führt jede Intensitätszunahme zu einem kontinuierlichen Anstieg der Blutlaktatkonzentration. Die Schwelle liegt bei 70–80 %

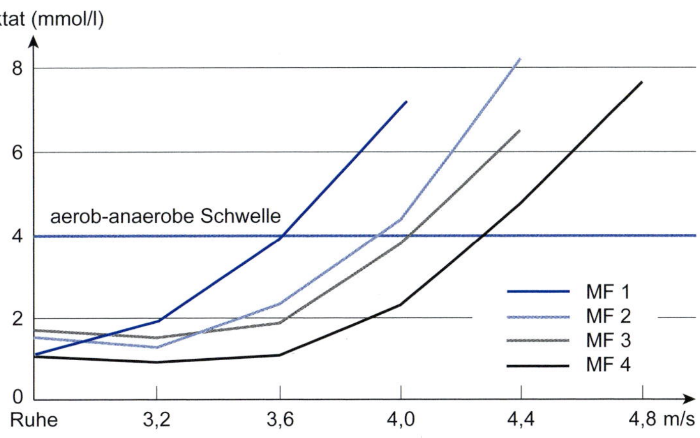

Abb. 16.8 Laktatleistungskurve [L143]

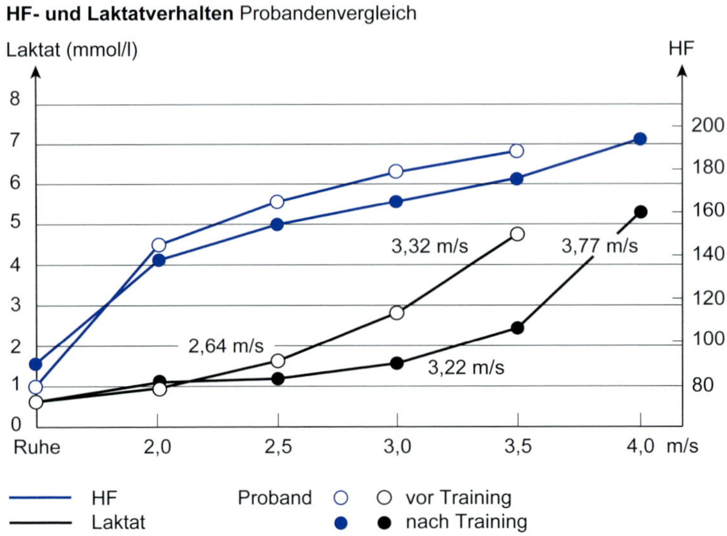

Abb. 16.9 Laktatleistungskurve aus eigener Untersuchung mit Grundausdauer-, Ergänzungs- und Spitzenbereich (GA, EB, SB) [L143]

der maximalen Sauerstoffaufnahme und bei etwa 4 mmol/l Laktat. Da individuelle Schwankungen bestehen, ist es notwendig, für jede Testperson die eigene Schwelle zu bestimmen (Werte zwischen 2,3 bis 6,8 mmol/l werden in der Literatur beschrieben).

Während körperliche Belastungen, definiert durch Watt oder Geschwindigkeit unterhalb der ermittelten Schwelle, immer zu einem Lactate-Steady-State führen, kommt es bei Belastungen oberhalb der Schwelle zum kontinuierlichen, exponentiellen Laktatanstieg.

Zur Trainingssteuerung werden folgende Bereiche angewendet:

- Training im regenerativen und niedrig extensiven Bereich (70–80 % der individuellen anaeroben Schwelle): Zur Trainingssteuerung sind die Herzfrequenzwerte besonders geeignet, wobei die empfohlene Herzfrequenz 15–30 Schläge/min unter der Herzfrequenz an der individuellen anaeroben Schwelle liegt
- Training im extensiven Dauerlaufbereich (80–90 % der individuellen anaeroben Schwelle)
- Intensiver Ausdauerbereich (oberhalb 90 % der individuellen anaeroben Schwelle) wird weniger gut über die Herzfrequenz und besser über die Laufgeschwindigkeit gesteuert.

Im hügeligen Gelände kann bei extensivem Dauerlauftempo bei Anstiegen die Herzfrequenz an der individuellen anaeroben Schwelle als Grenzwert angenommen werden, bei Gefällepassagen sollten die Laufgeschwindigkeitsvorgaben berücksichtigt werden.

Standardisierte Ergometerverfahren

Im Alltag haben sich einige Laktatleistungsdiagnosen etabliert, die als standardisierte Verfahren häufig Anwendung finden.

Im Einzelnen sind in Deutschland etabliert:

- **WHO-Test**
  Die WHO empfiehlt einen Fahrradergometertest, der bei 25 oder 50 Watt beginnt (je nach Leistungsstand des Probanden) und eine Steigerung von 25 Watt nach jeweils 2 Minuten vorsieht.
- **BAL-Test**
  Der Bundesausschuss für Leistungssport (BAL) empfiehlt einen Einstieg bei 50 oder 100 Watt (abhängig vom Ausdauertrainingszustand des Probanden) und eine Steigerung um 50 Watt alle drei Minuten.
- **Hollmann-Venrath-Test**
  Beim Hollmann-Venrath-Test wird mit einer Eingangsbelastung von 30 Watt begonnen und alle drei Minuten um 40 Watt gesteigert.

Für alle standardisierten Testverfahren sollte die Belastungsgrenze nicht zu früh erreicht werden. Vor dem Hintergrund der z. T. sehr großen Intensitätssprünge und der kurzen Belastungsstufen muss daher die individuelle Ausgangssituation der Probanden immer in die Testauswahl einbezogen sein.

16.7.2 Spiroergometrie

Die vorstehend beschriebenen Standardverfahren der Ergometrie werden auch für spiroergometrische Untersuchungen herangezogen. Sowohl auf dem Fahrradergometer als auch auf dem Laufbandergometer werden während bzw. nach jeder Belastungsstufe die CO_2-Abgabe und die O_2-Aufnahme in einem definierten Zeitfenster gemessen und diese den entsprechenden Belastungsintensitäten zugeordnet. Es wird so eine Atemgasanalyse erstellt, die die Kohlenhydrat- und Fettverbrennung im Rahmen einer indirekten Kalorimetrie misst. Gemessen werden der Atemstrom und die Konzentration der Atemgase (O_2 und CO_2). Hieraus wird eine Trainingsempfehlung in Prozent der VO_{2max} ausgesprochen,

Im Rahmen der Spiroergometrie werden Atemzug für Atemzug (breath by breath) die O_2-Aufnahme, die CO_2-Abgabe, das Atemminutenvolumen und die geleistete Arbeit in Watt sowie die Herzfrequenz gemessen. Aus den gemessenen Parametern lassen sich zahlreiche sekundäre Parameter errechnen durch sinnvolle Aufbereitung in der 9-Felder-Grafik nach Wassermann. So gelangt man zu Aussagen über die kardiopulmonale Leistungsfähigkeit.

In der Spiroergometrie wird demnach das komplexe Zusammenspiel kardiozirkulatorischer, ventilatorischer und metabolischer Parameter abgebildet. Damit liefert die Spiroergometrie wesentlich weiterführende Daten als konventionelle Belastungsuntersuchungsverfahren. Die Untersuchungsmethode kann zur Beantwortung einer Reihe von klinischen Fragestellungen, aber auch im Bereich der Leistungsdiagnostik vom Breitensport bis zum Hochleistungssport eingesetzt werden. Die relevante Größe ist die maximale Sauerstoffaufnahme in ml/Körpergewicht pro Minute, welche auch den Vergleich der Leistungsfähigkeit bei verschiedenen Ergometrieformen ermöglicht. Die Beurteilung der Messergebnisse erfolgt in Relation zu individuellen und kollektiven Sollwerten.

Aus den gemessenen Werten können die Sauerstoffaufnahme, die Kohlendioxydabgabe und der respiratorische Quotient errechnet werden. Darüber hinaus lassen sich eine Reihe weiterer Parameter bestimmen (➤ Tab. 16.1).

Zur Abschätzung, ob nun überwiegend Fette oder Kohlenhydrate zur Energiegewinnung für eine gegebene körperliche Beanspruchung herangezogen werden, wird vornehmlich der **respiratorische Quotient (RQ)** bestimmt. Er ergibt sich aus dem Verhältnis von abgegebenem CO_2 zu aufgenommenem O_2 in einer Zeitvorgabe und kann nur spiroergometrisch ermittelt werden. Der RQ liegt immer zwischen 1,0 (Kohlehydratverbrennung) und 0,7 (Fettverbrennung).

In ➤ Tab. 16.3 sind die RQ-Werte zusammengestellt. Daraus ergibt sich, dass bei einem RQ von 1,0

Tab. 16.3 Prozentuale Zuordnung der RQ-Werte

RQ-Wert	% Fett
0,7	100,00
0,71	96,67
0,72	93,33
0,73	90,00
0,74	86,67
0,75	83,33
0,76	80,00
0,77	76,67
0,78	73,33
0,79	70,00
0,80	66,67
0,81	63,33
0,82	60,00
0,83	56,67
0,84	53,33
0,85	50,00
0,86	46,67
0,87	43,33
0,88	40,00
0,89	36,67
0,9	33,33
0,91	30,00
0,92	26,67
0,93	23,33
0,94	20,00
0,95	16,67
0,96	13,33
0,97	10,00
0,98	6,67
0,99	3,33
1	0,00

nahezu ausschließlich Kohlenhydrate für die Energiegewinnung verwendet werden.

Je größer die maximale Sauerstoffaufnahme eines Probanden ist, desto mehr Sauerstoff steht für die aerobe Energiegewinnung zur Verfügung. Die Sauerstoffaufnahme wiederum hängt vom Schlagvolumen, der arteriovenösen Differenz und der Transportkapazität des Blutes ab (➤ Kap. 16.1.1). Je höher der Prozentsatz der Sauerstoffaufnahmefähigkeit an der anaeroben Schwelle ist, desto besser ist die Sauerstoffausnutzung. Diese Sauerstoffaufnahmefähigkeit spiegelt sich sicher und sehr rasch in den Atemgasen wieder, sodass mittels der Spiroergometrie verlässliche Aussagen möglich sind. Für die Beschreibung bzw. zur Bestimmung der individuellen, maximalen Sauerstoffaufnahmefähigkeit wird heute vielfach der Begriff „Metabolisches Äquivalent" (MET) verwendet. MET beschreibt den Energieumsatz in Ruhe (3,5 bis 5 ml VO_2/min/kg KG). 3 MET unter Belastung bedeuten z. B. das 3-Fache des Energieumsatzes in Ruhe. Mithilfe des metabolischen Äquivalents wird eine Vergleichbarkeit verschiedener Belastungsformen möglich, und es kann die individuelle Ausgangssituation der Sauerstoffaufnahme in die Bewertung einbezogen werden.

Insgesamt können durch die Spiroergometrie in zeitlich deutlich kürzeren Belastungsstufen (maximal 2 Minuten) als bei der Laktatdiagnostik individuelle Energiestoffwechselkurven entwickelt werden, die eine exakte und effiziente Trainingsplanung und Trainingssteuerung gewährleisten.

16.7.3 Pulsgesteuerte Verfahren

Pulsgesteuertes Training und pulsgesteuerte Ausdauerbeanspruchungen sind heute allgemein etabliert. Die Idee eines pulsgesteuerten Trainings ist simpel: Der **Herzschlag bzw. der Puls oder die Herzfrequenz** ist ein biologischer Indikator, wie intensiv die gerade absolvierte Belastung ist, wenn der Anteil der eingesetzten Muskulatur groß genug ist, also größer als ein Sechstel bis ein Siebtel der Gesamtskelettmuskulatur. Diesen Umstand machen sich auch die Analyseverfahren für die Ausdauerleistungsfähigkeit zunutze, die sich ausschließlich am Puls orientieren. Darüber hinaus kann neben der Herzfrequenz heute auch eine erweiterte Aussage in Form der **Herzfrequenzvariabilität** ergänzt und sinnvoll werden.

Mittels pulsorientierter Analyseverfahren werden die individuellen Ausdauertrainingspulse für Trainierende vorgegeben. Insgesamt kann festgestellt werden, dass die angewendeten und hier beschriebenen Verfahren hinsichtlich ihrer Aussagekraft deutlich weniger aussagefähig sind als die metabolischen und/oder spiroergometrischen Verfahren. Da jedoch die beiden bislang beschriebenen Verfahren technisch aufwändig und teuer sind, werden pulsgesteuerte Verfahren eingesetzt, weil sie einen groben Eindruck von der körperlichen Fitness vermitteln und die Ableitung von Trainingsempfehlungen ermöglichen können. Bei einer Vielzahl von Menschen sind sicherlich auch sinnvolle Trainingsempfehlungen ableitbar; jedoch sind – gerade bei pathophysiologischen Veränderungen des Herz-Kreislauf-Systems – andererseits die pulsgesteuerten Analysen häufig sehr fehleranfällig.

Die in Deutschland am häufigsten anzutreffenden Testverfahren, die sowohl im Fitnesssektor – z. T. bereits in die Ergometer elektronisch integriert – als auch im Rehabilitationssektor eingesetzt werden, sind der IPN-Test, der Conconi-Test und der PWC-Test.

IPN-Test (Institut für Prävention und Nachsorge)

Der IPN-Test wird seit 1994 standardmäßig im Fitness- und Gesundheitssport eingesetzt. Er ist eine Weiterentwicklung des Stufentests von Lagerstrøm (1990). Auf einem Fahrradergometer wird hierbei die kardiovaskuläre Leistungsfähigkeit anhand der Ermittlung von individuellen Herzfrequenzen für vorgegebene Belastungsstufen ermittelt und auf dieser Basis eine individuelle Trainingspulsvorgabe empfohlen. Die Ergebnisse können anhand einer Norm-Soll-Leistungstabelle in „Fitnessgrade" eingeteilt werden. Es erfolgt also ein klassischer Stufentest auf dem Ergometer in Anlehnung an die beschriebenen Verfahren BAL-, WHO- oder Hollmann-Venrath-Test (➤ Kap. 16.7.1).

Aus den individuellen Faktoren **Alter, Geschlecht, Gewicht, Trainingshäufigkeit** und **Ruheherzfrequenz** sowie auf der Grundlage des individuellen Testziels/Abbruchkriteriums (aerobe Kapazität) wird ein Ergometer-Test durchgeführt. Gemessen wird die hierbei aerob erreichte Leistung in Watt pro Kilogramm Körpergewicht, ohne dass dabei – wie üblich – eine Ausbelastung erfolgt. Die gemessene aerobe Leistungsfähigkeit wird mit einer alters-/geschlechtsspezifischen **Norm-Soll-Leistungstabelle** verglichen. Diese Bewertung stellt ihrerseits die Grundlage für die Festlegung der Trainingsherzfrequenzen für das jeweilige aerobe Ausdauertraining bzw. das Fettstoffwechseltraining dar. Insgesamt erfolgt die Bewertung in fünf „Leistungs- oder Fitnessstufen", von „deutlich unter Durchschnitt" (Stufe 1) bis „deutlich über Durchschnitt" (Stufe 5). Die gewonnen Ergebnisse können dann direkt in ein Herz-Kreislauf-Training zur Verbesserung der allgemeinen dynamischen Ausdauer übergeleitet werden. Anhand der Testergebnisse werden daher die idealen Trainingspulsfrequenzen berechnet.

Der IPN-Test ist also ein **submaximales Testverfahren,** sodass eine maximale Ausbelastung des Probanden nicht erfolgt, daher wird der Test auch häufig im Rehabilitationssektor durchgeführt, weil hier die uneingeschränkte Belastbarkeit oft noch nicht gegeben ist. Zur Bestimmung der Trainingsherzfrequenz wird eine modifizierbare Grundgleichung (➤ Formel 16.1) verwendet:

$$THF = RHF + (MaxHF - RHF) \times X \qquad \text{Formel 16.1}$$

(THF = Trainingsherzfrequenz, MaxHF = maximale Herzfrequenz [Laufen = 220], RHF-Ruheherzfrequenz, X = Trainingsgrad bzw. max. Herz-Kreislauf-Beanspruchung in %, z. B. 65 % für Grundausdauer). Diese Formel ist alters- und trainingsbedingt zu modifizieren.

Conconi-Test

Der Conconi-Test ist nach dem gleichnamigen Testentwickler Francesco Conconi benannt. Er dient vornehmlich dazu, die **Leistungsstufe an der anaeroben Schwelle** zu bestimmen. Der Test selbst wird unter kontrollierten Bedingungen (Rundbahn, Laufband, Ergometer) durchgeführt. Wie bei den in ➤ Kap. 16.7.1 beschriebenen Testverfahren wird auch hier ein Stufentest absolviert, der mit niedrigen Intensitäten startet und in regelmäßigen Abständen eine Belastungssteigerung erfährt. Auf dem Fahrradergometer wird dabei alle zwei Minuten die Intensität um 20–30 Watt erhöht, auf der Laufbahn alle 200 Meter das Tempo um 0,5 km/h. Der Test wird bis zur Erschöpfung durchgeführt. Am Ende einer jeden Stufe wird der Puls zur Intensität ins Verhältnis gesetzt und in einer Grafik dargestellt. Nach der Interpretation von Conconi steigt die Herzfrequenz so lange linear an, wie die für die muskuläre Arbeit notwendige Energiemenge aerob bereitgestellt werden kann. Ist die Sauerstoffzufuhr unzureichend für die Energiebereitstellung, so zeigt die Grafik einen Knick bzw. eine Abflachung der Herzfrequenzkurve. Diesen Punkt definiert Conconi als anaerobe Schwelle und bezeichnet ihn als **Deflexionspunkt.** Die jenseits dieses Punktes geleistete Arbeit wird nach Conconis Ansicht dann überwiegend anaerob erbracht. Ein aerobes Ausdauertraining sollte daher hinsichtlich der Herzfrequenz unterhalb des „Deflexionspunktes" hinsichtlich der Herzfrequenz dosiert sein.

PWC-Test (Power Work Capacity)

Wie bei den bislang beschrieben Testverfahren wird auch beim PWC-Test in einem Stufentest die Ausdauerleistungsfähigkeit insbesondere für den Fitness-, Gesundheits- und Breitensport ermittelt und hieraus abgeleitet Trainingsempfehlungen ausgesprochen. PWC steht für **Power Work Capacity;** hierbei wird eine mechanische Leistung für eine definierte Herzfrequenz in Watt/Intensität gemessen. Es werden beim PWC-Test drei Leistungsklassen definiert: PWC 170, PWC 150 und PWC 130. Die Zahlen geben die Zielwerte für die Herzfrequenzen an, die im Test erzielt werden sollen; ein PWC 170 bedeutet demnach, dass die Belastungsstufen standardisiert so lange erhöht werden, bis der Puls bzw. die Herzfrequenz 170 erreicht ist. Analoges gilt für die beiden anderen Werte. Die unterschiedlichen Werte geben Auskunft über die zu erwartenden Leistungsfähigkeiten, die von diversen Faktoren anhängig sein können (Alter, Trainingszustand, u. a.). Die Formel, mit der die vorzugebene Leistungsstufe für ein Training zu berechnen ist, stellt dar, wie viel Leistung zu der Stufe unter dem Zielpuls (170, 150 oder 130) noch hinzugerechnet werden muss, um exakt auf die Zielpuls-Leistung zu kommen (➤ For-

16

mel 16.2). Die Formel basiert jedoch auf einem relativ großen Schätzanteil.

$$\text{Gesuchte PWC} - \text{Leistung bei Zielpuls}(P) =$$

$$W1 + (W2 - W1) \times \frac{(P - P1)}{(P2 - P1)}$$

Formel 16.2

Dabei ist P = angestrebter Zielpuls, 1 bzw. 2 Werte unter bzw. über dem Zielpuls, und W = Wattleistungen.

Typische Werte untrainierter, normalgewichtiger Personen für die relative Leistungsfähigkeit bei dem jeweiligen Zielpuls sind ca. 2,5 W/kg bei Frauen und ca. 3,0 W/kg bei Männern.

PRAXISRELEVANZ

Die pulsgesteuerten Analyseverfahren im Ausdauersektor sind zwar nicht so sicher aussagefähig wie die metabolische Laktatbestimmung oder die spiroergometrische Gasanalyse; sie sind jedoch für die alltägliche Praxis sehr wohl geeignet und geben in der Regel einen ersten guten Überblick über das Leistungsniveau der Trainierenden.

Herzfrequenzvariabilität (HFV – heart rate variability)

Die Bestimmung der Herzfrequenzvariabilität hat keine Gemeinsamkeiten mit den anderen hier dargestellten pulsgesteuerten Verfahren. Dennoch wird sie hier kurz erläutert, weil der **Einfluss des vegetativen Nervensystems auf die Herztätigkeit** in keinem anderen Verfahren mit berücksichtigt werden kann. Unter der **Herzfrequenzvariabilität** wird ganz allgemein die Fähigkeit des Organismus verstanden, die Herzfrequenz bzw. den Herzschlagrhythmus zu variieren. Spontane Veränderungen des zeitlichen Abstands zwischen den Herzschlägen sind hierbei physiologisch.

Autonome physiologische Regulationswege regulieren die Herzschlagrate beständig und passen sie momentanen Erfordernissen an. Körperliche Beanspruchung oder psychische Belastung hat in der Regel eine Erhöhung der Herzfrequenz zur Folge, die bei Entlastung und Entspannung wieder zurückgeht. Dabei zeigt sich eine höhere Anpassungsfähigkeit an Belastungen in einer größeren Variabilität der Herzfrequenz. Unter chronischer Stressbelastung ist beides dagegen wegen der beständig hohen Anspannung eingeschränkt und kann infolgedessen reduziert sein (Wirz 2004).

Physiologisch wird der **Sinusknoten als Taktgeber des autonomen Erregungssystems** des Herzens den Herzschlag auslösen. Dieser Vorgang steht unter dem Einfluss des vegetativen Nervensystems: Der Sympathikus übt einen aktivierenden Einfluss aus, was eine Erhöhung der Herzfrequenz zur Folge hat. Körperliche und psychische Belastungen steigern die Sympathikusaktivitäten. Parallel dazu reduzieren sich über die Regulierung des Vagus andere Körperfunktionen (z. B. Verdauung). Eine Vielzahl von Einflüssen (psychische Vorgänge, Atmung u. a.) wirkt sich so komplex auf den Herzschlag aus und kann so – je nach individueller Voraussetzung sehr unterschiedliche Herzfrequenzen erzeugen.

Prinzipiell können also durch die HFV Krankheiten frühzeitig erkannt werden, weil die Funktion des vegetativen Nervensystems sichtbaren Einfluss auf die Herzratenvariabilität hat. Dabei sind Erkrankungen zu unterscheiden, die direkt das autonome Nervensystem schädigen, und Krankheiten, die sich etwa über dauerhaft erhöhte Stoffwechselbeanspruchungen indirekt auf das autonome Nervensystem auswirken.

Ein Beispiel für solche Krankheiten ist die **diabetische Neuropathie,** ein weiteres die **koronare Herzkrankheit.** Auch **psychische Erkrankungen** können über eine Erhöhung des Katecholaminspiegels und die Sympathikusaktivierung erkennbare Folgen auf die Herzaktivität haben; die Herzfrequenzvariabilität kann daher auch im Bereich der Neuropsychiatrie zu diagnostischen Zwecken herangezogen werden.

Insgesamt kann hier also ein Verfahren angewendet werden, welches auch einmal generell eingesetzt werden kann, um bei „überdosiertem" Training abzuschätzen, ob weitere körperliche und/oder geistige Beanspruchungen generell überhaupt gesundheitlich sinnvoll sind oder ob nicht gar generell in der einen oder anderen Situation Ruhe und Entspannung dem ohnehin schon „gestressten" Gesamtorganismus besser anstehen würde. Mit diesem Verfahren kann **Stress als Risikofaktor** für den Einzelnen sehr effektiv und effizient eingestuft werden.

16.8 Ausdauer und Atmung

Hinsichtlich einer ausreichenden Sauerstoffversorgung kommt der „äußeren“ Atmung, also der Lungenatmung, neben der „inneren“ Atmung, der sogenannten Zellatmung, eine wesentliche Bedeutung für insbesondere aerobe Ausdauerbeanspruchungen zu. Hierfür sind unterschiedliche Parameter bedeutsam.

Zusammensetzung der Ein- und Ausatemluft

In ➤ Tab. 16.4 ist die unterschiedliche Luftbeschaffenheit bei Ein- und Ausatmung dargestellt.

Bei den Angaben handelt es sich um Zirka-Angaben, sodass sich die 100 % im Einzelfall etwas unterschiedlich zusammensetzen können. Insgesamt aber wird deutlich, dass von dem aufgeatmeten Sauerstoff in Ruhe lediglich sechs Prozent verstoffwechselt werden. Hinsichtlich weiterer relevanter Parameter werden in ➤ Tab. 16.5 alle wesentlichen Grundbegriffe der physiologischen Lungenatmung zusammengefasst.

Die Atemfrequenzen unterscheiden sich altersgemäß erheblich:

- 12–15 Atemzüge bei Erwachsenen pro Minute
- 16–20 Atemzüge bei Jugendlichen pro Minute
- ca. 25 Atemzüge bei Kleinkindern pro Minute
- ca. 30 Atemzüge bei Säuglingen pro Minute
- ca. 40 Atemzüge bei Neugeborenen pro Minute

Die Anpassungen der Atmung insgesamt an körperliche Beanspruchungen lässt sich wie folgt zusammenfassen:

1. Bei körperlicher Belastung steigt der **O_2-Verbrauch** bei einer gesunden, *nicht* ausdauertrainierten Person um den Faktor 10.
2. Hierzu wird die **Atemfrequenz** von 15/Minute auf maximal ca. 30/Minute um den Faktor 2 erhöht und gleichzeitig das **Atemvolumen** von ca. 0,5 Liter auf maximal ca. 5 Liter (=Vitalkapazität) um den Faktor 9–10 gesteigert. Das **Atemzeitvolumen** (=Atemzugvolumen × Atemfrequenz) steigt von ca. 6–7,5 Liter pro Minute auf ca.

Tab. 16.4 Zusammensetzung der Atemluft (Durchschnittswerte)

Parameter	Einatmung (ca.) in %	Ausatmung (ca.) in %
Sauerstoff	21	15
Kohlendioxyd	0,03	4
Stickstoff, Wasser, Edelgase	79–80	79–80

Tab. 16.5 Grundbegriffe/Parameter der Atemphysiologie

Parameter	Wert in l	Definition
Atemzugvolumen (AZV)	0,4–0,5	Luftvolumen, welches bei einem Atemzug ein- und ausgeatmet wird
Inspiratorisches Reservevolumen (IRV)	2,5–3,0	Luftvolumen, welches nach einer normalen Inspiration noch zusätzlich eingeatmet werden kann
Exspiratorisches Reservevolumen (ERV)	1,0–1,5	Luftvolumen, welches nach einer normalen Exspiration ausgeatmet werden kann
Vitalkapazität (VK)	4,5–5,0	Summe aus Atemzugvolumen, inspiratorischem und exspiratorischem Reservevolumen
Residualvolumen (RV)	1,5–2,0	Luftvolumen, welches nach maximaler Exspiration in der Lunge verbleibt
Totalkapazität (TK)	6,0–6,5	Summe aus Vitalkapazität und Residualvolumen
Funktionelle Residualkapazität (FRK)	2,5–3,0	Summe aus exspiratorischem Reservevolumen und Residualvolumen
Atemzeitvolumen (AMV)	8,0–10,0	Produkt aus Atemzugkapazität und Atemfrequenz (min.)

135 Liter pro Minute um den Faktor 18–20 (Atemgrenzwert).
3. Die **arteriovenöse O_2-Differenz** steigt unter Belastung von in Ruhe etwa 0,05 Liter O_2/Liter Blut auf ca. 0,15 Liter O_2/Liter Blut, also um den Faktor 3. Das **Herzzeitvolumen** von ca. 5 Litern in Ruhe steigt auf ca. 20 Liter/Minute um den Faktor 4

Insgesamt muss aus den beeindruckenden Möglichkeiten der Atmungsanpassung postuliert werden, dass die körperliche Leistungsfähigkeit von Gesunden nicht von der äußeren oder inneren Atmung begrenzt ist. Vielmehr spielen Herz-Kreislauf-Regulation und zentrale neuronale Prozesse die Hauptrolle bei Leistungsbegrenzungen für körperliche Arbeiten.

MERKE

Bei Atmungsorgangesunden ist die Atmungskapazität nie ein leistungslimitierender Faktor. Der laienhafte Begriff „Ich kriege keine Luft mehr" entbehrt jedweder Grundlage, denn es ist immer bzw. in der Regel genug Luft da.

16.9 Ausdauer und Gesundheit

Mehrere Metaanalysen mit zwischen 300 000 und 880 000 Teilnehmenden haben ergeben, dass die Gesamtsterblichkeit durch ein richtig und regelmäßig durchgeführtes Ausdauertraining um 22–34 Prozente gesenkt werden kann und kardiovaskuläre Mortalität um 27–35 Prozent (Löllgen 2009, Nocon et al. 2008, Samitz et al. 2011). Dabei ist bemerkenswert, dass die Untersuchungen eine **nichtlineare Dosis-Wirkungsrelation** belegen können. Das Mortalitätsrisiko sinkt zwar mit zunehmender Intensität und Umfang eines Ausdauertrainings, der gesundheitliche Gewinn steht aber dann oft in keinem vernünftigen Verhältnis mehr zur erhöhten Trainingsbelastung. Der Gewinn an gesundheitlich relevanten Adaptationen ist beim Übergang von körperlicher Inaktivität zu leichtem bzw. moderatem Training am größten. Diese Erkenntnis gilt es vor allem beim Einstieg von gänzlich Untrainierten in eine gesundheitsrelevante Ausdauerbeanspruchung zu beachten, denn bereits niedrig dosierte Trainingsreize haben demzufolge große Auswirkungen. Dies ist besonders wichtig für die Trainingsgestaltung gänzlich Untrainierter. Dabei ist das Ganze nur zielführend für die angestrebten gesundheitlich relevanten Anpassungen, wenn auch tatsächlich die „richtige" Ausdauerform als Belastungsnormativ gewählt wird (➤ Kap. 16.1.1, ➤ Abb. 16.2).

Wen et al. (2011) gingen in einer Studie mit über 416 000 Teilnehmenden der Frage nach, ab welchem Minimum an Bewegung ein signifikanter Effekt auf die Mortalität eintreten kann. Es zeigte sich ab einer leichten Aktivität von etwa 90 Minuten wöchentlich oder ca. 15 Minuten täglich eine **signifikante Reduzierung der Mortalität** von knapp 14 Prozent und eine um ca. drei Jahre verlängerte Lebenserwartung. Jeweils 15 Minuten zusätzliche Bewegung täglich senken das Mortalitätsrisiko (nur noch) um weitere vier Prozent.

Löllgen (2013) berichtet über eine **Reduktion der Rezidivrate, der Krebssterblichkeit und der Gesamtsterblichkeit** durch moderates Ausdauertraining bei Kolon- und Mammakarzinom.

Der Evidenzgrad für die Wirksamkeit von richtig durchgeführtem Ausdauertraining auf gesundheitsrelevante Anpassungen beträgt bei Malignomen, bei kardiovaskulären und metabolischen Krankheiten 1A nach Einteilung der Evidence Based Practice (EBP, ➤ Kap. 26).

Eine Vielzahl an kontrollierten Untersuchungen und deren Metaanalysen bestätigen und belegen, dass ein richtig durchgeführtes allgemeines, aerobes, dynamisches Ausdauertraining (Einteilung ➤ Abb. 16.2) positive Auswirkungen auf unterschiedliche Erkrankungen und Funktionsbeeinträchtigungen hat. Folgende Beispiele untermauern diese Ergebnisse; für weitergehende Ausführungen wird auf Teil III des Buches verwiesen.

Zusammengefasst lässt sich postulieren, dass körperliche Aktivität, einschließlich allgemeinem Sport und Training, essenzieller und evidenzbasierter Bestandteil vieler Krankheitstherapien ist. Im Vordergrund stehen sicherlich oft die therapeutischen Herangehensweisen bei Patienten mit Herzerkrankungen, einschließlich der chronischen Herzmuskelschwäche, oder Kreislauferkrankungen. Zahlreiche Untersuchungen und auch Metaanalysen belegen jedoch darüber hinaus signifikante Effekte auf diverse weitere Symptome und damit auf die Lebensqualität und Prognosen von Erkrankten.

16.9.1 Blutdruck

Metaanalysen von über 50 kontrollierte Studien belegen die Wirkung von Ausdauertraining auf die Reduktion von systolischem und diastolischem Blutdruck (Rossi 2011, Whelton et al. 2002). Es konnte belegt werden, dass der systolische Blutdruck im Durchschnitt um knapp 4 mmHg abnimmt und der diastolische Wert um 2,5 mmHg. Weiterführende Hinweise zu Trainingsmaßnahmen sind in ➤ Kap. 35 und ➤ Kap. 36 zu finden.

16.9.2 Sterblichkeitsrisiko

Richtig und regelmäßig durchgeführtes Ausdauertraining führt zu einer Reduktion der Sterblichkeitsrate. Begleitet und beeinflusst wird dieser positive Effekt durch die durch Training verursachte Reduktion von Risikofaktoren (Blutdruck, Cholesterin, Übergewicht u. a.), des Plasmavolumens, der Katecholamine, der Zytokine und durch eine verbesserte Endothelfunktion. Martin et al. (2012) konnten in einer prospektiven Studie mit Patienten, die an einer koronaren Herzkrankheit litten, eine Reduktion des Mortalitätsrisikos durch regelmäßigen Herzsport in Höhe von 41 Prozent belegen. Gleichzeitig reduzierte sich das Risiko im Vergleich zu einer Kontrollgruppe für Krankenhausaufenthalte wegen kardialer Ereignisse um 32 Prozent. Das Training bei koronarer Herzkrankheit wird in ➤ Kap. 35 beschrieben.

16.9.3 Diabetes mellitus

Sluik et al. (2012) konnten in einer prospektiven Kohortenstudie an 5 859 Teilnehmenden zeigen, dass ein richtig dosiertes, moderates Ausdauertraining die Gesamtmortalität um 38 Prozent und die kardiovaskuläre Mortalität gar um 49 Prozent senkt.

Stengel und Kemmler (2013) weisen in einer Untersuchung zur Dosis-Nutzen-Beziehung von Training und Risikofaktoren einen positiven Einfluss von niedrig und hoch dosiertem Training nach.

Auch zur Reduktion des Risikos für den sogenannten Gestationsdiabetes bei Schwangeren ist Ausdauerbelastung angezeigt. Korsten-Reck (2013) weist darauf hin, dass das Risiko durch ein geeignetes Training um ca. 51 Prozent durch geeignetes Training reduziert werden kann. Vertiefte Darstellungen zum Training bei Diabetes finden sich in ➤ Kap. 33.

16.9.4 Gefäßerkrankungen – Periphere arterielle Verschlusskrankheit (pAVK) und Claudicatio intermittens (CI)

Ausdauerbeanspruchung als strukturiertes Geh- und/oder Gefäßtraining bei pAVK und CI ist aktuell eine wesentliche Säule der Therapiestrategie und wird individuell und bedarfsgerecht mit der obligaten medikamentösen Therapie abgestimmt im Hinblick auf konservative, chirurgische oder interventionelle Vorgehensweisen. Dies geschieht in Abhängigkeit von der jeweiligen Symptomatik und dem individuellen Behandlungsziel. Geeignetes Training kann die Gehleistung verdreifachen. Strukturiertes Training ist hierbei unstrukturierten Trainingsprogrammen deutlich überlegen. Murphy et al. (2012) konnten zeigen, dass eine medikamentös optimal eingestellte Patientengruppe, die zusätzlich trainierte, ihre Gehleistung signifikant mehr verbesserte als durch erhöhte Medikamentengabe plus operativen Verfahren wie Revaskularisierung und Stentimplantation.

16.9.5 Koronare Herzkrankheit (KHK)

Ähnliche Ergebnisse, wie sie sich bei den peripheren Verschlusskrankheiten finden, sind auch für KHK bekannt und durch viele Studien belegt. So konnte Hambrecht (2004) erneut belegen, dass sich für das Überleben ohne ischämisches Ereignis für trainierte Betroffene eine signifikante höhere Sicherheit herleitet als bei nicht Trainierenden. In Bezug auf schmerzfreie Mobilität waren die Trainingsergebnisse ähnlich effektiv. Stengel und Kemmler (2013) belegen ebenfalls die positive Wirkung von Ausdauerbeanspruchungen.

16.9.6 Demenz und Hirnleistung

Richtig durchgeführte körperliche Aktivitäten im Ausdauersektor können dazu beitragen sich gegen die Entwicklung leichter kognitiver Defizite und Demenz zu schützen. Buchmann et al. (2012) resümieren, dass regelmäßige körperliche Bewegung das Risiko für jegliche Demenzen um 22 Prozent reduziere. Für Morbus Alzheimer betrage die Risikoreduktion gar 34 Prozent, für vaskuläre Demenz 31 Prozent und für geringe Kognitionseinbußen seien es 47 Prozent. Buchmann et al. (2012) belegen, dass dies auch für ältere Menschen gelte.

Erickson et al. (2011) konnten zeigen, dass ausdauertrainierte Menschen (aerobes Ausdauertraining versus Dehntraining) das **Volumen des Hippocampus,** der wesentlich für Gedächtnisleistungen ist, im Vergleich zum Ausgangswert signifikant um 2 Prozent erhöht hat. In der Dehngruppe hingegen hat er um 1,4 Prozent abgenommen. In der ausdauertrainierten Gruppe hat sich zudem die Gedächtnisleistung verbessert. Willis und Patterson (2013) konnten zeigen, dass bei richtig dosierter körperlicher Aktivität die graue Substanz auch in frontalen, okzipitalen und entorhinalen Hirnregionen bei alten Menschen zunimmt. Als Ursache für diese positiven Effekte werden unter anderem eine bessere Sauerstoffversorgung der in Rede stehenden Hirnareale, eine erhöhte Freisetzung von Faktoren, die Angiogenese und Neuronenwachstum fördern, und eine aktivitätsinduzierte Produktion von Proteinen, die der Akkumulation von AB-Amyloiden und deren Vorläufern entgegenwirken, diskutiert.

VERWENDETE LITERATUR

Buchman AS, Boyle PA, Yu L et al.: Total daily physical activity and the risk of AD and cognitive decline in older adults. Neurology 2012; 78:1323–1329

Erickson KI, Raji CA, Lopez OL et al.: Physical activity predicts gray matter volume In late adulthood. The Cardiovascular Health Study. Neurology 2010; 75:1415–1422

Erickson KI, Voss MW, Prakash RS et al.: Exercise training increases size of Hippocampus and improves memory. PNAS 2011; 108:3017–3022

Hambrecht R, Walther C, Möbius-Winkler S et al.: Percutaneous coronary angioplasty compared with exercise training in patients with stable coronary artery dis-ease. A randomized trial. Circulation 2004; 109:1371–1378

Hollmann W: die ärztliche Beurteilung der körperlichen Höchst- und Dauerleistungsfähigkeit. Die Umschau in Wissenschaft und Technik 1961;22:689–692

Hollmann W, Hettinger T: Sportmedizin – Grundlagen für Arbeit, Training und Präventivmedizin. 4. Auflage. Schattauer, Stuttgart, 2000

Hollmann W.: Strüder HK: Sportmedizin: Grundlagen für körperliche Arbeit, Training und Präventivmedizin. 5. Auflage. Schattauer, Stuttgart, 2009

Hollmann W: Das Gehirn – der leistungsbegrenzende Faktor bei Ausdauerleistungen?. Dtsch Z Sportmed 2006; 57(6), 155–160

Keul J et al.: Bestimmung der individuellen anaeroben Schwelle zur Leistungsbewertung und Trainingsgestaltung. Dtsch Z Sportmed 1979;7:212–218

Kindermann W: Anaerobe Schwelle. Dtsch Z Sportmed 2004; 55:161–162

Korsten-Reck U: Schwangere mit Übergewicht: Verordnen Sie mehr Sport. Akt Ernährungsmed 2013;38:195–200

Lagerstrøm D, Froböse I, Konrad P, Felten P: Ein Zwei- und Vierstufen-Screening am Fahrradergometer; eine experimentelle Studie. Gesundheitssport & Sporttherapie 1990; 4:10–12

Löllgen H, Böckenhoff A, Knapp G: Physical activity and all-cause mortality: an updated meta-analysis with different intensity categories. Int J Sports Med 2009; 30:213–24

Löllgen H.: Innere Medizin und Sportmedizin: Die Evidenz. Mündlicher Vortrag anlässlich des 37. Interdisziplinären Forums der Bundesärztekammer, Berlin 2013

Mader A et al.: Zur Beurteilung der sportartspezifischen Ausdauerleistungsfähigkeit im Labor. Dtsch Z Sportmed 1976; 27:80–112

Martin B-J, Hauer T, Arena R et al.: Cardiac rehabilitation attendance and outcome in coronary artery disease patients. Circulation 2012; 126:677–687

Murphy TP, Cutlip DE, Regensteiner JG et al.: Supervised exercise versus primary Stenting for claudication resulting from aortoiliac peripheral artery disease: six-months outcomes from the claudication: exercise versus endolumial revascularization (CLEVER study). Circulation 2012; 125:130–139

Nebel R: H. I. I. T. High intensity interval training bei kardialen Erkrankungen. medicalsportsnetwork 2/2014, 22–25

Nieß A: High-Intensity-Training (HIT) – funktioniert das wirklich? www.radsport-news.com/sport/sport-news_90370.htm 12.11.2014 (letzter Zugriff: 15.7.2015)

Nocon M, Hiemann T, Müller-Riemenschneider F et al.: Association of physical activity with all-cause and cardiovascular mortality: a systematic review and meta-Analysis. Eur J Cardiovasc Prev Rehab 2008: 239–46

Rossi GP, et al.: Drug-resistant hyperten-sion and resistance to anti-hypertensive treatment: A call for action. Journal of Hypertension 2011; 29:2295

Samitz G, Egger M, Zwahlen M: Domains of physical activity and all-cause mortality: systematic review and dose-response meta-analysis of cohort studies. Int J Epidemiol 2011; 40(5): 1382–1400

Schnohr P et al.: Long-term physical activity in leisure time and mortality from coronary heart disease, stroke, respiratory diseases, and cancer. The Copenhagen City Heart Study. Eur J Cardiovasc Prev Rehabil 2006; 13(2):173–179

Skinner J, McLellan H: The transition from aerobic to anaerobic metabolism. Res Q Exerc Sport 1980; 50:234–248
Sluik D, Buijsse B, Muckelbauer R, et al.: Physical activity and mortality in individuals with diabetes mellitus. Arch Intern Med 2012; 172:1285–1295
Stemper T: Gesundheit – Fitness – Freizeitsport. Bund-Verlag, Köln, 1988
Stengel von S, Kemmler W: Dosis-Wirkungs-Beziehung zwischen Trainingshäufigkeit und Risikofaktoren für metabolische und kardiale Erkrankungen. Dtsch Z Sportmed 2012; 63:83–89
Stumpp, B: PWC-Test. www.bernd-stumpp.de/pwc-test/ 10.4.2013 (letzter Zugriff: 15.7.2015)
Trunz-Carlisi E: IPN-Test – Ausdauertest für Fitness und Gesundheitssport. Institut für Prävention und Nachsorge, Köln, 2014. www.cardiotest.net/ipn-test-download.html (letzter Zugriff: 15.7.2015)
Wassermann K, McIlroy MB.: Detecting the threshold of anaerobic metabolism in cardiac patients during exercise. Am J Cardiology 1964;14(6):844–852
Wassermann K et al.: Anaerobic threshold and respiratory gas exchange during exercise. J Appl Physiol 1973; 35:236–243
Wen CP, Wai JPW, Tsai MK et al.: Minimum amount of physical activity for reduced mortality and extended life expectancy. A prospective cohort study. Lancet 2011; 378:1244–1253
Westhoff M et al.: Positionspapier der AG-Spiroergometrie zu ventilatorischen und Laktatschwellen. AG-Spiroergometrie 2012
Whelton SP, Chin A, Xin X, He J: Effect of aerobic exercise on blood pressure: a meta-analysis of randomized controlled trials. Ann Intern Med 2002; 136:493–503
Willis MS, Patterson C: Proteotoxicity and cardiac dysfunction – Alzheimer's Disease of the heart? NEJM 2013; 368:455–464
Wirz P: Kardiovaskuläre Aktivität II. Herzratenvariabilität UNI 2004, Folien/Methoden der Psychobiologie
Wittling W: Herzschlagvariabilität. Eichsfeld, Heiligenstadt, 2012

WEITERFÜHRENDE LITERATUR

Hollmann W, Strüder HK: Sportmedizin: Grundlagen für körperliche Arbeit, Training und Präventivmedizin. Schattauer, Stuttgart, 2009
Kroidl RF, Schwarz S, Lehnigk B: Kursbuch Spiroergometrie. Thieme, Stuttgart, 2006
Scharhag-Rosenberger F: Spiroergometrie zur Ausdauerleistungsdiagnostik. Dtsch Z Sportmed 2010; 61:146–147

KAPITEL

17 Kraft

Lernziele

Es werden folgende Kenntnisse und Kompetenzen erzielt:

- Kraft kann sicher definiert werden.
- Es können **Differenzierungen** hinsichtlich wesentlicher Begriffe zur Kraft vorgenommen werden.
- Die **Strukturierungsmöglichkeiten** der motorischen Eigenschaft Kraft können beschrieben werden.
- Die Unterscheidungen von **neuronalen und strukturellen Aspekten der Kraft** können hinsichtlich ihrer Theorien zugeordnet werden.
- Alle **leistungslimitierenden und qualitätsentscheidenden Faktoren** für Kraftleistungen sind bekannt und können sicher beschrieben werden.
- Die unterschiedlichen **Beurteilungs- und Messmöglichkeiten für Kraft** sind bekannt und können hinsichtlich ihrer Wertigkeiten eingeschätzt werden.
- Die **Auswirkungen von Krafttrainingsformen** auf den Organismus können sicher und detailliert wiedergegeben werden.
- Die Trainingsmethoden zur Verbesserung der Kraft können sicher differenziert und angewendet werden; aktuelle Erkenntnisse sind integriert.
- **Analyseverfahren** zur Bestimmung von Kraftleistungen sind bekannt.
- Die positiven Auswirkungen von Krafttraining auf diverse Krankheiten können genannt werden.
- Es sind auch die **krankheitsvorbeugenden und gesundheitserhaltenden Wirkungen** von Krafttraining bekannt.

Krafttraining ist heute nicht nur im Leistungssport, sondern auch in der Rehabilitation oder im Fitnessbereich ein fester Bestandteil des Trainings. Unter therapeutischen und rehabilitativen Gesichtspunkten hat es im Medizinischen Aufbautraining (MAT) in den letzten Jahren eine bedeutende Rolle übernommen. Angesichts der höheren Lebenserwartung, die mit zunehmenden degenerativen Prozessen und chronischen Erkrankungen verbunden ist, gewinnt der präventive und rehabilitative Gesichtspunkt des Kraft- bzw. Muskelaufbautrainings immer stärker an Bedeutung. Ein gesundheitsorientiertes Krafttraining ist geeignet, den altersbedingten Rückgang an Muskelmasse zu kompensieren und damit eine Haltungs- und Verletzungsprophylaxe zu ermöglichen. Infolge der zunehmenden Popularität des Krafttrainings im Freizeit-, Gesundheits-, und Rehabilitationssport führen immer mehr Menschen in allen Altersklassen und mit unterschiedlichsten Voraussetzungen und Zielsetzungen ein fitness- und gesundheitsorientiertes Krafttraining aus. Krafttraining kann grundsätzlich jedoch nur in dem Maße gesund sein, in dem es fachgerecht ausgeführt wird. Um dies zu gewährleisten, kommt der Auswahl geeigneter Krafttrainingsmethoden im Fitness- und Gesundheitssport eine zentrale Bedeutung zu. Das folgende Kapitel stellt auf Grundlage des aktuellen Forschungs- und Wissensstands zentrale Grundlagen des Krafttrainings dar. Das Strukturierungsmodell der Kraftfähigkeiten sowie die neuronalen und morphologischen Einflussgrößen des Kraftverhaltens und deren Anpassungen durch ein Krafttraining werden dargestellt. Weiterhin werden die Trainingsmethoden vorgestellt, die sich als besonders wirkungsvoll zur Entwicklung der einzelnen Kraftfähigkeiten herauskristallisiert haben.

17.1 Definition und Begriffsbestimmungen

Physikalisch betrachtet kann Kraft anhand der Newton'schen Axiome (F=m×a) beschrieben werden. Allerdings kann diese Definition nicht ohne Weiteres auf den kraftgenerierenden, biologischen Bereich übertragen werden. Hollmann/Strüder/Diehl (2009) empfehlen dabei die Messbarkeit der jeweils Erscheinungsform der Kraft zu berücksichtigen. Ein Muskel kann unter statischen und dynamischen (konzentrisch und/oder exzentrisch) Bedingungen, in Abhängigkeit von seiner Ausgangslänge, Kraft erzeugen.

Aus diesen Überlegungen kann Kraft anhand der verschiedenen Fähigkeiten der Muskulatur definiert werden:

- Fähigkeit, gegen einen Widerstand zu kontrahieren, ohne dass sich Ansatz und Ursprung annähern **(statische/isometrische Arbeitsweise):** Ein Beispiel dafür ist das einarmige Training mit der Kurzhantel (Biceps Curls). Beim Halten eines Gewichts in einer festen Position des Ellenbogengelenks: Der Bizeps behält die zu Beginn der Aktion eingenommene Länge bei – er leistet isometrische Arbeit.
- Fähigkeit, einen Widerstand zu überwinden, sodass sich Ansatz und Ursprung annähern **(konzentrische oder dynamisch überwindende Arbeitsweise):** Anders als im vorherigen Beispiel – einarmiges Training mit der Kurzhantel (Biceps Curls) – wird beim Heranführen der Hantel zum Körper der Ellenbogengelenkwinkel verkleinert, dabei zieht sich der Bizeps zusammen – er leistet konzentrische Arbeit.
- Fähigkeit, einem Widerstand nachgebend entgegenzuwirken **(exzentrische oder dynamisch nachgebende Arbeitsweise).** Ein Beispiel ist das kontrollierte Herablassen einer Hantel vom Körper: Der Ellenbogengelenkwinkel vergrößert sich, der Bizeps verlängert sich im Verlauf der Bewegung – er leistet exzentrische Arbeit.

Der sogenannte **Dehnungs-Verkürzungs-Zyklus** der Muskulatur beschreibt eine weitere, relativ eigenständige Kontraktionsform der Muskulatur, die eine Kombination aus exzentrischer und konzentrischer Arbeitsweise darstellt: erst nachgebend, dann überwindend in unmittelbarer Folge. Dies ist die natürliche muskuläre Arbeitsweise bei vielen alltäglichen und sportlichen Bewegungen, z. B. beim Gehen, Laufen, Springen, Treppabgehen oder auch bei Absprungbewegungen in der Leichtathletik sowie im Kunstturnen und in den Sportspielen.

In der Sportwissenschaft wird grundsätzlich zwischen der allgemeinen und der speziellen Kraft unterschieden. Als **allgemeine Kraft** wird die Kraft bezeichnet, die sportartunabhängig von allen Muskelgruppen einer Person aufgebracht werden kann. Die **funktionelle** oder **spezifische** Kraft bezeichnet die Kraft, die bei einer bestimmten sportlichen Bewegung von den an ihr beteiligten Muskelgruppen erbracht wird.

Zur genaueren Strukturierung der motorischen Erscheinungsform Kraft unterscheidet die sportwissenschaftliche Literatur zwischen der **phänomenorientierten Betrachtungsweise** und der **dimensionsanalytischen Betrachtungsweise.**

Aus der Sicht der **dimensionsanalytischen Betrachtungsweise** werden sowohl für den Grundlagenbereich (Hollmann/Strüder/Diehl 2009) als auch für den Präventions- und Rehabilitationsbereich (Radlinger et al. 1998, Froböse et al. 2009) betreffend, drei **Subkategorien der Kraft** unterschieden:

- Maximalkraft
- Schnellkraft
- Kraftausdauer

Die ursprünglich Unterteilung in Maximalkraft, Schnellkraft und Kraftausdauer wurde durch die „Freiburger Gruppe“ in den 1970er und 1980er Jahren dahingehend modifiziert, dass die Maximalkraft die Basisfähigkeit für die Schnellkraft und Kraftausdauer bildet (Schmidtbleicher 2003). Eine Verbesserung der Maximalkraft wirkt sich somit positiv sowohl auf die Schnellkraft als auch auf die Kraftausdauer aus. Demnach muss ein Training zur Verbesserung der Maximalkraft auch in der Prävention und Rehabilitation zur Anwendung kommen.

Die einzelnen Kraftkategorien werden in den folgenden Abschnitten näher beschrieben.

17.1.1 Maximalkraft

Die **Maximalkraft** stellt den höchsten willkürlich realisierbaren Kraftwert gegen einen unüberwindli-

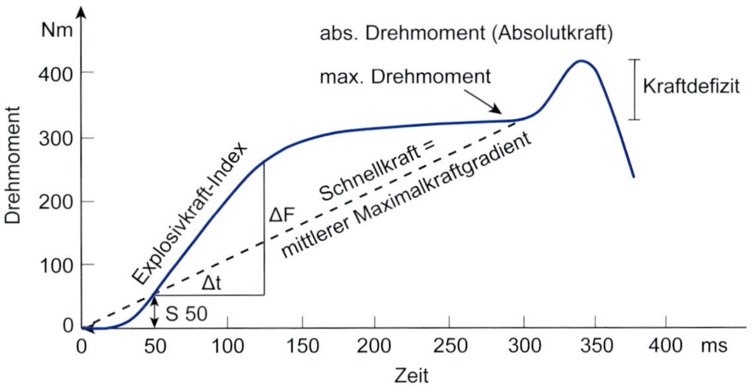

Abb. 17.1 Maximalkraft, Absolutkraft und Kraftdefizit: Zeit-Kraft-Verhältnis [L143]

chen Widerstand dar. Sie tritt sowohl in **isometrischen** als auch in **dynamisch-konzentrischen** und **exzentrischen maximalen Muskelreaktionen** auf (➤ Abb. 17.1). Die Maximalkraft kann als der willkürlich aktivierbare Anteil der Absolutkraft interpretiert werden. Die willkürliche Maximalkraft (= 100 %) wird durch eine statische Muskelaktion ermittelt. Als **Absolutkraft** ist das höchstmögliche Kraftpotenzial definiert, das ein Muskel aufgrund seines physiologischen Querschnitts und seiner Qualität zur Verfügung hat. Dies setzt sich aus der willkürlich entwickelbaren statischen Maximalkraft und der willkürlich nicht erfassbaren Kraftreserve (autonom geschützte Reserve) zusammen. Messmethodisch wird die Absolutkraft durch die exzentrische Maximalkraft oder durch die maximale Elektrostimulation erfasst. In der Trainingspraxis wird weiterhin in Zusammenhang mit der Maximalkraft das **Kraftdefizit** als Differenz zwischen Absolut- und Maximalkraft verwendet. In der Trainingspraxis lässt sich dies als Differenz zwischen maximaler isometrischer und exzentrischer Kontraktion bestimmen. Grundsätzlich lässt sich sagen: Je kleiner das Kraftdefizit ist (z. B. 5 %), desto besser kann das mögliche Potenzial einer maximalen Willkürkontraktion ausgeschöpft werden.

17.1.2 Schnellkraft

Die **Schnellkraft** ist die Fähigkeit des neuromuskulären Systems, einen möglichst großen Kraftimpuls in der zur Verfügung stehenden Zeit zu produzieren. Synonym werden oft hierfür die Begriffe Startkraft und Explosivkraft gebraucht. **Startkraft** ist der Kraftwert, der 20–30 ms nach Kontraktionsbeginn erreicht wird. **Explosivkraft** ist der höchstmögliche Kraftanstieg im Laufe einer schnellen Kraftentwicklung. Die Begriffe werden in erster Linie als Maß für die Frequenzierung und Rekrutierungsfähigkeit der Muskulatur angesehen. Mit der Schnellkraft wird auch oft die **Reaktivkraft** in Verbindung gebracht.

Die Reaktivkraft wird allerdings aufgrund der neuronalen und mechanischen Besonderheiten (Dehnungsreflex und Elastizität der aktiven wie passiven Strukturen) oft als eine eigenständige Subkategorie der Kraft betrachtet. Die Kombination einer exzentrischen mit einer nachfolgenden konzentrischen Aktion stellt einen in der Praxis sehr häufig vorkommenden Bewegungsablauf dar, der als **Dehnungs-Verkürzungs-Zyklus** (DVZ) (SSC = Stretch Shortening Cycle) bezeichnet wird (Komi 1994). Der Dehnungs-Verkürzungs-Zyklus (DVZ) tritt bei langsamen (> 250 ms) Bewegungen und geringer Kraftentwicklung sowie bei schnelleren (< 250 ms) Bewegungen und höherer Kraftentwicklung auf (➤ Kap. 20.1.7). Schnellkräftige Bewegungen sind programmgesteuert, das heißt, sie laufen nach einem im Zentralnervensystem gespeicherten Programm ab. Talentierte Sportler weisen ein sogenanntes „kurzes“, weniger Begabte ein „langes“ Bewegungs- bzw. Zeitprogramm auf. Zeitprogramme sind bewegungsspezifisch. Kurze Zeitprogramme zeichnen sich dadurch aus, dass ein direkter schneller Impuls an die Hauptmuskeln erfolgt. Das Innervationsmuster ist gekennzeichnet durch ausgeprägte Vorinnervationsphasen, durch einen steileren Anstieg der Hauptaktivität sowie eine gute Koaktivierung zwischen den Hauptmuskeln. Die Aktivierung der Muskulatur bei einem Sprung ca. 100–150 ms vor dem ersten Bodenkontakt bezeichnen Dietz et al 1981 als **Vorinnervation.** In der Regel führt die Antizipation der eigenen Bewegung zu dieser Voraktivierung (Komi 1994). Die Vorinnervation ist maßgeblich für die Muskelspannung verantwortlich, welche wiederum das elastische Potenzial des Muskels beeinflusst. Infolge der Vorinnervation kommt es zur Verbesserung der Ansprechbarkeit der Muskelspindel bzw. zu einer erhöhten **Stiffness.** Bei schnellen sog. Reaktivbewegungen wie z. B. Niedersprüngen und schnellen Laufschritten tritt der sog. Dehnungs-Verkürzungs-Zyklus auf es kommt zu einer Vorinnervation und einer exzentrischen Dehnung. Durch die Dehnung wird die Innervation verstärkt (Aktivierung der Muskelspindel). Durch das Zusammenspiel von Vorinnervation und der elastischen Energie, die durch die Dehnung gespeichert wurde, wird die nachfolgende konzentrische Phase deutlich kräftiger.

17.1.3 Kraftausdauer

Die **Kraftausdauer** bezeichnet die Fähigkeit des neuromuskulären Systems, eine möglichst große Impulssumme in einem definierten Zeitraum (maximal zwei Minuten) gegen höhere Lasten (mehr als 30 % der Maximalkraft) zu produzieren (Güllich/Schmidtbleicher, 1999). Da bereits ab 20 % der maximalen **isometrischen Kontraktionskraft** eine Behinderung der arteriellen Blutversorgung im Muskel beginnt – ab 50 % kommt es zu einem völligen Verschluss der Gefäße –, weist die Kraftausdauer je nach Intensität der Kontraktionskraft sowohl aerobe als auch anaerobe Stoffwechselanteile auf. Innerhalb der Kraftausdauer wird zwischen Maximalkraftausdauer, submaximaler Kraftausdauer und Ausdauerkraft unterschieden: Die **Maximalkraftausdauer** wird benötigt, um Lasten über 75 % der Maximalkraft über einen längeren Zeitraum zu bewältigen. Sie ist somit die Kraftausdauerfähigkeit bei dominant anaerob-alaktazider Energiebereitstellung. Grundlage der Maximalkraftausdauer ist der Kreatinstoffwechsel. Die **submaximale Kraftausdauer** ist die Kraftausdauer bei dominant anaerob laktazider Energiebereitstellung. Sie wird bei dynamischen Kontraktionen mit mehr als 75–50 % der Maximalkraft und bei statischen Kontraktionen längerer Dauer mit mehr als 30 % der Maximalkraft benötigt. Bei dynamischen Kontraktionen mit Belastungen zwischen 30–50 % der Maximalkraft ist die **Ausdauerkraft** leistungslimitierend. Sie ist die Kraftausdauer bei dominant aerober Energiebereitstellung. Ein großer Teil der Energiebereitstellung erfolgt aber dennoch anaerob, sodass es auch dort zu einer hohen Laktatakkumulation kommt. Somit werden auch dort Blutwerte gemessen, die gewöhnlich nur jenseits der anaeroben Schwelle registriert werden.

MERKE

Die **Maximalkraft** stellt den höchsten willkürlich realisierbaren Kraftwert gegen einen unüberwindlichen Widerstand dar. Sie tritt sowohl in **isometrischen** als auch in **dynamischen-konzentrischen** und **exzentrischen** maximalen Muskelreaktionen auf. Die **Schnellkraft** ist die Fähigkeit des neuromuskulären Systems, einen möglichst großen Kraftimpuls in der zur Verfügung stehenden Zeit zu produzieren. Synonym werden oft hierfür die Begriffe Startkraft und Explosivkraft gebraucht. **Die Reaktivkraft** stellt aufgrund der neuralen und mechanischen Besonderheiten (Dehnungsreflex und Elastizität der aktiven wie passiven Strukturen, DVZ) eine eigenständige Subkategorie dar.

17.2 Qualitätsentscheidende und leistungslimitierende Faktoren der motorischen Beanspruchungsform Kraft

Jede **Kontraktionsform sowie Subkategorie** der motorischen Beanspruchungsform Kraft ist das Ergebnis von **morphologisch-physiologischen** und **neurophysiologischen** sowie von **motivationalen Einflussgrößen,** die in Abhängigkeit von der zu bewältigenden Aufgabe einen unterschiedlichen Beitrag zur situationsadäquaten Kraftentfaltung liefern. Als morphologisch-physiologische Einflussgrößen gelten die anthropometrischen Voraussetzungen wie Morphologie, Histologie und Biomechanik (z. B. Gewebezustand, Faserzusammensetzung, Faserdicke, Gelenkwinkel u. a.) des Muskel-Sehnen-Komplexes (➤ Kap. 12.3). Als neurophysiologische Einflussgrößen sind im Wesentlichen die **intra-** und die **intermuskuläre** Koordination einer muskulären Kraftentwicklung zu nennen. Dabei haben die Rekrutierung, die Frequentierung sowie die Synchronisation der motorischen Einheiten eine zentrale Bedeutung bei der Entwicklung von motorischen Kräften. Im Folgenden werden grundlegende neurophysiologische und morphologische Faktoren, die für die Qualität und Leistung der motorischen Beanspruchungsform Kraft von Bedeutung sind, näher erläutert.

17.2.1 Neurophysiologische Einflussgrößen

Intramuskuläre Koordination

Von den Nervenzellen des Zentralnervensystems werden die Bewegungsimpulse über efferente Nerven mittels der Pyramidenbahnen zu den motorischen Vorderhornzellen des Rückenmarks geleitet, die ihrerseits die zugehörige Muskulatur innervieren. Das Bindeglied zwischen Nervenfasern und Muskel ist die **motorische Endplatte.**

An der **motorischen Endplatte** erfolgt die Nerv-Muskel-Übertragung auf elektrochemischem Weg mithilfe des Transmitters Acetylcholin. Dieser bewirkt über die Ausschüttung von Ca++-Ionen, dass sich die Myosinköpfe an das Aktin anheften und einen „Ruderschlag" ausführen können. Die Größe der Ca++-Ionen Ausschüttung steht im Zusammenhang mit der muskulären Kraftentwicklung.

Jede Muskelfaser wird unter physiologischen Bedingungen über eine motorische Endplatte erregt. Vereinfacht können die Vorgänge, die die Muskelkontraktion einleiten, als die Abfolge von elektrischen, chemischen und wieder elektrischen Reizen aufgefasst werden. Damit ein Muskel überhaupt zuckt, muss er einen Reiz erhalten. Dieser Reiz erfolgt über Nervenimpulse, die von Neuronen innerviert werden.

Ein Motoneuron versorgt über seinen in Kollateralen verzweigten Neuriten stets mehrere Muskelfasern. Die Menge der von demselben Motoneuron innervierten Muskelfasern ist als **motorische Einheit (ME)** definiert, da sie unter physiologischen Bedingungen immer gleichzeitig kontrahiert, wenn sie einen überschwelligen Reiz vom versorgenden α-Motoneuron erhält. Die Zahl der innervierten Muskelfasern kann zwischen 5–10 und mehr als 1 000 variieren (➤ Abb. 17.2). Die ME ist umso kleiner, je genauer die auszuführenden Bewegungen koordiniert und je genauer die Krafteinsätze differenziert werden müssen. So findet man z. B. sehr kleine ME in der Augen- und Fingermuskulatur und große ME in der Gesäßmuskulatur. Die Erregung einer ME erfasst jeweils alle zugehörigen Muskelfasern **gleichzeitig. Eine ME umfasst immer nur einen Typ von Muskelfasern.** Jeder Muskel allerdings besteht aus unterschiedlichen ME, sowohl „langsamen" (slow twitch, ST) als auch „schnellen" (fast twitch, FT) Muskelfasern.

Funktionell arbeiten niemals alle motorischen Nervenzellen gleichzeitig. Die Abstufung der Kontraktionsstärke und -geschwindigkeit wird durch folgende Faktoren gesteuert:

1. Feinabstufung der Bewegung über die Steigerung der Entladungsfrequenz des Motoneurons **(Frequenzierung)**
2. Grobabstufung der Bewegung über die Veränderung der Zahl der motorischen Einheiten **(Rekrutierung)**
3. Variation der Bewegungsschnelligkeit über die Aktivierung von speziellen motorischen Einheiten **(Synchronisation)**

Frequenzierung ist die Anzahl von Aktionspotenzialen, die eine Muskelfaser in einer Zeiteinheit erreichen. Je mehr Nervenimpulse pro Zeiteinheit er-

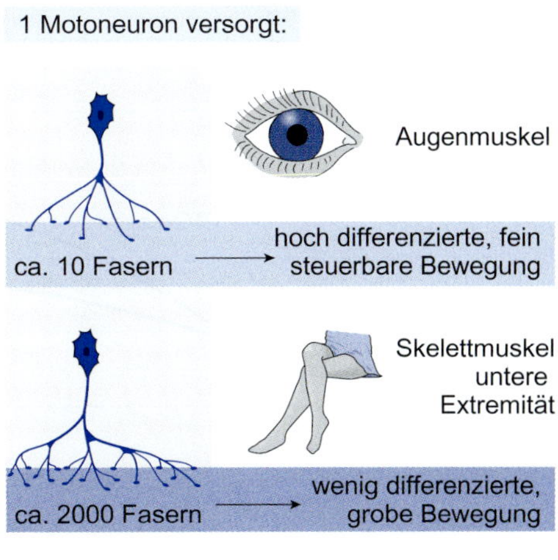

Abb. 17.2 Motorische Einheit [L106, L157, L190]

17

folgen, desto höher ist die Impulsfrequenz. Ab einer bestimmten Frequenz (etwa 10 Hz) kommt es zu einer Aufstockung der Einzelzuckungen und damit zu einer Kraftentfaltung. Die jeweilige Höhe der Impulsrate (= Impulse/Zeit) hängt von der Größe der α-Motoneuronen ab. Mit Zunahme der Entladungsfrequenz steigt die Muskelaktionskraft durch die Summation der Einzelimpulse. Bei einer vollständigen Tetanie besteht bis zu einem oberen Grenzwert eine positive Beziehung zwischen Entladungsfrequenz und entwickelter Kraft. Je größer das Motoneuron ist, desto größer kann die Impulsrate und damit die Kraftentwicklung sein. Die **Größe der Motoneuronen** ist durch ein Training nicht zu beeinflussen. Eine Verbesserung der Frequenzierung kann durch die Erhöhung der Impulsfrequenz der Nerven erreicht werden.

Rekrutierung ist die Grobabstufung der Bewegung über die Veränderung der Zahl der motorischen Einheiten. Bei der willentlichen Verkürzung des Skelettmuskels sind nicht alle motorischen Einheiten gleichzeitig tätig. Das ZNS rekrutiert die motorischen Einheiten nach dem **Hennemann'schen Größenordnungsprinzip:** Bei geringem Kraftbedarf werden zunächst die ermüdungsresistenten, langsamen motorischen Einheiten (ST) aktiviert, die auch nur wenig Kraft entfalten können. Bei steigendem Kraftbedarf werden dann schnellere Einheiten (FT) dazugeschaltet, die allerdings auch sehr schnell ermüden (➤ Abb. 17.3). Grob vereinfacht kann angenommen werden, dass bei Krafteinsätzen, die bis zu 50 % der Maximalkraft erfordern, eine Steigerung der Kraft durch eine Erhöhung der Zahl der eingesetzten motorischen Einheiten erfolgt. Die motorischen Einheiten mit den größten Motoneuronen und der stärksten und schnellsten Muskelaktion besitzen die höchste Ansprechschwelle und werden nur dann einbezogen, wenn Kräfte > 80 %–90 % der Maximalkraft erforderlich sind (Sale, 1994). Die **Anzahl** der Motoneurone, die zur gleichen Zeit Impulse weiterleiten und dadurch mehr **Muskelfasern eines Muskels rekrutieren,** ist durch ein Muskeltraining beeinflussbar.

Synchronisation ist die Variation der Bewegungsschnelligkeit über die Aktivierung von speziellen motorischen Einheiten. Damit ein Muskel seine maximale Kraft entwickeln kann, müssen möglichst viele und möglichst auch die schnellen motorischen Einheiten mit hoher Frequenz aktiviert werden. Die Entwicklung der Maximalkraft erfordert deshalb auch eine **zeitlich abgestimmte Rekrutierung** motorischer Einheiten. Wenn z. B eine Hantel noch am Boden liegt, entwickelt ein Gewichtheber/in beim Anheben der Hantel eine hohe Kraft, indem ein großer Teil der ME (ST und FT) gleichzeitig und mit hoher Frequenz rekrutiert wird. Den letzten Kraftbetrag, der noch fehlt, um die Hantel schließlich vom Boden wegzubewegen, liefern dann die noch fehlenden größten ME (FTG). Der Vorgang muss zeitlich so abgestimmt sein, dass die ST- und FT-Einheiten noch nicht ermüdet sind, wenn die letzten FT-Einheiten dazugeschaltet werden.

Die Muskeln selber besitzen für die Steuerung der Kontraktionsstärke zwei Typen **sensorischer Re-**

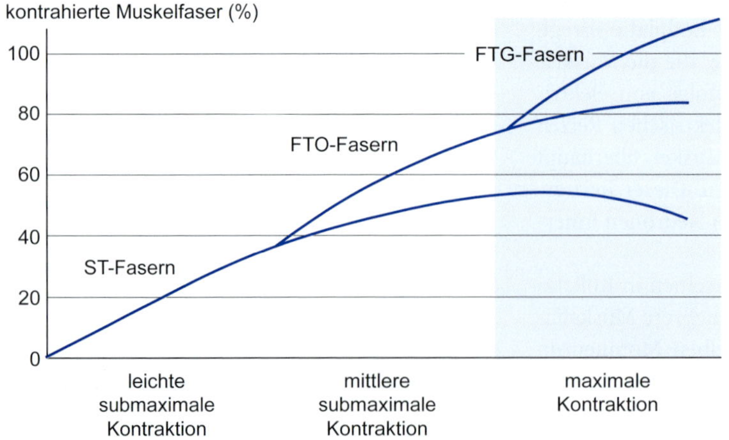

Abb. 17.3 Größenordnungsprinzip bei der Rekrutierung; ST = Slow-Twitch-Fasern, FTG= Fast-Twitch-Fasern glykolytisch; FTO = Fast-Twitch-Fasern oxidativ [L143]

zeptoren, die das Zentralnervensystem mit Informationen über Änderungen der Muskellänge (Muskelaktion und Dehnung) und der Muskelspannung, die mit der Längenänderung einhergeht, versorgen. Während die **Muskelspindeln** im Muskel selbst lokalisiert sind, befinden sich die **Golgi-Sehnen-Organe** im Muskel-Sehne Übergang.

Die Muskelspindeln haben die Aufgabe, Informationen über **Muskellänge** und **Muskellängenänderung** zu übermitteln (➤ Abb. 17.4). Eine bindegewebige Kapsel umhüllt eine Anzahl Muskelfasern, die dünner und kürzer als die gewöhnlichen Muskelfasern sind. Die in der Kapsel liegenden Muskelfasern werden **intrafusale** Muskelfasern (Ia-Fasern) genannt, während die gewöhnlichen Skelettmuskelfasern als **extrafusale** Fasern bezeichnet werden. Die Muskelspindeln befinden sich im Muskel parallel zu den extrafusalen Fasern. Der zentrale Bereich der Muskelspindel ist im Wesentlichen nicht kontraktil, lediglich die beiden Endbereiche kontrahieren sich aktiv. Wird der Muskel gedehnt, kommt es gleichzeitig zu einer Dehnung der intrafusalen Fasern, was zur Folge hat, dass die afferenten Ia-Fasern ihre Impulsfrequenz steigern und diese Information zum Motoneuron weiterleiten. Hierbei ist die Geschwindigkeit der Dehnung der entsprechende Reiz für die Ia-Fasern. Die Muskelspindeln sind nicht nur Sensoren, sie werden auch über die sogenannten **γ-Fasern** efferent innerviert. Diese γ-Fasern ziehen zu den kontraktilen Endbereichen der Muskelspindel. Kontrahieren nun die beiden Endbereiche der Spindel, so werden auch die zentralen intrafusalen Fasern stärker gespannt, und es kommt zu einer Empfindlichkeitssteigerung der Muskelspindel. Die Längenregulation dient der Feineinstellung der Muskelspindel.

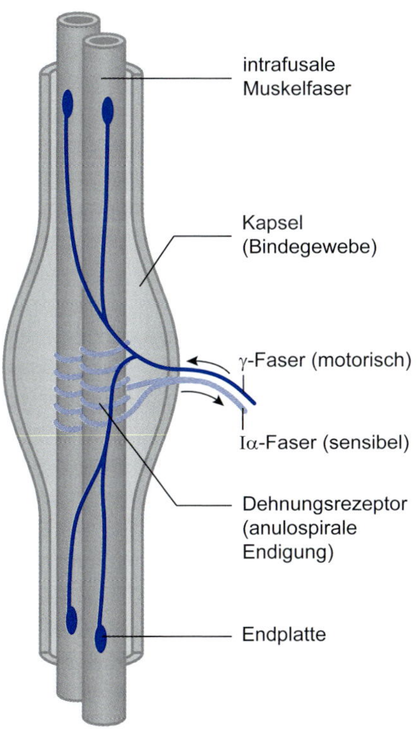

Abb. 17.4 Muskelspindel [L231]

Golgi-Sehnenorgane sind schlanke, in einer Kapsel eingeschlossene Gebilde von ungefähr einem Millimeter Länge und einem Durchmesser von 0,1 Millimetern. Sie befinden sich typischerweise an der Grenze zwischen Muskel und Sehne. Wenn das Sehnenorgan bei einer Muskelaktion gedehnt wird, werden die Endigungen der afferenten Nervenfaser durch die Kollagenfasern zusammengedrückt. Dadurch beginnen diese, ihre Entladungsrate zu steigern. Sehnenorgane sind empfindlich gegenüber Änderungen der **Muskelspannung.**

Intermuskuläre Koordination

Für die intermuskuläre Koordination hat das Zusammenspiel verschiedener Muskeln innerhalb einer Bewegung eine wichtige Bedeutung. Neben den **Agonisten** müssen auch die **Antagonisten** (Gegenspieler) und die **Synergisten** (Mitspieler) in adäquater Form aktiviert werden. Hierbei existieren spinale und supraspinale Mechanismen, die je nach Art der Bewegung zum Einsatz kommen. Als Beispiel sei hier ein Tennisschlag aus dem Sport erwähnt, dessen Härte (Dynamik) davon bestimmt wird, dass die Muskeln der einzelnen Körpersegmente (grob: Beine, Rumpf, Arme) zeitlich in optimaler Reihenfolge hintereinander geschaltet werden. Die Bedeutung der intermuskulären Koordination für die Kraftentfaltung zeigt sich beim sogenannten „Übertragungsverlust". Wenn die Bewegungstechnik der (Kraft-) Trainingsbewegung nicht mit der Technik der Ziel- oder Wettkampfbewegung übereinstimmt, bewirken Leistungsverbesserungen im Krafttraining nicht die gleichen Leistungsverbesserungen in der Zielbewegung.

17.2.2 Morphologische Einflussgrößen

Aufbau der Skelettmuskulatur

Die Muskulatur unterteilt sich in mehrere hundert separate Untereinheiten, die jeweils spezielle Aufgaben bei der Vielzahl der im Leben vorkommenden Haltungen und Bewegungen haben. Jeder Muskel besteht aus kontraktilen und bindegewebige Elemente, die unterschiedlich von Muskel zu Muskel ausgeprägt sind und die Kraftentwicklung eines Muskels prägen (➤ Kap. 12.3).

Kontraktionsvorgang der Skelettmuskulatur

Kraft entsteht aus der Wechselwirkung zwischen den Aktin- und Myosinfilamenten. Dabei ist die Zahl der Querbrückenbildungen bei einem Kontraktionsvorgang entscheidend für die Kraftentwicklung des Muskels (➤ Kap. 12.3.1).

Muskelfaserquerschnitt

Der Muskelfaserquerschnitt ist abhängig von der Muskelfasergröße, der Muskelfaserzahl und dem interstitiellen (faserarmen und zellreichen) Bindegewebe (Komi 1994). Der Muskelfaserquerschnitt der Frau ist geringer als der des Mannes. Er beträgt durchschnittlich 75 % des Wertes beim Mann (vgl. Weineck 2010).

Muskelvolumen

Das Muskelvolumen ergibt sich aus dem Produkt von Muskelquerschnitt × Muskellänge und begrenzt die maximal mögliche Kontraktionskraft. Es besteht eine enge Korrelation zwischen Maximalkraft und Körpergewicht (bei durchschnittlicher Körperzusammensetzung). Je größer das Körpergewicht, desto größer die Kraft. Dies gilt bei Sportlern mit unterschiedlichem Gewicht und vergleichbarem Trainingszustand (vgl. Weineck, 2010).

Muskelarchitektur

Da die maximale statische Kraft vom physiologischen Faserquerschnitt beeinflusst wird (➤ Kap. 12.3.1), spielt die Struktur des Muskels – z. B. Einfach- bzw. Doppelfiederung – für die Kraftentfaltung eine wichtige Rolle. Anzumerken sei jedoch, dass die Struktur des Muskels anatomisch vorgegeben ist und durch Training nicht oder kaum beeinflusst werden kann (vgl. Weineck 2010).

Muskelfaserspektrum: Typ-I- und Typ-II-Fasern

Es werden schnelle, phasische Typ-II-Fasern, auch Fast-Twitch-Fasern (FTG-Fasern) genannt, und langsame, tonische Typ-I-Fasern, sogenannte Slow-Twitch-Fasern (STG-Fasern) sowie Intermediärfasern, Fast-Twitch-Oxidativ (FTO-Fasern) unterschieden. Die wesentlichen Merkmale der einzelnen Fasern sind in ➤ Tab. 17.1 dargestellt.

Bei normaler, physiologischer Muskelarbeit erfolgt die Rekrutierung der Fasern (bzw. motorischen Einheiten) so, dass bei niedrigen und mittleren Intensitäten zunächst die Typ-1-Fasern arbeiten. Diese sprechen auf niedrige Frequenzen von etwa 20–30 Hz an. Die Typ-II-Fasern werden erst bei höheren Intensitäten rekrutiert, d. h. bei hohen Frequenzen von 50–100 Hz (➤ Abb. 17.3).

Dies hat für die Alltagsmotorik zur Folge, dass die Typ-I-Fasern einer ziemlich gleichmäßigen Aktivität unterliegen, während die Typ-II-Fasern nur bei besonderen Kraft- und Dauerleistungen in größerem Umfang mitwirken. Für ein wirksames Training zur Verbesserung der Maximalkraft bedeutet dies wiederum, dass zum Erreichen der gewünschten Adaptationen Typ-II-Fasern in erster Linie angesprochen werden müssen.

Da weiterhin beim Muskeltraining die Kontraktionsgeschwindigkeit wichtig ist, beanspruchen unterschiedliche Bewegungsgeschwindigkeiten unterschiedlich hohe prozentuale Anteile der Fasertypen.

Tab. 17.1 Die wesentlichen Merkmale der Muskelfasertypen

Fasertyp	ST-Fasern Typ I	FT-Fasern Typ II A	Typ II B
Zuckung	slow twitch (ST)	fast twitch (FT)	fast twitch (FT)
Energiegewinnung	glykolytisch	oxidativ (FTO)	glykolytisch (FTG)
Kontraktionsdauer	80 ms	40 ms	20 ms
Kraftentwicklung Mittelwert	wenig Kraft pro Kontraktion ca. 12 g	kräftige Kontraktion ca. 18 g	sehr große Kraftentwicklung ca. 25 g
Ermüdung	ermüdungsresistent	ermüdbar	schnell ermüdbar
mittlere Leitungsgeschwindigkeit d. Membranen	2,5 m/s	ca. 4 m/s	ca. 5,5 m/s
ATPase-Aktivität pro mg Myosin	4 nmolP/min	ca. 7 nmolP/min	9 nmolP/min
Motoneurone	klein	groß	groß
mot. Endplatten	klein	größer	Große
Reizschwelle	niedriger	höher	Hoch
Mitochondrien	sehr viele	viele	Wenig
Myoglobin	sehr viel	mäßig	Wenig
Kapillaren	sehr viele	viele	Wenig
Phosphatbesatz	wenig	viele	sehr viele
Energiegewinnung	viel Fett u. Kohlenhydrate	viel Kohlenhydrate	sehr viel Kohlenhydrate
Enzymbesatz	viele hochaktive Enzyme d. aeroben Fett- u. Kohlenhydrat-Stoffwechsels	mit Enzymen des aeroben Stoffwechsels versehen	überwiegend mit Enzymen d. anaeroben Stoffwechsels ausgestattet

Je höher die Bewegungsgeschwindigkeit ist, desto wichtiger und größer wird der FTG-Faseranteil.

Energiebereitstellung

Jede muskuläre Arbeit erfordert Energie, die z. T. direkt in der Muskelzelle in Form der primären Energiespeicher Adenosintriphosphat (ATP) bzw. Kreatinphosphat (KP) vorhanden ist bzw. durch verschiedene Stoffwechselprozesse bereitgestellt werden muss (Boeckh-Behrens/Buskies, 2003). *„Energetisch spielen bei der Entwicklung der Maximalkraft die energiereichen Phosphate (ATP, KP) die entscheidende Rolle, da der Zeitraum der maximalen Kraftentwicklung nur im Bereich von wenigen Sekunden liegt"* (Weineck 2010). Die Art der Energiebereitstellung im Krafttraining hängt vor allem von den Faktoren Belastungsintensität, Belastungsdauer und Größe der eingesetzten Muskelmasse ab (➤ Kap. 15.3). Die für die ersten Kontraktionen im Muskel gespeicherten energiereichen Phosphate (ATP, KP) reichen für ca. fünf bis acht Sekunden maximaler Muskeltätigkeit aus. Diese Form der Energiebereitstellung findet sich in der Praxis vor allem bei einem Training mit hohen Intensitäten und geringen Wiederholungszahlen. Auch Beanspruchungen mit langen Pausen zwischen den Trainingssätzen werden von den gespeicherten energiereichen Phosphaten abgedeckt. Bei längeren intensiven Belastungen von ca. 30–45 Sekunden stellt der Organismus die Energie auf anaerob laktazidem Weg bereit. Vor allem bei Trainingsmethoden zur Verbesserung der Kraftausdauer oder auch zum Muskelaufbau kommt es zu einer anaerob laktaziden Energiebereitstellung (Boeckh-Behrens/Buskies, 2003).

Gelenkstellung und Muskelfaserlänge

Die Kraft eines Muskels ist vom Gelenkwinkel abhängig. So kann z. B. bei einem Gelenkwinkel im Ellenbogen von 90° durch das günstige Hebelverhältnis die größte Last bewegt werden und damit ein größeres Drehmoment entwickelt werden. In der Nähe der maximalen Extension des Gelenks ist der Hebelarm des Beugers klein und damit auch nur

17

eine kleinere Drehmomententwicklung möglich (➤ Kap. 9.2).

Eine veränderte Gelenkstellung bewirkt auch eine Veränderung der Muskelfaserlänge hinsichtlich der Überlappungsfläche der Aktin-und Myosinfilamente, wie bereits im ➤ Kap. 12.3.1 beschrieben wurde. Verkürzte Muskeln entwickeln dabei geringere Kräfte als gedehnte Muskeln. Die größte Kraftentwicklung verzeichnet der Muskel im Bereich seiner Ruhelänge. In diesem Bereich ist der Muskel um ca. 20 % gegenüber dem völlig entspannten Zustand verlängert, weil sich die Aktin- und Myosinfilamente so überlappen, dass sich pro Zeiteinheit eine maximale Anzahl von Querbrückenbildungen ergeben kann.

Verkürzungsgeschwindigkeit der Muskulatur: Die aktive Kraft eines Muskels ist bei geringer Verkürzungsgeschwindigkeit größer als bei hoher Verkürzungsgeschwindigkeit.

Einflussfaktoren in den Subkategorien der Kraft

Für die einzelnen **Subkategorien** der Kraft sind die **Qualität** und die individuelle **Leistungsfähigkeit** der muskulären Kraftfähigkeiten von folgenden Faktoren abhängig:

Maximalkraft	• Physiologischer Muskelquerschnitt • Verhältnis der FT-Fasern zu ST-Fasern • Anzahl der Muskelfasern • Gelenkstellung und Faserlänge • Verkürzungsgeschwindigkeit der Muskulatur • Intermuskuläre Koordination • Intramuskuläre Koordination • Psychisch-mentaler Motivationsgrad und Konzentrationsfähigkeit
Schnellkraft	• Maximalkraft • Intermuskuläre Koordination • Intramuskulären Koordination • Zeitprogramm • Verkürzungsgeschwindigkeit der Muskulatur • Anteil der FT-Fasern
Kraftausdauer	• Maximalkraft • Anaerobe und aerobe Energiebereitstellung • Durchblutung und Erholungsfähigkeit der Muskulatur • Verhältnis der FT-Fasern zu ST-Fasern • Intermuskuläre Koordination • Intramuskulären Koordination

17.2.3 Motivationale Einflussgrößen

Die dritte Kategorie der Einflussfaktoren beinhaltet motivationale Einflussgrößen.

Beispiele hierfür sind die **mentale Stärke,** die **Willenskraft,** und die **Anstrengungsbereitschaft** einer Person oder des Sportlers. Es ist offensichtlich, dass ein Sportler bei entsprechender Motivation und Leistungs- bzw. Anstrengungsbereitschaft sein Potenzial besser nutzen kann. Wie bereits erwähnt, besitzt jeder Mensch eine autonom geschützte Aktivierungsreserve (Kraftdefizit). Diese Aktivierungsreserve kann nur in Ausnahmesituationen und bei entsprechender Motivation (z. B. bei Lebensgefahr) genutzt werden. Bei einer hohen Motivation des Sportlers kann dieser teilweise in den Bereich der autonom geschützten Reserven eindringen und so langfristig sein Kraftdefizit verringern (Weineck 2010). Die Motivation stellt eine kaum abschätzbare Einflussgröße auf die Ergebnisse empirischer Untersuchungen dar. Deshalb ist es im Hinblick auf ein Training mit submaximalen Lasten bei einer Bewegungsausführung, die so explosiv wie möglich sein sollte, wichtig, die Probanden immer wieder zu motivieren und vor allem durch verbale Unterstützung seitens der Versuchsleiter einen möglichst explosiven Bewegungsvollzug zu fördern. Gerade bei explosiven Kontraktionen im submaximalen Bereich ist es wichtig, ein hohes intrinsisches Motivationsniveau aufrechtzuerhalten, da der Trainierende keine externe Rückmeldung über die Qualität der Bewegungsausführung erhält. Beim Heben maximaler Lasten bis zur Erschöpfung ist die Rückmeldung deutlicher, denn der Proband merkt sofort nach Beendigung einer Serie, ob er die geforderte Wiederholungszahl bewältigen bzw. ob er die Last heben konnte oder nicht.

MERKE

Die Abstufung der Kontraktionsstärke und -geschwindigkeit lässt sich **neuronal** auf drei Arten beeinflussen:

1. Feinabstufung der Bewegung über die Steigerung der Entladungsfrequenz des Motoneurons **(Frequenzierung)**
2. Grobabstufung der Bewegung über die Veränderung der Zahl der motorischen Einheiten **(Rekrutierung)**
3. Variation der Bewegungsschnelligkeit über die Aktivierung von speziellen motorischen Einheiten **(Synchronisation)**

Morphologisch werden die muskulären Kraftfähigkeiten von folgenden **Eigenschaften der Muskulatur** beeinflusst:

1. Aufbau
2. Kontraktionsvorgang
3. Architektur
4. Querschnitt
5. Faserspektrum
6. Energiebereitstellung
7. Gelenkstellung
8. Faserlänge
9. Verkürzungsgeschwindigkeit

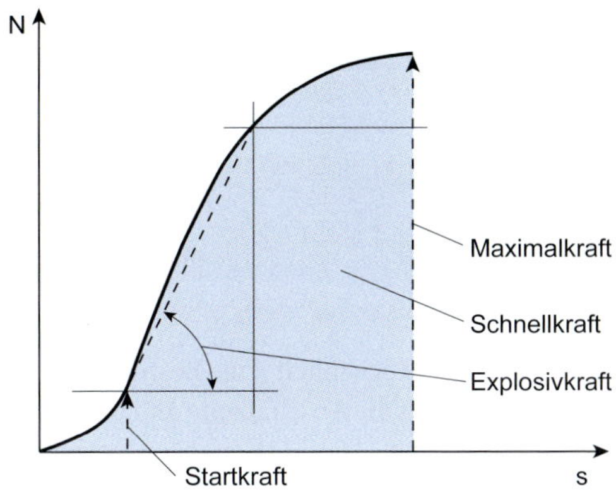

Abb. 17.5 Kraft-Zeit-Kurve [L143]

17.3 Beurteilungs- und Messmöglichkeiten der motorischen Beanspruchungsform Kraft

17.3.1 Messmethoden zur Bestimmung der Maximalkraft

Die Beurteilung bzw. Messung der **Maximalkraft** kann entweder durch maximale Muskelaktionen gegen einen nicht überwindlichen Wiederstand – **statische/isometrische Maximalkraftmessung** – oder durch die Bestimmung des **Einer-Wiederholungs-Maximums (EWM)** realisiert werden.

Bei den **isometrischen Maximalkraftmessungen** führt die Versuchsperson eine maximale Muskelaktion gegen einen statischen Wiederstand durch. Die entstehenden Kräfte werden in der Regel mithilfe von Kraftmess-Systemen registriert. Isometrische Messungen stellen die höchsten muskulären Kraftwerte in einem Kraft-Zeit Verhältnis dar und ermöglichen genaue Aussagen über das muskuläre Kraftverhalten einer Person (➤ Abb. 17.5). Darüber hinaus können anhand des Kraft-Zeit-Verhältnisses Aussagen über die Schnellkraft (Start- und Explosivkraft) getroffen werden. Bei isometrischen Kraftmessungen können einzelne Muskeln oder Muskelgruppen isoliert überprüft werden. Es muss allerdings dabei berücksichtigt werden, dass die gemessenen Kraftwerte nur das Kraftniveau im getesteten Gelenkwinkel darstellen.

Bei der Bestimmung des **Einer-Wiederholungs-Maximums (EWM)** zur Ermittlung der maximalen Kraftleistungsfähigkeit einer Person wird die **Last** berücksichtigt, die eine Person unter vorgegebenen Bedingungen gerade einmal über die komplette Bewegungsamplitude bewegen kann. Als Krafttrainingsübungen eignen sich Übungen, die einen geringen koordinativen Aufwand für die Testperson erfordern. Anhand der EWM-Werte können die Intensitäten für die verschiedenen Krafttrainingsmethoden ohne große messtechnische Apparaturen sogar besser als bei den isometrischen Messungen ermittelt werden. Die **Nachteile der EWM-Bestimmung** sind allerdings, dass für die präventive und rehabilitative muskuläre Kraftdiagnostik maximale Kraftleistungen über die komplette Bewegungsamplitude bei verletzten Gelenken und Strukturen nur bedingt möglich sind und für viele Anfänger in der Prävention solche Belastungen eine Überförderung darstellen. Weiterhin wird mit der EWM-Methode der Gesamterfolg einer Bewegung beurteilt, und Schwächen von bestimmten Muskeln können damit genau erfasst werden. Differenzierte Informationen über die Entwicklung der neuronalen Adaptationsprozesse oder Muskelquerschnittszunahmen zur Steuerung der Trainingsprozesse können anhand der EWM-Methode nicht gewonnen werden (Eifler 2013).

Tab. 17.2 Beziehung zwischen prozentualer Maximalkraft und höchstmöglicher Wiederholungsanzahl

Maximalkraft in %	Wiederholungen	Trainingsbereich/Trainingseffekt
> 80 %	1–3 Wiederholungen 2–3 Serien	Intramuskuläre Koordination
50–80 %	8–12 Wiederholungen	Muskelhypertrophie
30–50 %	20–30 Wiederholungen	Kraftausdauer
< 30 %	> 50 Wiederholungen	Lokale aerobe Ausdauer

Eine weitere Möglichkeit zur Bestimmung der Maximalkraft stellt die Abschätzung anhand submaximaler Lasten dar. Dieses Verfahren basiert auf dem **Last-Wiederholungs-Verhältnis (LWV),** d. h. dem Verhältnis zwischen einer relativen Last und den dabei maximal zu bewältigenden vollständigen Wiederholungen (➤ Tab. 17.2).

Hierbei wird von einer engen Beziehung zwischen der Lasthöhe und den jeweils möglichen Wiederholungszahlen ausgegangen, was bedeutet, dass jede Wiederholungszahl einer definierten Prozentangabe der Maximalkraft zugeordnet werden kann. Widersprüchliche Literaturangaben und Forschungsergebnisse zum LWV lassen jedoch daran zweifeln, ob die Maximalkraftabschätzung über ein LWV wirklich objektive Werte liefern kann, die der Maximalkraft annähernd gleichkommen. Im Bereich der Prävention und Rehabilitation kann jedoch am Anfang des Trainings die Methode verwendet werden, wenn Maximalkraftmessungen nicht möglich sind oder eine Maximalkraftmessung kontraindiziert ist.

17.3.2 Messmethoden zur Bestimmung der Schnellkraft

Für die Beurteilung der Schnellkraft werden in der Kraftdiagnostik keine reinen Schnellkraftmessungen durchgeführt. Anhand des Kraft-Zeit-Verhältnisses der Maximalkraftwerte können Aussagen über die Schnellkraftleistung (Start- und Explosivkraft) getroffen werden.

Auf der Kraft-Zeit-Kurve einer isometrischen Maximalkraftmessung stellt die **Startkraft** den Kraftwert den Kraftwert dar, der 30 ms nach dem Beginn der Bewegung erreicht wird. Die **Explosivkraft** entspricht der Tangentensteigung im steilsten Punkt der Kurve. Moderne Messrechner bzw. Auswertungsprogramme sind in der Lage, diesen Wert direkt anzugeben.

17.3.3 Messmethoden zur Bestimmung der Reaktivkraft

Bei der Messung der Reaktivkraft unterscheidet man zwischen langsamen und schnellen Dehnungs-Verkürzungs-Zyklen (DVZ).

Schnelle DVZ (Stützzeit 100–200 ms) werden anhand von Nieder-Hochsprüngen, auch Drop Jumps **(DJ)** oder **Tiefsprünge** genannt, beurteilt. Der **Drop Jump** testet die reaktive Kraftfähigkeit der Beinmuskulatur. Der Sprung wird aus einer festgelegten Fallhöhe ausgeführt. Die Testperson hat die Aufgabe, von einem Kasten auf eine Kontaktmatte/Kraftmessplatte zu springen, um anschließend nach möglichst kurzer Kontaktzeit eine große Sprunghöhe zu erreichen und wieder auf der Kontaktmatte zu landen. Eine gute Reaktivkraft im schnellen DVZ ist mit einer kurzen Bodenkontaktzeit und einer großen Sprunghöhe verbunden. Aus der Bodenkontaktzeit und Sprunghöhe wird ein Quotient gebildet, der das reaktive Bewegungsverhalten kennzeichnet (➤ Abb. 17.6a).

Langsame DVZ (Stützzeit 200–600 ms) können anhand von **Counter Movement Jumps (CMJ)** beurteilt werden. Der CMJ ist ein Sprung aus der Grundstellung (Stand) mit Ausholbewegung nach unten. Bei der Durchführung der Messung befindet sich die Testperson auf einer Kontaktmatte/Kraftmessplatte. Die Testperson hat die Aufgabe, nach einer kurzen, einleitenden Kniebeugung (in die Hocke gehen) eine möglichst große Sprunghöhe zu erreichen und wieder auf der Kontaktmatte/Kraftmessplatte zu landen. Es soll dabei hier berücksichtigt werden, dass Ausholgeschwindigkeit und Beugetiefe die Ergebnisse beeinflussen und bei wiederholten Messungen konstant gehalten werden sollten (➤ Abb. 17.6b).

Die erzielten Leistungen von CMJ und DJ werden mit der Leistung verglichen, welche die Testperson

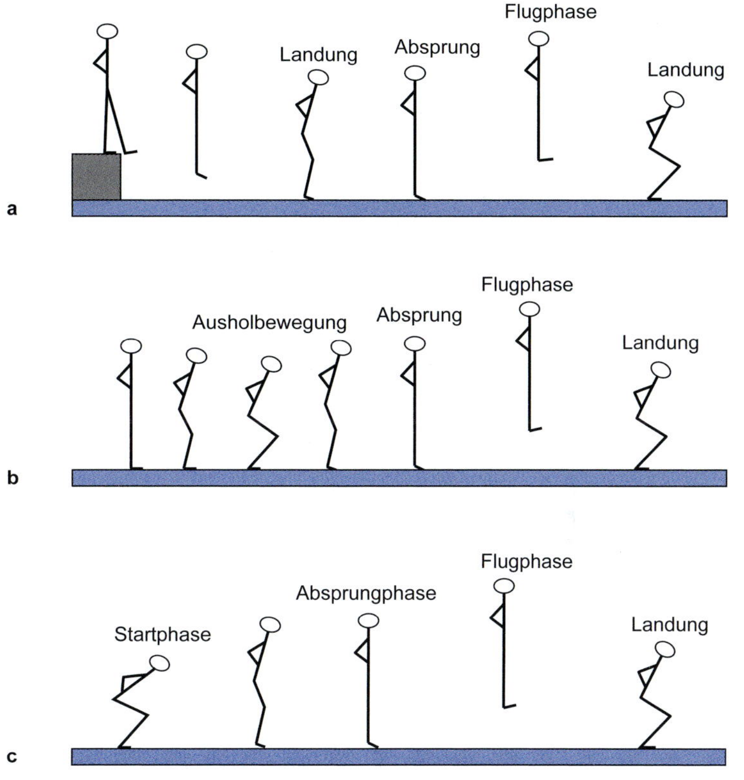

Abb. 17.6 Schematische Darstellung von Sprungtests (in Anlehnung an Frick 1993)
a) Drop Jump
b) Counter Movement Jump
c) Squat Jump [L143]

17

bei so genannten **Squat Jumps (SJ)** erreicht. Die Ausführung von SJ ist ähnlich der des CMJ. Der Unterschied liegt darin, dass die Testperson beim SJ bereits aus der Hocke startet, sodass die exzentrischen Anteile der Bewegung entfallen und nur das konzentrische Leistungsvermögen beurteilt wird. Bei dem Vergleich der Ergebnisse ist zu berücksichtigen, dass, je höher die erzielte Sprunghöhe beim CMJ im Vergleich zu einem SJ ist, desto besser die Leistungsfähigkeit im langsamen DVZ ist (➤ Abb. 17.6c).

PRAXISRELEVANZ

Für die rehabilitativen Zielsetzungen des Krafttrainings sollte berücksichtigt werden, dass die vorgenannten Messmethoden der Reaktivkraft in der Regel am Ende der rehabilitativen Maßnahmen durchgeführt werden und als Leistungsorientierungen für Sportarten mit einem großen Anteil von Reaktiv- und Sprungkräfte dienen.

17.3.4 Messmethoden zur Bestimmung der Kraftausdauer

Bei der Ermittlung der Kraftausdauer ist von Bedeutung, in welchem Zeitraum die Kraftausdauerleistung stattfinden soll. Zur Erfassung der anaeroben Stoffwechselvorgänge werden Testzeiträume zwischen **60 und 120 Sekunden** empfohlen. Um eine Auslastung zu erreichen, werden Lasten von **50–60 %** der dynamischen Maximalkraft verwendet. Dabei ist zu berücksichtigen, dass die **Bewegungsgeschwindigkeit** (in der Regel 3–4 Sekunden pro Bewegungszyklus) genau kontrolliert wird, um die Reproduzierbarkeit bei Folgetests zu ermöglichen. Je nach Trainingszustand der Testperson sowie der zu testenden Muskelgruppe können diese Angaben variieren. Für die Beurteilung der Last ist die vorherige Messung der Maximalkraft erforderlich. Im Bereich der Prävention und Rehabilitation kann jedoch am Anfang des Trainings die Methode des **Last-Wiederholungs-Verhältnisses** verwendet werden, wenn Maximalkraftmessungen nicht möglich sind oder eine Maximalkraftmessung kontraindiziert ist.

Übersicht von Testverfahren zur Bestimmung der Kraftfähigkeiten

In den nachfolgenden Übersichten sind die verschiedenen Testverfahren zur Bestimmung der Maximalkraft (➤ Tab. 17.3), der Schnellkraft (➤ Tab. 17.4) und der Kraftausdauer (➤ Tab. 17.5) dargestellt.

MERKE

Bei den **isometrischen Maximalkraftmessungen** führt die Versuchsperson eine maximale Muskelaktion gegen einen statischen Widerstand durch. Die entstehenden Kräfte werden in der Regel mit Hilfe von Kraftmess-Systemen registriert. Bei der Bestimmung des **Einer-Wiederholungs-Maximums (EWM)** zur Ermittlung der maximalen Kraftleistungsfähigkeit einer Person wird die **Last** berücksichtigt, die eine Person unter vorgegebenen Bedingungen gerade einmal über die komplette Bewegungsamplitude bewegen kann. Aus der Kraft-Zeit-Kurve einer isometrischen Maximalkraftmessung stellt die **Startkraft** den Kraftwert dar, der 30 ms nach dem Beginn der Bewegung erreicht wird. Die **Explosivkraft** entspricht der Tangentensteigung im steilsten Punkt der Kurve. Bei der Messung der **Reaktivkraft** nutzt man die Tiefsprünge (DJ, CMJ, SJ), um den DVZ zu analysieren. Für die **Kraftausdauer** werden Lasten zwischen **50–60 %** der Maximalkraft und Testzeiträume zwischen **60 und 120 Sekunden** verwendet, um Erfassung der anaeroben Stoffwechselvorgänge zu erfassen.

17.4 Auswirkungen eines Krafttrainings auf den Organismus

Die Adaptationen, die durch Krafttraining erzielten werden, beschränken sich nicht nur auf **morphologisch-muskuläre Anpassungen,** sondern es erfolgen verstärkt auch **neurophysiologische Adaptationen.** Die ausgeprägten Effekte eines Trainings zur Verbesserung der Muskelkraft sind:

- Erhöhung der Muskelmasse (Hypertrophie)
- Gleichzeitige Verbesserung der qualitativen Arbeitsweise (intra- und intermuskuläre Koordination)

Tab. 17.3 Maximalkrafttests

	Statisch/einfach	Dynamisch/einfach	Dynamisch/apparativ
Testitem	uniaxiale und multiaxiale Messungen (über ein Gelenk/mehrere Gelenke)		
Hilfsmittel, Testbezeichnung	computergestützte, isokinetische Testgeräte	Bestimmung über 1RM-Ermittlung mit freien Gewichten (mit Langhantel für Kniebeuge, Bankdrücken) an Fitness-Kraftgeräten (RM = Repitition Maximum)	
	Testgeräte (statischer Modus)	computergestützte, isokinetische Testgeräte	
	isometrische Dynamometer (z. B. Handdynamometer)	(dynamischer Modus) mit elektrischem, elektromagnetischem oder hydraulischem Antrieb	
Muskelkontraktion	isometrisch	konzentrisch; exzentrisch	
Messgrößen [Einheit]	Aufzeichnung als Kraft-bzw. Drehmoment-Zeit-Kurve, IMK Drehmomentmaximum, [Nm, kg], [Nm/kg], [°],		
Vorteile	häufigste apparative Kraftmessung höchste Reliabilität	Reproduzierbarkeit der Maximalkraft bei verschiedenen Winkelstellungen und Geschwindigkeitsbereichen	
Nachteile	• praxisfern • Messwerte divergieren abhängig von Fabrikat des Testgeräts • u. U. Diskrepanz mit sportartspezifischer dynamischer Kraft	• genaue Kalibrierung nötig • gute Fixierung der Testperson • Synergistenkontrolle • hohe Anschaffungskosten • meist nur monoaxiale Bewegungen messbar • sportartfremd	
Anwendung	Aufdecken von Dysbalancen (Agonist/Antagonist) in der Prävention und Rehabilitation sowie in vielen Sportarten		

Tab. 17.4 Schnellkrafttests

	Statisch/einfach	Dynamisch/einfach	Dynamisch/apparativ
Testitem	uniaxiale und multiaxiale Messungen	• Zeitmessungen • Weiten- & Höhenmessungen	• Messung der absoluten und relativen Schnellkraft • Ermittlung der Schnellkraftkurve • Kraftimpulsmessung • reaktives Kraftniveau
Hilfsmittel, Testbezeichnung	computergestützte, isokinetische oder dynamometrische Testgeräte	Standhoch- & Standweitsprung, Dreier-Hop Stoppuhr [sec], Jump-&-Reach Test	Kontaktmatten Kraftmessplatten Squat Jump, Counter Movement Jump, Drop Jump, Repeated Jump Test Isokinetische Testgeräte
Muskelkontraktion	explosiv-isometrisch	explosiv-exzentrisch/konzentrisch	
Messgrößen [Einheit]	möglichst großer Kraftstoß pro Zeiteinheit	vertikale & horizontale Sprungkraft [cm],	Aufzeichnung als Kraft-bzw. Drehmoment-Zeit-Kurve, IMK Drehmomentmaximum, [Nm, kg], [Nm/kg], [Nm/s], Flugzeit, Stützzeit [ms]
Vorteile	Reliabilität	Testökonomie Reliabilität	Indikatoren zur Trainingssteuerung
Nachteile	Aussagekraft für Praxis	im Detail differente Testprotokolle (z. B. SJ mit/ohne Armeinsatz) führen zu nicht vergleichbaren Daten	
Anwendung	überwiegende Anwendung in Spielsportarten und Leichtathletik		

IMK = Intramuskuläre Koordination

Tab. 17.5 Kraftausdauertests

	Statisch/ einfach	Statisch/ apparativ	Dynamisch/ einfach	Dynamisch/ apparativ
Testitem	• Zunahme der maximalen Wiederholungszahl bei vorgegebener Last • Veränderung der Last bei gleicher Wiederholungszahl		Ermüdungsresistenz	Ermüdungsindex
Hilfsmittel, Testbezeichnung	z. B. Kreuzhang, Standwaage, Haltegriffe, etc.	isokinetische Testgeräte	z. B. Liegestütz, Barrendips, Sit-ups, Kniebeugen	isokinetische Testgeräte, Fitnesstrainingsgeräte
Muskelkontraktion	isometrisch		• exzentrisch • konzentrisch	
Messgrößen [Einheit]	Haltearbeit von bestimmter Dauer [sec] bei festgelegter Winkelstellung (geleistete Arbeit als Fläche unter der Kurve & Kraftabfall in [%])		Anzahl der Wiederholungen	Drehmomentanteil [%], Reduktion des max. Drehmoments von Testbeginn bis Testende
Vorteile	Testökonomie	Indikatoren zur Trainingssteuerung	Testökonomie	Indikatoren zur Trainingssteuerung
Nachteile	• keine standardisierten Protokolle • kein „Goldstandard"		• keine standardisierten Protokolle • kein „Goldstandard"	
Anwendung	große Bedeutung in der Prävention und Rehabilitation in Spiel-, Kampfsportarten, Leichtathletik, Turnen, Klettern			

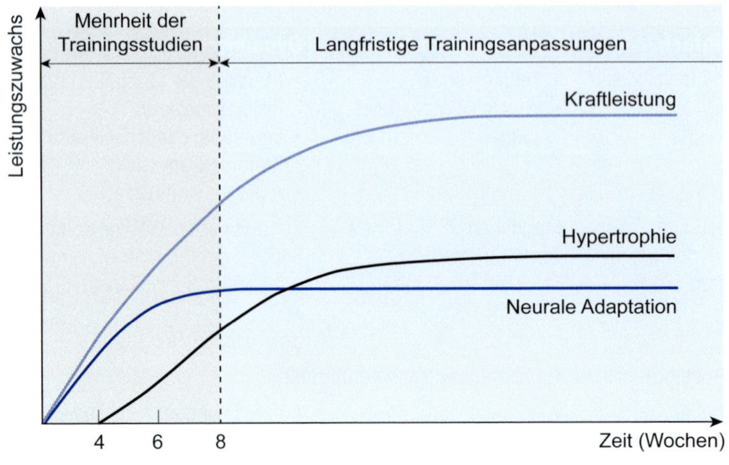

Abb. 17.7 Zeitlicher Verlauf der Anpassungen beim Krafttraining (mod. nach Sale 1994) [L143]

Zu Beginn eines Krafttrainings überwiegen neuronale Adaptationsmechanismen (Sale 2003; Schlumberger/Schmidtbleicher 1998). Die Kraftsteigerungen in den ersten Trainingseinheiten basieren auf einer Verbesserung der intermuskulären Koordination im Sinne des Bewegungslernens sowie einer Steigerung der intramuskulären Koordination, welche Ausdruck einer umfangreicheren und effizienteren Aktivierung von Muskelfasern ist (➤ Abb. 17.7). Gerade Anfänger besitzen hier eine große Adaptationsreserve. Leistungssteigerungen können zwischen 40 und 120 Prozent nach 4–8 Trainingseinheiten betragen. Erst nach einem 4- bis 6-wöchigen kontinuierlichen Hypertrophietraining spielt die Muskelquerschnittsvergrößerung eine bedeutendere Rolle für die Kraftzunahme. Neben der Hypertrophie bewirkt Krafttraining über längere Zeit auch weitere morphologische Anpassungsreaktionen (Muskelfaserstruktur, Bindegewebe, Knochen und Stoffwechselmechanismen). Die muskulären Anpassungen erfolgen zeitlich vor den Anpassungen des Bindegewebes und der Knochen.

17.4.1 Morphologische Anpassungen

Hypertrophie

Unter Muskelhypertrophie versteht man die Querschnittsvergrößerung eines Muskels durch Dickenwachstum der Einzelfasern infolge einer Zunahme der Zahl und des Querschnittes der Myofibrillen (Weineck, 2010). Das Vorhandensein einer **Hyperplasie** bzw. einer Muskelfaservermehrung wird immer noch sehr kontrovers diskutiert, von den meisten Autoren negiert, aber auch von wenigen als möglich erachtet. Eine weitere Möglichkeit des Dickenwachstums besteht in der Zunahme des interstitiellen Bindegewebes. Nach McDougall (1994) ist der Anteil des nichtkontraktilen Gewebes bei Untrainierten sowie bei hochtrainierten Bodybuildern relativ konstant bei 13 % am Gesamtmuskelvolumen:

„Die Absolutmenge an Bindegewebe nimmt unter Krafttraining zwar zu, bei der Entstehung der Vergrößerung des Muskels spielt diese Zunahme jedoch nur eine untergeordnete Rolle.“

(McDougall, 1994)

Eine Zunahme des Muskelquerschnitts durch Muskelfaserhypertrophie ist als langfristige Adaptation an Krafttraining anerkannt (Übersichten bei McDonagh/Davies 1984; Jones et al. 1989). Die Vergrößerung der Muskelmasse kann durch eine Erhöhung der Proteinsyntheserate oder durch eine Verringerung der Proteindegradation erreicht werden. Unter normalen Bedingungen halten sich auf- und abbauende Prozesse die Waage. Krafttraining kann **Hypertrophiesignale auslösen, Atrophiesignale hemmen** sowie zu beiden Signalwirkungen gleichzeitig führen. Die Halbwertszeit kontraktiler Proteine liegt im erwachsenen Muskel unter normalen Bedingungen zwischen 7 und 15 Tagen (Goldspink/Harridge, 2003). Hochintensives Krafttraining führt zu einer

erhöhten Proteinabbaurate, die bei Nahrungskarenz erhalten bleibt. Wird in der Regenerationsphase eine entsprechende Nahrung zugeführt, so kommt es zu einem Nettozuwachs an Protein im Muskel. Die erhöhte Proteinsynthese kann bis zu 72 Stunden nach einem Krafttraining aufrechterhalten werden. **Myofibrilläres Wachstum und Proliferation** stellen die zentralen morphologischen Veränderungen durch Krafttraining dar (MacDougall et al. 1980, 2003). Eine durch Krafttrainingsreize erhöhte Proteinsynthese fügt an der Peripherie der Myofibrille Myosin- und Aktinfilamente hinzu. Die Myofibrille wächst (MacDougall 2003). Erreicht sie eine kritische Größe, wird als weiterer Mechanismus das sogenannte myofibrilläre Splitting diskutiert (Goldspink & Harridge, 2003).

Eine besondere Bedeutung für die Hypertrophie scheint das **Myostatin** zu haben. Myostatin ist ein Eiweiß, das im menschlichen oder tierischen Körper gebildet wird. Es hemmt das Muskelwachstum, sodass die Muskeln nicht unkontrolliert wachsen. **Folistatin** wirkt hingegen antagonistisch, indem es sich an Myostatin bindet.

Eine Inaktivierung von Myostatin führt zu überschießendem Muskelwachstum. Aus der Tierforschung ist bekannt, dass verschiedene Mutationen des Myostatin-Gens zu einer erheblich größeren Muskelmasse als bei gesunden Tieren führen. In der Öffentlichkeit wird seitdem Myostatin immer wieder als Kandidat für Doping genannt. Ob allerdings die Wirkung des im Menschen vorhandenen natürlichen Myostatinproteins antagonisiert werden kann, ist noch nicht klar.

In der Literatur wurden in der Vergangenheit drei Theorien zur Muskelfaserhypertrophie diskutiert (Haupert 2007):

Die ATP-Mangel-Theorie geht von einem verstärkten ATP-Abbau während einer überschwelligen kraftbetonten Muskelbeanspruchung aus, die zur Folge hat, dass der genetische Zellapparat aktiviert wird und über eine Vermehrung der DNS und RNS die Eiweißneubildung an den Ribosomen angeregt (Mader 2001). Die adaptierte Zelle antwortet somit bei einem neuerlich einwirkendem Reiz mit einer relativen Reduzierung des ATP-Abbaus (Weicker, 1995; Fitts/Widrick 1996). In der genetischen Grundlagenforschung herrscht Einigkeit darüber, dass die Informationsübertragung vom Gen auf das Protein (Transkription) den limitierenden Faktor der Proteinbiosynthese darstellt (Mader 2001). Die RNA-Konzentration im Zytoplasma bestimmt also die Rate der Synthese von Aminosäuren an den Ribosomen (Translation). Eine gesteigerte Zahl an Ribosomen ist ein Zeichen für die gesteigerte Proteinbiosynthese (Fridén/Sjöström/Ekblom 1983). Die Regulation der Genexpression wird hormonell gesteuert. Maßgeblich sind daran die Hormone Insulin, IGF (Insulin-like Growth Factor), Thyroxin, Wachstumshormon und Testosteron beteiligt (Steinacker et al. 2002). Insofern sind die metabolische Beanspruchung und die damit einhergehende energetische Auslastung bzw. Ermüdung ein entscheidender Auslöser für Hypertrophieprozesse.

Einen weiteren energetischen Erklärungsansatz stellt die **Energietheorie** dar (Zatsiorsky 1996). Hierbei geht man davon aus, dass die für die Proteinsynthese im Ruhezustand sichergestellte Energie bei hohem mechanischen Arbeitsaufwand – Training mit hohem Widerstand – nicht mehr im ausreichendem Maße zur Verfügung steht, da der Energiebedarf für die mechanische Arbeit prozentual überwiegt. Dies führt nach der Kraftbelastung zu einer verringerten Muskelproteinmenge. Konsekutiv wird aber dann der Anabolismus in Form einer superkompensatorisch gesteigerten Proteinsynthese angekurbelt.

Die Theorie des Proteinkatabolismus bzw. des **mechanischen Repairs** besagt, dass infolge überschwelliger Belastungsreize eine hohe Spannung auf die Muskelfaser einwirkt. Diese führt einerseits, ausgehend von den Z-Scheiben, zu einem Aufspleißen von Myofibrillen mit kritischer Größe in Längsrichtung und andererseits zu Mikrotraumata. Mikrotraumata wiederum haben einen Austritt von Sarkoplasmabestandteilen aus der Muskelfasermembran zur Folge, wobei die dort noch innerhalb der Basalmembran angesiedelten Satellitenzellen (Stammzellen) aktiviert werden (Goldspink 2003; MacDougall 2003). Diese Satellitenzellen machen beim Erwachsenen etwa 4 ± 2 % der Muskelfaserzellkerne aus (➤ Abb. 17.8). Ihre Aufgabe besteht darin, als Kernreservoir der zu hypertrophierenden Muskelzelle zu dienen, um die Kern-Plasma-Relation aufrechtzuerhalten (De Marées, 2002). Als Voraussetzung für eine Hypertrophie verschmelzen somit die durch Sarkoplasmabestandteile aktivierten Satellitenzellen

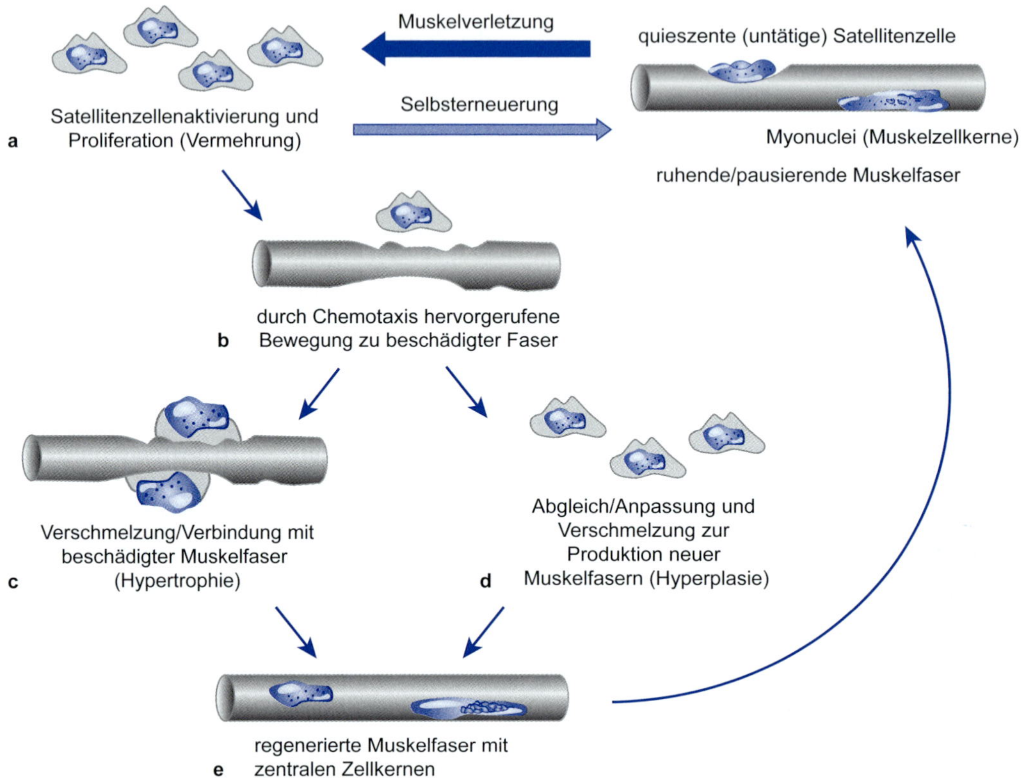

Abb. 17.8 Bedeutung der Satellitenzellen für Adaptation der Muskelzelle [L143]

mit der benachbarten Muskelfaser. Im Weiteren spielen Satellitenzellen eine wichtige Rolle bei der Regeneration von verletzten Fasern. Beim Auftreten von sehr hohen Spannungen insbesondere durch exzentrische Belastungen sowie durch das Erreichen hoher Muskellängen (Jones et al. 1989) kann die Struktur der Muskelfaser zerstört werden.

Aus den vorher genannten Theorien führen die metabolischen Prozesse eher zu einer Anpassung der oxidativen Kapazität. Die mechanischen Prozesse werden durch Mikrotraumata aktiviert und haben eine größere Bedeutung bzgl. Hypertrophie, weil sie, neben der Steigerung der Syntheserate der Proteine, zu einer Fusionierung von Satellitenzellen mit der Muskelzelle führen, wodurch die Gesamtmenge an DNA in der Zelle zunimmt und somit die Hypertrophie steigt.

Güllich/Schmidtbleicher (1999) gehen davon aus, *„dass das Muskelwachstum am wirksamsten stimuliert werden kann, wenn die Trainingsreize hohe muskuläre Spannungen, hohe intrazelluläre H+-Ionen-Konzentrationen (Übersäuerung) und eine möglichst weitgehende Ausschöpfung der energiereichen Phosphate in der Muskelzelle verbinden."*

Preuß (2010) stellt anhand der wissenschaftlichen Ergebnisse der letzten Jahre ausführlich die biologischen Prozesse einer Muskelhypertrophie, die nach einer überschwelligen muskulären Aktivität durch Krafttraining auftreten, wie folgt zusammen:

1. **Mechanische Prozesse** (passive bzw. kontraktionsbedingte Beanspruchung, muskuläre Schädigung)
2. **Metabolische Prozesse** (sarkoplasmatische Kalziumkonzentration, Energiebedarf, intramuskuläre Sauerstoffkonzentration)
3. **Hormonelle Prozesse** (Verfügbarkeit von Hormonen und Wachstumsfaktoren)
4. **Immunologische Prozesse** (Zytokine)

Muskelfaserlänge

Neben der Muskelfaserausprägung hat auch die Muskelfaserlänge einen Einfluss auf die Kontraktionsgeschwindigkeit. Je mehr Sarkomere in Reihe geschaltet sind, umso größer ist die Geschwindigkeit, mit der sich der Muskel verkürzt, da umso mehr Querbrückenzyklen pro Zeiteinheit erfolgen können (Goldspink/Harridge 2003; MacDougall 2003). Nach MacDougall (2003) beruht eine Zunahme der Muskellänge auf einem Hinzufügen von Sarkomeren an den Faserenden. Nach Goldspink & Harridge kann die Zahl der Sarkomere in Reihe auch beim erwachsenen Menschen sowohl zu- als auch abnehmen. Solche Änderungen in der funktionellen Länge des Muskels können durch eine Änderung der „Arbeitslänge" des Muskels ausgelöst werden. Sehr deutlich sind solche Änderungen bei der Immobilisation eines Muskels festzustellen. Die Sarkomere in Reihe nehmen bei Immobilisation in der gedehnten bzw. verlängerten Position zu und in der verkürzten Position ab. Ein Sarkomer entfaltet seine größte Kraft bei der optimalen Überlappung von Aktin- und Myosinfilamenten. Dieser optimale Überlappungsgrad ist nur bei einer bestimmten Gelenkwinkelstellung des Muskels gegeben. Wahrscheinlich wird die Muskellänge so reguliert, dass die optimale Aktin- und Myosinfilamentüberlappung bei dem Gelenkwinkel vorliegt, bei dem gewöhnlich die größte Kraft ausgeübt wird. Durch Training lässt sich die Muskelfaserlänge aber nur in sehr geringem Maße verändern (Goldspink/Harridge 2003; Klinke/Silbernagel 2005).

Muskelfasertransformation

Wie bereits erwähnt, sind Skelettmuskeln ein sehr heterogenes Gewebe. Die Muskelfaserausprägung wird sowohl durch genetische Faktoren als auch durch Umwelteinflüsse bestimmt. Bei der **Faserumwandlung** spielt das Innervationsmuster, mit dem der betreffende Muskel vorwiegend angesteuert wird, die entscheidende Rolle (Pette 2000). In Tierexperimenten lassen sich schnelle Fasern durch chronisch-niederfrequente Dauerstimulation (CNS) vollständig in langsame Fasern umwandeln, da das phasisch-hochfrequente Impulsmuster der schnellen Fasern durch die niederfrequente Stimulation mit 10 Hz überlagert wird (Pette 2000).

Es ist bekannt, dass beim Menschen das Ausdauertraining eine **Umwandlung von schnellen zu langsamen Muskelfasern** bewirken kann. Umgekehrt konnte eine vollständige **Umwandlung von langsamen zu schnellen Fasern** beim Krafttraining nicht nachgewiesen werden (Steinacker et al. 2002; Hollman/Strüder/Diehl 2009). Die vollständige Fasertransformation **von langsamen zu schnellen Fasern** ist im Tierexperiment nur möglich bei hochfrequenter salvenartiger Stimulation in Verbindung mit einer Denervation des betreffenden Muskels. Diese Tatsache lässt vermuten, dass für die Ausprägung der schnellen Isoformen nicht nur das Vorliegen hoher Impulsfrequenzen verantwortlich ist, sondern auch die Abwesenheit niederfrequenter Impulsmuster eine entscheidende Bedingung für eine Langsam-schnell-Transformation hat (Pette 2000). Da zwischen den Trainingseinheiten immer wieder niederfrequente Dauerimpulse einlaufen, beschränkt sich die Fähigkeit der Umwandlung von Typ-I- in Typ-II-Fasern in der Praxis vorrangig auf die metabolische Funktion der Muskelfaser.

Energievorräte und enzymatische Kapazität

Kurzfristig kommt es während eines **Hypertrophietrainings** zu einer Abnahme des muskulären Gehalts an ATP, KP und Glykogen. Gleichzeitig steigt der intramuskuläre Laktatgehalt deutlich an. Das heißt, dass anaerob-laktazide und alaktazide Stoffwechselprozesse ablaufen. Beim Training mit der **Methode der maximalen explosiven Muskelaktionen** kommt es überwiegend zu anaerob-alaktaziden Stoffwechselprozessen bei einer Abnahme des ATP- und KP-Gehalts. Beim Training mit der **Methode zur Entwicklung der Kraftausdauer** kommt es zu anaerob-laktaziden Stoffwechselprozessen bei einer deutlichen Abnahme des Glykogengehalts.

Langfristig bewirkt Krafttraining einen Anstieg der Glykogenkonzentration in der Skelettmuskulatur. Ob Krafttraining auch einen Anstieg der Speicherkapazität für die energiereichen Phosphate ATP und KP bewirkt, ist nach wie vor umstritten. Mehrere Untersuchungen konnten zeigen, dass eine Muskelmassenzunahme durch Krafttraining von einer Abnahme der Mitochondriendichte begleitet wird (MacDougall 2003). Dementsprechend verringert sich auch die Aktivität oxidativer Enzyme. Die Aktivität der anaeroben, glykolytischen Enzyme ist bei Krafttrainierten gegenüber Untrainierten geringfügig erhöht (vgl. Hollman/Strüder/Diehl 2009). Für den Ablauf der Stoffwechselmechanismen sind bestimmte Enzyme notwendig. Zu deren Veränderungen liegen allerdings sehr widersprüchliche Befunde vor, sodass hierzu zurzeit keine genauen Angaben möglich sind.

Muskel- und Sehnenelastizität

Krafttraining verbessert die Elastizität der muskulären Bindegewebe und der Sehnen. Diese Elastizitätsverbesserung führt nach Schmidtbleicher (2003) zu einem steileren Kraftanstieg am Kontraktionsbeginn, was sich positiv auf die Start- und Explosivkraft auswirken sollte. Zudem werden durch eine gesteigerte Elastizität höhere Kraftspitzen beim exzentrisch-konzentrischen Übergang im kurzen DVZ erreicht. Wie bereits erwähnt wird die Zunahme der Muskelmasse in der Regel von einer entsprechenden Zunahme des Bindegewebes begleitet. Obwohl die Gesamtkollagenmenge durch Training zunimmt, zeigt sich **keine Veränderung** des Prozentsatzes der Bindegewebe in Relation zur Muskelmasse. (Goldspink/Harridge 2003; Hollman/Strüder/Diehl 2009; Weineck 2010). Dementsprechend geht die Kräftigung eines Muskels stets auch mit einer adäquaten Zunahme der Elastizität der muskulären Bindegewebe einher.

Knochen

Durch Krafttraining nimmt zum einen die **Knochenmasse** zu, und zum anderen steigt der **Mineralisierungsgrad** – also die Knochendichte an. Somit wird insgesamt eine **erhöhte Knochenfestigkeit** erreicht.

Damit diese günstigen Anpassungserscheinungen gezielt gefördert werden können, muss eine spezifische Belastung erfolgen. Die Anpassungsreaktion des Knochens wird im Wesentlichen von der Belastungsintensität und der Intensitätsänderung pro Zeit bestimmt. Ein Krafttraining, das mit einer geringeren Intensität absolviert wird, führt auch nur zu geringen Veränderungen der Knochenstruktur. Wird ein Krafttraining mit dem Ziel durchgeführt, die Knochenmasse und -dichte zu steigern, müssen hohe Intensitäten in kurzer Zeit auf das Knochen-Muskel-System einwirken, z. B. mechanische Aufprallbelastungen, wie sie bei Landungen nach Sprüngen auftreten (➤ Kap. 12.1.2).

17.4.2 Neuronale Anpassungen

Neben den morphologischen Anpassungen gibt die Möglichkeit, über die neuronale Einflussgröße eine Kraftvermehrung zu erzielen. Sie ist auf die Anpassungserscheinungen des Nervensystems an Krafttrainingsreize zurückzuführen und wird als **intra- und intermuskuläre Koordinationsverbesserung** beschrieben. Neben der Abhängigkeit der faserspezifischen Ausprägung des Muskels von der Beschaffenheit der entsprechenden Muskelzelle im Rückenmark konnte in der Vergangenheit gezeigt werden, dass das neuromuskuläre System in Bezug auf schnelles und langsames Kontraktionsverhalten recht flexibel reagiert. Infolge eines Krafttrainings mit hohen Intensitäten verbessert sich auch die Fähigkeit, pro Zeiteinheit große Innervationsaktivitäten mobilisieren zu können. Die Ursachen dieser Anpassung sind eine rascher ablaufende Rekrutierung und eine gegenüber dem untrainierten Zustand erhöhte Verarbeitungsfähigkeit hoher Innervationsfrequenzen (Frequenzierung). Die Folgen sind eine wesentlich höhere Maximalkraft und ein wesentlich steilerer Anstieg der Kraft (Explosivkraftverbesserung). Man spricht zusammenfassend von einer verbesserten intramuskulären Koordination (Güllich/Schmidtbleicher 1999; Sale 2003).

Die Verbesserung der intermuskulären Koordination ist eine weitere Möglichkeit zur Verbesserung des Kraftverhaltens. Die Anpassungserscheinungen dieser Art sind jedoch bewegungsspezifisch und streben innerhalb eines bestimmten Bewegungsablaufs eine Optimierung des intermuskulären Zusammenspiels an. Dieser Vorgang führt zu einem „ökonomischeren" Krafteinsatz, der letztlich eher eines reinen Koordinations- als eines Krafttrainings bedarf.

17.4.3 Intramuskuläre Koordination

Wie bereits erwähnt führt Krafttraining zu Anpassungen des Innervationsverhaltens der Muskulatur. Die Kraftentwicklung ist von der **Rekrutierung** der jeweils aktivierten motorischen Einheiten, von der Entladungsfrequenz **(Frequenzierung)** der Motoneuronen und von der Kombination beider Faktoren abhängig. Trainierte Personen können im Vergleich zu Untrainierten deutlich mehr motorische Einheiten rekrutieren. Die Aktivierungsreserve, d. h. die Einheiten, die auch bei maximaler Kraftentfaltung nicht aktiviert werden können, liegt beim Untrainierten bei ca. 30 %, kann aber durch Training auf 5 % reduziert werden (Güllich/Schmidtbleicher 1999). Trainierte nutzen auch die großen FT-Einheiten, die einen großen Kraftbeitrag liefern, während dies untrainierte Personen deutlich weniger realisieren können. Trainierte können weiterhin die motorischen Einheiten mit einer höheren Entladungsfrequenz aktivieren, sodass sie in der Lage sind, schneller bzw. explosiver Kraft zu entwickeln. Eine weitere neuronale Anpassung ist eine **bessere Synchronisation** der motorischen Einheiten. Trainierte Personen können die motorischen Einheiten zeitlich abgestuft entsprechend der jeweiligen Kraftanforderung aktivieren.

17.4.4 Intermuskuläre Koordination

Mit dem Beginn des Trainings zeichnen sich auch Verbesserungen der intermuskulären Koordination ab. Vor allem bei Untrainierten sind auch hier die Verbesserungen deutlich. Sie äußern sich vor allem als die Fähigkeit, die Synergisten und Antagonisten optimal in den Bewegungsvollzug einzubeziehen. Resultat dieses verbesserten Zusammenspiels ist eine gesteigerte Kraftleistung, die Muskeln arbeiten effektiver und ökonomischer.

17.4.5 Reflexaktivität und Inhibition im DVZ

Neben den vorgenannten neuronalen Anpassungen kommt es bei Bewegungen mit einem Dehnungs-Verkürzungs-Zyklus durch die Reflexmechanismen zu einem zusätzlichen unwillkürlichen Kraftbeitrag. Wie bereits in ➤ Kap. 17.2.1 erläutert wurde, ist die Reflexantwort sowohl von der Geschwindigkeit als auch von der Amplitude der Dehnung in der exzentrischen Phase abhängig. Durch wiederholte sportliche Beanspruchungen im Dehnungs-Verkürzungs-Zyklus verbessert sich die Fähigkeit, die **reflektorisch ausgelösten Muskelaktionen** mit der konzentrischen Muskelarbeit zu verbinden und damit insgesamt einen höheren Kraftstoß zu erzeugen. In mehreren Untersuchungen konnte gezeigt werden, dass es bei Untrainierten zum Zeitpunkt einer Landung (Bodenkontakt-Dehnung) zu einer ausgeprägten **Hemmung** in der Muskulatur kommt, während es bei trainierten Personen zu einer Aktivierung kommt. Dies äußert sich darin, dass Trainierte eine höhere Vorinnervation, Reflexaktivität und einer geringere Hemmung aufweisen (Komi 1994; Sale 2003; Schmidtbleicher/Gollhofer 1982; Schlumberger 2003).

MERKE

Die Kraftsteigerungen in den ersten Trainingseinheiten basieren auf einer Verbesserung der **intermuskulären Koordination** im Sinne des Bewegungslernens sowie einer Steigerung der **intramuskulären Koordination**, welche Ausdruck einer umfangreicheren und effizienteren Aktivierung von Muskelfasern ist. Erst nach einem 4- bis 6-wöchigen kontinuierlichen **Hypertrophietraining** spielt die Muskelquerschnittsvergrößerung eine bedeutendere Rolle für die Kraftzunahme. Für die muskuläre Hypertrophie spielen **mechanische, metabolische, hormonelle sowie immunologische Stimuli** eine wichtige Rolle bei den Adaptationsvorgängen. Infolge eines Krafttrainings vor allem mit hohen Intensitäten verbessert sich die Fähigkeit, pro Zeiteinheit große **Innervationsaktivitäten** mobilisieren zu können. Die Ursachen dieser Anpassung sind eine rascher ablaufende (**Rekrutierung**) und eine gegenüber dem untrainierten Zustand erhöhte Verarbeitungsfähigkeit hoher Innervationsfrequenzen (**Frequenzierung**).

17.5 Trainingsformen und Anwendungsbereiche des Krafttrainings

In der sportwissenschaftlichen Literatur werden unterschiedliche Krafttrainingsmethoden publiziert, welche durch spezifische Belastungsparameter definiert sind (z. B. Boeckh-Behrens/Buskies 2003; Güllich/Schmidtbleicher 1999; Weineck 2010). Aus dieser Methodenvielfalt resultiert ein überaus großes Spektrum an Handlungsempfehlungen für die Trainingspraxis.

In diesem Kontext stellt die richtige **Belastungsintensität** eine bedeutende Orientierungsgröße im Krafttraining dar. Zur Ermittlung und Steuerung der Belastungsintensität kann zwischen einem **deduktiven** und einem **induktiven** Ansatz differenziert werden. Während bei einer deduktiven Intensitätssteuerung mit Lastvorgaben gearbeitet wird, welche sich in der Regel aus der dynamischen **Maximalkraft** (1-RM) ableiten, wird bei einer induktiven Intensitätssteuerung **beanspruchungsorientiert** gearbeitet, d. h., die Trainingslast orientiert sich an der subjektiven Belastungsempfindung des Sportlers (Fröhlich 2003). In der Krafttrainingspraxis existieren Trainingsmethoden, die sich unter diese beiden vorgestellten Ansätze zur Intensitätssteuerung subsumieren lassen.

Kernkritikpunkt am **deduktiven Ansatz** der Intensitätssteuerung ist der in vielen Studien nachgewiesene fehlende Zusammenhang zwischen deduzierter Intensität bzw. Lastvorgabe und realisierbarer Wiederholungszahl im submaximalen Bereich (Fröhlich/Schmidtbleicher/Emrich 2002). Auch wenn der **induktive Ansatz** der Intensitätssteuerung im Fitness-Krafttraining weit verbreitet ist, kritisieren einige Autoren diese Vorgehensweise. Als Begründung wird diskutiert, dass die entscheidende Referenzgröße zur Intensitätssteuerung, das **subjektive Belastungsempfinden,** nur äußerst **schwierig** zu **operationalisieren** ist (Fröhlich/Schmidtbleicher 2003). Ausgehend von der Problematik der Intensitätssteuerung im Krafttraining, wurde bereits vor ca. 30 Jahren die sogenannte „Individuelle-Leistungsbild-Methode“ (ILB-Methode) speziell für eine Nutzung im freizeit- und breitensportlich orientierten Krafttraining konzipiert. Die **ILB-Methode** folgt zu Beginn in einer Orientierungsphase (Personen ohne jegliche Krafttrainingserfahrung) einem induktiven Ansatz der Intensitätssteuerung. Ab einer gewissen Krafttrainingserfahrung (ab ca. 6–8 Wochen) wird auf eine deduktive Intensitätssteuerung gewechselt. Die Basis für die deduktive Intensitätssteuerung nach ILB-Schema ist jedoch kein Maximalkrafttest, sondern ein Mehrwiederholungskrafttest. Dieser trainingsmethodische Ansatz ist aufgrund seiner Praktikabilität in der Praxis des fitness- und gesundheitsorientierten Krafttrainings weit verbreitet. Auch wenn in der Praxis Kraftsteigerungen zu Beginn und bei Fortgeschrittenen festgestellt wurden, fehlen hier großflächige Studien, um die Ergebnisse zu generalisieren.

Die in der Literatur beschriebenen Trainingsformen weisen eine z. T. verwirrende Anzahl von Begriffen auf. Es sind **Methoden** publiziert, die sich

- am **Trainingsziel** orientieren (z. B. Maximalkrafttraining, Reaktivtraining Kraftausdauertraining),
- auf die **Bewegungsausführung** beziehen (z. B. isometrisches oder isokinetisches Training),
- über **Intensitäten und Wiederholungen** steuern (z. B. Pyramidentraining, Dauerleistungsmethode),
- an der **Höhe des Krafteinsatzes** orientieren (z. B. Training mit maximalem Krafteinsatz oder mit submaximalen Belastungen),
- über **physiologische Veränderungen** steuern (z. B. Hypertrophietraining).

In Zusammenhang mit den beschriebenen Anpassungen an ein Krafttraining erscheint jedoch eine Orientierung an den physiologischen Veränderungen des neuromuskulären Systems am sinnvollsten. Die vielfältigen, oben beschriebenen Formen lassen sich dann in folgende **Anwendungsbereiche** unterteilen:

- Muskelaufbautraining (Hypertrophietraining)
- Training zur Verbesserung der intramuskulären Koordination (= Maximalkrafttraining)
- Kraftausdauertraining
- Reaktivtraining
- Trainingssteuerung
- Belastungsintensität

Für die Trainingssteuerung werden oft die **Intensitätsvorgaben** über den prozentualen Anteil der jeweiligen Maximalkraft des zu trainierenden Muskels in Prozent zu einer Referenzgröße (z. B. 1-RM) berücksichtigt. In dieser Weise werden auch die folgenden Vorgaben gemacht. Die jeweilige Übertragung dieses Krafteinsatzes auf die manuelle Dosierung innerhalb der Physiotherapie ist ➤ Tab. 17.6 zu entnehmen. Es sei jedoch darauf hingewiesen, dass alle Vorgaben für einen manuellen Widerstand ausschließlich **subjektiv** sein können, da sie vom jeweiligen Empfinden des Therapeuten abhängig sind. Ob-

Tab. 17.6 Gegenüberstellung objektivierbarer und manualtherapeutischer Kraftbezeichnungen

Krafteinsatz in %	Bezeichnung des Krafteinsatzes	Erforderlicher krankengymnastischer Muskelstatus (n. Daniels/Voss)	Manualtherapeutische Dosierung – Widerstand des Behandlers
80–100	maximal	5	sehr hoch
60–80	submaximal	4	hoch
40–60	mittel	3	mäßig
20–40	gering	2	leicht
0–20	sehr gering	1–0	assistiv-passiv

jektivierbar und messbar sind ausschließlich apparativ vorgegebene Kraftdosierungen (➤ Kap. 17.7).

Nach Güllich/Schmidtbleicher (1999) müssen Trainingsintensitäten im Krafttraining mindestens **50 % der individuellen Maximalkraft** betragen, um überhaupt nennenswerte Effekte auszulösen. Unter dieser Schwelle scheinen Krafttrainingsintensitäten im Hinblick auf Muskelaufbauprozesse unwirksame Trainingsreize darzustellen.

Ein viel diskutierter Aspekt in der Praxis des Krafttrainings ist die Frage nach der Notwendigkeit der muskulären **Ausbelastung,** um nennenswerte Kraftsteigerungen und Hypertrophieprozesse zu erzielen. Für den Freizeit- und Gesundheitssport sowie für das rehabilitative Krafttraining werden maximale Ausbelastungen im Hinblick auf eventuelle kardiovaskuläre oder orthopädische Risiken eher kritisch gesehen.

Fröhlich (2003) konnte in einer Studie mit einem ausbelastenden Kraftausdauertraining keine gesundheitlich bedenklichen Risiken feststellen (erhoben über die objektiven Parameter Herzfrequenz, Blutdruck). Buskies/Boekh-Behrends (1999) berichten, dass durch das Krafttraining bis zum Muskelversagen deutlich höhere Kraftzuwächse erzielt werden könnten, allerdings kam es im Vergleich zu einem eher sanften Krafttraining ohne muskuläre Ausbelastung zu weitaus höheren kardiovaskulären Belastungen (Anstieg systolischer Blutdruck, Herzfrequenzanstieg, Laktatanstieg).

Reuss-Borst et al. (2008) bestätigen die kurzfristigen Wirkungen des **sanften Krafttrainings** im rehabilitativen Bereich bei Patienten mit chronischen Rückenschmerzen.

Die Empfehlungen zu maximal hohen Intensitäten bis zur muskulären Ausbelastung sollten grundsätzlich nicht vorbehaltlos weitergegeben werden, da die Trainingsintensität nicht der alleinige Belastungsfaktor eines Krafttrainings ist. Ob ein Krafttraining bis zum Muskelversagen durchgeführt werden sollte, kann nur unter Beachtung der Anzahl der Trainingseinheiten pro Woche sowie des Belastungsumfangs (speziell Anzahl der Sätze pro Übung) beantwortet werden (Willardson, 2007). Wird bei einem Training mit hohem Trainingsvolumen (mehr als zwei Sätze pro Übung) in jedem Satz bis zum Muskelversagen trainiert, kann als hormonelle Reaktion daraus eine überproportional hohe **Cortisolkonzentration** resultieren. Daraus ergeben sich negative Effekte, da die anvisierten anabolen Prozesse gehemmt werden. Wird hingegen ein Krafttraining mit geringem Trainingsvolumen durchgeführt (maximal ein bis zwei Sätze pro Übung), bestätigen zahlreiche Studien die Effektivität eines Krafttrainings mit muskulärer Ausbelastung „**High Intensity Training**" (Gießing 2005).

Einen völlig anderen Weg gehen die trainingsmethodischen Ansätze, die die Belastungsintensität auf der Basis der **subjektiven Befindlichkeit** des Trainierenden einschätzen (➤ Tab. 17.7). Im Gegensatz zur deduktiven Beanspruchungsermittlung über einen Maximalkrafttest oder der induktiven Variante mit Wiederholungsmaxima, welche beide eine objektive Größe hinsichtlich der Intensitätsfestlegung beinhalten, wird in den Konzepten von Buskies/Boekh-Behrends (1999) und Trunz et al. (2002) die zieladäquate Trainingslast subjektiv bewertet. Als Begründung wird zum einen Problematik der Intensitätssteuerung mittels Maximalkrafttests verwiesen und zum anderen auf die gesundheitlichen Risiken bei der Ermittlung von Ein- oder Mehrwiederholungsmaxima sowie beim Training mit Serienausbelastung innerhalb des gesundheitsorientierten Krafttrainings (Boeckh-Behrens/Buskies 2003).

In Abhängigkeit vom Trainingszustand (Anfänger oder Fortgeschrittener) soll z.B. für ein Muskelaufbautraining, mit einer generellen Wiederholungsspanne von 8–15 Wiederholungen, etwa ab der 10.–12. Wiederholung die subjektive Belastung mit der Stufe 4, 5 oder 6 eingeschätzt werden. Dann wird die Serie deutlich vor dem Erreichen der muskulären Ausbelastung beendet, obwohl noch weitere Wiederholungen möglich wären. Nach mehreren Untersuchungen zum sanften Krafttraining ist Buskies (2001) der Meinung, dass das subjektive Belastungsempfinden sich hervorragend als Parameter zur Steuerung der Belastungsintensität eigne, während gleichzeitig die orthopädische, kardiovaskuläre und metabolische Beanspruchung deutlich verringert ist.

Einen ähnlichen Ansatz zur Intensitätssteuerung für fitnessorientierte Einsteiger vertreten Trunz et al. (2002), jedoch mit dem Unterschied, dass als Parameter zur Einschätzung der individuellen Beanspruchung **die RPE-Skala von Borg** (➤ Tab. 17.7) verwendet wird. Nach Löllgen (2004) eignet sich die Borg-Skala auch für Trainings- und Übungsvorgaben beim Krafttraining in Fitness-Studios. Im Gegensatz zu vielen anderen Größen ändere sich die RPE-Skala im Alter nicht, d.h. das Anstrengungsempfinden bleibt vom Alter unbeeinflusst.

Der Fitness-Einsteiger soll demnach bei der 15. Wiederholung die Beanspruchung mit „etwas anstrengend" (RPE 13–14) einstufen, der „aktive Fitness-Sportler" hingegen nach der 12. Wiederholung mit „anstrengend" Trunz et al. (2002).

Belastungsumfang

Neben der Intensitätsteuerung wird im wissenschaftlichen Bereich viel über den Umfang des Trainings und genauer über die optimale Satzzahl des Krafttrainings berichtet.

Hier stehen sich Trainingsmethoden mit hohem Volumen (mehrere Sätze pro Übung) und Trainingsmethoden mit niedrigem Volumen (Einsatz-Training) gegenüber. Gießing et al. (2005) definieren **Ein-** und **Mehrsatz-Training** wie folgt:

Einsatz-Training („Single-Set Training" – SST) bedeutet, dass ein Satz pro Übung ausgeführt wird. Es besteht jedoch die Möglichkeit, dass mehrere Übungen pro Muskelgruppe durchgeführt werden. Mehrsatz-Training („Multiple-Set Training" – MST) bedeutet, dass zwei oder mehr Sätze pro Übung ausgeführt werden.

Es wird von einigen Autoren (Kieser 2003; Schlumberger/Schmidbleicher 2000) postuliert, dass das Einsatztraining effektiver als das Mehrsatztraining ist. Beim Einsatztraining wird bis zur Ausschöpfung trainiert. Das Einsatztraining ist ein zeitökono-

Tab. 17.7 Subjektive Belastung und RPE-Skala (Rate of Perceived Exertion, nach Borg 1982)

Subjektive Belastung		RPE-Skala	
1	sehr leicht	6	sehr, sehr leicht
2	leicht	7	
		8	
3	leicht bis mittel	9	sehr leicht
		10	
4	mittel	11	recht leicht
		12	
5	mittel bis schwer	13	etwas anstrengend
		14	
6	schwer	15	anstrengend
		16	
7	sehr schwer	17	sehr anstrengend
		18	
		19	sehr, sehr anstrengend
		20	

misches Training. Im Vergleich zum Mehrsatztraining ist es allerdings für Anfänger und Rehabilitanden gelegentlich mit Überforderungen der weniger durchbluteten Strukturen verbunden. Beide Trainingskonzepte haben einen Stellewert auch in der Prävention und Rehabilitation, allerdings konnte eine Überlegenheit einer der beiden Formen bis heute nicht eindeutig wissenschaftlich belegt werden.

Fröhlich et al. (2010) fassen anhand von Metaanalysen die aktuellen Ergebnisse über die Effektivität von Einsatztraining im Vergleich zum Mehrsatztraining wie folgt zusammen:

- Weibliche Probanden erzielen im Vergleich zu männlichen Probanden sowohl bei einem Einsatz- als auch bei einem Mehrsatz-Training größere Effekte.
- Die Effektstärken des Mehrsatz-Trainings liegen in allen Altersstufen über denen des Einsatz-Trainings.
- Untrainierte erzielen im Vergleich zu krafttrainingserfahrenen Sportlern sowohl mit Einsatz- als auch mit Mehrsatz-Training größere Effekte. Bei fortgeschrittenen Kraftsportlern führte ein Mehrsatz-Training zu größeren Effekten.
- Im Hinblick auf die Interventionsdauer zeigte sich, dass bei längerer Trainingsdauer das Mehrsatz-Training dem Einsatz-Training überlegen ist.
- Die Effektstärken sind bei zusätzlicher Anwendung von Periodisierungsmodellen sowohl beim Einsatz- als auch beim Mehrsatz-Training im Vergleich zu nicht periodisierten Krafttrainingsprogrammen deutlich größer.

Belastungsdauer

Die Belastungsdauer bzw. Trainingsdauer drückt die Zeit aus, in der eine Belastung auf den Organismus einwirkt. Im Gegensatz zur Belastungsintensität ist die Belastungsdauer als Zeitmerkmal exakt messbar. Im Krafttraining kann die Belastungs- bzw. Trainingsdauer auf einen Satz bzw. eine Serie oder auf eine Wiederholung festgelegt werden.

Zur Orientierung der Spannungsdauer dient die sogenannte **„Time under Tension" (TUT).** Im Krafttraining wird die TUT in der Regel auf die Dauer der Wiederholungen in einem vollständigen Satz bezogen (Eichmann et al. 2008). Die TUT kann ebenso die Bewegungsgeschwindigkeit bzw. die Spannungsdauer einer einzelnen Wiederholung definieren. Trainingsintensität und Spannungsdauer sollten so kombiniert werden, dass eine lokale Muskelerschöpfung ausgelöst wird (Toigo 2006a).

Fröhlich et al. (2002) empfehlen zur Gestaltung der Belastungsdauer respektive TUT, orientiert an den anvisierten Trainingszielen: Maximalkrafttraining/IK-Training: TUT < 15 Sekunden, Hypertrophietraining: TUT 20–50 Sekunden, Kraftausdauertraining: TUT 50–120 Sekunden.

Belastungsdichte

Im Krafttraining wird die Belastungsdichte durch die Pausenzeiten (in Sekunden oder Minuten) zwischen den Sätzen oder den Wiederholungen ausgedrückt. Die Dauer der Satzpausen hängt letztendlich vom Trainingsziel sowie vom Leistungsstand des Sportlers ab. Je besser die individuelle Leistungsfähigkeit ausgeprägt ist, umso kürzer können die Satzpausen geplant werden. Nach sehr hohen Krafteinsätzen bzw. Trainingsintensitäten von mehr als 90 % des 1-RM (Maximalkrafttraining) ist zur Wiederherstellung der Leistungsfähigkeit nach Fröhlich eine Satzpause von mindestens **drei bis fünf Minuten** erforderlich. Nach submaximalen Krafteinsätzen bzw. Trainingsintensitäten von ca. 75 % des 1-RM (Hypertrophietraining) sollte zur vollen Wiederherstellung der Leistungsfähigkeit eine Pause **von zwei bis drei Minuten** eingeplant werden. Nach mittleren Krafteinsätzen bzw. Trainingsintensitäten von ca. 60 % des 1-RM (Kraftausdauertraining) würden unvollständige Pausen von **45–120** Sekunden ausreichen (Fröhlich 2003; Ratamess et al. 2009; Eifler 2013).

Belastungshäufigkeit

Anhand der Ergebnisse der Metaanalysen von Fröhlich et al. (2010) kann zusammenfassend über die Belastungshäufigkeit Folgendes festgestellt werden:

Zwei, drei und vier Trainingseinheiten pro Woche führen zu größeren Kraftsteigerungen als eine, fünf oder sechs Trainingseinheiten pro Woche. Zwischen zwei und drei Einheiten pro Woche zeigt sich kein signifikanter Effektunterschied.

Die unterschiedlichen Trainingshäufigkeiten führen auch in Abhängigkeit von intervenierenden Variablen wie Alter, Geschlecht, Trainingsstatus und Krafttrainingsmethodik zu unterschiedlichen Kraftsteigerungen. Auch unter Berücksichtigung von intervenierenden Variablen zeigt sich jedoch kein signifikanter Unterschied zwischen zwei und drei Trainingseinheiten pro Woche.

Übungsausführung

Bei der Übungsausführung sollte möglichst über die vollständige Bewegungsamplitude oder auch vollständige ROM (engl. „Range of Motion") gearbeitet werden. Dies bedeutet, den Muskel über seine gesamte Kontraktionsstrecke (von maximal gedehnt bis maximal kontrahiert) dynamisch zu belasten (Gottlob 2001). Für den Anfänger sowie für den präventiven rehabilitativen Bereich sollte allerdings am Anfang das Training im mittleren ROM begonnen und das Bewegungsausmaß sukzessiv gesteigert werden, um die unterschiedlichen Adaptationsgeschwindigkeit von Sehnen und Muskeln zu berücksichtigen.

Bei der Berücksichtigung des **Bewegungstempos** während einer Übung hat sich in der Praxis die Angabe der Spannungszeit (TUT) für eine Wiederholung etabliert. In der Literatur sind Zeitangaben für die konzentrische und exzentrische Muskelarbeitsphase bei einer Wiederholung angegeben (1/0/1 bis 2/0/2, Ratamess et al. 2009). Die Angabe z. B. des Bewegungstempos von 2/0/2 für eine Wiederholung bedeutet, dass für zwei Sekunden in der konzentrischen Bewegungsphase, ohne Pause am Umkehrpunkt, und für zwei Sekunden in der exzentrischen Bewegungsphase trainiert wird.

17.5.1 Das Muskelaufbautraining (Hypertrophietraining)

Die Trainingsformen zum Muskelaufbau sind in fast allen orthopädischen und traumatologischen Rehabilitationsprozessen von außerordentlicher Bedeutung. Auch in der Therapie und Rehabilitation von neurologischen, Stoffwechsel- und inneren Erkrankungen kommt dem Muskelaufbautraining ein zunehmend hoher Stellenwert zu. Das Hypertrophietraining ist vor allem indiziert, wenn nach einer Verletzung oder Erkrankung am Bewegungsapparat die durch Immobilisation bzw. Teilmobilisation atrophierte Muskulatur wieder einen Massenzuwachs und Kraftzuwachs verzeichnen soll. Ein weiteres Einsatzgebiet besteht in der Entwicklung der Basis für einen weiteren Kraftanstieg nach einem bereits durchgeführten Training mit höchsten Intensitäten. Das Hypertrophietraining stellt somit die Grundlage für jedes weitere Training zur Verbesserung der muskulären Kraft dar.

Trainingsparameter

Das Training selbst zeichnet sich durch eine relativ lange Reizdauer, die über eine hohe Wiederholungszahl der einzelnen Trainingssätze erzielt wird, bei submaximalen Intensitäten und langsamen bis zügigen Bewegungsausführungen aus. Bei den in ➤ Tab. 17.8 dargestellten Trainingsparametervorgaben sollten je nach individuellem Erschöpfungsgrad zwischen 3 und 6 Sätzen absolviert werden (1 Satz = Anzahl der Wiederholungen).

Die einzelnen Parameter sind während einer Trainingsperiode zu variieren, d. h., einmal trainiert der Patient z. B. mit 70 % Maximalkrafteinsatz, 12 Wiederholungen, 3 Serien, ein anderes Mal etwa mit 80 % Maximalkrafteinsatz, 15 Wiederholungen, 4 Serien, oder ein drittes Mal als Pyramidentraining mit z. B. 15 Wiederholungen mit 60 %, 12 Wiederholungen mit 70 %, 10 Wiederholungen mit 80 %, 12 Wiederholungen mit 70 % und 15 wieder mit 60 %.

Tab. 17.8 Die Trainingsparameter des Muskelaufbautrainings

Parameter	Vorgaben
Intensität (Maximalkrafteinsatz)	60–80 %
Wiederholungen	10–15
Serien	3–5
Pausen (min.)	2–3
2–3 Trainingseinheiten pro Woche	

Die Wirkungen des Muskelaufbautrainings

Durch ein reines Muskelaufbautraining können folgende Effekte erzielt werden:
- Hypertrophie
- Muskelkraftzunahme
- Phosphat- und Glykogenspeichervergrößerung

Das Muskelaufbautraining führt zwar zu einer Steigerung der Muskelmasse und der Phosphat- und Glykogenspeicherkapazität. Es hat jedoch nur einen zu vernachlässigenden Einfluss auf das Innervationsverhalten (also auf das neuromuskuläre Zusammenwirken) innerhalb der trainierten Muskulatur. Es kommt daher nur zu geringen Kraftanstiegen.

17.5.2 Das intramuskuläre Koordinationstraining (Maximalkrafttraining)

Trainingsparameter

Die Trainingsform der intramuskulären Koordinationsverbesserung zeichnet sich durch hohe bis maximale Belastungsintensitäten und kurze Reizdauer aus. Die Rahmenwerte der vorzugebenden Trainingsparameter sind in ➤ Tab. 17.9 zusammengefasst.

Die Wirkungen des intramuskulären Koordinationstrainings

Die **physiologischen Adaptationseffekte** eines solchen Trainings sind:
- Verbesserung der Rekrutierung und Frequenzierung verbunden mit einem Maximalkraftanstieg
- Steigerung der Explosivkraft
- Geringe Hypertrophie

Tab. 17.9 Die Trainingsparameter des intramuskulären Koordinationstrainings

Parameter	Vorgaben
Intensität (Maximalkrafteinsatz)	80–100 %
Wiederholungen	4–8
Serien	2–3
Pausen (min.)	3–5
1–2 Trainingseinheiten pro Woche	

Im Rehabilitationsprozess sollte diese Trainingsform nach bzw. zum Ende eines Hypertrophietrainings zum Einsatz kommen. Sie sollte erst nach Gewährleistung der vollen Belastbarkeit betroffener Strukturen (z. B. Bänder, Knorpel, Muskel), nach stabilisiertem Gesundheitszustand, ausreichendem muskulären Potenzial, guter Bewegungskoordination und nur in nicht ermüdetem Zustand Anwendung finden.

CAVE

Der vollständige Verzicht auf ein Maximalkrafttraining im Rehabilitationsprozess hinterlässt erhebliche Kraftdefizite im Vergleich zur gesunden Seite, mit der Gefahr erneuter Traumatisierung aufgrund fehlender kompensatorischer Muskelkraftkomponenten.

17.5.3 Das Kraftausdauertraining

Das Kraftausdauertraining zeichnet sich insgesamt durch relativ geringe Intensitäten (20–60 % Maximalkrafteinsatz), hohe Wiederholungszahlen und kurze Pausen zwischen den Serien aus. Dieses Training eignet sich in den meisten Fällen besonders für Patienten in der **frühen Trainingsphase** eines Rehabilitationsprozesses, bei denen die durch Immobilisation atrophierte Muskulatur wieder entsprechend auftrainiert werden soll und erste dynamische Übungsformen zur Anwendung kommen können.

Grundsätzlich ist hier nämlich weniger die exakte Belastungsintensität als vielmehr der Belastungsumfang bedeutsam.

Grundsätzlich lassen sich zwei **Arten des Kraftausdauertrainings** unterscheiden:
- Das Training zur Verbesserung der Maximalkraftausdauer
- Das Training zur Verbesserung der reinen Kraftausdauer

Trainingsparameter und Wirkungen

Das **Maximalkraftausdauertraining** ist durch die in ➤ Tab. 17.10 aufgeführten Variablen definiert:

Die **Wirkungen** entsprechen z. T. denen des Hypertrophietrainings:
- Hypertrophie bei Untrainierten bzw. bei einem Trainingsbeginn nach Immobilisation

Tab. 17.10 Die Trainingsparameter des Maximalkraftausdauertrainings

Parameter	Vorgaben
Intensität (Maximalkrafteinsatz)	50–60 %
Wiederholungen	15–20
Serien	3–5
Pausen (min.)	0,5–1,5
4–6 Trainingseinheiten pro Woche	

Tab. 17.11 Die Trainingsparameter des reinen Kraftausdauertrainings

Parameter	Vorgaben
Intensität (Maximalkrafteinsatz)	ca. 30 %
Wiederholungen	30 und mehr
Serien	5–7
Pausen (min.)	0,5–1
5–7 Trainingseinheiten pro Woche	

- Steigerung der anaeroben Kapazität (Glykogenspeichervergrößerung), der Laktattoleranz sowie der Enzymaktivität des anaeroben Stoffwechsels

Die Trainingsparameter des reinen **Kraftausdauertrainings** sind in ➤ Tab. 17.11 dargestellt.

Die **Wirkungen** dieser Trainingsform sind:

- Geringe Hypertrophie beim Untrainierten
- Vergrößerung der aeroben Kapazität durch Verbesserung der Volumendichte der Mitochondrien
- Kapillarisierung

17.5.4 Mischformen und reaktives Krafttraining

Bei den Trainingsmischformen sind vor allem das **Schnellkraft- und Pyramidentraining** zu unterscheiden.

Das **Schnellkrafttraining** zielt auf eine Verbesserung der muskulären Leistungsfähigkeit, die aus dem Produkt von Drehmoment und Winkelgeschwindigkeit bestimmt wird. Der Krafteinsatz (Intensität) liegt unter 50 % der Maximalkraft. Der Rest der Trainingsparameter entspricht denen des Muskelaufbautrainings, die Bewegungsausführung erfolgt jedoch explosiv und mit maximal möglicher Geschwindigkeit über das gesamte, vorgegebene Bewegungsausmaß hinweg.

Das **Pyramidentraining** variiert die Belastung nach jeder Serie. Es vereinigt meist die Effekte unterschiedlicher Trainingsformen, z. B. Muskelaufbau- und Maximalkrafttraining. Die Wiederholungen der einzelnen Sätze sind also verschiedenen Trainingsformen zugeordnet. Der Trainierende/Patient beginnt etwa mit 20 Wiederholungen bei 60 % Maximalkrafteinsatz (Kraftausdauerbelastung), führt dann 15 Wiederholungen mit 70–80 % Maximalkrafteinsatz (Hypertrophietraining) aus, erreicht die Spitze der Pyramide mit 5 Wiederholungen und 90 % Maximalkrafteinsatz und absolviert anschließend das Programm in umgekehrter Reihenfolge.

Das **reaktive Krafttraining** macht sich das **Regelsystem der Kraftdosierung** im neuromuskulären System zur Kraftsteigerung zunutze. Hier sind etwa sogenannte Tiefsprünge zu nennen, bei denen der Muskel und die Muskelspindeln (M. quadriceps) gleichzeitig innerviert werden. Der dehnungsempfindlichere Teil der Muskelspindel wird gedehnt, noch bevor es zu einer äußeren Dehnung durch den Muskel selbst kommt. Durch die Reflexinnervation kommt es zu einem vermehrten Muskelfasereinsatz.

Solche muskuläre Reflexaktivität bringt eine Kraftsteigerung, die nicht mehr willkürlich zu beeinflussen ist. Sie kommt in der orthopädischen und traumatologischen Rehabilitation und Prävention nicht zur Anwendung und hat ihren Platz zum größten Teil im **Leistungs- bzw. Hochleistungssportbereich.**

17.5.5 Trainingsmethoden

Grundsätzlich lassen sich folgende Trainingsmethoden unterscheiden (➤ Tab. 17.12):

- **Statisches Krafttraining** (isometrisches Training)
- **Dynamisches Krafttraining,** das sich weiter in zwei Klassen unterteilen lässt:
  - Negativ dynamisches Training (= exzentrisches Training)
  - Positiv dynamisches Training (= konzentrisches Training)

Tab. 17.12 Die Trainingsmethoden

Statisches Training	Dynamisches Training	
isometrisch	Exzentrisch	Konzentrisch
	• herkömmlich • isokinetisch • variabel	• herkömmlich • isokinetisch • variabel

Variables und angepasstes Widerstandstraining

Entwicklungen der letzten Jahre im Bereich der Trainingslehre und Sportmedizin haben zwei Trainingsarten als **Sonderfälle der positiv dynamischen Kontraktionsform** produziert:

- Variables Widerstandstraining
- Angepasstes Widerstandstraining (isokinetisches Training)

Beide Methoden finden zunehmend im orthopädischen und traumatologischen Rehabilitationsbereich Anwendung.

Weitere Entwicklungen in diesen Forschungsbereichen lassen für die Zukunft auch angepasste Widerstandsformen für das exzentrische Training als standardisiertes Verfahren erwarten. Eine bewertende Stellungnahme zu diesen Trainingsmethoden (z. B. isokinetisches exzentrisches Training) ist zurzeit nicht möglich; positive Ergebnisse in diesen Bereichen gelten jedoch derzeit als wahrscheinlich.

Belastungsdosierung

Für alle Trainingsmethoden ist die richtige **Dosierung** im Hinblick auf eine optimale Anpassung erforderlich. Hier müssen die folgenden Prinzipien Beachtung finden:

- Die Belastung sollte immer von einem voll leistungsfähigen, physiologischen Zustand beantwortet werden können. Das erfordert die Beachtung der notwendigen Regenerationszeiten nach einer Belastung, d. h., der nächste Trainingsreiz erfolgt in der Phase der Superkompensation.
- Die Belastung muss sich immer dem aktuellen Kraftniveau anpassen, sie muss progressiv sein.
- Die Beanspruchungen müssen variierend sein, d. h., die Muskulatur darf nicht „eintönig“ belastet werden.

17.5.6 Das statische Krafttraining („Isometrie“)

Statisches Krafttraining (isometrisches Training) ist gekennzeichnet durch muskuläre Halte- oder Widerstandsarbeit ohne Bewegungsausmaß. Es tritt also bei dieser Form keine Bewegung auf.

Statisches oder isometrisches Training kann die muskulären Komponenten **Maximalkraft und Kraftausdauer** verbessern. Die Haltedauer bei Belastungen mit weniger als 15 % der Maximalkraft ist praktisch über längere Zeit (bis zu einigen Stunden) möglich. Mit steigendem Krafteinsatz nimmt die Fähigkeit, den Widerstand aufrechtzuerhalten, rapide ab. Ursache hierfür ist die zunehmend mangelhafte Durchblutungssituation der Muskulatur bei höherem Krafteinsatz. Bei 30 % Maximalkrafteinsatz ist die Durchblutung des arbeitenden Muskels schon stark gedrosselt, ab 50 % kommt es zu einem Verschluss der Kapillaren und damit zu einem absoluten Durchblutungsstopp. Der Energiebedarf kann nur noch anaerob gedeckt werden. Hieraus ergibt sich die nur sehr kurze Haltezeit, die ein Muskel bei maximalem Krafteinsatz aufrecht halten kann.

CAVE

Zu beachten – insbesondere bei kardial Vorgeschädigten – sind die möglichen hohen Blutdruckwerte bei statischen Krafttrainingsformen infolge von Pressatmung. Durch möglichst normales Weiteratmen kann dieser unerwünschten Begleiterscheinung jedoch in der Regel entgegengewirkt werden.

Anwendung

Isometrisches Krafttraining wird in der orthopädischen und traumatologischen Rehabilitation eingesetzt, **wenn Gelenkbewegungen unerwünscht** sind, d. h. vor allem in der frühen Phase bei konservativ

17

und operativ versorgten Bänder-, Gelenk- und Muskelverletzungen, bei schmerzhaften und gereizten Gelenken und während Immobilisationen. In den späteren Rehabilitationsphasen verliert dieses Training erheblich an Bedeutung, da keinerlei intermuskuläre Koordinationsverbesserung auftritt.

Die trainingsbedingt erzielten Kraftzuwächse sind ausschließlich winkelspezifisch und betreffen nur die jeweils gewählten Gelenkstellungen mit einer Bandbreite von etwa 10°. Daher ist es nötig, in möglichst variierenden Gelenkwinkeln zu trainieren, was z. B. in einer Gipsruhigstellung nicht möglich ist.

Eine **intramuskuläre Koordinationsverbesserung** (z. B. Maximalkraftverbesserung) wird erzielt, wenn mit Maximalkrafteinsatz (90–100 %) eine Muskelspannung 3–5 Sekunden gehalten wird. Hypertrophische, muskuläre Wirkungen werden durch submaximale (60–80 %) Muskelspannungen mit einem Haltezeitraum von 6–10 Sekunden erreicht. Eine Verbesserung der Kraftausdauer tritt ein, wenn eine geringe Kraft (40–60 %) über 0,5–2 Minuten aufgebracht wird.

Zusammenfassend sind in ➤ Tab. 17.13 noch einmal die Vor- und Nachteile eines statischen/isometrischen Trainings aufgezeigt.

17.5.7 Das dynamisch-konzentrische Krafttraining

Das dynamisch-konzentrische Krafttraining ist durch die muskuläre Spannungsentwicklung gegen einen Widerstand mit gleichzeitiger Verkürzung der Muskellänge gekennzeichnet.

Der Widerstand kann hierbei konstant, variabel oder angepasst (isokinetisch) sein. Die Bewegungsausführungen können entsprechend der Vorgabe schnell oder langsam erfolgen.

Anwendung

In der frühen orthopädischen und traumatologischen Rehabilitation kommen die schnellen Methoden nicht (oder erst relativ spät) zum Einsatz; sie sind in der Regel alltags- und/oder sportartspezifisch.

Die Methode der dynamisch langsamen Kraftentwicklung hingegen hat in der orthopädisch-traumatologischen Rehabilitation von Anfang an eine herausragende Bedeutung. Sie eignet sich hier vor allem zur Verbesserung des Muskelvolumens und der Kraftausdauer. Nicht geeignet ist sie zur Steigerung der Schnellkraft.

Die zu modifizierenden Trainingsparameter sind entsprechend dem jeweiligen angestrebten Trainingsziel patientenspezifisch, entsprechend den Vorgaben aus ➤ Kap. 17.5.1 (Hypertrophie), ➤ Kap. 17.5.2 (intramuskuläre Koordinationsverbesserung) und ➤ Kap. 17.5.3 (Kraftausdauersteigerung) auszuwählen. Die Modifizierung der Vorgaben für Rehabilitationsprozesse bezüglich des zeitlichen und hierarchischen Vorgehens sind ➤ Kap. 15 zu entnehmen.

Tab. 17.13 Die Vor- und Nachteile des statischen Trainings

Vorteile	Nachteile
• leicht durchführbar • kurzer zeitlicher Aufwand • faserspezifische Durchführung leicht zu differenzieren • Verbesserung der intramuskulären Koordination (neuromuskuläre Wirkung)	• auf Dauer monoton • keine (oder geringe) Ausdauerverbesserung • keine intermuskuläre Koordinationsverbesserung

Tab. 17.14 Die Vor- und Nachteile des herkömmlichen, dynamischen Trainings

Vorteile	Nachteile
• intermuskuläre Koordinationsverbesserung • alltags-/sportartspezifisch	• schlecht dosierbar • keine Anpassung an den physiologischen Kraftverlauf • häufig Ausweichbewegungen • keine Bewegungsumkehr

Die Vor- und Nachteile eines dynamisch konzentrischen Trainings der herkömmlichen Art – nicht isokinetisch oder variabel – sind aus ➤ Tab. 17.14 zu ersehen.

17.5.8 Das dynamisch-exzentrische Krafttraining

Bei der exzentrischen Muskelarbeit erfolgen Kontraktionen gegen einen Widerstand bei gleichzeitiger Vergrößerung der Muskellänge.

Im Vergleich zum statischen und konzentrischen Krafttraining erfolgt beim exzentrischen Training ein etwa gleich großer Kraftzuwachs (Hollmann/Strüder/Diehl 2009). Die mögliche aufzubringende Kraft liegt hier jedoch etwa 20–30 % über der konzentrischen. Dadurch sind insgesamt höhere Kräfte mit dieser Trainingsmethode erreichbar. Weiterhin ist eine Verbesserung der lokalen statischen Ausdauer über das normale Maß hinaus zu beobachten; allerdings ist zu beachten, dass mit dieser Trainingsmethode überwiegend die langsamen Typ-1-Muskelfasern hypertrophieren.

CAVE

Die Verletzungsgefahr ist bei der Entwicklung maximaler exzentrischer Spannung recht hoch. Aus diesem Grund sollten in der orthopädischen und traumatologischen Rehabilitation nur submaximal, d. h. bis 80 % Maximalkrafteinsatz, dosierte Übungen verwendet werden. Hierbei können spezielle Apparate (z. B. motorgetriebene Ergometer) oder der manuelle Widerstand erfahrener Therapeuten die Widerstände am effektivsten steuern. Die Vor- und Nachteile entsprechen etwa denen des dynamisch-konzentrischen Trainings. Die erhöhte Verletzungsgefahr bei hohen Belastungsintensitäten ist ein weiterer Nachteil.

17.5.9 Das angepasste Widerstandstraining („Isokinetik")

Die isokinetische Kontraktionsform ist dadurch gekennzeichnet, dass sich der Widerstand an die jeweilige Kraftfähigkeit des Muskels in jedem Punkt eines definierten Bewegungsablaufs anpasst.

Sie stellt eine Sonderform des dynamischen Trainings dar, welche an speziellen, apparativen Systemen durchgeführt wird. Das Prinzip dieser Systeme ist es, dass durch einen sich kontinuierlich anpassenden Widerstand eine vorgegebene Übungsgeschwindigkeit stets konstant gehalten wird. Dadurch ist in jeder Phase der Bewegung, unabhängig von der Größe des jeweiligen Drehmoments bzw. Hebel des Lastarms, ein gleichmäßiger Reiz aller belasteten Muskelfasern gewährleistet.

Last und Widerstand

Zum besseren Verständnis der Besonderheiten dieser muskulären Arbeitsform ist die unterschiedliche Bedeutung der Begriffe Last und Widerstand bei Bewegungen um eine oder mehrere Gelenkachsen eine unbedingte Voraussetzung.

Der **Widerstand,** den eine konstante Last, z. B. eine Hantel bei einem herkömmlichen dynamisch konzentrischen Training, einem Muskel entgegensetzt, variiert mit der Bewegung aufgrund der zu jedem Zeitpunkt anderen Hebelverhältnisse.

Bei jeder Veränderung des **Gelenkwinkels** erfolgt unweigerlich auch eine Hebel- und Kraftarmveränderung, d. h., die muskuläre Spannungsentwicklung muss in jeder Gelenkstellung verschieden sein. Somit bezieht sich die Konstanz bei dieser Trainingsmethode lediglich auf das Gewicht der Last, und das hat Nachteile. Denn demnach bewegen die Muskeln Gelenke also einerseits mithilfe von Hebelsystemen, wie sie in ➤ Kap. 9.2 dargestellt sind, andererseits kann nur im Bereich des Gelenkwinkels, bei dem die Muskellänge seiner **Ruhelänge** entspricht, die größte Kraftentfaltung entwickelt werden.

Kontrahiert z. B. ein sitzender Patient den Kniegelenkstrecker aus gebeugter Position, so kann über den gesamten möglichen Bewegungsweg maximal das maximale Gewicht bewältigt werden, welches in dem schwächsten Punkt der Bewegung überwunden werden kann. Dies aber bedeutet, dass die jeweilige Muskulatur im stärksten Punkt der Bewegung nur zu etwa 60 % ihrer möglichen, maximalen Kraftentwicklungsfähigkeit belastet wird.

Bei einem konstanten (angepassten) Widerstandstraining sind daher die unterschiedlichen Kraftfähigkeiten des Skelettmuskels in den verschiedenen Winkeln einer Bewegungsausführung zu berücksichtigen.

Betrachtet man noch einmal die Belastung mit einem **konstanten Widerstand,** d. h. ein herkömmliches Krafttraining, hinsichtlich der Bewegungsgeschwindigkeit, so variiert die Geschwindigkeit mit der aufgewandten Kraft. Im schwächsten Punkt des Bewegungsbereichs, in dem die Muskulatur mit einem hohen Prozentsatz ihrer maximalen Kraftkapazität arbeitet, ist die Geschwindigkeit geringer als in den anderen Bereichen. In den anderen Bereichen arbeitet die Muskulatur mit geringeren Prozentsätzen der maximalen Kraft, aber die Geschwindigkeit ist größer.

Durch die **konstant gehaltene Bewegungsgeschwindigkeit** beim isokinetischen Training verändert sich der Widerstand entsprechend der Kraftfähigkeit der Muskulatur in den einzelnen Winkelpositionen einer Bewegungsausführung. Der sich kontrahierende Muskel kann für jede Geschwindigkeit die entsprechende maximale Spannungsentwicklung erreichen. Jedoch kann er nicht, wie oft behauptet, seine maximale Spannung während des ganzen Bewegungsablaufs aufrechterhalten.

Nach Thorstensson et al. (1976) verläuft die **Drehmomentkurve** in etwa identisch mit derjenigen bei herkömmlichen dynamisch-konzentrischen Kontraktionen, d. h., in dem Gelenkwinkel, in dem der Muskel seine jeweilige Ruhelänge hat, erreicht er auch bei den isokinetischen Kontraktionsformen sein Kontraktionsmaximum.

Die **Spannungsentwicklung** der Muskulatur bei isokinetischem Training ist der von anderen dynamischen Arbeitsformen gleich, d. h., mit steigender Winkelgeschwindigkeit bei der Bewegungsausführung nehmen entsprechend der **Hill-Gleichung** die muskulären Drehmomente ab.

Vor- und Nachteile

Die erreichbaren **Trainingseffekte** eines isokinetischen Muskelkrafttrainings sind ungefähr mit denen herkömmlicher, dynamisch-konzentrischer Kontraktionen gleichzusetzen. Es ergeben sich aber aufgrund der Besonderheiten der heutigen rechnergestützten isokinetischen Test- und Trainingsstationen einige unübersehbare Vorteile gegenüber den herkömmlichen Trainingsformen (➤ Tab. 17.15).

Ein entscheidender Vorteil eines solchen, apparativen Trainings in der Rehabilitation besteht darin, dass selbst hochmotivierte Patienten keine Beschleunigungskräfte auslösen können und somit eine **Überlastung** der Muskulatur und anderer betroffener Strukturen des Halte- und Bewegungsapparates unwahrscheinlicher wird. Eine Schulung der Koordination im Sinne sportartspezifischer oder alltagsspezifischer Bewegungsabläufe kann selbstverständlich auch mit diesem Verfahren nicht erreicht werden.

Tab. 17.15 Die Vor- und Nachteile eines isokinetischen Trainings

Vorteile	Nachteile
• sofortige und absolute Anpassung des Widerstands an den effektiven Krafteinsatz (Sicherheit) • kein Auslösen von schädlichen Beschleunigungskräften möglich = Schutz vor Überlastung • Bewegungsumkehr, d. h. gleichzeitiges Training von Agonisten und Antagonisten • abnehmender Gelenkdruck bei zunehmender Winkelgeschwindigkeit • optimale Trainingskontrolle und Trainingssteuerung	• keine alltags- und sportartspezifische Bewegungsausführung • großer Apparate- bzw. Kostenaufwand

Tab. 17.16 Die Trainingsparameter des isokinetischen Trainings – Winkelgeschwindigkeiten (Grad/Sekunde)

Trainingsart	Winkelgeschwindigkeit (Grad/Sekunde)
Muskelaufbautraining (Hypertrophie)	90–240
Intramuskuläres Koordinationstraining (Maximalkrafttraining)	30–120
Kraftausdauertraining	180–270
Ausdauer	über 240

Trainingsparameter

Hinsichtlich der angestrebten Trainingsziele scheinen sich entsprechend den Vorgaben von Froböse et al. (2009) sowie nach eigenen Erfahrungen innerhalb der Trainingstherapie die Winkelgeschwindigkeiten gemäß ➤ Tab. 17.16 zu bewähren.

Weitere Parameter

Die unterschiedlichen Trainingssysteme (z. B. Biodex®, Cybex®, Lido®) erlauben es in der Regel, alle Trainingsparameter über eine spezielle Software für jeden Patienten exakt anzupassen. Dies betrifft im Einzelnen folgende Parameter:

- Bewegungsgeschwindigkeit
- Wiederholungszahl
- Prozentuale Belastung im Verhältnis zum jeweiligen Kraftmaximum
- Anzahl der Serien
- Kurz- und Langpausen

Trotzdem sind auch hier für das Erstellen eines effektiven Trainingsprogramms eine genaue ärztliche Diagnose, ein Gelenk- und Weichteilstatus, eine genaue Bewertung der Sensibilitätsschwelle (Schmerzgrenze) sowie die individuelle Persönlichkeitsstruktur des Patienten unbedingt zu beachten.

Desmodromisches Training

Charakteristisch für das desmodromische Training ist, dass die Bewegungsgeschwindigkeit apparativ vorgegeben ist (desmodromisch = motor- bzw. zwangsgesteuert) und die zu belastende Muskulatur durch den fortlaufend ausgeübten Druck keine Zeit hat, sich zu entspannen (hoher ATP-Umsatz). Die Vor- und Nachteile des desmodromischen Trainings sind in ➤ Tab. 17.17 aufgeführt.

Plyometrisches Training

Das plyometrische Training wird oftmals als Elastizitätstraining, reaktives oder Niedersprungtraining bezeichnet.

Charakteristisch für diese Trainingsmethode sind die Vorinnervation, die Ausnutzung der elastischen Elemente und die Aktivierung des Dehnungs-Verkürzungs-Zyklus. Durch den Niedersprung werden die späteren Agonisten gedehnt. Der über die Muskelspindel ausgelöste Dehnungsreflex führt zu einer vermehrten Innervation von ansonsten nicht aktivierten Muskelfasern und damit zu einer höheren und schnelleren Kraftentwicklung bei der anschließenden Kontraktion. ➤ Tab. 17.18 gibt einen Überblick über die Vor- und Nachteile.

17

Tab. 17.17 Vor- und Nachteile des desmodromischen Trainings

Vorteile	Nachteile
• eignet sich für spezifische Kräfte • ermöglicht auch bei hochgradig austrainierten Athleten noch bemerkenswerte Kraftzuwächse • führt im Vergleich zu den anderen dynamischen Krafttrainingsmethoden am schnellsten zu einer ausgeprägten Hypertrophie	• Bewegungsamplitude ist nicht variierbar (wichtig für die Rehabilitation, z. B. bei Kreuzbandschäden, die nur eine begrenzte Bewegungsexkursion zulassen) • eignet sich für die Schulung eingelenkiger Bewegungen • Bewegungsgeschwindigkeiten der meisten Geräte entsprechen nicht den explosiven Sport- und Alltagsbewegungen

Tab. 17.18 Vor- und Nachteile des plyometrischen Trainings

Vorteile	Nachteile
• Verbesserung der intramuskulären Koordination mit ausgeprägtem Kraftgewinn ohne Muskelmasse- bzw. Körpergewichtzunahme • Beachtliche Kraftzunahme auch bei Schnellkraftsportlern • Sportart- und alltagsspezifisches Training	• Hohes Verletzungsrisiko • Hohe psychophysische Belastung (es setzt eine gut entwickelte Kraft und einen entsprechend vorbereiteten aktiven und passiven Bewegungsapparat voraus) • Im Kindes- und Jugendalter nur unter Vorbehalt einsetzbar

MERKE

Ob ein Krafttraining bis zum Muskelversagen (**Ausbelastung**) durchgeführt werden sollte, kann nur unter Beachtung der Anzahl der Trainingseinheiten pro Woche sowie des Belastungsumfangs (speziell Anzahl der Sätze pro Übung) beantwortet werden. Trainingsmethoden mit hohem Volumen (**Mehrsatztraining**) sind im Vergleich zu den Trainingsmethoden mit niedrigem Volumen (**Einsatztraining**) für den präventiven und rehabilitativen Bereich vorzuziehen.

Bei der **Belastungsdauer** sind für Maximalkrafttraining/IK-Training < 15 Sekunden, für Hypertrophietraining 20–50 Sekunden und für Kraftausdauertraining 50–120 Sekunden zu berücksichtigen. Hinsichtlich der **Belastungsdichte** ist nach sehr hohen Krafteinsätzen eine Satzpause von mindestens 3–5 Minuten, nach submaximalen Krafteinsätzen von ca. 75 % eine Satzpause von 2–3 Minuten und bei Trainingsintensitäten von ca. 60 % eine Satzpause von 45–120 Sekunden zu berücksichtigen. Die **Häufigkeit** des Krafttrainings sollte 2–3mal pro Woche betragen. Das **Bewegungstempo** sollte 1–3 Sekunden in der exzentrischen und 1–2 Sekunden in der konzentrischen Bewegungsphase ohne Pause in der Umkehrphase betragen. Das **Bewegungsausmaß** sollte für die Anfänger sukzessiv bis zur vollständigen Bewegungsamplitude gesteigert werden.

Aufgrund der multiplen Wirkungsweisen von Vibrationstraining und EMS-Training werden diese in den folgenden Kapiteln einzeln dargestellt.

17.6 Vibrationstraining

Vibrationstraining ist auch als **Whole Body Vibration (WBV),** Beschleunigungstraining oder **stochastisches Resonanztraining** bekannt. Es handelt sich dabei um eine Krafttrainingsmethode, bei der die trainierende Person auf einer vibrierenden Platte steht, die in einem Frequenzbereich von etwa 5 bis ca. 60 Hz vibriert. Bei der **biomechanischen Stimulation (BMS)** werden selektiv Muskelgruppen mittels spezieller Vibrationsgeräte stimuliert. Zielsetzung des Vibrationstrainings ist es, den **Muskelspindeldehnreflex** auszulösen, um Muskelkontraktionen hervorzurufen. In diesem Zusammenhang wird oft vom **tonischen Vibrationsreflex (TVR)** gesprochen, wenn wiederholt durch die Vibration der Muskelspindeldehnreflex ausgelöst wird und der Muskel kontinuierlich kontrahiert wird. Nazarow hat das Vibrationstraining in der Praxis bei den Astronauten etabliert, um einem Knochen- und Muskelschwund entgegenzuwirken. Seitdem wird Vibrationstraining in einer Vielzahl von Bereichen, von Leistungssport und Fitness über Rehabilitation und Therapie bis hin zur Vorsorge und Beauty, verwendet, um Koordination, muskulären Kräfte und Gleichgewicht zu verbessern sowie regenerative Prozesse zu fördern.

Es existieren heute unterschiedliche Geräte, mit denen ein Vibrationstraining durchgeführt bzw. appliziert werden kann (➤ Abb. 17.9). Es werden z. B. bei der Ganzkörpervibration **vertikal** vibrierende Systeme angeboten, welche in einem Frequenzbereich von 20–60 Hz arbeiten, sowie **seitenalternierende** Systeme, denen eine Frequenz von 5–35 Hz zugrunde liegt. Weiterhin gibt es Systeme, bei denen jeder Fuß auf einer gesonderten Plattform steht (zwei vertikale Systeme).

Bei den **vertikal vibrierenden Systemen** (z. B. Powerplate®, Fitvibe®) bewegt sich die gesamte Trittfläche auf und ab. Es findet ein vertikales Schwingungssystem Anwendung, welches sich in symmetrischen, sinusförmigen und bilateralen Schwingungen auf den Probanden auswirkt. Als Schwingungserzeuger dienen hier zwei Drehstrommotoren, die zu einer Beschleunigung der Vibrationsplatte in vertikaler Ebene führen. Die vertikalen Systeme sind mit höheren Vibrationen und Belastungen für Beine, Wirbelsäule und Kopf verbunden. Sie werden verwendet mit der Zielsetzung, die muskuläre Kräf-

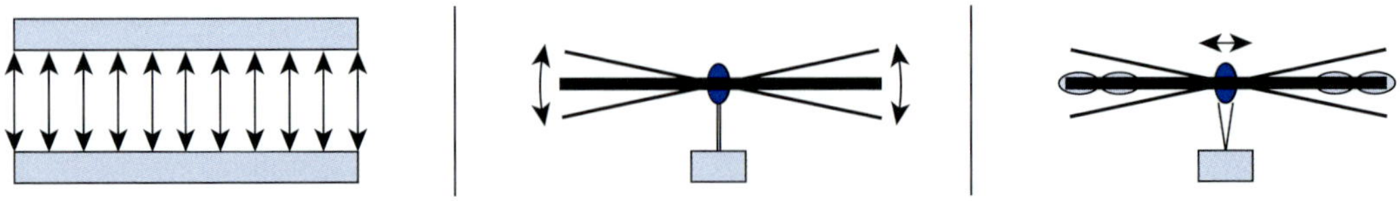

Abb. 17.9 Vibrationsrichtungen unterschiedlicher Systeme [L143]

tigung zu verbessern und die Knochenstimulation anzuregen (Spitzenpfeil et al 2006). Für die praktische Durchführung ist eine aktive Dämpfung (durch aktive muskuläre Arbeit) erforderlich.

Die **seitenalternierenden Systeme** (z. B. Galileo®) beruhen auf dem Wipp-Prinzip, bei welchem über eine Rotation der Vibrationsplatte um die mittige Achse eine alternierende Vibration erzeugt wird. Über die mittige Drehachsenlagerung der Platte kommt die Vibration je nach Standbreite zu einer großen Auslenkung bei größerer Standbreite und zu einer kleinen Auslenkung bei schmaler Standbreite. Seitenalternierende Systeme sind mit geringeren Vibrationen und Belastung für Beine, Wirbelsäule und Kopf verbundenen, bedürfen allerdings höherer koordinativer Fähigkeiten (Spitzenpfeil et al 2006).

Die Systeme unterscheiden sich neben ihrer seitenalternierenden und bipedal-symmetrischen Belastung auch in ihrer Amplitude, welche eine höhere bzw. niedrigere Intensität auf den Probanden in Form einer Beschleunigung hat. **Schwingungen** werden von der Physik als systemische Zustandsänderungen von mechanischen, elektromagnetischen und auch thermischen Objekten verstanden. Die Qualität einer Schwingung wird in Parametern beschrieben, welche Aufschluss über die Frequenz ihrer Amplitude bzw. Auslenkung und deren Signalform geben (➤ Abb. 17.10).

Die **Amplitude** bzw. Schwingungsweite als Belastungskomponente ist die maximal erreichbare Auslenkung des schwingenden Objekts. Es wird somit der Weg definiert, den das schwingende Element vom tiefsten bis zum höchsten Punkt der Schwingung durchläuft. Es werden zudem drei Schwingungsformen unterschieden. Bei der freien bzw. harmonischen Schwingung wird das System einmal angeregt und bleibt ohne weitere Energiezufuhr in diesem Zustand. Bei der gedämpften Schwingung verliert das System durch auftretende Reibung an Energie und somit auch an seiner Auslenkung. Von erzwungenen Schwingungen spricht man, wenn ein System von einer äußeren Kraft periodisch angeregt wird (➤ Abb. 17.10).

Die **Frequenz** (f) definiert sich als reziproker Wert der Schwingungsdauer und wird als Anzahl der Bewegungswiederholungen pro Sekunde (s) in der Einheit Hertz (Hz) angegeben. Schwingt z. B. ein Vibrationsgerat 40-mal pro Sekunde auf und ab, so ergibt sich eine Frequenz von 40 Hz.

Die Dauer einer Schwingungsperiode bezeichnet man als **Periodendauer.**

Die hier betrachten Vibrationen sollen zweckmäßig zu Ganz- und Teilkörpervibrationen und damit zu therapeutischen Zwecken führen. Vibrationen werden hier nicht mehr nur als ein Schwingungszustand, sondern auch als Erschütterungen verstanden, wie sie z. B. beim Skifahren oder Joggen auftreten können.

17

Biologische Anpassungsprozesse

Durch eine Vibrationstherapie findet im Nerv-Muskel-Sehnen-Komplex eine Reihe von Prozessen statt, welche trainingstherapeutisch genutzt werden, um im Sport wie in der Therapiesituation eine Verbesserung der Leistungsfähigkeit zu erzielen. Der wichtigste neurophysiologische Aspekt, der mit einer Vibrationstherapie in Verbindung gebracht wird, ist der **tonische Vibrationsreflex (TVR).** Es wird da-

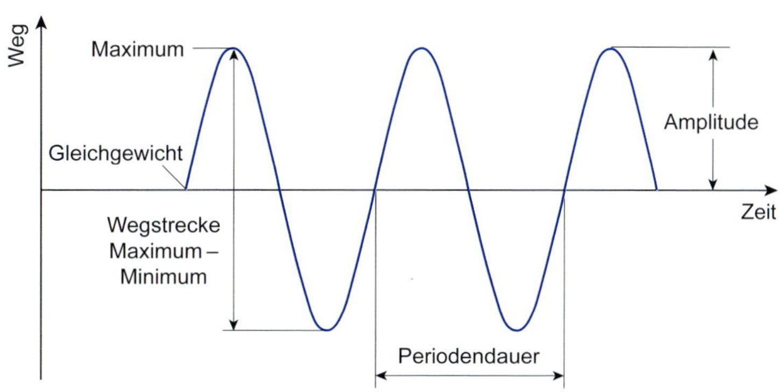

Abb. 17.10 Weg-Zeit-Diagramm einer sinusförmigen Schwingung [L143]

von ausgegangen, dass die erzeugten muskulären Einzelkontraktionen, welche über den Dehnungsreflex ausgelöst werden, sich mit einer Zunahme der Vibrationsfrequenz überlagern. Folglich kommt es zu einer tonischen, homonymen Kontraktion der Muskulatur mit einer gleichzeitigen Hemmung und damit Entspannung der antagonistischen Muskulatur. Primär wurde angenommen, dass nur die monosynaptischen Ia-Afferenzen für dieses Phänomen verantwortlich sind. Mittlerweile ist es bekannt, dass auch eine Beteiligung der Hautrezeptoren hier eine Rolle spielt.

Welche Parameter den tonischen Vibrationsreflex beeinflussen und wie die stärksten Effekte hervorgerufen werden können, haben bereits 1966 Eklund und Hagbarth untersucht. Sie konnten zeigen, dass der **tonische Vibrationsreflex** am effektivsten über die **Muskelsehnen** ausgelöst werden konnte, dass jedoch auch die Möglichkeit besteht, diesen über eine direkte Vibrationsapplikation am Muskelbauch auszulösen, wenn die Applikationsamplitude groß genug ist. Es wurde zudem noch die hohe interindividuelle Variabilität der Stärke des Reflexes herausgestellt, welche unabhängig von der Schlageinwirkung auf die Sehnen zu sein schien. Der zeitlich Aufbau des tonischen Vibrationsreflexes sowie dessen Starke stiegen jedoch mit steigender applizierter Frequenz. Zudem war hier zu beobachten, dass beide Parameter unter **isometrischen** Bedingungen besser waren als unter isotonischen Verhältnissen. Aufgrund der Eigenschaften der Muskelspindel variiert auch die Stärke des TVR in Abhängigkeit von der **Muskellänge** und vom Grad der **Vorspannung.** Eklund/Hagbarth (1966) konnten hier enge Zusammenhänge zwischen der Muskelkontraktion und der Muskellänge mit der Stärke des TVR nachweisen. Vorgedehnte und vorgespannte Muskeln erhöhen die Stärke des TVR.

Martin/Park (1997) fanden in diesem Zusammenhang heraus, dass der TVR bei einer mittleren Vorspannung der beteiligten Muskeln die größte muskuläre Aktivität auslöst. Bei submaximaler oder maximaler Vorspannung wurde eine abgeschwächte Reflexantwort beobachtet. Hinsichtlich der Varianz der Amplitude konnte an der untersuchten Muskelgruppe kein direkter Zusammenhang zwischen Amplitude und TVR hergestellt werden.

Wirkungsnachweise des Vibrationstrainings

Zur Wirkung des Vibrationstrainings gibt es zahlreiche Studien mit widersprüchlichen Ergebnissen, meist an sehr kleinen Probanden- bzw. Patientengruppen. Frequenzen unterhalb von etwa **12 Hz** sollen das **posturale System** anregen. Durch Vibrationen oberhalb einer Frequenz von etwa 12 Hz sollen Dehnreflexe ausgelöst und somit Muskelkontraktionen hervorgerufen werden, welche die Leistungsfähigkeit der **Typ-II-Fasern** steigern und dem **Knochenabbau** entgegenwirken sollen. Vibrationstrainingsgeräte sollen am Knochen zu leichten elastischen Verformungen führen und sein Wachstum stimulieren (Frost 1997). Bereits fünf Minuten täglich sollen ausreichen, um den Knochenschwund bettlägeriger Patienten über acht Wochen von 4,6 Prozent auf 0,6 Prozent zu reduzieren und den Muskelabbau zu verhindern (Rittweger/Felsenberg 2004; Blottner et al. 2006).

Bei Volleyball- oder Feldhockeyspielern konnte innerhalb von drei Monaten eine Steigerung der **Sprunghöhe** von bis zu 10 % Prozent erreicht werden (Harbrecht 2002; Cochrane et al. 2005). Bei einem 12-wöchigen Vibrationstraining konnte der **Blutzuckerspiegel** bei Diabetes mellitus Typ 2 verringert werden (Baum et al. 2007). Erste positive Erfahrungen gab es bei Patienten mit zerebralen Bewegungsstörungen (Ahlborg et al. 2006). Bei älteren Menschen wurde eine Steigerung der Leistungsfähigkeit und Koordination erreicht (Kawanabe et al. 2007; Bautmans et al. 2005; Bogaerts et al. 2007; Runge et al. 2000; Cheung et al. 2007). Demgegenüber kam bei Schlaganfallpatienten (van Nes et al. 2006) eine Studie zu dem Ergebnis, dass tägliche Ganzkörpervibration im Vergleich zu gewöhnlicher Übungstherapie keinen Vorteil brachte. Eine 2007 veröffentlichte Metaanalyse ergab keine Verbesserung der Muskelkraft und Sprungkraft von Sportlern durch Vibrationstraining (Nordlund et al. 2007).

Gefahren des Vibrationstrainings

Vor allem bei Ganzkörpervibrationen kann es zu verschiedenen auch größeren biologischen Variationen von Symptomen kommen. Daher sollten vor allem

Tab. 17.19 Resonanzbereiche des menschlichen Körpers (nach Meesters et al. 2006)

Körperregion	Frequenz
Kopf	18 Hz
Auge	20 Hz
Wirbelsäule	8 Hz
Innere Organe	8 Hz

die **Resonanzbereiche** des menschlichen Körpers (➤ Tab. 17.19) sowie die **maximale Dauer** einer Vibration nicht überschritten werden, um Gefahren zu vermeiden. Eine Überschreitung der Resonanzbereiche kann durch aktive Dämpfung – mittels Anspannung der Muskulatur – vermieden werden. Die Dauer der Vibration sollte entsprechend den Empfehlungen der Arbeitsmedizin über Erschütterungen und Vibrationen berücksichtigt werden.

Durch die Applikation von Ganzkörpervibrationen können weiterhin Störungen des allgemeinen Wohlbefindens, Beeinträchtigung der persönlichen Leistungsfähigkeit sowie ein Gesundheits- und Sicherheitsrisiko für die betroffene Person auftreten. Akute Folgen von Ganzkörpervibrationen sind unter Umständen **schmerzhafte Muskelverspannungen, Verdauungsstörungen, Störungen der peripheren Durchblutung oder Funktionsstörungen der weiblichen Fortpflanzungsorgane.** Weiterhin können **Veränderungen der Pulsfrequenz, Schwankungen des Blutdrucks und Hormonausschüttungen** auftreten. Diese Symptome werden individuell sehr unterschiedlich wahrgenommen und können von leichtem Unbehagen bis hin zu einer massiven Einschränkung der Leistungsfähigkeit aufgrund von Schmerzen reichen. Bei langjähriger Einwirkung von Ganzkörpervibrationen, die allerdings meist nur berufsbedingt vorkommen, kann es darüber hinaus zu **Rückenschmerzsymptomatiken** durch eine erhöhte Belastung der Wirbelsäule und im schlimmsten Fall sogar zu **neurologischen Ausfällen** in den unteren Extremitäten kommen.

Indikationen für die Ganzkörpervibration

Indikationen für eine Ganzkörpervibration sind **Kraft- und Leistungsverlust nach längerer Immobilisation,** wie sie z. B. nach Unfall Operationen, Sturzsyndromen und altersassoziierten multifunktionellen Gehstörungen, chronischen Rückenschmerzen, Muskelatrophie und Balancestörungen auftreten können. Krankheitsbilder wie Stressinkontinenz, Osteoporose, Osteogenesis imperfecta, weichteilrheumatische Erkrankungen, Morbus Parkinson, Multiple Sklerose, Polyneuropathie und Parästhesien können ebenfalls eine Empfehlungsgrundlage für die Ganzkörpervibration darstellen.

Eine Verminderung von **osteoporotischen Knochenfrakturen** kann durch die erzielte Verbesserung der Knochenqualität, durch die angestrebte Muskelkräftigung und eine verbesserte Gleichgewichtsfähigkeit erreicht werden. Auf diese Weise soll es zu einer Vermeidung bzw. Minderung von Stürzen und damit zu einer Reduktion von Frakturen kommen.

CAVE

Aufgrund der vorher genannten Gefahrenquellen und Nebenwirkungen von Vibrationen gibt es jedoch auch einige Anzeichen, bei deren Vorhandensein eine Vibrationstherapie zeitweilig oder auch gänzlich ausgeschlossen werden sollte. Grundsätzlich gelten alle akuten fieberhaften Erkrankungen als **absolute Kontraindikationen** bei einem Vibrationstraining. Weitere nur **relative Gegenanzeigen** für ein Ganzkörpervibrationstraining sind im Einzelfall ärztlich abzuklären. Dies betrifft z. B. Zustände nach frischen Thrombosen, rezenten Operationen, Frakturen, akute Entzündungen, akute Thrombosen oder Implantate in den Körperregionen, wo die Vibration appliziert werden soll. Das Gleiche gilt für akute Tendinopathien, Hernien und Diskopathien, frische Wunden und Narben sowie aktivierte Arthrosen und Arthropathien, Schwangerschaft, akute Migräneanfälle, rheumatoide Arthritis, Epilepsie, Steinleiden der Gallenwege und der ableitenden Harnwege sowie Malignome.

Trainingsempfehlungen

Vibrationsrichtung und Vibrationsstärke sowie Amplitude der Vibration haben einen Einfluss auf die Beschleunigungskräfte, die auf den Körper wirken. Je größer die Amplitude, umso höher die Beschleunigungskräfte, die auf den Körper wirken! Steht der Trainierende mit einer engen Fußstellung auf die Vibrationsplatte, ist die Amplitude klein, bei einer

Tab. 17.20 Empfehlungen zu Anwendung und Zielsetzung des Vibrationstrainings

Parameter	Empfehlung
Vibrationsfrequenzen	• 5–8 Hz Balance und Propriozeption • 10–15 Hz Durchblutung/Mobilisation • 15–20 Hz Koordination • 20–30 Hz Muskelkraft • > 30 Hz Knochendichte, Muskelkraft
Amplitude	• Anfänger: 1–2 mm • Fortgeschrittene: 2–4 mm
Dauer	• 10–180 sec Übungsdauer • 0–180 sec Pause zwischen den Übungen • (4–8 Übungen pro Trainingseinheit) • Gesamte Dauer der Trainingseinheit: 8–10 Minuten

weiten Fußstellung ist die Amplitude groß (Issurin 2005; Eklund et al., 1966).

Als wichtige **Parameter** für die Steuerung und Durchführung des Vibrationstrainings ist die verwendete **Vibrationsfrequenz, Amplitude** und die **Dauer** der Vibration die beim Training verwendet wird. ➤ Tab. 17.20 zeigt die in der Literatur empfohlenen Vibrationsfrequenzen, Amplituden und Dauer der Vibrationen mit den entsprechenden Zielsetzungen (Bosco et al. 1999; Issurin et al. 1999; Cochrane et al. 2005; Burkhardt, 2006).

CAVE

Es sollte beachtet werden, dass über die optimale Frequenz, Amplitude, Dauer der Ganzkörpervibration und deren Auswirkungen auf den menschlichen Körper noch keine klaren Informationen in der Literatur vorhanden sind.

Um Gesundheitsrisiken zu vermeiden, sollten vor allem folgende Punkte beachtet werden:

- Normales Sprechen und Sehen muss jederzeit möglich sein!
- Mit kleineren Frequenzen und Amplituden beginnen (5–10 Hz, 1–2 mm)!
- Maximal zehnmal eine Minute trainieren!
- Für Vorspannung der Muskulatur sorgen!
- Mehrere Gelenke berücksichtigen!

(Luo et al. 2005; Mester et al. 2006)

MERKE

Zielsetzung des Vibrationstrainings ist es, den **Muskelspindeldehnreflex** auszulösen, um Muskelkontraktionen hervorgerufen. Bei der Ganzkörpervibration wird unterschieden zwischen **vertikal vibrierenden Systemen,** welche in einem Frequenzbereich von 20 Hz bis 60 Hz arbeiten, sowie **seitenalternierenden Systemen,** bei denen die Frequenz von 5 Hz bis 35 Hz zugrunde liegt. Wichtige **Parameter** für die Steuerung und Durchführung des Vibrationstrainings sind die verwendete **Vibrationsfrequenz, Amplitude** und die **Dauer** der Vibration. Vibrationsfrequenzen **bis ca. 20 Hz** werden für Balance und Propriozeption, Durchblutung/Mobilisation und Koordination verwendet, Vibrationsfrequenzen **ab 30 Hz** für Muskelkräfte und Knochendichte. Vor allem sollten die **Resonanzbereiche** des menschlichen Körpers sowie die **maximale Dauer** einer Vibration nicht überschritten werden. Dies kann am Anfang durch kleine **Amplituden von 1–2 mm** und **geringe Dauer** (max. 8–10 Min Vibrationszeit) sowie mit ausreichender Vorspannung der Muskulatur gewährleistet werden.

17.7 EMS-Training

Die Elektrische Muskelstimulation (EMS) ist ein Therapie- bzw. Trainingsverfahren, bei dem Muskelkontraktionen unabhängig von einer zentralnervösen Innervation über ein spezielles Gerät perkutan ausgelöst werden. Diese Form der Stimulation wird seit den 1970ern sowohl bei Spitzensportlern als auch in der Rehabilitation verwendet und wurde vielfach auf seine Einsatztauglichkeit hin untersucht. Die Skelettmuskeln werden beim EMS durch **externe Ströme** gereizt und somit zur Kontraktion gebracht. Diese Form der Muskelstimulation kann nur bei einem intakten peripheren Nervensystem angewendet werden. Die verwendeten Impulse sind so kurz, dass nur ein gesunder Nerv-Muskel-Komplex darauf reagieren kann. Zu beachten ist, dass die Muskeln meistens nicht direkt, sondern indirekt über ihren versorgenden Nerv gereizt werden. Dadurch werden alle Muskeln, die von dem gereizten Nerv innerviert werden, stimuliert. Bei dieser Art der Reizung werden geringere Stromstärken benötigt, um einen Muskel zur Kontraktion zu bringen. Das liegt darin begründet, dass die Nervenfasern eine niedrigere Reizschwelle besitzen als die Muskelfasermembranen (Benton et al. 2000). Durch die externe Elektrostimulation werden u. a. nach Appell (1997) die Verhältnisse der physiologischen Erregung umgekehrt. Da die dicken Axone der Typ-II-Fasern eine **niedrigere Reizschwelle** als die dünnen Axone der Typ-I-Fasern besitzen, werden die Typ-II-Fasern im Gegensatz zur willkürlichen Kontraktion zuerst erregt. Liegt die Stimulationsfrequenz über 50 Hz und ist die Reizintensität bzw. Stromdichte ausreichend hoch, werden nahezu 100 % aller motorischen Einheiten rekrutiert (vgl. Appell 1997; Bossert et al. 2006).

Die Tatsache, dass die Stimulation nicht über den physiologischen Weg (Nervensystem → Muskel) abläuft und in der Regel in Ruhe oder nur mit einfachen Bewegungen kombiniert wird, wird über die Effektivität der EMS vor allem aufgrund der geringen koordinativen Ansprüche kontrovers in der Literatur diskutiert. (Appell 1997; Bossert et al. 2006, Weineck 2010). Neue Untersuchungen zeigen wiederum, dass für die EMS (Kleinöder 2007; Filipovic et al. 2012; Fritzsche 2010) zahlreiche Vorteile sowohl im rehabilitativen Training als auch im Leistungssport zu verzeichnen sind.

Stimulationsparameter

Um die Ergebnisse einzelner Studien zu vergleichen und Trainingsempfehlungen aussprechen zu können, ist eine Steuerung der Applikation durch verschiedene Stimulationsparameter notwendig. Die Stimulationsparameter, die zur Bestimmung der Belastungsnormative herangezogen werden, sind **Impulsform, Impulsfrequenz, Impulsbreite, Impulsstärke** und **-dauer, Stimulations- und Pausenzeit.** Grundsätzlich gilt im EMS-Training der Leitgedanke, dass die Reize für jedes Individuum tolerabel sein sollten (Appell, 1997). Im Bereich der EMS werden Impuls- und Wechselströme (auch: Reizströme) im Bereich der Niederfrequenz (1–1 000 Hz) oft eingesetzt.

Als **Impulse** werden grundsätzlich u. a. sinusförmige Impulse, rechteckige Impulse, dreieckige Impulse und nadelförmige Impulse voneinander unterschieden. Die Form des jeweiligen Impulses wird dabei durch die Anstiegs- und Abfallzeit eines Stromimpulses definiert (Bossert et al. 2006).

Die Höhe der **Impulsfrequenz** beeinflusst die Stärke der Muskelkontraktion. In einem Frequenzspektrum von 2–15 Hz werden vor allem die langsam zuckenden Typ-I-Fasern stimuliert. Ab 35 Hz sprechen auch die Typ-II-Fasern auf die Stimulation an. Nach Blümel (1992) wird eine vollständige Tetanie der quergestreiften Muskulatur zwischen 50 und 200 Hz erreicht Jeder Impuls wirkt eine spezifische Zeit. Diese Zeitspanne wird **Impulsbreite** genannt und wird in Mikrosekunden (µs) oder Millisekunden (ms) angegeben. Sie wird bestimmt durch den Zeitbedarf der zu stimulierenden Nervenfaser, was bei etwa 400 (80–800) µs liegt. Je größer die Impulsbreite zur Stimulation gewählt wird, umso stärker ist die Stimulation und umso tiefer dringt der Impuls in den Körper ein. Dabei sollten Impulsbreiten über 500 µs nicht gewählt werden, da der Impuls ab diesem Bereich als sehr unangenehm empfunden wird. Im Bereich von 300 µs sind die wenigsten sensiblen Reaktionen zu erwarten (Bossert et al. 2006).

Im Bereich der EMS werden **Impuls- und Stromstärken** im Tausendstel-Ampere-Bereich (mA) verwendet. Die gewählte Stromstärke bestimmt den Grad der Rekrutierung der motorischen Einheiten. Je stärker die Stromstärke, umso mehr motorische Einheiten werden aktiviert. Es gibt allerdings keine einheitlichen Angaben über die zu verwendende Stromstärke. Sie sollte individuell an die Tolerabilität des einzelnen Probanden angepasst werden. Bei Personen mit starkem Unterhautfettgewebe ist die Toleranz gegenüber elektrischen Strömen oft höher.

Die **Pausenzeit** ist die Reizspanne, in der kein Strom fließt. Das zeitliche Verhältnis zwischen Stimulationsdauer und nachfolgender Pause wird auch als **ON:OFF-Relation** bezeichnet. Die Empfehlungen für ein optimales ON:OFF-Verhältnis schwanken zwischen 1:1 und 1:5. Die OFF-Phase dient der Auffüllung der Energiespeicher und der funktionellen Restitution der motorischen Endplatte und sollte mindestens 200 ms betragen (Edel 1988; Appell 1997).

Ganzkörper- vs. lokale EMS-Anwendung

Bei der EMS unterscheidet man die Ganzkörper-EMS-Anwendung gegenüber der lokalen EMS-Anwendung.

Bei der **Ganzkörper-EMS-Anwendung** werden die Elektroden an großen Muskelgruppen im Bereich des Muskelbauches fixiert. Durch eine Dauerkontraktion werden die Afferenzen der motorischen Zentren des Rückenmarks gereizt, und darauf folgt die Kontraktion des stimulierten Muskels. Über spinothalamische Bahnen wird der elektrische Impuls in unterschiedliche Zentren des Zentralnervensystems geleitet. Bei Dauer-Impuls-Stimulation werden von hier über efferente Bahnen **alle Muskelgruppen des Körpers zur Kontraktion gebracht,** auch die Muskulatur, die nicht direkt in Verbindung mit den Elektroden steht. Somit entsteht ein zentralnervös kontrollierter Trainingsreiz. Die **lokale EMS** ist im Wesentlichen auf den stimulierten Muskel beschränkt. Sollen mehrere Muskelgruppen trainiert werden, muss jeder Muskel mit eigener Elektrodenanlage gereizt werden.

Durch die großflächige Auflage der Elektroden auf der Hautoberfläche bei der Ganzkörper-EMS kommt es zu einer **Stimulation der Hautrezeptoren.** Über die afferenten Nervenbahnen des Fremdreflexes gelangt der Impuls zu den spinalen Motoneuronen. Dort wird er in mehreren Segmenten des Rückenmarks umgeschaltet. Als Reizantwort erfolgt dann eine Stimulation mehrerer Muskelgruppen (polysynaptische Reaktion), zu denen auch der gereizte Muskel gehört. Diese polysynaptische Verschaltung fördert das Zusammenspiel vieler Muskelgruppen innerhalb eines Bewegungsablaufs. In der **lokalen EMS-Anwendung** ist durch die geringere Größe der Elektroden eine großflächige Wirkung auf die Hautrezeptoren nicht gegeben. Die Rezeptorendichte der Haut ist im Bereich des Muskelbauches größer als im Bereich der Sehnen. Da die lokale Applikation im Bereich der Sehnen angebracht wird, ist der Effekt auf das polysynaptische System der Fremdreflexverarbeitung uneffektiver (Hilbert 2011).

Vorteile und Nachteile der EMS

Insbesondere im Krafttraining bewirkt EMS eine Verstärkung der willkürlichen Kontraktion, die haltend (isometrisch) in einer bestimmten Winkelstellung oder dynamisch über ein bestimmtes Bewegungsausmaß (ROM = Range of Motion) erfolgen kann. In der Praxis spannt demnach der Trainierende die Muskulatur an, oder er bewegt sie zeitgleich mit der Intensivierung des Reizes durch den aufgeschalteten elektrischen Reiz. Die Stimulation erfolgt lokal oder über mehrere Muskelgruppen bis hin zum Ganzkörper-EMS-Training. Darüber hinaus ist das kombinierte Training zu nennen, bei dem ein mechanischer Stimulus (z. B. Gerätetraining) und EMS simultan bzw. sukzessiv eingesetzt werden. Die Vor- und Nachteile der EMS sind in ➤ Tab. 17.21 zusammengestellt.

Einsatzmöglichkeiten der EMS

EMS vor allem mit niederfrequentem Reizstrom (unter 1 kHz) wird in vielen Bereichen eingesetzt. Dazu zählen medizinisch-therapeutische Anwendungen wie z. B. Prävention von Muskelatrophie oder eine schnellere Rekonvaleszenz. Weitere Einsatzgebiete stellen das Training zur Vorbeugung bzw. Reduktion von Rückenbeschwerden sowie Harninkontinenz dar. Im Breiten- und Leistungssport wird niederfrequente EMS ebenfalls für die Bereiche Kraft- und Ausdauertraining genutzt. Dar-

Tab. 17.21 Vor- und Nachteile der EMS

Vorteile	Wesentliche Nachteile
• Maximale Aktivierung des kontraktilen Apparats und damit ausgeprägtes Muskelwachstum • Ermüdungshemmung des ZNS wird umgegangen, sodass eine höhere Wiederholungszahl möglich ist • Ein isoliertes und damit gezieltes Training von bestimmten Muskeln ist möglich • Cross-Over-Effekt • Reduzierung der Hautfaltendicke • Geringe mechanische Belastungen	• Funktion der wichtigen Regelkreise sowie der Propriozeption tritt in den Hintergrund • Keine faserspezifische Innervation von ST- bzw. FT-Fasern • Im Wesentlichen werden die außen liegenden Muskeln innerviert, während die innen liegenden Muskelfasern nicht immer erreicht werden.

über hinaus stellen Entspannung, Muskelrelaxation und Massage weitere Anwendungsfelder dar.

Wirkungsnachweise der EMS

EMS kann effektiv zur Kraftsteigerung sowohl für untrainierte als auch fitnessorientierte Personen eingesetzt werden. Die durchschnittliche Verbesserung der isometrischen Maximalkraft konnte nach EMS-Training bei untrainierten Personen um ca. 10 % in acht Wochen verbessert werden (Ruther et al. 1995; Stevenson et al. 2001).

Im Leistungssport zeigen sich bei trainierten Athleten aus verschiedenen Sportarten Anstiege der isometrischen Maximalkraft zwischen 15 % und 40 %, im Mittel 32,6 % (Filipovic et al. 2012). In Bezug auf Schnellkraft und Leistung bestätigen verschiedene Autoren einen positiven Effekt auf die Kontraktionsgeschwindigkeit (Alon et al. 1987; Cabric et al. 1987; Andersen/Aagaard 2006). Weiterhin zeigen EMS-Trainingsgruppen einen hohen Zugewinn in Bezug auf die Bewegungsgeschwindigkeit und steigern dadurch die Leistung (Kleinöder 2007). Eine Kombination aus klassischem Krafttraining (Hypertrophie) und EMS-Training steigert beide Faktoren der Leistung (Cabric/Appell 1987; Dörmann 2011).

Darüber hinaus sind Kombinationen mit anderen Krafttrainingsformen möglich. Gemischtes Training (Hypertrophie an Maschinen) kombiniert mit EMS zeigte die größten Maximalkrafteffekte (Kreuzer et al. 2006).

Für den Breiten- und Leistungssport lassen sich zusammenfassend Verbesserungen der wesentlichen statischen und dynamischen Kraftparameter (Maximalkraft, Schnellkraft und Leistung) feststellen. Dabei sind dynamische Formen zu bevorzugen, da die Intensitätsteuerung durch die Bewegung vereinfacht wird und die Muskulatur über das gesamte Bewegungsausmaß (ROM) trainiert wird.

Fritzsche et al. (2010) zeigten erstmalig die Wirkung von niederfrequentem Ganzkörper-EMS-Training bei herzinsuffizienten Patienten in der Sekundärprävention. Die Verbesserungen konnten bei der objektiven Leistungsfähigkeit sowie der Optimierung muskelphysiologischer und metabolischer Parameter festgestellt werden. Kemmler et al. (2009) untersuchten den Einfluss eines niederfrequenten Ganzkörper-EMS-Trainings auf die Körperzusammensetzung und kardiale Größen bei älteren Männern mit einem Metabolischen Syndrom gemäß IDF. Es konnten positive Effekte bezüglich der abdominalen Fettmasse, der Gesamtkörperfettmasse sowie der appendikularen skeletalen Muskelmasse nachgewiesen werden. Dies lässt die Schlussfolgerung zu, dass für Menschen mit geringer kardialer und orthopädischer Belastbarkeit GK-EMS eine Alternative zu konventionellen Trainingsprogrammen sein kann.

MERKE

Die Skelettmuskeln werden beim EMS-Training durch externe Ströme gereizt und somit zur Kontraktion gebracht. Da die dicken Axone der Typ-II-Fasern eine **niedrigere Reizschwelle** als die dünnen Axone der Typ-I-Fasern besitzen, werden die Typ-II-Fasern bei der Elektrostimulation im Gegensatz zur willkürlichen Kontraktion zuerst erregt. **EMS-Parameter** sind Impulsform, Impulsfrequenz, Impulsbreite, Impulsstärke und -dauer, Stimulations-und Pausenzeit sind die EMS-Parameter. Bei der **Ganzkörper-EMS**-Anwendung werden deutlich mehr Muskeln aktiviert, die direkt stimuliert werden. Durch EMS können isoliert und damit gezielt Muskeln trainiert werden, allerdings ohne besondere Berücksichtigung von koordinativen Aspekten.

17.8 Analysesysteme der Kraftfähigkeiten

Im Folgenden wird ein Kurzüberblick über die verschiedenen Methoden der Kraftmessung gegeben. Insgesamt existiert ein sehr breites Methodenspektrum zur Kraftmessung.

Grundsätzlich ist nicht jede Methode für jede Diagnosesituation und jedes Untersuchungsziel geeignet, da sich die einzelnen Messinstrumente vielfältig unterscheiden. Einige sind ortsgebunden und sehr aufwendig in der Anwendung, verfügen dafür aber auch über eine höhere Messgenauigkeit als andere, sehr leicht anwendbare Verfahren bzw. Geräte.

Der Einsatz der verschiedenen Verfahren ist abhängig vom gesundheitlichen Zustand der zu untersuchenden Person, ihren Bewegungsmöglichkeiten und dem Ziel, welches mit der Untersuchung verfolgt wird.

17.8.1 Methoden

In Anlehnung an Hollman/Strüder (2009) lassen sich die verschiedenen Kraftmessmethoden grundsätzlich unterteilen in **objektive, semi-objektive** und **subjektive Methoden.**

Objektive Methoden

Als objektive Methoden zur Kraftmessung lassen sich Verfahren zur Umfangsmessung an Gliedmaßen, Verfahren zur Querschnittsbestimmung eines Muskels **(Ultraschall, CT, MRT u. a.)** und Verfahren zur Messung der Absolutkraft durch maximale **Elektrostimulation** differenzieren. Da die Fehlermöglichkeiten bei den Umfangsmessungen relativ groß sind und auch der statistische Zusammenhang zwischen Umfang und Muskelkraft nicht vorhanden ist, gilt die die Validität dieser Methode als sehr fragwürdig. Daher wird von Umfangsmessungen im Hinblick auf eine Kraftabschätzung abgeraten.

Subjektive Methoden

Subjektiv ist eine Messung, wenn sie ausschließlich einer Beobachtung oder Palpation des Patienten oder des Therapeuten (z. B. Anamnese, funktionelle Demonstration der symptomatischen Bewegung) und dementsprechend einem Experten-Rating gleichkommt.

Wesentliche Unsicherheitsfaktoren hinsichtlich der Messung sind die subjektive Untersuchungsdurchführung (nicht oder ungenügend standardisiert), der subjektive Beurteilungsmaßstab des Untersuchers und der subjektive Einfluss des Patienten (Radlinger et al. 1998) Die manuelle Muskelfunktionsprüfung kann somit als subjektive Methode verstanden werden. Auch die Bewertung bzw. Einschätzung von „activities of daily living" (z. B. Hinsetzen, Aufstehen, Treppensteigen u. a.) kann den subjektiven Methoden zugeordnet werden.

Semi-objektive Methoden

Die Semiobjektivität der Methode ist selbst bei exaktesten Messeinrichtungen dadurch gegeben, dass der nicht ohne weiteres kontrollierbare Wille der Versuchsperson, ihre Muskulatur maximal zu belasten, ausschlaggebend für die am Messgerät ablesbare Kraft ist. Hollman/Strüder (2009) und Radlinger et al. (1998) sehen in allen zusätzlichen subjektiven Einflussfaktoren wie z. B. in der Bedienung eines Messgeräts die Ursachen für die Semi-Objektivität von Kraftmessungen.

Als semi-objektive Messmethoden gelten alle Formen der **Dynamometrie:**

„Die dynamometrischen Verfahren dienen zur direkten Bestimmung von äußeren Kräften, die an der Peripherie des Körpers als Reaktionskräfte gemessen werden. Kräfte werden dabei als idealisierte Einzelkräfte aufgefasst" (Baumann/Preiß, 1996). Ebenso können hierunter aber auch apparative Screeningtests (1 RM, 10 RM, 12–15 RM) zur Messung der Belastungsintensität im Trainingsgerät verstanden werden.

Sogenannte „simple functional tests" (z. B. Low Level Functional Strength Test, Intermediate Level Muscle Performance Test und Advanced Level Muscle Performance Test), worunter auch die sportmotorischen Testverfahren fallen, können, sofern sie ausreichend standardisiert sind, als semi-objektive Messverfahren charakterisiert werden.

Dynamometrie

Bei den Analyseverfahren der Kraftfähigkeit wird der Begriff Dynamometrie oft als Synonym verwendet. Unter **Dynamometrie** versteht man die Messung, Analyse und Darstellung dynamischer Merkmale bei Haltungen und Bewegungen (Schwameder 2009). Im aufrechten Stand wirkt die Gewichtskraft gegen den Boden. Andererseits wirkt die Kraft des Bodens gegen den Körper, welche als Bodenreaktionskraft bezeichnet wird. Aus mechanischer Sicht können Kräfte zwei unterschiedliche Wirkungen hervorrufen, nämlich Beschleunigung und Verformung. Eine beschleunigende Wirkung hat zur Folge, dass sich die Geschwindigkeit des Objekts ändert. Die verformende Wirkung der Kraft verursacht Deformationen des Körpers (Schwameder 2009). In den meisten Fällen beruhen Kraftmessungen in den Anwendungsfeldern von Sport, Prävention und Rehabilitation auf dem Prinzip der **Deformation eines Messfühlers (Kraftaufnehmer).** Eine wesentliche

Voraussetzung ist die Proportionalität zwischen Kraftwirkung und Durchbiegung des elastischen Messfühlers (Wick, 2009, S. 142).

Für die Anwendungsfelder von Sport, Prävention und Rehabilitation werden in der Regel **Dehnungsmessstreifen** oder **piezoelektrische/piezoresistive** Kraftaufnehmer verwendet (Winter 2009).

Dehnungsmessstreifen

Grundsätzlich beruhen alle **Dehnungsmessstreifen (DMS)** auf dem Prinzip der Umwandlung von mechanischer Bewegung in ein elektrisches Signal. In einem DMS (➤ Abb. 17.11) wird eine kalibrierte Metallplatte (oder ein Metallbalken) in einer Richtung gedehnt. Diese mechanische Verformung beträgt nur ein Bruchteil eines Prozents und führt zu einer Änderung des elektrischen Widerstandes (Seyfarth 2012). Die Änderung des Widerstands steht dabei in linearem Verhältnis zur Verformung. Die Anwendung von Dehnungsmessstreifen (DMS) ist vor allem in **isokinetischen Dynamometern,** Startblock-, Skistock-, Ski-, Fahrradtretkurbel-, Reck-Dynamometern, Seilzügen sowie in universellen Kraftmessdosen zu finden.

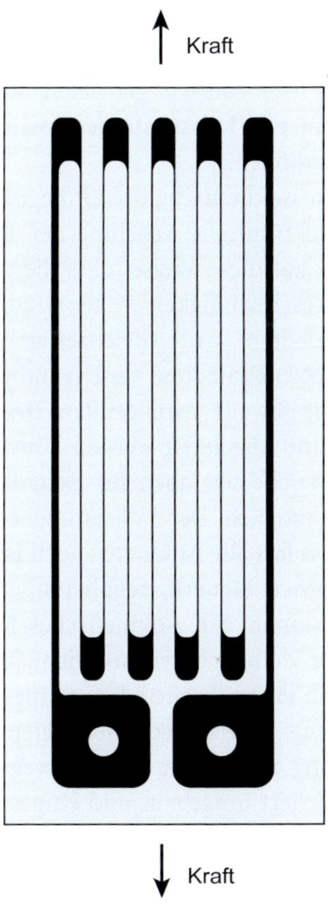

Abb. 17.11 Dehnungsmessstreifen (DMS) [L143]

Piezoelektrische Kraftaufnehmer

Piezoelektrische Kraftaufnehmer basieren auf mikroskopischen Deformationen in der atomaren Struktur eines speziellen kristallinen Materials (➤ Abb. 17.12). Quarz ist z. B. ein derartiges, natürlich vorkommendes piezoelektrisches Material. Durch Deformation seiner kristallinen Struktur ändern sich die elektrischen Eigenschaften so, dass es zu Ladungsverschiebungen innerhalb des Materials kommt. Über eine entsprechende Elektronik kann diese Ladungsänderung in ein Spannungssignal umgewandelt werden, welches zur einwirkenden Kraft proportional ist (Seyfarth, 2012). Die auf den menschlichen Körper am häufigsten wirkende Kraft ist die Bodenreaktionskraft. Diese kann durch einen dreidimensionalen Vektor beschrieben werden und besteht aus einer vertikalen Komponente und zwei Scherkomponenten entlang der Kraftplattenoberfläche (anterior/posterior – medial/lateral). (Winter, 2009). Den Einsatz von piezoelektrischen Kraftaufnehmern findet man vor allem in **Kraftmessplatten.**

Da isokinetische Dynamometer und Kraftmessplatten viele Bereiche der Dynamometrie abdecken, werden sie im Folgenden detailliert beschrieben.

Isokinetischer Dynamometer

Ein isokinetischer Dynamometer ist ein spezielles Mess- und Trainingsgerät, bei dem über einen sich kontinuierlich anpassenden Widerstand die Geschwindigkeit der durchzuführenden Bewegung konstant gehalten wird. Dies geschieht unabhängig von den entwickelten muskulären Drehmomenten und den Last- oder Kraftarmverhältnissen, die sich während einer Bewegungsdurchführung ändern. Damit ist der Faktor „Beschleunigung" – der oftmals bei herkömmlichen Test- und Trainingsprozessen in der Therapie und der Rehabilitation problematisch ist – weitgehend eliminiert.

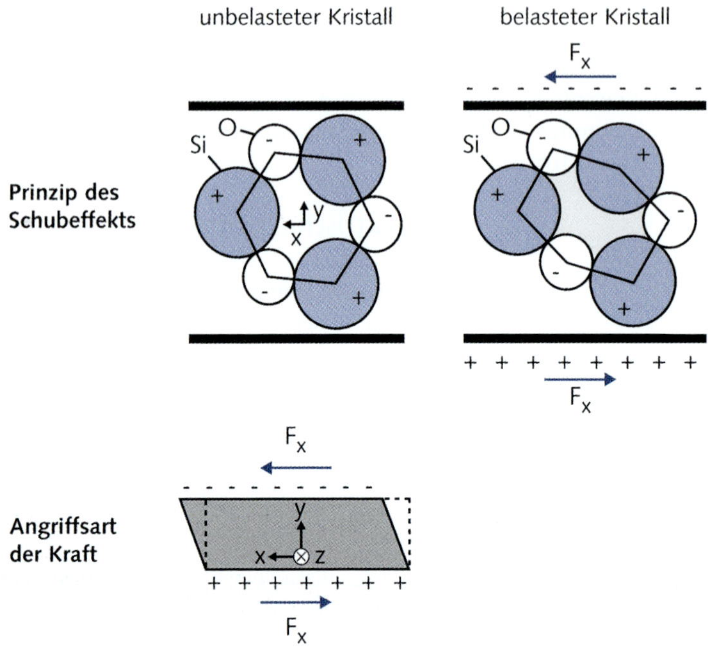

Abb. 17.12 Piezoelektrische Geber (Quarzkristalle) in einer Kraftmessplatte [V693]

Für die technische Realisierung eines solchen Systems werden eine elektronisch steuerbare Bremse und ein Geschwindigkeitssensor benötigt. Meldet der Geschwindigkeitssensor eine Überschreitung der vorgegebenen Geschwindigkeit, sorgt die elektronische Regelung dafür, dass die Bremse stärker bremst. Fällt die Geschwindigkeit unter den Sollwert, wird die Bremskraft elektronisch verringert. In isokinetischen Dynamometern nutzt man zu diesen Zweck **Wirbelstrom- oder Hydraulikbremsen.** Bei Wirbelstrombremsen nutzt man die Tatsache aus, das in elektrisch leitenden Materialien (Wirbel-)Ströme entstehen, wenn sie durch ein Magnetfeld bewegt werden. Diese Ströme erzeugen wiederum Kräfte, die der Bewegung entgegengerichtet sind, diese also abbremsen. Durch Veränderung der Stärke des anliegenden Magnetfeldes lässt sich die Stärke der Bremskraft regulieren.

Allein auf der Basis einer ausschließlichen **Regelung der Bremskraft** lassen sich jedoch nur konzentrische Muskelaktionen isokinetisch gestalten, d. h. die Fälle abdecken, in denen die Muskeln Kräfte in Bewegungsrichtung erzeugen. Bei exzentrischen Muskelaktionen reicht die reine Bremsung nicht aus. In diesem Fall wird dann in den isokinetischen Geräten ein elektronisch geregelter Elektromotor eingesetzt, um eine **konstante Geschwindigkeit** beibehalten zu können.

Bei einem isokinetischen Kraftdiagnosegerät bewirkt die elektronische Regelung der Brems- bzw. Motorkräfte auf diese Weise, dass die vorgegebene Bewegungsgeschwindigkeit – als Grad/Sekunde – konstant gehalten wird. Gleichzeitig ermöglichen die eingebauten Kraft- und Geschwindigkeitssensoren, dass die jeweils vorliegenden **Drehmomente** dargestellt und abgelesen werden können. Dies ist für konzentrische wie auch für exzentrische Muskelaktionen möglich. Der Vollständigkeit halber sei erwähnt, dass fast alle Isokineten auch **isometrische Muskelaktionen** steuern, regulieren, messen und darstellen können. Ein isokinetisches Kraftdiagnosesystem ist demnach gekennzeichnet durch die Kombination einer Test- und Trainingsstation, die zur Bewegung unterschiedlicher Gelenke und zur Durchführung auch komplexer Bewegungsabläufe sehr differenziert umgebaut und eingestellt werden kann. Die gewünschte Funktion wird durch eine elektronische Steuerung sichergestellt, die das Bewegungsausmaß und die Geschwindigkeit kontrolliert und reguliert.

Für die einzelnen Gelenke werden zur diagnostischen Messung unterschiedliche Winkelgeschwindigkeiten für die **Maximalkraft** sowie für die **Schnellkraft** und **Kraftausdauer** verwendet (➤ Tab. 17.22).

Anhand der Messungen und der dargestellten Drehmomentkurven an den isokinetischen Messgeräten können folgende Parameter analysiert werden:
- Maximales Drehmoment (Nm),
- Maximale Arbeit (Joule),
- Maximale Leistung (Watt)

Tab. 17.22 Empfohlene Winkelgeschwindigkeiten sowie Ausgangspositionen isokinetischer Testsysteme

Bewegungsmuster	Position	Fixierung	Bewegungsausmaß [°]	Geschwindigkeit [°/s]	Wiederholungszahl
Ellbogengelenk					
Flexion/ Extension	liegend	Oberarm, Oberkörper	0–130	60 180 (240)	5 15 (25)
	sitzend Ellbogen 90°	Oberarm	0–130	60 180 (240)	5 15 (25)
Supination/ Pronation	sitzend	Oberarm, Unterarm	70–0–70	30 120 (180)	5 10 (15)
Handgelenk					
Flexion/ Extension	sitzend	Unterarm	50–0–50	30 120 (180)	5 15 (25)
Ulnar-/ Radialabduktion	sitzend	Unterarm	35–0–35	30 120 (180)	5 15 (25)
Sprunggelenk					
Flexion/ Extension	Rückenlage Knie gestreckt	Becken, Unterschenkel	40–0–20	60 120	5 10
	Rückenlage Knie gebeugt	Becken, Ober-/Unterschenkel	40–0–20	60 120	5 10
	Bauchlage Knie gestreckt	Becken, Unterschenkel	40–0–20	60 120	5 10
	Bauchlage Knie gebeugt	Becken, Ober-/Unterschenkel	50–0–20	60 120	5 10
Supination/ Pronation	Rückenlage Knie gebeugt	Becken, Ober-/Unterschenkel	45–0–45	60 120	5 10
Kniegelenk					
Extension/ Flexion	sitzend	Oberkörper, Becken, Oberschenkel	0–90	60 180 (240)	5 10 (25)
	liegend, Rückenlage	Oberkörper, Becken, Oberschenkel	0–90	60 180 (240)	5 10 (25)
Hüftgelenk					
Flexion/ Extension	liegend, Rückenlage	Oberkörper, Becken, Oberschenkel	0–90	30	5
Abduktion/ Adduktion	liegend, Seitenlage	Oberkörper, Becken, Oberschenkel	0–50	30	5
Wirbelsäule					
Flexion/ Extension	stehend	Untere Extremitäten, Brustkorb	0–45	60 (90)	5 (5)

Tab. 17.22 Empfohlene Winkelgeschwindigkeiten sowie Ausgangspositionen isokinetischer Testsysteme *(Forts.)*

Bewegungsmuster	Position	Fixierung	Bewegungsausmaß [°]	Geschwindigkeit [°/s]	Wiederholungszahl
Schultergelenk					
Flexion/ Extension	sitzend	Oberkörper, Becken	0–160	60 180 (240)	5 15 (25)
	liegend	Oberkörper, Becken	0–160	60 180 (240)	5 15 (25)
Abduktion/ Adduktion	sitzend	Oberkörper, Becken	0–160 0–90	60 180 (240)	5 15 (25)
	liegend	Oberkörper, Becken	0–160 0–90	60 180 (240)	5 15 (25)
IR/AR, 45° Abduktion	sitzend	Oberkörper	70–0–70	60 180 (240)	5 15 (25)
	liegend	Oberkörper, Becken	70–0–70	60 180 (240)	5 15 (25)
IR/AR, 90° Flexion	sitzend	Oberkörper	70–0–70	60 180 (240)	5 15 (25)
	liegend	Oberkörper, Becken	70–0–70	60 180 (240)	5 15 (25)
IR/AR in Neutralstellung	sitzend	Oberkörper	70–0–70	60 180 (240)	5 15 (25)
	liegend	Oberkörper, Becken	70–0–70	60 180 (240)	5 15 (25)

- Drehmoment bei 0,125 sec – 1/8 Sekunde – (N m)
- Winkelposition bei max. Drehmoment
- Ausdauerindex (z. B. 20 Wiederholungen)
- Mittelwert der letzten 10 Wiederholungen
- Mittelwert der ersten 10 Wiederholungen

Kraftmessplatte

Kraftmessplatten sind Geräte zur Messung von Bodenreaktionskräften. Die häufigste Bauform einer Kraftplattform besteht aus einer Platte mit Kraftaufnehmern in den vier Ecken. Um Kräfte in zwei oder mehr Richtungen zu messen, werden zwei- oder **dreiachsige Kraftaufnehmer** benötigt. Diese bestehen einfach aus einer Kombination von einachsigen Kraftaufnehmern, welche rechtwinklig zueinander angeordnet sind. Das Hauptproblem ist hierbei sicherzustellen, dass die einwirkende Kraft durch die Hauptachsen der jeweiligen Kraftsensoren verläuft (Seyfarth, 2012). Moderne Kraftmessplatten können in ihrer Dimension (Plattengröße) und Messgenauigkeit vielen biomechanischen Anforderungen sehr gut gerecht werden. Gerade beim Laufen möchte man allerdings eine Reihe von Schritten untersuchen. Hier helfen **Kaskaden** (Reihen) von Kraftplattformen, mit welchen einige Schritte hintereinander gemessen werden können. Die **stationäre Messung** von Laufbewegungen wird traditionell mit einem Laufband durchgeführt. Bislang war es nur sehr bedingt möglich, Kräfte unter dem Band ausreichend präzise zu messen. Inzwischen gibt es allerdings Laufbänder, welche alle drei Komponenten der Bodenreaktionskraft messen können (Seyfarth, 2012). Mit Kraftmessplatten lassen sich z. B. auch die Bodenreaktionskräfte beim Gehen, Stehen, Laufen, Hüpfen oder Springen erfassen. Dabei geht es jedoch oft nicht um eine Diagnose der Kraftleistungsfähigkeit (Maximalkraft), sondern um eine Diagnose der Fähigkeit, die Kraft im Rahmen eines **Bewegungsmusters** zu kontrollieren, also z. B. im Schrittzyklus oder auch in der Gleichgewichtskontrolle passend einzusetzen. Oft werden hier die **reaktiven Kräfte** anhand von Sprüngen (CMJ, DJ und SJ) standardisiert analysiert.

17.8.2 Vor- und Nachteile der verschiedenen Verfahren

Wie wir in den vorausgegangenen Abschnitten gesehen haben, ist es für die Diagnose von Muskelkräften erforderlich, Standardisierungen im Messverfahren im Hinblick auf die Bewegungsgeschwindigkeit, die Gelenkwinkel, die Drehmomente/-achsen und die Schwerkraftrichtung vorzunehmen.

Der wesentliche Vorteil von isokinetischen Testverfahren ist, dass derartige **Standardisierungen auch unter sich verändernden Bedingungen** (Bewegungsgeschwindigkeit $\neq 0$) eingehalten werden können. Für die jeweiligen Gelenke gibt es empfohlene Messgeschwindigkeiten, für die Normdaten vorliegen und somit gute Vergleichsmöglichkeiten bestehen. Durch die weitgehende Kontrolle bzw. Eliminierung des Faktors Beschleunigung sind die Tests relativ **risikoarm** durchführbar.

Durch die Beschränkung auf Standardmessverfahren ist jedoch keine Aussage möglich, inwieweit die gemessenen Kräfte auch im Sport oder Alltag umgesetzt und zur **Lösung von Bewegungsaufgaben** herangezogen werden können. Der einzige annähernd isokinetische Widerstand in der Natur ist der Widerstand von Wasser (z. B. beim Schwimmen oder Rudern). In fast allen anderen Situationen wären hierfür komplexere Messverfahren notwendig, um die tatsächliche Leistungsfähigkeit in der jeweiligen Bewährungssituation erfassen zu können. Hier könnten Messungen der Gesamtreaktionskräfte, z. B. durch Messplattformen oder sonstige Kraftmessinstrumente, hilfreich sein. Um dabei aber dennoch auch Aussagen über die Beteiligung einzelner Muskeln machen zu können, wäre eine gleichzeitige **EMG-Kontrolle** zu empfehlen. Dem Vorteil einer besseren Standardisierung und muskelspezifischeren Aussagen bei isokinetischen Messungen stehen demnach Nachteile in solchen Situationen gegenüber, in denen auch die Fähigkeit zur Koordination der an einer komplexen Aktion beteiligten Muskeln beurteilt werden soll.

17.8.3 Durchführung von Kraftanalysen

Wie bei der Durchführung jeglicher Art von Kraftanalysen, sei es in der Medizin die Untersuchung einer Patientin oder eines Patienten oder die Überprüfung eines Geräts nach einer Reparatur, gibt es auch bei der Durchführung von Krafttests einige Voraussetzungen, die zu beachten sind. Diese sind in der nachfolgenden Darstellung kurz erläutert.

Richtlinien zur Durchführung von Kraftdiagnosen

Vorbereitung eines Krafttestes:
- Testzeitpunkte festlegen
- Die zu testende Person muss ausgeruht und verletzungsfrei sein.

Aufwärmen:
- Die Erwärmung muss die nachfolgende Testbewegung spezifisch vorbereiten.
- Dehnen sollte dynamisch und nicht statisch sein.

Instruktionen:
- Testperson muss über die Zielsetzung des Testverfahrens informiert sein.
- Genaue Bewegungsanweisungen angeben.

Pausen:
Die Pausen müssen so gewählt werden, dass eine Regeneration der schnell verfügbaren Energiereserven gewährleistet ist. Als Orientierungshilfe gelten die folgenden Größen:
- Isometrische Kraftmessung: ca. 30 Sekunden zwischen den Versuchen
- Einer-Wiederholungs-Maximum: 2–3 Minuten zwischen den Versuchen.
- Sprünge: mehr als 6 Sekunden zwischen den Versuchen

17.8.4 Beurteilung der Ergebnisse von Kraftanalysen

Die Erfassung des Kraftverhaltens verfolgt im Wesentlichen drei Ziele. Zum einen soll ein möglichst genaues Bild über die **Kraftfähigkeiten** einer Person gewonnen werden, um aufbauend auf diesen Erkenntnissen einen möglichst genauen Trainings- oder Rehabilitationsplan aufstellen zu können. Zum anderen sollen anschließend die **Auswirkungen eines Krafttrainings** auf eben diesen Trainings- oder Rehabilitationsprozess beobachtet werden, z. B. um festzustellen, ob das verordnete Training auch tatsächlich zu einer Leistungs- bzw. Kraftverbesserung führt. Schließlich ist häufig die Einschätzung des Kraftniveaus von Patientinnen und Patienten oder Sportlerinnen und Sportlern im **Verhältnis zu verschiedenen Vergleichsgruppen oder allgemeinen Normdaten** erforderlich. Dies gilt im Hochleistungssport genauso wie in der Rehabilitation. So kann z. B. der Leistungsstand einer Sportlerin oder eines Sportlers überprüft werden. Ebenso kann der Frage nachgegangen werden, ob eine Patientin oder ein Patient am Ende einer Rehabilitation wieder einen geforderten Mindestkraftwert in der verletzten Extremität erreicht (z. B. Vergleich der Maximalkraft von verletztem und unverletztem Bein oder Vergleich der Maximalkraft im Verhältnis zur Durchschnittsbevölkerung).

Bei der Interpretation der in einer Diagnose gewonnen Kraftwerte müssen einige potenzielle Einflussgrößen berücksichtigt werden. So ist ein bekanntes Phänomen beim Krafttraining, dass spezifische Trainingsreize einerseits die gewünschten **spezifischen Anpassungen** im neuromuskulären System hervorrufen, andererseits jedoch auch **generelle Anpassungen** nach sich ziehen, die auf andere Bewegungen mit gleicher Muskelbeteiligung übertragen werden können. Die folgenden Aspekte stellen dar, welche Auswirkungen die Auswahl der Testmodalitäten sowie des durchgeführten Trainings auf die Ergebnisse einer Kraftdiagnostik haben kann.

Muskelaktionsform: Die höchsten Zuwachsraten ergeben sich in den Aktionsformen, in denen auch trainiert wurde. Die bedeutet, dass beim isometrischen Training isometrisch und beim dynamischen Training dynamisch getestet werden sollte.

Gelenkwinkel: Die höchsten Zuwachsraten ergeben sich grundsätzlich im trainierten Gelenkwinkel.

Spezifische Anpassungsprozesse: Beim Krafttraining in der Muskelkette zeigen diejenigen Muskeln die höchste Zuwachsraten, die das geringe Vortraining hatten. Das bedeutet, dass von guten Testergebnissen bei Diagnosen der Muskelkette nicht auf gute Kraftverhältnisse bei isolierter Bewegung und umgekehrt geschlossen werden kann.

Testzeitpunkt: Nach Trainingsperioden mit höherer Intensität muss mit verzögertem Auftreten der Anpassungen gerechnet werden. Um die höchsten Anpassungen zu erfassen, sollte ca. 10–14 Tage nach der letzten Trainingseinheit eine weitere Testung durchgeführt werden. Die Leistungsfähigkeit weist tageszeitliche Schwankungen auf. Deshalb sollten Krafttests bei einer Person immer zur gleichen Tageszeit durchgeführt werden.

MERKE

Die verschiedenen Kraftmessmethoden lassen sich grundsätzlich in objektive, semi-objektive und subjektive Methoden unterteilen. Für die Anwendungsfelder von Sport, Prävention und Rehabilitation werden in der Regel **Dehnungsmessstreifen** oder **piezoelektrische/piezoresistive** Kraftaufnehmer verwendet. Ein **isokinetischer Dynamometer** ist ein spezielles Mess- und Trainingsgerät, bei dem über einen sich kontinuierlich anpassenden Widerstand die Geschwindigkeit der durchzuführenden Bewegung konstant gehalten wird. Für die einzelnen Gelenke werden standardisierte Messungen durchgeführt. Bei den diagnostischen Messungen werden unterschiedliche Winkelgeschwindigkeiten für die **Maximalkraft** sowie für die **Schnellkraft** und **Kraftausdauer** verwendet. **Kraftmessplatten** sind Geräte zur dreidimensionalen Messung von Bodenreaktionskräften. Mit Kraftmessplatten lassen sich z. B. die Bodenreaktionskräfte beim Gehen, Stehen, Laufen, Hüpfen oder Springen erfassen.

17.9 Kraft und Gesundheit

Neben seiner Bedeutung für die sportartspezifische Leistungsfähigkeit stellt das Krafttraining mittlerweile einen Kernbestandteil des fitness- und gesundheitsorientierten Trainings sowie des rehabilitativen Trainings dar (Freese, 2006). Nach Gottlob (2001) ist ein gesundheitsorientiertes Krafttraining zudem geeignet, den altersbedingten Rückgang an Muskelmasse zu kompensieren. Verschiedene Studien zu **Krafttrainingseffekten bei älteren Menschen** konnten bestätigen, dass die Trainierbarkeit der Kraftfähigkeit bei Erwachsenen weitgehend unabhängig vom kalendarischen Alter ist. So konnten einige Autoren (Peterson 2011) die Zunahmen der Skelettmuskelmasse bei Menschen im Seniorenalter durch ein gesundheitsorientiertes Krafttraining bestätigen.

Der **präventive Gesichtspunkt** des Kraft- bzw. Muskelaufbautrainings gewinnt angesichts der höheren Lebenserwartung, mit der sich auch zunehmend degenerative Prozesse, chronische Erkrankungen und Verschleißerscheinungen entwickeln können, immer stärker an Bedeutung. Die **Lebenserwartung** bei älteren Menschen korreliert mit der **Körperkraft** (Gale et al, 2007; Ruiz et al., 2008). Dabei soll hier kritisch berücksichtigt werden, dass die hier genannten Studien keinen Rückschluss auf eine eventuelle *Kausalität* zwischen Körperkraft und Lebenserwartung liefern.

Neben der Bedeutung der Kraft im Rahmen der Prävention und Therapie von **Rückenbeschwerden** (Denner 1998; Kell et al. 2009, 2011; Jackson et al. 2011) scheint Krafttraining auch einen bedeutenden Einfluss auf die Knochendichte und **Knochenmineralisierung** und somit eine präventive Wirkung im Hinblick auf die Entstehung einer **Osteoporose** zu haben (Almstedt et al. 2011, Kemmler et al. 2007).

Neben positiven Wirkungen auf orthopädische Risikofaktoren gelten mittlerweile auch die **kardioprotektiven Wirkungen** eines präventiv betriebenen Krafttrainings als empirisch gesichert (Soufi et al. 2011). Diesbezüglich scheinen nicht nur die direkt messbaren Effekte an Herz-Kreislauf-Parametern von Bedeutung zu sein, sondern auch die Fähigkeit, Alltagsbelastungen durch ein erhöhtes Kraftniveau ohne größere **Blutdruck-und Herzfrequenzspitzen** bewältigen zu können. Feiereisen et al. (2007) und Aagaard und Andersen (2010) bestätigen dies, indem sie nachweisen konnten, dass durch Krafttraining auch die Ausdauerleistungsfähigkeit über eine **Ökonomisierung der Bewegungsabläufe** verbessert werden kann.

Die Annahme, dass Krafttraining zu einer pathologischen Hypertonie führt, ist mittlerweile eindeutig widerlegt. Durch die positiven gesundheitsförderlichen Adaptationen, wie z. B. die **Abnahme des Körperfettanteils** sowie des sympathischen Tonus, kann ein Krafttraining gegenteilig sogar eine **Senkung des pathologisch erhöhten Blutdrucks** bewirken (Brito et al. 2011; Simão et al. 2005).

Feiereisen et al. (2007) untersuchten im Rahmen der Trainingstherapie bei **chronischer Herzinsuffizienz** die Effekte eines isolierten Krafttrainings im Vergleich zu einem Ausdauertraining und einem kombinierten Ausdauer- und Krafttraining. Hintergrund der Studie war die Annahme, dass die altersbedingte **Sarkopenie** als Schlüsselfaktor zur Entstehung einer chronischen Herzinsuffizienz angesehen werden kann. Die durch das isolierte Krafttraining erzielten Effekte waren mit den Effekten der beiden anderen Trainingsgruppen vergleichbar, sodass auch ein isoliertes Krafttraining als adäquate Maßnahme bei chronischer Herzinsuffizienz angesehen werden kann. Ähnliche Ergebnisse eines Krafttrainings bei Patienten mit chronischer Herzinsuffizienz fanden auch Savage et al. (2011).

Krafttraining kann sich auch über die **Veränderung der Körperkomposition** positiv auf die Gesundheit auswirken (Peterson et al. 2011). Sillanpää et al. (2008) konnten nach 21 Wochen eine **Reduzierung des relativen Körperfettanteils** durch Krafttraining um durchschnittlich 5,2–8,3 % feststellen. Des Weiteren scheint Krafttraining zu einer Verbesserung der **Insulinsensitivität der Muskelzellen** zu führen (Brooks et al. 2007; Church et al. 2010; Hansen et al. 2012). Eine hohe Insulinsensitivität der Muskelzellen gilt gemeinhin als ein Schlüsselfaktor bei einer anvisierten **Gewichtsreduktion** sowie als Prophylaxe vor metabolischen Risikofaktoren. Somit kann Krafttraining als effektive Maßnahme zur Prävention von **Typ-2-Diabetes mellitus** angesehen werden (König et al. 2011).

Ein oftmals unterschätzter Aspekt des Krafttrainings mit dem Ziel der Gewichts- bzw. Körperfettreduktion besteht in dem Erhalt und weniger in dem Aufbau von Muskelmasse. Gerade bei unterkalorischer Versorgung (wie z. B. im Rahmen einer Diät) neigt der Körper dazu, Muskelmasse abzubauen, um als Schutzmechanismus vor dem Verhungern den Kalorienbedarf zu senken. Dass ein Krafttraining geeignet ist, den **Muskelmasseverlust bei negativer Gesamtkalorienbilanz zu minimieren,** zeigen zahlreiche Untersuchungen (Bryner et al. 1999, S. 119 f.; Hunter et al. 2008).

Darüber hinaus ist zu beachten, dass intensive Krafttrainingsreize zu einer **Grundumsatzerhöhung** bis zu zwei Tage nach der Belastung (sogenannte Nachverbrennung) führen können (Da Silva et al. 2010; Scott et al. 2011). Durch diese Stoffwechselerhöhung kann eine Gewichtsreduktion wirkungsvoll unterstützt werden. Ein regelmäßig durchgeführtes Krafttraining dient auch dazu, das einmal reduzierte Körpergewicht langfristig leichter zu halten (Kirk et al. 2009).

PRAXISRELEVANZ

Zusammenfassend kann das Krafttraining aufgrund seiner mannigfaltigen gesundheitsfördernden Aspekte als bedeutende präventive Interventionsmaßnahme angesehen werden. Infolge der zunehmenden Popularität des Krafttrainings im Freizeit- und Gesundheitssport führen immer mehr Menschen in allen Altersklassen und mit unterschiedlichsten Voraussetzungen und Zielsetzungen ein fitness- und gesundheitsorientiertes Krafttraining aus. Krafttraining kann grundsätzlich jedoch nur so gesund sein, wie es ausgeführt wird. Die Gefahr einer Verletzung ist bei einem fitness- und gesundheitsorientierten Krafttraining als überaus gering einzustufen. Nach dem ärztlichen Prinzip des „primum nil nocere" geht es beim fitness- und gesundheitsorientierten Krafttraining vor allem darum, das Training möglichst effektiv und risikoarm zu gestalten. Um dies zu gewährleisten, kommt der Auswahl geeigneter Krafttrainingsmethoden im Fitness- und Gesundheitssport eine zentrale Bedeutung zu.

VERWENDETE LITERATUR

Aagaard P, Andersen JL (2010): Effects of strength training on endurance capacity in top-level endurance athletes. Scandinavian Journal of Medicine and Science in Sports, 20 (2), 39–47

Ahlborg L, Andersson C, Julin P (2006): Whole-body vibration training compared with resistance training: effect on spasticity, muscle strength and motor performance in adults with cerebral palsy. J Rehabil Med 38(5):302–308

Almstedt HC, Canepa JA, Ramirez DA, Shoepe TC (2011): Changes in bone mineral density in response to 24 weeks of resistance training in collegeage men and women. Journal of Strength and Conditioning Research, 25(4):1098–1103

Alon G, McCombre SA, Koutsantonis S, Stumphauzer LJ, Burgwin KC, Parent MM, Bosworth RA (1987): Comparison of the effects of electrical stimulation and exercise on abdominal musculature. Journal of Orthopaedic and Sports Physical Therapy 8(12):567–573

Andersen LL, Aagaard P (2006): Influence of maximal muscle strength and intrinsic muscle contractile properties on contractile rate of force development. Eur J Appl Physiol 96:46

Appell, HJ (1997): Der Muskel in der Rehabilitation. Orthopädie 26: 930–934

Baum K, Votteler T, Schiab J (2007): Efficiency of vibration exercise for glycemic control in type 2 diabetes patients. Int J Med Sci 4(3):159–163

Baumann W, Preiss R (1996): Biomechanische Messmethoden. In: Ballreich R, Baumann W (Hrsg.) Grundlagen der Biomechanik des Sports. Stuttgart: Enke

Bautmans I, Van Hees E, Lemper JC, Mets T (2005): The feasibility of whole body vibration in institutionalised elderly persons and its influence on muscle performance, balance and mobility: a randomised controlled trial. BMC Geriatr 22(5):17

Benton LA, Baker LL, Bowmann BR, Waters RL (2000): Funktionelle Elektrostimulation. Ein Leitfaden für die Praxis. Darmstadt: Steinkopff

Blottner D, Salanova M, Püttmann B, Schiffl G, Felsenberg D, Buehring B, Rittweger J (2006): Human skeletal muscle structure and function preserved by vibration muscle exercise following 55 days of bed rest. Eur J Appl Physiol 97: 261–271

Blümel G(1992): Theoretische Positionen und allgemeine Prinzipien der Anwendung und Dimensionierung der EMS Parameter. In: Wentzensen A, Schmelz A (Hrsg.): Elektromyostimulation in der Traumatologie. 1. Aufl. Stuttgart: Thieme

Boeckh-Behrens WU, Buskies W (2003): Fitness-Krafttraining – Die besten Übungen und Methoden für Sport und Gesundheit (7. Aufl.) Reinbek bei Hamburg: Rowohlt

Bogaerts A, Verschueren S, Delecluse C, Claessens AL, Boonen S (2007): Effects of whole body vibration training on postural control in older individuals: a 1 year randomized controlled trial. Gait Posture 26(2):309–316

Bosco C, Colli R, Introini E, Cardinale M, Tsarpela O, Madella A et al. (1999): Adaptive responses of human skeletal muscle to vibration exposure. Clin Physiol 19:183–187

Bossert FP, Jenrich W, Vogedes K (2006): Leitfaden Elektrotherapie. München, Jena: Urban & Fischer.

Brito A F, Alves NFB, Araújo, AS, Gonçalves MCR, Silva AS (2011): Active intervals between sets of resistance exercises potentiate the magnitude of postexercise hypotension in elderly hypertensive women. Journal of Strength and Conditioning Research 25(11):3129–3136

Brooks N, Layne JE, Gordon PL, Roubenoff R, Nelson ME, Castaneda-Sceppa, C (2007): Strength training improves muscle quality and insulin sensitivity in hispanic older adults with type 2 diabetes. International Journal of Medical Sciences 4(1):1

Bryner RW, Ullrich IH, Sauers J, Donley D, Hornsby G, Kolar M, Yeater R (1999): Effects of resistance vs. aerobic training combined with an 800 calorie liquid diet on lean body mass and resting metabolic rate. American Journal of Clinical Nutrition 18(2):115–121

Burkhardt A (2006): Vibrationstraining in der Physiotherpaie. physiopraxis 9:22–25

Buskies W (1999): Sanftes Krafttraining nach dem subjektiven Belastungsempfinden versus Training bis zur muskulären Ausbelastung. Deutsche Zeitschrift für Sportmedizin, 50(10):316–320

Buskies W (2001): Zur Bedeutung des sanften Krafttrainings nach dem subjektiven Belastungsempfinden. Sportwissenschaft 31(1):45–60

Buskies W, Boeckh-Behrens WU (1999): Probleme bei der Steuerung der Trainingsintensität im Krafttraining auf der Basis von Maximalkrafttests. Leistungssport 29(3): 4–8

Cabric M, Appell HJ (1987): Zur Wirkung hochfrequenter EMS auf Muskelkraft und Muskelmasse. Deutsche Zeitschrift für Sportmedizin 38(1):15–18

Cheung WH, Mok HW, Qin L, Sze PC, Lee KM, Leung KS (2007): High-frequency whole-body vibration improves balancing ability in elderly women. Arch Phys Med Rehabil 88(7):852–857

Church TS, Blair SN, Cocreham S, Johannsen N, Johnson W, Kramer K, Mikus CR, Myers V, Nauta M, Rodarte RQ, Sparks L, Thompson A, Earnest CP (2010): Effects of aerobic and resistance training on hemoglobin A1c levels in patients with type 2 diabetes. Journal of the American Medical Association 24(20):2253–2262

Cochrane DJ, Stannard SR (2005): Acute whole body vibration training increases vertical jump and flexibility performance in elite female field hockey players, British Journal of Sports Medicine 39:860–865

Da Silva RL, Brentano MA, Kruel LFM (2010): Effects of different strength training methods on postexercise energetic expenditure. Journal of Strength and Conditioning Research 24(8):2255–2260

Denner A (1998): Analyse und Training der rumpfstabilisierenden Muskulatur. Berlin: Springer

Dietz V, Noth J, Schmidtbleicher D (1981): Interaction between pre-activity and stretch reflex in human triceps brachii during landing from forward falls, J Physiol 311:113–125

Dörmann U (2011): Isometrische und isoinertiale Parameter in der Kraftdiagnostik: Reliabilitätsprüfung und Evaluation von Effekten mechanischer und elektrischer Krafttrainingsreize. Dissertation, Deutsche Sporthochschule Köln

Edel H (1988): Neuromuskuläre Elektrostimulationsverfahren (NMES) – (unter besonderer Berücksichtigung der M. quadriceps femoris-Stimulation). Übersichtsreferat. Z Physiother 40:287–298

Eichmann B, Adami R, Gießing J (2008): Repetition speed and time under tension (TUT) in single-set vs. multiple-set training programs. In: Gießing J, Fröhlich M, Rößler R (eds.) Current results of strength training research (vol. 3). Various aspects on fitness performance. Göttingen: Cuvillier, pp. 57–65

Eifler C(2013): Empirische Überprüfung der Effekte verschiedener Ansätze zur Intensitätssteuerung im fitnessorientierten Krafttraining. Dissertation, Universität Saarbrücken

Eklund G, Hagbarth KE (1966): Normal variability of tonic vibration reflexes in man. Experimental Neurology 16:80–92

Feiereisen P, DeLaGardelle C, Vaillant M, Lasar Y, Beissel J. (2007): Is strength training the more efficient training modality in chronic heart failure? Medicine and Science in Sports and Exercise 39(11):1910–1917

Filipovic A, Kleinöder H, Dörmann U, Mester J(2012): Electromyostimulation – a systematic review of the effects of different electromyostimulation methods on selected strength parameters in trained and elite athletes. J Strength Cond Res 26(9):2600–2614

Fitts RH, Widrick JJ (1996): Muscle mechanics: adaptations with exercise training. Exercise Sport Science Review, 24:427–473

Freese J (2006): Medizinische Fitness (3. Aufl.). Köln: Deutscher Trainer-Verlag

Frick U (1993) Kraftausdauerverhalten im Dehnungs-Verkürzungs-Zyklus. Berichte und Materialien des Bundesinstituts für Sportwissenschaft. Köln: Sport & Buch Strauß

Fridén J, Sjöström M, Ekblom B (1983): Myofibrillar damage following intense eccentric exercise in man. International Journal of Sports Medicine 4(3):170–176

Fritzsche D, Fruend A , Schenk S, Mellwig KP, Kleinöder H, Gummert J, Horstkotte D (2010): Elektromyostimulation (EMS) bei kardiologischen Patienten. Herz 35:34–40

Froböse I, Nellessen G, Wilke C (2009): Training in der Therapie: Grundlagen und Praxis. München: Elsevier, Urban & Fischer

Fröhlich M (2003): Kraftausdauertraining. Eine empirische Studie zur Methodik. Göttingen: Cuvillier

Fröhlich M, Emrich E, Schmidtbleicher D (2010): Outcome effects of single-set versus multiple-set training. An advanced replication study. Research in Sports Medicine 18(3):157–175

Fröhlich M, Schmidtbleicher D, Emrich E (2002): Intensität und Wiederholungszahl als Steuerungsparameter im Krafttraining. State of the art. Zeitschrift für Physiotherapeuten 54(5):745–750

Frost HM (1997): Defining Osteopenias and Osteoporoses: Another View (With Insights From a New Paradigm). Bone 20(5):385–391

Gale CR, Martyn CN, Cooper C, Sayer AA (2007): Grip strength, body composition, and mortality. International Journal of Epidemiology 36(1):228–235

Gießing J (2005): Intense single-set training for maximum muscular hypertrophy in bodybuilding. In: Gießing J, Fröhlich M, Preuss P(eds.) Current results of strength training research. Göttingen: Cuvillier, pp. 103–113

Goffart S, Wiesner RJ (2003): Regulation and co-ordination of nuclear gene expression during mitochondrial biogenesis. Experimental physiology 88(1): 33–40

Goldspink G, Harridge SD (2003): Cellular and molecular aspects of adaptation in skeletal muscle. In: Komi PV (Ed.): The Encyclopaedia of sports medicine: Vol. 3. Strength and power in sport (2nd ed.) Oxford: Blackwell Science, pp. 231–251

Gottlob A (2001): Differenziertes Krafttraining. München: Elsevier, Urban & Fischer

Güllich A, Schmidtbleicher D (1999): Struktur der Kraftfähigkeiten und ihrer Trainingsmethoden. Deutsche Zeitschrift für Sportmedizin 50(7/8):223–234

Hansen E, Landstad BJ, Gundersen KT, Torjesen PA, Svebak S (2012):Insulin sensitivity after maximal and endurance resistance training. Journal of Strength and Conditioning Research 26(2):327–334

Harbrecht E (2002): Krafttraining mit dem Galileo 2000 im Jugendbereich. Dissertation. Charité Berlin

Haupert M (2007): Zur Belastungsbestimmung im fitnessorientierten Krafttraining. Eine explorative Studie zur Methodik. Dissertation. Saarbrücken: Universität des Saarlandes

Hilbert, R. (2011): Neurophysiologische Grundlagen der elektrischen Muskelstimulation. Aus: www.bodyarchitect.com/wp-content/uploads/2011/11/Gutachten-Dr.-med.-R.Hilbert.pdf (letzter Zugriff: 27.7.2015)

Hollmann W, Strüder HK, Diehl J (2009): Sportmedizin: Grundlagen für körperliche Aktivität, Training und Präventivmedizin (5. Aufl.) Stuttgart: Schattauer

Hunter GR, Byrne NM, Sirikul B, Fernández JR, Zuckerman PA, Darnell BE, Gower BA (2008): Resistance training conserves fat-free mass and resting energy expenditure following weight loss. Obesity 16(5):1045–1051

Issurin VB (2005): Vibrations and their applications in sport – a review. Journal of Sports Medicine and Physical Fitness 45:324–336

Issurin VB, Tenenbaum G (1999): Acute and residual effects of vibratory stimulation on explosive strength in elite and amateur athletes. J Sports Sci 17:177–182

Jackson JK, Shepherd TR, Kell RT (2011): The influence of periodized resistance training on recreationally active males with chronic nonspecific low back pain. Journal of Strength and Conditioning Research 25(1):242–251

Jones DA, Rutherford OM, Parker DF (1989): Physiological changes in skeletal muscle as a result of strength training. Quarterly journal of experimental physiology 74(3):233–256

Kawanabe K, Kawashima A, Sashimoto I, Takeda T, Sato Y, Iwamoto J (2007): Effect of whole-body vibration exercise and muscle strengthening, balance, and walking exercises on walking ability in the elderly. Keio J Med 56(1):28–33

Kell RT, Asmundson GJ (2009): A comparison of two forms of periodized exercise rehabilitation programs in the management of chronic nonspecific low backpain. Journal of Strength and Conditioning Research 23(2):513–523

Kell RT, Risi AD, Barden JM (2011): The response of persons with chronic nonspecific low back pain to three different volumes of periodized musculoskeletal rehabilitation. Journal of Strength and Conditioning Research 25(4):1052–1064

Kemmler W, Schliffka R, Mayhew JL, von Stengel S (2010): Effects of whole-body-electromyostimulation on resting metabolic rate, antrophometric and neuromuscular parameters in the elderly. The Training and ElectroStimulation Test (TEST). J Strength Cond Res 24(7):1880–1887

Kemmler WK, von Stengel S, Lauber D, Weineck J, Kalender W, Engelke K. (2007): Umsetzung leistungssportlicher Prinzipien in der Osteoporose-Prophylaxe. Zusammenfassende Ergebnisse der Erlanger Fitness und Osteoporose Präventions-Studie (EFOPS). Deutsche Zeitschrift für Sportmedizin 58(12): 427–432

Kieser W (2003): Ein starker Körper kennt keinen Schmerz. Gesundheitsorientiertes Krafttraining nach der Kieser-Methode. München: Heyne

Kirk EP, Donnelly JE, Smith BK, Honas J, Lecheminant JD, Bailey BW, Jacobsen DJ, Washburn RA (2009): Minimal resistance training improves daily energy expenditure and fat oxidation. Medicine and Science in Sports and Exercise 41(5):1122–1129

Kleinöder H (2007): Muskeltraining der Zukunft: Wissenschaftliche und praktische Anwendung von Ganzkörper-Elektromyostimulations-Training (GK-EMS) unter besonderer Berücksichtigung des Krafttrainings. Medicalsports network 4/07

Klinke R, Silbernagl S, Bauer C (2005): Lehrbuch Physiologie, 5. Aufl. Stuttgart: Thieme

Komi PV (Hrsg.) (1994): Kraft und Schnellkraft im Sport: eine Veröffentlichung der Medizinischen Komission des IOC in Zusammenarbeit mit der FIMS. Köln: Deutscher Ärzte-Verlag

König D, Deibert P, Dickhuth HH, Berg A (2011): Krafttraining bei Diabetes mellitus Typ 2. Deutsche Zeitschrift für Sportmedizin 62(1):5–9

Kreuzer S, Kleinoeder H, Mester J (2006): Effects of whole body electro stimulation training and traditional strength training on various strength and blood parameter in juvenile elite water polo players. In: Hoppeler H, Reilly T, Tsolakidis E, Gfeller L, Klossner S (Eds.) 11th annual Congress of the European College of Sport Science: Book of abstracts (Vol. 11). Köln: Sport & Buch Strauß, S. 264

Löllgen H (2004): Das Anstrengungsempfinden (RPE, Borg-Skala). Deutsche Zeitschrift für Sportmedizin 55(11):299–300

Luo J, McNamara B, Moran K (2005) The use of vibration training to enhance muscle strength and power. Sports Medicine 35(1):23–41

MacDougall JD (2003): Hypertrophy and Hyperplasia. In Komi PV (Ed.): The Encyclopaedia of sports medicine: Vol. 3. Strength and power in sport (2nd ed.) Oxford: Blackwell Science, pp. 22–264

MacDougall JD, Elder GC, Sale DG, Moroz JR, Sutton JR (1980): Effects of strength training and immobilization on human muscle fibres. Eur J Appl Physiol Occup Physiol 43(1):25–34

Mader A (2001): Zum Problem der Anpassung der Muskulatur in der Substruktur der Muskelzelle als Funktion der Trainingsbelastung – Konsequenzen für die Erklärung der Phänomene Ermüdung/Erholung und chronischer Überbelastung/Übertragung. In: Thorhauer HA, CK, Noack UT (Hrsg.) Muskel-Ermüdung – Forschungsansätze in der Trainingswissenschaft. Köln: Sport & Buch Strauß, S. 185–213

Martin B, Park HS (1997): Analysis of the tonic vibration reflex: influence of vibration variables on motor unit synchronization and fatigue. Eur J Appl Physiol Occup Physiol 75:504–511

McDonagh MJ, Davies CT (1984): Adaptive response of mammalian skeletal muscle to exercise with high loads. Eur J Appl Physiol Occup Physiol 52(2):139–155

Mester J, Kleinöder H, Yue Z (2006): Vibration training: benefits and risks. J Biomech 39:1056–1065

Nordlund MM, Thorstensson A (2007): Strength training effects of whole-body vibration? Scand J Med Sci Sports 17(1):12–17

Peterson MD, Sen A, Gordon PM (2011): Influence of resistance exercise on lean body mass in aging adults: A me-

ta-analysis. Medicine and Science in Sports and Exercise 43(2):249–258
Pette D, Staron RS (2000): Myosin isoforms, muscle fiber types, and transitions. Microsc Res Tech 50(6):500–509
Preiss R (1996) Biomechanische Merkmale. In: Ballreich R, Baumann W (Hrsg.) Grundlagen der Biomechanik des Sports. Stuttgart: Enke, S. 55–75
Preuß P (2010): Muskuläre Leistung im Krafttraining. Analyse verschiedener Formen der Bewegungsausführung auf die Maximal- und Schnellkraft nach der Methode der submaximalen Kontraktionen bis zur Erschöpfung unter Berücksichtigung akuter hormoneller Auslenkungen. Dissertation, Deutsche Sporthochschule Köln
Radlinger L, Bachmann W, Homburg W, Leuenberger U, Thaddey G. (1998): Rehabilitatives Krafttraining. Stuttgart: Thieme
Ratamess NA, Alvar BA, Evetoch TK, Housh TJ, Kibler, WB, Kraemer WJ, Triplett NT (2009): American College of Sports Medicine position stand. Progression models in resistance training for healthy adults. Medicine and Science in Sports and Exercise 41(3): 687–708
Reuss-Borst M, Hartmann U, Wentrock S. (2008): Wirkungen eines sanften Gerätetrainings während stationärer Rehabilitation bei Patienten mit chronischem Rückenschmerz. Deutsche Zeitschrift für Sportmedizin 59:263–267
Rittweger J, Felsenberg D (2004): Resistive vibration exercise prevents bone loss during 8 weeks of strict bed rest in healthy male subjects: results from the Berlin Bed Rest (BBR) study, 26th Annual Meeting of the American Society for Bone and Mineral Research; October 2004; Seattle
Ruiz JR, Sui X, Lobelo F, Morrow JR, Jackson AW, Sjöström M, Blair SN (2008): Association between muscular strength and mortality in men: prospective cohort study. British Medical Journal 337:a439
Runge M, Rehfeld G, Resnicek E (2000): Balance training and exercise in geriatric patients, J Musculoskelet Neuronal Interact 1(1):61–65
Ruther CL, Golden CL, Harris RT, Dudley GA (1995): Hypertrophy, resistance training, and the nature of skeletal muscle activation. Journal of Strength and Conditioning Research, 9:155–159
Sale DG (1994): Neuronale Adaption im Verlauf eines Krafttrainings. In: Komi PV (Hrsg.) Kraft und Schnellkraft im Sport. Kraft und Schnellkraft im Sport. Köln: Deutscher Ärzte-Verlag
Sale DG (2003): Neural Adaptations to Strength Training. In: Komi PV (Ed.) The Encyclopaedia of sports medicine: Vol. 3. Strength and power in sport (2nd ed). Oxford: Blackwell Science, pp. 281–341
Savage, PA, Shaw AO, Miller MS, Vanburen P, Lewinter MM, Ades, PA, Toth MJ (2011): Effect of resistance training on physical disability in chronic heart failure. Medicine and Science in Sports and Exercise 43(8):1379–386
Schlumberger A, Schmidtbleicher D (1998): Development of dynamic strength and movement speed after high-intenity resistance training. In: Häkkinen K (Ed.) International Conference on Weightlifting and Strength Training. November 10–12, 1998. Lathi, Finland, pp. 163–164
Schlumberger A, Schmidtbleicher D (1998): Zeitlich verzögerte Effekte beim Krafttraining. Leistungssport 28(3):33–38
Schlumberger A, Schmidtbleicher D (2000): Grundlagen der Kraftdiagnostik in Prävention und Rehabilitation. Manuelle Medizin 38:22
Schlumberger A, Wirth K, Liu Y, Steinacker JM, Schmidtbleicher D (2003): Effekte eines Trainings mit einer Schnellkraftmethodenkombination. Leistungssport 33(4):14–18
Schmidtbleicher D (2003): Motorische Eigenschaft Kraft: Struktur, Komponenten, Anpassungserscheinungen,Trainingsmethoden und Periodisierung. In: Fritsch (Hrsg.): Rudern – erfahren, erkunden, erforschen. Gießen: Wirth, S. 15–40
Schmidtbleicher D, Gollhofer A (1982): Neuromuskuläre Untersuchungen zur Bestimmung individueller Belastungsgrößen für ein Tiefsprungtraining. Leistungssport 12(4):298–307
Schwameder H (2009): Dynamometrie. In: Gollhofer A (Hrsg.) Handbuch Sportbiomechanik. Schorndorf: Hofmann, S. 88–103
Scott CB, Leighton BH, Ahearn KJ, McManus JJ (2011): Aerobic, anaerobic, and excess postexercise oxygen consumption energy expenditure of muscular endurance and strength: 1-set of bench press to muscular fatigue. Journal of Strength and Conditioning Research 25(4):903–908
Seyfarth A (2012): Kraftmessung. Präsentationsfolien im Rahmen des PS Messwertaufnahme und -verarbeitung SS 2012. Darmstadt: Institut für Sportwissenschaft
Sillanpää E, Häkkinen A, Nyman K, Mattila M., Cheng, S., Karavirta L, aaksonen DE, Huuhka N, Kraemer WJ, Häkkinen K (2008): Body composition and fitness during strength and/or endurance training in older men. Medicine and Science in Sports and Exercise 40(5):950–958
Simão R, Fleck SJ, Polito M, Monteiro W, Farinatti P (2005): Effects of resistance training intensity, volume, and session format on the postexercise hypotensive response. Journal of Strength and Conditioning Research 19(4):853–858
Soufi FG, Saber MM, Ghiassie R, Alipour M (2011): Role of 12-week resistance training in preserving the heart against ischemia-reperfusion-induced injury. Cardiology Journal 18(2):140–145
Spitzenpfeil P, Stritzker M, Kirchbichler A, Tusker F, Hartmann U, Hartard M. (2006): Mechanical impacts to the human body by different vibration training devices. Abstracts of the 5th World Congress of Biomechanics. Journal of Biomechanics 39(Suppl 1):S196–S196
Steinacker JM, Wang L, Lormes W, Reißnecker S, Liu Y (2002): Strukturanpassungen des Skelettmuskels auf Training. Deutsche Zeitschrift für Sportmedizin 53(12):354–360

Stevenson SW, Dudley GA (2001): Dietary creatine supplementation and muscular adaptation to resistive overload. Medicine and Science in Sports & Exercise 33:1304–1310
Thorstensson A, Grimby G, Karlsson J (1976): Force-velocity relations and fiber composition in human knee extensor muscles. J Appl Physiol 40:12–16
Toigo M (2006a): Trainingsrelevante Determinanten der molekularen und zellulären Skelettmuskeladaptation. Teil 1: Einleitung und Längenadaptation. Schweizerische Zeitschrift für Sportmedizin und Sporttraumatologie 54(3):101–107
Toigo M (2006b): Trainingsrelevante Determinanten der molekularen und zellulären Skelettmuskeladaptation. Teil 2: Adaptation von Querschnitt und Fasertypmodulen. Schweizerische Zeitschrift für Sportmedizin und Sporttraumatologie 54 (4):121–132
Trunz E, Freiwald J, Konrad P (2002): Fit durch Muskeltraining. Reinbek bei Hamburg: Rowohlt
van Nes SL et al (2006): Long-term effects of 6-week whole-body vibration on balance recovery and activities of daily living in the postacute phase of stroke: a randomized, controlled trial. Stroke 37:2331–2335
Weicker H (1995): Einfluss metabolischer Faktoren auf statische und dynamische Kraft sowie periphere Ermüdung. Deutsche Zeitschrift für Sportmedizin 46(3):151–168
Weineck J (2010): Optimales Training. Leistungsphysiologische Trainingslehre unter besonderer Berücksichtigung des Kinder- und Jugendtrainings (15. Aufl.) Balingen: Spitta
Wick D (2009): Biomechanik im Sport. Lehrbuch der biomechanischen Grundlagen sportlicher Bewegungen. Balingen: Spitta
Willardson JM (2007): The application of training to failure in periodized multiplesetresistance exercise programs. Journal of Strength and Conditioning Research 21(2):628–631
Winter DA (2009): Biomechanics and Motor Control of Human Movement. Hoboken, New Jersey: Wiley
Zatsiorsky VM (1996): Krafttraining – Praxis und Wissenschaft. Aachen: Meyer & Meyer

17

WEITERFÜHRENDE LITERATUR

Abercromby AF, Amonette WE, Layne CS, McFarlin BK, Hinman MR, Paloski WH (2007): Vibration exposure and biodynamic responses during whole-body vibration training. Med Sci Sports Exerc 39(10):1794–1800
Beller JG, Felsenberg D (2000): Acute physiological effects of exhaustive whole-body vibration exercise in man. Clin Physiol 20:134–142
Bierman W(1960): Influence of cycloid vibration massage on trunk flexion, American Journal of Physical Medicine. 39(6):219–224
Delecluse C, Roelants M,Verschueren (2003): Strength increase after whole-body vibration compared with resistance training. Med Sci Sports Exerc 35:1033–1041
De Marées H (2002): Sportphysiologie. Köln: Sport & Buch Strauß
Ehlenz H, Grosser M, Zimmermann E (2003): Krafttraining – Grundlagen, Methoden, Übungen, Leistungssteuerung, Trainingsprogramme. München: BLV
Fichte R, Güllich A, Schmidtbleicher D (1994): Entwicklung eines Meßverfahrens zur Geschwindigkeitsdiagnose an Krafttrainingsgeräten. In: Schmidtbleicher D, Müller AF (Hrsg.) Leistungsdiagnostische und präventive Aspekte der Biomechanik. St. Augustin: Academia, S. 159–165
Fröhlich M, Felder H, Emrich E (2001): Belastungs-/Beanspruchungssituation am Beispiel einer mehrgelenkigen Bewegung. Gesundheitssport und Sporttherapie 17:5–9
Gondin J, Guette M, Ballay Y, Martin A (2006): Neural and muscular changes to detraining after electrostimulation training. Eur J Appl Physiol 97(2):165–173
Güllich A (1996): Schnellkraftleistungen in unmittelbarem Anschluß an maximale und submaximale Krafteinsätze. Köln: Sport & Buch Strauß
Haleva Y (2005): Mögliche Einflussfaktoren eines Vibrationskrafttrainings auf die Maximalkraft, Schnellkraft, Reaktivkraft und Kraftausdauer. Unveröff. Dissertation, Deutsche Sporthochchule Köln
Hollmann W, Hettinger T, Strüder HK (2000): Sportmedizin: Grundlagen für Arbeit, Training und Präventivmedizin (4. Aufl.) Stuttgart: Schattauer
Komi PV (Ed.) (2003): The Encyclopaedia of sports medicine: Vol. 3. Strength and power in sport (2nd ed.). Oxford: Blackwell Science
MacDougall JD (1994) Hypertrophie und/oder Hyperplasie. In: Komi PV (Hrsg.) Kraft und Schnellkraft im Sport. Köln: Deutscher Ärzte-Verlag, S. 232–239
Nigg B. (1983): Elektronische Methoden der Biomechanik. In Willimczik K, Klimmer F, Laurig W (Hrsg.) Grundkurs Datenerhebung 1. Hamburg: Czwalina, S. 36–62
Ratamess NA, Faigenbaum AD, Hoffman JR, Kang J. (2008): Self-selected resistance training intensity in healthy women: The influence of a personal trainer. Journal of Strength and Conditioning Research 22(1):103–111
Rauch F, Sievanen H, Boonen S, Cardinale M, Degens H, Felsenberg D, Roth J, Schoenau E, Verschueren S, Rittweger J (2010): Reporting whole-body vibration intervention studies: Recommendations of the International Society of Musculoskeletal and Neuronal Interactions. J Musculoskelet Neuronal Interact 10:193–198
Rittweger J, Beller G, Felsenberg D. (2000): Acute physiological effects of exhaustive whole-body vibration exercise in man. Clin Physiol 20:134–142
Roelants M, Delecluse C, Verschueren SM (2004): Whole-body-vibration training increases knee-extension strength and speed of movement in older women. J Am Geriatr Soc 52:901–908
Wakeling JM, Nigg BM (2001): Modification of soft tissue vibrations in the leg by muscular activity. J Appl Physiol 90:412–420
Zatsiorsky VM, Kulik NG (1965): Zwei Arten von Ausdauer-Kennwerten. Theorija i Praktika Fiziceskoj Kultury, 27(2), 35–41

KAPITEL

18 Flexibilität

Lernziele

Es werden folgende Kenntnisse und Kompetenzen erzielt:

- Flexibilität kann sicher definiert und in den **Kontext der motorischen Hauptbeanspruchungsformen** integriert werden.
- Alle **leistungslimitierenden und qualitätsentscheidenden Faktoren** für Flexibilität sind bekannt und können sicher beschrieben werden.
- Die unterschiedlichen Beurteilungs- und Messmöglichkeiten für die Flexibilität sind bekannt; die **Neutral-Null-Methode** als Verfahren zur Bestimmung von Gelenkbewegungen kann sicher eingeschätzt und angewendet werden. Die Bedeutung dieses **Verfahren aus gutachterlicher Sicht** kann richtig eingeschätzt werden.
- Die Auswirkungen von Flexibilitätstraining können sicher und detailliert wiedergegeben werden.
- Die Trainingsmethoden **statisches Dehnen** und **dynamisches Dehnen** können sicher differenziert und angewendet werden; aktuelle Erkenntnisse zu den **Auswirkungen und Zielen von Dehnen** sind bekannt und können sicher zugeordnet werden.
- Die positiven Auswirkungen des Faktors Flexibilität auf **Gesundheit und Funktionen** können genannt und richtig eingeschätzt werden. Es sind auch die gegen Funktionsverlust vorbeugenden und gesundheitserhaltenden Wirkungen von Flexibilitätstraining bekannt.

Die Flexibilität, auch Beweglichkeit oder Gelenkigkeit genannt, beschreibt die Bewegungsfähigkeit der Gelenke. Sie bildet eine eigenständige motorische Hauptbeanspruchungsform (➤ Kap. 15.5, ➤ Abb. 15.8). Die Flexibilität spielt unter gesundheitsspezifischen Gesichtspunkten oftmals eine eher untergeordnete Rolle; dennoch ist eine gut ausgeprägte Beweglichkeit der Gelenke wichtig, um eine gute Alltagstauglichkeit oder sportspezifische Leistungsfähigkeit zu haben. Sie gewährleistet in zu beanspruchenden Gelenken unter anderem einen langen Beschleunigungsweg und damit verbunden die Möglichkeit, hohe Geschwindigkeiten (wichtig für Reaktionen und Gleichgewicht) zu realisieren. Mit einem längeren Beschleunigungsweg ist auch die Fähigkeit verbunden, höhere dynamische Kräfte zu generieren. Daraus resultiert z. B. im Sport, dass durch einen größeren physikalisch realisierbaren muskulären Impuls höhere Kraftstöße, z. B. auf zu bewegende Gegenstände, möglich sind. Dies hat zur Folge, dass größere Weiten geworfen (z. B. Speer, Diskus, Handball), weiter gesprungen (z. B. Weitsprung, Dreisprung), oder weiter geschossen (z. B. Fußball) werden kann. Somit bildet eine ausreichend gute Flexibilität mit eine Grundlage, um im Sport individuell optimale Funktionen abrufen zu können. Darüber hinaus ist eine gute Beweglichkeit aber auch ausschlaggebend für die problemlose Bewältigung vieler Alltagsverrichtungen.

18.1 Definition

Nach Hollmann und Strüder (2009) kann Flexibilität als **willkürlich mögliche Beweglichkeit in einem oder mehreren Gelenken** definiert werden. Die Begriffe *Beweglichkeit* und *Gelenkigkeit* werden in trainingswissenschaftlicher und medizinischer Literatur häufig synonym für den Begriff Flexibilität verwendet.

Die Willkürlichkeit definiert hierbei Beanspruchungen, die nicht fremdversursacht sind, also Bewegungsamplituden, die nicht unbeabsichtigt ohne Einflussmöglichkeit durch die betroffene Person selbst stattfinden, wie etwa bei Unfällen, Operationen u. Ä.

Das „Dosis-Wirkungsprinzip" der durchzuführenden Trainingsmaßnahmen ist jedoch nach wie vor schwierig zu bestimmen (Weiß 2012). Eine wesentliche Erklärung hierfür liegt darin begründet, dass auf sehr unterschiedliche leistungslimitierende Organstrukturen Einfluss genommen werden kann. So gibt es eine Vielzahl an leistungslimitierenden Faktoren, die einerseits alle sehr unterschiedlich zu beeinflussen sind und andererseits sehr unterschiedliche Reaktionen und damit Auswirkungen auf die Flexibilität hervorrufen können. Zu nennen sind hier etwa gelenkumspannende bindegewebige und muskuläre Strukturen sowie Knorpel und Gelenkstrukturen oder nervale Strukturen.

Zusammengefasst sind für Verständnis, Entwicklung und Ausbildung einer guten Flexibilität die folgenden Parameter bedeutsam und daher bei Trainingsmaßnahmen zu beachten:

- Qualitätsentscheidende und leistungslimitierende Faktoren
- Beurteilungs- und Messmöglichkeiten
- Trainingsmethoden
- Trainingsziele
- Adaptionen

18.2 Qualitätsentscheidende und leistungslimitierende Faktoren

Für die Flexibilität sind in erster Linie mechanische Faktoren leistungslimitierend. Im Einzelnen sind zu nennen:

1. Beschaffenheit der Gelenke
2. Muskuläre und neuronale Voraussetzungen (Umfang der Muskulatur, Beschaffenheit der Muskulatur, Dehnfähigkeit)
3. Bindegewebestrukturen (Muskelfaszien, Muskelhüllen, Bänder, Kapseln, Sehnen, Haut)

Darüber hinaus wird aktuell der individuellen sensorischen Empfindung bzw. **psycho-physischen Hemmungs- und Aktivierungsprozessen** eine wesentliche leistungslimitierende Rolle zugesprochen (Weppler und Magnusson 2010).

Des Weiteren sind Einflüsse durch die **Temperatur** gegeben, die sich auf die Bewegungsamplituden von Gelenke auswirken; dies betrifft sowohl die Körperkerntemperatur als auch die periphere Temperatur (Muskulatur). Insgesamt ist festzuhalten: Kälte reduziert Beweglichkeit, Wärme fördert dieselbe (Turbanski 2003). Daher ist angeraten, sich vor einem Beweglichkeitstraining (Dehnen) muskulär aufzuwärmen (Warm-up), weil die Dehnfähigkeit durch die höhere Muskeltemperatur höher ist.

Eine durch Krafttraining beanspruchte Muskulatur kann ebenfalls die Flexibilität allein schon aus mechanischen Gründen limitieren. Aus diesem Grund ist es hier durchaus ratsam, parallel ein Flexibilitätstraining zu absolvieren, damit in Sportarten, in denen Kraft und Flexibilität in Kombination wichtig sind, wie z. B. im Turnen oder bei Werfern, einem **Flexibilitätsverlust** und damit **Leistungseinbußen** vorgebeugt werden kann.

Hinsichtlich geschlechtsspezifischer Differenzierung ist festzuhalten, dass **Frauen beweglicher** sind **als Männer** (Hollmann/Strüder 2009). Des Weiteren ist die Beweglichkeit im **Frühkindstadium** deutlich größer als jenseits des 10.–12. Lebensjahres (Belen/Maslova 2002). Begründet liegt das vor allen Dingen darin, dass sich die Beschaffenheit der Bindegewebe mit Einsetzen der Pubertät ändert (Wasserspeicherkapazitäten = Elastizität). Mit Erreichen der dritten Lebensdekade etwa reduziert sich die Flexibilität **alters- und bewegungsmangelbedingt** ebenfalls. Auch hierfür ist insbesondere die reduzierte Elastizität von Bindegeweben, aber auch die Reduktion von Sarkomeren in Serie verantwortlich.

18.2.1 Beschaffenheit der Gelenke

Die Beweglichkeit der Gelenke ist per se limitiert durch deren Beschaffenheit, die **nicht durch Trainingsmaßnahmen beeinflussbar** ist. Allerdings können alters- oder beanspruchungsbedingte Veränderungen von Gelenkstrukturen auftreten, die es medikamentös, invasiv, konservativ oder gar operativ zu beseitigen gilt, damit eine dauerhafte und schmerzfreie normale Beweglichkeit der betroffenen Gelenke erhalten werden kann. Zu nennen sind hier z. B. Osteophytenbildungen, die operativ, medikamentös oder mittels Ultraschall reduziert werden, oder andere gelenkflächenverändernde Prozesse, die i. d. R. orthopädische Maßnahmen erfordern. Zum generellen Verständnis der reaktiven Veränderungen und möglichen Reaktionen der gelenkbildenden, knöchernen Partner wird auf die Ausführungen in ➤ Kap. 12 verwiesen, da insbesondere die Reaktionen der knöchernen Gelenkpartner für Einschränkungen verantwortlich sind. Einflüsse durch durchzuführende Trainingsprozesse sind nicht bekannt.

18.2.2 Muskuläre und neuronale Voraussetzungen

Eine Vielzahl an Untersuchungen und Veröffentlichungen zeigt mittlerweile, dass die Beweglichkeit bei intakten muskulären und neuronalen Strukturen in einem oder mehreren Gelenken nicht grundlegend von der Dehnfähigkeit der gelenkumspannenden Muskulatur abhängt (s. auch Hollmann/Strüder 2009; Ben/Harvey 2010; Bossmann 2012).

Im neuronalen Sektor ist festzuhalten, dass periphere Nerven bei gesunden, physiologischen Verhältnissen eine bei Weitem ausreichende Länge besitzen, um alle erdenklichen Gelenkpositionen, also auch endgradige Bewegungsausmaße, ohne Längenprobleme zu bewältigen.

Im muskulären Bereich ist zu bedenken, dass die eigentlichen Zellorganellen, die strukturell eine Muskelzelle ausmachen, also das Aktin und das Myosin, keine feste Kopplungsbindung haben, die auslenkungsfähig, also dehnbar sein könnte. Die muskuläre Kontraktion, also das Ineinandergleiten von Aktin- und Myosinfilamenten, erfolgt nicht aufgrund elastischer Eigenschaften der Muskeleiweißfilamente, sondern vielmehr in Form einer teleskopförmigen Ineindanderverschiebung der Muskeleiweißfilamente.

Demnach wird ein Dehnreiz, der zur Verbesserung der Flexibilität bzw. der Muskellänge durchgeführt wird, nicht oder nur sehr gering direkt auf die Muskelzelle bzw. Muskulatur oder einen peripheren Nerv einwirken.

18.2.3 Bindegewebe

Die für die Flexibilität wichtigen Eigenschaften der gelenkumspannenden Strukturen, „Elastizität", „Viskosität", „Plastizität" und „Hysterese", sind bereits in ➤ Kap. 11 ausführlich beschrieben, sodass hierauf an dieser Stelle verwiesen werden kann. Nicht die Muskulatur und das Nervensystem scheinen im Fokus der Betrachtungen stehen zu müssen, wenn es darum gehen soll, Gelenkbeweglichkeiten und damit die Flexibilität zu verbessern. Vielmehr sind die oben genannten Eigenschaften vorwiegend in den Bindegeweben wiederzufinden. Aktuell festigt sich daher die Ansicht, dass die bindegewebigen Strukturen, die in die Muskulatur bzw. Muskelaktion integriert sind, für die Effekte verantwortlich sind, die zu einer Vergrößerung der Gelenkauslenkungen führen. Zu nennen sind hier im Einzelnen:

- Intramuskulär: Endosarkomeres Zytoskelett, Titinfaden und Z-Scheiben, Endomysium, Perimysium und Epimysium, Sehne sowie Muskelfaszie
- Extramuskulär: Bänder, Kapseln, kollagenes Bindegewebe

Die Elastizitätswirkungen der intramuskulären Bindegewebe im Allgemeinen sind im Übrigen ausschlaggebend dafür verantwortlich, dass die hier speicherbaren Rückstellkräfte physikalisch muskuläre Impulse und Kraftstöße ermöglichen, die weit über den eigentlichen, entwickelten Muskelkräften liegen. Die Summation aus Rückstellkräften der intramuskulären Bindegewebe und entwickelter Muskelkraft ist die Gesamtkraft, die das muskuläre System zu entwickeln in der Lage ist (➤ Kap. 12.3.2). Sowohl das **Hooke'sche Gesetz** (➤ Kap. 11.1) als auch das **Hill'sche Modell** (➤ Kap. 12.3), insbesondere als Wirkkomplex des Muskel-Sehnen-Übergangs, unterstützen diese Annahmen stark, und es ist davon auszugehen, dass die Bindegewebe ausschlaggebende Parameter für die Flexibilität insgesamt darstellen. Insofern wird im Folgenden nicht selektiv von Muskel- oder Bindegewebsdehnen gesprochen, sondern vielmehr ist immer der gesamte funktionell agierende Muskel-Bindegewebe-Komplex gemeint, der als sehr komplexer Zusammenwirkmechanismus für die Gesamtdehnleistung und damit für die Flexibilität insgesamt verantwortlich zu sein scheint. Weiterführende, vertiefende Erklärungen sind dem ➤ Kap. 18.3 zu entnehmen.

PRAXISRELEVANZ

Für die Gesamtdehnleistung – und damit für die Beweglichkeit – in einem oder mehreren Gelenken ist nicht allein die Dehnfähigkeit der Muskulatur verantwortlich, sondern vielmehr ein komplexes Zusammenwirken insbesondere von muskelinternen und muskelexternen Bindegeweben. Es muss also ein Muskel-Bindegewebe-Komplex gedehnt werden, um Verbesserungen der Flexibilität zu erzeugen.

18.3 Flexibilitätstraining – Dehnung und Dehntechniken

Die Flexibilität wird ausschließlich durch Dehnen bzw. Dehnung verbessert. Für die Durchführung sind historisch verschiedene Methoden bzw. Techniken und Varianten bekannt, die in ➤ Abb. 18.1 zusammengefasst dargestellt sind.

18

Dynamisches Dehnen

Das dynamische Dehnen ist durch aktive oder passive Bewegungen in einem oder mehreren Gelenken mit größtmöglicher Bewegungsamplitude gekennzeichnet. Dabei werden die Bewegungen federnd mit geringer Geschwindigkeit und kleinen, endgradigen Bewegungsamplituden durchgeführt.

Beim **aktiv-dynamischen Dehnen** werden die federnden Bewegungen von der antagonistischen Muskulatur initiiert. Diese Dehntechnik wird vornehmlich im Sport angewendet, weil bei fast allen Sportarten keine statische, sondern eine dynamische Beweglichkeit erforderlich ist. Aus diesem Grund hat diese Dehntechnik im Sportsektor einen hohen Praxisbezug.

Das **passiv-dynamische Dehnen** erfolgt durch einen Partner; die federnden Endbewegungen werden also fremdgeführt. Diese Methode erfordert eine hohe Kompetenz der Durchführenden und wird daher im MAT in der Therapie und Rehabilitation i. d. R. nicht durch Partnerübungen durchgeführt, sondern nur durch therapeutisch Fachkundige. Aufgrund des Verletzungsrisikos und der fehlenden therapeutisch Fachkundigen findet diese Methode im Sportsektor nahezu keine Anwendung.

Eine Sonderform des dynamischen Dehnens bildet die „**Contract-Relax-Methode**" („Anspannungs-Entspannungs-Methode"). Hierbei erfolgt die Dehnung bei gleichzeitiger Aktion/Kontraktion der antagonistischen Muskulatur. Bei der Durchführung selbst wird die agonistische Muskulatur unmittelbar vor der durchzuführenden Dehnung maximal isometrisch (statisch) angespannt. Aus dieser Muskelaktion wird eine neuronale „Eigenhemmung" erzielt, wodurch eine anschließend größere Bewegungsamplitude resultiert.

Statisches Dehnen

Statisches Dehnen ist durch aktives oder passives Halten in einem oder mehreren Gelenken in größtmöglicher Bewegungsamplitude gekennzeichnet. Beim statischen Dehnen wird die jeweilige endgradige Dehnstellung eingenommen und für einen gewissen Zeitraum gehalten.

Das **aktiv-statische Dehnen** erfolgt durch die Kontraktion des Antagonisten; die Kraft der antagonistischen Muskulatur bestimmt somit die Dehnungsintensität. Dieser Dehntechnik wird in der Literatur die geringste bis gar keine Wirkung im Hinblick auf eine Flexibilitätsverbesserung zugesprochen.

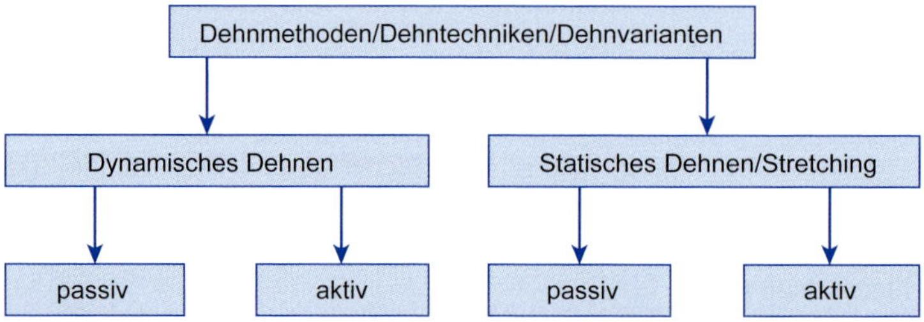

Abb. 18.1 Dehntechniken bzw. Dehnvarianten [L143]

Beim **passiv-statischen Dehnen** erfolgt die Einnahme der Dehnendstellung durch eine externe Krafteinwirkung (Halten mithilfe eines Partners oder mithilfe der eigenen Extremitäten). Im deutschsprachigen Raum hat sich für diese Technik der Begriff **Stretching** oder **Dauerdehnung** etabliert. Charakteristisch für diese Dehntechnik ist das langsame Einnehmen einer Dehnposition innerhalb von ca. 5 Sekunden und das nachfolgende permanente Halten über mindestens 10, besser 30–60 Sekunden. Teilweise finden sich in der Literatur Hinweise auf Dehnzeiten bis zu drei Minuten; allerdings sind hierbei nicht bessere Ergebnisse erzielt worden (Folpp et al. 2006).

Eine Sonderform beim passiv-statischen Dehnen bildet das **Easy Stretching** oder **Development-Stretching.** Hierbei wird die Dehnposition beim Easy-Stretch endgradig beibehalten, bis das individuelle Spannungsgefühl leicht nachlässt. Anschließend wird im Development-Stretch die Dehnungsamplitude erhöht, bis das individuelle Dehnungsendgefühl wieder einsetzt, und dann erneut für mindestens 10 bis 30 Sekunden aufrechterhalten.

Trainingsparameter

Für die dynamischen und statischen Techniken sind zusammengefasst folgende Trainingshinweise zu beachten:

Der optimale Zeitraum, der notwendig ist, um das beste Trainingsergebnis, also die optimale zeitliche Dehnlänge, zur Verbesserung der Flexibilität zu erhalten, ist in der Literatur sehr unterschiedlich beschrieben (Weiß 2012). Es werden Haltezeiten von 30 Sekunden oder länger postuliert, damit die gewünschten Flexibilitätsverbesserungen eintreten (Ford 2005). Es gibt jedoch auch Hinweise, dass längere Dehnzeiten sich nicht positiv auf die Flexibilitätsverbesserungen auswirken (Decoster 2004). In der Regel kommt es nach etwa 10 Sekunden Dehnung zu einer Spannungsminderung, sodass die Dehnposition leicht erweitert werden kann (Turbanski 2005). Als Grund für dieses Phänomen wird häufig die sogenannte **viskoelastische Stressrelaxation** angeführt (➤ Kap. 11.5, ➤ Kap. 12.3 und ➤ Kap. 18.3).

Bei der Durchführung selbst sollte ein spürbares Ziehen in der zu dehnenden Muskulatur erzeugt werden, aber es sollten keine Schmerzen auftreten. Schmerzen oder Schmerzgefühle führen zu einer reflektorischen Muskelaktivität, die der Dehnung bzw. Flexibilitätsverbesserung kontraproduktiv entgegensteht.

Trainingsparameter für ein Training zur Verbesserung der Flexibilität sind in ➤ Tab. 18.1 zusammengefasst.

18.4 Auswirkungen von Dehntraining und Dehntechniken

Es gibt mittlerweile eine Vielzahl an Studien zum Thema Dehnen, respektive Flexibilitätsverbesserung, und zu den Auswirkungen, Wirkmechanismen und Effekten von Dehntraining im Allgemeinen und im Speziellen. In den meisten Fällen steht der Muskulatur-Bindegewebe-Komplex hierbei im Blickpunkt der wissenschaftlichen Betrachtung. Hier wiederum gibt es unterschiedliche Erklärungsansätze, die nur zum Teil evidenzgeprüft sind.

Tab. 18.1 Trainingsparameter für Dehnen/Dehntechniken

Parameter	Ausführung
Dauer	Mindestens 20–60 Sekunden
Intensität	Subjektive Dehngrenze/individuelle Empfindung
Dichte	Keine verlässlichen Angaben in der Literatur; vermutlich jedoch sehr hoch, da überwiegend Einfluss auf Bindegewebe genommen wird
Häufigkeit (Woche)	1 × pro Woche zum Erhalt und 3 × pro Woche zur Verbesserung der Beweglichkeit
Umfang	3–5 Wiederholungen
Es herrscht nach wie vor große Uneinigkeit über die exakten Reizkonfigurationen.	

Tab. 18.2 Dimensionen und Merkmale für Flexibilität

Parameter/ Dimension	Biomechanische Merkmale/ Eigenschaften
Längenmaß	Die „Dehnfähigkeit" eines Muskels beschreibt die muskuläre Eigenschaft im Allgemeinen, sich bis zu einem Endpunkt verlängern zu können. In den meisten vorliegenden Studien erfolgt diese Längenmessung über die Bestimmung der Gelenkwinkel im Endpunkt, limitiert i. d. R. durch das individuelle Empfinden der Probanden
Spannung	• Stiffness (Steifigkeit) = Veränderung der Spannung (Widerstand) im Verhältnis zur Länge; • Compliance = Veränderung der Länge im Verhältnis zur Spannung; • Energie = Fläche bzw. Integral unter der Spannungs-Dehnungs-Kurve; • Hysteresis = Energie, die während der Entspannungsphase verloren geht.
Querschnitt	Stress = Spannung im Verhältnis zum Querschnitt
Zeit	• Viskoelastische Stressrelaxation = Verminderung des notwendigen Drehmoments während einer passiven, statischen Dehnung durch Reduktion der prozentualen Differenz zwischen Spitzen- und Enddrehmoment (➤ Abb. 18.2 b)

Bei den Erklärungsansätzen zum Wirkprinzip von Dehnung aus muskel- und bindegewebsphysiologischer Sicht ist es üblich, ein mehrdimensionales Konzept anzuwenden. Diese Mehrdimensionalität wird jedoch immer noch fast ausschließlich auf die Muskulatur bezogen, wobei als das entscheidende Kriterium die **Muskellänge** angesehen wird. Dabei ist die Muskellänge nur eine mögliche, durch Längenmessungen erfassbare Dimension, die ihrerseits wiederum multifaktoriell beeinflusst wird. Eine Ausdehnung des Konzepts der Mehrdimensionalität auf die Bindegewebe ist daher zwingend notwendig. Weitere Dimensionen, die von Interesse bei der Beurteilung der Flexibilität sind, sind Muskelspannung und -querschnitt und die Dehnzeit. Von diesen Parametern lassen sich wiederum weitere biomechanische Eigenschaften ableiten. ➤ Tab. 18.2 gibt einen Überblick der biomechanischen Eigenschaften, die wichtig sind im Zusammenhang mit Flexibilität bzw. Flexibilitätstraining.

Isolierte Untersuchungen der Muskel-Sehnen-Einheit, die bei vielen wissenschaftlichen Überlegungen zu den Wirkmechanismen im Flexibilitätstraining eine wesentliche Rolle spielen, sind bislang lediglich im Tierversuch spezifiziert worden. Es herrscht daher Unklarheit darüber, ob die Ergebnisse selektiv auf den Menschen übertragbar sind.

Letztendlich wird eine bessere Dehnfähigkeit des Muskel-Bindegewebe-Komplexes zu einer größeren endgradigen Beweglichkeit in einem oder mehreren Gelenken führen **(Range of Motion – ROM).** Diese messbaren Veränderungen der Beweglichkeit sind vermutlich jedoch auf unterschiedliche Parameter bzw. auf diverse Zusammenwirkmechanismen dieser Parameter (➤ Tab. 18.2) zurückzuführen. So kann eine verbesserte Flexibilität durch eine verringerte Steifigkeit oder aber auch durch eine vergrößerte

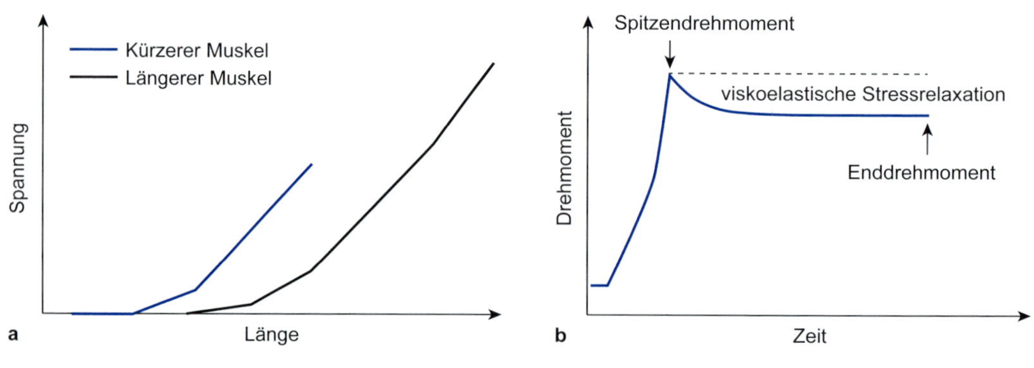

Abb. 18.2 Darstellung ausgesuchter Dehneffekte
a) Zwei Spannungs-Dehnungs-Diagramme: weniger dehnungsfähige Muskelfaser = kurzer Muskel; dehnfähige Muskelfaser = langer Muskel
b) Viskoelastizität [L143]

Muskellänge oder aus der Kombination dieser oder anderer Parameter entstehen. Das erste Phänomen würde sich z. B. an einer flacheren Steigerung der „Winkel-Drehmoment-Kurve" äußern, das zweite verschiebt die ganze Kurve nach rechts (➤ Abb. 18.2).

Zu den wissenschaftlichen Erklärungsansätzen, warum Flexibilitätstraining, also Dehnen, wirkt, werden folgende vier mechanischen Theorien und eine psycho-funktionelle Theorie in den Fokus der Betrachtungen gerückt.

18.4.1 Neuromuskuläre Relaxation

Dieser Erklärungsansatz geht davon aus, dass statische Dehnung über eine Veränderung der Sollwerteinstellung an den Muskelspindeln neuromuskuläre Reflexe auslöst, die den Muskeltonus senken und somit den zu dehnenden Muskel entspannen. Darüber hinaus sollen diese Phänomene über die Zeit dazu führen, dass sich die Entspannungsfähigkeit des Muskels erhöht. Den Auswirkungen des Dehnens auf die **Leistungsfähigkeit von gedehnter Muskulatur** wurde in einer Vielzahl von Untersuchungen nachgegangen (z. B. Sandig 2013, Güllich/Schmidtbleicher 2000). In einer Studie zeigen sich dabei negative Effekte in Bezug auf direkt dem Dehnen nachfolgende Kraft- und Schnellkraftleistungen (Hayes/Walker 2007). Eine starke Reduktion der Leistungsfähigkeit wurde bei schnellkräftigen reaktiven Leistungen wie bei Sprints und Sprüngen festgestellt. Diese Effekte werden mit drei möglichen Ursachen erklärt:

- Psychophysische Prozesse (Deaktivierung)
- Veränderungen auf neuromuskulärer Ebene
- Veränderungen der biomechanischen Eigenschaften des Muskels

Auf der biomechanischen Ebene erfolgt durch Dehnen eine Veränderung des **Kraft-Längen-Verhältnisses** der Muskulatur, welches eine mögliche Ursache für die Leistungsreduktion sein kann. Leistungseinbußen bei reaktiven Anforderungen, wie z. B. Tiefsprüngen, werden mit einer **verringerten neuronalen Aktivität** erklärt (Güllich/Schmidtbleicher 2000). Messungen der elektrischen Muskelsignale (EMG) können diese Vermutung belegen. Diese aufgezeigten Effekte hielten auch 30 Minuten nach einer Dehnung noch an. Im Anschluss an eine Dehnung und bis zu eine halbe Stunde lang konnte eine um bis zu 20 % verringerte Erregbarkeit des Motoneuronenpools nachgewiesen werden. Dynamische, federnde Dehnübungen führten nicht zu den beschriebenen Leistungseinbußen. Ähnliche Effekte wie ein statisches Dehnen scheinen auch Entspannungsübungen zu haben, sodass die psychische Wirkung des Dehnens ebenso als Erklärungsmuster dienen könnte. Allerdings untersuchen Studien zu diesem Thema die direkte Wirkung einer Dehnung auf eine unmittelbar folgende Leistung. In der Sportpraxis dehnen sich aber z. B. Spielsportler nur vor dem ersten Sprint und nicht mehr vor dem Sprint in der Endphase eines Spiels, sodass eine Interpretation der Ergebnisse mit allgemeinen Aussagen vorsichtig zu bewerten ist. Die Vorbereitung eines leichtathletischen Sprints als einmalige maximale Beanspruchung ist daher nicht mit der Vorbereitung auf ein Fußballspiel vergleichbar.

Insgesamt fehlen immer noch hinreichende experimentelle Evidenzen, um die hier in Rede stehenden neuromuskulären Phänomene zufriedenstellend erklären zu können. Außer Frage dürfte jedoch stehen, dass richtig durchgeführtes Dehnen zur Verbesserung der Flexibilität aufgrund der neuromuskulären Wirkungen den Muskeltonus reduziert. Dadurch kann sich zwar eine direkt im Anschluss an Dehnung stattfindende maximale Kraft- oder Schnellkraftleistung reduzieren. Die gewünschte Verbesserung der Gelenkbeweglichkeit (Range of Motion) kann jedoch sehr wohl durch Dehnen erreicht werden. Hieraus wird wiederum eine wirksame Maßnahme der **Verletzungsprophylaxe** hergeleitet. In mehreren Studien konnte in diesem Zusammenhang eine um bis zu 20 % reduzierte Erregbarkeit des Alphamotoneuronenpools, der die Arbeitsmuskulatur aktiviert, nachgewiesen werden. Der damit verbundene reduzierte Muskeltonus lässt eine nachfolgende muskuläre Tätigkeit, die viel Aktivierungspotenzial und Muskelaktivität und damit hohe Alphamotoneuroenenaktivierung erfordert, nur schwerlich zu. Hierin könnte eine Erklärung für die Wirksamkeit von Dehnen beruhen. Die gefundenen Ergebnisse zur Reduktion der muskulären Leistungsfähigkeit lassen sich nur bei statischen Dehnungen nach weisen; dynamische Dehntechniken lassen diese Effekte nicht auftreten, sodass im Sport diese Dehntechniken unmittelbar vor Muskelaktivitäten mit Schnell- und/oder Maximalkraftbeanspruchungen Vorrang finden.

18.4.2 Viskoelastische Deformierung

Skelettmuskulatur besitzt viskoelastische Eigenschaften (➤ Kap. 11.3, ➤ Kap. 12.3). Sobald eine Zugkraft auf muskuläre Strukturen nicht mehr einwirkt, versuchen diese, in ihre Ursprungslänge zurückzukehren. Dies resultiert unter anderem z. B. aus ihrer Elastizität, aber auch aus ihrer Viskosität. Die zweite Eigenschaft, die Viskosität, bedeutet, dass die muskulären Strukturen sich wie Flüssigkeiten, also viskös, verhalten und daher ihre Reaktion auf eine Zugkraft frequenz- und zeitabhängig ist. Der sofort einsetzende Dehnungseffekt der Muskulatur wird zu einem großen Teil auf diese Eigenschaft zurückgeführt, wobei das Ausmaß und die Dauer der Dehnungswirkung durch die inhärente Muskelelastizität begrenzt werden.

Für die Bestimmung der sogenannten **viskoelastischen Stressreduktion** dient statisches Dehnen (➤ Tab. 18.2, ➤ Abb. 18.2b). Dabei wird das externe Spitzendrehmoment in der Muskelendposition der Dehnung (Enddrehmoment) gemessen, Die daraus über die Zeit resultierende Verringerung der notwendigen Kraft wird als viskoelastische Stressrelaxation bezeichnet. Diese Reduktion wird häufig in Prozent angegeben und gibt Aufschluss über die **Dehnungsreserve** eines Muskel-Bindegewebe-Komplexes. Hinsichtlich dynamischer Dehntechniken sind die Auswirkungen viskoelastischer Stressreduktionen unwesentlich.

18.4.3 Plastische Deformierung von Bindegewebe

Wesentliche Dehneffekte werden auch den permanenten und plastischen Verformungen von muskelinternen und -externen Bindegewebsstrukturen zugesprochen. Hinsichtlich der Einordnung dieses Erklärungsansatzes ist es problematisch, dass sehr hohe Beanspruchungen (Intensität, Umfang und Dauer) notwendig wären, um entsprechende Adaptionen einzuleiten bzw. zu produzieren, also um das Bindegewebe – insbesondere das muskelinterne (endosarkomeres) Zytoskelett, Titin, Endo-, Peri- und Epimysium sowie Faszien – bis in die plastische Adaptation zu verformen. Weppler und Magnusson (2010) bemerken hierzu, dass diese Sichtweise in den vorliegenden durchgeführten Studien bislang meist gar nicht oder nur unzureichend berücksichtigt worden ist. Daher können durch die vorliegenden Evaluationen die zu erwartenden klassischen Bindegewebsdeformierungsphasen auch (noch?) nicht nachgewiesen werden. Hierzu notwendige Studien sind bislang nicht durchgeführt bzw. bekannt. Werden jedoch Überlegungen bzw. Vorgehensweisen zur Entwicklung einer extremen Hypermobilität diskutiert, also zu einer extremen Beweglichkeit in einem oder mehreren Gelenken, so wäre der hier beschriebene Erklärungsansatz durchaus denkbar. Als Beispiel sei hier die Artistengruppe der sogenannten Schlangenmenschen angeführt, die auf extreme Hyperflexion und -extension trainiert sind (➤ Abb. 18.3). Diese unphysiologische, extrem große Beweglichkeit beruht auf einem täglich mehrstündigen Dehnprogramm und setzt konsequent bereits im 3. bis 5 Lebensjahr ein. Hierbei kommt es zu einer extremen Überdehnung, also Verlängerung, von Bändern und Kapseln (Hollmann/Strüder 2009 nach Steinbrück 1976).

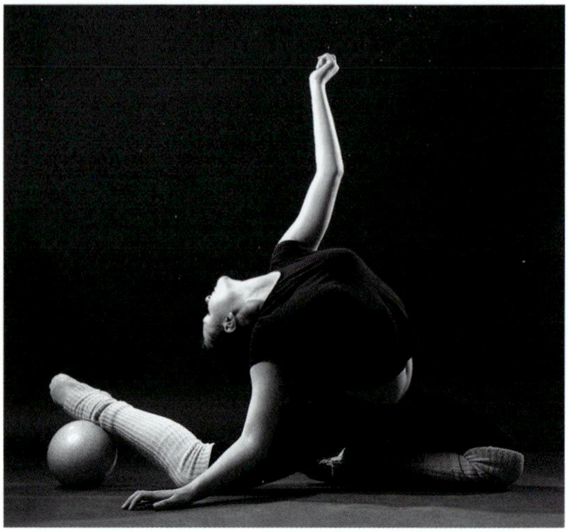

Abb. 18.3 „Schlangenmensch" mit offensichtlich großer plastischer Deformierung bzw. Dehnfähigkeit von Bindegewebe [J787]

18.4.4 Steigerung der Sarkomeranzahl in Serie

Die plastische, dauerhafte Deformierung von Bindegewebe wird aktuell jedoch als wesentlicher Parameter für einen weiteren, vierten Erklärungsansatz gesehen. Durch die Elongation des Titins und anderer muskelinterner Bindegewebe scheinen muskelzellspezifische Adaptionen ausgelöst zu werden, die dazu führen, dass sich die Anzahl der in Serie geschalteten Sarkomere durch Dehntraining erhöht.

Eine Vielzahl an Studien belegt, dass lange eingenommene Dehnpositionen und Immobilisationen in endgradigen Gelenkpositionen zu einer Steigerung der Anzahl von Sarkomeren in Serie führen (Weiß 2012). Es wird hier zwar immer wieder kritisch angemerkt, dass die größere Sarkomeranzahl gleichzeitig mit einer Reduktion der Sarkomerlänge zu beobachten sei. Daher sei nicht unbedingt zu schlussfolgern, dass eine erhöhte Sarkomeranzahl in Serie auch gleichzeitig eine Verlängerung der Muskellänge bedeutet. Allerdings belegen diese physiologischen Vorgänge die Möglichkeit der nachhaltigen plastischen Anpassung der Muskelzelle an funktionelle Beanspruchungen und damit die Möglichkeit der Längenadaption. Auch für das Ingangsetzen dieser Anpassungen scheinen vornehmlich Dehnungen der muskelinternen Bindegewebe verantwortlich zu sein (Titin und Muskelhüllen).

18.4.5 Individuelles sensorisches Empfinden/Empfindungsmodifikation

Wenn einer oder mehrere der bislang hier dargestellten vier „mechanischen Erklärungsansätze" zutreffend wären, so müsste im Normalfall eine Rechtsverschiebung der der Winkel-Drehmoment-Kurven, wie in ➤ Abb. 18.2a dargestellt, erfolgen. Das würde bedeuten, dass bei gleicher Muskelspannung ein dehnfähiger Muskel eine größere Länge entwickelt. Dies ist jedoch bei Weitem nicht immer der Fall. Viel häufiger werden entweder eine Steigerung der Endwinkelstellungen (ROM) und der aufzubringenden Drehmomente oder eine Kombination beider Phänomene nachgewiesen. Die erreichten Dehnendpunkte bzw. Gelenkendpositionen sind jedoch in erster Linie durch individuelle Empfindungen der Durchführenden begrenzt. Aus dieser Überlegung heraus ergibt sich ein weiterer Erklärungsansatz: Die festgestellten Verbesserungen der Dehnfähigkeit und der Gelenkbeweglichkeit resultieren aus einer **psychofunktionellen Anpassung.** Es erfolgt

Tab. 18.3 Ergebnisse zur Wirksamkeit diverser Dehnungen auf die Knie- und Hüftgelenksbeweglichkeit (modifiziert nach Weiß 2012)

Autoren	Untersuchungsparameter	Ergebnisse in ° Gelenkbeweglichkeit
Ross 2007	Knieextension SHDT (hop of distance test)	K = 1,5 I = 7,8** K = 0,6 I = 8,9**
LaRoche und Connolly 2006	Hüftgelenk	K = 1,2* (SD 4,4) statisch: 9,5* (SD 6,7) ballistisch: 9,3* (SD 9,3)
Ford 2005	Kniegelenk	K = –3.2° I = 30 s = +3,6° ** I = 60 s = +1,9° ** I = 90 s = +2,6° ** I = 120 s = +2,2° *
Folpp 2006	Hüftgelenk	I = 8° K = –1°
Davis et al. 2005	Kniegelenk	Aktive Dehnung = + 11,5° * PNF-R = +13,1° Statisches Dehnen = +23,7° ** K = +3,2°
Bazett-Jones 2008	Kniegelenk 55 m Sprint Vertical Jump	I = 2,1°; K 0–5,0° (re) I = 1,7°; K = –4,6° (li) I = –0,09 s; K = –0,06 I =–0,015 m; K = –0,01 m

K = Kontrollgruppe; I = Interventionsgruppe; * = signifikante Verbesserung ROM; ** = signifikante Differenz zwischen I und K; PNF-R = proprizeptive Faszilation – Relaxation; SD = Standardabweichung; s = Sekunde, m = Meter

eine **individuelle Empfindungsmodifikation,** und die Wahrnehmung einer entsprechenden individuellen endgradigen Beanspruchung verändert sich und tritt schlichtweg später auf.

➤ Tab. 18.3 gibt eine Übersicht über die Auswirkungen von diversen Dehntechniken, in diesem Fall auf die Knie- und Hüftgelenksbeweglichkeit.

Zusammenfassend lässt sich feststellen, dass Dehnen im Allgemeinen stets zu einer Verbesserung der Gelenkbeweglichkeit führt.

PRAXISRELEVANZ

Die Vergrößerung der Bewegungsamplitude durch Dehnung ist unumstritten (sowohl als Langzeiteffekt als auch in Form eines Ad-hoc-Effekts). Es gibt keine Hinweise, dass die eine oder andere Dehntechnik wirksamer ist hinsichtlich der Flexibilitätsverbesserungen. Statische Dehnungen haben gegenüber dynamischen Dehnungen den Vorteil, dass eventuelle unkontrollierte Bewegungsausschläge – gerade bei wenig oder gänzlich Ungeübten – unterbleiben.

Statische Dehnung kann im Sport von Nachteil sein, wenn im Anschluss direkt Schnell- oder Maximalkraft abgerufen werden soll.

18.4.6 Ziele von Dehntraining und Dehntechniken

Da Dehntraining, wie dargestellt, immer zu einer Verbesserung der Flexibilität führt, können sich folgende Ziele und Effekte zusammenfassen lassen:

- Maximierung (z. B. Rhythmische Sportgymnastik, Turnen),
- Erweiterung (z. B. Hürdensprint, Schwimmen, Therapie),
- Wiederherstellung (in der Rehabilitation und Therapie),
- Erhalt der maximalen Bewegungsamplitude (Range of Motion – ROM) in einem oder mehreren Gelenken (um altersbedingten oder durch Bewegungsmangel verursachten Reduktionen der Beweglichkeit entgegenzuwirken, oder in der Therapie bei chronischen Erkrankungen).

Verletzungsprophylaxe

Langfristig soll ein regelmäßiges Beweglichkeitstraining zu einer erhöhten Toleranz von Dehnungsspannungen führen und somit eventuell zur **Verletzungsprophylaxe** im Sport beitragen. Die Reduktion des Verletzungsrisikos könnte dadurch begründet sein, dass der Grenzbereich (Bewegungsamplitude), der im Sportsektor nicht immer bzw. nur selten in Anspruch genommen wird, besser toleriert, vertragen und verarbeitet werden kann. Allerdings konnte bislang in keiner Studie eine wirkliche Reduktion von Verletzungsrisiken tatsächlich nachgewiesen werden.

Aufwärmen

Immer wieder wird zum Dehnen aufgerufen, weil es als unbedingter Bestandteil von Aufwärmprogrammen im Sport und im Training angeführt wird. Aus den bislang genannten Gründen ist Dehnen, also Flexibilitätstraining, hierzu jedoch offensichtlich nur bedingt geeignet. Wenn überhaupt, dann ist für durchzuführende Dehntechniken im Aufwärmprogramm vor hochintensiven Beanspruchungen mit den zu erwartenden reduzierenden Einflüssen auf die genannten Faktoren Kraft Schnellkraft und Explosivkraft das dynamische Dehnen dem statischen Dehnen vorzuziehen. Nach dem Dehnen sollten im Anschluss und vor Start der Beanspruchung (Wettkampf, intensives Training) noch Bewegungsabläufe mit maximalen Kontraktionen absolviert werden.

CAVE

Vor sportlichen Wettkämpfen mit überwiegenden Kraft-, Schnellkraft- und Explosivkraftbeanspruchungen (Spielsport, Sprint, Wurf, Sprung u. a.) sollten dynamische Dehntechniken absolviert werden.

18.5 Beurteilungs- und Messmöglichkeiten

Die Flexibilität wird üblicherweise durch direkte oder indirekte Messungen von Bewegungswinkeln bestimmt. Objektive Verfahren zur Bestimmung dieser Winkelgrade sind mit folgenden Geräten durchführbar:

- **Goniometer und Flexometer**
  Hierbei handelt es sich um mechanische Winkel-

und Bewegungsmesser, die standardisiert Gelenkamplituden und Bewegungsauslenkungen registrieren.
- **Elektrogoniometrie**
  Hierbei werden über Potentiometer Veränderungen in den Gelenkwinkeln registriert und aufgezeichnet.

Letztlich werden alle Flexibilitätsmessungen (Bewegungsamplituden – ROM) in Winkelgrade (Grad oder Radius) vorgenommen oder als „echte" Bewegungsamplituden in Entfernungen gemessen (z. B. in Zentimeter). In den medizinischen und therapeutischen Professionen ist es üblich, die Bewegungsfähigkeiten in den Gelenken nach der **Neutral-Null-Methode** in Grad (°) zu bewerten. Bei der Neutral-Null-Methode handelt es sich um ein **standardisiertes Verfahren** zur Bestimmung physiologischer Gelenkbewegungsmöglichkeiten eines Menschen. Das Verfahren beruht auf empirischen Erfahrungen, welche Beweglichkeiten in den verschiedenen Gelenken und deren Bewegungsebenen üblicherweise vorliegen sollten. Die Deutsche Gesetzliche Unfallversicherung (DGUV) und auch andere Kostenträger im nationalen und internationalen Gesundheitswesen verwenden die Neutral-Null-Methode für Medizindokumentationsverläufe und für sozialmedizinische Begutachtungen auch heute noch regelmäßig. Zwar weichen viele Menschen von den Standardvorgaben der Neutral-Null-Methode – teilweise erheblich – ab, ohne dass eine pathologische Beeinträchtigung vorliegen muss; dennoch ermöglicht die Methode eine Beurteilung von interindividuellen Vergleichen und individuellen Entwicklungen etwa in der Therapie.

PRAXISRELEVANZ

Die Anwendung der Neutral-Null-Methode ist ein standardisiertes Verfahren zur Bestimmung von Gelenkbeweglichkeiten. Bewegungsamplituden, die über oder unter den Standardvorgaben liegen, müssen nicht zwangsläufig mit pathologischen und funktionsgeminderten Gegebenheiten in Zusammenhang gebracht werden. Es gibt erhebliche interindividuelle Unterschiede bei der Gelenkigkeit, ohne dass gesundheitliche Beeinträchtigungen vorliegen müssen.

Den nachfolgenden Abbildungen sind die „normalen" Bewegungsamplituden zu entnehmen: in ➤ Abb. 18.4 für die Gelenke der unteren Extremität, in ➤ Abb. 18.5 für die Gelenke der oberen Extremität und in ➤ Abb. 18.6 für die Wirbelsäule bzw. die Rumpfbeweglichkeit.

Generell kann in eine lokale und eine generelle (globale) Beweglichkeit oder Gelenkigkeit unterteilt werden. Die **lokale Beweglichkeit** beschreibt die Flexibilität in einem Gelenksystem. Als **generelle Beweglichkeit** wird die sportmotorische oder beanspruchungsfunktionelle Beweglichkeit bezeichnet. An Letzterer sind immer mehrere Gelenksysteme beteiligt.

Darüber hinaus kann in eine allgemeine und eine spezifische Beweglichkeit differenziert werden. Die **allgemeine Beweglichkeit** beschreibt hierbei die Fähigkeit, in den Hauptgelenksystemen Bewegungen mit einer „normalen" (z. B. nach Neutral-Null-Methode), nicht eingeschränkten Bewegungsamplitude auszuführen. Hierbei bleibt jedoch erneut die kritische Bewertung einer „normalen" Bewegungsamplitude, weil z. B. in vielen Sportarten oder berufsspezifischen Beanspruchungen eine spezielle **sport- oder alltagsspezifische Beweglichkeit** erforderlich ist, die über die durch die Neutral-Null-Methode vorgegeben Referenzwerte hinausgeht und dennoch vollkommen normal ist.

CAVE

Für die meisten Sport- oder Alltagsbeanspruchungen ist keine maximale, sondern eine optimale Flexibilität erforderlich und notwendig!

18.6 Flexibilität und Gesundheit

Generell ist es also sehr schwierig Normwerte für die Beweglichkeit festzulegen bzw. zu definieren, welche maximalen Gelenkwinkel „normal" sind. Es können jedoch dennoch Abweichungen von einer normalen Flexibilität mit durchaus gesundheitsrelevanten Auswirkungen bis hin zu pathologischen Strukturen und Funktionen entwickelt und differenziert werden:

- Hyperflexibilität
- Hypermobilität und Hypomobilität
- Hyperlaxität

18

Name: Aktenzeichen:

Untersuchungstag:

Standbein: ☐ rechts ☐ links

Messblatt für untere Gliedmaßen (nach der Neutral - 0 - Methode)

	Rechts			Links		
Hüftgelenke:						
Streckung / Beugung (Abb.1 a und 1 b)						
Abspreizen / Anführen (Abb. 2)						
Drehung auswärts / einwärts (Hüftgelenk. 90° gebeugt) (Abb. 3)						
Drehung auswärts / einwärts (Hüftgelenk gestreckt) (Abb. 4)						
Kniegelenke:						
Streckung/Beugung (Abb. 5)						
Obere Sprunggelenke:						
Heben/Senken des Fußes (Abb. 6)						

	Rechts	Links
Untere Sprunggelenke:		
Gesamte Beweglichkeit (Fußaußenrand heben Abb. 7 a/senken Abb. 7 b) (in Bruchteilen der normalen Beweglichkeit)		
Zehengelenke: (in Bruchteilen der normalen Beweglichkeit)		
Umfangmaße in cm:		
20 cm ob. innerer Knie-Gelenkspalt		
10 cm ob. innerer Knie-Gelenkspalt		
Kniescheibenmitte		
15 cm unterhalb innerer Gelenkspalt		
Unterschenkel, kleinster Umfang		
Knöchel		
Rist über Kahnbein		
Vorfußballen		
Beinlänge in cm:		
Vorderer oberer Darmbeinstachel - Außenknöchelspitze		
Stumpflänge in cm:		
Sitzbein - Stumpfende		
Innerer Knie-Gelenkspalt - Stumpfende		

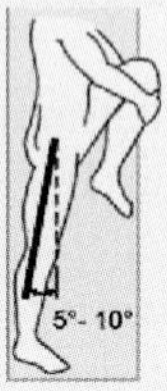

Abb. 1a

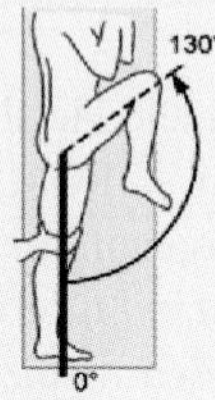

Streck./Beugg.
Abb. 1b

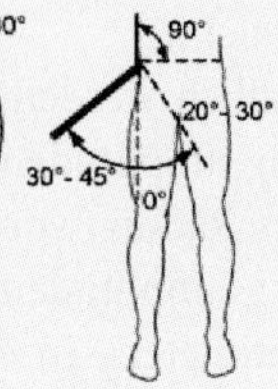

Abspreiz./Anführen
Abb. 2

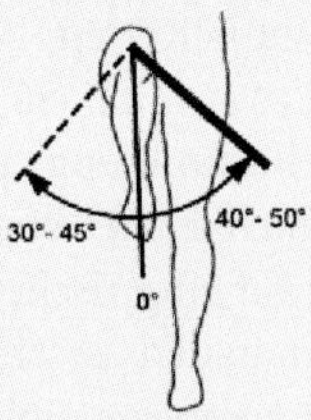

Drehg. ausw./einw.
Abb. 3

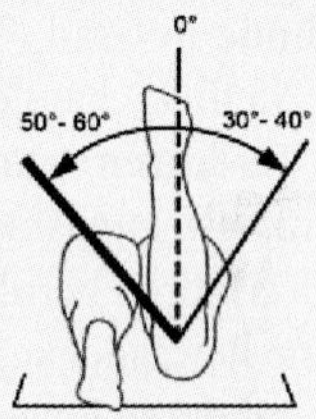

Abb. 4

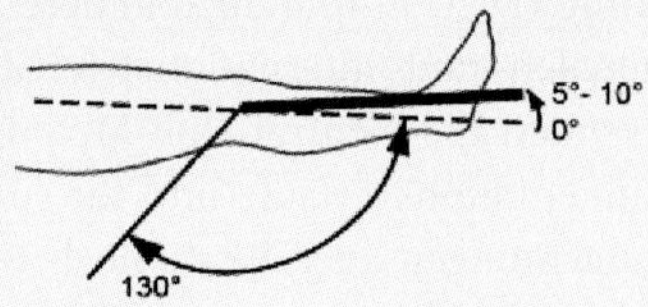

Streck./Beugg. Abb. 5

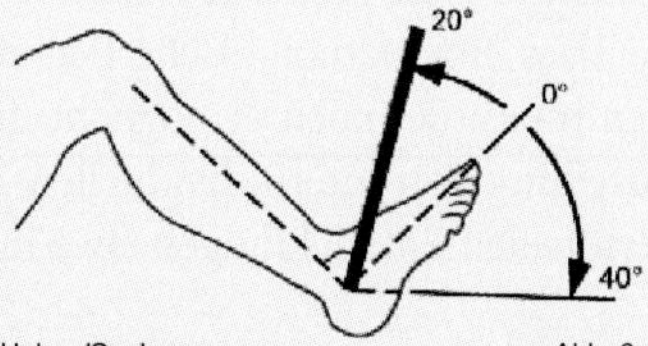

Heben/Senken Abb. 6

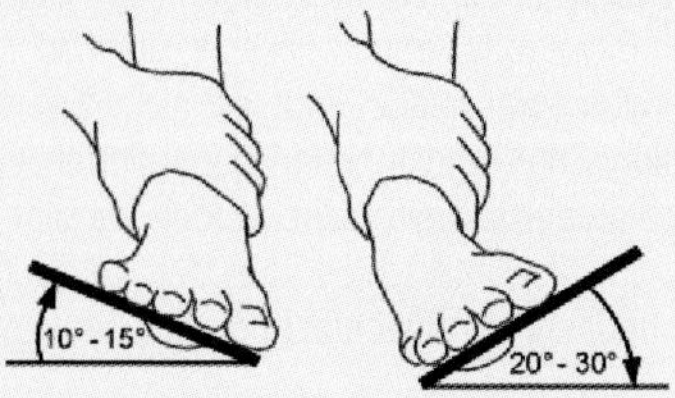

Gesamtbeweglichkeit

Abb. 7 a Außenrand heben

Abb. 7 b Außenrand senken

Abb. 18.4 Neutral-Null-Methode – Werte für die untere Extremität (DGUV) [W876]

Name: Aktenzeichen:

Untersuchungstag:

☐ Rechtshänder ☐ Linkshänder

Messblatt für obere Gliedmaßen (nach der Neutral - 0 - Methode)

	Rechts			Links		
Schultergelenke:						
Arm seitwärts/körperwärts (Abb. 1)						
Arm rückwärts/vorwärts (Abb. 2)						
Arm auswärts/einwärts drehen (Oberarm anliegend) (Abb. 3)						
Arm auswärts/einwärts (Oberarm 90° seitwärts abgehoben) (Abb. 4)						
Ellenbogengelenke:						
Streckung/Beugung (Abb. 5)						
Unterarmdrehung:						
auswärts/einwärts (Abb. 6)						
Handgelenke:						
handrückenwärts / hohlhandwärts (Abb. 7)						
speichenwärts / ellenwärts (Abb. 8)						

Fingergelenke: Abstände in cm:	II	III	IV	V	II	III	IV	V
Fingerkuppe von der queren Hohlhandbeugefalte (Abb. 9)								
Fingerkuppe von der verlängerten Handrückenebene (Abb. 10)								

Daumengelenke: Streckung / Beugung:						
Grundgelenk						
Endgelenk						
Abspreizung (Winkel zwischen 1. und 2. Mittelhandknochen)						
In der Handebene (Abb. 11)	0			0		
Rechtwinklig zur Handebene (Abb. 12)	0			0		

	II	III	IV	V	II	III	IV	V
Ankreuzen, welche Langfingerkuppen mit der Daumenspitze erreicht werden können								

Handspanne: Größter Abstand in cm zwischen Daumen- und Kleinfingerkuppe		
Umfangmaße in cm: (Hängender Arm)		
15 cm oberhalb äußerem Oberarmknorren		
Ellenbogengelenk		
10 cm unterhalb äußerem Oberarmknorren		
Handgelenk		
Mittelhand (ohne Daumen)		
Armlänge in cm:		
Schulterhöhe / Speichenende		
Stumpflängen in cm:		
Schulterhöhe / Stumpfende		
Äußerer Oberarmknorren / Stumpfende		

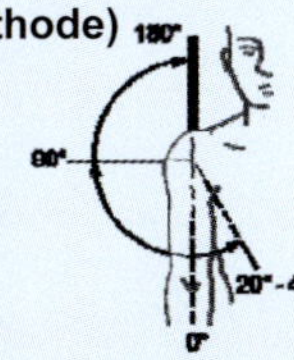

seitw./körperw.
Abb. 1

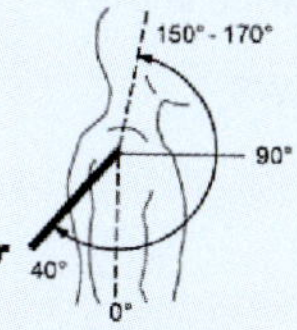

rückw./vorw.
Abb. 2

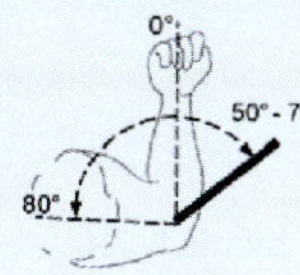

Drehg. ausw./einw.
Abb. 3

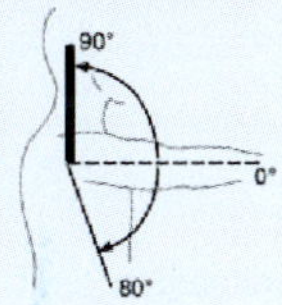

Drehg. ausw./einw.
Abb. 4

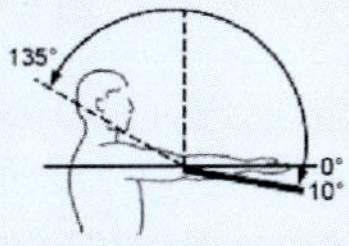

Streck./Beugg.
Abb. 5

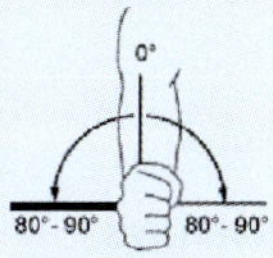

Drehg. ausw./einw.
Abb. 6

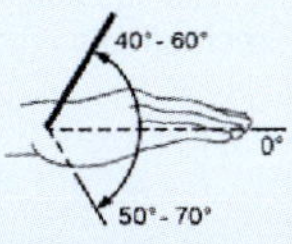

handrückenw./hohlhandw.
Abb. 7

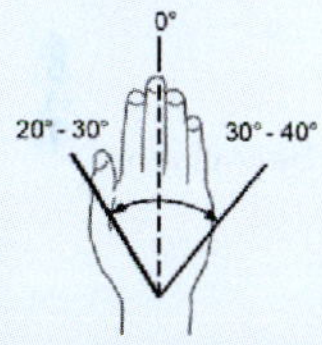

speichenw./ellenw.
Abb. 8

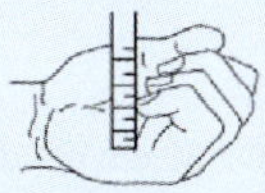
Abb. 9

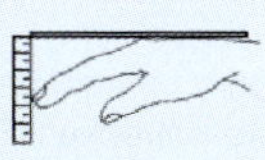
A bb. 10

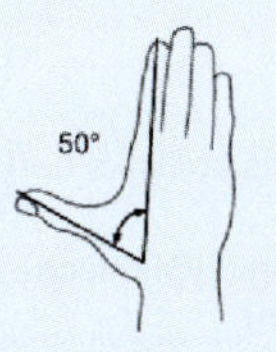

Abb. 11

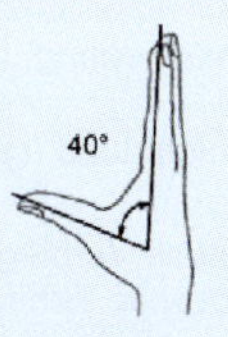

Abb. 12

Abb. 18.5 Neutral-Null-Methode – Werte für die obere Extremität (DGUV) [W876]

Az.: , Name:

Messblatt Wirbelsäule

(nach der Neutral-0-Methode)

Größe in cm: Gewicht in kg:

HWS

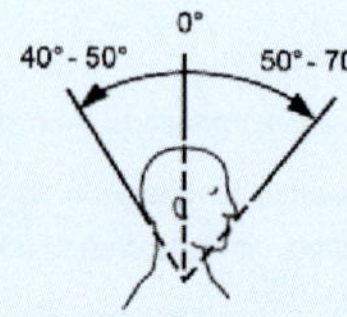

Abb. 1

Vorneigen/Rückneigen (Abb. 1)

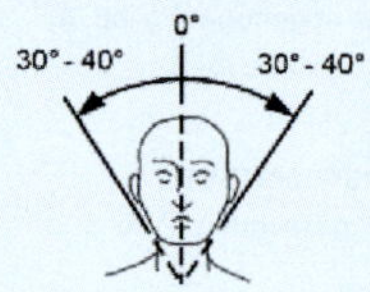

Abb. 2

Seitneigen rechts/links (Abb. 2)

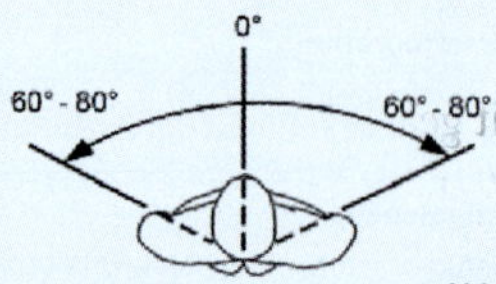

Abb. 3

Drehen rechts/links (Abb. 3)

BWS/LWS

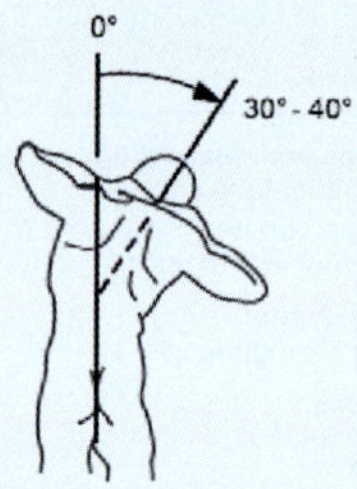

Abb. 4

Seitneigen rechts/links (Abb. 4)

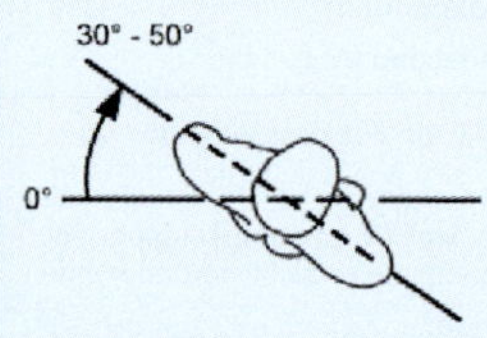

Abb. 5

Drehen im Sitzen rechts/links (Abb. 5)

Finger - Boden - Abstand (cm)

a) Ott (Abb. 6)
Messstrecke DF C7 30 cm caudal

b) Schober (Abb. 6)
Messstrecke DF S1 10 cm cranial

c) Messstrecke 10 cm (Abb. 6)
mit Mittelpunkt DF L 1

Seitverbiegung

Schulterstand (rechts tief/links tief)

Sagittale Verbiegung (kyphotische oder lordotische Fehlform)

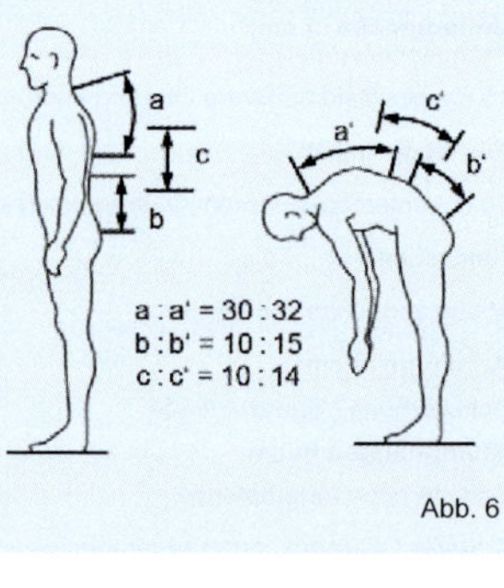

Abb. 6

Abb. 18.6 Neutral-Null-Methode – Werte für die Wirbelsäule (DGUV) [W876]

18.6.1 Hyperflexibilität

Die Hyperflexibilität kann einerseits als **lokale Beweglichkeit** in einem Gelenk oder Gelenksystem, andererseits aber auch als **generelle, globale Flexibilität** definiert werden, die, sportmotorisch oder generell beanspruchungsmotorisch bedingt, mehrere Gelenksysteme umfasst. Sie ist durch eine übermäßig ausgeprägte Beweglichkeit gekennzeichnet.

Im ersten Fall, also der **lokalen Hyperflexibilität,** resultiert die über das „normale" Maß hinausgehende Beweglichkeit entweder aus einem gezielten Trainingsprogramm, welches auf eine regionale Überbeweglichkeit (Sport) abzielt, oder aus alltäglichen, beanspruchungsspezifische Adaptionen (Beruf). In diesen Fällen wird durch gezielte Dehnprogramme an der Vergrößerung der normalen Gelenkbeweglichkeit gearbeitet, um die individuelle Leistungsfähigkeit zu steigern. Dabei ist zu beachten, dass bei den meisten Sportarten und auch bei bestimmten berufsspezifischen Beanspruchungen eine spezielle, sportart- bzw. disziplinspezifische Beweglichkeit erforderlich ist, die über die normale Beweglichkeit hinausgeht.

Im Fall der **generellen, globalen Hyperflexibilität** liegt häufig eine allgemeine Bindegewebsschwäche als Ursache für eine über das normale Maß hinausgehende Gelenkbeweglichkeit im Allgemeinen zu Grunde. Sportspezifische Höchstleistungen oder eine permanent hohe berufsspezifische körperliche Beanspruchbarkeit sind von Menschen mit dieser disponierten Bindegewebsschwäche nicht zu erwarten. Hier kann ein Krafttraining im Rahmen eines MAT in begrenztem Ausmaß strukturellen Veränderungen an Gelenken, Bändern u. a. auf Dauer entgegengewirkt werden, und funktionelle Einbußen können kompensiert werden.

MERKE

Die Hyperflexibilität gewährleistet Gelenkbeweglichkeiten, die über die „normalen" physiologischen Bewegungsgrenzen der Gelenke hinausgehen, jedoch nicht über die anatomischen Grenzen (z. B. Subluxationen und Luxationen).

18.6.2 Hyper- und Hypomobilität

Die **Hypomobilität** eines Gelenks ist durch eine deutlich **eingeschränkte Beweglichkeit** gekennzeichnet. Ursachen für diese Einschränkungen können einseitige Beanspruchungen/Belastungen, Fehlhaltungen und Gelenkimmobilisationen sein. Funktionseinbußen, die aus Hypomobilitäten resultieren, werden durch Flexibilitätstraining im **MAT und durch physiotherapeutische Maßnahmen,** vornehmlich durch **manuelle Therapie,** angegangen (➤ Kap. 29).

Die **Hypermobilität** eines Gelenks ist durch eine übermäßig ausgeprägte Beweglichkeit in einem oder mehreren Gelenken gekennzeichnet, die immer über den normalen physiologischen und anatomischen Bewegungsgrenzen der Gelenke liegt (Sachse 2002). Die Ursachen für Hypermobilitäten **können trainings- bzw. beanspruchungsbedingt, traumatisch oder genetisch** sein. Hypermobile Gelenke können – müssen jedoch nicht – durch hohe Instabilitäten charakterisiert sein. Es bleibt jedoch – wie in (➤ Kap. 18.5) ausgeführt – dabei, dass **Hypermobilitäten sport- oder alltagsspezifisch sinnvoll ausgeprägt** werden können. Hypermobile Gelenke müssen somit nicht grundsätzlich als pathologisch bezeichnet werden und können auch sehr stabil bzw. muskulär gesichert und in der einen oder anderen Situation sinnvoll sein. Beispielsweise sind generalisierte hypermobile Gelenke vollkommen physiologische Bedingungen bei Gravidität oder – wie bereits aufgezeigt – bei Sportarten mit hohen Ansprüchen an die Beweglichkeit (Tanz, Gymnastik, Turnen, Artistik).

Letztlich gibt es in jeder gesunden Population auch Menschen mit überdurchschnittlicher Beweglichkeit als Variante der Normalverteilung (Marnach et al. 2003). Diese sind meistens vollkommen beschwerdefrei, können aber bei Überschreiten ihrer (reduzierten) Belastbarkeit muskuloskeletale Funktionsstörungen mit rezidivierenden Schmerzsyndromen entwickeln: Es handelt sich dann um **konstitutionelle Hypermobilität.** Dieser Umstand beruht nahezu ausschließlich auf hypotoner, schmächtiger, schlecht ausgeprägter Muskulatur und gestörtem Bindegewebe. Hier ist **MAT** in all seinen Facetten, insbesondere Kräftigung, **als Therapeutikum** unbedingt indiziert.

Es gibt weitere Ausnahmen, die grundsätzlich als pathologisch und damit als therapiebedürftig einzustufen sind: Das **lokale Vorkommen von Hypermobilität** in einem einzelnen Gelenk oder einem Bewegungssegment der Wirbelsäule ist immer pathologisch und meistens Folge eines Traumas oder eines Bewegungsdefizits in einem benachbarten Gelenk: Es wird dann von einer **lokalen pathologischen Hypermobilität** gesprochen, die immer mit Struktur- und Funktionsbeeinträchtigungen einhergeht (Sachse 2004).

Grund für medizinisch-therapeutische Interventionen bildet die sogenannte **generalisierte pathologische Hypermobilität.** Als generalisiertes Geschehen bildet sie eine Begleiterscheinung eines angeborenen oder erworbenen orthopädischen oder neurologischen Leidens (Hassoon/Kulkarni 2002). Die Ursache der pathologischen Hypermobilität liegt meist in der **Hypotonie der gelenksichernden Muskeln** und nur bei hereditären Mesenchymstörungen in der veränderten Kollagenzusammensetzung von Bindegewebe. Hier ist eine Kräftigung im Rahmen eines MAT schlichtweg die Therapie der Wahl.

18.6.3 Hyperlaxität

Diese Form der veränderten Gelenkbeweglichkeiten geht auf habituelle, bzw. konstitutionelle Veränderungen zurück und beruht nicht nur – wie bei der generalisierten Hypermobilität – ausschließlich auf hypotoner, schmächtiger, schlecht ausgeprägter Muskulatur und gestörtem Bindegewebe. Vielmehr liegen hierbei auch echte Gelenkstrukturstörungen vor, die z. B. habituelle Luxationsneigungen an der Schulter, Kniescheibe oder der Elle hervorrufen. Diese Gelenke luxieren spontan, d. h. ohne traumatische oder andere Einwirkungen. Zur Besserung dieser krankhaften Veränderungen sind operative Eingriffe notwendig.

VERWENDETE LITERATUR

Bazett-Jones DM et al.: Sprint and vertical jump performances are not affected by six weeks of static hamstring stretching. J Strength Cond Res 2008;22:25–31

Belen AG, Maslova ES: Clinical variants of joint hypermobility syndrome in respect to age. KlinMed (Moskau) 2002;80(4):42–45

Ben M, Harvey LA: Regular stretch does not increase muscle extensibility; a randomized controlled trial. Scand J Med Sci Sports 2010;20:136–44

Bossmann T: Theorien zum Dehnen. pt_Zeitschrift für Physiotherapeuten. 2012;10: 6–8

Davis DS et al.: The effectiveness of 3 stretching techniques on hamstring flexibility using consistent stretching parameters. J Strength Cond Res 2005;19:27–32

Decoster LC et al.: Standing and supine hamstring stretching are equally effective. J Athl Train 2004;39:330–333

Folpp H et al.: Can apparent increases in muscle extensibility with regular stretch be explained by changes in tolerance to stretch? Aust J Physiother 2006;52:45–50

Ford GS: The effect of 4 different durations of static hamstring stretching on passive knee-extension range of motion in healthy subjects. J of Sport Rehab 2005;14:95–107

Güllich A, Schmidtbleicher D, Methodik des Krafttrainings. Struktur der Kraftfähigkeiten und ihre Trainingsmethoden. In: Siewers M (Hrsg.) Muskelkrafttraining, Bd. 1: Ausgewählte Themen. Kiel: Eigenverlag; 2000, S. 702–714

Hassoon A, Kulkarni J: Association between hypermobility and congenital limb deficiencies. Clin Rehabil 2002;16:12–15

Hayes PR, Walker A: Pre-exercise stretching does not impact upon running economy. J Strength Cond Res 2007;21:1227–1232

Hollmann W, Strüder HK: Sportmedizin: Grundlagen für körperliche Arbeit, Training und Präventivmedizin. Stuttgart: Schattauer; 2009

LaRoche DP, Conolly DA: Effects of stretching on passive muscle tension and response to eccentric exercise. Am J Sports Med 2006;34:1000–1007

Marnach ML et al.: Characterisation of the relationship between joint laxity and maternal hormones in pregnancy. Obstet Gynecol 2003;101(2):331–335

Ross MD: Effect of a 15-day pragmatic hamstring stretching program on hamstring flexibility and single hop for distance test performance. Res Sports Med 2007;15:271–281

Sachse J: Die Formen der Hypermobilität und ihre klinische Einordnung. In: Manuelle Medizin, Springer, Berlin, 2004

Sachse J et al.: Normuntersuchung der Beweglichkeit junger Erwachsener. Phys Med Rehab 2002;12:325–329

Sandig D (2013): Dehnen bei Leistungen mit Schnellkraftbezug. Aus: www.trainingsworld.com/sportexperten/dennis-sandig-per80062/dehnen-aufwaermen-leistungen-schnellkraftbezug-2909131.html (letzter Zugriff: 3.8.2015)

Turbanski S: Aufwärmeffekte von Stretching in schnellkraftabhängigen Disziplinen. Leistungssport 2005;35(2):20–23

Turbanski S: Stretching zum Aufwärmen? SportPraxis 2003(4):4–7

Weiß A: Stretching auf dem Prüfstand. pt_Zeitschrift für Physiotherapeuten 2012;10:48–54

Weppler CH, Magnusson SP: Increasing muscle extensibility: A matter of increasing length or modifying sensation. Phys Ther 2010;90:438–449

WEITERFÜHRENDE LITERATUR
Hollmann, W, Strüder HK: Sportmedizin: Grundlagen für körperliche Arbeit, Training und Präventivmedizin. Schattauer, Stuttgart-New York, 2009
Lindel K: Muskeldehnung. Heidelberg, Springer 2006
Seidenspinner D: Training in der Physiotherapie. Heidelberg, Springer 2005

KAPITEL

19 Schnelligkeit

Lernziele

Es werden folgende Kenntnisse und Kompetenzen erzielt:

- Der Begriff **Schnelligkeit** kann sicher auch in seinen **Teilbetrachtungen** definiert werden. Es können Differenzierungen hinsichtlich wesentlicher Begriffe zur Schnelligkeit vorgenommen werden.
- Die Unterscheidungen von **Reaktionszeit, zyklischen und azyklischen Bewegungsgeschwindigkeiten** sind bekannt und können zugeordnet werden.
- Die **Schnelligkeit determinierenden Fähigkeiten** können sicher genannt und zugeordnet werden.
- Alle **leistungslimitierenden und qualitätsentscheidenden Faktoren** für Schnelligkeitsleistungen sind bekannt und können sicher beschrieben werden.
- Die unterschiedlichen **Beurteilungs- und Messmöglichkeiten** für Schnelligkeit sind bekannt und können hinsichtlich ihrer Wertigkeiten eingeschätzt werden.
- Die **Auswirkungen von Schnelligkeitstrainingsformen** auf den Organismus können sicher und detailliert wiedergegeben werden.
- Die **Trainingsmethoden** zur Verbesserung der Schnelligkeit in all ihren Facetten können sicher differenziert und angewendet werden; aktuelle Erkenntnisse sind integriert.
- Es sind die **gesundheitserhaltenden Wirkungen von Schnelligkeitstraining** bekannt.

Der Begriff „Schnelligkeit“ kann als motorische Eigenschaft sehr unterschiedlich definiert und belegt sein. So lassen sich aus den jeweiligen professionellen Ansichten durchaus sehr divergierende Schnelligkeitsbegriffe ableiten. Unter rein physikalischen Gesichtspunkten betrachtet wird Schnelligkeit als Geschwindigkeit definiert, also Weg/Zeit (m/s oder km/h). Nur führt diese definitorische Herangehensweise zu Irritationen, wenn bedacht wird, dass die durchschnittliche Schnelligkeit/Geschwindigkeit bei einem Langstreckenlauf z. B. 5 m/s beträgt und bei einem 100-Meter-Sprint 10 m/s. Physiologisch kann die Schnelligkeit als die Fähigkeit definiert werden, *eine spezifische, vorgegebene motorische Bewegungsaufgabe aufgrund der für die Bewegungsausführung erforderlichen Flexibilität, Koordination (Zusammenwirken von Nerv-Muskelsystem) und Kraft in einer bestimmten Zeit durchzuführen.* Schnelligkeit ist also notwendig, um spezifische motorische Aktionen mit individuell höchster Intensität in kürzester Zeit durchzuführen. Aus dieser Definition heraus wird verständlich, warum die grundsätzliche Subsummierung der Schnelligkeit als eigenständige konditionelle Eigenschaft heute oftmals abgelehnt wird (Rehagel 2011), weil sie sich aus anderen konditionellen und koordinativen Komponenten zusammensetzt. Schnelligkeit bzw. Geschwindigkeit ist nur teilweise energetisch (konditionell) bedingt. Sie beruht gleichermaßen auf zentralnervösen, koordinativen Prozessen. So definieren Grosser, Starischka und Zimmermann (2004) Schnelligkeit als *„Fähigkeit, höchstmögliche Reaktions- und Bewegungsgeschwindigkeiten unter bestimmten gegebenen Bedingungen aufgrund sensorisch-kognitiver und psychischer Prozesse und der Funktionalität des Nerv-Muskel-Systems zu erzielen“.*

Die meisten Veröffentlichungen jüngeren Datums zur Definition von Schnelligkeit integrieren diesen starken nervalen bzw. neuromuskulären Definitionsbezug. Die verstärkte Fokussierung auf die neurophysiologischen und neuromuskulären Gesichtspunkte führt dazu, dass die Schnelligkeit nicht mehr als reine eigenständige, konditionelle Fähigkeit verstanden wird, sondern differenzierter als psychisch-kognitiv-koordinativ-konditionelle Eigenschaft verstanden wird (➤ Kap. 20 – Koordination).

Aus Gründen der Übersichtlichkeit und der einfacheren Strukturierung wird die Schnelligkeit dennoch auch heute noch i. d. R. eigenständig betrachtet und in drei Erscheinungsformen differenziert:
1. Reaktionszeit
2. Azyklische Bewegungsgeschwindigkeit
3. Zyklische Bewegungsgeschwindigkeit

Dabei kann die **Reaktionszeit** synonym auch als **Reaktionsschnelligkeit** und die **azyklische und zyklische Schnelligkeit** auch als **Aktionsschnelligkeit** bezeichnet werden.

Die Aktionsschnelligkeit wird dabei über die Kontraktions- und Bewegungsgeschwindigkeiten des Nerv-Muskel-Systems erreicht, die wiederum von den konditionellen und koordinativen Eigenschaften Koordination und Kraft abhängen, Die Reaktionsgeschwindigkeit ist hingegen die psychophysische Fähigkeit, auf Reize und Signale zu reagieren.

MERKE

Schnelligkeit/Geschwindigkeit hat konditionelle, koordinative und motivationsbedingte Determinanten, die im gemeinsamen Zusammenwirken Schnelligkeitsleistungen beeinflussen.

Die Schnelligkeit ist darüber hinaus begrifflich von der Schnellkraft (➤ Kap. 17.1.2) zu differenzieren. So setzt z. B. Schmidtbleicher (1987) die Schnellkraft als kausale Funktion der Kraft gleich mit dem Begriff der Schnelligkeit und meint damit die spezifische Fähigkeit, die sich bei Bewegungen mit geringem oder fehlendem Widerstand zeigt. Dabei wird die Schnelligkeit bzw. Schnellkraft als die Fähigkeit verstanden, einen größtmöglichen (physikalischen) Impuls in einer gegebenen Zeit zu erzeugen. Die so von Schmidtbleicher gekennzeichnete Schnellkraft ist in drei unabhängige, abgrenzbare und elementare Dimensionen zu differenzieren:
- Maximalkraft
- Explosivkraft
- Startkraft

Alle drei Begriffe sind in ➤ Kap. 17.1.1 und ➤ Kap. 17.1.2 ausführlich beschrieben und mit entsprechenden Trainingsmethoden belegt.

Hinsichtlich der Strukturierung des Begriffs Schnelligkeit oder Geschwindigkeit lässt sich eine Differenzierung von vier Phasen vornehmen.
1. Reaktionsphase/Reaktionszeit
2. Beschleunigungsphase/Beschleunigungszeit
3. Grundschnelligkeit/Phase der gleich bleibenden Geschwindigkeit/Schnelligkeit
4. Schnelligkeitsausdauer/Phase der abnehmenden Geschwindigkeit

Aufgrund dieser Verlaufsformen werden wiederum zwei Phasenmodelle für dynamische motorische Prozesse differenziert, die einen hohen Allgemeinheitsgrad haben (➤ Tab. 19.1).

19.1 Erscheinungsformen

Durch dieses Verlaufsmodell kann die Schnelligkeit in eine zeitliche Struktur gebracht werden und ermöglicht Ableitungen und Differenzierungen für Erscheinungsformen von einzelnen Schnelligkeitsleistungen. Aus dieser Unterteilung heraus kann die Schnelligkeit in Übereinstimmung mit biologischen Grundlagen in die Erscheinungsformen elementare und komplexe Schnelligkeitsfähigkeiten unterschieden und differenziert dargestellt werden. Es lassen sich drei relativ eigenständige Erscheinungsformen, die Schnelligkeit letztlich ausmachen, differenzieren:
1. Reaktionsschnelligkeit
2. Elementare Schnelligkeitsfähigkeit
3. Komplexe Schnelligkeitsfähigkeit

Eine Realisierung von Schnelligkeitsleistung im Allgemeinen hängt dabei wiederum entscheidend von zwei in ➤ Tab. 19.2 dargestellten „Basisfähigkeiten" ab:

Tab. 19.1 Verlaufmodelle der Schnelligkeit

Zweiphasenmodell	Dreiphasenmodell
• Beschleunigungsleistung mit selbst gewähltem Beschleunigungsbeginn • Schnelligkeitsleistung	• Reaktionsleistung • Beschleunigungsleistung • Schnelligkeitsleistung (Grundschnelligkeit)
Beispiel: Wurf, Sprung	Beispiel: Sprint, Sportspiele

19

Tab. 19.2 Zuordnungsmöglichkeiten von Schnelligkeitsfähigkeiten (modifiziert nach Grosser 1998)

Zuordnung	Primäre Einflusskomponenten	Formen der Schnelligkeit
Autonome Schnelligkeitsfähigkeiten	• Informationsaufnahme, -verarbeitung und -übertragung • Wahrnehmung (optisch, akustisch, taktil, sensorisch) • Antizipation • Latenzzeit	• Reaktionsschnelligkeit
Elementare Schnelligkeitsfähigkeiten	• Intra- und intermuskuläre Koordination • Zeitmodulationen/ Zeitprogramme	• Aktionsschnelligkeit • Frequenzschnelligkeit
Komplexe Schnelligkeitsfähigkeiten	• Zeitmodulationen/Zeitprogramme • Beschleunigung • Schnellkraft • (spezifische) Schnelligkeitsausdauer	• Kraftschnelligkeit • Sprintkraft • Kraft/Schnelligkeitsausdauer • Sprintausdauer

1. Fähigkeit, **elementare Zeitprogramme** zu realisieren
2. Fähigkeit der optimalen Verbindung elementarer Zeitprogramme mit einer generalisierten Bewegungsausführung als **komplexe Schnelligkeitsfähigkeit**

In ➤ Tab. 19.2 werden wesentliche Zusammenhänge zwischen den einzelnen Schnelligkeitsfähigkeiten insgesamt zusammengefasst.

19.1.1 Reaktionsschnelligkeit

Die Reaktionsschnelligkeit beschreibt die Fähigkeit auf optische, akustische und taktile Reize in kürzester Zeit zu reagieren. Dabei ist die Reaktionszeit auf taktile Reize mit ca. 0,14 Sekunden physiologisch am schnellsten, gefolgt von 0,17 Sekunden Reaktionszeit auf akustische Signale. Die optische Reaktionszeit beträgt ca. 0,20 Sekunden.

Die Leistungsfähigkeit im reaktiven Bereich hängt stark von der Qualität des Reizleitungssystems, den spinalen Nervenleitbahnen, der Größe der zugehörigen Neurone und der Dicke der Myelinscheiden ab.

Hinsichtlich der Signalverarbeitung selbst, die dann zu einer Reizverarbeitung führt, sind zwei Reaktionsmöglichkeiten gegeben:

1. **Einfachreaktion** – Hier wird auf festgelegte Reize (akustisch, optisch) mit eindeutigen Bewegungsausführungen reagiert. Über die daraus resultierende Automatisierung von Bewegungsabfolgen ergeben sich bei entsprechender Bewegungserfahrung Antizipationsmöglichkeiten, die die Reaktionszeiten reduziert erscheinen lassen.
2. **Komplexe Auswahlreaktionen** – Hier wird auf vielfältige Reize meist mit einer bekannten Bewegung reagiert. Allerdings kann es situationsbedingt zu sehr unterschiedlichen Abrufsensationen führen. Hierbei hat ein Bewegungserfahrener einen zeitlichen Vorteil aufgrund seiner Antizipationsfähigkeiten.

19.1.2 Elementare Schnelligkeitsfähigkeit

Die elementare Schnelligkeit stellt die Betrachtung von **Bewegungstempo mit geringem bzw. keinem Widerstand** in den Fokus der Betrachtung. Die elementare Schnelligkeitsfähigkeit setzt sich aus der Summierung der oben beschriebenen **Reaktionsschnelligkeit** und der sogenannten **Koordinationsschnelligkeit** zusammen. Beiden Schnelligkeitsfähigkeiten wird dabei eine Eigenständigkeit zugesprochen. Die Koordinationsschnelligkeit wiederum setzt sich zusammen aus den elementaren Schnelligkeitsfähigkeiten

1. **Aktionsschnelligkeit** – Tempo bei azyklischen Bewegungen mit unwesentlichen Widerständen (Schlag, Tennis u. a.)
2. **Frequenzschnelligkeit** – zyklische Bewegungen mit unwesentlichen Widerständen (Skippings, Tappings u. a.)

Aus den bislang geschilderten Zusammenhängen heraus ist die elementare Schnelligkeit insgesamt mit ihren differenzierbaren Schnelligkeitsfähigkeiten in ➤ Tab. 19.3 wie folgt zusammenfassbar.

Tab. 19.3 Elementare Schnelligkeitsfähigkeiten (modifiziert nach Roth/Willimczik 1999)

Schnelligkeit	Bei azyklischen Bewegungen	Bei zyklischen Bewegungen
Reaktionsschnelligkeit	Aktionsschnelligkeit	Frequenzschnelligkeit
• Einfachreaktion • Auswahlreaktion	Kraftschnelligkeitsausdauer/ Kraftschnelligkeit	Schnelligkeitsausdauer/ Sprintkraft

Aktionsschnelligkeit

Die elementare Schnelligkeitsfähigkeit der Aktionsschnelligkeit für durchzuführende zyklische Bewegungen ist durch **Kraftschnelligkeitsausdauer und Kraftschnelligkeit** determiniert.

Kraftschnelligkeitsausdauer wird als Widerstandsfähigkeit gegen einen durch Ermüdung bedingten Geschwindigkeitsabfall bei azyklischen Bewegungen beschrieben (Roth/Willimczik 1999).

Kraftschnelligkeit wird als die Fähigkeit verstanden, azyklische Bewegungen gegen größere Widerstände mit höchster Geschwindigkeit durchzuführen bzw. Widerständen mit einem hohen Kraftstoß in einer festgelegten Zeit zu begegnen (Grosser et. al 2004).

Frequenzschnelligkeit

Die elementare Schnelligkeitsfähigkeit der Frequenzschnelligkeit für durchzuführende Bewegungen ist durch Schnelligkeitsausdauer und Sprintkraft determiniert.

Schnelligkeitsausdauer wird als Ermüdungswiderstandsfähigkeit gegen einen Geschwindigkeitsabfall maximaler Schnelligkeitsleistung verstanden (Hollmann/Strüder 2009). Nach dieser Definition kann weiter differenziert werden in die maximale und submaximale Schnelligkeitsausdauer. Die **maximale Schnelligkeitsausdauer** wird dabei als die Ermüdungswiderstandsfähigkeit von zyklischen Schnelligkeitsleistungen bis 20 Sekunden definiert; **submaximale Schnelligkeitsausdauer** als Ermüdungswiderstandsfähigkeit von Schnelligkeitsleistungen bis 120 Sekunden. Genau genommen sind bei der letztgenannten Form die allgemeine oder lokale anaerobe Ausdauer leistungslimitierend (➤ Kap. 16.4 und ➤ Kap. 16.5).

Sprintkraft, synonym auch oft als **Antrittsschnelligkeit** bezeichnet, ist die Fähigkeit, zyklische Bewegungen gegen höhere Widerstände mit höchstem Tempo auszuführen (Grosser et al. 2004).

19.1.3 Komplexe Schnelligkeitsfähigkeiten

Während die elementaren Schnelligkeitsfähigkeiten sich ausschließlich auf das Bewegungstempo mit unwesentlichen Widerständen fokussieren, sind bei komplexen Schnelligkeitsfähigkeiten **konditionelle Komponenten** in die Betrachtung einzubeziehen. Komplexe Schnelligkeitsfähigkeiten unterscheiden sich von den elementaren also dadurch, dass Kraft- und Ausdauerleistungen Einfluss auf das Bewegungstempo nehmen können. Synonym wird in der Trainingswissenschaft oft der Begriff **Technik** verwendet. Die komplexen Schnelligkeitsfähigkeiten stellen eine Kombination der elementaren Schnelligkeitsfähigkeiten mit der Kraft und Ausdauer dar. Ein in die Bewegungsausführung zu integrierendes, bewegungsspezifisches Zeitmodul ist jedoch auch hierfür die Basis des Bewegungstempos.

Insgesamt ist die komplexe Schnelligkeitsfähigkeit abhängig von folgenden Faktoren:
- Bewegungs- bzw. Fortbewegungsart (Sprint, Schlag, Hieb, Gleichgewicht u. a.)
- Größe und Einwirkzeit des zu überwindenden Widerstandes (z. B. zyklisch/azyklisch)
- Bewegungsamplituden (Gelenkwinkel)
- Individuelle Voraussetzungen (anthropometrische Voraussetzungen, Wille, Motivation)

Dabei werden die komplexen Schnelligkeitsfähigkeiten in die genannten vier Fähigkeitsvarianten differenziert und können den entsprechenden Schnelligkeitsanforderungen zugeordnet werden (➤ Tab. 19.3). Es werden selektiv unterschieden:
- Kraftschnelligkeitsausdauer
- Kraftschnelligkeit
- Schnelligkeitsausdauer
- Sprintkraft

19.2 Qualitätsentscheidende und leistungslimitierende Faktoren

Die individuelle Leistungsfähigkeit im Bereich Schnelligkeit ist – wie oben im Einführungsteil des Kapitels beschrieben – von einer Vielzahl an Determinanten abhängig. Diese vielschichtigen Regulierungsfaktoren und ihre Modulationen entscheiden über die individuellen Schnelligkeitsfähigkeiten. In ➤ Tab. 19.4 sind in einer Übersicht die wesentlichen, leistungsrelevanten Faktoren für Schnelligkeit zusammengestellt.

MERKE

Die Schnelligkeit bzw. Schnelligkeitsfähigkeit insgesamt wird von konditionellen (Kraft und Ausdauer), koordinativen (intra- und intermuskuläre Koordination, Sensomotorik und neuronale Qualitäten) und psychophysischen (Willen, Motivation, Mentalität) Determinanten bestimmt.

Determinanten der Aktionsschnelligkeit

Die Aktionsschnelligkeit ist im Wesentlichen durch einen hohen Anteil an **FT-Fasern in der Aktionsmuskulatur und der intra- und intermuskulären Koordinationsfähigkeit** für die auszuführende Bewegung determiniert.

Tab. 19.4 Leistungsbestimmende Determinanten für Schnelligkeit

Kategorie	Determinanten
Morphologisch/ muskuläre Determinanten (Schnellkraftfähigkeiten) ➤ Kap. 17.1.2	• Optimaler Muskelquerschnitt • Faserbesatz/Typverteilung (IIA/IIX und I – Isoforme der MHC) • Molekulare und zelluläre Anpassungsmechanismen (mRNA myofibrillärer Proteine – vorhandene Myonuklei und Satellitenzellen, Myostatin, PKB u. a.) • Dynamische Kraft/Schnellkraft • Kraft Längen-Relation • Kraft-Geschwindigkeits-Relationen • Stiffness und Tonus (➤ Kap. 18.4) • Serielle elastische Elemente – SEK (➤ Kap. 12.3)
Neuronal-funktionelle Determinanten (Koordination) ➤ Kap. 20.1.2	• Frequenzierung • Rekrutierung • Synchronisierung • Myelinisierung wichtiger Neuronen • Qualität des sensomotorischen Systems (SMS) • Informationsaufnahme und -verarbeitung
Emotionale/kognitive Determinanten ➤ Kap. 20.2	• Mentale Fähigkeiten • Motivation • Kognitive Fähigkeiten • Central-Governor-Theorie • Wille • Korrektes internes Abbild der Bewegung • Spezielle Mobilisationsfähigkeit • Hohe emotionale Stabilität im Sinne von „Nervenstärke"
Allgemeine Determinanten	• Temperatur (innere und äußere) • Anthropometrische Voraussetzungen • Flexibilität/Dehnfähigkeit • Viskosität der Muskulatur • Serielle elastische Komplexe (SEK) und Kontraktile Elemente (KE) (➤ Kap. 12.3).

MHC = myosin heavy chain (schwere Myosinkette); mRNA = Boten-RNA; PKB = Proteinkinase B

19

Der erste Determinationsfaktor, also der FT-Faserbesatz, führt zu einem erhöhten ATP- und Kreatinphosphatspiegel in der auf Schnelligkeit trainierten Muskulatur.

Die Optimierung der inter- und intramuskulären Koordination bewirkt das optimale Zusammenspiel neuronaler und muskulärer Komponenten zu Erlangung einer möglichst hohen Geschwindigkeit. Sportpraktisch wird dann oft von einer guten „Technik" gesprochen.

Dabei ist zu berücksichtigen, dass bei **azyklischen Aktionsschnelligkeiten** auch die azyklische Sequenzschnelligkeit leistungslimitierend im Vordergrund steht, und damit kommt der **Kraft** eine wesentliche Bedeutung zu.

Zyklische Schnelligkeit (z. B. beim Sprint) hingegen basiert in erster Linie auf der Fähigkeit zu hoher zyklischen Frequenzfähigkeit und damit auf der **intra- und intermuskulären Koordination und der Reaktivkraft.**

In ➤ Tab. 19.5 sind die jeweils leistungslimitierenden Fähigkeitsfaktoren am Beispiel eines 100-Meter-Laufs exemplarisch dargestellt.

19.3 Analyseverfahren und Messmöglichkeiten der Schnelligkeit

Schnelligkeit wird immer durch Zeitnahme gemessen und beurteilt. Dabei kann innerhalb bestimmter individueller Bewegungsleistungen den elementaren (Reaktionszeit, Aktions- und Frequenzschnelligkeit) oder komplexen (Technik, Kraftschnelligkeitsausdauer, Kraftschnelligkeit, Schnelligkeitsausdauer, Sprintkraft) Schnelligkeitsfähigkeiten unterschiedliche Bedeutungen zukommen. Diese müssen wiederum jeweils im Detail hinsichtlich ihrer Qualitäten und Quantitäten analysiert werden. So werden die für **komplexe Schnelligkeitsleistungen** wesentlichen konditionellen Fähigkeiten entsprechend ihrer Ausprägungen analysiert: die **Flexibilität** (➤ Kap. 18) durch die Bestimmungen von Gelenkbewegungsamplituden (Winkelmessungen, Goniometrie), die **Koordination** (➤ Kap. 20) durch elektromyografische (EMG) und elektroneurografische (ENG) Messungen und die für Schnelligkeitsleistungen wichtigen **Kraftkategorien** (➤ Kap. 17) durch Kraftmessungen (Reaktivkraft, Startkraft, Explosivkraft, Schnellkraft, Maximalkraft, Kraftausdauer). Durch diese Analyseverfahren können indirekte Informationen zur individuellen Schnelligkeitsfähigkeit gewonnen werden.

Bei der Verbesserung der **elementaren Schnelligkeitsfähigkeiten** scheinen eher die konditionellen Eigenschaften leistungsbestimmend zu sein, sodass die oben genannten jeweiligen konditionellen Analyseverfahren ergänzend zu den Zeitmessungen sinnvoll sein können. Die ebenfalls bedeutsamen **Reaktionszeiten mit Adaptionsfähigkeiten, Antizipations- und Latenzzeiten** sind durch reine Zeitmessungen zu erfassen.

19.4 Schnelligkeitstraining

In den vorbereitenden Trainingsprozessen, die auf Schnelligkeitsverbesserungen einer durchzuführenden Bewegung abzielen, sollten die konditionellen Eigenschaften, die für die Bewegungsausführung wichtig sind, ausreichend gut entwickelt sein. In dieser Phase hat das Schnelligkeitstraining eine große Verwandtschaft zum Krafttraining (➤ Kap. 17.5) und Koordinationstraining (➤ Kap. 20.4).

Tab. 19.5 Phasen und leistungslimitierende Fähigkeitsfaktoren eines 100-Meter-Laufs

Phasen	Fähigkeit
• Startphase • Beschleunigungsphase • Phase der Maximalgeschwindigkeit • Phase des Geschwindigkeitsabfalls	• Reaktionsschnelligkeit • Azyklische und zyklische Aktionsschnelligkeit • Zyklische Aktionsschnelligkeit • Schnelligkeitsausdauer

19.4.1 Trainingsprinzipien

Für das spezifische Schnelligkeitstraining sind folgende **Trainingsprinzipien** grundsätzlich zu beachten:

- Schnelligkeitstraining hat jeweils hochmotiviert und mit hoher Willenskraft stattzufinden, damit schnellstmögliche Bewegungsausführungen durchgeführt werden. Ein hoher Aktivierungszustand des ZNS ist ein absoluter Basisfaktor.
- Eine hohe Körpertemperatur fördert Schnelligkeitsleistungen (Stiffness, Elastizität, Hysterese u. a. der Muskulatur wird gefördert). Sie sollte grundsätzlich ca. 38,5 Grad betragen, was einer intensiven Aufwärmarbeit über 15–30 Minuten bedeutet. Diese hohen Körpertemperaturen fördern die Schnelligkeitsleistung erheblich (Hollmann, Strüder 2009).
- Schnelligkeitstraining muss mit großer Bewegungspräzision durchgeführt werden (Koordination). Daher sollen technisch aufwendige Bewegungen (Start, zyklische Bewegungsabläufe) erst dann durchgeführt werden, wenn die richtige Technik sicher stabilisiert ist, also die durchzuführende Bewegung gut beherrscht wird.
- Die Muskulatur muss gut dehnfähig sein, um die muskelinternen Widerstände zu reduzieren (➤ Kap. 18). Antagonistisch wirkende Muskulatur muss leicht nachgeben, um hohe Schnellkraft durch die Agonisten und Synergisten zu generieren.
- Die Trainingsbedingungen sollten standardisiert und optimal sein, damit immer gleiche Bewegungen generiert werden können.
- Leistungsveränderungen und Ergebnisrückmeldungen sind stets und ständig vorzunehmen.

PRAXISRELEVANZ

Zur Sicherung der neurophysiologischen Adaptionen sind die Trainingsinhalte im Schnelligkeitstraining immer mit maximalem Tempo zu absolvieren! Hierbei ist der optimalen Technik immer das Hauptaugenmerk zuzuwenden.

Training der Reaktionszeiten

Hier sind einfache Reaktionsschnelligkeiten und minimale Reaktionszeiten auf variable Reize das Mittel der Wahl. Diese Reize sind individuell spezifisch oder sport- bzw. alltagsspezifisch auszuwählen und können Reaktionen auf **akustische, visuelle, taktile oder kinästhetische Signale** sein. Auch **kognitive und Wahrnehmungsaspekte** können hier integriert sein (Loslaufen bei ungeraden Zahlennennungen, Kombination zwischen Zahlen und Buchstaben usw.).

Training der elementaren Schnelligkeit

Hier treten für die **azyklische Bewegungssequenzschnelligkeit** konditionelle Krafttrainingsprogramme zur Verbesserung der Reaktiv-, der Start- und der Schnellkraft in den Vordergrund. Es stehen methodisch Parameter wie z. B. der Dehnungs-Verkürzungszyklus der beanspruchten Aktionsmuskulatur (➤ Kap. 17.1.2) oder Trainingsprozesse unter erleichterten Bedingungen (z. B. beim Sprint bergab laufen) zur Verfügung. **Zyklische Bewegungsfrequenzschnelligkeit** steht hierbei ebenfalls im Vordergrund und muss methodisch aufgegriffen werden (➤ Kap. 19.4.2).

Training der komplexen Schnelligkeit

Hier werden komplexe Reaktionsschnelligkeiten im Zusammenhang mit zunehmendem Bewegungsumfang der zu verbessernden bzw. zu trainierenden Gesamthandlung trainiert. Dies können **azyklische Aktionsschnelligkeiten** (z. B. Boxschlag oder Fechthieb) oder **zyklische Sprintschnelligkeit** (z. B. maximale oder alternierende Sprints) sein.

19.4.2 Trainingsmethoden

Am Beispiel eines Sprinttrainings lassen sich die Trainingsmethoden exemplarisch sehr gut erläutern und zusammenfassen, weil hierbei alle Fähigkeitsfaktoren für Schnelligkeit abgerufen werden müssen (➤ Tab. 19.5): Der Sprint beinhaltet Reaktionsschnelligkeit (Startphase), azyklische Aktionsschnelligkeit (Beschleunigungsphase), zyklische Aktionsschnelligkeit (Phase der Maximalgeschwindigkeit/Sprintausdauer), sowie Schnelligkeitsausdauer (Phase der Geschwindigkeitsabnahme).

19

Trainingsmethodisch lassen sich für die notwendigen Verbesserungen der einzelnen Phasen folgende Unterteilungen vornehmen:

Start- und Startbeschleunigungstraining

Hier werden Bewegungsausführungen infolge von diversen Signalen trainiert mit dem Ziel, einerseits eine immer gleiche Bewegungsantwort auf die gesetzten Reize als Auftaktbewegung mit Übergang in die Beschleunigungsphase zu erzeugen. Zum anderen wird eine individuelle Zeitwahrnehmung ausgebildet, die mit fortschreitendem Training Antizipations- und Latenzzeiten berücksichtigen kann. Dadurch wird gelernt, dass explosive motorische Reaktion auf ein Signal erfolgt. Dabei werden konzentrationsbedingte, sensorische Anteile und durch den Muskeltonus bedingte Trainingsadaptionen erzeugt. Methodisch erfolgt das Training anfangs immer im ermüdungsarmen bzw. ermüdungsfreien Sektor. Mit der Zunahme von Bewegungsstereotypen wird das Training methodisch angepasst.

Beschleunigungs- oder Sprintschnelligkeitstraining

Die höchste Geschwindigkeit beim Sprint wird – individuell etwas unterschiedlich – nach ca. 20 bis 30 Metern erreicht. Bis hierhin wird demnach beschleunigt, d. h. das Tempo steigt stetig an, wenn auch zum Ende mit einer nur noch geringen Steigerung. Um die Beschleunigung zu trainieren, eignen sich also am besten Laufstrecken von bis zu maximal 30 Metern. Die Belastungsintensität ist 100 % und die Belastungszeit liegt bei maximal ca. 4–5 Sekunden. Die Energiebereitstellung für solche Trainingsmethoden erfolgt überwiegend anaerob-alaktazid. Im Vordergrund der Leistungslimitierung stehen die zur Beschleunigung erforderlichen Kraftqualitäten (Schnellkraft, Explosivkraft, Startkraft) und die Koordinationsfähigkeit für die Beschleunigungsarbeit. Folgende Trainingsparameter werden für das Beschleunigungs- und Sprintschnelligkeitstraining empfohlen:

- **Intensität** = 100 % mit maximalem Willen und maximaler Motivation
- **Umfang** = 2 Serien à 6–8 Läufen von 20–30 Metern Länge oder 1 Serie mit ca. 10 Läufen mit 40–50 Metern Länge
- **Dichte** = 2–3 Minuten Pause zwischen den Wiederholungen und vollständige Pausen (6–8 Minuten) zwischen den Serien

Sprintausdauertraining

Die Ermüdungswiderstandsfähigkeit gegen einen Geschwindigkeitsabfall bei maximaler Schnelligkeitsleistung wird als Sprintausdauer verstanden und ist vom Begriff der Schnelligkeitsausdauer zu differenzieren.

Sprintausdauer wird hier als die Fähigkeit verstanden, Schnelligkeitsleistungen im höchsten Tempo in einer Länge von 20 bis 30 Sekunden zu vollbringen. Im Gengensatz dazu – und zur begrifflich sichern Differenzierung – wird an dieser Stelle nochmals auf die Differenzierung zum Begriff der Schnelligkeitsausdauer nach Hollmann und Strüder (2009) verwiesen (➤ Kap. 19.1.2, Abschnitt Frequenzschnelligkeit). **Schnelligkeitsausdauer** wird dort als Ermüdungswiderstandsfähigkeit gegen einen Geschwindigkeitsabfall maximaler Schnelligkeitsleistung bis 20 Sekunden bzw. submaximaler Schnelligkeitsleistung bis 120 Sekunden verstanden, wobei in beiden Fällen die allgemeine oder lokale anaerobe Ausdauer leistungslimitierend ist.

Für Sprintausdauerleistungen sind dagegen weder der Laktatanstieg als metabolische Antwort auf anaerob-laktazide Beanspruchungsformen noch die Sauerstoffschuld begrenzende Faktoren. Vielmehr scheint das Nachlassen einer differenzierten Steuerung der Bewegungsmodulation (Programm??) für Leistungslimitationen verantwortlich zu sein (Weineck 2004). Daraus ist schlussendlich zu folgern, dass die Sprintausdauerfähigkeit methodisch im Sinne einer Koordinationsverbesserung bzw. eines motorischen Lernens/Optimierens zu trainieren ist.

Trainingsmethodisch stehen hier **Belastungen mit höchster Intensität und vollständigen Pausen** im Vordergrund und haben sich bewährt. Hierbei zeigen sich ergänzend Vorzüge einer solchen Belastung durch die Verbindung mit einem Koordinationstraining im Bereich der Schnelligkeit.

Koordinationstraining

Im Schnelligkeitstraining soll das Koordinationstraining hinsichtlich der neuronalen Verschaltungen optimieren. Insbesondere wird das Zusammenwirken von Agonisten und Antagonisten im Sinne einer Optimierung der intermuskulären Koordination angestrebt. Hierbei wird im Koordinationstraining ganz bewusst die an der Bewegungsausführung beteiligte Muskulatur in Dehnzustände gebracht. Daher sollten in einem Koordinationstraining zur Verbesserung der Schnelligkeit folgende Bedingungen erfüllt sein:

- Übertriebene Ausholbewegungen zur Erzeugung größerer Dehnungen in der aktiven Muskulatur.
- Entspannte, gelöste Bewegungsausführung im individuell höchsten Tempo (z. B. im Sprint Steigerungsläufe über 60 bis 80 Meter). Bewährt hat sich trainingsmethodisch die Durchführung von ca. vier Serien.

19.5 Auswirkungen eines Schnelligkeitstrainings

Die Auswirkungen eines Schnelligkeitstrainings im funktionellen Sinne zeigen sich einzig und allein in einer **Verkürzung der Zeit,** die für eine motorische Aufgabe benötigt wird. Die Reaktionszeit verkürzt sich auf entsprechende Reize, wobei durch Bewegungsübungen auch die Antizipationsfähigkeit zunimmt. Die Beschleunigungsfähigkeit wird besser, Die individuell mögliche Schnelligkeit wird größer oder ein Schnelligkeitsabfall kann reduziert werden. Alle diese möglichen Auswirkungen führen zu einer Zeitverbesserung für die durchzuführenden Bewegungen.

Ein richtig durchgeführtes Schnelligkeitstraining führt dabei zu folgenden Adaptionen im Organismus:

- Erhalt und Förderung einer hohen Reizleitungsgeschwindigkeit
- Erhalt des (weitestgehend genetisch bedingten) individuellen FT-Faserbesatzes
- Vergrößerung der Kreatinphosphatspeicher (KP) in der beanspruchten Muskulatur
- Verbesserung der Dehnfähigkeit (Beweglichkeitsverbesserung) und der Elastizität vornehmlich durch Anpassungen im Bindegewebe in und um die beanspruchte Muskulatur als Speichermedium für Rückstellkräfte und damit verbesserte Beschleunigung und Geschwindigkeit, Dehnungs-Verkürzungs-Zyklus im tendomyotischen Übergang – Katapultwirkung (➤ Kap. 17.1.2)
- Verbesserung der intramuskulären Koordination in den Teilbereichen Frequenzierung, Rekrutierung und Synchronisierung
- Verbesserung der intermuskulären Koordination durch Optimierung der Feinabstimmung von an der Bewegung beteiligten Muskeln (z. B. Zusammenspiel von Agonisten und Antagonisten)

19.6 Schnelligkeit und Gesundheit

Schnelligkeitstraining im MAT spielt in der Therapie und Rehabilitation eine entscheidende Rolle, um Betroffene wieder „alltagsfähig“ zu trainieren. Dabei kommt dem Schnelligkeitstraining selbst – anders als z. B. dem Ausdauertraining im Herzsport oder dem gezielten Krafttraining bei diversen Wirbelsäulenerkrankungen – allerdings keine direkte therapeutische Wirkung zu. Ein reines Schnelligkeitstraining führt nämlich zu keinen direkten gesundheitsrelevanten Verbesserungen, wie sie z. B. in den Bereichen Ausdauer oder Kraft direkt darstellbar sind. Dennoch sind die indirekten, insgesamt gesundheitsstärkenden Effekte durchaus als positiv anzusehen. So bildet z. B. die **bessere und erhöhte Funktion der FT-IIX-Fasern** einen erhöhten **Schutzfaktor gegenüber Stürzen und Gleichgewichtsstörungen.** Der hohe koordinative Anteil am Schnelligkeitstraining führt auch zu positiven neuronalen Verschaltungsprozessen und zu Adaptionen im ZNS (➤ Kap. 21.1.2), die sich gesundheitsfördernd bei Alterungsprozessen auswirken können. So trägt ein Schnelligkeitstraining dazu bei, Wahrnehmungs-, Anpassungs-(Antizipations)-, Entscheidungs- und Reaktionsschnelligkeitskomponenten zu erhalten oder zu verbessern, und wirkt sich damit positiv auf die Alltagsfähigkeit aus.

Auch sind die **emotionalen und psychischen Vorteile** eines Schnelligkeitstrainings auf den persönlichen Gesundheits- und Fitnesszustand positiv zu bewerten. So ist es Schnelligkeitstrainierten z. B. bewusst, dass schnelle Reaktionen und hohe Beschleunigungen – auch des ganzen Körpers – möglich sind. Dies führt zu mehr Sicherheit in Alltagssituationen (Bus erreichen, „Stolperer" ausgleichen, schnell mal über die Straße laufen usw.).

In der schnelligkeitstrainierten Muskulatur zeigen sich aber auch sehr wohl physiologische Adaptionen, die eine erhöhte Leistungsfähigkeit – auch im Alter – gewährleisten können. So führt ein gezieltes Schnelligkeitstraining zum Erhalt der FT-X-Fasern und damit zu einer hohen Nervenleitgeschwindigkeitsfähigkeit in den entsprechenden, zu den FT-X-Fasern gehörenden Alphamotoneuronen und zu entsprechenden Aktivierungen im ZNS.

VERWENDETE LITERATUR

Grosser M, Starischka S, Zimmermann E: Das neue Konditionstraining. 9. Aufl. München: BLV, 2004

Grosser M: Schnelligkeitstraining im Tennis. Sindelfingen: Sportverlag, 1998

Rehagel J: Entwicklung einer Testbatterie zur Diagnostik und Steuerung der Schnelligkeit im Sportspiel Fußball. Dissertation, Deutsche Sporthochschule, 2011

Roth K, Willimczik K: Bewegungswissenschaft. Reinbek: Rowohlt, 1999

Schmidtbleicher D: Motorische Hauptbeanspruchungsform Kraft. Deut Zeitschr Sportmed 1987;38(9):356–377

Weineck J: Optimales Fußballtraining. Erlangen: Spitta, 2004

WEITERFÜHRENDE LITERATUR

Grosser M, Starischka S, Zimmermann E: Das neue Konditionstraining. 12. Aufl. München: BLV, 2012

Hollmann W, Strüder HK: Sportmedizin: Grundlagen für körperliche Arbeit, Training und Präventivmedizin. Stuttgart: Schattauer, 2009

KAPITEL

20 Koordination

Lernziele

Es werden folgende Kenntnisse und Kompetenzen erzielt:

- Koordination kann sicher definiert werden. Es können Differenzierungen hinsichtlich wesentlicher **Begriffe zur Koordination** vorgenommen werden.
- Die Unterscheidungen von **Steuerung und Regulierung** sind bekannt und können hinsichtlich ihrer Theorien zugeordnet werden.
- Die **koordinativen Fähigkeiten** können genannt und zugeordnet werden.
- Alle **leistungslimitierenden und qualitätsentscheidenden Faktoren** für Koordinationsleistungen sind bekannt und können detailliert beschrieben werden.
- Die unterschiedlichen **Beurteilungs- und Messmöglichkeiten** für Koordination sind bekannt und können hinsichtlich ihrer Wertigkeiten eingeschätzt werden.
- Die Rezeptoren- und Analysatorensysteme des **sensomotorischen Systems** (SMS) sind bekannt und können sicher differenziert werden.
- Die **Auswirkungen** von Koordinationstrainingsformen auf den Organismus können detailliert wiedergegeben werden.
- Die **Trainingsmethoden** zur Verbesserung der Koordination können sicher differenziert und angewendet werden; aktuelle Erkenntnisse sind integriert.
- **Analyseverfahren** zur Bestimmung von koordinativen Leistungen sind bekannt.
- Die positiven Auswirkungen von Koordinationstraining auf diverse **Krankheiten** können genannt werden. Es sind auch die **krankheitsvorbeugenden und gesundheitserhaltenden Wirkungen** von Koordinationstraining bekannt.

Die Koordination spielt sowohl unter sportlichen, präventiven als auch unter therapeutischen und rehabilitativen Gesichtspunkten im MAT eine große Rolle. Häufig werden jedoch Missverständnisse im Themenfeld der Koordination im Rahmen eines MAT offenkundig, die meist darauf beruhen, dass wesentliche Begrifflichkeiten, die für das Verständnis von Koordination im Allgemeinen notwendig sind, durch die diversen Professionen sehr unterschiedlich belegt und definiert sein können. In diesem Begriffswirrwar ist es demnach sinnvoll, grundsätzliche Begrifflichkeiten eindeutig zu definieren und diese alsdann in funktionelle Zusammenhänge zu bringen. Unter gesundheits- und leistungsspezifischen Gesichtspunkten kommt der Koordination eine herausragende Bedeutung zu, weil mit zunehmender Bewegungsqualität definierte Bewegungsabläufe flüssiger und effizienter durchgeführt werden können. Als Folge einer Koordinationsverbesserung sinkt der Energiebedarf bzw. Energieaufwand für gegebene Bewegungsaufgaben, und damit nimmt der Sauerstoffbedarf ab. Gleichzeitig reduziert sich für diese definierten Bewegungsabläufe der Ermüdungsgrad. Als Resultat ergibt sich eine Energieersparnis, die für weiterreichende motorische Leistungen zur Verfügung steht. Je komplexer und komplizierter eine Bewegung, ist desto größer ist die Bedeutung der Koordination.

20.1 Grundlagen

Die Verbesserung der Koordination, z. B. als Folge von Koordinationstraining, zeigt sich darin, dass aus einem anfänglich bewussten, an die Großhirnrinde gebundenen, komplexen Steuerungsprozess ein nahezu unbewusst ablaufender Regulationsvorgang wird, dessen Automatisation auf sensomotorischen Regulationsmechanismen beruht.

MERKE

Koordinative Verbesserungen zeigen sich dadurch, dass eine vorgegebene Bewegung effizienter (ökonomischer) und dennoch zielgesichert umgesetzt wird. Nach Krestownikow (1953) wird hierzu ein „motorisch-dynamisches Stereotyp" für die spezifische Bewegungsausführung im Organismus entwickelt und abgerufen. Es kann als eine immer richtige Bewegungsausführung auf eine zielgerichtete Bewegungsaufgabe bezeichnet werden.

Hierdurch wird einerseits die Hirnrinde erheblich entlastet; andererseits wird die auszuführende Bewegung exakter und ökonomischer. Die Ökonomisierung der Bewegung führt zusätzlich zu einer Reduktion von Verletzungsgefahren, da Irradiationen, also unerwünschte und überflüssige Aktivierung von Muskelanteilen, die für die Bewegungsausführung überflüssig sind, unterbleiben bzw. reduziert werden. Störende Nebenbewegungen und überflüssige Innervationen werden durch eine Koordinationsverbesserung demnach reduziert.

20.1.1 Definition und Begriffsbestimmungen

Die Koordination wird hier in Anlehnung an Hollmann und Strüder (2009) als Zusammenwirken des (zentralen) Nervensystems und des Muskelsystems innerhalb eines bestimmten/gezielten Bewegungsablaufs bzw. in der Absolvierung einer bestimmten, festgelegten motorischen Aufgabe definiert.

Die Festlegung auf eine Definition der Koordination ist erforderlich, weil diese selbst aus sehr unterschiedlichen Positionen heraus betrachtet werden kann. Bertram und Laube (2008) etwa definieren Koordination als eine *„auf ein (motorisches) Ziel gerichtete, konkrete hierarchische Abstimmung und das Zusammenwirken von (motorischen) Einzelaktivitäten für ein angestrebtes (motorisches) Gesamtergebnis"*. Es handelt sich dabei also um eine eher „strukturelle" Definition. Meinel und Schnabel (2007) beschreiben Koordination als die Organisation der sensomotorischen Muskelaktionen bzw. Muskeltätigkeiten und das koordinierte bzw. abgestimmte Zusammenwirken verschiedener Teilbewegungen, die abhängig von übergeordneten perzeptiven und intellektuellen Regulationsvorgängen sind. Weinek (2004) hingegen favorisiert die gleiche Definition, wie wir sie hier in Anlehnung an Hollmann und Strüder (2009) festlegen.

In Bezug zur Koordination werden – vornehmlich in der Pädagogik – die Begriffe „Geschicklichkeit" und „Gewandtheit" synonym zum Koordinationsbegriff verwendet. Nach Hollman und Strüder (2009) wird unter Geschicklichkeit die Qualität bzw. die Koordination von Körperteilbewegungen zueinander verstanden. Der Begriff der Gewandtheit beschreibt die Qualität der Bewegung bzw. die Koordination des Gesamtorganismus während einer Bewegungsausführung. Ebenfalls in Anlehnung an Hollmann und Strüder (2009) beschreibt „Technik" – als weiterer Begriff im Zusammenhang mit Koordination – die Bewegungsqualitäten im Zusammenhang mit einem Gerät (Ball, Diskus u. a.).

20.1.2 Motorisches Lernen

Die Verbesserung der Koordination geht grundsätzlich immer auf motorische Lernvorgänge zurück. Diese Lernprozesse beziehen psychische, kognitive und sensomotorische Verarbeitungsareale des Gehirns ein. Voraussetzungen für motorische Lernprozesse bzw. Koordinationsverbesserungen sind das grundlegende Interesse und die Motivation, die Bewegungsqualitäten durch motorisches Lernen zu verbessern. Darüber hinaus muss zur Verbesserung der Koordination die zu verbessernde Bewegung auch tatsächlich praktisch durchgeführt werden. Das alleinige, rein mentale Lernen führt nicht zu den angestrebten Verbesserungen.

Die Basis für die Verbesserung von Koordination – und damit aller motorischen Lernprozesse – bildet die neuronale Plastizität im ZNS und sensomotorischen System. Diese Plastizität ist lebenslang vorhanden, jedoch mit individuell sehr unterschiedlichen Ausprägungen und Wirkungsgraden belegt (Laube 2009). Beim motorischen Lernen erfolgt eine Adaptation des ZNS im Sinne einer Koordinationsverbesserung infolge von wiederholt veranlassten und durchgeführten Bewegungsfunktionen. (Bertram 2008). Die neuronalen Adaptionen sind abhängig von den ausgewählten Übungs- bzw. Trainingsparametern wie z. B. Umfang, Dauer und Intensität der neuen Informationsmuster. Hierbei können neuronale Regelkreise abgeschwächt, verstärkt oder neu vernetzt werden. Es werden üblicherweise folgende Adaptionsvorgänge differenziert:

1. **Neuronale Plastizität der kortikalen Repräsentationsfelder**
   Hierbei erfolgt eine Größenanpassung der jeweiligen kortikalen Repräsentationsfelder infolge einer trainierten Bewegung.
2. **Synaptische Plastizität**
   Hierbei kommt es zu einer reduzierten oder erhöhten Effizienz von synaptischen Übertragungsimpulsen. Dabei entspricht eine Steigerung der synaptischen Übertragungsrate einem Lerneffekt und die Minderung einem Vergessensprozess. Dieser Zusammenhang ist als Hebb-Regel bekannt (Berlit 2011).
3. **Aussprossung von Nervenendigungen**
   Unter pathologischen Bedingungen ist dieser Vorgang bei Neuronen im Gehirn erschwert, da bei Axonschädigungen Narbengewebe gebildet wird, das die Reizweiterleitung behindert.

20.1.3 Steuerungs- und Regulationsmodelle

Das ZNS kann einerseits motorische Prozesse steuern (im Sinne von „kommandieren"), anderseits jedoch auch regulieren (Antworten produzieren auf Signale aus der Peripherie). Hierbei sind sehr unterschiedliche Strukturen und Ebenen des ZNS integriert. In der Regel werden zum Verständnis und zur Erklärung der Vorgänge, wie Motorik funktionieren könnte, informationstheoretische bzw. steuerungstheoretische Modelle heran gezogen (➤ Abb. 20.1).

Erlernte Willkürbewegungen sind im Zentralnervensystem (ZNS) in abstrakter Weise zeitlich relativ dauerhaft repräsentiert. Grundlage solcher Repräsentationen scheinen der äußere Effekt und die topologischen Charakteristika der Bewegung im externalen Raum zu sein. Um solche Repräsentationen in konkrete Bewegungen umzusetzen, müssen die von den motorischen Zentren des ZNS jeweils aktuell bereitgestellten Innervationsmuster, die „motorischen Programme", dabei allerdings von Fall zu Fall unterschiedliche Muskeln antreiben und unterschiedliche Gelenkwinkelrotationen kontrollieren. Es stellt sich damit die Frage, welche (biomechanischen) Größen das ZNS unmittelbar kontrolliert, um eine solche Bewegung ihren zentral repräsentierten topologischen Merkmalen entsprechend umzusetzen. Ist dies das spezifische räumlich-zeitliche Muster der Muskelaktivität, sind es globalere Eigenschaften wie Bewegungsrichtung oder Bewegungsdistanz, oder sind es Gelenkwinkeländerungen, da jede (auch geradlinige) Bewegung eines sogenannten „Arbeitspunktes" (also z. B. der Hand) durch Rotationen eines oder mehrerer Gelenke erzeugt wird?

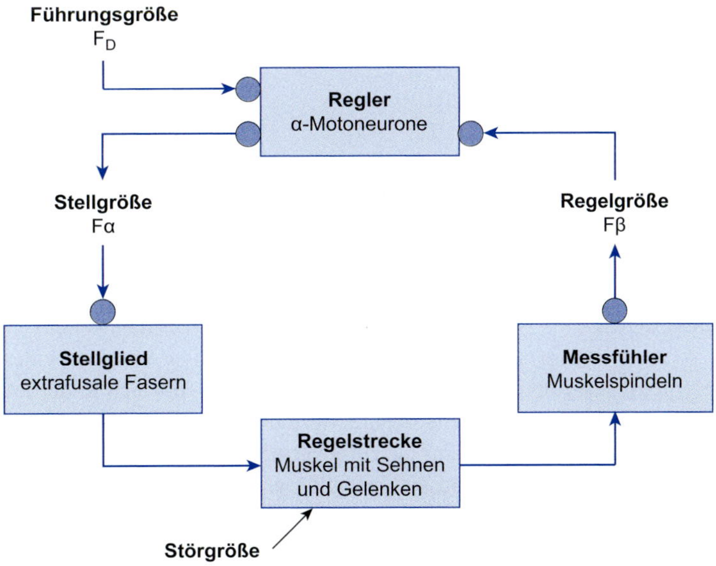

Abb. 20.1 Informationstheoretisches bzw. steuerungstheoretisches Modell der Motorik [L143]

Eine erschöpfende Antwort auf diese Fragen ist derzeit noch nicht möglich. Neurophysiologie und Bewegungswissenschaften haben hierzu bisher verschiedene Befunde bereitgestellt und Modellvorstellungen von jeweils begrenzter Reichweite entwickelt, von denen hier einige dargestellt werden.

Die Verarbeitungsdauer sensomotorischer Informationen, also Rückmeldungen aus der Peripherie und die Auslösung eines daraus resultierenden Regulationsprozesses einer ausgeführten Bewegung, wird in der Literatur relativ übereinstimmend mit 200 bis 250 ms angegeben (Hollmann und Strüder 2009). Somit ist eine funktionierende Feedback-Regulation auf der Grundlage des sensomotorischen Systems bzw. eine Regulation bei schnellen Bewegungen unterhalb dieser Zeitspanne nicht möglich, da das sensomotorische System zu langsam ist; die motorische Antwort auf eine zu regulierende Motorikstörung käme demnach immer zu spät. Zyklische Bewegungen hingegen, also immer gleiche aufeinanderfolgende Bewegungen, könnten durch sogenannte Bewegungsrepräsentationen, die zentral repräsentiert sein könnten, kontrolliert werden.

Um eine sehr schnelle Koordinierung von Motorik vorzunehmen (Regulationszeiten unterhalb von ca. 200 ms), sind also andere Mechanismen notwendig. Als Erklärungsansätze werden z. Z. folgende Theorien diskutiert:

- Gespeicherte Programme bzw. Repräsentationen von Motorik
- Nichtlineare Regulation der Motorik

20.1.4 Programme und Repräsentationen

Grundsätzlich werden zwei Modelle unterschieden: das „Closed-Loop"- und das „Open-Loop"-Modell.

Open Loop

Die Open-Loop-Kontrolle einer Bewegung beruht auf der Annahme, dass bereits detaillierte motorische Programme existieren, auf die zurückgegriffen werden kann. Während der ausgeführten Bewegung werden keine sensorischen Rückmeldungen gegeben bzw. verarbeitet. Dabei wird von den meisten Kritikern dieser Theorie die begrenzte Speicherkapazität des Gehirns diskutiert. Wie soll eine zentrale Steuerung 206 Knochen, 1 240 Skelettmuskeln, mehr als 100 bewegliche Gelenke, 905 km Blutgefäße, 100 000 km Nervenbahnen während einer Bewegung des Menschen koordinieren?

Ein jedes zentrales Kontrollsystem wäre damit überfordert. Es gibt bei dieser Theorie keine Möglichkeit, auf Störgrößen zu reagieren. Des Weiteren kann diese Theorie Bewegungsphänomene, wie z. B. das Werfen, welches auch mit ständigem Üben und mehrmaliger Wiederholung nicht exakt gleich abläuft, nicht erklären. Würde die „Open-Loop-Theorie" stimmen, so müsste ein exaktes Bewegungsprogramm vorliegen, das eine abweichende und modifizierte Bewegungsausführung nicht zulässt (Olivier/Rockmann 2003).

Closed Loop

Als weit verbreitetes „Closed-Loop-Modell" gilt das Koordinationsmodell von Meinel und Schnabel (➤ Kap. 20.1.6, ➤ Abb. 20 3). Hier wird vermutet, dass es bereits Bewegungsprogramme gibt, die einem Sollwert entsprechen und auf deren Grundlage die ausführende Muskulatur angesteuert wird. Während der Bewegungsausführung leiten Reafferenzen aus der Peripherie einen Istwert zurück, der ständig mit dem Sollwert abgeglichen wird. Dabei strebt der Organismus immer eine Übereinstimmung beider Werte an, woraus letztlich eine Anpassung der Bewegung resultieren soll. Notwendige situative Anpassungen der Bewegungsausführung erfolgen z. B. durch Veränderungen von Bewegungsumfang und Gelenkwinkel.

Die Theorie basiert auf der Annahme, dass rudimentäre Bewegungsprogramme im ZNS abgelegt sind. Kritiker sehen auch hier die dazu notwendige nahezu unbegrenzte Speicherkapazität des Gehirns als fraglich an.

Aus den beiden bislang beschriebenen Theorien hat sich in der letzten Zeit zunehmend ein systemdynamischer Erklärungsansatz entwickelt. Dieser lehnt das Vorhandensein kompletter motorischer Bewegungsprogramme ab. Vielmehr wird von einem komplexen Zusammenspiel der an der Bewegung beteiligten Strukturen und neurophysiologischen Regulationsvorgänge ausgegangen. Diese Vorgänge verändern sich nichtlinear zueinander in einem selbstorganisierten, dynamischen System – also gemäß einem chaostheoretischen Modell. Dafür würde auch die Vielfältigkeit von individuell sehr unterschiedlichen Bewegungsausführungen sprechen. Für durchzuführende Bewegungsaufgaben gibt es nicht *eine* richtige Lösung, sondern quasi eine Lösungsmenge, mit der sehr individuelle und vielfältige Lösungen möglich sind.

20.1.5 Nichtlineare Regulation (dynamisches System)

Ist eine Bewegung bzw. Bewegungskorrektur innerhalb sehr kurzer Zeit (unterhalb von ca. 200 ms) notwendig, so bestehen sehr hohe Anforderungen an das sensomotorische System durch die sehr schnell benötigte Informationsverarbeitung. Aktuelle Erkenntnisse zu sensomotorischen Funktionsweisen innerhalb solcher Korrekturprozesse belegen, dass die überwiegende Regulierung wohl durch Interaktionen der verschiedenen Sensorsysteme untereinander stattfindet und nicht auf ZNS-Ebene abläuft (Giesler-Hofmann 2008). Dhaher (2001) vermutet schon seit geraumer Zeit, dass nichtlineare dynamische Modelle als Erklärungsansatz für die koordinativen Funktionsweisen des muskuloskeletalen Systems heranzuziehen sind. Es handelt sich mithin um einen mathematischen Erklärungsansatz für neuromuskuläre Regulierungsprozesse mithilfe von Rückkopplungsmatrizen. Dabei werden Motorik bzw. Bewegungen im Sinne dynamischer Systeme als aufeinanderfolgende Teilprozesse hinsichtlich einer Bewegungsausführung verstanden. Diese aufeinanderfolgenden Teilprozesse erfolgen nichtlinear, wenn bzw. weil die Variablen der Bewegungsteilprozesse unzählig miteinander verknüpft sind bzw. sein können. Es wird also bei dieser Theorie davon ausgegangen, dass für eine spezifische Bewegung mehr Freiheitsgrade auf unterschiedlichen Ebenen vorhanden sind, als eigentlich für die – immer gleiche – Bewegungsausführung notwendig sind. Dies ist durch die unterschiedliche Aktivitätsverteilung der an der Bewegungsausführung beteiligten Muskulatur bedingt, weil mehrere Muskeln gleiche Gelenkbewegungen oder identische Gelenkwinkel produzieren können. Allerdings steht diese Variabilität an motorischen bzw. koordinativen Bewegungsausführungsmöglichkeiten nicht zu Beginn eines Bewegungslernprozesses zur Verfügung. Sie ergibt sich vielmehr während der Bewegungsausführung aus allen an der Bewegungsausführung beteiligten Teilkomponenten – und diese können sehr differieren.

Die hier beschriebene Variabilität in der Bewegungsausführung darf nicht gleichgesetzt werden mit mangelnder Stabilität, wie häufig in traditioneller (physio)therapeutischer und sportwissenschaftlicher Literatur noch vermittelt wird. Vielmehr ist das neuromuskuläre System aufgrund der hohen Variabilität in der Lage, auf alle externen und internen Störgrößen in einer auszuführenden Bewegung angemessen und zeitnah zu reagieren. In der Literatur ist hierbei mittlerweile belegt, dass die Variabilität der Bewegungskoordination in den proximalen Gelenken bei wiederholten Bewegungsausführungen größer ist als bei distalen Gelenken (Schubert 2013).

Mit dem hier formulierten Erklärungsansatz für koordinative Regulierung lässt sich sehr gut erklären, warum für Bewegungsaufgaben unterschiedliche Lösungsvariablen, also muskuläre Einsätze oder Kraftvektoren, in den jeweils einzelnen beteiligten Muskeln vorgehalten werden können.

Variabilität in der Motorik stellt ein allgegenwärtiges, inhärentes Charakteristikum des Organismus dar. Es äußert sich in Form von intra- und intersubjektiven Phänomenen; biomechanisch wird hierbei oft auf das Problem der Koordination der Freiheitsgrade (Redundanzproblem) abgestellt. Bereits bei einfachen Bewegungen lässt sich eine Vielzahl an Freiheitsgraden auf allen Ebenen des neuromuskulären Systems identifizieren; sie betreffen Gelenkstellungen in Form von kinematischen Freiheitsgraden, neuronale Verschaltungen und molekulare Prozesse.

Allein schon ein einzelner, spindelförmiger Muskel verfügt über 10^8 Freiheitsgrade für Kraftvektoren. Wenn bei komplexen Bewegungsabläufen mit der Einbeziehung großer Muskelgruppen bei dieser Vielzahl an variablen Möglichkeiten die Bewegung vom ZNS gesteuert und reguliert und gleichzeitig auch noch Störsignale korrigiert werden müssten, wäre das koordinierende zentrale System komplett überfordert. Gleichzeitig lässt diese Theorie ebenfalls den Spielraum für das Vorhandensein von rudimentären (evtl. ontogenetisch und phylogenetisch „alten") Bewegungsabfolgen zu – Bewegungsrepräsentationen im ZNS, die allerdings nicht als fertiges Bewegungsmuster verstanden werden dürfen. Darüber hinaus macht diese Theorie erklärbar, warum Bewegungen, zyklische oder azyklische, niemals gleich verlaufen, sondern immer unterschiedlich sind. Auch die Möglichkeiten der interindividuellen Bewegungsvielfalt für eine durchzuführende Bewegungsaufgabe ist so erklärbar, weil letztlich das ZNS, also das Gehirn, zunächst einmal ausschließlich intensionsorientiert ist: „Ziel erreicht oder nicht erreicht." Therapeutisch und rehabilitativ sind diese Erklärungsansätze für Motorik und Koordination eminent wichtig, weil es zunächst einmal *nicht* eine „richtige" oder „falsche" Bewegung gibt. Es gibt nur erfolgreiche oder nicht erfolgreiche Bewegungen. Zur Bestimmung, wer die bessere Koordination beim Erreichen des Bewegungsziels aufweist, ist nun allerdings zu analysieren, welche Bewegungsdurchführung am effizientesten ist, also am wenigsten Energie benötigt (➤ Kap. 20.3, ➤ Kap. 20.5) und gleichzeitig zielführend ist.

Die hier formulierten, aktuellen Überlegungen zur Funktionsweise von Motorik im weitesten und Koordination im engeren Sinn basieren also auf der Annahme, dass auf der mikroskopischen Ebene (sensomotorisches System) bei gleichzeitiger systematischer Organisation auf makroskopischer Ebene (ZNS) eine selbstorganisierte Regulierung stattfindet. Die Koordinierung der oben erwähnten unzähligen Freiheitsgrade in einer Bewegungsausführung ist anhand der Eigenschaften des neuronalen Systems selbst erklärbar. Die Abfolge der Aktionspotenziale kann an den Signalübertragungsstellen stochastisch gestört werden. Dieses sogenannte „neuronale Rauschen" bedingt zum einen eine veränderte Signalweiterleitung der afferenten sensorischen Signale auf das Alphamotoneuron im Rückenmark, zum anderen bewirkt es eine veränderte Signalumwandlung an der motorischen Endplatte. Dadurch entwickelt sich – ohne Einbindung des ZNS – eine veränderte Muskelspannung, aus der eine divergente Muskelaktion für eine durchzuführende Bewegung resultiert.

Die hier beschriebene Variabilität der nichtlinearen Systeme bezieht sich dabei auf die Strukturebene (sensomotorisches System) und die zeitabhängige Entwicklung (Regulierung). Hiervon wird selbstverständlich nach wie vor die „globale Variabilität" (Steuerung/ZNS) unterschieden, die immer Eingriffsmöglichkeiten hat. Letztlich kann das ZNS Koordinationsanpassungen von durchzuführenden Bewegungen im Rahmen einer „Top-down-Organisation" immer veranlassen; die wesentlichen Regulierungsprozesse scheinen nach den aktuellen Erkenntnissen jedoch „Bottom-up" organisiert zu sein. Diese Erkenntnis wirft für MAT mit neurophysiologischen Hintergründen (neurologische Erkrankungen, Gesundheitsförderung des ZNS durch Bewegung u. a.) vollkommen neue Überlegungen auf.

Insgesamt sind weitere Forschungen und Erkenntnisse erforderlich, um das neurophysiologische System in seiner Gesamtheit zu verstehen.

CAVE

Die exakten Prozesse hinsichtlich der Regulationsprozesse sind bislang noch relativ unklar. Hier sind weiterführende Erkenntnisse notwendig, um gesicherte Aussagen machen zu können. Insbesondere ist über die richtige Auswahl der Übungsparameter zur Verbesserung von Koordination wenig bekannt.

20.1.6 Steuerung

Die Großhirnrinde und der Frontallappen repräsentieren alle Muskelgruppen. Willkürliche Bewegungen beziehen dabei grundsätzlich sensorische und motorische Systeme gleichermaßen ein. Im Gehirn kommt dem Kleinhirn und den Basalganglien eine wichtige Bedeutung für die Bewegungskoordination zu. Beide erlangen Sensorikinformationen und passen demzufolge zeitliche und räumliche Komponenten für durchzuführende Bewegungen an (Huppelsberg 2009).

Die Basalganglien sind unter anderem mitverantwortlich für die Erstellung von langsamen und gleichmäßigen Bewegungen, kontrollieren und koordinieren dabei Bewegungsausmaße und das Tempo von Bewegungen.

Bei den Basalganglien handelt es sich um vier miteinander verbundene Kerne pro Hirnhälfte, die subkortikal in der Tiefe des Gehirns liegen: Striatum, Globus, Pallidus (unterteilt in Pars interna und Pars externa), Substantia nigra (unterteilt in Pars compacta und Pars reticulata) und dem Nucleus subthalamicus. Diese Kerngebiete sind über sogenannte Rückkopplungsschleifen mit der Großhirnrinde vernetzt. Nervensignale aus der Großhirnrinde treten am Striatum in die Basalganglien ein und werden in den Kernen verarbeitet. Über den Globus pallidus sowie die Substantia nigra und unter Berücksichtigung des Thalamus werden die modifizierten Signale in die Großhirnrinde zurückgesendet. Insgesamt werden drei Regelschleifen differenziert:

1. Skeletomotorische Rückkoppelungsschleife – zuständig für Bewegungskontrolle
2. Okulomotorische Rückkoppelungsschleife – beteiligt an der Augenbewegungskontrolle
3. Limbische und präfrontale Rückkoppelungsschleife – beteiligt an Emotion und Kognition

Innerhalb der Basalganglien spielen die Transmitter GABA, Glutamat und Dopamin für die Erregung der Nervenzellen und somit für die Rückkoppelungsschleifen eine entscheidende Rolle (Behrends 2012). Glutamat ist dabei ein erregender Transmitter, GABA wirkt als hemmender Transmitter, und Dopamin kann sowohl hemmend als auch erregend wirksam sein. Insgesamt können bei den Basalganglien ein direkter, motorikfördernder, und ein indirekter, Motorik hemmender Weg unterschieden werden (➤ Abb. 20.2).

Das Kleinhirn ist wesentlich für das implizite, motorische Lernen zuständig. Trainierte Bewegungsabläufe sind hier repräsentiert und können als rudimentäre Bewegungsablaufpläne abgerufen werden.

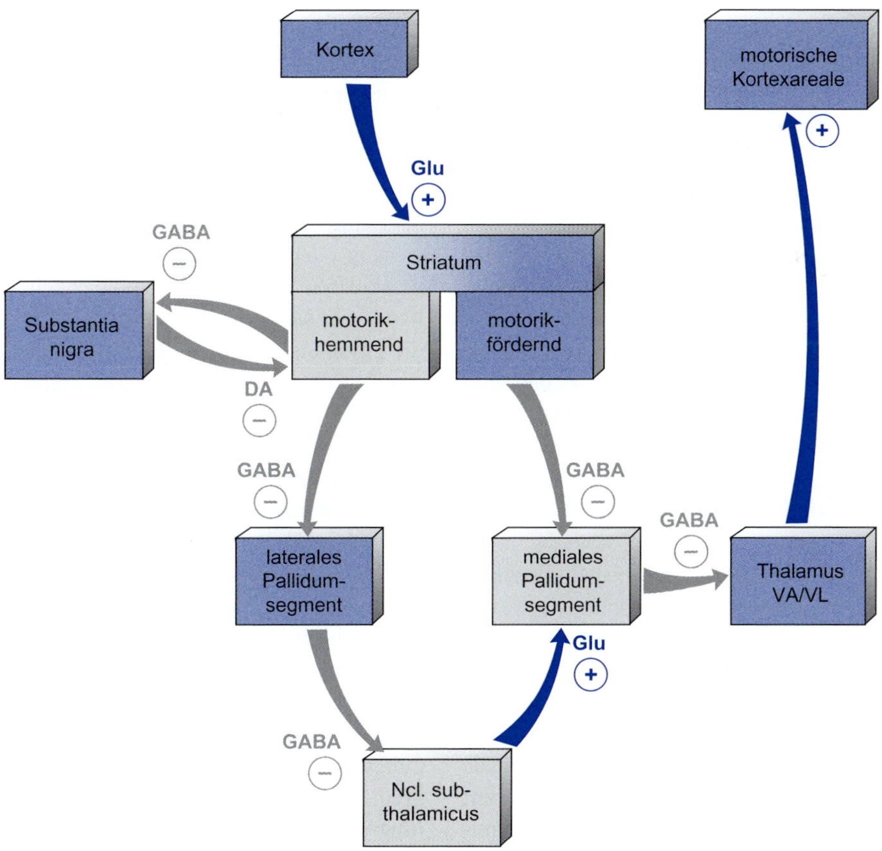

Abb. 20.2 Basalganglien – direkter Weg (blau) und indirekter Weg (grau)
DA = Dopamin; GABA = γ-Aminobuttersäure; Glu = Glutamat; VA/VL = Nucleus ventralis anterolateralis des Thalamus [L126]

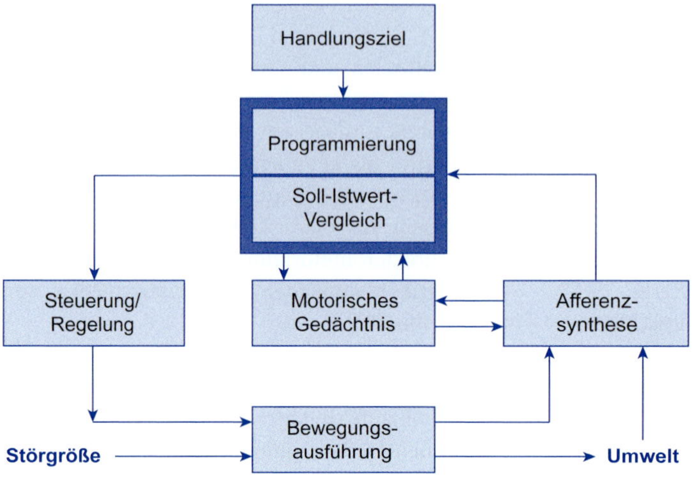

Abb. 20.3 Steuerungsmodell nach Meinel und Schnabel (2007) [L143]

Die Funktionen von Kleinhirn und Basalganglien wiederum werden durch den Gehirnstamm und den motorischen Kern des Thalamus kontrolliert und koordiniert. Diese Funktion läuft im Gegensatz zum motorischen Teil der Großhirnrinde, welcher Bewegungen bzw. Bewegungsausführungen durch die Planung und Selektion der anzusteuernden motorischen Neuronen initiiert, überwiegend unbewusst ab. Im Gegensatz dazu ist der präfrontale Streifen auf die Entwurfbildung von Handlungen spezialisiert. Die eigentliche Steuerung der Motorik erfolgt daher letztendlich aus diesen Arealen heraus.

Als „klassisches" Steuerungsmodell ist an dieser Stelle exemplarisch das Modell von Meinel und Schnabel (2007) in ➤ Abb. 20.3 dargestellt.

20.1.7 Regulation und Sensomotorik

Das sensomotorische System (SMS) ist ein Regulationssystem. Es besteht aus einem Regelkreis (➤ Abb. 20.1), in dem Rezeptoren, ZNS und bewegungsspezifische Antworten eingebunden sind. Die resultierende neuromuskuläre Kontrolle z. B. einer ein Gelenk umspannenden Muskulatur gewährleistet die notwendige Gelenkstabilität und die optimale Gelenkführung bei Bewegungen. Das SMS nimmt dabei über Rezeptoren (➤ Kap. 20.1.8) mechanische, thermische und nozizeptive Informationen aus der Peripherie auf. Diese werden über afferente Bahnsysteme sowohl auf spinaler als auch auf supraspinaler Ebene weitergeleitet und verarbeitet. Dabei sind Hirnstamm, Kleinhirn, Basalganglien, Thalamus und motorische und sensomotorische Felder des Großhirns (Telencephalon) in die Informationsverarbeitung einbezogen. Die verarbeitete Information führt zu Informationsversendungen über efferente Nervenbahnen an das – in diesem Fall – Erfolgsorgan Muskulatur. Es folgt eine Muskelaktion oder eine Anpassung der Muskelaktion durch Aktivierung oder Modifizierung von intra- und intermuskulären Koordinationsmöglichkeiten. Hierbei handelt es sich um eine neuromuskuläre Funktion, die physiologische Grundlage jeder neuromuskulären Koordination und Kraftentwicklung ist. An dieser Stelle wird daher auf die Ausführungen zu den physiologischen Grundlagen für die **intra- und intermuskuläre Koordination** im Kapitel Kraft verwiesen (➤ Kap. 17.4.3 und ➤ Kap. 17.4.4).

Das Modell des SMS beinhaltet zwei Regulationsmechanismen:

1. Feed-forward-Modell,
2. Feed-back-Modell.

Feed-forward: Bei der Feed-forward-Koordination wird davon ausgegangen, dass bereits eine relativ konkrete Bewegungsvorstellung, die auf eine Bewegungsrepräsentanz im ZNS (➤ Kap. 20.1.6) zurückgreift, existiert. Aufgrund dieser Bewegungsvorstellung wird die zur Ausführung der Bewegungsaufgabe benötigte Muskulatur adäquat aktiviert.

Feed-back: Bei der Feed-back-Koordination sind Regulationsprozesse berücksichtigt, die wäh-

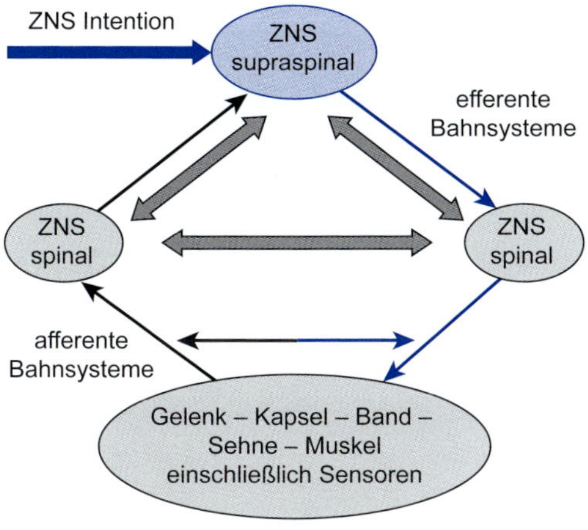

Abb. 20.4 Sensomotorische Regulation – Feed-back-Koordination [E102, L143]

rend einer Bewegungsausführung notwendig werden. Diese Korrekturen und Regulationen finden nach heutiger Erkenntnis überwiegend auf spinaler und supraspinaler Ebene statt (Laube 2009). Kortikale Ebenen können in die Korrekturprozesse einbegriffen sein, müssen dies jedoch nicht (➤ Abb. 20.4).

Neuere Erkenntnisse zu den oben beschriebenen nichtlinearen Regulationsmöglichkeiten lassen darüber hinaus vermuten, dass es auch Umschaltungen auf tieferen peripheren Ebenen geben könnte, also Verschaltungen bzw. Korrekturebenen ohne Rückkoppelungsprozesse über spinale oder supraspinale Ebenen. Hier gilt es weiterführende Forschungsergebnisse abzuwarten.

20.1.8 Rezeptoren des sensomotorischen Systems (SMS)

Die Rezeptoren des SMS dienen überwiegend der **Propriozeption** und damit der Wahrnehmung interner Rückmeldungen. Rezeptoren sind spezialisierte Nervenzellen, die auf bestimmte Veränderungen im Organsystem oder in der Umwelt antworten und diese Antworten dem Nervensystem mitteilen. Im klassischen Sinne wird unter einem Rezeptor also eine neuronale Struktur, häufig in Verbindung mit spezialisierten Bindegewebs- und Epithelzellen, verstanden, die der Perzeption von Sinneseindrücken dient. Die hier in Rede stehenden Rezeptoren finden sich praktisch in jeder Gelenkstruktur (Knorpel, Knochen, Kapsel, Band), in der Muskulatur (infrafusale Fasern, Sehne), aber auch in Bindegewebsstrukturen (Haut, Faszien und andere Muskelhüllen), also praktisch überall im Organismus. Die verschiedenen Systeme sind über Afferenzen und Interneurone sowohl mit den Alpha- als auch mit den Gammamotoneuronen verknüpft. Sie sind des Weiteren an der Feed-forward-Kontrolle der inter- und intramuskulären Aktivitäten und Koordinationen beteiligt. Sie nehmen direkten Einfluss auf Gelenkmobilitäten und -stabiltäten. ➤ Tab. 20.1 fasst die Rezeptorensysteme im SMS im Überblick zusammen.

20.1.9 Posturale Kontrolle

Unter posturaler Kontrolle wird die koordinative Fähigkeit verstanden, eine aufrechte Körperposition situationsunabhängig aufrechtzuerhalten, also gegen die Schwerkraft zu stabilisieren (Frommelt und Lösslein 2010). Hierfür muss der Organismus ständig sowohl statisch als auch dynamisch ausbalanciert werden. Alle motorischen Aktivitäten gehen demnach mit physiologischen posturalen Kontrollmechanismen einher, auch wenn oft ständige und nur minimale posturale Kontrollen im Sinn muskulärer Aktivitäten notwendig sind. Insgesamt sind für die posturale Kontrolle überwiegend drei Faktoren verantwortlich (Hüter-Becker 2005):

1. Herzschlag und Atmung
2. Innere Bewegungsimpulse
3. Äußere Einflüsse

Die posturale Kontrollfähigkeit wird im Rahmen der koordinativen Fähigkeiten (➤ Kap. 20.1.10) als „Gleichgewichtsfähigkeit“ separat als eigene, koordinative Fähigkeit dargestellt.

20.1.10 Koordinative Fähigkeiten

Motorische Fähigkeiten insgesamt können in konditionelle und koordinative Fähigkeiten unterteilt werden (➤ Abb. 20.5).

Tab. 20.1 Rezeptorensysteme des sensomotorischen Systems (SMS)

Stimulus/Adäquater Reiz	Therapeutischer Hinweis für MAT
Muskelspindeln/Gammamotoneurone	
• Längenveränderungen der Muskelzelle • Explosiv-schnelle Längenveränderungen	• Die durch Reflexe ausgelösten Muskelaktionen können nur in seltenen Fällen Verletzungen vermeiden, da die Reflexlaufzeiten zu langsam sind. • Die Gammamotoneurone (Muskelspindeln) beeinflussen die „Vorspannung" der Muskulatur (muscular stiffness). • Die Vorspannung/muscular stiffness ist durch verschiedene zentrale und periphere Faktoren zu beeinflussen und niemals auf nur eine Ursache zurückzuführen. • Das Längenkontrollsystem beschränkt sich in seinen Auswirkungen im Wesentlichen auf den eigenen Muskel und seine Antagonisten.
Golgi-Organe (Golgi-Körperchen und Golgi-Sehnenorgan)	
• Spannungskontroll-system • Spannungsänderungen • Golgi-Afferenzen sind schon mit geringen Spannungen auslösbar.	• Golgi-Organe messen die ligamentäre Spannung und lösen in biomechanischen Extrempositionen verstärkt Ib-Afferenzen aus, die die Alphamotoneurone hemmen, um einen weiteren Spannungsaufbau zu verhindern und Strukturen zu schützen. • Das Spannungskontrollsystem der Ib-Afferenzen steuert den Muskeltonus einer ganzen Körperregion bzw. einer ganzen Extremität. • Golgi-Sehnenorgane kommen nicht nur in den Muskel-Sehnen-Verbindungen vor, sondern auch in anderen Geweben der Gelenke. • Golgi-Afferenzen können sowohl fördernd als auch hemmend in die Muskelsteuerung eingreifen. • Golgi-Afferenzen beeinflussen die Muskel-Sehnen-Spannung einer gesamten Extremität.
Ruffini-Organe	
• Zugbelastung • Gemeinsam mit anderen Rezeptoren Meldung von Amplitude und Geschwindigkeit von Gelenkbewegungen • Besonders starke Entladung bei mittleren Gelenkwinkelstellungen	• Intraartikulärer Druckmelder (Erguss, Schwellung der Gelenkkapsel) • Zeigen im Zusammenspiel mit anderen Rezeptoren die Gelenkwinkelstellung • Haben überwiegend statische Funktionen • Langsame Reizadaptation • Niedrige Reizschwelle
Lamellen und Vater-Pacini-Körper	
• Beschleunigungsdetektoren • Reaktionen auf unidirektionale Kompression • Reaktionen auf Vibrationen mit hohen Frequenzen	• Niedrige mechanische Reizschwelle • Reaktionen auf Vibrationen (Massagetechniken, technische Hilfsmittel) • Schnelle Adaptationen; bei Aufrechterhaltung oder Wiederholung eines Reizes in kurzer Folge Verringerung der Afferenzen
Freie Nervenendigungen	
• Schmerzrezeptoren/Nozizeption • Vorkommen in allen Geweben, außer im gelenküberziehenden, hyalinen Gelenkknorpel • Hohe Reizschwelle	• Hohe Reizschwelle, die sich jedoch bei Entzündungen und Gewebsschädigung deutlich verändern kann, d. h., bisher nicht schmerzauslösende Reize verursachen dann Schmerzen. • Schmerzafferenzen greifen in die Motorik ein, ohne dass sie subjektiv wahrgenommen werden. • Freie Nervenendigungen können Stoffe ausschütten, die Entzündung und Schmerzempfindung verstärken.

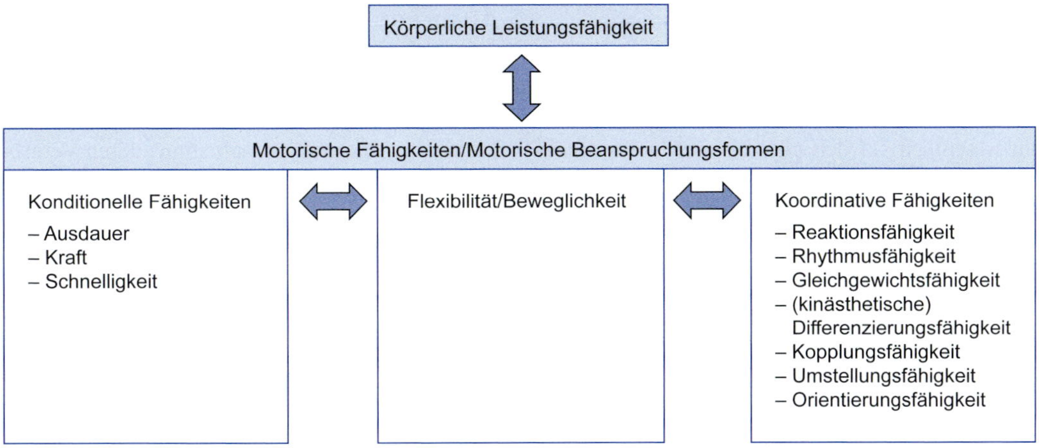

Abb. 20.5 Motorische Fähigkeiten/Motorische Beanspruchungsformen der Koordination [L143]

Die in ➤ Abb. 20.5 dargestellten **koordinativen Fähigkeiten** lassen sich im Einzelnen wie folgt definieren:

- **Reaktionsfähigkeit** beschreibt die Reaktionsfähigkeit auf ein oder mehrere Signale.
- **Rhythmusfähigkeit** beschreibt die Fähigkeit, vorgegebene Bewegungen hinsichtlich der Rhythmisierung exakt wiederzugeben und gespeicherte Rhythmen zu reproduzieren.
- **Gleichgewichtsfähigkeit** beschreibt die Fähigkeit, den Körper im Gleichgewicht zu halten bzw. den Körper nach umfangreichen Schwerpunktverlagerungen wieder ins Gleichgewicht zu bringen.
- **(Räumliche) Orientierungsfähigkeit** beschreibt die Fähigkeit, Veränderungen des Körpers selbst oder die eines Gegenstandes wahrzunehmen und richtig einzuschätzen.
- **(Kinästhetische) Differenzierungsfähigkeit** beschreibt die Fähigkeit, eine Bewegung genau und perfekt abgestimmt zu vollziehen. Durch die kinästethischen Informationen kommt es hierbei zu fein abgestimmten Bewegungen.
- **Kopplungsfähigkeit** beschreibt die Fähigkeit, einzelne Körperteile in Verbindung mit dem gesamten Körper unter räumlichen, zeitlichen und dynamischen Gegebenheiten abzustimmen.
- **Umstellungsfähigkeit** beschreibt die Fähigkeit, eine motorische Handlung situationsgegeben anzupassen und als neue motorische Handlung weiterzuführen.

20.2 Qualitätsentscheidende und leistungsbegrenzende Faktoren der Koordination

Die Qualität und die individuelle Leistungsfähigkeit in der Koordination hängen von unterschiedlichen, komplex zusammenwirkenden Einzelfaktoren ab. Im Einzelnen sind folgen Faktoren bedeutsam:

1. Intra- und Intermuskuläre Koordinationsfähigkeiten
2. Qualität und Quantität der Rezeptoren- und Analysatorenfunktionen
3. Ausprägung der Fähigkeit zum motorischen Lernen
4. Ausprägung der Bewegungserfahrung
5. Qualität der koordinativen Fähigkeiten (➤ Kap. 20.1.10)
6. Individueller Umgang mit Druckbedingungen und Belastungsdruck (emotional und kognitiv)

Darüber hinaus ist die koordinative Qualität abhängig von der Berücksichtigung einschlägiger physikalischer Gesetzmäßigkeiten für durchzuführende Bewegungsabläufe, vom Übungsgrad des durchzuführenden Bewegungsablaufs und vom Anpassungszustand des Gleichgewichtsorgans.

Intra- und Intermuskuläre Koordinationsfähigkeiten

Die individuelle koordinative Leistungsfähigkeit beruht wesentlich auf den physiologischen Prozessen der intra- und intermuskulären Koordination. Insbesondere sind die Abstufungsprozesse in den Bereichen **Rekrutierung, Frequenzierung und Synchronisierung** leistungslimitierend für koordinativ anspruchsvolle Bewegungsaufgaben (➤ Kap. 17.2.1) verantwortlich. Eine gute Koordination äußert sich darin, dass nur so viel muskuläre Aktivität entwickelt wird, wie es gerade erforderlich ist für die Durchführung der zu absolvierenden Bewegungsaufgabe. Durch die bewegungsspezifische Abstimmung der intra- und intermuskulären Koordination wird eine Optimierung von Bewegungsausführungen generiert. Das Ergebnis ist eine zielführende Bewegungsausführung mit hoher Effizienz und eine Bewegungsoptimierung.

Qualität und Quantität der Analysatorenfunktionen

Die Qualität der koordinativen Fähigkeiten insgesamt ist entscheidend an die Qualität und Quantität der Informationsaufnahme und -verarbeitung gebunden. Analysatoren sind hier als Teile des sensorischen Systems definiert, zu dem spezifische Rezeptoren (s. o.), afferente Nervenbahnen und sensorische Zentren im ZNS auf unterschiedlichen Ebenen gehören. Im Analysatorensystem werden Informationen empfangen und verarbeitet. Je besser diese Analysatoren eigene Bewegungen und Umwelt erfassen können, umso besser fällt eine motorische Antwort aus. Für die motorische Koordination, die hier in Rede steht, sind fünf Analysatorensyteme wesentlich, deren spezifische Rezeptoren bereits oben unter „Rezeptoren des sensomotorischen Systems (SMS)“ beschrieben sind. Die fünf Anaylsatoren sind (Weineck 2004a):

1. Kinästhetische Analysatoren (z. B. Muskelspindel)
2. Taktile Analysatoren
3. Statikodynamische Analysatoren
4. Optische Analysatoren
5. Akustische Analysatoren

Ausprägung der Fähigkeit zum motorisches Lernen

Es wurde oben bereits belegt, dass für motorisches Lernen die Informationsaufnahme, deren Verarbeitung und die Speicherung wesentliche Faktoren sind. Die auf neurophysiologische Sinnesleistungen beruhenden Prozesse der Perzeption (Analysatoren und Rezeptoren), der Kognition (Bewerten und Einschätzen, Zuordnen) und der Gedächtnisleistung sind wesentlich für die Ausprägung der Fähigkeit zum motorischen Lernen. Darüber hinaus spielt eine gewisse „Bewegungsintelligenz“ eine bedeutsame Rolle; diese kann individuell sehr unterschiedlich ausgeprägt sein und hängt in der Regel von psychomotorischen Erkenntnis- und Umsetzungsprozessen ab. Hierbei spielt die **Ausprägung der Bewegungserfahrung** ebenfalls eine große Rolle.

Individueller Umgang mit Druckbedingungen und Belastungsdruck (emotional und kognitiv)

Koordinative Leistungen hängen ganz entscheidend auch davon ab, dass „der Kopf“ stimmt. Häufige Aussagen in Interviews von Spitzensportlern zeigen die Bedeutung dieser Faktoren. Oft finden sich Sätze wie „heute wollte der Kopf nicht“, oder „ich weiß auch nicht, woran es lag, dass ich meine Möglichkeiten aus dem Training nicht habe abrufen können“ usw. Es ist demnach – nicht nur im Bereich der Koordination – entscheidend, wie eine optimale Motivations- und Emotionslage hergestellt werden kann. Angst und emotionaler Stress sind hierbei ebenso wenig förderlich wie ein Mangel an Spannung und Aufmerksamkeit. Insbesondere gilt es folgende **Druckbedingungen** in den Griff zu bekommen:

1. Präzisionsdruck
2. Zeitdruck
3. Komplexitätsdruck
4. Situationsdruck
5. Belastungsdruck

Alle diese Druckbelastungen wirken sich – je nach individuellen Verarbeitungsmöglichkeiten – koordinativ und damit insgesamt leistungslimitierend aus. Dies betrifft physisch-konditionelle Merkmale wie z. B. den möglichen Krafteinsatz oder Ermüdungsparameter

(➤ Kap. 20.4.3), aber auch psychisch-emotionale Merkmale wie z. B. Motivation und Versagensängste.

20.3 Analyseverfahren der Koordinationsfähigkeit

Für die Beurteilung der Qualität von Koordination im Allgemeinen und im Speziellen innerhalb einer definierten Bewegung gibt es kein Standardverfahren. Aus diesem Grund ist es grundsätzlich schwierig, die Koordination mittels Laborbedingungen zu bestimmen – insbesondere gilt dies für die Bestimmung entsprechender Qualitätsgrade im Sport.

Trotzdem werden Verfahren angewendet und hier nachfolgend beschrieben, die indirekt sehr wohl Auskunft geben über die Qualität von koordinativen Leistungsfähigkeiten. Die wesentlichen Punkte in der Definition und der Analytik von Koordination ist die **Bestimmung der Präzision und der Ökonomie/Effizienz.** Hierin ist formuliert, dass die koordinativ hochwertige Lösung einer Bewegungsausführung zwei Dinge gewährleisten können muss:

1. Das Bewegungsziel wird erreicht – **Präzision.**
2. Das Bewegungsziel wird mit möglichst geringem Aufwand erreicht – **Ökonomie/Effizienz.**

Während der erstgenannte Punkt einfach zu ermitteln ist (Ziel erreicht oder nicht erreicht, Ball vorbei oder drin), lässt sich der zweite Punkt nur dadurch bestimmen, dass der benötigte Energieaufwand für die Bewegungsausführung ermittelt wird. Dabei muss wiederum berücksichtigt werden, dass z. B. in koordinativ anspruchsvollen Bewegungsaufgaben – z. B. beim Dartspiel – der Energieverbrauch eine eher untergeordnete Rolle spielen kann. Hier ist sicherlich ausschließlich die Zielführung ergebnisrelevant. Anderseits gibt es eine Vielzahl an motorischen Betätigungen, bei denen indirekt über die Bestimmung des Energieverbrauchs (Spiroergometrie, ➤ Kap. 20.3.1 und ➤ Kap. 16.7.2) oder über die Aktivierung des Nervensystems (EMG, ➤ Kap. 20.3.2) eine Effizienzbestimmung unter Laborbedingungen durchführbar ist. Wer z. B. effizient geht oder läuft, wird einen größeren (physikalischen) Wirkungsgrad haben, also weniger Energie benötigen, als jemand, der sich weniger koordiniert bewegt.

Weitere Analyseverfahren für koordinative Qualitäten sind **Kraftmessplatten** (➤ Kap. 17.8.1). Hiermit sind Interpretationen von vorgegebenen Bewegungsabläufen hinsichtlich der koordinativen Qualitäten möglich, indem Ergebnisse der Qualitäten und Quantitäten des neuromuskulären Systems dargestellt werden können. Dabei werden auf der um drei Achsen beweglich Kraftmessplatte kontinuierlich vertikale, frontale und transversale Kräfte im Computer aufgezeichnet. Eine Analyse der aufgezeichneten Kurven ermöglicht die Beurteilung der Koordinationsqualitäten.

Allgemeine Testverfahren aus der Arbeitsmedizin, z. B. das **Testverfahren nach O'Connor,** haben sich jedoch auch durchaus bewährt. Hier wird sehr simpel die Zeit ermittelt, die benötigt wird, um ein 100-löchriges Steckbrett aus einem Eimer mit Metallstiften zu füllen.

20.3.1 Spiroergometrie

Eine indirekte Bestimmung der Koordinationsqualität bzw. der Koordinationsleistungsfähigkeit kann über eine spiroergometrische Untersuchung erfolgen, bei der für vorgegebene Belastungen die Sauerstoffaufnahme ermittelt wird. Kurz gesagt gilt dabei: Je geringer der Sauerstoffverbrauch für eine definierte und erfolgreiche Bewegungsausführung ist, umso effizienter und damit koordinativ hochwertiger ist die Bewegungsausführung. Demnach ist mit unveränderten kardiopulmonalen Leistungswerten eine höhere Leistung durchführbar. Die genauen Vorgehensweisen und Interpretationen von spiroergometrischen Untersuchungen sind in ➤ Kap. 16.7.2 beschrieben.

20.3.2 Elektromyogramm – EMG

Mittels eines Elektromyogramms (EMG) kann die Einschätzung der intra- und der intermuskulären Koordinationsfähigkeit innerhalb einer definierten Bewegungsausführung vorgenommen werden. Hierbei werden die elektrischen Aktionspotenziale, die durch die Erregung der aktivierten Muskelzellen entstehen, dargestellt bzw. abgeleitet. Die EMG-Amplitude gibt Auskunft über die mechanische Antwort auf den elektrischen Stimulus. Darüber hinaus kann das EMG Auskunft über die Impulsfrequenz der arbeitenden Muskulatur sowie der eingesetzten motorischen Einheiten geben.

Eine Verbesserung der Koordination zeigt sich im EMG wie folgt:

- Reduktion der elektrischen Aktivitäten für eine vorgegeben submaximale Muskelaktion
- Weniger Aktionsüberlappungen zwischen synergistischen, an der gegebenen Bewegung beteiligten Muskeln
- Kürzere und exaktere Aktionen der beteiligten Muskeln

Grundlagen der EMG-Messung

Das EMG bietet die Möglichkeit, das Innervationsverhalten quergestreifter Muskeln darzustellen. Auf diese Weise können koordinative Aussagen und Interpretationen zum Bewegungsverhalten, aber auch zu statischen Muskelaktionen gemacht werden.

Definition Elektromyografie

Im EMG erfolgt die Registrierung und Aufzeichnung der bei Muskelanspannung entstehenden elektrischen Phänomene. **Es werden zwei Arten** des EMG unterschieden:

- **Nadel-EMG:** Das klassische, klinische EMG des Neurologen. Es misst die elektrischen Phänomene durch die eingestochene Nadel direkt an den Muskelzellen.
- **Oberflächen-EMG,** auch kinesiologisches EMG genannt. Dieses misst die Summe aller unter dem abgeleiteten Bereich entstandenen Aktionspotenziale der aktiven motorischen Einheiten.

20

Entstehung elektrischer Phänomene

Durch Erregungsfortleitung gelangt der Impuls über die Nervenfaser der motorischen Vorderhornzelle zu allen Muskelfasern dieser motorischen Einheit.

An den neuromuskulären Synapsen kommt es zu einem Ca^{2+}-Einstrom. Die Vesikel mit dem Transmitter Azetylcholin verschmelzen mit der präsynaptischen Membran. Der Transmitter diffundiert durch den synaptischen Spalt, und es kommt zur Transmitter-Rezeptor-Interaktion an der subsynaptischen Seite. Durch Na^{+}-Einstrom kommt es zur lokalen Depolarisation und dadurch zum Einlaufen der Erregung über das transversale System der Muskelfaser ins Zellinnere.

Rekrutierung und Frequenzierung

Die elektrische Spannung, die entsteht, liegt im Mikrovoltbereich (1 Millionstel Volt) und ist abhängig von der Anzahl der rekrutierten motorischen Einheiten (Rekrutierung) und der Frequenz, mit der die Muskelfasern „befeuert" werden (Frequentierung).

Problematik der Störfaktoren der Oberflächen-EMG-Analyse

Während der EMG-Ableitung unterliegt die Messung verschiedenen **Störfaktoren und Einflüssen.** Dies können sein:

- Artefakte (Störsignale) aufgrund anderer elektrischer Geräte in der Umgebung
- Cross-talk: Aktivierungen benachbarter Muskeln oder des Herzens, die in die Messung mit einfließen können
- Unterschiedlich dickes subkutanes Fettgewebe: je dicker die Schicht, desto niedriger das Signal
- Hautimpedanz variiert durch Temperaturschwankungen, Schwitzen, Fett auf der Haut, Wassergehalt im Gewebe usw.
- Bewegungsgeschwindigkeit und Bewegungsausmaß

EMG – Vorbereitung und Durchführung

Aufgrund der erwähnten Einflussfaktoren auf das EMG ist für die EMG-Testung eine **sorgfältige Vorbereitung** notwendig: Zur optimalen Elektrodenhaftung sollte eventuelle Behaarung entfernt werden. Zur Entfettung müssen entsprechende Hautareale mit Alkohol gereinigt werden. Zusätzlich kann die Haut mit feinem Sandpapier aufgeraut werden, um eine optimale Leitfähigkeit zu erreichen. Die Elektroden sollten im Muskelfaserverlauf auf dem Muskelbauch in ca. 2 cm Abstand platziert werden. Zur Vermeidung von Artefakten können die Elektrodenkabel, falls vorhanden, zusätzlich am Körper fixiert werden.

Um EMG-Werte vergleichen zu können, müssen die Elektroden eine identische Positionierung haben. Trotzdem haben mehrere Ableitstellen niemals identische Ableitbedingungen, weshalb eine optimale Vergleichbarkeit nicht gegeben ist.

Außerdem müssen die zu vergleichenden Muskeln (rechts/links oder bei unterschiedlichen Probanden) gleichen Testbedingungen ausgesetzt werden (z. B. isometrische Kontraktion, auxotonische Kontraktion mit identischem Bewegungsausmaß und gleicher Bewegungsgeschwindigkeit oder Isoki-

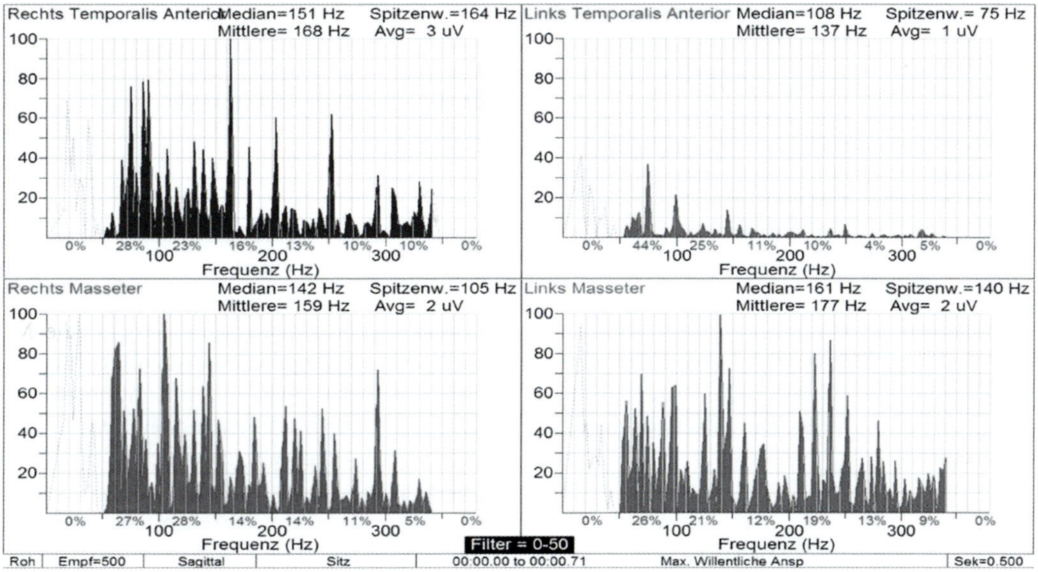

Abb. 20.6 Ruhetonusmessung mit Abgleich zu Referenzdaten: stark erhöhter Ruhetonus, besonders links [V698]

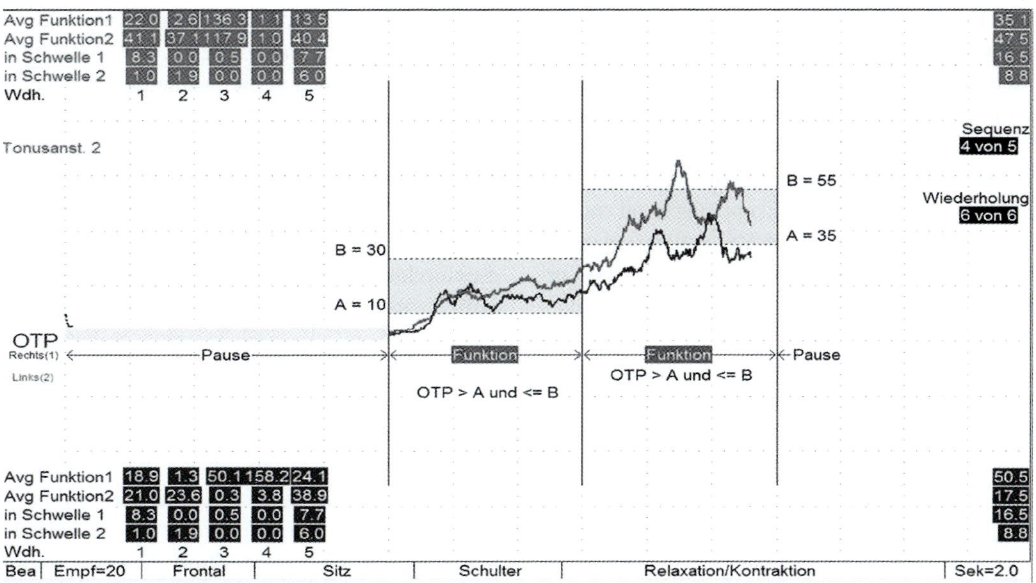

Abb. 20.7 Gleichgerichtete EMG-Messung Vastus medialis im Seitenvergleich [V698]

netik). Bei der entstehenden Ableitung handelt es sich zunächst um ein sogenanntes Roh-EMG. Eine entsprechende Ruhemessung ist in ➤ Abb. 20.6 exemplarisch dargestellt.

Um eine bessere Interpretation vornehmen zu können, werden normalerweise die Signale gleichgerichtet, d. h. die negativen Signalanteile werden positiviert und die resultierende Kurve geglättet (➤ Abb. 20.7).

Beurteilungskriterien im EMG-Test

Werden die oben genannten Untersuchungsbedingungen eingehalten, können im EMG-Test verschiedene Parameter beurteilt werden:
- Höhe der Innervation (im Seitenvergleich oder im Vergleich zu Referenzwerten)
- Entspannungsfähigkeit (Absinken der EMG-Kurve)
- Ermüdung

Grundsätzlich bleibt zu beachten, dass eine 100-prozentige Vergleichbarkeit von EMG-Ableitungen aufgrund der unterschiedlichen Ableitbedingungen nicht möglich ist.

Einsatz des EMG im Training

Größtes Einsatzgebiet des EMG im therapeutischen Alltag eines MAT ist das sog. Biofeedback-Training: Dabei führt der Patient einen Übungsauftrag durch (z. B. Isometrische Kontraktion eines Muskels). Während der Übung verfolgt er die entstehende EMG-Kurve am Computerbildschirm und versucht über die maximale Kontraktion des Muskels diese EMG-Kurve so hoch wie möglich ansteigen zu lassen. Der Motivationseffekt durch die sofortige Rückkopplung ist oft enorm!

In vielen Fällen lässt die EMG-Software darüber hinaus eine **Steuerung des Trainings** über die Vorgabe der Anspannungszeiten, Pausenzeiten, Wiederholungen und Serien zu.

Zusätzlich zum visuellen Reiz kann ein akustisches Signal als zusätzliche „Belohnung“ hinzugeschaltet werden, d. h. je höher die elektrischen Impulse, desto lauter der „Belohnungston“.

Entspannungstraining mittels EMG

Das Prinzip Biofeedback kann außerdem zur Verbesserung der Entspannungsfähigkeit eingesetzt werden. Es wird also der Muskel abgeleitet, dessen Spannungszustand bereits in Ruhe erhöht ist. Dann versucht der Patient, die im Ruhezustand schon recht hohe EMG-Kurve absinken zu lassen. Sobald die Innervation des Muskels nachlässt, fällt die EMG-Kurve ab und der Patient erhält die visuelle Rückkopplung, dass seine Ausführung korrekt war.

20.4 Koordinationstraining – Üben

Der Verbesserung der Koordination wird in allen Bereichen des MAT große Bedeutung beigemessen. So nimmt z. B. die Verbesserung der Koordination in allen therapeutischen Interventionen eine große Rolle ein; innerhalb der präventiven und sportartspezifischen Trainingsmaßnahmen wird ihr ebenfalls ein sehr großer Stellenwert beigemessen. Anders als bei den in diesem Buch abgehandelten konditionellen Eigenschaften „Ausdauer“, „Kraft“, der „Flexibilität“ und teilweise der „Schnelligkeit“ ist bei den Verbesserungsprozessen der „Koordination“ die exakten Benennung der Trainingsparameter nur bedingt möglich. Dadurch, dass die Koordination insgesamt augenscheinlich von psychischen, physischen, kognitiven und sensomotorischen Variablen abhängt, sind treffende Aussagen zur Wertigkeit einzelner Parameter zur Verbesserung der Koordination im Detail nur schwer möglich. ➤ Tab. 20.2 stellt die Komplexität der Zusammenwirkprozesse der verschiedenen, an der koordinativen Leistungsfähigkeit beteiligten Parameter zusammen. Die individuelle, koordinative Leistungsfähigkeit insgesamt ist davon anhängig, wie die einzelnen Determinanten als Reglersystem synergistisch zusammenwirken können.

Es ist bekannt, dass sich Trainingsbeanspruchungen zur Verbesserung der Koordination durchweg ermüdungsarm, wenn nicht gar ermüdungsfrei darstellen müssen, um erfolgreich Koordinationsverbesserungen in Gang zu setzen. Die Verbesserung der Koordination führt zu einer **Reduktion des Energieaufwands** für eine vorgegebene Belastung und damit zu einer **Reduktion des Sauerstoffbedarfs und des Ermüdungsgrades.** Diese in allen Belangen positiven Effekte sind in erster Linie davon

Tab. 20.2 Übersicht über die neuronalen Determinanten der Koordination

Physiologisch-neuronale, periphere Determinanten	Zentral-neuronale, kognitive Determinanten	Zentral-neuronale, emotionale Determinanten
1. Intra- und intermuskuläre Koordination 2. Rekrutierung 3. Frequenzierung 4. Synchronisierung 5. Sensomotorik (SMS) 6. Muskelspindel 7. Golgi-Apparat 8. Lamellen und Vater-Pacini-Körperchen 9. Freie Nervenendigungen 10. Ruffiniorgane	1. Mentale Fitness 2. Steuerungs- und Adaptionsfähigkeit, koordinative Fähigkeiten 3. Central Governor 4. „Bewegungsintelligenz" 5. Motorische Lernfähigkeit (Bewertung und Zuordnung) 6. Bewegungserfahrung	1. Autonome Reserve 2. Angst 3. Mentale Verfassung 4. Motivation und psychische Beanspruchung 5. Charakter/Willensstärke 6. Leistungsbereitschaft 7. Central Governor

abhängig, dass die zu verbessernde Bewegung unter Bedingungen eingeübt wird, die keine Ermüdung oder Stresssituationen beinhalten. **Stress und hohe anaerobe laktazide Beanspruchungen machen die positiven Trainingsadaptionen im Bereich der Koordination zunichte** (Bischoffberger/Schmidt-Hieber 2006). Diese allgemeingültige Aussage setzt den Rahmen für die Intensitätsgestaltungen zum Koordinationstraining. Häufig wird daher der Begriff des „Trainings" für Verbesserungsprozesse in der Koordination durch den Begriff des „Übens" ersetzt. (➤ Kap. 1.1.2) ersetzt. Hierbei spielen weniger die Parametervorgaben eine Rolle, wie sie aus dem eher energetisch orientierten Training der konditionellen Eigenschaften bekannt sind. Vielmehr sind vorrangig Vorgaben aus dem motorischen Lernen, der Sensomotorik und Psychomotorik zu beachten, die darauf abstellen, neuronale Irradiationen zu vermeiden, also neuronal verursachte Muskelaktionen, die zur Bewegungsausführung nicht notwendig sind. Nur wenn es gelingt, submaximale, erfolgreiche Bewegungen mit der gerade eben notwendigen Muskeleinsatzhöhe zu generieren, ist die Effizienz am größten. Aus diesen Gründen sind Koordinationsübungen immer ermüdungsfrei/ermüdungsarm zu gestalten. Aufgrund der Vielschichtigkeit der anzusprechenden Strukturen und Prozesse im Organismus spielen hier sehr unterschiedliche Vorgaben zusammen.

Aus den besagten Gründen ist es also erforderlich, Überlastungen und Ermüdungen in den Übungsprozessen zu erkennen und frühzeitig entsprechende – in der Regel vollständige – Pausen zu integrieren. Hierbei kann es einerseits sinnvoll sein, sich an subjektiven Kriterien der Übende selbst zu orientieren. Subjektive Kriterien für einen Übungsabbruch bzw. eine Übungspause sind:

- Das Bewegungsziel wird nicht mehr erreicht.
- Die Bewegungsausführung zeigt Irradiationen und synergistische Muskelaktivitäten, die es vorher nicht gab.
- Subjektive Erschöpfungsmerkmale – Rötung, Kurzatmigkeit, übermäßiges Schwitzen.
- Das persönliche Belastungsempfinden (z. B. Borg-Skala, RPE-Skala, ➤ Kap. 17.5, ➤ Tab. 17.7).

Anderseits lassen sich neben diesen allgemeinen, subjektiven Kriterien zur Bestimmung der Übungsparameter Intensität und Wiederholungen auch Empfehlungen aussprechen, die auf objektiven bzw. semiobjektiven Vorgaben bzw. Richtlinien beruhen. Hierbei kann unterteilt werden in Optimierungen von Bewegungen, die große Muskelgruppen betreffen (z. B. Laufen, Ganzkörperbewegungen u. a.), und Bewegungen, die kleinere Muskelgruppen in die Aktionen einbeziehen (z. B. Würfe, Schläge u. a.).

20.4.1 Üben der Koordination von Bewegungen mit großen Muskelgruppen

Bei der Parameterbestimmung für Bewegungsoptimierungen, die den Einsatz von großen Muskelgruppen beinhalten, sollte sich grundsätzlich an den Ausführungen in ➤ Kap. 16.6 orientiert werden. Sollten Muskelaktivitäten mit mehr als 1/6 bis 1/7 der Gesamtskelettmuskulatur eingesetzt werden müssen, so lässt sich die Parametervorgabe aus den energetischen Vorgängen ableiten. Hierbei kann sich am **Puls** oder an **metabolischen und kardiopulmonalen Größen** orientiert werden. Beim Einsatz großer Muskelgruppen und submaximalen Intensitäten ist es wichtig, unterhalb der (individuellen) anaeroben Schwelle (IANS – bei zeitlich längeren Beanspruchungen) zu verbleiben. Ist die zu verbessernde Beanspruchung kurz und hoch intensiv, so ist ein Verbleib in einer anaeroben, alaktaziden Energiegewinnungszone vorzugeben.

Alle hierzu notwenigen Parametervorgaben sind ➤ Kap. 15.3.1 und ➤ Kap. 16.6 zu entnehmen.

Neben den aufwendigen metabolischen und kardiopulmonalen Orientierungshilfen ist eine Orientierung an der Herzfrequenz ebenfalls sehr gut möglich; auch hier wird auf die entsprechenden Ausführungen in ➤ Kap. 16.6 verwiesen.

20.4.2 Üben der Koordination von Bewegungen mit kleinen Muskelgruppen

Bei zu übenden Bewegungen, die den Einsatz von weniger als 1/6 bis 1/7 der Skelettmuskulatur beanspruchen, ist die Orientierung an den allgemeinen Parametern, die sich am Metabolismus oder an der kardiopulmonalen Beanspruchung orientieren, nicht mehr zielführend, weil diesen Systemen nicht mehr die große Wertigkeit der leistungsbestimmenden Faktoren an sich zukommt. Hier ist es sinnvoll, sich an dem Ermüdungsgrad und der Intensionserfüllung zu orientieren. Hierfür ist die Orientierung am sogenannten **Repetitionsmaximum** (RM) sinnvoll. Zur Bestimmung der optimalen Übungszeit bzw. der optimalen Wiederholungszahl werden die möglichen Wiederholungen bis zum Zielversagen gezählt. **Je höher der gewählte Wiederstand ist, umso niedriger wird die erfolgreiche Wiederholungszahl sein.** Damit die Ermüdungsfreiheit bzw. die Ermüdungsarmut in der Übung gewährleistet ist, wird die Repetitionsanzahl in den Übungseinheiten auf 50 % des Repetitionsmaximums limitiert.

Die Wirksamkeit der Vorgaben von Intensitäten und Wiederholungszahlen ist relativ gut belegt (Hollmann/Strüder 2009, Bischoffberger 2006 u. a.). Die Trainingsnormative „Belastungsumfang" und „Belastungsdichte" hingegen sind bislang nur unzureichend untersucht, und es gibt keine sicheren, verlässlichen Angaben hierzu. Da es sich jedoch bei den die Koordination verbessernden Mechanismen um komplexe Zusammenwirkprozesse von physischen, sensomotorischen, psychischen, emotionalen und auch kognitiven Sektoren handelt, sind pädagogische, psychologische und psychomotorische Lernvorgaben zu beachten. Hier wird – auch für spezielle methodische Vorgehensweisen – auf weiterführende Literatur vornehmlich aus der Bewegungslehre verwiesen (Weineck 2004a, Meinel und Schnabel 2007).

Grundsätzlich kritisch muss angemerkt werden, dass alle bislang durchgeführten sogenannten sensomotorischen Verfahren und neurophysiologischen Vorgehensweisen zur Verbesserung der Koordination in den therapeutischen Professionen (Physiotherapie, Sporttherapie) entsprechende wissenschaftlich belegte Wirknachweise häufig nicht erbringen können und die Wahl der Übungsnormative oft vollkommen subjektiv ist. Hier sind dringend weiterführende Erkenntnisse erforderlich, um den Grundsatz der Koordination, nämlich den der Effizienz, auch sachlich – trainingsmethodisch – in den Vordergrund zu rücken.

PRAXISRELEVANZ

Koordinationsübungen sind immer im ermüdungsarmen bzw. ermüdungsfreien Trainingskontext zu absolvieren. Hierbei ist über die anzuwendenden Parameter hinsichtlich Umfang, Superkompensationszeiten und Wiederholungen wenig bekannt.

20.4.3 Ermüdung

Ermüdung kann als vorübergehende und vollständig reversible **Reduktion der individuellen Leistungsfähigkeit** definiert werden, die auf körperlichen oder geistigen Beanspruchungen beruht. Dabei ist es bis heute überwiegend üblich, nachlassende motorische Leistungsfähigkeiten mit peripheren und/oder zentralen Ermüdungsprozessen zu erklären. So wird auch heute noch üblicherweise z. B. die Begrenzung der max. Sauerstoffaufnahme/min – also das Bruttokriterium der kardiopulmonalen Kapazität – unter physiologischen Bedingungen hämodynamisch und/oder metabolisch begründet.

Dies bedeutet nach bislang im Vordergrund stehenden Erklärungen, dass der O_2-Bedarf der arbeitenden Muskulatur nicht genügend gedeckt wird, sei es durch ungenügendes Herzzeitvolumen, durch ungenügende maximale Diffusionskapazität der Lungen oder durch eine Ermüdung der Atmungseigenmuskulatur; ferner treten lokale Mechanismen der Leistungskapazitäten, wie die Kapillarisierung und das Mitochondrienvolumen, hinzu, die alle gemeinsam zu einer Ermüdung und damit reduzierten Leistung führen. Grund für diese Ermüdung ist also – peripher erklärt – in erster Linie hervorgerufen durch mangelnde Energieversorgung.

Periphere Ermüdung: Eine gängige Erklärung sieht hier die Ermüdung des Muskels aufgrund mangelnder Energiebereitstellung. Dabei wird üblicherweise, z. B. bei Ausdauerbeanspruchungen, die Begründung der nicht ausreichenden Versorgung der arbeitenden Muskulatur mit Sauerstoff in den Vordergrund gestellt.

Zentrale Ermüdung: Eine Vielzahl an Studien rückt heute zentrale Ermüdungsprozesse in den Fokus der Betrachtung (Hollmann et al. 2006). Sie betreffen in erster Linie die Tätigkeiten des Gehirns. Hier scheinen Ermüdungsprozesse häufiger und früher einzutreten als in Bereich der peripheren Ermüdung. Dabei wird vermutet, dass eine Fülle an sensorischen Reizen (z. B. motorische Beanspruchungen) eine Schutzfunktion des Gehirns in Gang setzen kann. Dies kann unterschiedliche Komponenten betreffen:

1. Veränderung der Komposition von Neuromodulen
2. Veränderung der Quantität und Qualität von Neurotrsansmitterreaktionen
3. „Tryptophanüberschwemmung"/Serotonin
4. Central Governor – Hirnareale, die sensorische und motorische Informationen bewerten und darauf basierend Handlungsanweisungen integrieren
5. Individuelles Beanspruchungsgefühl, welches nicht immer mit objektiven physiologischen Befunden korreliert

Die zentrale Ermüdung, hervorgerufen durch körperliche, emotionale und geistige Belastungen, kann also demnach z. B. durch **Veränderung des Neurotransmittergleichgewichts** eine vorübergehende Leistungseinschränkung mit sich bringen. Diese zeigt sich in nachlassender Kraft, Koordination, Lust, Motivation u. a.

Beide Formen der Ermüdung sind schwer voneinander zu trennen, weil sie beanspruchungsbedingt lokal und/oder allgemein auftreten können. Es ist z. B. nicht ausgeschlossen, dass eine muskuläre periphere Ermüdung (Ansammlung von Metaboliten etc.) indirekt über Veränderung der sensorischen Afferenzen im Gehirn einen Mechanismus in Gang setzen kann, der eine zentrale Ermüdung hervorruft.

Ein Ansatz geht hierbei von der Tatsache aus, dass die Serotoninmenge im Gehirn von dem **intrazerebralen Tryptophanangebot** abhängt. Im Kreislauf kommt Tryptophan sowohl an Albumin gebunden (in Konkurrenz z. B. mit freien Fettsäuren), als auch in freier Form vor.

Längere Belastungen erhöhen den Gehalt an freien Fettsäuren, die wiederum durch Verdrängung aus der Albumin-Bindung das freie Trypotophan signifikant ansteigen lassen. Hierdurch erhöht sich – im Wettbewerb mit den verzweigtkettigen Aminosäuren um den Transportmechanismus – die Wahrscheinlichkeit für Tryptophan, einen Carrier zu finden und die Blut-Hirn-Schranke zu passieren. Die Veränderungen im Serotoningleichgewicht haben erhebliche psychische und vegetative Auswirkungen.

Möglicherweise reagieren Rezeptorsysteme des ZNS wie viele andere Rezeptorsysteme nach ausreichend langer Exposition mit dem Agonisten (spezifische Bindungspartner) mit einer Down-Regulation. Dies könnte besonders die Katecholaminrezeptoren betreffen. Dieses Rezeptorsystem ist in der Peripherie gut untersucht. Sollten sich diese Ergebnisse auf das Gehirn übertragen lassen, wäre sowohl eine Down-Regulation der postsynaptischen Rezeptoren durch hohe Mengen von Noradrenalin sowie Dopamin denkbar als auch eine Hemmung der Neurotransmitterfreisetzung durch präsynaptische Alpha2-Rezeptoren. Diese steuern die Dopamin- und Noradrenalinfreisetzung im Sinne einer reaktiven Rückkopplung.

Hinweise auf Änderungen der Trainingsbelastung mit Auswirkungen im dopaminergen System in der Peripherie könnten, wie EEG-Forschungen zeigten, Wege zu einer neuen Trainingsdiagnostik zur Prävention sein. Unlängst gewonnene Daten deuten auf sehr enge Zusammenhänge zwischen zentralnervösen Vorgängen und dem Aminosäurenstoffwechsel hin.

Weitere interessante Aspekte ergeben sich aus der Verknüpfung zum antioxidativen System, die wiederum Wege zur Erforschung neuer Pathomechanismen z. B. des Alterns und der Arteriosklerose eröffnet.

20.5 Auswirkungen von Koordinationsüben/Training

Ein richtig durchgeführtes Koordinationstraining erfolgt nach dem Grundsatz des Übens; es ist immer ermüdungsarm bzw. ermüdungsfrei. Methodisch steht es in der Regel – nach dem Aufwärmen (Warm-up, ➤ Kap. 24.1) – an erster Stelle innerhalb einer Trainings- bzw. Übungseinheit. Eine durch Übung verbesserte Koordination zeigt sich durch folgende Parameter:

1. Verkürzung und Präzisierung der Muskelaktionen der an der Bewegungsausführung beteiligten Muskeln
2. Reduzierung von Irradiationen und damit unnötiger Beteiligungen von Muskeln und Muskelaktionen, die für die vorgegebene Bewegungsausführung nicht relevant bzw. erforderlich sind
3. Reduktion der elektrischen Aktivität für vorgegebene submaximale motorische Beanspruchungen
4. Reduktion des Energieaufwands und damit verbundene Sauerstoffspareffekte für vorgegebene muskuläre Beanspruchungen
5. Größere Effizienz durch Ökonomisierung und verbesserte Koordination vorgegebener Bewegung mit der Folge von Energiespareffekten und größeren Energiereserven
6. Reduktion der Verletzungsgefahr durch diese Ökonomisierungsprozesse bzw. Effizienzsteigerungen

PRAXISRELEVANZ

Ein erfolgreich durchgeführtes Training zur Verbesserung der Koordination endet in einem motorischen Stereotyp, welches – weitgehend unabhängig von externen und internen Gegebenheiten – zielführend, also präzise und gleichzeitig effizient (größter möglicher Erfolg mit geringstem Aufwand) ist.

20.6 Koordination und Gesundheit

Die Auswirkungen körperlicher Aktivitäten im Ausdauer-, Kraft- und Flexibilitätssektor sind bereits in ➤ Kap. 16, ➤ Kap. 17 und ➤ Kap. 18 dargestellt. Die dort genannten positiven Auswirkungen lassen sich auch auf die Koordination übertragen.

Darüber hinaus treten in Deutschland vor dem Hintergrund der demografischen Entwicklung einerseits und der steigenden Lebenserwartung anderseits zunehmend neurologische Erkrankungen in den Fokus der Betrachtungen. Es gibt ausreichend Hinweise darauf, dass die Inzidenz verschiedener, im höheren Alter gehäuft auftretender neurologischer Erkrankungen durch körperliche Aktivität, insbesondere auch durch Koordinationsübungen, beeinflusst wird (Reimers 2006).

Zerebrovaskuläre Erkrankungen und Demenz- und Alzheimer-Erkrankungen sowie die amyotrophe Lateralsklerose (ALS) nehmen beständig zu und haben daher immense sozialmedizinische Bedeutung. So verursachen z. B. Patienten mit neurologischen Alterserkrankungen wie Alzheimer-Demenz oder Schlaganfall in den USA inzwischen höhere Kosten als die kardiovaskulären Erkrankungen und Karzinome (Marquis et al.: 2007).

Körperliche Aktivität – im weitesten Sinn – scheint für so häufige und kostenträchtige Alterserkrankungen wie Hirninfarkte und Demenzerkrankungen eine **präventive Bedeutung** zu haben.

Daneben sind allgemeine Effekte zu beachten. Ein Training über die gesamte Lebensspanne ist wichtig und beugt dem Verlust bzw. wirkt der Reduktion aller physischen Fähigkeiten vor. Eine Vielzahl an Studien belegt mittlerweile, dass sich die koordinativen Fähigkeiten mit steigendem Alter reduzieren und Nichtbeanspruchung wesentlich zu Beschleunigung und Ausweitung dieser Reduktion beträgt (Weineck 2004b).

Aktuelle Erkenntnisse vornehmlich aus Tierversuchen (Bischoffberger/Hieber 2006) belegen, dass körperliche Aktivität – vornehmlich im stressfreien Bereich – sich auch positiv auf das ZNS in Form besserer Neurogenese und neuronaler Verschaltungen auswirkt.

CAVE

Emotional belastende Situationen während der Koordinationsschulung, wie z. B. Angst, Stress (Sturz, Verletzung), machen physiologisch angestrebte Prozesse (neuronale Vernetzungen, Neurogenese) zunichte. Ähnlich wirken sich belastende anaerobe, laktazide Beanspruchungen aus.

Zusammenfassend können die Auswirkungen von verbesserter Koordination auf die allgemeine Gesundheit wie folgt dargestellt werden:

1. Verbesserung und Ökonomisierung von Bewegungsabläufen und dadurch geringeres Verletzungs- und Sturzrisiko
2. Schnellere und sichere, adäquate motorische Antworten auf plötzliche Störungen (Gleichgewicht, Sturzprophylaxe)
3. Günstige Effekte hinsichtlich Neurogenese, vornehmlich im Hippocampus (Wahrnehmungs- und Behaltens- bzw. Gedächtnisprozesse)
4. Kognitive Förderung durch verbesserte Stoffwechselsituation im ZNS (Durchblutung u. a.)
5. Mehr und besser verschaltete Neuronennetze

Bei all den genannten gesundheitlich positiven Effekten wird **zu therapeutischen Interventionen** durch Training **bei neurologisch-kognitiven Erkrankungen,** wie z. B. Demenz- und Alzheimer-Erkrankungen, bislang eine nur eingeschränkte Wirksamkeit testiert. Oswald (2004) beschreibt hingegen durchaus positive Ergebnisse auf die Gedächtnisleistung bei Demenzerkrankten. Allerdings ist die Studienlage hierzu insgesamt dünn, und es sind weitere Erkenntnisse notwendig, um konkrete Aussagen treffen zu können. Nach bislang vorliegenden Erkenntnissen muss jedoch darauf verwiesen werden, dass therapeutische Effekte körperlicher Aktivität bei bereits bestehenden kognitiven Defiziten vermutlich gering und nicht von Dauer sind (Reimers 2006). Wenn überhaupt, so handelt es sich bei den erzeugten Effekten wahrscheinlich um Arousaleffekte. Darüber hinaus ist es oft schwierig, bei stärkeren Defiziten noch die Motivation (entscheidend für die Lernfortschritte!) zu regelmäßiger körperlicher Arbeit/Training zu erzeugen.

Bei **neurologisch-emotionalen Störungen,** wie z. B. Depressionen, sieht die Datenlage hingegen durchaus anders aus. Hier sind sehr wohl in einer Vielzahl an qualitativ guten Studien positive Ergebnisse postuliert (Sudeck und Gonzelmann 2014, Schulz et al. 2008 u. a.).

Am ausführlichsten belegt ist die Datenlage durch eine Vielzahl an Studien im Bereich der **funktionell-neurologischen Erkrankungen** und Verletzungen. Hier werden durchweg positive Auswirkungen von Koordinationstraining beschrieben und eine koordinationstrainingstherapeutische Intervention grundsätzlich befürwortet und empfohlen (Pfeifer et al. 2010, Jahn et al. 2010 u. v. m.).

Weitere, vertiefende Ausführungen zu diesen Themenfeldern, auch zu therapeutischen Aspekten des MAT in diesem Bereich, sind in ➤ Kap. 29, ➤ Kap. 31 und ➤ Kap. 34 näher dargestellt.

VERWENDETE LITERATUR

Behrends J: Duale Reihe Physiologie. Stuttgart: Thieme Verlag, 2012
Berlit P: Klinische Neurologie – Synaptische Plastizität. Heidelberg: Springer, 2011
Bertram M, Laube W: Koordination – Sensomotorische Koordination: Gleichgewichtstraining auf dem Kreisel. Stuttgart, Thieme, Stuttgart 2008
Bischoffberger J, Schmidt-Hieber CH: Adulte Neurogenese im Hippocampus. In: Perspektiven der Hirnforschung – Neuroforum Nr. 3, 2006
Dhaher Y Y: Computation of a stabilizing set of feedback matrices of a large-scale nonlinear musculoskeletal dynamic model. Comput Methods Biomech Biomed Engin 2001;4(2):165–187
Frommelt P, Lösslein H: Neuro-Rehabilitation. Ein Praxisbuch für interdisziplinäre Teams. Heidelberg: Springer, 2010; 245–249
Giesler-Hofmann T: Sensomotorisches System. Stuttgart: Thieme, 2008
Hollmann et al.: Das Gehirn – der leistungsbegrenzende Faktor bei Ausdauerbeanspruchungen? Deut Zeitschr Sportmed 2006;6:155–160
Hollmann W, Strüder H K: Sportmedizin: Grundlagen für körperliche Arbeit, Training und Präventivmedizin. Stuttgart: Schattauer, 2009
Huppelsberg W: Kurzlehrbuch Physiologie. Stuttgart: Thieme 2009
Hüter-Becker A: Bewegungsentwicklung Bewegungskontrolle. Das neue Denkmodell in der Physiotherapie. Band 2, Stuttgart, Thieme, 2005
Jahn K et al.: Gangstörungen im Alter. Dtsch Ärzteblatt 2010;107(17):306–316, 2010
Krestownikow AN: Physiologie der Körperübungen. Berlin: VEB Verlag, 1953
Laube W: Hirnstamm – Sensomotorisches System: Physiologisches Detailwissen für Physiotherapeuten. Stuttgart: Thieme, 2009
Marquis S et al.: Independent predictors of cognitive decline in healthy eldery persons. Arch Neurol 2007;59:601–606
Meinel K, Schnabel G: Bewegungslehre. Aachen: Meyer & Meyer, 2007
Olivier N, Rockmann U: Grundlage der Bewegungswissenschaft und -lehre. Schorndorf: Hofmann, 2003
Oswald WD: Kognitive und körperliche Aktivität. Ein Weg zur Erhaltung von Selbständigkeit und zur Verzögerung demenzieller Prozesse? Zeitschr Gerontopsychol Gerontopsychiatr 2004;17(3):147–159
Pfeifer K et al.: DGRW-Update: Bewegungstherapie in der medizinischen Rehabilitation – Wirkungen, Qualität, Perspektiven. Rehabilitation 2010;49:224–236
Reimers C: Neurologie, Altern und Sport. Deut Zeitschr Sportmed 2006;6:161–164

Schubert P: Die Anwendung nichtlinearer Verfahren zur Charakterisierung der menschlichen Variabilität aus Zeitreihen. Deut Zeitschr Sportmed 2013;64:132–140
Schulz KH et al.: Körperliche Aktivität und psychische Gesundheit. Bundesgesundheitsbl Gesundheitsforsch Gesundheitsschutz 2012;55:55–65
Sudeck G, Conzelmann A: Zur interindividuellen Variabilität affektiver Reaktionen im Verlauf von Freizeit- und Gesundheitsprogrammen. Zeitschr Gesundheitspsychol 2014;22(3):89–103
Weineck J: Optimales Training. Balingen, Spitta, 2004a
Weinek J: Sportbiologie. Balingen, Spitta, 2004b

WEITERFÜHRENDE LITERATUR

Frommelt P, Lösslein H: Neuro-Rehabilitation. Ein Praxisbuch für interdisziplinäre Teams. Heidelberg: Springer, 2010
Hollmann W: Strüder HK: Sportmedizin: Grundlagen für körperliche Arbeit, Training und Präventivmedizin. Stuttgart: Schattauer, 2009
Meinel K, Schnabel G: Bewegungslehre. Aachen: Meyer & Meyer, 2007
Weinek J: Sportbiologie. Balingen: Spitta, 2004

KAPITEL

21 Pädagogische und psychologische Grundlagen im MAT

Lernziele

Es werden folgende Kenntnisse und Kompetenzen erzielt:

- Die grundsätzlichen **methodischen und didaktischen Merkmale** zur Vermittlung von Bewegungsangeboten sind bekannt.
- Es ist pädagogisches Verständnis entwickelt für die **Phasen des motorischen Lernens.**
- Grundlegende methodisch-didaktische **Verfahren aus der Pädagogik** zur Vermittlung von Bewegung können benannt werden.
- Es besteht ein Verständnis für die psychologischen Aspekte **gesundheitsbezogener Kontrollüberzeugungen** und im **Umgang mit Schmerz.**

Sinnvolles, individuelles MAT, welches häufig unter Krankheitsbezügen zu individuellen somatischen (Orthopädie, Neurologie, Kardiologie u. a.), geistigen (Demenz, Alzheimer u. a.) und/oder seelischen (Depressionen, Psychosen u. a.) Funktionsbeeinträchtigungen durchgeführt wird, muss grundlegende pädagogische und psychologische Grundlagen im Sinne einer „conditio sine qua non" beachten, um erfolgreich durchgeführt werden zu können. Dieselben pädagogischen und psychologischen Fähigkeiten sind auch im präventiven und gesundheitserhaltenden Training indiziert, damit individuell optimale Trainingserfolge eingeleitet und erreicht werden können. Neben den Grundlagenkenntnissen in Pädagogik und Didaktik, der Psychologie des Lernens und der Krankheitsbewältigung spielt bei funktionsbeeinträchtigen Menschen im MAT oft auch der Umgang mit Schmerz eine wesentliche Rolle.

21.1 Pädagogische Grundlagen

Für Training und die Gestaltung von Übungsangeboten im MAT sollten generell grundsätzliche **methodische und didaktische Merkmale** zur Vermittlung von Bewegungsangeboten beachtet werden. Dafür ist es notwendig, die nachfolgenden methodischen Verfahren und methodisch-didaktischen Grundsätze zu kennen und einzusetzen. Dies hilft enorm bei der Planung und Durchführung des MAT sowie im Umgang mit den Trainierenden.

21.1.1 Methodisch-Didaktische Verfahren

Ganzheitsmethode: Die Bewegung wird als Ganzes vorgegeben und erlernt (eignet sich vor allem bei einfachen Bewegungsabläufen).

Teillernmethode: Komplexe Bewegungsabläufe werden in funktionelle Einheiten zerlegt und nacheinander (z. B. mithilfe einer methodischen Reihe) erlernt.

Methodische Grundsätze:

- Vom Leichten zum Schweren
- Vom Bekannten zum Unbekannten
- Vom Einfachen zum Komplexen

21.1.2 Motorisches Lernen

Motorische Lernen lässt sich in drei Phasen einteilen: Die Phase der **Grobmotorik,** der **Feinmotorik** und der **Stabilisierung** der Feinkoordination.

Grobmotorik

In dieser Phase lernen Übende/Trainierende die Bewegung kennen und versuchen den Bewegungsablauf nach optischer, akustischer und/oder taktiler Vermittlung auszuführen. Diese Bewegungsausführung ist jedoch noch sehr mit Mängeln behaftet. Häufig kommt es in dieser ersten Phase zu einem übermäßigen und falschen Krafteinsatz (Koordinationsmangel). Der Bewegungsrhythmus sowie der zeitliche Verlauf stimmen nicht mit der Zielbewegung überein, sodass noch häufig das Bewegungsziel verfehlt wird. Diese Lernphase ist daher noch durch viele Fehlversuche charakterisiert. Am Ende dieser Phase kann die Bewegung unter günstigen bzw. bekannten Bedingungen ausgeführt werden.

Feinmotorik

Die gewünschte Bewegung kann bereits annähernd fehlerfrei ausgeführt werden, jedoch nur unter günstigen Bedingungen. Bei störenden Einflüssen, wie z. B. Lärm oder instabilem Untergrund, treten Probleme auf. Der Krafteinsatz wird zunehmend optimaler und der Bewegungsrhythmus sowie der zeitliche Verlauf werden der Zielbewegung immer ähnlicher. Der Bewegungsfluss ist gewährleistet, und die Bewegung kann relativ konstant wiederholt werden.

Stabilisierung der Feinkoordination

In der Endphase des motorischen Lernens gelingt es, den Bewegungsablauf auch unter schweren Bedingungen auszuführen. Die Bewegungsqualität kann an unterschiedliche Bedingungen angepasst werden, und die motorischen Fähigkeiten sind variabel verfügbar. Die gewünschte Bewegung wurde automatisiert.

MERKE
Die Lernphasen gehen fließend ineinander über und sind nicht immer klar voneinander zu unterscheiden.

Neu lernen/Umlernen

Beim motorischen Lernen ist es wichtig, von Anfang an auf eine korrekte Bewegungsausführung zu achten. Ist eine bestimmte Bewegung automatisiert worden, so ist das Umlernen, also eine Veränderung der Bewegungsqualität besonders schwierig, wenn nicht gar nahezu unmöglich. Motorische Umlernprozesse sind grundsätzlich nur auf zwei Ebenen möglich:

1. „Verlernen" von Bewegungsabläufen: Dies impliziert ein permanentes, also länger andauerndes Unterlassen der in Rede stehenden Bewegungsabläufe. Unter therapeutischen und alltäglichen Bedingungen lässt sich dies quasi niemals umsetzen, weil diese Bewegungen ins Leben integriert sind. Im Sportsektor kann hingegen auch einmal eine Bewegung über einen längeren Zeitraum nicht abgerufen werden, um sie dann erneut zu modifizieren. Bei Alltagsbewegungen (etwa Gehen) kommt ein solches Vorgehen nicht in Betracht. Umlernen fordert darüber hinaus einen höheren Energieverbrauch sowie mehr nervale Anstrengung als das Neulernen von Bewegungen.

2. Bewegungsdurchführung unter komplett anderen, erzwungene Bedingungen: Hierbei wird eine Bewegungsänderung erzwungen. So kann beispielsweis die Schrittlänge beim Sprint über permanente Bergab- oder Bergaufläufe beeinflusst und verändert werden.

Grundsätzlich wird ein Umlernen immer dann scheitern, wenn der Lernumfang durch den alltäglichen Bewegungsumfang überschritten wird.

CAVE
Weil motorische Umlernprozesse so extrem schwierig und aufwendig sind, sollte von Anfang an darauf geachtet werden, dass eine optimale Bewegungsausführung durchgeführt und erlernt wird.

21.2 Psychologische Grundlagen

Hinsichtlich psychologischer Grundlagen sind bei Training unter Krankheitsbezug bzw. bei Funktionsbeeinträchtigungen Krankheitsbewältigungsstrategien und Strategien zum Umgang mit Schmerzen häufig hilfreich, um Betroffenen eine optimale Betreuung zukommen zu lassen.

Im Rahmen der Krankheitsbewältigung steht heute regelmäßig die Kontrollüberzeugung im Mittelpunkt der Betrachtung.

21.2.1 Gesundheitsbezogene Kontrollüberzeugung

Die Kontrollüberzeugung ist ein psychologisches Konstrukt, welches beschreibt, in welchem Maße ein Individuum glaubt, dass das Auftreten eines Ereignisses abhängig vom eigenen Verhalten ist. Es wird unterschieden in **internale und externale Kontrollüberzeugung.** Glaubt das Individuum, dass es durch sein eigenes Verhalten ein bestimmtes Ereignis beeinflusst hat, so verfügt es über eine internale Kontrollüberzeugung. Bei einer externalen Kontrollüberzeugung ist ein bestimmtes Ereignis die Konsequenz äußerer Kräfte. Dieses Konstrukt spielt in der Bewältigung von Krankheiten eine große Rolle, da eine internale Kontrollüberzeugung mit positivem Denken einhergeht und so eine bessere Krankheitsbewältigung bzw. Gesunderhaltung möglich ist. Das bedeutet für den Therapeuten, Trainierende – auch Patienten – in ihrem positiven Denken zu unterstützen. Er sollte v. a. Übungen durchführen, die die **Selbstwirksamkeit** des Patienten erhöhen.

21.2.2 Umgang mit Schmerz

Der Umgang mit Schmerz bzw. Schmerzpatienten ist nicht leicht, und die Interaktion birgt viele Fallen für die Therapeuten. Zunächst ist es wichtig, den Patienten als Ganzes zu betrachten. Eine **ausführliche Anamnese** hilft dem Therapeuten, den Patienten zu verstehen und eventuell auch zu analysieren, welche Rolle der Schmerz in dessen Leben einnimmt. Dabei stellt man sich den Patienten als eine Art Tablett vor, auf dem sich alle seine Eigenschaften und Rollen befinden, z. b. soziale Beziehungen, Freizeit, Beziehung zum Arbeitsplatz und auch der Schmerz. Der Patient versucht, dieses Tablett im Gleichgewicht zu halten (Homöostase). Der Schmerz ist also ein Teil des Menschen geworden, er hat sich daran gewöhnt. Kommt es zu einer Veränderung auf dem Tablett, so muss der Mensch mithilfe seiner angeborenen und/oder erworbenen Fähigkeiten darauf reagieren, um wieder in den Zustand des Gleichgewichts zu kommen. Ein Schmerzpatient befindet sich in einem klassischen Dilemma. Einerseits hat er seit längerer Zeit Strategien entwickelt, um trotz der Schmerzen sein Leben wieder ins Gleichgewicht zu bringen, andererseits ist er auf der ständigen Suche (Doctor-Hopping) nach Befreiung von diesem Schmerz. Der Patient bzw. sein „Tablett" wird durch die Aussage des Therapeuten: „Ich befreie dich vom Schmerz" bedroht.

Im Verlauf seiner Patientenkarriere entwickelt jeder Schmerzpatient bestimmte Strategien, um seine Bedürfnisse zu befriedigen. In diesem Zusammenhang ist zu beachten, dass Dauerschmerzen oft eine große psychische Belastung für die Patienten sind, sodass im wahrsten Sinne des Wortes mitunter „die Nerven blank liegen". Im Umgang mit diesen intensiven und/oder chronischen Schmerzen können sich verschiedene Stereotypien entwickeln, die sich – überspitzt formuliert – wie folgt darstellen lassen:

- „Sehen Sie, wie ich leide?" → der Schmerzgequälte, der sofort Hilfe benötigt
- „Sehen Sie, wie geduldig ich bin?" → der Märtyrer, der bewundert werden möchte
- „Sehen Sie, was Sie mir angetan haben?" → der Ankläger, der andere für sein Leid verantwortlich macht
- „Mir geht es trotzdem gut, es ist eigentlich nichts." → der Bagatellisierer
- „Ist mir egal was Sie mit mir machen. Ich halte es aus." → der leiderprobte Tapfere
- „Mir geht es schlecht. Bitte helfen Sie mir. Das können Sie aber nicht, weil ich ein schwerer Fall bin." → der Koryphäenkiller

Wozu diese Patienten jedoch oft nicht in der Lage sind, ist, ihre Bedürfnisse einfach zu artikulieren. Dabei wirken die Erfolge, die sie mit den oben genannten Strategien erzielen, als Verstärker. Dies geschieht auch in der Trainingstherapie, da dort viele Beziehungsfallen entstehen können.

Beispiel

Der Patient beschwert sich schon bei den ersten Wiederholungen einer Übung, dass die Belastungen zu schwer seien. Tatsächlich hat er die Übung in der letzten Therapieeinheit durchführen können. Er hat sie, methodisch konform, in der vorhergehenden Einheit nach ca. 70 sec wegen muskulärer Ermüdung abgebrochen.

Aufgrund der Äußerung des Patienten reduziert der Therapeut die Belastung in der Folgeeinheit, damit der Patient weiter trainiert.

Das progressive Muskeltraining ist notwendig, damit der pathologische Zustand der Muskulatur beseitigt wird. Allerdings hat der Patient im vorhergehenden Training, vielleicht zum ersten Mal, die Übung mit einem (azidotischen) Schmerz beendet. Methodisch ist dies erwünscht. Der Patient hat aber im Verlaufe seiner „Patientenkarriere" gelernt, eine Belastung, bei der es zu Schmerzen kommt, zu vermeiden. Er verhält sich seinem konditionierten Muster entsprechend. Bei dem Erkennen einer vergleichbaren Intensität in der Folgeeinheit reagiert er seinem Muster entsprechend mit Vermeidung.

Fazit: Der Fehler liegt darin, dass der Therapeut in der vorhergehenden Therapieeinheit nicht den Zweck der Belastung und dieser Form des Schmerzes erläutert hat (Edukation!).

Der Therapeut sollte daher dem Patienten die Angst vor dem Schmerz nehmen, indem er ihm die nötigen Informationen mitteilt. Er muss sein Interaktionsverhalten unter Berücksichtigung der Verhaltensmechanismen des Patienten langfristig planen.

21.2.3 Methodik des analysegestützten MAT

Die methodischen Prozesse innerhalb der analysegestützten medizinischen Trainingstherapie sind in wesentlichen Teilprozessen standardisiert. Sie gliedern sich in

- Eingangsanalyse,
- Trainingsprogramm,
- Zwischenanalyse,
- Abschlussanalyse.

21

Die Eingangsanalyse

Die Analyse steht am Anfang der Therapie. Sie stellt einen wichtigen Abschnitt im Beziehungsaufbau zwischen Therapeut und Patient dar. Während der Durchführung der Analyse, insbesondere bei der Messung der maximalen isometrischen Drehmomente, wird der Patient in zweierlei Hinsicht mit seiner Angst konfrontiert:

- Er muss Bewegungen ausführen, deren Durchführung er in der Regel vermeidet oder von denen er die Information hat, dass sie gefährlich sind (z. B. Rotation).
- Er führt diese Bewegungen mit einer Intensität (isometrische Maximalkraft) aus, die mit Angst besetzt ist.

Der Therapeut muss dabei Informationen liefern, die beim Patienten die Angst abbauen. Der Begriff Schmerz sollte hier, und auch im weiteren Therapieverlauf, vermieden werden und durch Synonyme wie „belastungsbedingte Anspannung" o. Ä. ersetzt werden.

Bei der Besprechung der Analyseergebnisse ist es wichtig, den Patienten mit einzubeziehen. Der Patient soll seine Ergebnisse selbst interpretieren und im Sinne einer Selbstverpflichtung Vereinbarungen und Therapieziele selbst formulieren. Dies kann der Therapeut mit Hilfe gezielter Fragestellungen erreichen.

Das Trainingsprogramm

Zur Beseitigung erworbener Verhaltensmuster sind folgende Strategien bekannt:

- Unterlassen der negativen Verstärkung: Bei unerwünschtem Verhalten wird jede Form von Verstärkung unterlassen.
- Positive Verstärkung: Erwünschtes Verhalten wird belohnt.

Der Therapeut muss den Patienten mit den Konsequenzen der körperlichen Anstrengung vertraut machen. Er muss ihm erklären, dass und wie der Körper auf Belastung reagiert, und ihm die Argumente für ein Vermeiden der Belastung nehmen. Damit der Patient den azidotischen Schmerz versteht, muss der Therapeut ihm folgende Informationen geben:

- Er muss ihm die verschiedenen Belastungsprinzipien und energetischen Vorgänge erläutern, damit Patient versteht, was Übersäuerung des Muskels bedeutet.
- Er muss ihm die nachhaltige Wirkung von Entspannung und entlastender Gymnastik verdeutlichen. Dadurch wird die internale Kontrollüberzeugung gefördert.
- Er muss mit ihm andere vergleichbare Belastungen unter ähnlichen laktaziden Bedingungen durchführen (z. B. Beinstrecker + Bizeps Curl). Spürt Patient auch hier azidotischen Schmerz,

kann er die Erklärungen des Therapeuten besser nachvollziehen.

MERKE

Positive Erlebnisse und positive Verstärkungen sind aus pädagogischer und psychologischer Sicht unerlässlich. Dies ist extrem wichtig für die Trainingsparameterauswahl, für das methodische Vorgehen, die didaktischen Zielsetzungen und die Ansprache des Trainierenden/Patienten.

WEITERFÜHRENDE LITERATUR

Bertram A M: Umsetzen der aktuellen Kenntnisse über das motorische Lernen in den therapeutischen Alltag. Vortrag gehalten an der 31. Fortbildungstagung der Vereinigung der Bobath-Therapeuten Deutschlands e. V., www.bertram.ch/bertram_seminare/seminare/publikationen/pdf/bobath.pdf (letzter Zugriff: 9.8.2015)

Froböse I et al.: Bewegung und Training. Grundlagen und Methodik für Physio- und Sporttherapeuten. München: Elsevier Urban & Fischer, 2002

Wulf G: Aufmerksamkeit und motorisches Lernen. München: Elsevier Urban & Fischer, 2009

KAPITEL

22 Phasenmodell eines rehabilitativen/therapeutischen und präventiven Trainings

Lernziele

Es werden folgende Kenntnisse und Kompetenzen erzielt:

- **Das Vier-Phasen-Modell** für die Durchführung von **MAT in Therapie und Rehabilitation** ist bekannt.
- Die vier Phasen können benannt werden und hinsichtlich **ihrer zeitlichen Ausprägungen und Trainingsinhalte** selbstständig eingeordnet werden.
- Die Differenzierung in den jeweiligen Phasen in Bezug auf **individuelle Modifikation der Ziele und Trainingsmittel** ist möglich.

Eine patientenorientierte, individuell differenzierte Anpassung der in den Kapiteln 16–20 beschriebenen Trainingsnormative, die sich üblicherweise an Gesunden orientieren, ist eine zwingende Notwendigkeit für ein gezieltes und adäquates Training im Sinne des MAT in Therapie und Rehabilitation. Die verletzungs- und krankheitsspezifische Trainierbarkeit der jeweils betroffenen Strukturen ist hierbei unter allen Umständen genauso zu berücksichtigen wie die augenblickliche gesamtkörperliche und psychische Leistungsfähigkeit des Patienten. In Zusammenhang mit der jeweiligen Indikations-/Kontraindikationsstellung bilden diese Forderungen die Grundlagen für die Trainingsplanungen mit den jeweils festzulegenden Zielsetzungen. Insbesondere in Therapie- und Rehabilitationsprozessen ist die Auswahl geeigneter Maßnahmen zwar in jedem Fall strukturellen und funktionellen medizinischen Kriterien zu unterwerfen, sie sollten sich jedoch gleichsam auch an psychologisch-pädagogischen Prinzipien orientieren (➤ Kap. 21).

Allgemeine Zielsetzungen von rehabilitativem und präventivem Training

Als allgemeine Zielsetzungen eines präventiven und rehabilitativen Trainings sind zu nennen:

- Ausgleich oder Verminderung von Muskelatrophien und unphysiologischen Muskeldysbalancen (**Kraft**) unter bewusstem (Re-)Aktivieren des propriozeptiven Sets (**Koordination**)
- Verhinderung bzw. Verlangsamung immobilisationsbedingter Schädigungen; Erhaltung der Funktionalität und Mobilität eines oder mehrere Gelenke mit Verbesserung oder Erhaltung der lokalen und allgemeinen **Ausdauer**
- Sicherung oder Verbesserung der Haltung und Stabilität im Sinne einer Koordinationsschulung sowie **Prophylaxe** gegen erneute Verletzungen und Erkrankungen
- **Reaktive Adaptationen** des Stütz- und Bewegungsapparates (Knorpel, Bänder, Sehnen, Knochen)
- **Flexibilitätserhalt und -verbesserungen**
- **Alltags- und sportartspezifische Belastbarkeit** mit Verbesserung der allgemeinen Leistungsfähigkeit und „Fitness“ mit individuellen Zielen wie Schnelligkeit, Koordination (Sturzprophylaxe)

Das Vier-Phasen-Modell nach Kunz

Diese oft im Vordergrund stehenden Hauptziele unter **Gesundheitsbezug in Therapie und Rehabilitation** lassen sich in ein aus vier Abschnitten bestehendes Modell gliedern: das 2004 konzipierte und inzwischen weiterentwickelte **Vier-Phasen-Trainingsmodell** nach Kunz. Das Modell ist in ➤ Tab. 22.1 und ➤ Abb. 22.1 skizziert. Es gibt nicht nur einen hierarchisch aufgebauten Trainingsverlauf wieder, sondern ist – nach über zwanzigjähriger klinischer Erfahrungen – auch als grober the-

Tab. 22.1 Das Vier-Phasen-Modell

1. Phase	Rehabilitatives Vortraining (= Übungsphase)
2. Phase	Therapeutisches Training (= Phase der medizinischen Rehabilitation)
3. Phase	Medizinisch indiziertes Leistungstraining (= Phase der Verletzungs- und Erkrankungsprophylaxe)
4. Phase	Sport- oder alltagsspezifisches Training

rapeutischer Zeitplan nutzbar. In dem Modell sind die methodischen Inhalte dargestellt, die in der jeweiligen Phase im Vordergrund stehen. Hierbei sind die Grenzen der einzelnen Phasen keineswegs starr; vielmehr gehen die angestrebten phasenabhängigen Therapieinhalte und -ziele fließend ineinander über und müssen z. T. miteinander kombiniert werden.

Selbstverständlich werden bei der Anwendung des Phasenmodells die Ausführungen aus ➤ Kap. 15.1 zu Wundheilungsphasen, Superkompensation und Adaptionsgeschwindigkeiten beachtet und können im Einzelfall zu individuellen Abweichungen bzw. Modifikation des Modells führen.

In den folgenden Abschnitten werden die vier Phasen mit den jeweils im Vordergrund stehenden Zielen und Trainingsmitteln detailliert beschrieben. In den tabellarischen Darstellungen ist die Reihenfolge der anzuwendenden Trainingsmittel hierarchisch angeordnet, d. h. die erstgenannten Trainingsmittel sind die wichtigsten, die letztgenannten die mit der geringsten Wertigkeit.

PRAXISRELEVANZ

Die Ausführungen in den Kapiteln 16–20 zum Training im Allgemeinen sind überwiegend für physiologisch gesunde und damit „normal" reagierende – oft junge – Menschen sportmedizinisch entwickelt worden. Sie müssen für Patienten mit unterschiedlichen Erkrankungen bzw. Funktionsbeeinträchtigungen modifiziert angewendet und interpretiert werden. Hier dient das Vier-Phasen-Modell als strukturelle und prozessuale Planungshilfe für die jeweiligen Trainingsziele mit zeitlichen Vorgaben sowie den einzusetzenden Trainingsmitteln

22.1 Das rehabilitative Vortraining

Die Trainingsmittel dieser Phase kommen fast ausschließlich **posttraumatisch und postoperativ** in der Zeit der Immobilisation oder Teilmobilisation zum Einsatz. Auch gänzlich Untrainierten, die ein Training aufnehmen wollen oder müssen, sind die Trainingsmittel dieser Phase zuzuordnen

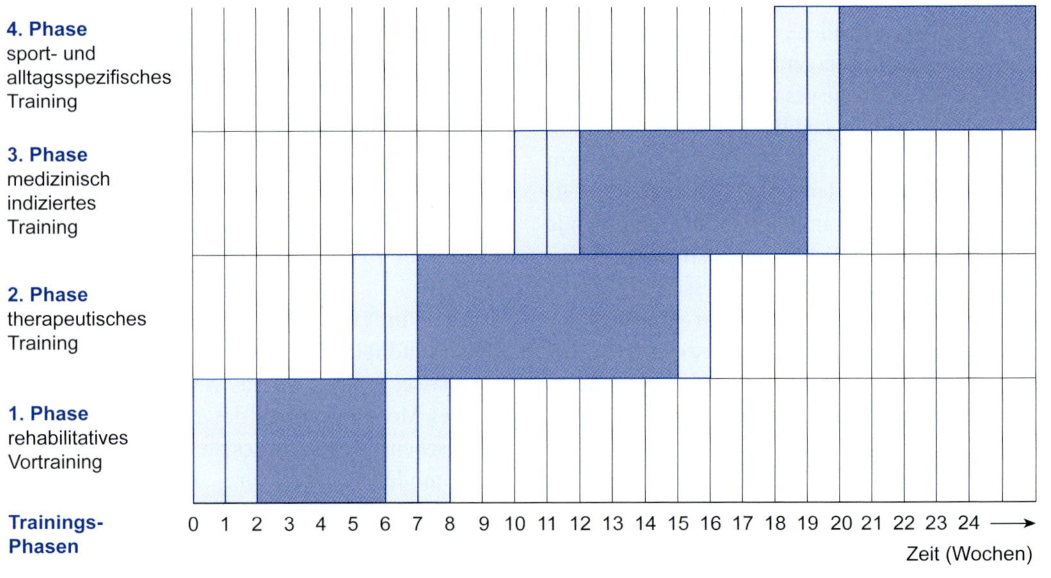

Abb. 22.1 Aufbau und zeitlicher Ablauf eines rehabilitativen und präventiven Trainings [L143]

Tab. 22.2 1. Phase: Das rehabilitative Vortraining – Ziele und Trainingsmittel

Ziele: Krafterhalt bzw. Reduktion von Atrophie, Ausdauererhalt bzw. Reduktion des Verlusts von Ausdauer, frühfunktionelle Koordinationswiederherstellung, Erhalt der Flexibilität: • Wiederaufbau und Schulung der propriozeptiven/kinästhetischen Rezeptorensets • „Innervationstraining" • Isometrisches Training, um Muskelatrophien entgegenzuwirken oder diese zu vermeiden • Verbesserung bzw. Erhaltung d. lokalen und allgemeinen Ausdauer • Training der nicht verletzten oder erkrankten Körperteile so aktiv wie möglich, um Kraft-, Flexibilitäts- und Koordinationsverlust zu vermeiden oder zu verringern
Trainingsmittel: • Manuelle Krankengymnastik/Physiotherapie • Elektrostimulation • Biofeedback – Geräte zur Kontrolle von selbstständig durchgeführten Trainings • Ergometer und Trainingsgeräte, die eine exakte Bewegungskontrolle zulassen (z. B. isokinetisches Training)

(➤ Tab. 22.2). Sie bilden die Mittel der Wahl in der funktionellen Frühmobilisation und sind als ein rehabilitatives Vortraining gedacht, d. h. die betroffenen Strukturen des Halte- und Bewegungsapparates werden trainierbar gehalten bzw. gemacht.

Ab dem ersten postoperativen Tag werden daher bereits krankengymnastische Halteübungen (Isometrie), statische Muster der propriozeptiven neuromuskulären Fazilitation (PNF-Muster) sowie eine Elektrostimulation appliziert. Nach Freigabe des Patienten zur allgemeinen **Mobilisation** – in der Regel nach längstens vier bis sechs Wochen Teilmobilisation oder gar Immobilisation – wird zur Steigerung der körperlichen Beanspruchungsfähigkeit und der individuellen Leistungsfähigkeit im Allgemeinen und der muskulären Kraft im Speziellen ein solches Training standardisiert, jedoch individuell modifiziert, durchgeführt. In ➤ Tab. 22.3 sind die Effekte auf die Muskelkraftentwicklung eines in dieser Form absolvierten 14-tägigen Trainingsprogramms in einem Akutkrankenhaus nach Knieverletzungen exemplarisch dargestellt.

Bei der Freigabe von **dynamischen Trainingsformen** bzw. deren Beginn – also auch bei Patienten mit degenerativen Erkrankungen – liegen selbst nach Absolvierung des beschriebenen krankengymnastischen „Grundprogramms" deutliche muskuläre Defizite sowie eine unbedingt zu berücksichtigende ein-

Tab. 22.3 Individuelle Daten, Mittelwerte und Standardabweichungen zu Kraft, Umfang, Hautfaltendicke und Rheobase einer Trainingsgruppe, die ein 14-tägiges statisches Muskeltraining in Kombination mit Elektrostimulation durchführte (Kunz, 1990)

Versuchsperson	Kraft (N)		Umfang (cm)		Hautfaltendicke (mm)		Rheobase (mA)	
	vorher	nachher	vorher	nachher	vorher	nachher	vorher	nachher
1	157	255	41,5	42,5	14,0	10,0	10	9
2	64	83	38,0	40,5	22,4	18,2	16	13
3	118	196	45,5	47,0	17,0	14,0	18	15
4	137	196	40,5	43,0	22,2	21,6	18	17
5	79	118	44,0	46,0	14,0	13,0	17	14
6	128	197	48,0	49,0	24,2	23,4	19	17
7	168	234	49,0	51,0	18,1	17,4	18	16
8	193	267	50,5	52,0	14,2	13,6	19	16
9	89	143	39,0	40,0	12,8	12,2	17	17
10	207	297	40,0	42,5	13,4	12,8	16	13
M	134	199	43,6	45,25	17,2	15,6	16,8	14,7
SD	48	68	4,4	4,3	4,2	4,3	2,6	2,5
Signal- Level	0,02		0,41		0,41		0,08	

M: Mittelwert; SD: Standardabweichung; N: Newton; mA: Milliampere; Rheobase: geringste Stromstärke, die noch eine Erregung der Muskelzelle auslöst

geschränkte Trainierbarkeit der betroffenen Körperabschnitte vor. Dies gilt vor allem auch für die sogenannten passiven Strukturen, wie Bänder, Kapseln, Sehnen und vor allem Knorpel und Knochen. Um zusätzliche Schäden am Stütz- und Bewegungsapparat zu vermeiden, ist es in dieser Phase daher nicht möglich, dynamische Übungen in der Form der herkömmlichen Trainingsgestaltung durchzuführen. Somit zielt auch dieser Abschnitt noch darauf ab, die Patienten auf die anschließenden Trainingsreize und -belastungen **vorzubereiten.**

Trainingsparameter

Die Inhalte dynamischer Übungen dieser Phase sind durch **geringe Intensitäten** und einen **niedrigen Übungsumfang** gekennzeichnet.

Die Trainingsparameter im Einzelnen lauten in dieser Rehabilitationsphase:

- Sehr geringe Intensitäten (unter 40 % maximalen Krafteinsatzes)
- Wiederholungen bis zu etwa einer Minute
- Zwei bis vier Serien

Trainingsziele

Der Sinn dieses Vortrainings liegt zum einen sicherlich in der Verbesserung der intermuskulären **Koordination,** d. h. der zeitliche Einsatz der beanspruchten Muskelgruppen zueinander wird optimiert, sodass eine „Bewegungsökonomisierung" auf neuromuskulärer Ebene die Folge ist. Zu nennen sind in diesem Zusammenhang etwa die Verringerung bzw. Vermeidung von Irradiationen oder das verbesserte Zusammenspiel von Agonisten und Antagonisten. Zudem erfolgt ein gezieltes Ansprechen der Propriozeptoren zur Reaktivierung und Verbesserung der Körperwahrnehmung, welches ebenfalls als eine Koordinationsschulung anzusehen ist.

Zum anderen ist es aber mindestens genauso bedeutsam, dass in dieser Phase die **passiven, reaktiven Strukturen** des Bewegungsapparates auf das eigentliche Training vorbereitet werden und noch vorhandene belastbare Strukturen in Hauptbelastungszonen bereits für höher intensive Trainingsformen adaptieren, damit keine Überlastungen auftreten.

Zusammenfassend kann festgestellt werden, dass es sich in dieser frühen Phase der Rehabilitation bzw. am Anfang eines Trainings bei chronischen Erkrankungen und Einschränkungen/Aktivitätsverlusten aus Sicht der Trainingsphysiologie und Trainingswissenschaft nicht um ein Training im eigentlichen Sinn handelt. Hierfür sind die Trainingsparameter im Grunde zu niedrig und zu wenig umfangreich (➤ Kap. 17.5). Zusammengefasst ist das sogenannte Vortraining ist demnach als **Übungsphase** zu werten, bei der muskulär-morphologische Anpassungen zugunsten funktionell-neuromuskulärer Verbesserungen im Hintergrund stehen müssen. Bei täglichem Üben, mindestens aber viermal wöchentlich, sollten die angestrebten Entwicklungen im Normalfall nach 2–3 Wochen erreicht werden. Es gibt jedoch Erkrankungen und Verletzungen, bei denen die hier in Rede stehende Phase erheblich länger dauern kann. Hierzu wird auf die Ausführungen in den Kapiteln 30–37 verwiesen.

Belastungssteigerung

Eine allmähliche Steigerung bis zur 4.–6. Woche – immer unter Berücksichtigung der individuellen Belastbarkeit (➤ Abb. 22.1) – zielt vorrangig auf eine Verbesserung der allgemeinen und lokalen Muskelausdauer ab. Die **Trainingsparameter** im Einzelnen sind anzusetzen bei:

- bis ca. 40–60 % Maximalkrafteinsatz,
- 15–30 und mehr Wiederholungen,
- 3–6 Serien,
- 4–7 Einheiten in der Woche.

Materielle und personelle Ausstattung

Das Training selbst kann durch einen Therapeuten manuell oder an gut dosierbaren Trainingsapparaten durchgeführt werden.

Hierzu ist anzumerken, dass heute im Rehabilitationsalltag immer häufiger auf Trainingsgeräte z. T. mit Rechnersteuerung (isokinetische Systeme, Sequenztrainingsgeräte) zurückgegriffen werden kann. Diese Geräte stellen in der Anschaffung und Bedienung (Wartung, Personal) einen hohen Kostenfaktor dar, bieten dafür die Vorteile genau do-

Tab. 22.4 Vor- und Nachteile eines isokinetischen Trainings

Vorteile	Nachteile
• Sofortige und absolute Anpassung des Widerstands an den effektiven Krafteinsatz (Sicherheit) • Kein Auslösen von unerwünschten Beschleunigungskräften (Schutz vor Überlastung) • Bewegungsumkehr, d. h. gleichzeitiges Training von Agonisten und Antagonisten • Abnehmender Gelenkdruck bei zunehmender Winkelgeschwindigkeit • Optimale Trainingskontrolle und Trainingssteuerung	• Keine sport- und alltagspezifische Bewegungsausführung, d. h. keine Koordinationsschulung • Großer Kosten – bzw. Apparateaufwand • Gleich gute Trainingsergebnisse im herkömmlichen Training, wenn gute Trainingssteuerung vorhanden • Aufgrund unphysiologischer Beanspruchungen werden immer wieder erhöhte Insertionstendopathien durch isokinetisches Training beschrieben.

sierbarer Bewegungsabläufe und Messungen und sind aus trainingstherapeutischer Sicht sehr zu begrüßen. Andererseits sind sie nicht unabdingbar.

In ➤ Tab. 22.4 sind die Vor- und Nachteile eines isokinetischen Trainings zusammengestellt.

Durch statische, manuelle Widerstände können speziell in der Anfangsphase der Rehabilitation auch gute Ergebnisse im Hinblick auf die angestrebten Ziele erreicht werden, da hier die genannten Mittel Isometrie, PNF-Muster und Elektrostimulation die Mittel der Wahl darstellen (Kunz 1990). Die in ➤ Tab. 22.3 dargestellten Ergebnisse belegen, dass auch hier durchaus positive Effekte im Bereich der Kraftentwicklung zu verzeichnen sind. Des Weiteren ist auch heute noch der Sicht- und Tastbefund eines erfahrenen Therapeuten nicht apparativ ersetzbar. Später erst, wenn die dynamischen Übungsformen mit ihren notwendigerweise präzisen Trainingsvorgaben an Wertigkeit gewinnen, erlangen die genau steuerbaren Geräte ihre eigentliche Bedeutung. In der Regel setzen diese Trainingsformen – je nach Befund – ab etwa der 2.–4. Woche postoperativ ein. Aber auch für gänzlich Untrainierte ist ein Start in ein Training zur Verbesserung der Muskelkraft an exakt dosierbaren Geräten anzuraten.

22.2 Das therapeutische Training

Ab etwa der sechsten Woche tritt in der Phase der medizinischen Rehabilitation zunehmend das Ziel in den Vordergrund, die durch die Immobilisation, Teilmobilisation oder Bewegungsmangel bei chronischen krankhaften Veränderungen meist doch erheblich atrophierte Muskulatur wieder aufzubauen und zu kräftigen sowie die Ausdauerkomponenten wieder aufzubauen. ➤ Tab. 22.5 fasst die übergeordneten Ziele. Inhalte und zur Anwendung kommenden Trainingsmittel dieser Phase zusammen.

Tab. 22.5 2. Phase – Das therapeutische Training – Ziele und Trainingsmittel

Ziele: Aufbau muskulärer Quantität und Kraftausdauerverbesserung, Wiederherstellung der lokalen und allgemeinen Ausdauerfähigkeiten, Optimierung der Koordination, gezielte, auf die Funktionsverbesserungen abgestellte Optimierung der Flexibilität, zum Ende der Phase Beginn mit neuromuskulären Qualitätsumbauprozessen. • Hypertrophie • Verbesserung der allgemeinen und lokalen Ausdauerkomponenten • Koordinationsverbesserungen für beeinträchtigte Funktionen • Gezieltes Flexibilitätstraining • Beginn mit Schnelligkeit und Schnellkraft, Beginn mit Beschleunigungskomponenten Explosivkraft und Schnellkraft
Trainingsmittel: • Isokinetische Trainingsgeräte bzw. Dynamometer mit genauen Parametereinstellmöglichkeiten (Range of Motion – ROM-, Beschleunigungen, Hebelarmlängen, Einstiegshilfen u. a., ➤ Kap. 23) • Manuelle Krankengymnastik, bzw. manuelle Widerstände mit individueller Koordinationsförderung • Rehabilitationtrainingsgeräte/Sequenztrainingsgeräte mit der Möglichkeit genauer Bewegungskontrolle (z. B. Zugapparate, Sequenztrainingsgeräte, ➤ Kap. 23) • Koordinationsutensilien • Ergometer (Dynamometer) • Vibrationstrainingsgeräte • Elektrische Muskelstimulation (EMS), auch intensionsgestützt • Freie Hanteln

Das Training selbst dient zum einen zu einem großen Teil der Funktionswiederherstellung und Stabilisierung der betroffenen Gelenke bzw. verletzten Bewegungsapparatstrukturen (individuell und spezifisch auf den neuromuskulären Haltungs- und Bewegungsapparat bezogen). Zum anderen bewirkt ein derartiges Training gleichzeitig eine Steigerung der allgemeinen neuromuskulären Kapazitäten in den Bereichen Ausdauer, Koordination, Flexibilität und Kraft. Dies schützt wiederum präventiv vor erneuten Schädigungen insbesondere am Bewegungsapparat und wirkt degenerativen Prozessen entgegen. Darüber hinaus werden zum Ende dieser Phase neuromuskuläre Qualitätsumbauprozesse begonnen (Kraftqualität u. a.).

An dieser Stelle ist somit gleichsam der Einstieg in ein **präventives und gesundheitsförderndes Training** anzusetzen.

Trainingsparameter

Im rehabilitativen Bereich ergibt sich anfangs in dieser Phase die oft Notwendigkeit, dynamische Übungsformen mit Intensitäten zu absolvieren, die unterhalb der allgemeinen Empfehlungen zum Hypertrophietraining liegen (➤ Kap. 17.5.1) und sich noch aus den Belastungsvorgaben des rehabilitativen Vortrainings (Phase 1) ergeben können.

CAVE

Das schwächste Glied der Beanspruchungskette bestimmt die Intensität und das Vorgehen bei der Modifikation von Trainingsprozessen im MAT.

Eine Zunahme der Trainingsintensität auf ca. 60 % Maximalkrafteinsatz bis etwa zur achten Woche postoperativ bzw. posttraumatisch bewirkt jedoch rasch den Eintritt in den angestrebten Wirkungsbereich des Hypertrophietrainings. Als Trainingsvorgaben bezüglich der Intensität für diese frühe dynamische Phase sind Belastungen zu wählen, die mit ca. 40 % beginnen (4.–6. Woche) und bis ca. 80 % der Maximalkraft (nach ca. 8–10 Wochen) entsprechend den Vorgaben für ein Hypertrophietraining modifizierbar sind.

Daneben kommen auch in dieser Phase nach wie vor Trainingsnormative zur Verbesserung der Ausdauer, der Kraftausdauer, der Koordination und der Flexibilität zur Anwendung.

Insgesamt spielt hier immer noch die exakte Belastungsintensität eine eher untergeordnete Rolle, was auch schon an der immensen Bandbreite der Intensitätsvorgaben von 40–80 % Maximalkrafteinsatz erkennbar wird. Viel bedeutsamer ist in diesem Zusammenhang die Bestimmung des **Belastungsumfangs** (Kraft, Time under Tension, ROM, Ausbelastung/Erschöpfung, ➤ Kap. 17.5). Nach Froböse (1991) sollte der Belastungsumfang so gewählt sein, dass eine maximale muskuläre Ausbelastung erreicht wird, wenn möglich mit kompletter Ausschöpfung der muskulären Energievorräte; d. h., es wird bis zur Ermüdung trainiert.

Die **Zeitdauer** des Muskelaufbautrainings richtet sich nach der Zielsetzung und dem Ausgangsstatus des Patienten/Trainierenden. Im rehabilitativen und therapeutischen Training kann dies einige Wochen bis einige Monate in Anspruch nehmen, z. B. bei Erkrankungen, bei denen bradytrophe oder neuronale Gewebe im Vordergrund stehen. In der Regel sind zum Erreichen der angestrebten Ziele aber etwa 8 Wochen anzusetzen.

Trainingsziele

Die vorrangigen Ziele dieses therapeutischen Aufbautrainings sind

- Vergrößerung des Muskelquerschnitts und somit die **Zunahme der Muskelmasse** (Hypertrophie)
- Vermeidung bzw. Aufhebung muskulärer Dysbalancen
- Optimierung des Verhältnisses Agonist/Antagonist

Trainingsmittel

Die in der Rehabilitation zur Anwendung kommenden Trainingsmittel sind oft in der frühen Phase des therapeutischen Trainings in erster Linie – wegen der optimalen Trainingssteuerung und der geringen Überlastungsgefahr – isokinetische Apparate, manuelle Widerstände erfahrener Therapeuten und Trainingsgeräte mit exakten Bewegungskontrollmöglichkeiten.

Im Präventionsbereich und bei fortgeschrittener Rehabilitation eignen sich dann die Inhalte der Sporttherapie, auch mit dem Einsatz von Zugapparaten und herkömmlichen Trainingsgeräten, bei denen die Möglichkeit genauer Bewegungskontrollen besteht.

In der späteren Trainingsphase (ab etwa der 10.–12. Woche bzw. ab etwa der vierten Woche eines präventiven Muskeltrainings) können die Trainingsmittel auch in Hanteln, dem eigenen oder fremden Körpergewicht u. a. bestehen.

Exemplarisch für den Erfolg eines solchen Vorgehens zeigt ➤ Tab. 22.6 die Kraftentwicklung der Oberschenkelmuskulatur von zehn Kniepatienten in der 11. bis 14. postoperativen Woche nach schweren Kniebinnentraumata (Kunz 1990). Die Patienten absolvierten in dieser Zeit ein dreiwöchiges isokinetisches Training. Zum Einsatz kam hier eine Trainingsmischform, die zum einen eine Hypertrophie, zum anderen bereits eine Maximalkraftverbesserung anstrebt.

Untersucht wurden die absolute Kraftentwicklung wie auch der Kraftzuwachs in Relation zum Körpergewicht, der für den Bereich der unteren Extremitäten relevant ist. Zur Ermittlung der maximalen Kraftwerte wurden isokinetische Maximalkrafttests durchgeführt. Als Statistikverfahren fanden die Unterschiedshypothese und der T-Test Anwendung. Im Durchschnitt betrugen die Kraftdefizite vor dem Training im Vergleich zur gesunden Seite 33,5 %. Es ergaben sich nach dem Training signifikante Steigerungen ($p \leq 0.05$) der Maximalkraft.

22.3 Das medizinisch indizierte Training

Trainingsziele

Eine Steigerung der **neuromuskulären Kraftqualitäten,** also der intramuskulären Koordination (z. B. Maximalkraft), ist das nächste anzustrebende Ziel, um das durch die Muskelquerschnittzunahme gesteigerte Muskelpotenzial auch vollständig ausschöpfen zu können. Um diesem Punkt gerecht zu werden, sollte ab etwa der 10.–12. postoperativen Woche bzw. nach ca. 6–8 Wochen therapeutischen oder präventiven Trainings auch auf eine Verbesserung der Maximalkraft hingearbeitet werden, damit eine Anpassung der neuronalen Komponente (Qualität) entsprechend der muskelmorphologischen Entwicklung erfolgt.

Diese Trainingsform sollte unbedingt auch im Rahmen des MAT zur Anwendung gebracht werden, unabhängig davon, ob das Training zur Rehabilitation, Therapie oder Prävention durchgeführt wird. Diese Forderung wird dadurch bekräftigt, dass eine Vielzahl von Studien in diesem Zusammenhang erhebliche Kraftdifferenzen zwischen betroffener und gesunder Seite selbst nach einem Jahr postoperativ beschreibt (z. B. Güßbacher 1991 u. a.). Gerade aber für genesene Patienten, die sich im beruflichen Alltag oder im Sport wieder starken Belastungen aussetzen, haben diese Defizite oft erhebliche Nachteile, d. h., die erneute Verletzung ist nicht selten vorprogrammiert.

Therapiekonzepte, die ausschließlich Kraftausdauer- und Muskelaufbaukomponenten für die Rehabilitation und Therapie propagieren, sollten daher um mindestens diese eine Phase erweitert werden.

Rehabilitation bedeutet die medizinische, soziale und berufliche Wiederherstellung eines Patienten und ist nicht zuletzt auch als Drittprävention gegenüber erneuten Verletzungen und Erkrankungen gedacht. Erst mit dem Ausgleich – wenn therapeutisch machbar – möglichst aller Defizite (auch der motorisch-funktionellen) ist ein Rehabilitationsprozess abgeschlossen. Vor diesem Hintergrund sollen in

Tab. 22.6 Trainingsbedingte Kraftentwicklung der Kniegelenksflexoren und -extensoren (Kunz 1990)

	Test 1 Eingangsanalyse	Test 2 Ausgangsanalyse	Zuwachs in %
Extension Absolutwerte in N m	102,9 (SD 39,3)	134,4 (SD 39,4)	35,4 %
Flexion Absolutwerte in N m	92,6 (SD 24,0)	113,6 (SD 17,0)	26,7 %
Extension Relativwerte (N m/kg Körpergewicht)	1,47 (SD 0,5)	1,91 (SD = 0,3)	37,3 %
Flexion Relativwerte (N m/kg Körpergewicht)	1,3 (SD 0,2)	1,7 (SD 0,16)	28,1 %

N m: Newtonmeter, SD: Standardabweichung

Tab. 22.7 3. Phase – Das medizinisch indizierte Training – Ziele und Trainingsmittel

Ziele: Kraftqualitäten, spezifische Flexibilität, spezifische Ausdauer, allgemeine und spezielle Koordination, Schnelligkeit. • **Verbesserung der intra- und intermuskulären Koordination:** Eine Steigerung der Koordination bewirkt ein optimales, willkürliches Ausschöpfen des muskulären Potenzials (Verbesserung von Kraft-Zeit- und/oder Kraft-Weg-Verhältnissen) mit möglichst schnellerer und höherer Rekrutierung der entsprechenden motorischen Einheiten und einer höheren Frequenzierung (Zunahme der Aktionspotenzialfrequenz) sowie optimale Synchronisierung der motorischen Einheiten. • **Muskelfaserspezifischer Qualitätsumbau:** Der muskelfaserspezifische Qualitätsumbau soll das Verhältnis von ST- und FT-Fasern einer Muskelgruppe je nach Zielsetzung in eine spezifische patientengerechte Richtung verändern (z. B. Entwicklung von Schnellkraftfähigkeiten bei Sportlern). • **Aufbau reaktiver Kraftqualitäten:** Reaktive Trainingsformen schulen die Adaptation und Aktivität der Muskeln unter Dehnungsbelastungen.
Trainingsmittel: • Herkömmliche und isokinetische Trainingsgeräte • Vibrationstrainingsgeräte • EMS • Desmodromische Trainingsgeräte • Hanteln • Eigenes Körpergewicht und/oder Partner

der Phase des medizinisch indizierten Krafttrainings vor allem spezifische Qualitäten der Muskelkraft entwickelt werden, um den Anforderungen des Alltags und des Sports wieder gerecht werden zu können. Vorrangig ist dabei nicht unbedingt das Erreichen möglichst hoher Maximalkraftwerte, sondern vielmehr eine Ausbildung identischer oder **angepasster Kraftfähigkeiten** im Hinblick auf die angestrebten individuellen Ziele des jeweiligen Patienten. Im Vordergrund stehen die in ➤ Tab. 22.7 genannten Ziele, Inhalte und Trainingsmittel.

Trainingsparameter

Um die spezifischen Qualitätsverbesserungen zu erreichen, wird auf die Trainingsparameter gemäß ➤ Kap. 17.5 verwiesen. Neben den dort genannten hohen Intensitäten (90–120 %) lassen sich die angestrebten neuromuskulären Adaptionen anfangs auch über den Einsatz geringer Belastungen (50–60 % Maximalkrafteinsatz) bei allerdings explosiver Kraftentfaltung ausbilden. Hier muss – gerade im Rehabilitationsprozess – unbedingt eine gute Bewegungs- und Trainingskontrolle während der Belastungen gewährleistet sein.

Zeitplan und Trainingsmittel

Die angestrebten Veränderungen durch ein solches Training sind relativ schnell erreichbar. Erste Verbesserungen sind bereits nach zwei Wochen erzielt, nach 6–8 Wochen ist in diesen Bereichen ein Deckungseffekt erzielt. Für Training in der Therapie und Rehabilitation bedeutet dies, dass entsprechende Trainingsziele in dieser Phase von etwa der 12.–16. Woche mit im Vordergrund stehen sollen. Für den präventiven/gesundheitssportlichen Bereich können die entsprechenden Trainingsinhalte von den angegebenen Belastungsnormativen abweichen. Die Ausbildung z. B. sportspezifischer Ausprägungsmerkmale des Trainings kann hier auch schon ab etwa der 10. Woche angestrebt werden. Somit gewinnen spätestens in der dritten Trainingsphase zunehmend sporttherapeutische Trainingsmittel an Bedeutung und lösen in der Therapie nach und nach Trainingsmittel der manuellen Krankengymnastik und des exakt zu kontrollierenden Gerätetrainings ab.

22.4 Das alltags- und sportspezifische Training

In dieser Phase werden die bisher erarbeiteten Bewegungsqualitäten und -quantitäten auf **alltags- bzw. sportartspezifische Belastungen** übertragen. Da es sich hierbei in der Regel um äußerst vielfältige Situationen handeln kann, ist es notwendig, die erworbenen Kraftfähigkeiten in möglichst variablen und flexiblen Belastungsformen und Anwendungsprofilen einzusetzen.

Trainingsziele

Im Vordergrund steht in dieser Stufe die Verbesserung der jeweils notwendigen intramuskulären Koordination, sodass komplexe Übungsformen, die das Zusammenspiel vielfältiger Muskelgruppen und das Zusammenwirken von Haltung und Bewegung schulen, zum Einsatz kommen sollten. Um diesen Anforderungen zu genügen, sollte das Training an Geräten reduziert werden bzw. ganz auslaufen. Es sollte zunehmend auf freie Übungsformen (z. B. mit Kurzhanteln) sowie auf für den Trainierenden unbekannte Bewegungsaufgaben mit und ohne Zusatzbelastungen zurückgegriffen werden.

Trainingsparameter

Die Trainingsparameter in der 4. Phase sollten aus diesen Gründen auch recht variabel gestaltet werden. Somit ist ein derartiges Training auch schon als Einstieg in das sportartspezifische Training bzw. zum Breiten- und Freizeitsport anzusehen. Die Vorgaben der einzelnen Parameter sind demnach auch sehr „weit" anzusetzen:

- Intensität: 30–100 (120) %
- Wiederholungen: variabel
- Serien: variabel

Die Wahl von Intensität, Wiederholungen, Serien und Pausen richtet sich dabei vor allem nach den individuellen Zielsetzungen und Voraussetzungen und den vorgegebenen Bewegungsaufgaben. Eine möglichst umfassende Ausgewogenheit des Trainings sollte hierbei angestrebt werden, sodass es zur Ausbildung einer grundlegenden Verfügbarkeit der Kraftfähigkeiten kommt (was das Ziel aller gesundheitssportlichen und therapeutischen Maßnahmen sein sollte). In ➤ Tab. 22.8 sind die Ziele und Trainingsmittel dieser Phase zusammengefasst.

22.5 Gesamtkonzept des Vier-Phasen-Modells

Aufgrund unterschiedlicher Intensionen, der individuellen Ausgangssituationen und der individuellen Zielsetzungen eines rehabilitativen und präventiven Trainings sind die in diesem Kapitel bislang genannten Trainingsparameter der einzelnen Phasen jeweils zu modifizieren. Die sich daraus ergebenden unterschiedlichen Trainingsschwerpunkte finden in dem Vier-Phasen-Modell Berücksichtigung. Die einzelnen Phasen sind dabei keineswegs starr voneinander abzugrenzen; vielmehr sind die Übergänge fließend.

Der Einstieg in das Modell kann je nach individueller Ausgangssituation in jeder Phase erfolgen. Nach dem Einstieg sollten jedoch die in diesem Modell abgebildete zeitliche Abfolge und die vorgegebene Hierarchie der Trainingsmittel im Sinne einer Leitlinie eingehalten werden.

Dabei ist meist zuerst die Behebung von quantitativen Defiziten (Muskulatur, Sauerstoffbindungsfähigkeit, Beweglichkeit u. a.) notwendig, sodass diese Vorrang vor dem Einsatz und der Besserung funktioneller Beanspruchungen hat. Somit werden die **Quantitätsdefizite vor den Qualitätsdefiziten** aufgearbeitet (➤ Abb. 22.2).

Häufig steht im therapeutischen und rehabilitativen MAT die Muskulatur bzw. der Aufbau von Muskulatur im Vordergrund des Interesses. Für ein erfolgreiches Training muss hierbei zwingend berück-

Tab. 22.8 4. Phase – Das alltags- und sportspezifische Training – Ziele und Trainingsmittel

Ziele: Sport- und alltagsspezifische Kondition • Ausbau und Entwicklung vielfältiger, situationsabhängiger und -unabhängiger Bewegungsqualitäten für Alltag und Sport
Trainingsmittel: • Trainingsgeräte, an denen komplexe Übungsformen möglich sind • Freie Hanteln und Kurzhanteln • Bekannte und unbekannte Bewegungsaufgaben mit und ohne Zusatzbelastungen • Sportartspezifischer Trainingsprozess • Training aller in Sport und Alltag erforderlichen körperlichen Fähigkeiten

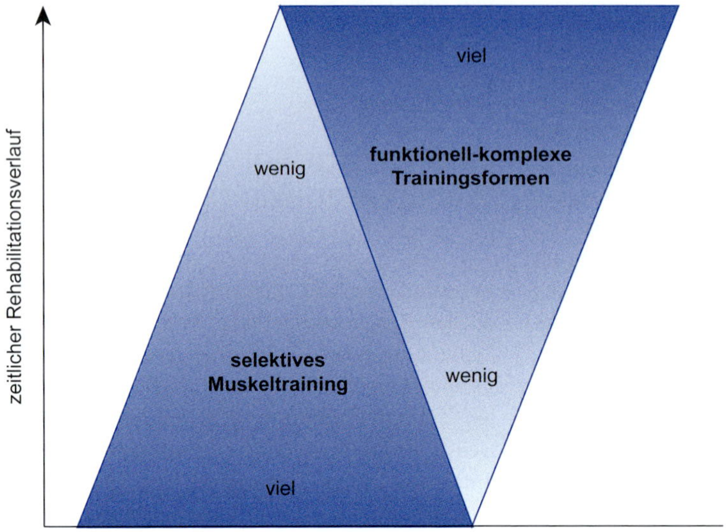

Abb. 22.2 Umfang von Quantität und Qualität im MAT in den Trainingseinheiten [L143]

sichtigt werden, welcher Muskelfasertyp hauptsächlich im Fokus des Trainings steht. Für die eigentliche Quantitätsverbesserung (Muskelwachstum in Dicke bzw. Volumen oder Länge) durch MAT muss daher trainingsspezifisch berücksichtigt werden, welche Ursache für den muskulären Substanzverlust verantwortlich ist. In ➤ Tab. 22.9 sind die wesentlichen Ursachen und deren Auswirkungen auf die Muskelfasertypen zur Orientierung zusammengefasst.

Aufgrund der sehr geringen Belastbarkeit vieler Patienten, die Zugang zum MAT als Behandlungsform erhalten, ist oftmals die Phase I des Vier-Phasen-Modells als Einstieg unumgänglich. Dies bedeutet, dass vor dem eigentlichen Training zur Behebung der vorliegenden muskulären Struktur- und Kraftdefizite – zumal nach operativen Eingriffen am

Tab. 22.9 Die unterschiedlichen atrophischen Reaktionen der Muskefasern auf Fehlbeanspruchung/Bewegungsmangel (– = weniger, gering; + = mehr, viel)

	Fasertyp I (ST-Fasern)	Fasertyp II (FT-Fasern)
Immobilisation	+	–
Chronische Erkrankungen, d. h. permanente Fehl- oder Minderbeanspruchungen (z. B. rheumatische oder internistische Erkrankungen)	–	+
Alterungsprozesse	–	+
Trainingsmangel/-abbruch	+	+

Bewegungsapparat – ein Vortraining unumgänglich ist. Von einem Muskelaufbautraining im eigentlichen Sinn kann hier sicherlich nicht gesprochen werden, weil durch die Parameter die Definition für Training nach der hier vertretenen Auffassung (➤ Kap. 1.1.2) nicht gegeben ist. Morphologische Effekte im Sinne eines Muskelwachstums oder metabolische Effekte in Form von energetischen Verbesserungen bzw. Adaptationen sind durch die in Phase I absolvierten Vorgehensweisen demnach nicht zu erwarten. Insbesondere werden eigentliche Trainingsadaptationen, wie sie in den Kapiteln 16–20 dargestellt sind, nicht entwickelt. Es wird immer zu Atrophie und Substanzverlusten kommen; neuronale Inhibitionen, hervorgerufen durch Nozizeption, Wunden, eingebrachte Materialien u. a. lassen die notwenigen Trainingsreize gar nicht zu. Erst im späteren Heilungsverlauf, bei dem wiederum die in ➤ Kap. 15.1 dargestellten Umstände Beachtung finden müssen, ist eigentliches Training im Sinne der hier vertretenen Definition durchführbar.

Erst im späteren Rehabilitations- bzw. Therapieverlauf treten – insbesondere beim Krafttraining – die einzelnen anzustrebenden Kraftkategorien (Kraftausdauer, Maximalkraft, Schnellkraft) in den Fokus der Trainingsgestaltung, sodass dann die exakten Trainingsparametervorgaben in den Vordergrund treten. Dieser Umstand impliziert – nach einem ausreichend durchgeführten rehabilitativen Vortraining – ein spezifisches, individuelles Training, das möglichst eingelenkig und selektiv auf eine entsprechende Muskelgruppe bzw. auf die Funktionsstörung abgestimmt ist. Dies geschieht i. d. R. während der medizinischen Rehabilitation während der Phase 2, dem therapeutischen Training, am besten an genau dosierbaren und steuerbaren Geräten, sogenannten Rehabilitationstrainingsgeräten (➤ Kap. 23). Dabei rücken zwar die Funktionalität und Koordination in den Hintergrund. Dafür jedoch können ganz spezifisch Defizite angegangen werden, ohne dass Kompensationsmechanismen die betroffenen Strukturen funktionell aussparen und es damit dauerhaft zu keiner Ansprache der in Rede stehenden Muskelanteile mehr kommen würde. Selektives Muskeltraining erzwingt eine Aktivität mit den betroffenen, geschwächten Muskeln und lässt Kompensationen nicht zu, sodass im Fokus des Trainings tatsächlich die geschwächte Struktur gezielt angesprochen werden kann. Später erst, wenn über dieses gezielte, apparative Training die Quantitäts- und Qualitätsverluste weitgehend beseitigt sind, werden mehrgelenkige und komplexe Bewegungsausführungen überwiegen und als wesentlicher Bestandteil ins Training integriert.

MERKE

Durch selektives Muskeltraining, welches für koordinative und funktionelle Besserungen eher ungeeignet ist, können muskuläre Defizite und Dysbalancen am besten beseitigt werden.

Nachteil dabei ist sicherlich die fehlende Funktionalität, die, wie in ➤ Abb. 22.2 dargestellt, erst zeitversetzt im Training mehr und mehr in den Vordergrund rückt. Die qualitative Förderung der zuerst auf Quantität trainierten Muskulatur erfolgt daher immer zum Therapie- bzw. Rehabilitationsende hin vielschichtig, ausgewogen und funktionell.

Idealerweise wird der ganze Verlauf begleitend mit Testverfahren regelmäßig geprüft, um die notwendigen Informationen über die aktuelle muskuläre Leistungsfähigkeit zu erhalten und damit eine optimale Trainingssteuerung zu gewährleisten. Bei Gelenkverletzungen und Gelenkerkrankungen sollte neben den eigentlichen morphologischen und Kraftqualitätskomponenten vor allem auch ein ausgewogenes Verhältnis von Agonisten und Antagonisten Beachtung finden und angestrebt werden. Nur ein ausgewogenes physiologisches und auf die zu erwartende Beanspruchungen abgestimmtes Verhältnis garantiert „normale" Gelenkkinematik und physiologische Gesamtbeanspruchungen des Bewegungsapparates. Leider werden die physiologischen Kraftrelationen der gegenspielenden Muskelgruppen oft nur sehr unzureichend beachtet. ➤ Tab. 22.10 gibt exemplarisch einen kurzen Überblick über wesentliche Gelenke und deren physiologische Kraftrelationen der jeweiligen Muskulatur.

Weitere, vertiefende Informationen finden sich in ➤ Kap. 17.5.9 (Isokinetik).

Grundsätzlich gilt – wie in ➤ Kap. 17.9 ausführlich beschrieben –, dass eine gut ausgebildete Muskulatur nicht nur nach Verletzungen und Erkrankungen des Bewegungsapparates wichtig ist. Fehlende Muskelkraft begünstigt eine ganze Reihe an Erkrankungen und unphysiologischen Veränderungen des Gesamtorganismus. Eine gut ausgebildete Muskelkraft steht daher oft im Fokus von Trainingsprozessen in Therapie und Rehabilitation. Unter anderem bewirkt eine gute Muskelkraft:

- eine Linderung der Beschwerden bei Bewegungsapparaterkrankungen und Verletzungen,
- eine Wiederherstellung oder Verbesserung der Leistungsfähigkeit im Alltag oder Sport,
- eine Prävention erneuter Erkrankungen und Beschwerden.

Tab. 22.10 Anzustrebende Kraftrelationen von Agonisten und Antagonisten exemplarischer Gelenke ermittelt in isokinetischen Testverfahren – schwerkraftkorrigiert

Gelenk	Bewegung	Kraftrelation
Kniegelenk	Extension/Flexion	1,3 : 1,0
Sprunggelenk	Extension/Flexion Supination/Pronation	1,0 : 3,0 1,0 : 1,7
Hüftgelenk	Extension/Flexion	2,0 : 1,0
Schultergelenk	Abduktion/Adduktion Außen-/Innenrotation	1,0 : 1,8 1,0 : 2,0

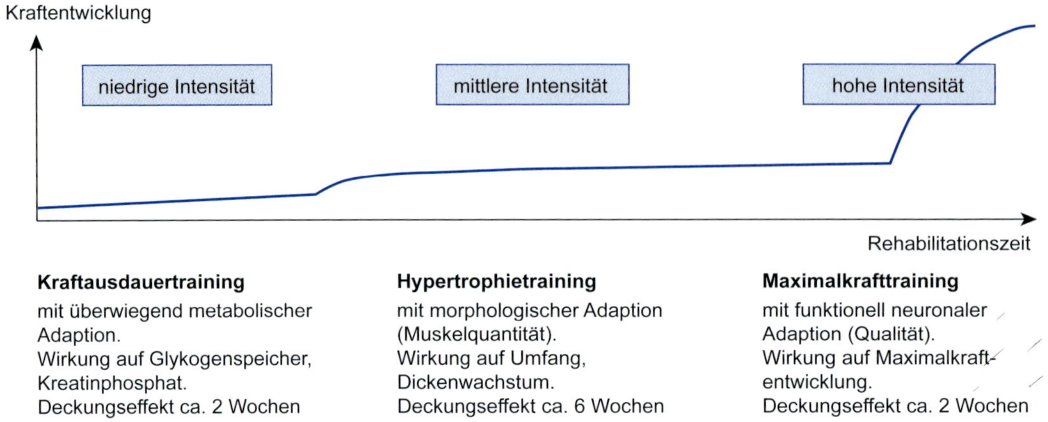

Abb. 22.3 Die Entwicklung der Kraft in Abhängigkeit von der Therapie- oder Rehabilitationszeit und den eingesetzten Trainingsmaßnahmen [L143]

Positive Effekte eines richtig dosierten Krafttrainings in Therapie und Rehabilitation betreffen jedoch nicht ausschließlich die Muskulatur selbst. Selbstverständlich gehen damit eine Reihe weiterer Adaptationen einher, die große Vorteile hinsichtlich der Gesamtgesundheit bieten können. Die Vorteile eines Muskelkrafttrainings und dessen wesentliche Adaptationen lassen sich wie folgt zusammenfassen:

- Verbesserung der Gelenkknorpelernährung und morphologisch stärkere Belastbarkeit des Knorpels
- Verbesserung der Belastbarkeit von Sehnen und Ligamenten
- Verbesserungen im Bereich der knöchernen Strukturen
- Aktivierung der Bildung von Myokinen
- Neurogenese und bessere Vernetzung im ZNS

Es wird noch einmal darauf aufmerksam gemacht, dass die Limitierung des Trainingsprozesses im Bereich der Kraftsteigerung selten in der beanspruchten Muskulatur selbst liegt. Vielmehr sind sehr oft die in die Krafttrainingsbeanspruchung integrierten bradytrophen Gewebe die eigentliche limitierende Größe, weil diese Gewebe erheblich langsamer adaptieren als die beanspruchte Muskulatur. In ➤ Abb. 22.3 ist die Entwicklung von Kraft innerhalb eines Therapie- und Rehabilitationsprozesses exemplarisch aufgezeigt.

Das gesamte Vorgehen innerhalb der vier Phasen des MAT in Therapie und Rehabilitation findet in Deutschland weitgehend in Kostenträgerschaft der Sozialversicherungssysteme statt. In ➤ Kap. 1.4.2 (➤ Abb. 1.5) sind exemplarisch der Verlauf eines MAT und die jeweiligen rechtlichen Grundlagen im SGB V skizziert.

VERWENDETE LITERATUR

Froböse I, Lagerström D: Muskeltraining in Prävention und Rehabilitation nach modernen trainingswissenschaftlichen Erkenntnissen. Gesundheitssport und Sporttherapie 1991;7(1): 12–13, 7(2):9–10

Güßbacher A.: Wie lange dauert die Rehabilitation nach Gelenkoperationen? Vortrag zur 77. Tagung der Deutschen Gesellschaft für Orthopädie und Traumatologie. Hamburg, 1991

Kunz M: Das Muskelaufbautraining in der frühen Phase der Rehabilitation. Z. Krankengymnastik 1990:761–765

Kunz M: Medizinisches Aufbautraining. München: Urban & Fischer, 2004

WEITERFÜHRENDE LITERATUR

Froböse I., Nellessen G., Wilke C.: Training in der Therapie. München: Urban & Fischer, 2010

Diemer F, Sutor V: Praxis der medizinischen Trainingstherapie, Band I und II. Stuttgart: Thieme, 2011

KAPITEL

23 Einsatz von Geräten

Lernziele

Es werden folgende Kenntnisse und Kompetenzen erzielt:

- Die **Unterschiede** zwischen herkömmlichen **Trainingsgeräten** aus dem Fitnessbereich und den Geräten, die in Therapie und Rehabilitation eingesetzt werden, sind bekannt.
- Die **Ausstattung für MAT** in Rahmen der Erweiterten ambulanten Physiotherapie **(EAP)** und der **Rehabilitation** kann genannt werden.

Im MAT werden Trainingsgeräte standardisiert eingesetzt. Training an Geräten bildet einen wesentlichen Teil des MAT. Im Vergleich zum Training mit freien Hanteln bringen apparative Trainingsgeräte viele Vorteile für Training mit Ungeübten mit sich. Die Bewegungen werden auf vorgegebenen Bewegungsbahnen geführt, sodass die Verletzungsgefahr reduziert ist. Des Weiteren werden isoliert genau die Muskelgruppen trainiert, die auch trainiert werden sollen. Die Gewichte sind einfach und exakt zu dosieren. Von Nachteil ist in nahezu jedem Gerätetraining, dass durch die geführten Bewegungen koordinative Komponenten für Alltagsverrichtungen oder Sport nicht berücksichtigt werden können. Daher können auf den Trainingsgeräten keine alltagsspezifischen, sondern fast ausschließlich „künstliche" Bewegungen trainiert werden.

23.1 Fitness- versus Rehabilitationstrainingsgeräte

Rehabilitationstrainingsgeräte und Fitnesstrainingsgeräte grenzen sich durch bestimmte Eigenschaften ab. Häufig wird für Rehabilitationstrainingsgeräte der Begriff „Sequenztrainingsgeräte" verwendet. Dies ist zwar etwas irreführend, weil auch Fitnessgeräte nur Körpersequenzen ansprechen können; jedoch hat sich diese Bezeichnung im Alltag durchgesetzt.

Für Rehabilitation und Therapie zugelassene Geräte unterliegen dem sogenannten Medizinproduktegesetz (MPG). MPG-zulassungspflichtige Geräte müssen eingesetzt werden, wenn Maßnahmen am Patienten durchgeführt und mit entsprechenden Kostenträgern abgerechnet werden (z. B. gerätegestützte Krankengymnastik – KGG –, MAT in der Rehabilitation). Sie sind von einer zugelassenen Institution geprüft (z. B. TÜV) und werden in entsprechenden Listen veröffentlicht bzw. in den Gerätebüchern als MPG-zugelassen ausgewiesen. Hinsichtlich der Unterschiede zu Fitnessgeräten lassen sich folgende wesentlichen Merkmale festhalten:

Rehabilitationsgeräte

- verfügen immer über eine Ellipsenscheibe (sogenannte Exzenterscheiben), die in Abhängigkeit von der Kraftkurve der jeweiligen Muskulatur geformt ist. Dadurch ist ein effizienteres Krafttraining möglich;
- haben individuell einstellbare Bewegungsbegrenzungen, die reine Fitnessgeräte nicht haben;
- besitzen Ein- und Ausstiegshilfen, sodass alle Patienten – auch bei Funktionsbeeinträchtigungen – Zugang zum Gerät finden können;
- zeigen die Längen der Lastarme zur Drehmomentbestimmung an;
- können im Lastarm i. d. R. verändert werden;
- haben festgelegte Lastscheiben und geringere Lastmöglichkeiten als Fitnessgeräte.

23.2 Mindestausstattung EAP

In ➤ Kap. 2.1 wurden bereits die apparativen Voraussetzungen für die Durchführung von Maßnahmen am Patienten genannt. Exemplarisch wird im

Folgenden die Ausstattung einer EAP-Praxis im Sinne der Berufsgenossenschaften für KGG/MAT im Rahmen der Rehabilitation detailliert aufgeführt.

Die Mindestausstattung für die EAP umfasst folgende Geräte:

- 6 Rehabilitationstrainingsgeräte/Sequenztrainingsgeräte (2 für obere Extremität, 2 für untere Extremität und 2 Rumpftrainingsgeräte)
- 1 Isokinetikmultigelenktest- und Trainingsstation bzw. Messstation für Kraft
- 1 Laufband
- 1 Fahrradergometer
- 1 Stepper
- 1 Zugapparat
- 1 Weichboden
- Diverse Kleingeräte (Hanteln – lang und kurz, Bälle etc.)

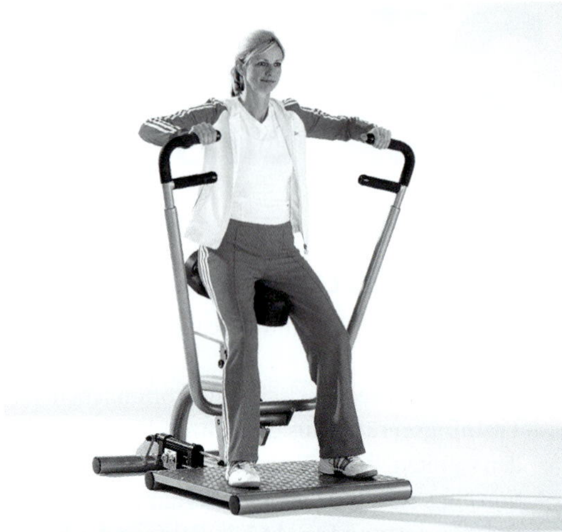

Abb. 23.1 Brustpresse/Ruderzug mit Schulterblattfixator [V694]

Trainingsgeräte

Im Folgenden sind Standard-Sequenztrainingsgeräte der ambulanten Rehabilitation und der EAP vorgestellt. Hiervon sind mindestens jeweils zwei für die obere Extremität, für die untere Extremität und den Rumpf vorzuhalten. Sogenannte „Kombigeräte" sind für Therapie und Rehabilitation nicht zugelassen. Die hier aufgezeigten Geräte entsprechen nicht der Mindestausstattung, sondern dienen der Darstellung aktueller Gerätetechnik und Standards, die in Therapie und Rehabilitation anzutreffen sind. Im Einzelnen sind dies:

- Brustpresse/Ruderzug, z. B. mit Schulterblattfixator ➤ Abb. 23.1
- Brusthaltungsstabilisator ➤ Abb. 23.2
- Funktionsstemme ➤ Abb. 23.3
- Exzentrische Beinpresse ➤ Abb. 23.4
- Lateraler HWS-Trainer ➤ Abb. 23.5
- Beinbeuger mit Vibrationsstimulation ➤ Abb. 23.6
- Rumpftrainer mit Vibrationsstimulation ➤ Abb. 23.7
- Fahrradergometer ➤ Abb. 23.8
- Antischwerkraftlaufband ➤ Abb. 23.9
- Technikunterstütze Koordination und freies Training ➤ Abb. 23.10
- Vacumed-Regenerationsförderung ➤ Abb. 23.11

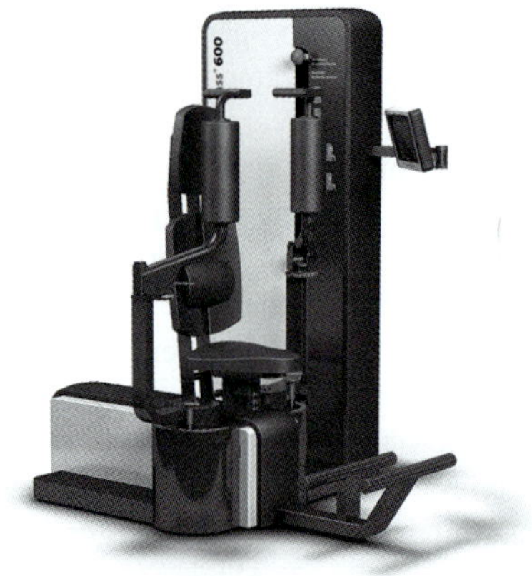

Abb. 23.2 Brusthaltungsstabilisator [V694]

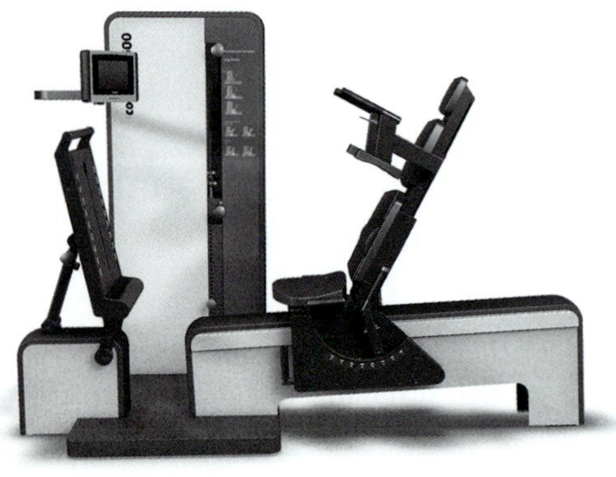

Abb. 23.3 Funktionsstemme [V694]

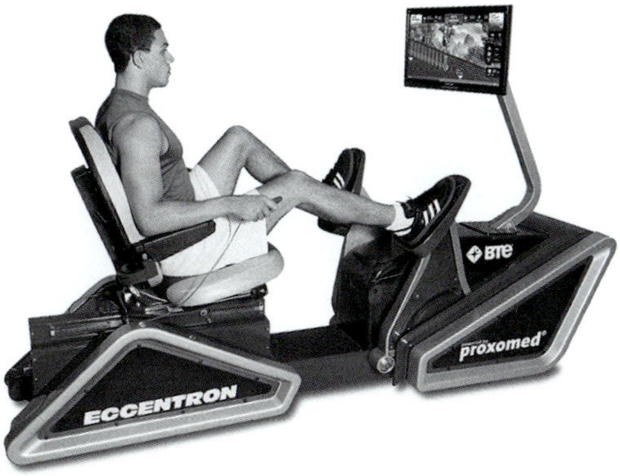

Abb. 23.4 Exzentrische Beinpresse [V694]

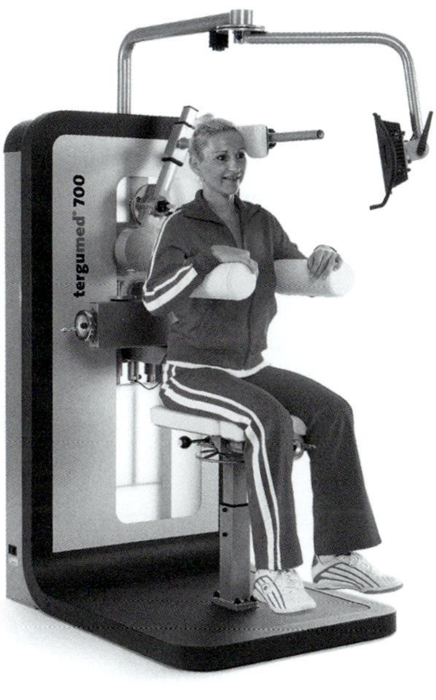

Abb. 23.5 Lateraler HWS-Trainer [V694]

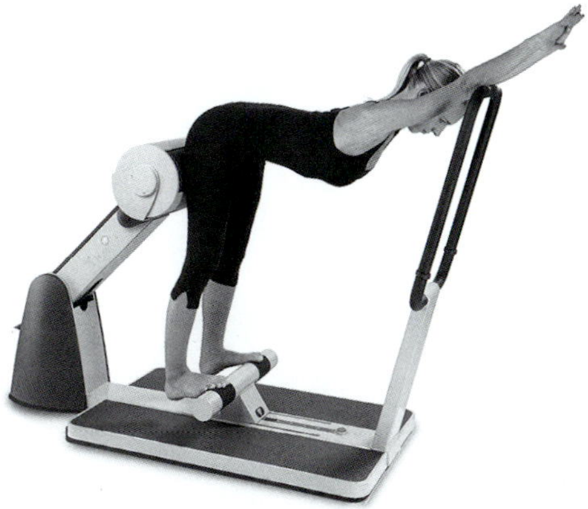

Abb. 23.6 Beinbeuger mit Vibrationsstimulation [V694]

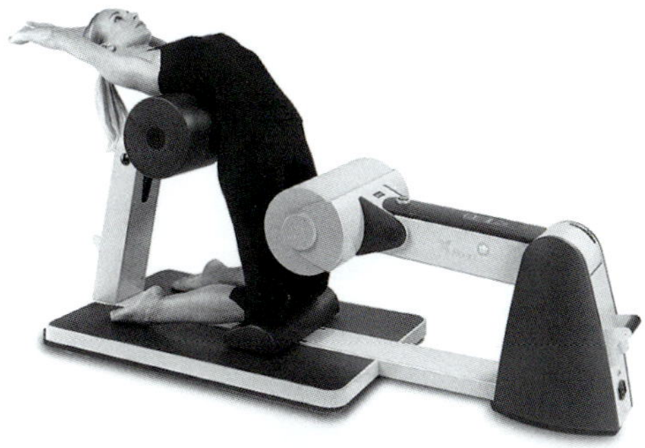

Abb. 23.7 Rumpftrainer mit Vibrationsstimulation [V694]

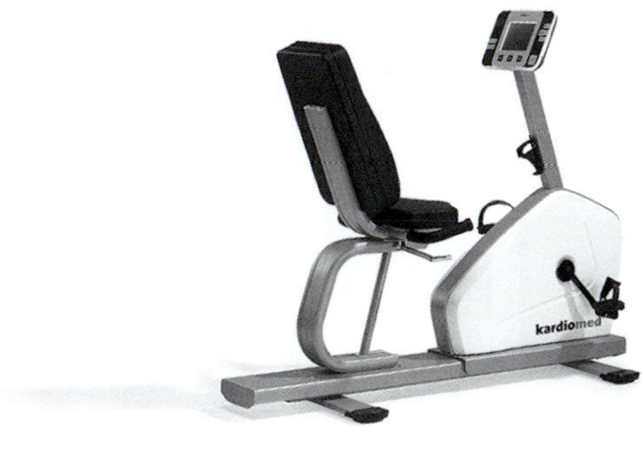

Abb. 23.8 Fahrradergometer [V694]

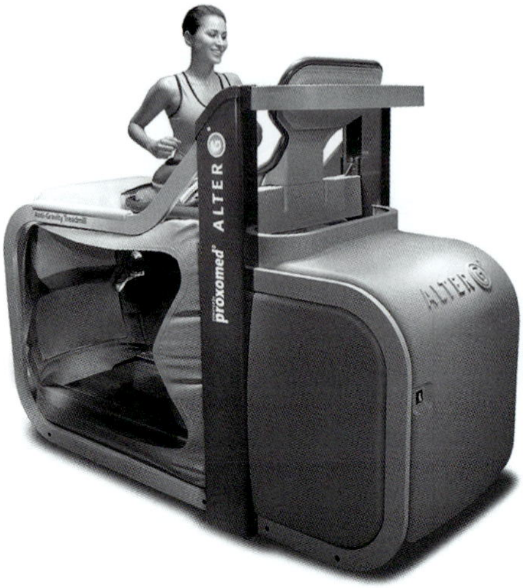

Abb. 23.9 Antischwerkraftlaufband [V694]

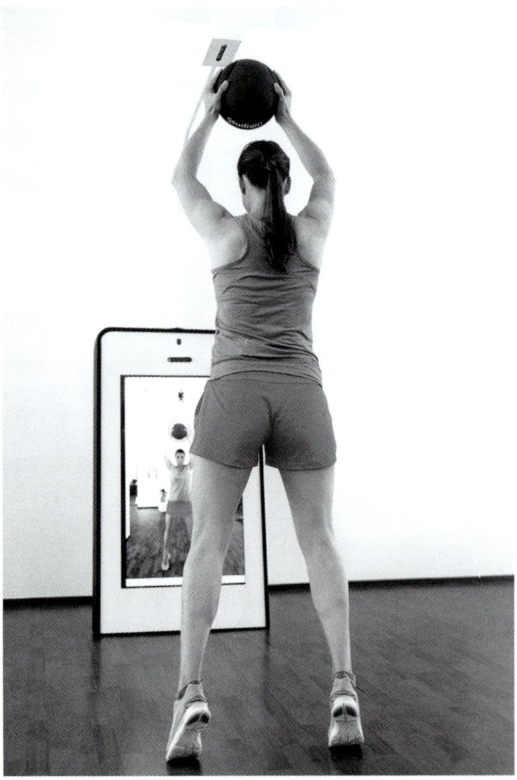

Abb. 23.10 Technikunterstütze Koordination und freies Training [V694]

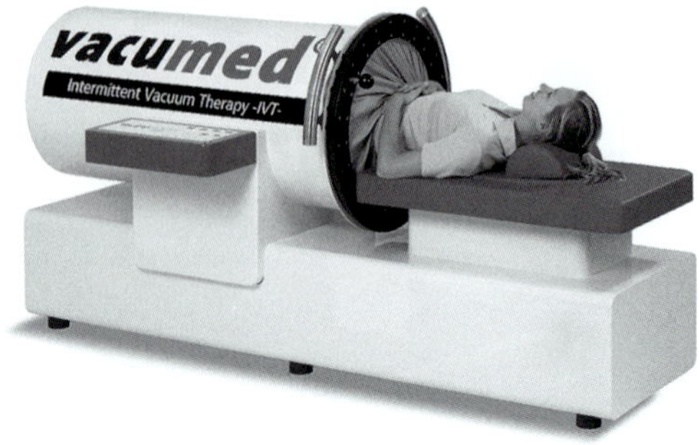

Abb. 23.11 Vacumed-Regenerationsförderung [V694]

Selbstverständlich kann zusätzlich jedes weitere MPG-zugelassene Trainingsgerät eingesetzt werden.

Die Dosierung der Trainingsbelastung erfolgt je nach der Trainingsphase, in der sich der Patient befindet. Dementsprechend müssen die Trainingsparameter dosiert werden können.

CAVE

Die abgebildeten Geräte sind Beispiele aktueller Gerätetechnik in der Therapie und Rehabilitation. Die Zusammenstellung erhebt keinen Anspruch auf Vollständigkeit!

Isokinetische Mess- und Trainingsgeräte

Für die Beschreibung und Funktionsweise der Isokinetik wird auf die ausführlichen Hinweise in ➤ Kap. 17.5.9 verwiesen. Der Isokinet kann auch durch statische und/oder dynamische Kraftmessgeräte an herkömmlichen Trainingsmaschinen ersetzt werden.

KAPITEL

24 Begleitende Maßnahmen zu Training und Therapie

Lernziele

- Die Wirkungsweisen von **Aufwärm- und Abwärmprogrammen** (Warm-up/Cool-down) können beschrieben werden.
- Das **methodische Vorgehen bei Aufwärmprogrammen** unter Einhaltung der Zielvorgaben für die Erhöhung der Körpertemperatur ist im Detail verstanden und kann in die Praxis umgesetzt werden.
- Die Vorbereitung auf **alltagsspezifische Belastungen** im Rahmen des MAT ist in ihrer Bedeutung für die funktionale Wiederherstellung bzw. für den Funktionserhalt bekannt und kann durch die Erstellung von **Heimprogrammen** für die Patienten unterstützt werden.
- Die Bedeutung von **Regenerationsprozessen** für die Superkompensation kann detailliert beschrieben werden, und es können insbesondere entsprechende **Entspannungstechniken** benannt werden.
- Die Wirkungsweisen, Indikationen und Kontraindikationen des **myofaszialen kinesiologischen Tapings (Kinesiotape)** sind im Detail bekannt, und die indikationsspezifische Anwendung des Kinesiotapes wird sicher beherrscht.

MAT ist immer mit begleitenden Maßnahmen verbunden. „**Aufwärmprogramme**" (**Warm-up**) und „**Abwärmprogramme**" (**Cool-down**) sind dabei zwingender Bestandteil trainingsmethodischer Vorgehensweisen. Während ein Aufwärmprogramm (Warm-up) allgemein und spezifisch erfolgt, kann ein Abwärmprogramm (Cool- down) durchaus auch in den eigentlichen trainingsmethodischen Durchführungsteil am Ende integriert sein.

Das Aufwärmen bereitet allgemein und spezifisch auf die bevorstehende Trainingsbeanspruchung vor. Das Abwärmen dient bereits der Förderung der Regeneration und Superkompensation, die sich an das Training anschließt (➤ Kap. 15.1).

Die Zuhilfenahme von **Heimprogrammen,** die Betroffene bzw. Trainierende selbstständig zu Hause durchführen können, ist häufig sehr sinnvoll, damit die erforderlichen Trainingsumfänge und -häufigkeiten im Sinne einer optimalen Superkompensation erreicht werden. Hierdurch kann gezielt auf **alltags – aber auch sportspezifische Belastungen** vorbereitet werden.

Der **Regeneration** während und vor allem zwischen den Trainingseinheiten kommt eine wesentliche Bedeutung zu, weil hierdurch das Prinzip der Superkompensation (➤ Kap. 15.1) wesentlich unterstützt, oder – bei Fehlverhalten – behindert werden kann. Es werden aktive und passive Maßnahmen unterschieden, die der Regeneration zuträglich sein können.

Häufig wird im MAT bzw. im Training im Allgemeinen, aber auch bei spezifischem Training bei Funktionsbeeinträchtigungen beobachtet, dass **begleitende und trainingsunterstützende Hilfsmittel** eingesetzt werden, die förderlich sein sollen hinsichtlich Leistungssteigerung und anderer Effekte. Das **myofasziale kinesiologische Tapen (Kinesiotape**) ist ein aktueller Trend, der bei vielen Sportlern Anwendung findet. Er wird daher in diesem Kapitel hinsichtlich Wirkweise und Anwendung dargestellt.

24.1 Aufwärmen/Abwärmen – Warm-up/Cool-down

Allgemeines Aufwärmen zielt darauf ab, den ganzen Körper zu aktivieren. Dies wird methodisch durch Beanspruchungsformen erreicht, die zu einer Erwärmung großer Muskelgruppen führen. Ziel ist es, die Körpertemperatur um 2–3 Grad zu erhöhen. Jede Steigerung der Körpertemperatur beschleunigt den Stoffwechsel und die Kreislauffunktion. Dies führt in der Folge zu einer Anregung der Herztätigkeit und einer arteriellen Gefäßerweiterung und damit zu einer gesteigerten Blutversorgung in der Muskulatur. Gleichzeitig erhöht sich die Sauerstoffmenge, die vom Blut an das Gewebe abgegeben werden kann. Am besten geeignet sind für allgemeine Aufwärmprogramme „Einlaufen“, leichtes „Einspielen“ oder Funktionsgymnastik.

Während des Aufwärmens soll es durch die Arbeit großer Muskelgruppen zu einer stark erhöhten Wärmeproduktion kommen. Die Körpertemperatur steigt nach etwa **10- bis 15-minütigem** Traben auf etwa 38,5 °C. Das Optimum liegt etwa zwischen 38,5 °C und 39 °C. Damit sind optimale Leistungsparameter des Organismus für ein erfolgreiches Training bzw. Sporttreiben im Allgemeinen gesetzt (Nonnemacher 2014). Nach ca. **30 Minuten** Aufwärmprogramm hat sich auch die Körperkerntemperatur erhöht, sodass sich diese wiederum stabilisierend auf die erhöhte Muskeltemperatur auswirkt. Dieser Effekt lässt jedoch bereits bei kurzen Pausen (ab ca. fünf Minuten) wieder nach. Daher soll nach einem Aufwärmprogramm der gesamte Körper warm gehalten werden, damit die physiologischen Vorteile nicht wieder verpuffen. Mit der Erhöhung der Temperatur sind folgende positiven Effekte insgesamt verbunden:

- Verbesserung der arteriellen Durchblutung
- Erhöhte aerobe und anaerobe Enzymaktivitäten
- Beschleunigung neuromuskulärer Prozesse (z. B. Reizleitung und Übertragung)
- Verbesserung von Muskeltonus und -elastizität
- Reduktion von Verletzungen (Aufmerksamkeit, Wahrnehmung, Reaktion werden verbessert)
- Reduktion von Überlastungsschäden (Muskeln, Sehnen, Bänder u. a.).

Die Einbeziehung von **Dehnen/Stretching** in allgemeine Aufwärmprogramme ist üblich und sinnvoll, sollte jedoch die Ausführungen in ➤ Kap. 18 unbedingt berücksichtigen. Insgesamt sind allgemeine Aufwärmprogramme in einem zeitlichen Umfang von 15–30 Minuten anzuraten.

Das **spezielle Aufwärmen** beinhaltet gezielte Beanspruchungen mit Bezug zu den koordinativen Anforderungen, die sich aus den nachfolgenden sportlichen bzw. trainingsspezifischen Einheiten ergeben. Dies umfasst z. B. auch technische Elemente wie Dribblings, Würfe oder Schläge. Auch ist es sinnvoll, innerhalb dieser Phase spezifische individuelle Beanspruchungsschwerpunkte gezielt methodisch einzubeziehen, um eine individuelle, spezifische optimale Erwärmung zu gewährleisten. Bewegungen der Wettkampf- oder Trainingsbelastung sind hierbei also zu berücksichtigen.

MERKE

- Morgens dauert Aufwärmen länger als am Nachmittag oder Abend.
- Bei niedrigen Außentemperaturen dauert Aufwärmen länger als bei Wärme.
- Mit zunehmendem Alter dauert das Aufwärmen länger.
- Mindestens 30 Minuten – besser 45 Minuten – sollte die Aufwärmzeit betragen; im Leistungssport kann sie noch längere Zeit beanspruchen.

Eine gute Ergänzung bzw. Erweiterung der Aufwärmphase stellen Abschnitte der mentalen Vorbereitung dar. Diese zentralnervösen Aspekte geraten zunehmend in den Fokus der wissenschaftlichen Betrachtungen in der Motorikforschung (➤ Kap. 16, ➤ Kap. 17, ➤ Kap. 19).

CAVE

Ein gutes Aufwärmen ist stets von langsam ansteigender Intensität gekennzeichnet. Es muss motivierend sein und Raum für individuellen Aktivierungsbedarf lassen.
Zwischen dem Aufwärmen und der eigentlichen Belastung dürfen keine langen Wartezeiten/Pausen entstehen. Zwischen diesen Phasen sollen maximal 5–10 Minuten liegen, und der Körper soll dabei warm gehalten werden (Kleidung).

Das Abwärmen (Cool-down) fördert die Regeneration und Superkompensation nach dem Training (➤ Kap. 24.3). Infrage kommen Lockerungsübungen (z. B. lockeres Auslaufen oder Ausschütteln der beanspruchten Gliedmaßen) und Entspannungsübungen, aber auch das myofasziale kinesiologische Taping (➤ Kap. 24.4).

24.2 Aufbau alltagsspezifischer Belastung/Heimprogramme

Ziele des MAT in Therapie und Rehabilitation sind oft die Wiederherstellung, der Erhalt oder die Verlangsamung der Reduktion körperlicher Funktionen und/oder die Wiedereingliederung in den Alltag und in das gesellschaftliche Leben, also die Förderung von Teilhabe. Da das Training an Geräten hauptsächlich aus alltagsfernen Übungen und Bewegungen besteht, ist es wichtig im Verlauf der Behandlung im MAT **alltagsspezifische Belastungen** mit in den Plan zu integrieren. Diese Übungen sind je nach Patient individuell auszuwählen, wobei alle Aspekte des Alltags berücksichtigen werden können (Beruf, Wohnsituation, Einkaufssituation etc.).

Patienten, die wieder eine bestimmte Sportart ausführen möchten, sollten ebenfalls wieder langsam an die sportartspezifischen Beanspruchungen herangeführt werden. Dies können spezifische Sprung-, Wurf- oder Schießübungen sein. Dabei gilt es auch die spezifischen konditionellen Fähigkeiten wieder aufzubauen, welche für die jeweilige Sportart wichtig sind.

Damit der Patient zu Hause selbst aktiv wird und seine Heilung/Förderung selbst in die Hand nimmt, macht es Sinn, ihm **Heimprogramme** zusammenzustellen. Diese beinhalten Übungen, die leicht umzusetzen sind, für die oft keine Materialien notwendig sind (eigener Körper oder Partner) oder solche, die mit Alltagsgegenständen durchzuführen sind.

24.3 Regeneration

Gemäß dem Modell der Superkompensation (➤ Kap. 15.1) sind Regenerationsphasen genauso wichtig wie die Trainingsphasen selbst. Nur deren optimale zeitlich aufeinander abgestimmten Längen und Inhalte gewährleisten den gewünschten Trainingserfolg. Deshalb sollten Trainierende im MAT verschiedene Möglichkeiten zur Regeneration aufgezeigt und angeboten werden. Dies können **Entspannungstechniken** sein, die körperliches Training begleiten. Es können jedoch auch trainingsunterstützende **Hilfsmittel** zum Einsatz kommen, die Trainingsprozesse fördern. In ➤ Kap. 24.4 wird als ein solches förderndes Mittel das **„Kinesiotape"** (myofasziales kinesiologisches Taping) vorgestellt, welches inzwischen in viele Therapie- und Sportbereiche Einzug gehalten hat. Darüber hinaus spielen auch ernährungsphysiologische Überlegungen eine Rolle in der Trainingsadaptation, die in diesem Buch jedoch nicht abgehandelt werden.

Entspannungstraining und Entspannungstechniken umfassen viele unterschiedliche Methoden. Es kann auch ein Dehnprogramm zur Förderung der Regeneration durchgeführt werden.
Arten des Entspannungstrainings sind z. B.:

- Progressive Muskelrelaxation
- Autogenes Training
- Phantasiereisen

Hinsichtlich individueller Vorzüge wird auf die vielfältige Literatur aus diesen Fachbereichen verwiesen.

24.4 Myofasziales kinesiologisches Taping/Kinesiotape

Das myofasziale kinesiologische Taping wurde von dem Chiropraktiker und Kinesiologen Dr. Kenzo Kase in den 1970er Jahren ins Leben gerufen. Die Tapes sollen die körpereigenen Heilungsprozesse und Stoffwechselförderungen unterstützen und dabei stets eine uneingeschränkte Bewegungsfreiheit gewährleisten. Es handelt sich um ein elastisches Tape, welches eingesetzt wird, um sowohl Sportverletzungen und Instabilitäten zu behandeln als auch den Schmerz über die Aktivierung des vermehrten Blut- sowie Lymphflusses zu senken. Darüber hinaus kann das Tape verwendet werden, um individuelle Leistungssteigerungen zu erzielen (Angermüller 2008). In Verbindung mit anderen Interventionen und Applikationen hilft das Tape, Muskeln zu hemmen oder zu aktivieren und die Körperhaltung oder Gelenksstellung aufrechtzuerhalten bzw. zu fixieren. Dies kann gerade im Bereich des Trainings im MAT mit Funktionsbeeinträchtigten die individuelle Leistung optimieren. Einerseits können durch die **Aktivierung von Muskeln** ausdauernde Ergebnisse im Training erreicht werden. Andererseits kann das Training durch schmerzsenkende Tapes erleichtert und somit erfolgreicher durchgeführt werden. Auch die **Hemmung bestimmter Muskelgruppen** kann im Training förderlich sein, wenn dadurch ungünstige Kontraktionen verhindert werden können.

Allgemeine Indikationen des Kinesiotapes

- **Muskuläre Dysbalancen und Überlastung:** Dazu zählen Erkrankungen der Lenden-, Brust- und Halswirbelsäule (LWS-, BWS-, HWS-Syndrom) sowie Ischialgie und Low Back Pain, aber auch allgemeine Muskelverspannungen, Arthrose, Skoliose, Kopfschmerzsymptome, Migräne und Neuropathien. Ebenfalls indiziert zur Behandlung mit dem kinesiologischen Tape sind Zervikobrachialgien, das Thoracic-Outlet-Syndrom und alle Formen der Insertionstendopathien.
- **Postoperativ:** Indiziert zur Anlage des kinesiologischen Tapes ist z. B. der Zustand nach Einsetzen einer Totalendoprothese (TEP, z. B. Knie-TEP, Hüft-TEP) oder vorderer Kreuzbandplastik, nach Meniskusnaht oder -resektion sowie Hallux-valgus-OP.
- **Neurologie:** Hier wird das Tape bei Apoplexie und Multiple-Sklerose-Patienten sowie beim Pusher-Syndrom, peripheren Läsionen und allgemein bei Spastiken eingesetzt.
- **Posttraumatisch:** Kinesiologische Tapes werden z. B. nach Inversionstraumata und Distorsionen, Kontusionen sowie beim Zustand nach Schulterluxation angelegt.

Allgemeine Kontraindikationen

Das Tape sollte nicht auf Verbrennungen, offenen Wunden sowie in Nase, Auge und Mund appliziert werden. Bei bekannter Überempfindlichkeit gegen Tapeverbände und Pflaster sollte 24–48 Stunden vor Applikation ein kleiner Teststreifen angelegt werden. Wenn innerhalb dieser 24–48 Stunden keine Reaktion auftritt, kann das kinesiologische Tape angelegt werden.

Wirkungsweisen und Anlagetechniken

Generell ist zu beachten, dass die Haut vor der Anlage des Tapes sauber, trocken und fettfrei ist. Bei starker Behaarung sollte eine Rasur vorgenommen werden. Die Enden des anzulegenden Tapes sollten abgerundet sein, und das Tape sollte mindestens 30 Minuten vor sportlichen Aktivitäten bzw. vor dem Schwitzen appliziert werden. Bei der Applikation ist die Vorpositionierung des Patienten zu berücksichtigen. Ferner sollte darauf geachtet werden, dass nicht zu viel Zug auf prominenten Strukturen angewendet wird, um Hautirritationen zu vermeiden. Die Entfernung des Tapes sollte immer langsam und entlang des Haarwuchses erfolgen.

Folgende Anlagetechniken und ihre Wirkungsweisen sind zu unterscheiden:

- **Normotonisierung:** Um muskulär eine Detonisierung und somit eine Normotonisierung zu erreichen, muss das Tape in maximal möglicher Dehnposition von Ansatz zu Ursprung des Muskels angelegt werden (➤ Abb. 24.1). Dabei wird die Basis, welche ca. fünf Zentimeter bemessen soll, mit Zug angelegt; anschließend wird je nach Zielsetzung mit viel oder wenig Zug angelegt. Je mehr Zug entlang des Tapes angelegt wird, desto deutlicher wird die Spannung gesenkt. Bei Wiederherstellung des Normotonus ist der Muskel wieder besser dehnbar und es kann mehr Maximalkraft aufgebracht werden.
- **Tonisierung:** Hier wird die Basis unter leichtem Zug angelegt und der Zügel ohne Zug appliziert (➤ Abb. 24.2). Die Anlagerichtung kann hier ignoriert werden. Diese Anwendung führt zu sogenannten „Convolutions“: Durch die Anhebung der Haut kommt es zu einer Verbesserung der Mikrozirkulation. Durch Tonisierung des Muskels wird die Maximalkraft gegenüber der Normotonisierung deutlich stärker erhöht, die Dehnfähigkeit des Muskels nimmt dagegen nicht zu.

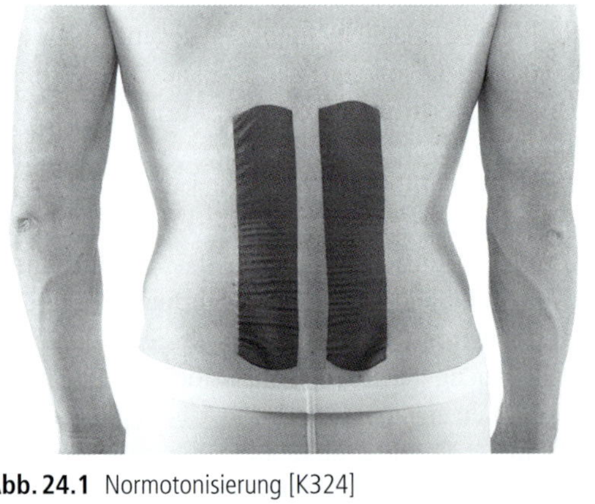

Abb. 24.1 Normotonisierung [K324]

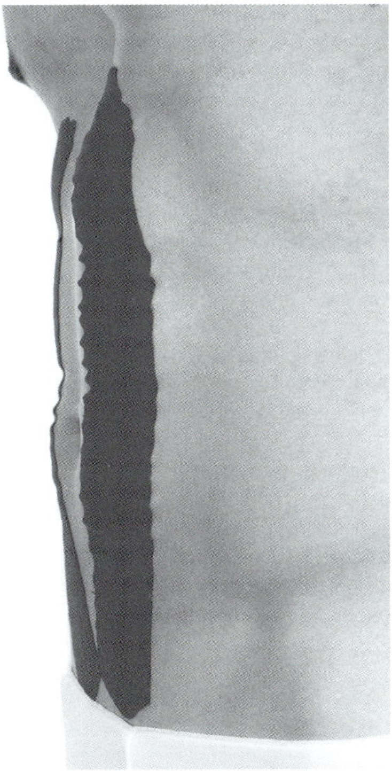

Abb. 24.2 Tonisierung [K324]

Je nach Ziel des Trainierenden muss entschieden werden, ob normotonisierend oder tonisierend appliziert wird:

Lymphtechnik

Diese Technik vervollständigt das Wirkangebot und ist relevant für die schnelle Schwellungs- und Hämatomresorption.

Hier wird die Basis ohne Zug distal der Lymphknoten angelegt, die in der Nähe der Schwellung oder des Hämatoms liegen. Die vier bis sechs Zügel des Tapes werden mit ca. 10 % Zug wellenförmig entlang des Ödems angelegt. Bei sehr starken Ödemen bzw. Hämatomen legt man zwei fächerförmige Lymphanlagen übereinander, um eine größere Fläche abzudecken.

Kontraindikationen: Wie auch bei der Manuellen Lymphdrainage dürfen die kinesiologischen Tapes nicht bei schwerer Herzinsuffizienz, bösartigen Tumoren, Thrombophlebitis, tiefen Venenthrombosen und akuten Entzündungen wie der Wundrose angewendet werden.

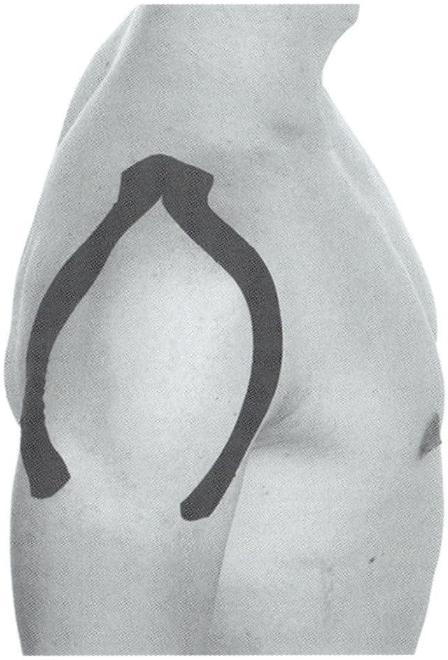

Abb. 24.3 Gelenktechniken [K324]

Gelenktechniken

Das Tape kann zur Stabilisierung oder für die propriozeptive Kontrolle angelegt werden (➤ Abb. 24.3).

Korrektur von Fehlstellungen: Das Gelenk wird mechanisch durch das Tape in einer Position fixiert oder stabilisiert (➤ Abb. 24.3). Dies führt entweder durch die Limitierung des Bewegungsausmaßes zur Ruhigstellung oder durch die stabilisierende Anlage propriozeptiv zur kontrollierten Führung des Gelenks. Dadurch können speziell im Training spezifische Bewegungsmuster in der Ausführung verbessert werden.

Schmerzlinderung

Zur Schmerzsenkung wird ein sogenanntes Schmerzkreuz appliziert (➤ Abb. 24.4). Dieses kann über jeder schmerzhaften Stelle oder Muskelverletzung (z. B. Muskelfaserriss) angelegt werden. Das Schmerkreuz wird aus vier Zügeln zusammengesetzt. Dabei wird zunächst horizontal mit vollem Zug im mittleren Zügel das Tape über dem Schmerzpunkt appliziert. Dann wird mit der gleichen Technik vertikal und jeweils einmal diagonal zum Kreuz ein Zügel angelegt. Diese Anlage führt zur Raumschaffung und somit zur Verbesserung der Mikro-

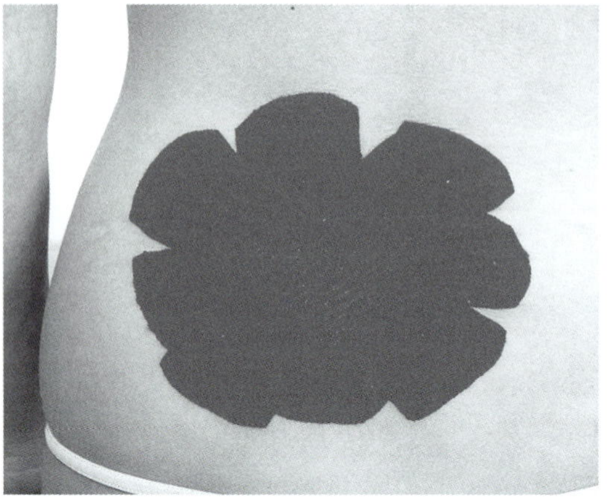

Abb. 24.4 Schmerzkreuz [K324]

zirkulation. Zusätzlich wird das Gewebe entlastet, und es kommt zur Druckentlastung der Schmerzrezeptoren.

CAVE

Das kinesiologische Tape darf nicht auf offenen Wunden, Verbrennungen, in Mund, Nase und Auge appliziert werden. Speziell die Lymphtechnik darf nicht bei schwerer Herzinsuffizienz, bösartigen Tumoren, Thrombophlebitis, tiefen Venenthrombosen und akuten Entzündungen, wie der Wundrose, angewendet werden.

VERWENDETE LITERATUR

Angermüller N: Der Einfluss von Kinesiotape auf die Sprungleistung von Handballspielern. Bachelor-Arbeit. Fachhochschule Schloss Hohenfels, Coburg, 2008

Breitenbach S. Kinesio-Taping – eine neue, revolutionäre Technik! Physikalische Therapie, 2004;01:16–20

Erhard M. Flexotaping – Myofascial Kinesiology Taping – Neurologie. Bühlertal: Physio Training Academy, 2010

Grosser M, Starischka S, Zimmermann E: Das neue Konditionstraining. München: BLV, 2004

Jaraczewska E, Long C. Kinesio Taping in Stroke: Improving Functional Use of the Upper Extremity in Hemiplegia. Top Stroke Rehabil 2006;13(3):31–42

Nonnenmacher J: Aufwärmen. www.gesundpedia.de/Aufwärmen (letzter Zugriff: 27.1.2015)

WEITERFÜHRENDE LITERATUR

Brugger E et al.: 1 000 Spiel- und Übungsformen zum Aufwärmen. Schorndorf: Hofmann, 2007

Byl J: Auf- und Abwärmen ohne Trott: 101 motivierende Übungen und Spiele für Kinder und Jugendliche. Mülheim/Ruhr: Verlag an der Ruhr, 2005

KAPITEL

25 Statistik, Evaluation und Dokumentation

Lernziele

Es werden folgende Kenntnisse und Kompetenzen erzielt:

- Die gängigen **Evidenzniveaus** sind bekannt, und Studien können sicher hinsichtlich ihrer Aussagekraft und Wertigkeit zugeordnet werden.
- Die Bedeutung der **Fähigkeiten zur Datenbankrecherche und Bewertung wissenschaftlicher Arbeiten** kann nachvollzogen werden; die wesentlichen Datenbanken für Literaturrecherchen sind bekannt.
- Die Methoden der **deskriptiven, induktiven und deduktiven Statistik** sowie deren mathematische Grundlagen sind verstanden.
- Grundlegende Begriffe der **univariaten Häufigkeitsverteilungen,** wie Verteilungen, Streuungen und Konzentrationsmaße, sind bekannt und können hinsichtlich ihrer Bedeutung, Ermittlung, Aussagen und Definition zugeordnet werden.
- Grundbegriffe der **multivariaten Häufigkeitsverteilungen,** wie kategorische und metrische Parameter sowie gemischt skalierte Parameter, sind bekannt und können hinsichtlich ihrer Bedeutung, Ermittlung, Aussagen und Definition zugeordnet werden.
- Die **Bewertung von Fremdstudien** kann vorgenommen werden; Eigenstudien können geplant werden.
- Die klassischen Testgütekriterien – **Objektivität, Validität und Reliabilität** – sind verstanden und können hinsichtlich ihrer Aussagekraft eingeschätzt werden. Ihre Bedeutung für Dokumentationsprozesse im MAT ist verstanden.

Grundlagen der Biomechanik und Bewegungswissenschaften sind korrekt und konkret angewendete wissenschaftliche Grundprinzipien und Vorgehensweisen zur Bewertung von durchgeführten oder durchzuführenden wissenschaftlichen Arbeiten im Alltag des MAT. Nur daraus resultiert ein konkreter Erkenntnisgewinn. Im MAT Tätige müssen also in der Lage sein, die Qualität von wissenschaftlichen Arbeiten im Trainingsumfeld richtig zu interpretieren und richtig einzuordnen. Dadurch wird eine hohe Qualität im MAT gewährleistet. Diese ist in der Therapie und Rehabilitation insbesondere im Hinblick auf Indikationen bei Funktionsbeeinträchtigungen von großer Bedeutung, damit die Trainierenden niemals durch das Training noch größeren Schaden nehmen (therapeutischer Grundsatz: *nihil nocere*). Die hier angesprochenen Qualitätsanforderungen an das handelnde Personal im MAT fordern dazu auf, sich in der Planung und Durchführung von Trainingsmaßnahmen an aktuellen wissenschaftlichen Standards zu orientieren. Für die professionelle und individuelle Handlungskompetenz gilt es daher immer, die Grundpfeiler der evidenzbasierten Praxis (EBP) zu beachten (grundlegende Ausführungen hierzu in ➢ Kap. 26) und sicher einsetzen zu können.

Dabei bildet die „externe Evidenz“ eine wichtige Säule guter Evaluationen, die allerdings auch ausreichende persönliche Kompetenzen hinsichtlich der damit verbundenen Bewertung von wissenschaftlichen Arbeiten erfordert. Hier gilt es also, vorliegende Evaluationen und Studien richtig einschätzen und bewerten zu können, Trainings- und Gesundheitsprozesse richtig zu dokumentieren und diese ggf. auch richtig evaluieren zu können. Dies ist eine unbedingte Voraussetzung, um MAT sicher und mit hoher Qualität den Klienten und Patienten anbieten zu können. In ➢ Tab. 25.1 sind die Wertigkeitsstufen von Studien bzw. die Evidenzniveaus, wie sie heute international wissenschaftlich eingestuft werden, aufgelistet.

Beste Argumente und Erklärungen für wissenschaftlich belegte Vorgehensweisen im MAT liefern

Tab. 25.1 International übliche Einteilung von Evidenzniveaus in Bezugnahme zu Studientypen gemäß den „Levels of Evidence" des Oxford Centre for Evidence Based Medicine (CEBM 2009)

Evidenzniveau	Studientyp
1a	Systematischer Review auf Grundlage von RCTs, wobei die RCTs homogene Ergebnisse erbrachten
1b	Einzelne RTC mit einem engen Konfidenzintervall
1c	Alle-oder-keiner-Prinzip
2a	Systematischer Review auf Grundlage von Kohortenstudien, wobei die Kohortenstudien homogene Ergebnisse erbrachten
2b	Einzelne Kohortenstudien und RCTs schlechter Qualität, z. B. mit mehr als 20 % Drop-out-Quote
2c	Ergebnisse der Outcome-Forschung oder von „ökologischer" Forschung
3a	Systematischer Review auf Grundlage von Fall-Kontroll-Studien, wobei die Fall-Kontroll-Studien homogene Ergebnisse erbrachten
3b	Einzelne Fall-Kontroll-Studie
4	Fallserien, Fallberichte und Einzelfallanalysen sowie Kohorten- und Fall-Kontroll-Studien schlechter Qualität
5	Expertenmeinungen ohne explizite kritische Bewertung, oder basierend auf physiologischer bzw. Laborforschung oder Plausibilitätsannahmen aufgrund von physiologischer Forschung

RCT = **r**andomized **c**ontrolled **t**rial – randomisierte kontrollierte Studie

dabei sogenannte **Metaanalysen,** die (relativ) einheitliche Ergebnisse aus hochwertigen Einzelstudien zusammenfassen. Hierbei können lediglich Studien des Niveaus 1a und 1b berücksichtigt werden.

CAVE

Wissenschaftlich fundierte Vorgehensweisen – auch im MAT – lassen sich in erster Linie aus **homogenen Ergebnissen aus Metaanalysen** entwickeln. Sie ersetzen jedoch nicht sogenannte interne Evidenzen, also den Erfahrungsschatz der Anleitenden.

Die Beachtung von evidenzbasierten Vorgehensweisen, also die auf hochwertigen Evaluationen beruhende klinische Entscheidungsfindung, ersetzt dabei nicht die individuelle klinische Entscheidungsfindung für die Auswahl der richtigen gesundheitsfördernden oder leistungssteigernden Trainingszielsetzungen und der Trainingsmethodik; sie bedeutet auch keine Vorgehensweise „nach Schema F". im MAT. Vielmehr erfordert und integriert diese komplexe Arbeitsweise

- die Beachtung klinisch relevanter Forschungsergebnisse,
- die Berücksichtigung von Klienten- und/oder Patientenpräferenzen und
- trainingswissenschaftliches, praktisches Wissen

für ein individuelles, wissenschaftlich belegtes Training. Dies impliziert ein Handeln im MAT nach aktuellen, evidenzbasierten Vorgehensweisen mit folgenden Inhalten:

- **Es muss** einer klaren, klinisch beantwortbaren Frage nachgegangen werden.
- **Es muss** die für die Beantwortung notwendige Evidenzlage geprüft werden können (Fähigkeit zur Literaturrecherche).
- **Es muss** die vorhandene bzw. gefundene Evidenz/Literatur kritisch bewertet werden können (Verständnis für die Qualitäten von wissenschaftlichen Arbeiten/Studien).
- **Es muss** geprüft werden, ob die gefundenen und als gut bewerteten Evidenzen auf den jeweiligen MAT-Klienten anwendbar sind und ggf. in das individuelle, vorgesehene „Clinical Reasoning" passen.
- **Es muss** das daraus entwickelte bzw. abgeleitete Vorgehen im MAT gleichsam wieder evaluiert werden (Dokumentation und Erfolgskontrolle – § 135a SGB V, Verpflichtung zur Qualitätskontrolle).

Unter Beachtung dieser evidenzbasierten Grundlagen sollten im MAT-Alltag folgende fünf Elemente möglichst konkretisiert werden können:

- Spezifische Vorgehensweise für die Patientengruppe bzw. den Klienten
- Einflussnahme auf die Gesundheitsstörung bzw. auf den Gesundheitszustand
- Notwendigkeit und Sinnhaftigkeit der fraglichen Behandlung/Trainingsform
- Nutzen gegenüber anderen vergleichbaren Vorgehensweisen
- Angestrebtes MAT-Ergebnis

PRAXISRELEVANZ

Die Einführung evidenzbasierter Vorgehensweisen im MAT bedeutet nicht die Aufhebung individueller, klinischer Entscheidungen, bzw. der Entscheidungskompetenz des Praktikers. Jedoch sind Kenntnisse und Kompetenzen in Statistik, Evaluationen und Dokumentation zwingend erforderlich, um aktuellen, professionellen Ansprüchen im MAT gerecht werden zu können.

25.1 Statistische Grundlagen

Statistik im Allgemeinen hat zum Ziel, einen informationsgewinn zu einem speziellen Thema zu erzeugen. Im Allgemeinen handelt es sich bei der Erstellung von Statistik um folgende Sektoren, die es zu bewerten gilt:

- Erhebung von Daten
- Darstellung dieser Daten
- Verarbeitung der erhoben Daten
- Analyse der Daten zum Informationsgewinn
- Schlussfolgerungen
- Prognosen
- Treffen von Entscheidungen

Die übergeordnete Aufgabe der Statistik besteht dabei in der Prüfung, ob Daten einem bestimmten Muster folgen und der Beurteilung, wie glaubwürdig ein vermutetes Muster tatsächlich ist.

Deskriptive Statistik

Die deskriptive Statistik befasst sich mit der reinen **Beschreibung von Daten.** Sie stellt durch statistische Untersuchungsverfahren Zusammenhänge zwischen Daten aufgrund von Kennziffern, Grafiken und statistischen Modellen her. Dabei werden auch ausschließlich die vorhandenen Daten betrachtet.

Induktive Statistik

Die induktive oder auch **schließende Statistik** beschäftigt sich mit der Problematik, wie aus Daten einer Stichprobe auf eine Grundgesamtheit geschlossen werden kann. Im Grunde wird also hier der Frage nachgegangen, wie vom Besonderen (den Daten der Stichprobe) auf die Allgemeinheit geschlossen werden kann und mit wie viel (Un-)Sicherheit dieser Rückschluss auf die Grundgesamtheit behaftet ist. Die wichtigste Frage lautet hier also: **Wie kann vom Besonderen auf das Allgemeine geschlossen werden?**

Deduktive Statistik

Die deduktive Statistik untersucht, wie sich aus allgemein geltenden Daten Schlüsse für eine einzelne Stichprobe ableiten lassen und mit welcher Wahrscheinlichkeit diese Schlüsse zutreffen. Im Grunde wird also bei der deduktiven Statistik der Frage nachgegangen: **Wie kann vom Allgemeinen auf das Besondere geschlossen werden?**

Auch im MAT, genauso wie in anderen wissenschaftlich fundierten Disziplinen, sollten die grundlegen Begriffe der Statistik bekannt sein, damit einerseits eigene Dokumentationen richtig terminiert vorgenommen werden können und anderseits Fremdevaluationen hinsichtlich der Terminologie immer gleich definiert verstanden werden, um Missverständnisse zu vermeiden. In ➤ Tab. 25.2 sind

Tab. 25.2 Grundbegriffe der Statistik

Statistikbegriff	Definition/Bedeutung
Daten (Data)	Zum Zweck der Verarbeitung erhobene Zeichen oder Messwerte (Größen, Mengen, Noten u. a.)
Information	Aus Daten abgeleitetes Wissen
Parameter (synonym auch Attribute, Column oder Variable)	Ein Wert, der für verschiedene **Instanzen** (s. u.) erhoben wurde (z. B. Alter, Gewicht u. a.)
Ausprägungen/Klassen (Values, Classes)	Werte, die ein Parameter einnehmen kann (z. B. Parameter= Schulnoten; Ausprägungen: 1–6)
Instanz (Record, Instance, Row)	Ein Fall, für welchen Parameter ermittelt wurden
Wert, Messwert (Value)	Der Wert eines Parameters für eine Instanz
Univariat (Univariate)	Nur ein Parameter
Multivariat (Multivariate)	Mehrere Parameter

Tab. 25.3 Datensatz (Dataset)/Urliste/Datentabelle

Parameter (hier Namen)	Parameter (hier Alter)	Parameter (hier Gewicht in kg)	Parameter (hier Sportlich oder nicht)	
Hans Sport	25	73	Ja	**Instanz** Parameter und alle Daten
Lisa Mat	23	62	Ja	**Instanz**
Ralf Training	43	78	Nein	**Instanz**
Rosa Übung	19	55	ja	**Instanz**
	Messwerte	**Messwerte**	**Messwerte**	
	Daten			

daher die Grundbegriffe der allgemeinen Statistik zusammengefasst.

Die Daten zu den in ➤ Tab. 25.2 aufgeführten Grundbegriffen finden sich dann üblicherweise zusammengefasst in einem sogenannten **Datensatz (Dataset), auch Urliste oder Datentabelle** genannt, wieder. ➤ Tab. 25.3 fasst eine solche Datentabelle zusammen.

Die zusammengefassten und ausgewerteten Daten sollen zu einem Informations- bzw. Erkenntnisgewinn führen. Um die Daten zu einer Information zu verarbeiten, werden **statistische Modelle** herangezogen. Mittels eines statistischen Modells (statistical model) wird die Annahme (Vermutung) über Entstehung und Struktur der zu analysierenden Daten überprüft. Meistens geschieht dies unter **Verwendung einer mathematischen Formel** (z. B. Verteilungsfunktion, Regression).

Mathematische Grundlagen

Damit statistische Modelle unter Verwendung mathematischer Formeln richtig verstanden bzw. berechnet werden können, bedarf es mindestens der Kenntnisse folgender mathematischer Grundlagen:

- Indexierung
- Summe
- Produkt
- Potenz
- Wurzel
- Funktionen (Differenzieren)
- Integral
- Logarithmus
- Exponentialfunktion

Daten und Datenvorbearbeitung

Für die richtige Anwendung der oben genannten mathematischen Grundlagen ist eine saubere **Datenanalyse** notwendig. Dabei muss z. B. vorher bereits festgelegt sein, welche und wie viele Daten für die zu beantwortende wissenschaftliche Frage benötigt und erhoben werden. Darüber hinaus ist vorher festzulegen, welche **Skalenniveaus,** also welche **Parameter bzw. Variablen** es gibt und inwieweit diese evtl. differenziert werden, weil sich hieraus sich unterschiedliche statistische Vorgehensweisen ableiten. ➤ Tab. 25.4 fasst die möglichen Skalenniveaus zusammen. In der Tabelle wird deutlich, dass der Informationsgehalt von links nach rechts zunimmt. Alle von einer Skala links stehenden Zentrumswerte sind ebenfalls gültig.

Selbstverständlich hängt das Ergebnis einer statistischen Analyse jedoch auch von der **Qualität der ermittelten Daten** ab (Maßeinheiten, Dezimalzeichen, kategorische Daten usw.). Ein Datenqualitätsproblem kann z. B. durch fehlende Werte (missing values) entstehen (Beispiele: Frage nicht beantwortet, Fehler bei Dateneingabe, Wert konnte nicht ermittelt werden u. a.). Hier kann dann oft nur die komplette Instanz ausgeschlossen und evtl. der Originalwert rekonstruiert oder der Wert geschätzt werden.

Alle diese Möglichkeiten können jedoch fehlerbehaftet sein. Bei der **Datenvorbearbeitung (Preprocessing)** können diese Missstände durch Aufbereitung der Daten, Ersetzen von fehlenden Werten oder der Bereinigung von Fehlern ausgeräumt werden.

Tab. 25.4 Skalenniveaus und ihre Differenzierungsmöglichkeiten

Skala		**Kategorial (categorical)**			**Kontinuierlich (continuous, numerical)**
		nominal	ordinal	intervall	Verhältnis (Ratio)
Mathematische und logische Operationen	× und /	nein	nein	nein	ja
	+ und –	nein	nein	ja	ja
	< und >	nein	ja	ja	ja
	= und ≠	ja	ja	ja	ja
Beispiele		Geschlecht, Namen	Krankheit, Noten	Zeit/Datum	Alter, Größe
Zentrumsmaß		Modus	Median	Arithmetischer Mittelwert	Geometrischer Mittelwert

Bei den **Datenrepräsentationen, auch Datenformate** genannt, können Long-Format und Wide-Format unterschieden werden.

25.1.1 Univariate Häufigkeitsverteilungen

Sowohl in der deskriptiven als auch in der induktiven Statistik spielt die univariate Häufigkeitsverteilung eine wichtige Rolle. Die Beobachtung der **Verteilung (Distributions**) von Messwerten liefert einen ersten statistischen Überblick die **Häufigkeiten (Frequencies**) von Messwerten. Die Häufigkeiten können dabei entweder als absolute oder als relative Häufigkeit bestimmt werden. Oft ist es für die Bestimmung von Häufigkeiten erforderlich, die Daten zu klassifizieren (**Klassierung**). Die daraus resultierende Häufigkeitsverteilung (Frequency distrubution) gibt dann an, wie die Häufigkeiten über die Klassen verteilt sind. Dabei kann die optische Darstellung mit unterschiedlichen Diagrammen, wie z. B. Balken-, Stab-, Torten- oder Histogrammen erfolgen. Die Beschreibung der Verteilungen lässt Grundaussagen zu: Verteilungen können grundsätzlich **unipolar** (ein Gipfel), **bipolar** (zwei Gipfel) oder **multimodal** (mehr als zwei ausgeprägte Gipfel) sein. Weitere Charakteristika von Verteilungen bilden die Phänomene **Symmetrie und Schiefe.** Aus den Häufigkeitsverteilungen lassen sich schlussendlich **empirische Verteilungsfunktionen** (empirical cumulative distribution function – ecdf) herleiten, aus denen sehr gut ablesbar ist, wie viel Prozent der Werte größer oder kleiner sind als ein bestimmter Wert.

Beschreibung von Verteilungen

Hier wird ein Kenntnisgewinn einer Maßzahl zur **Lage eines Wertes** oder von Werten **(Location)** angestrebt. Dabei beschreibt die Lage der Maßzahlen das **Zentrum einer Verteilung** mit einem numerischen Wert. Die Wahl des Lagemaßes selbst kann dabei von diversen Faktoren abhängen, wie z. B. dem Kontext der Daten, der allgemeinen Datensituation oder dem verwendeten Skalenniveau. Insgesamt lassen sich statistisch folgende Zentrumsmaße (➤ Tab. 25.4) unterscheiden:

- **Arithmetischer Mittelwert** (anzuwenden für metrische Werte) = Summe der beobachteten Werte einer Urliste: Anzahl der Beobachtungen
- **Median** (anzuwenden für [mindestens] ordinale Werte) = Platzierung des Wertes in die Datenmitte der geordneten Liste, sodass eine Hälfte der Daten oberhalb und eine Hälfte der Daten unterhalb des Medians liegt (bei geraden Datenmengen das arithmetische Mittel der zwei mittleren Werte)
- **Modus** (anzuwenden bereits für nominale Parameter, besonders geeignet für alle kategorischen Daten) = Platzierung auf den Wert, der am häufigsten vorkommt (Eindeutigkeit, wenn die Häufigkeitsverteilung ein eindeutiges Maximum besitzt).

Bei metrischen Parametern kann aus dem Zusammenhang zwischen arithmetischem Mittelwert, Median und Modus aufgrund von **Lageregeln** auf die statistischen Phänomene **Schiefe und Symmetrie** geschlossen werden. Weitere in Evaluationen maßgebliche Lagemaße sind **das geometrische Mittel, das harmonische Mittel und das getrimmte Mittel.**

Streuung

Für eine zusammenfassende Beschreibung von Verteilungen ist das Lagemaß allein nicht ausreichend. Neben der Lage ist daher vor allem das **Streuungsmaß** bzw. die Streuung, von Interesse. Die Streuung gibt an, wie weit die Daten um ein Lagemaß (z. B. arithmetischer Mittelwert) verteilt sind, und gibt Auskunft über die **Streubreite der Häufigkeitsverteilung.** Für die Bewertung von Streuungsmaßen können **Quantile** (z. B. Median ist das 50 %-Quantil), **Interquartilsabstand** (IQR – Distanz zwischen der oberen und der unteren Quantile), **Ausreißer** (Outlier – oft ein heikles Thema!), **Spannweite** (Range) und **Fünf-Punkte-Zusammenhang** oder **Boxplot** interessant sein. Bei Letzterem wird der Datensatz in vier Teile unterteilt, wobei jedes Viertel auch etwa ¼ der Werte enthält. So bietet sich schnell ein visualisierter Eindruck von Verteilung, Symmetrie und Ausreißern.

Standardabweichung und Varianz

Die **Standardabweichung** (SD – Standard Deviation) ist **nur für metrische Merkmale** anwendbar und bildet ein **Maß für die Streuung** von Daten/Werten. Die **Varianz** wird aus den **quadrierten Abständen zum Mittelwert** berechnet; die Varianz ist groß, wenn die Daten weit um den Mittelwert streuen, und klein, wenn sie nur gering um den Mittelwert streuen. Die Standardabweichung gibt also eine verlässliche Auskunft über die Streuung um den Mittelwert.

Konzentrationsmaße

Es gibt eine Reihe an Konzentrationsmaßen zur statistischen Betrachtung von Daten und Werten. Die am meisten verwendete ist die **Lorenz-Kurve.** Sie beschreibt die Konzentration von Parametern auf einer bestimmten Instanz. In der Medizin und Therapie wird sie jedoch weitaus seltener verwendet als z. B. in den Wirtschaftswissenschaften. Die Lorenz-Kurve ist eine einfache Visualisierung der Verteilungskonzentration. Bei gleichmäßiger Verteilung ergibt sich eine Gerade (➤ Abb. 25.1).

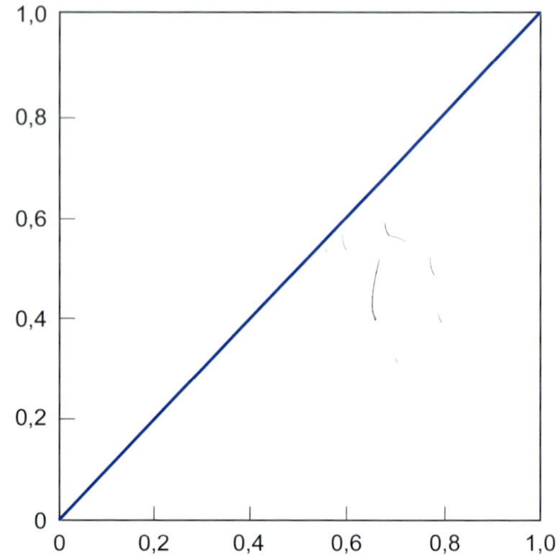

Abb. 25.1 Lorenz-Kurve bei gleichmäßiger Verteilung [L143]

Die Besonderheiten der Lorenz-Kurve sind: Ein möglicher Bauch der Kurve hängt immer nach unten; die Lorenz-Kurve funktioniert nur bei kardinaler Skalierung und bei ausschließlich positiven Werten. Als Maß der Konzentration von Werten dient die Fläche zwischen der Diagonalen (gleichmäßige Verteilung) und der (tatsächlichen) Lorenz-Kurve. Diese Fläche wird dann in ins Verhältnis zur Gesamtfläche unterhalb der der Diagonalen gebracht, um das Konzentrationsmaß (**Gini-Koeffizient** – G) zu bestimmen.

Dichtekurven und Normalverteilung

Dichtekurven dienen der optisch kompakten Visualisierung von Verteilungen und werden durch eine Funktion beschrieben. Definiert ist eine Dichtekurve durch eine stetige Funktion, wenn $f(x) \geq 0$ und das Integral der Funktion gleich 1 ist (➤ Formel 25.1):

$$\int f(x)dx = 1 \qquad \text{Formel 25.1}$$

Dichtekurven sind für metrische Merkmale erstellbar und dienen der Verteilungsdarstellung durch glatte Kurven. Dadurch wird die Sprunghaftigkeit der Darstellungen in Histogrammen oder Häufigkeitstabellen vermieden, sodass an den Schnittstellen keine Informationen – durch die Sprunghaftig-

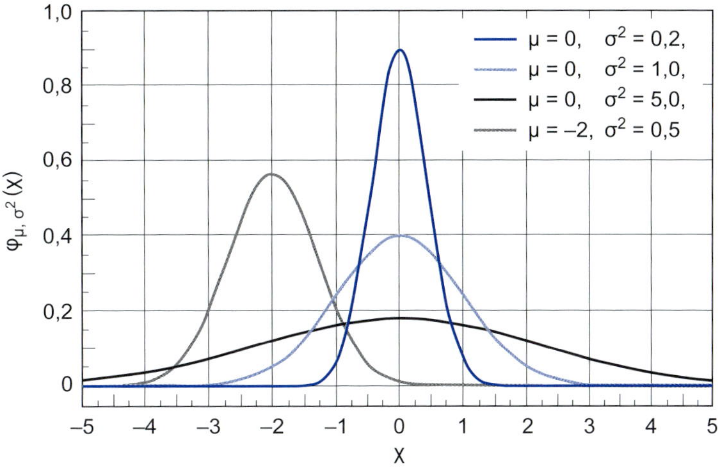

Abb. 25.2 Gauß-Kurve – Normalverteilung [L143]

keit – verloren gehen. Dieses Vorgehen reduziert die Schwächen der oben beschriebenen Darstellungen **empirischer Verteilungsfunktionen** (empirical cumulative distribution function – ecdf), da hierbei doch einige Informationen verloren gehen können. Die Fläche in einem Intervall aus der oben angegebenen Formel ist daher analog zum Histogramm gleich dem prozentualen Anteil der Werte, die in diesen Bereich fallen. Je höher also die Funktion in einem bestimmten Bereich ist, umso mehr Werte sind in diesem enthalten; also sind die **Werte dort dichter beieinander.**

Die wohl bekannteste Dichtekurve ist die zur **Normalverteilung,** auch **Gauß-Verteilung** genannt. Hierbei handelt es sich um eine Klasse von wichtigen Dichtekurven mit den Eigenschaften **Symmetrie, Unimodalität und Glockenform** (➤ Abb. 25.2).

Eine ganze Reihe an realen Prozessen folgt der Normalverteilung bzw. Gauß-Verteilung.

Die Dichtefunktion der Normalverteilung nach Gauß ist in ➤ Formel 25.2 dargestellt.

$$f(x)=\frac{1}{\sigma\sqrt{2\pi}}exp\left(-\frac{1}{2}\left(\frac{x-\mu}{\sigma}\right)^2\right) \quad \text{Formel 25.2}$$

Die **Standardnormalverteilung** (➤ Abb. 25.3) transformiert die Werte so, dass der Mittelwert 0 und die Standardabweichung 1 ist. Daraus leitet sich die in ➤ Formel 25.3 dargestellte Gleichung ab:

$$\Phi(z)=\frac{1}{\sqrt{2\pi}}exp\left(-\frac{z^2}{2}\right) \quad \text{Formel 25.3}$$

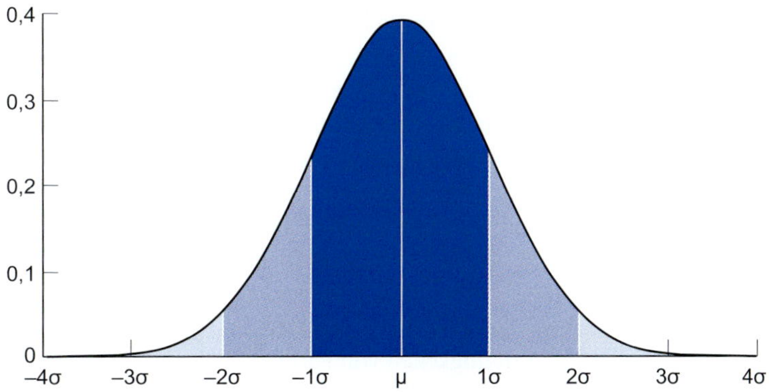

Abb. 25.3 Standardnormalverteilung [L143]

Dabei ist die Analyse der Quantile schwierig, sodass im alltäglichen Gebrauch die Quantile aus Tabellen abgelesen oder vom Computer berechnet werden.

25.1.2 Multivariate Häufigkeitsverteilungen

Ist der Zusammenhang zwischen mehreren Parametern von Interesse, reichen die bislang verwendeten univariaten Betrachtungen von Häufigkeitsverteilungen nicht mehr aus. Die zu untersuchenden Parameter müssen gemeinsam, also multivariat oder mehrdimensional, erhoben werden. Hierfür ist die Bildung von **kategorischen Parametern** mit der Bestimmung und Darlegung durch **Kontingenztabellen** und **bedingte und relative Häufigkeiten** geeignet. Kontingenztabellen stellen dabei Zusammenhänge dar, während geeignete Kennzahlen und Maße zur Beschreibung von Zusammenhängen dienen, die zum überwiegenden Teil zweidimensional sind.

Kategorische Parameter

Hinsichtlich der kategorischen Parameter lassen sich Kontingenztabellen, bedingte Häufigkeiten und relative Chancen differenzieren und grafisch darstellen.

Kontingenztabellen

Bei Kontingenztabellen, oder auch Kontingenztafeln, handelt es sich um tabellenartige strukturierte Zusammenfassungen von Häufigkeiten meistens von zwei (diskrete, kategoriale) Parametern (auch für metrische Parameter möglich) mit unterschiedlichen Ausprägungen. Hierfür werden aus der Urliste die Vorkommnisse der Ausprägungen gezählt; analog lassen sich hierzu auch die absoluten und relativen Häufigkeiten ermitteln. Die Tabelle wird nunmehr um die **Spalten- und Zeilensummen** (**Randhäufigkeiten**) erweitert. Die Kontingenztabelle kann somit Zusammenhänge zwischen verschiedenen Parametern zeigen. Sie gibt die gemeinsame Verteilung der absoluten Häufigkeiten von Parametern wieder. Allerdings lässt sich nicht direkt auf den Zusammenhang zwischen den Ausprägungen schließen. **Bedingte relative Häufigkeiten** sind also nur bedingt darstellbar. Hierfür wird meist die **relative Chance (Odds Ratio)** bestimmt, auch **Kreuzproduktverhältnis** genannt. In grafischen Darstellungen werden diese Zusammenhänge in 3D-Säulendiagrammen oder gruppierten Säulendiagrammen dargestellt und ablesbar gemacht. Dabei bilden die kategorischen Parameter die X- und Y-Achsen, die Häufigkeiten die Z-Achse.

Metrische Parameter

Zur Einschätzung bzw. um sich einen ersten Eindruck zu verschaffen, werden metrische Daten zur Beurteilung von multivariaten Häufigkeitsverteilungen oft bereits in sogenannten Streudiagrammen dargestellt. Dabei bildet ein Parameter die X-Achse, der andere die Y-Achse. Falls ein Zusammenhang zwischen den Parametern besteht, ist eine erkennbare Abhängigkeit gut darstellbar. Sind die Daten jedoch sehr verstreut, ist die bildliche Darstellung der Streuungen schwierig. Zur besseren Darstellung bei bildhaften Lösungen von Häufigkeitsverteilungen können auch sogenannte **Sclatter-Plot-Matrizen** oder **3D-Histogramme** verwendet werden.

Korrelationen

Bei der Bestimmung der Korrelation handelt es sich um ein quantitatives Maß der **Abhängigkeiten von Parametern** zueinander. Es wird die Stärke der des Zusammenhangs bestimmt. Die zu bestimmenden Parameter können **direkt oder indirekt proportional** zueinander sein. Das zu bestimmende Maß der Abhängigkeit ist der sogenannte **Korrelationskoeffizient.** Die zwei am häufigsten verwendeten Korrelationskoeffizienten sind:

- **Pearson**-Korrelationskoeffizient
- **Spearmans**-Korrelationskoeffizient

Bei der Bewertung der berechneten Zusammenhänge muss allerdings immer die Grundkonstellation für Korrelationen beachtet werden. Eine Korrelation gibt (nur) an, dass ein Zusammenhang besteht, das bedeutet aber nicht zwangsläufig, dass die (beiden) Parameter sich gegenseitig beeinflussen. Ein möglicher Einfluss kann auch von einem dritten Parameter kommen, der auf die beiden anderen einwirkt.

Regression

Um einen **kausalen Zusammenhang zwischen zwei Parametern oder Variablen** zu belegen, bedarf es einer **Regressionsprüfung.** Hier wird nur die lineare Einfachregression betrachtet. Bei dieser Form der Regressionsanalyse wird davon ausgegangen, dass es einen gerichteten linearen Zusammenhang zwischen einer abhängigen und mindestens einer unabhängigen Variablen gibt. Aus der vorgenommen Analyse kann eine Regressionsfunktion errechnet werden, welche die Abhängigkeit der Variablen mit einer Geraden beschreibt. Die berechnete Regressionsgerade ermöglicht es, Prognosen für abhängige Variablen vorzunehmen, wenn ein Wert für die unabhängige Variable eingesetzt wird. Umgekehrte Rückschlüsse sind nicht erlaubt. Regressionsanalysen werden daher oft für Variablen durchgeführt, die miteinander korrelieren.

Gemischt skalierte Parameter

Manche Statistik-Methoden lassen sich auf alle Skalenniveaus anwenden. Dies sind etwa die Boxplot, Streudiagramme oder ECDF (empirical cumulative distribution function).

PRAXISRELEVANZ

Die hier aufgeführten, grundlegenden statistischen Regeln und Begriffe sollten zumindest rudimentär verstanden sein, damit eine plausible Bewertung veröffentlichter Beiträge zum MAT für die Alltagsrelevanz richtig eingeschätzt werden kann.

25.1.3 Induktive Statistik

In den bisherigen Abschnitten ist dargestellt, wie eine begrenzte Anzahl an Daten beschrieben (strukturiert) werden kann. Dies reicht häufig jedoch nicht aus, generelle Aussagen auf der Basis einer Stichprobe zu treffen. Für die Beschreibung solcher Phänomene wird die induktive Statistik benötigt. **Wahrscheinlichkeitsberechnungen** und -bestimmungen, **spezielle Verteilungen, Parameterschätzungen** und **Hypothesentests** sind die Hauptbestandteile der induktiven Statistik.

Wahrscheinlichkeitsberechnung

Der generelle, allgegenwärtige Begriff in der induktiven Statistik ist die Wahrscheinlichkeit. Ein Zufallsvorgang führt zu einem vom mehreren sich gegenseitig ausschließenden Ereignissen. Es ist also vor der Durchführung ungewiss, welches Ereignis eintreten wird. Diese ungewissen Ereignisse werden hinsichtlich ihres Eintretens mit Wahrscheinlichkeiten belegt.

Spezielle Verteilungen

Hierbei werden Zufallsvariablen, diskrete Zufallsvariablen, diskrete Gleichverteilung, geometrische Verteilung, Erwartungswerte, Binomialverteilung, stetige Zufallsvariablen, Exponentialverteilung, Chi-Quadrat-Verteilung, t-Verteilung oder Fisher-Verteilung als spezielle, statistische Verfahrensanalysen durchgeführt.

Parameterschätzungen

Bei Parameterschätzungen können Punktschätzungen oder Intervallschätzungen vorgenommen werden.

Hypothesentests

Durch Hypothesentests wird geprüft, ob eine Vermutung über einen Parameter oder eine Verteilung zutreffend ist. Es können hier diverse Testverfahren angewendet werden: der exakte Binomialtest, der approximierte Binomialtest, der Gauß-Test, der Signifikanztest (p-Wert, ➤ Kap. 25.2.2) sowie weitere Testverfahren. Wann welcher Test zum Einsatz kommt, ist ➤ Abb. 25.4 zu entnehmen.

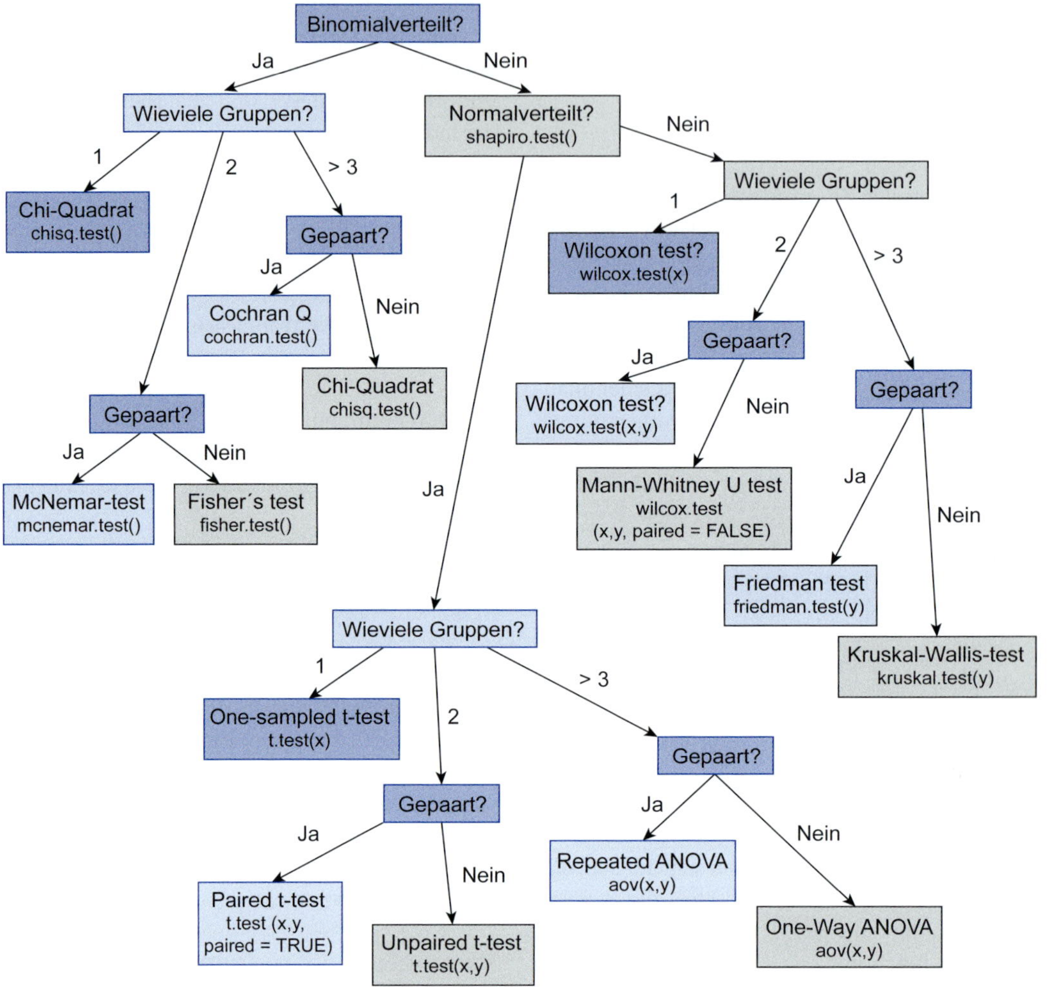

Abb. 25.4 „Mindmap" der Analyseverfahren [L143]

25.2 Evaluation

Durchzuführende oder fremddurchgeführte Evaluationen sind insgesamt hinsichtlich der Aussagequalitäten einzustufen bzw. zu bewerten, damit eine hinreichende Wertigkeit aus den Evaluationen für eine evidenzbasierte Vorgehensweise im MAT erfolgen kann. Dabei können Studien und Fakten z. B. nach der sogenannten Evidenzpyramide eingestuft werden, um sich einen Überblick über die mögliche Wertigkeit und Aussagefähigkeit machen zu können. Die Evidenzpyramide ist eine vereinfachte Darstellung der in ➤ Tab. 25.1 dargestellten Evidenzniveaus, wobei die wissenschaftliche Beweiskraft von 1 nach 5 abnimmt.

25.2.1 Fremdstudien

Die Beurteilung von Studien und Fakten ist unentbehrlich, um die Ergebnisse einer Studie/Evaluation als valide (gültig, wirksam) zu akzeptieren. Hierfür muss die in der Studie angewendete Methodik überprüft werden. Im Alltag hat sich für eine schnelle und relativ sichere Überprüfung folgender Kurzleitfaden bewährt:

1. Sind die Ergebnisse der Studie valide, also gültig?
   - Sind die Probanden der Untersuchungs- und Kontrollgruppe randomisiert zugeordnet?
   - Sind die Untersucher, Probanden und Testdurchführenden geblindet?
   - Hat die Studie wenig Drop-Out (Ausfall an Probanden)?
2. Sind die Ergebnisse trainingswissenschaftlich bzw. therapeutisch nützlich?
   - Haben die Forschenden tatsächlich trainingswissenschaftlich bzw. therapeutisch verwendbare Parameter gemessen, wie z. B. Schmerzreduktion oder Funktionsverbesserungen?
   - Wie groß ist der NNT (number needed to treat – s. u.)?
3. Können die Studienergebnisse auf meine Klientel übertragen werden?
   - Ähnelt meine Klientel den Studienteilnehmenden?

Darüber hinaus hat sich die Beachtung der sogenannten **Pedro-Skala** für therapeutische Vorgehensweisen bewährt.

Der Wert von Studienergebnissen ist nicht immer direkt erkennbar. Ein wesentlicher Faktor für die Bewertung ist aktuell die Effizienz von Interventionen. Ein Beispiel für eine solche Effizienzbestimmung kann die Ermittlung der **number needed to treat (NNT)** sein. Sie gibt z. B. an, wie viele Probanden mit einer neuen, vermeintlich besseren Methode trainieren müssen, um zu erweisen, dass *ein* Trainierender davon profitiert. Es wird also eine Art klinische Signifikanz ermittelt. Die rechnerische Ermittlung erfolgt durch ➤ Formel 25.4.

$$NNT = \frac{1}{\text{Ergebnis Kontrollgruppe in \%} - \text{Ergebnisse Untersuchungsgruppe in \%}} \qquad \text{Formel 25.4}$$

Fiktives Beispiel: In einer Studie konnten 10 % der Probanden durch ein spezifisches Krafttraining ihre Rückenschmerzen reduzieren und in der Kontrollgruppe 5 % der Teilnehmenden durch unspezifische Bewegungsübungen. Das heißt auf den ersten Blick, dass das spezifische Training doppelt so effektiv ist, jedoch bei einer NNT von 20 (NNT = 1/10 %–5 %). Demnach müssen also 20 Trainierende das spezifische Krafttraining absolvieren, um zu beweisen, dass einer Person mit diesem Training besser geholfen werden kann als durch die unspezifische Vorgehensweise. (Was ist da wohl wirtschaftlicher?)

Weitere sinnvolle Ergänzungen in der Bestimmung statistischer Relevanzen für die Klinik sind neben der NNT z. B. auch die **absolute Risikoreduktion (ARR)** oder die **relative Risikoreduktion (RRR).**

25.2.2 Eigenstudien

Bei der Durchführung eigener Evaluationen sollte von Anfang an eine klare wissenschaftliche Struktur erfüllt sein. Ein wesentliches Element dabei ist die zu untersuchende **Fragestellung.** Sie muss die Formulierung einer klaren Fragestellung beinhalten; also eine Frage, die klar beantwortet werden kann. Die Anwendung des **PICO-Modells** hat sich hier sehr bewährt. **P**opulation – **I**ntervention – **C**omparison – **O**utcome.

Alle vorzunehmenden und auszuwertenden Evaluationen stehen letztlich im Bezug zur evidenzbasierten Medizin (EBM, ➤ Kap. 26). Um dieses professionelle Vorgehen in das MAT zu integrieren, wird eine strukturierte Vorgehensweise zu Evaluation empfohlen. Dafür kann ein Vorgehen in fünf Teilschritten empfohlen werden:

1. Klare **Fragestellung** entwickeln und formulieren
2. **Suchstrategie** entwickeln (Was gibt es schon?) – **Literaturrecherche!!**
3. Gefundene **Evidenzen/Literatur kritisch beurteilen** und Anwendbarkeit auf eigene Fragestellung prüfen
4. **Beste externe Evidenzen anwenden** bzw. verwerten
5. Aus Evaluierung entwickelte, **eigene Trainings- bzw. Therapieergebnisse evaluieren**

Zur Bestimmung des Evidenzniveaus ist die Reihung gemäß ➤ Tab. 25.1 Konsens in der Wissenschaft.

Evaluation und Studien sind demnach in sehr unterschiedlichen Güteklassen durchführbar. Grundsätzlich lassen sich folgende Studientypen – gereiht von sehr anspruchsvoll nach wenig anspruchsvoll – differenzieren:

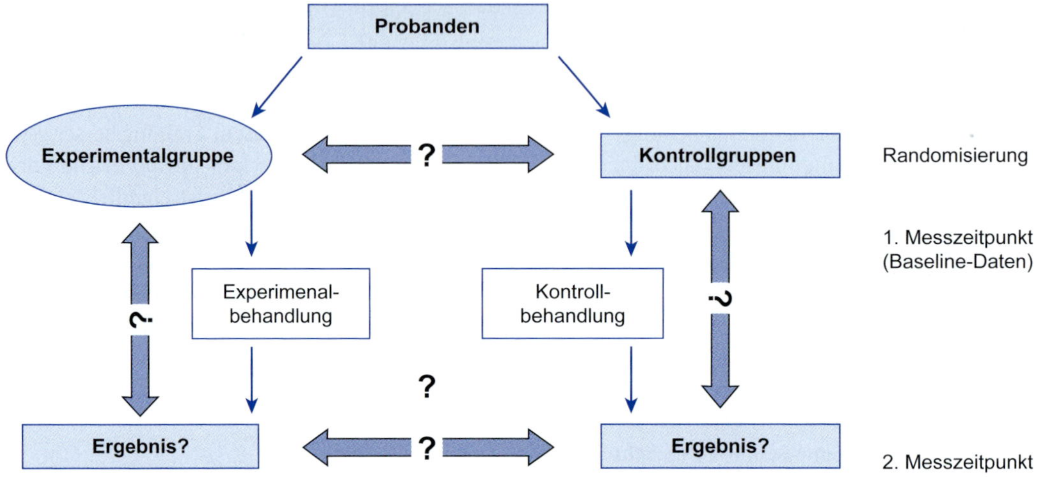

Abb. 25.5 Schema einer randomisierten kontrollierten Studie (RTC) [L143]

1. RCT – Randomized controlled trial (randomisierte kontrollierte Studie, ➢ Abb. 25.5)
2. Prospektive oder retrospektive Kohortenstudie
3. Fall-Kontrollstudie
4. Einzelfallanalyse

Zur Bewertung der Güte bzw. Qualität von wissenschaftlichen Studien gibt es – neben der Klassifizierung nach ➢ Tab. 25.1 – weitere wichtige statistische Parameter.

Neben den wesentlichen statistischen Aussagen, die in ➢ Kap. 25.1.1 und ➢ Kap. 25.1.2 aufgeführt sind, spielen in vergleichenden Studien die statistische Signifikanz und die klinische Signifikanz eine wesentliche Rolle.

Statistische Signifikanz – Sie gibt Auskunft darüber, in wieweit Ergebnisse von Studien dem Zufall unterliegen („Hätte es auch Zufall sein können?").

Die statistische Signifikanz wird i. d. R. durch den **p-Wert** angegeben und soll aufzeigen, wie hoch die Wahrscheinlichkeit dafür ist, das Ergebnisse einer Studie (z. B. Unterschiede zwischen Gruppen) auch zufällig hätten entstanden sein können. Hierbei ist allgemein anerkannt, dass die sogenannte „**Konvention**" von p = 0,5 (5 %) als Schwelle gilt, von der an der Zufall als Ergebnisrelevanz wahrscheinlich ausgeschlossen werden kann. Als Aussage formuliert würde dies bedeuten, dass für ein Ergebnis die Wahrscheinlichkeit bei unter **5 %** liegt, dass das eingetretene Ergebnis hätte Zufall sein können. Diese – übliche – Schwelle wird als **signifikant** bezeichnet. Bei sogenannten **hochsignifikanten** Ergebnissen beträgt der p-Wert 0,05 **(0,5 %)** und besagt, dass zu höchsten einem halben Prozent ein Ergebnis auch zufällig hätte entstehen können.

Klinische Signifikanz – Sie gibt Auskunft darüber, inwieweit die Ergebnisse von Studien für das „Clinical Reasoning", z. B. der Trainingsgestaltung im MAT, eine Rolle spielen („Wie bedeutsam sind die Ergebnisse?").

PRAXISRELEVANZ

Die Bestimmung der Signifikanzniveaus nimmt einen hohen Stellenwert in den Statistikverfahren ein.

Durch die Internationalisierung und die Möglichkeiten des Internets sind riesige Mengen an Daten und Studien verfügbar. Um dabei eine zielführende Literaturrecherche durchzuführen, sind einige wesentliche Datenbanken empfehlenswert. ➢ Tab. 25.5, die keinen Anspruch auf Vollständigkeit erhebt, fasst einige für die Bereiche Training und Therapie wesentliche relevante Datenbanken zusammen.

Die Recherche in den Datenbanken erfordert einige Übung, sind dann jedoch sehr schnell sehr effektiv.

Tab. 25.5 Wichtige Webseiten zur Durchführung von EBP/Literaturrecherchen (letzter Zugriff: 13.8.2015)

Kurzbezeichnung	Voller Name	Adresse
AWMF	Arbeitsgemeinschaft Wissenschaftlich Medizinischer Fachgesellschaften	www.leitlinien.net
CEBM	Centre for Evidence Based Medicine	www.cebm.net
Deutsches COCHRANE-Zentrum		http:/www.cochrane.de/de/cochrane-library
Deutsches Netzwerk für Evidenz-basierte Medizin		http:/www.ebm-netzwerk.de/
COCHRANE Collaboration		www.cochranelibrary.com/
EMBASE	Excerpta Medica Database	www.embase.com
DIMDI	Deutsches Institut für medizinische Dokumentation und Information	www.dimdi.de
PubMed/Medline	US National Library of Medicine	www.ncbi.nlm.nih.gov/pubmed
PEDro	Physiotherapy Evidence Database	www.pedro.org.au/
CINAHL	Cumulative to Nursing and Allied Health Literature	www.cinahl.com
European Region WCPT	European Region of the Word Confederation for Physical Therapy	www.physio-europe.org/

25.3 Dokumentation und Assessments

Zur Gewinnung wissenschaftlicher Erkenntnisse und daraus resultierender Trainingsempfehlungen und -methoden im MAT sind verlässliche Assessments und Dokumentationen des Trainingsalltags erforderlich, damit aussagekräftige Evaluationen – wie im Vorkapitel beschrieben – entstehen können. Zur Dokumentation ist es empfehlenswert, bereits evaluierte, standardisierte Dokumentationsinstrumentarien und Assessments zu verwenden und nicht auf eigene, selbst entwickelte Instrumentarien zurückzugreifen. Dies hat oft einen formal statistischen Grund. Die standardisierten Instrumente sind hinsichtlich der klassischen statistischen Testgütekriterien bereits geprüft und sind damit aussagekräftiger als eigene Entwicklungen.

Die angesprochen klassischen Testgütekriterien sind:

- **Objektivität:** Die Testergebnisse einer Dokumentation bzw. eines Assessments sollen unabhängig vom Untersuchenden und von situativen Einflüssen sein.
- **Validität:** Eine Dokumentation bzw. ein Assessment muss das messen, was es vorgibt zu messen.
- **Reliabilität:** Eine Dokumentation bzw. ein Assessment muss bei wiederholtem Messungen durch verschiedene Personen zuverlässige (gleiche) Ergebnisse liefern.

Neben diesen klassischen Gütekriterien sollten verwendete Dokumentationen und Assessments folgend Kriterien erfüllen:

- Präzision
- Übereinstimmung
- Spezifität
- Sensitivität
- Praktikabilität
- Stabilität
- Änderungssensitivität

Assessments und Messverfahren

„Assessments sind Verfahren, bei denen auf eine systematische Weise therapeutisch wichtige Eigenschaften und Merkmale eines Klienten entweder durch ihn selbst oder möglichst objektiv von einer anderen Person beurteilt und meistens in einem Zahlenwert zum

Ausdruck gebracht werden" (Oesch et al. 2007). Standardisierte Assessments und Dokumentationen sind hinsichtlich der Erfüllung der oben genannten Gütekriterien evaluiert und erfüllen diese.

Unter einer guten Dokumentation bzw. einem guten Assessments wird daher ein multidimensionaler und interdisziplinärer – diagnostischer oder analytischer – Prozess verstanden mit dem Ziel, die medizinisch-physiologischen, psychosozialen und funktionellen Probleme und Ressourcen einer Klientel (oder eines Klienten) zu erfassen und einen umfassenden Trainings-, Behandlungs- oder Betreuungsplan zu entwickeln.

Der Einsatz von exakter Dokumentation und standardisierten Assessments erfolgt zu folgenden Zwecken:

- **Behandlungs- und Trainingsplanung** – Für klinische Fragestellungen und Untersuchungen stehen unterschiedliche Dokumentations- und Assessmentverfahren zur Verfügung.
- **Ergebnismessung** – Behandlungsverläufe und Trainingsentwicklungen werden standardisiert dokumentiert und evaluiert.
- **Prognose** – Versuch, mit Dokumentationsergebnissen und Assessments eine Voraussage über das Behandlungs- oder Trainingsergebnis zu ermöglichen.

Für alle diese Einsatzgebiete gibt es eine Vielzahl an einsetzbaren und im Alltag auch gut und problemlos anwendungsfähigen Dokumentations-, Analyse- und Assessmentverfahren, auf die zurückgegriffen werden kann. Die meisten und wichtigsten sind in der für dieses Kapitel genannten, weiterführenden Literatur zu finden.

VERWENDETE LITERATUR

Blaßdörfer T: Evidenzbasierte Praxis. Vorlesungspräsentation. Bielefeld: FHM – Fachhochschule des Mittelstandes, 2014

CEBM – Oxford Centre for Evidence Based Medicine: Levels of Evidence. Oxford, 2009. www.cebm.net/oxford-centre-evidence-based-medicine-levels-evidence-march-2009/ (letzter Zugriff: 13.8.2015)

Karanikas K: Assessments Grundlagen. Vorlesungspräsentation. Bielefeld: FHM – Fachhochschule des Mittelstandes, 2013

Karanikas K: Assessments in der Rehabilitation. Vorlesungspräsentation. Bielefeld: FHM – Fachhochschule des Mittelstandes, 2013

Kunz M: Wissenschaftliches Arbeiten. Vorlesungspräsentation. Bielefeld: FHM – Fachhochschule des Mittelstandes, 2013

Schön T: Deduktive und induktive Statistik I, II, III, IV. Vorlesungspräsentation. Bielefeld: FHM – Fachhochschule des Mittelstandes, 2013

WEITERFÜHRENDE LITERATUR

Büsching G: Assessments in der Rehabilitation – Kardiologie und Pneumologie (Band 3). Bern: Huber, 2009

Oesch P et al.: Assessments in der Rehabilitation – Bewegungsapparat (Band 2). Bern: Huber, 2011

Schädler S et al.: Assessments in der Rehabilitation – Neurolgie (Band 1). Bern: Huber, 2012

Wirz M et al.: Lehrbuch Assessments in der Rehabilitation. Bern: Huber, 2014

IV Training mit Beeinträchtigungen und Teilhabebezug

KAPITEL

26 Evidenzbasierte Praxis und Qualitätsmanagement im MAT – Leit- und Richtlinien

Lernziele

Es werden folgende Kenntnisse und Kompetenzen erzielt:

- Der Unterschied zwischen **Leit- und Richtlinien** ist klar verständlich.
- Die **Gründe für Leitlinienentwicklungen** können genannt werden und sind nachvollziehbar für MAT in der Gesundheitsförderung, Prävention, Therapie und Rehabilitation.
- Die Bedeutung von **homogenen Metaanalysen** für Leitlinienentwicklungen können nachvollzogen werden.
- Die Bedeutung und Grundstrukturen von einzuführenden **Qualitätsmanagementsystemen** im MAT sind bekannt.
- De wesentlichen Instrumente des **Qualitätsmanagements im Gesundheitswesen** sind bekannt.
- Die Leser sind hinsichtlich der **Beachtung und der Einführung von Qualitätsmanagementinstrumenten** für gesundheitsbezogenen Trainingsprozesse **(MAT)** sensibilisiert.

Aus den in ➤ Kap. 1.4 und ➤ Kap. 25 dargestellten Eckpunkten zum Einsatz von MAT als Therapeutikum leiten sich zwangsläufig Forderungen ab, wann und wie Training in der Therapie und Rehabilitation einzusetzen ist. Dies hat folgende Gründe bzw. Ziele:

- Schonung knapper finanzielle Ressourcen/Mittel im Gesundheitssystem
- Vermeidung unnötiger und überholter Maßnahmen
- Verbesserung der Kosten-Nutzen-Relation von trainingstherapeutischen/medizinischen Verfahren
- Qualitätsverbesserung der Gesundheitsversorgung
- Zusammenführung wissenschaftlicher Evidenz und klinischer Erfahrung

Für die Umsetzung dieser Forderungen ist ein grundsätzlich vorzuhaltendes **Qualitätsmanagement** wünschenswert, das sich an Leitlinien und Richtlinien orientiert.

Beide werden idealerweise aus hochevidenten Metaanalysen oder Studien entwickelt, die auf den in ➤ Kap. 25 (➤ Tab. 25.1) formulierten Grundlagen basieren; es wird dann auch von einer **evidenzbasierten Konsensleitlinie** gesprochen. Eine weitere Möglichkeit zur Leit- oder Richtlinienerstellung wäre die sogenannte **Expertenleitlinie,** die allerdings geringerwertig einzustufen ist.

26.1 Leitlinien und Richtlinien

Leitlinien in der Medizin – also auch im MAT in Therapie und Rehabilitation, aber durchaus auch in der Prävention – sind **definiert als systematisch entwickelte Entscheidungshilfen** in spezifischen Situationen; sie liefern **Orientierungshilfen** für therapeutische Interventionen und haben **Empfehlungscharakter. Richtlinien** hingegen sind systematisch entwickelte **Entscheidungsvorgaben** in spezifischen Situationen; sie haben **Zwangscharakter.**

MERKE

Leitlinien sind keine (justiziablen) Richtlinien! Sie haben Empfehlungscharakter. Richtlinien sind zwingend einzuhalten; sie haben Zwangscharakter.

Richtlinien, also quasi justiziable Vorgaben für Trainingsanweisungen im MAT, gibt es in der Therapie und Rehabilitation in Deutschland eigentlich nur aufgrund der Hierarchie im deutschen Gesundheitswesen: Mit der ärztlichen Verordnung, also der Handlungsanweisung durch den Arzt, gibt es eine sozialversicherungsrechtliche und haftungsrechtliche Grundlage als Richtlinie für vorzunehmende

Trainingsprozesse. Dies ist z. B. der Fall, wenn ein Physiotherapeut gerätegestützte Krankengymnastik (KGG) auf ärztliche Verordnung hin durchführt oder ein Sporttherapeut Kraft- oder Ausdauertraining in der Rehabilitation aufgrund ärztlicher Anordnung anleitet.

Neben diesen formalen, juristischen Gesichtspunkten spielen jedoch vielmehr die Effizienz und Effektivität von Maßnahmen auf den Gesundheitszustand von Patienten und Klienten die Hauptrolle bei der Betrachtung von Leit- und Richtlinien im MAT.

Die als Entscheidungs- und Orientierungshilfen angelegten Leitlinien basieren im internationalen Konsens auf folgenden Grundlagen:

- Sie geben den aktuellen Stand der Wissenschaft zu einem in Frage stehenden Trainingsprozess wieder.
- Eine ständige und systematische Überarbeitung und Aktualisierung muss von vornherein festgelegt sein.
- Sie beruhen auf wissenschaftlichen Evidenzen **und** Praxiserfahrungen.
- Leitlinien sind (aber) keine Richtlinien.

Als Beispiel einer typischen Leitlinie wird exemplarisch hier auf die sogenannte „**Nationale Versorgungsleitlinie Kreuzschmerz**“ verwiesen, die in Deutschland noch bis Juli 2016 Gültigkeit hat (BÄK, KBV, AWMF 2010).

Evidenzbasierte Konsensleitlinien helfen bei Entscheidungsfindungen bzw. bieten Entscheidungsempfehlungen für nahezu alle in der Medizin tätigen Professionen. Vorteile ergeben sich für Patienten, Therapeuten und Ärzte, Kostenträger, Qualitätsbeauftragte, Politik und Verwaltung. In Deutschland widmet sich dem Thema der evidenzbasierten Leitlinienentwicklung nach internationalen Kriterien mit strenger Systematik seit dem Jahr 2000 gezielt die AWMF (Arbeitsgemeinschaft der Wissenschaftlichen Medizinischen Fachgesellschaften – www.awmf.org). Die Erstellung von Leitlinien erfolgt unter Berücksichtigung und Einbeziehung folgender Kriterien:

- Eine multidisziplinäre Expertengruppe findet Konsens auf Grundlage systematischer Recherche und Analyse der Literatur.
- Es erfolgt eine Abwägung gegenseitiger Standpunkte (z. B. hinsichtlich Methodenauswahl).
- Der salutogenetische Ansatz wird berücksichtigt, wobei z. B. Patientenzufriedenheit und ICF-Kriterien auch eine entscheidende Rolle spielen.

Die sorgfältige Entwicklung einer auf diesen Kriteriengrundlagen basierenden Leitlinie nimmt gehörig viel Zeit in Anspruch und hängt wesentlich von dem gewählten bzw. im Raum stehenden Thema, darüber hinaus von der zu recherchierenden und zu bewertenden Evidenzen sowie vom Ausmaß der Konsultationen und Gutachten ab. Letztlich muss insgesamt für eine Leitlinienentwicklung mit zwei bis drei Jahren gerechnet werden. Gute Leitlinien beruhen auf folgenden Kriterien:

- Validität: Leitlinien sind als gültig anzusehen, wenn durch die Befolgung ihrer Empfehlungen die zu erwartenden gesundheitlichen und ökonomischen Ergebnisse tatsächlich erzielt werden können.
- Reliabilität (Zuverlässigkeit): Unter gleichen klinischen/praktischen Bedingungen sollte jeder im MAT die Leitlinien gleich oder sehr ähnlich als Hilfe zur Entscheidungsfindung nutzen.
- Multidisziplinäre Entwicklung und Reproduzierbarkeit: Andere unabhängige Experten kommen bei der Benutzung der gleichen zugrundeliegenden empirischen Erkenntnisse (Evidenz) mit gleicher Methodik zu identischen Empfehlungen.
- Praktische Anwendbarkeit/Flexibilität der Empfehlung
- Klarheit und Eindeutigkeit
- Dokumentation und Nachvollziehbarkeit der Leitlinienentwicklung

Die für die Leitlinienentwicklungen notwendige Studienlage richtet sich wiederum nach den Kriterien für die Qualitätsbeurteilung von wissenschaftlichen Arbeiten (➤ Kap. 25). Bei fehlenden Studien bzw. gänzlich unerforschten Themenfeldern müssen daher qualitativ hochwertige Studien erst durchgeführt werden; auch greifen die gleichen Qualitätsansprüche für die durchzuführenden Studien.

Demzufolge werden in den nachfolgenden Kapiteln Empfehlungen für Trainingsprozesse und -methoden im Sinne von Leitlinien aus umfangreichen Literaturstudien ausgesprochen. Sie basieren im Wesentlichen auf homogenen Ergebnissen aus Metaanalysen und leiten somit aktuelle Empfehlungen für Training unter Indikationsbezug, Funktionsbeeinträchtigung und/oder Gesundheitsrelevanz ab.

CAVE

Wissenschaftlich fundierte Vorgehensweisen – auch im MAT – lassen sich in erster Linie aus **homogenen Ergebnissen aus Metaanalysen** entwickeln. Sie ersetzen jedoch nicht sogenannte interne Evidenzen, also den Erfahrungsschatz der Anleitenden.

26.2 Qualitätsmanagement

Die **Umsetzung von Leitlinien und Richtlinien** in der Praxis geht idealerweise mit der Einführung bzw. Verwendung eines **Qualitätsmanagements** einher. Für MAT-Prozesse ist jedoch bislang kein eigenes Qualitätsmanagementsystem entwickelt worden. Die Begründungsansätze zur Entwicklung eines QM-System sind für das MAT die gleichen wie für die Medizin im Allgemeinen. Ein verbindliches QM-System – auch für Training mit Gesundheitsbezug, also für MAT – basiert dabei auf folgenden Begründungsansätzen und Entwicklungskriterien:

1. **Qualitätskontrolle** im Sinne einer Endkontrolle (Trainingsergebnis und standardisierte Dokumentation ➤ Kap. 25.3)
2. **Qualitätssicherung** durch Erhebung quantitativer Größen zu Qualitätsstandards zur Ergebnissicherung (standardisierte Messungen und Analysen im MAT, wie in Teil 3 für die jeweiligen Beanspruchungsformen beschrieben)
3. **Qualitätsmanagement** als Führungsinstrument im MAT mit kontinuierlicher Entwicklung der Struktur (apparative, räumliche und personelle Voraussetzungen, ➤ Kap. 2), der Prozesse und Ergebnisse mit folgenden Zielen:
   - Verbesserung der Klienten- und Patientenzufriedenheit
   - Produkt/Dienstleistungsverbesserung
   - Prozess- und Trainingsoptimierung
   - Organisationsentwicklung
   - Mitarbeiterentwicklung
   - Erfüllung gesetzlicher Vorgaben (§ 135a SGB V)

Die Leit- und Richtlinienvorgaben im Sinne eines vorzuhaltenden QM-Systems würden folgende Konsequenzen bedeuten:

- Prävention im Sinne einer Minimierung von Fehlerquellen, Folgen und Kosten
- Vertikales und horizontales Qualitätsdenken
- Entwicklung von Humanressourcen
- Förderung von Kommunikation und Feedback
- Höhere Verantwortung des Einzelnen

Die konsequente Umsetzung von Qualitätsanforderungen im MAT ist dem Grunde nach eine verbindliche Forderung, weil

- Patienten und Kunden/Klienten im MAT Qualität fordern und erwarten dürfen,
- eingesetzte Mitarbeiter Effizienz ihrer Maßnahmen fordern,
- Kostenträger Steigerungen des Kosten-Nutzen-Verhältnisses und des Kosten-Nutzwert-Verhältnisses fordern.

Zur Umsetzung dieser berechtigten Forderungen gilt es insbesondere drei Formen bzw. Ebenen von Qualität zu definieren:

- Strukturqualität
- Prozessqualität
- Ergebnisqualität

Strukturqualität erfasst die Rahmenbedingungen hinsichtlich aufbauorganisatorischer, inhaltlicher und institutioneller Voraussetzungen. Sie umfasst räumliche, personelle und apparative Ausstattungsvorgaben im MAT (➤ Kap. 2 und ➤ Kap. 3).

Prozessqualität umfasst den Ablauf, die Erhebung, die Planung die Durchführung und die regelmäßige reflektierte Evaluation im MAT (Teil 3), d. h. hier müssen einerseits alle Prozesse der inhaltlichen täglichen Arbeit, der Praxistransfer und die Arbeitsorganisation beschrieben sein und anderseits durch geeignete Verfahren eine Trainingsplanung und Durchführung der fachlich adäquaten Trainingsprozesse und -dokumentationen nachgewiesen werden (➤ Kap. 25).

Ergebnisqualität erfasst die Wirksamkeit/Effektivität und Effizienz der Trainingsmaßnahmen sowie den Gesundheitsstatus und das Leistungsvermögen der Trainierenden durch Ergebnisprotokollierung (➤ Kap. 25). Diese Handhabung erzeugt unweigerlich einen verbindlichen Nachweis der Wirksamkeit und des Nutzens der durchgeführten Trainingsmaßnahmen sowie evtl. notwendige einzuleitende Korrekturmaßnahmen, also Trainingsplanmodifikationen.

Für die Umsetzung dieser Forderungen im Alltag ist die Orientierung an der Dokumentationspyramide der qualitätssichernden Konzepte häufig hilfreich. Diese Pyramide besteht aus drei Ebenen:

1. QM-Handbuch
2. Prozessbeschreibungen, Verfahrensanweisungen und Konzepte für klienten- und patientenspezifische Trainingsformen
3. Arbeitsanweisungen, Formulare, Checklisten und Standards für MAT

Die bislang beschriebenen Inhalte des Qualitätsmanagements sind im MAT noch immer nur schwer umzusetzen, weil es kein standardisiertes Verfahren als Qualitätsmanagementinstrument für Training im Allgemeinen und/oder Training im Speziellen gibt. Die aktuell angewendeten Instrumente des Qualitätsmanagements in der Medizin, Therapie, Rehabilitation, aber auch im Fitnesssektor passen nicht recht, um als standardisiertes Instrument zur Erfassung von Training herangezogen werden zu können. Folgende **Instrumente des Qualitätsmanagements** finden aktuell Anwendung in der Medizin/Therapie, bzw. im Gesundheitswesen im Allgemeinen:

- DIN EN ISO 9001
- Total Quality Management – TQM
- QM-Modell der European Foundation for Quality Management (EFQM)
- QM-Verfahren der Kooperation für Transparenz und Qualität im Krankenhaus – KTQ
- Zertifizierungsverfahren des Instituts für Qualitätssicherung in der Heilmittelversorgung – IQH
- Benchmarking
- Balance Scorecard – BSC

PRAXISRELEVANZ

Ein Qualitätsmanagementsystem für Training unter Gesundheitsbezug (MAT) gibt es aktuell **nicht.** Angewendete Standardverfahren müssen i. d. R. modifiziert werden, weil sie nicht komplett kompatibel für Training bzw. Trainingsprozesse sind.

Eigene aktuelle Recherchen zu anwendungsfähigen Qualitätsmanagementinstrumenten zeigen, dass im MAT aktuell nur modifizierbare Standardsysteme zum Einsatz kommen können. Als geeignet stellen sich Verfahren nach der DIN EN ISO 9001 dar, und zwar die Instrumente **DIN EN ISO/IEC 17065 (2013), 17965 und 33961.**

Die Entwicklung eines Qualitätsmanagementsystems für MAT ist aus Sicht der Autoren daher zwingend anzustreben.

VERWENDETE LITERATUR

Bundesärztekammer (BÄK), Kassenärztliche Bundesvereinigung (KBV), Arbeitsgemeinschaft der Wissenschaftlichen Medizinischen Fachgesellschaften (AWMF): Nationale VersorgungsLeitlinie Kreuzschmerz – Kurzfassung. Version 4. 2010 zuletzt verändert: Dezember 2015. www.leitlinien.de/nvl/kreuzschmerz/ (letzter Zugriff: 27.1.2016); DOI: 10.6101/AZQ/000150

Deutsches Institut für Normung (DIN): DIN EN ISO/IEC 17065, Januar 2013

Fahrni F, Herrmann F, Seghezzi HD: Integriertes Qualitätsmanagement. Der St. Galler Ansatz. 3. Aufl. München: Hanser, 2007

Geraedts M: Benchmarking im Gesundheitswesen – Aktueller Stand. www.bmg.bund.de (letzter Zugriff: 13.8.2015)

Horváth & Partner GmbH (Hrsg.): Balanced Scorecard umsetzen. 4. Auflage. Stuttgart: Schäffer-Poeschel, 2007

Malorny Ch, Hummel T.: Total Quality Management. Tipps für die Einführung. 4. Aufl. München: Hanser, 2011

Matusiewicz D, Dante C. Wasem J: Die Bedeutung der Balanced Scorecard für die gesetzliche Krankenversicherung – eine Bestandsaufnahme. In: Mühlbauer BH, Kellerhoff F, Matusiewicz D (Hrsg.): Zukunftsperspektiven der Gesundheitswirtschaft. Reihe Gesundheitsökonomie: Politik und Management, Bd. 10, 2. Aufl. Münster: LIT, 2014, S. 319–340

WEITERFÜHRENDE LITERATUR

Hermann J, Fritz H: Qualitätsmanagement – Lehrbuch für Studium und Praxis. München: Hanser, 2011

Klusen N, Meusch A, Thiel E: Qualitätsmanagement im Gesundheitswesen. Baden-Baden: Nomos, 2010

WEITERE INFORMATIONEN

AWMF (Arbeitsgemeinschaft der Wissenschaftlichen Fachgesellschaften) www.awmf.org (letzter Zugriff: 13.8.2015)

IQH e. V.: Institut für Qualitätssicherung in der Heilmittelversorgung, Gesundheitscampus 33, 44801 Bochum. www.iqhv.de (letzter Zugriff: 13.8.2015)

KTQ GmbH: Kooperation für Transparenz und Qualität im Gesundheitswesen GmbH Garnisonkirchplatz 1, 10178 Berlin. www.ktq.de (letzter Zugriff: 13.8.2015)

KAPITEL

27 Training zur Gesundheits- und Fitnessförderung

Lernziele

Es werden folgende Kenntnisse und Kompetenzen erzielt:

- **Gesundheits- und fitnessrelevante Daten** sind bekannt und können differenziert werden.
- **Bonus-Malus-Regelungen** von Gesundheitsdaten zu individualisierten Training für Kostenträger im Gesundheitswesen können hinsichtlich ihrer Möglichkeiten eingeschätzt werden.
- Physiologische, anzustrebende **reziproke Kraftrelationen und muskuläre Dysbalancen** können benannt werden.
- Wesentliche anzustrebende **absolute Kraftwerte** für die **untere Extremität** und die **Rumpfmuskulatur** sind bekannt.
- Wesentliche **Ausdauerkriterien für Gesundheit und Fitness** können genannt werden.
- Die **Neutral-Null-Methode zur Beurteilung von Beweglichkeit** zur Einordnung für Fitness und Gesundheit kann angewendet werden.

Die Dokumentation der Durchführung von Training und die Analyse von gesundheitsrelevanten Bewegungsparametern zur Bestimmung des individuellen (motorischen) Gesundheits- und Fitnesszustands sind heute ein viel diskutierter Ansatz, um Gesundheitsförderung und Prävention zu bewerten. Für Kostenträger im Gesundheitssystem wären damit Daten zugänglich, die die jeweilige Höhe der persönlichen Prämien, z. B. in den gesetzlichen Krankenversicherungen, mit bestimmen. Derjenige, der sich körperlich fit und gesund hält und dafür ganz gezielt Trainingsprogramme absolviert, soll nach diesen Überlegungen in der Prämie begünstigt werden. Ähnliche **Malus-Bonus-Regelungen** gibt es in anderen Versicherungssektoren auch. So fließt z. B. bei Kfz-Versicherungen das Alter in die Risikoermittlung und damit in die Berechnung der Versicherungsprämien ein. Aktuell testen zudem mehrere deutsche Kfz-Versicherer die elektronische Datenerfassung des Fahrverhaltens, um etwa bei riskantem Fahrverhalten höhere Versicherungsprämien anzusetzen. Ähnliche Überlegungen wie bei den Kfz-Versicherern haben auch bei den Krankenversicherungsträgern Einzug gehalten.

Die Datenerfassung und die Analyse von Trainingsdokumentationen sind heute mit vielen elektronischen Mess- und Aufzeichnungsverfahren durchaus möglich. Es stellt sich jedoch bei solchen Vorgehensweisen andererseits immer wieder die Frage nach der Problematik des „gläsernen Patienten“, also nach dem Datenschutz und dem Schutz der der Privatsphäre, die hohe persönliche Rechte darstellen. Private Krankenversicherer könnten die durch derartige Erhebungen evtl. negativ formulierten Gesundheitsdaten der Versicherten zur Einstufung in Risikogruppen benutzen. Auf diese Weise versprechen sich Kostenträger eine Minimierung der sogenannten schlechten Risiken. Ohne auf die eher sozialversicherungsrechtlichen, philosophischen und datenschutzrechtlichen Betrachtungen der gesundheitsrelevanten Datenerfassung von Bewegung und Training eingehen zu wollen, sollen hier die Möglichkeiten zur Entwicklung von gesundheits- und fitnessrelevanten Daten erörtert werden.

Um sich dem Thema „Training zur Gesundheits- und Fitnessförderung“ zuzuwenden, ist es notwendig, Gesundheit und Fitness hinsichtlich ihrer Begrifflichkeiten klar einordnen zu können. Im Zusammenhang mit dem Begriff **Gesundheit** wird hierfür auf die Ausführungen in Kapitel 1 verwiesen; hier ist Gesundheit so definiert, dass sie nur als **Kontinuum und Prozess** möglich und erfassbar ist und einen sehr komplexen Ansatz umfasst.

Fitness wird hier als Zustand einer **individuellen bestmöglichen Leistungsbereitschaft** für eine spezifische Bewegungsaufgabe verstanden.

Beide Begriffe haben demnach zunächst einmal keinen unbedingten Bezug zum Erreichen von absoluten (Leistungs-)Werten oder Ergebnissen. Vielmehr geht es darum, welche anzustrebenden, durch Sport bzw. Bewegungsprogramme „normierten" Daten den (vermeintlich) größten individuellen Nutzen für Gesundheit und Fitness bieten können.

Dabei gibt es für die motorischen Hauptbeanspruchungsformen grundsätzlich schon Daten bzw. Werte, die hinsichtlich ihrer Gesundheitsrelevanz erstrebenswert sein können. Aufgrund ihrer Relevanz für Gesundheit und Fitness sollten grundsätzlich alle im Teil 3 dieses Buches erläuterten motorischen Hauptbeanspruchungsformen trainiert werden, um die Funktionsfähigkeit zu erhalten, zu verbessern oder einer Verschlechterung entgegenzuwirken. Löllgen (2013) empfiehlt für ein solches Gesundheits- oder Fitnesstraining zu Beginn leichte gymnastische Übungen und dynamische Dehnungen zum Aufwärmen. Der Trainingsumfang richtet sich nach der körperlichen Verfassung, gesundheitlichen Einschränkungen und dem Alter. Für die einzelnen konditionellen Eigenschaften gibt es hinsichtlich der Gesundheitsrelevanz unterschiedliche Parameter, die es in den Blickpunkt der Betrachtungen zu stellen gilt.

Von den fünf motorischen Hauptbeanspruchungsformen sind im Wesentlichen vier gesundheitlich relevant: Kraft, Ausdauer, Flexibilität und Koordination. Die Schnelligkeit, die hier nicht abgewertet sein soll, wird in diesem Fall nicht erfasst, da sie sich größtenteils aus einem Zusammenspiel von Kraft und Koordination erklären lässt (➤ Kap. 19) und somit aus der Datenlage der anderen Beanspruchungsformen teilweise abgeleitet werden kann. Die Grundlagen für die Interpretation der Daten zu den vier relevanten Beanspruchungsformen kommen aus Sportmedizin, Sportwissenschaften, Trainings- und Gesundheitswissenschaften.

Für alle relevanten Daten bietet sich die Erfassung durch physikalische Basisgrößen an. Diese sind einfach zu erstellen, und bei den meisten modernen Rehabilitations- und Fitnessgeräten ist eine entsprechende Vorrichtung bereits integriert. Einige Beispiele zur praktischen Anwendung bei Fitnessgeräten wären Messungen des Gewichts in Kilogramm und des Bewegungsausmaßes in Grad oder Metern. Für Ausdauergeräte wie z. B. Laufband, Stepper oder Ergometer ist eine Erfassung der Geschwindigkeit, Stufenhöhe oder Trittfrequenz möglich. Die Daten sind als interdisziplinäre Datensammlungen zu erfassen. Sie dienen dann als metadisziplinäre Grundlagen der Einstufung funktioneller Fitness bzw. Gesundheit. Hieraus lassen sich nahezu alle relevanten Rückschlüsse zu kardialer und vaskulärer Fitness, allgemeiner muskulärer Belastbarkeit und zum Ausdauer-, Kraft-, Koordinations- und Flexibilitätstrainingszustand ableiten (Kurpanik 2008).

27.1 Kraftindikatoren für eine ausreichende körperliche/funktionelle Gesundheit und Fitness

Die Muskulatur über den Gelenken bildet ein Leben lang u. a. eine aktive Gelenkstütze, die vorzeitigen degenerativen Prozessen entgegenwirken kann. Eine ausreichend ausgebildete Muskelkraft ist darüber hinaus eine unbedingte Voraussetzung für eine problemlose Alltagsbewältigung und bietet optimale Prävention für Stürze. Dies kommt besonders dem Personenkreis der Senioren zu Gute. Die immer älter werdende Bevölkerung erlebt mit fortschreitendem Alter eine zunehmende Immobilität, welche in vielen Fällen mit Gangunsicherheiten einhergeht. Es darf außerdem von der positiven Auswirkung einer verbesserten Kraftsituation im Bezug auf Gelenkserkrankungen ausgegangen werden (➤ Kap. 29.2.4).

Die Ermittlung der Belastungsfähigkeit bildet die Grundlage für die Planung eines Krafttrainingsprozesses. Die Bestimmung der Muskelkraft ist dafür notwendige Voraussetzung, um entsprechende individuelle Ziele festlegen zu können (Froböse 2003). Als zu ermittelnde Größe können **reziproke Kraftverhältnisse** von Agonisten und Antagonisten oder Kraftwerte in Relation zum Körpergewicht – für die unteren Extremitäten und den Rumpf – gesehen werden. Als Beispiel können die Kraftverhältnisse von Bauch und Rücken mit einem Verhältnis von 1:1 angegeben werden, während die Kniebeuger ein Verhältnis zu den Streckern von 1:1,3 (1,5) haben. Das Verhältnis von Agonisten und Synergisten zu den Antagonisten zu optimieren, ist damit eine wesentliche Aufgabe innerhalb eines Gesundheits- und Fitnesstrainings. In ➤ Tab. 27.1 sind wesentliche Kraftrelationen für diverse Muskelgruppen dargestellt, die als empfohlene Relationen, also **physiologische Muskeldysbalancen,** ausgesprochen werden können.

Als häufige Ursache akuter und chronischer Beschwerden im Bereich des Stütz- und Bewegungsapparates werden **Muskeldefizite und Muskeldysbalancen** beschrieben. Oft treten diese Veränderungen der Muskulatur nach Operationen, Ruhigstellungen bzw. Inaktivitäten oder als Folge einseitiger oder fehlerhafter Belastungen auf. Nur ein physiologisches Kraftverhältnis von Agonisten und Antagonisten garantiert aber den optimalen gelenkspezifischen Roll-Gleitmechanismus bzw. die bewegungsspezifischen, optimalen Positionierungen von konkaven und konvexen Gelenkpartnern. Gerade für überwiegend muskulär geführte und gesicherte Gelenke, die oft ohnehin durch Verletzung und/oder Degeneration vorgeschädigt sind, führt eine muskuläre – unphysiologische – Dysbalance zu weiteren Fehl- und Überbelastungen. Ziel therapeutischer Bemühungen ist es daher einerseits häufig, unphysiologische Balancen zu reduzieren oder zu beseitigen, diese Veränderungen komplett rückgängig zu machen oder aber zumindest ein Fortschreiten der Veränderungen zu vermeiden. Anderseits kann es z. B. unter leistungssportspezifischen Aspekten – aus Gründen der maximalen Leistungsentwicklung – unausweichlich sein, unphysiologische Balancen anzustreben. Diese gilt es dann trainingsspezifisch kompensatorisch zu begleiten.

In diesem Zusammenhang ist also die Wiederherstellung der **optimalen Kraft bzw. Kraftrelationen** ein häufiges Grundanliegen in der Prävention, Therapie und Rehabilitation, also einem Training zur Verbesserung der Kraft aus Fitness- und Gesundheitsgründen.

Es ist daher möglich, z. B. erzielte Kraftwerte der Kniebeuger und der Kniestrecker zu erfassen und in Relation zueinander zu setzen. Die Messung erfolgt über Krafttrainingsgeräte in Form dynamischer Maximalkrafttests oder in Form von **Repetitionsmaxima;** damit sind unterschiedliche Kraftkategorien (➤ Kap. 17.3) erfassbar. Alternativ wären auch statische Messverfahren denkbar, die gerätetechnisch sehr einfach umzusetzen sind. Damit ist die Grundlage für einen Einstieg zu Normdatenbanken gegeben und es kann ein überprüfbares und nachvollziehbares Bonussystem geschaffen werden. ➤ Tab. 27.1 stellt wesentliche reziproke Kraftrelationen dar, wie sie ohne besondere Alltags- oder Sportbezüge angestrebt werden sollten.

Tab. 27.1 Anzustrebende Kraftrelationen von Agonisten und Antagonisten (Kunz 1997) im isokinetischen Testverfahren unter Schwerkraftkorrektur

Gelenk	Bewegung	Ungefähres Verhältnis
Schulter	• Vertikale Abduktion/Adduktion	1:2
	• Horizontale Ab- und Adduktion	1:1
	• Außenrotation/Innenrotation	1:1,3
	• Flexion/Extension	1:2
Ellenbogen	• Flexion/Extension	1:1
Unterarm/Handgelenk	• Flexion/Extension	1:2
	• Radiale/ulnare Deviation	1,2:1
Hüftgelenk	• Flexion/Extension	1:2
	• Abduktion/Adduktion	1:2
	• Innenrotation/Außenrotation	1,2:1
Knie	• Flexion/Extension	1:1,3–1,5
	• Innenrotation/Außenrotation	1:1
Sprunggelenk	• Flexion/Extension	3,5:1
	• Supination/Pronation	1:1
Wirbelsäule	• Flexion/Extension	1:1,2 (1,3)
	• Rotation	1:1
	• Lateralflexion	1:1

Ein qualitatives Problem im Training zur Verbesserung der Kraft stellt sich dabei also in der Frage, ob die Kraftrelationen der ein Gelenk umfassenden reziproken Muskelgruppen optimal sind. Auch das Wissen um die anzustrebenden sport- oder alltagsspezifischen individuellen **Muskelkraftrelationen,** also die Abweichungen, die z. B. sportspezifisch oder generell funktionell normal sind, sollte Berücksichtigung finden. Die in ➤ Tab. 27.1 dargestellten Werte müssen je nach sportspezifischer oder alltagsspezifischer Beanspruchung erheblich von den normalen, physiologischen Grundwerten abweichen. Damit ist aber dennoch für den Bereich der Kraft eine anzustrebende Basis an Kraftrelationen für ein allgemeines Gesundheits- und Fitnesstraining durchaus gegeben.

MERKE

Physiologische oder beanspruchungsbedingte Muskeldysbalancen sind ein wesentliches Kriterium für eine gute Funktion der Gelenke im Alltag, Beruf oder Sport. Dabei sind in der Regel zwischen den meisten Muskelgruppen unterschiedliche Kraftrealisierungsmöglichkeiten physiologisch, also vollkommen normal. Für die untere Extremität und den Rumpf können darüber hinaus Absolutwerte als Minimalvorgaben durchaus empfohlen werden.

Neben den anzustrebenden reziproken Kraftrelationen können – insbesondere für die Muskulatur der unteren Extremitäten und des Rumpfes Absolutwerte in der Kraftrealisierung empfohlen werden, die anzustreben sind für eine problemlose Alltagsbewältigung.

Für die untere Extremität sollten folgende Kraftwerte innerhalb eines gesundheits- und fitnessorientierten Trainings angestrebt werden:

Extension	Nichtsportler 2 Nm/kg Körpergewicht – Sportler 3 Nm/kg (oder mehr)
Flexion	Nichtsportler 1,3–1,5 Nm/kg Körpergewicht – Sportler 2 Nm/kg (oder mehr)

Für die Rumpfmuskulatur sollten folgende Kraftwerte angestrebt werden:

Extension (sitzend):	10 Nm/kg Körpergewicht
Flexion (sitzend):	8 Nm/kg Körpergewicht

27.2 Ausdauerindikatoren für eine ausreichende körperliche/funktionelle Gesundheit und Fitness

Ausdauer ist charakterisiert durch die Fähigkeit, eine gegebene Leistung über einen möglichst langen Zeitraum „durchhalten" zu können (➤ Kap. 16.1, vgl. Froböse 2003). Somit ist der Begriff Ausdauer identisch mit dem der Ermüdungswiderstandsfähigkeit.

Ergebnisse einer Studie aus dem Jahr 2000 beziffern das Risiko an einer koronaren Herzkrankheit zu erkranken, über den Energieverbrauch verschiedener körperlicher Aktivitäten. Dabei konnte festgestellt werden, dass es einen Unterschied zwischen aktiven und nicht aktiven Männern gab. Bei Männern mit einer körperlichen Aktivität von mehr als 1 000 Kilokalorien pro Woche kam es zu einer ca. 20-prozentigen Reduktion des Risikos, an koronarer Herzkrankheit zu erkranken gegenüber inaktiven Männern (Sesso et al. 2000). „Ein körperlicher Aktivitätsgrad von mehr als 1 000 Kilokalorien pro Woche entspricht den Empfehlungen des US Department of Health and Human Services" (KKH 2004). Das HHS ist das in den Vereinigten Staaten von Amerika zuständige Amt für Gesundheitsangelegenheiten und den Dienst am Menschen. Aus ➤ Tab. 27.2 lässt sich ebenso entnehmen, dass eine noch höhere körperliche Aktivität das Risiko einer koronaren Herzkrankheit nicht automatisch weiter verringert. Aus rein präventiver Sicht im Hinblick auf die koronaren Herzkrankheiten wäre es ökonomisch betrachtet also ratsam, sein **Aktivitätslevel zwischen 1 000 und 2 000 Kilokalorien pro Woche** zu halten. Sollte es einen besonderen Indikationsbezug geben, müssen diese Daten relativiert werden.

Davon ausgehend, dass die teilnehmenden Personen ein halbes Jahr lang trainieren, müssten in einer als erfolgreich geltenden **Präventionsmaßnahme** in Bezug auf koronare Herzkrankheiten zwischen **26 000 und 52 000 Kilokalorien** verbrannt worden sein. Die einzelnen Trainingseinheiten pro Woche können dabei in sinnvoller Weise zwischen zwei und sieben Einheiten variieren. Dabei geht es nur um die verbrauchte Energiemenge unabhängig davon, welche Betätigung durchgeführt wird.

Tab. 27.2 Energiemehrverbrauch durch körperliche Aktivität und das Risiko einer koronaren Herzerkrankung (nach Sesso et al. 2000)

Körperliche Aktivität (Kilokalorienverbrauch pro Woche)	Relatives KHK-Risiko ($p = 0.0003$)
< 500 kcal/Woche	1,00
500 bis 999 kcal/Woche	0,90
1 000 bis 1 999 kcal/Woche	0,81
2 000 bis 2 999 kcal/Woche	0,80
> 3 000 kcal/Woche	0,81

PRAXISRELEVANZ

Für ein präventives und gesundheitsförderndes Training gilt scheinbar nicht der Grundsatz „Viel hilft viel"; die gesunde „Mitte" ist die offensichtlich beste Option für das Training des Herz-Kreislaufsystem.

Über die geleistete Ausdauerbeanspruchung, gemessen in Kilokalorien, Zeit, Watt und Puls lassen sich nahezu alle relevanten Aussagen zu kardialer und vaskulärer Fitness treffen. Aussagen über den Ausdauertrainingszustand sowie die allgemeine Belastbarkeit können exakt erfasst werden.

27.3 Koordinationsindikatoren für eine ausreichende körperliche/funktionelle Gesundheit und Fitness

Die Koordination beschreibt die Qualität des Zusammenspiels von Nervensystem und Muskelsystem für spezifische, bekannte und unbekannte Bewegungsaufgaben (➤ Kap. 20). Es gibt viele individuell auszuwählende Testverfahren, die je nach persönlichen Voraussetzungen und Zielsetzungen als Koordinationsbewertungsinstrumente auszuwählen sind. Zahlreiche einfach und schnell durchzuführende und auszuwertende Verfahren sind bekannt. Insgesamt scheint es ratsam, Koordinationsindikatoren generell über eine regelmäßige und zeitlich länger überdauernde Teilnahme an Sportspielen oder Gymnastikprogrammen zu erfassen. Dabei soll eine Verbesserung einer schwächeren Koordination erreicht bzw. eine schon gute Koordination beibehalten werden. Eine Bewertung ist auch hier über Zeit und Kalorienverbrauch möglich. Als Maßnahmen kommen z. B. Jogging im Freien, Gymnastik oder Spielsportarten in Betracht; Intensität und zeitliche Längen sind individuell abzustimmen.

27.4 Flexibilitätsindikatoren für eine ausreichende körperliche/funktionelle Gesundheit und Fitness

Flexibilität bezeichnet die Fähigkeit, Bewegungen mit einem möglichst großen Bewegungsausmaß in einem oder mehreren Gelenken durchzuführen (➤ Kap. 18). Flexibilität ist dabei immer gelenkspezifisch zu betrachten. Angestrebt ist ein physiologisches Bewegungsausmaß in allen Gelenken, ein verbessertes Bewegungsausmaß in vormals eingeschränkten Gelenken oder der **Erhalt einer ausreichend ausgebildeten, individuellen Beweglichkeit.** Als Grundindiz wird hier auf die in ➤ Kap. 18.5 beschriebene Anwendung der Neutral-Null-Methode verwiesen, das Standardverfahren der Weltgesundheitsorganisation (WHO). Hierdurch lassen sich ausreichende funktionelle Aussagen entwickeln. Diese Neutral-Null-Stellung entspricht der Gelenkstellung, die ein gesunder Mensch im aufrechten Stand mit hängenden Armen und nach vorn gehaltenen Daumen und parallelen Füßen einnehmen kann. Sie stellt einen orthopädischen Bewertungsindex für die Beweglichkeit von Gelenken dar und setzt sich aus drei Werten zusammen, die in Grad gemessen werden. Der erste Wert zeigt die mögliche Beugung an, der zweite Wert die Nullstellung und der dritte Wert die mögliche Streckung. Sollten Gelenke nur in einer Richtung beweglich sein, z. B. aufgrund von Kontrakturen, steht die Null am Anfang bzw. am Ende. Die genauen Werte für die einzelnen Gelenke sind den ➤ Abbildungen 18.4 bis 18.6 in ➤ Kap. 18.5 zu entnehmen.

VERWENDETE LITERATUR

Froböse I: Training in der Therapie. München: Elsevier, Urban & Fischer, 2003; S. 27, 63, 71

KKH (Hrsg.): Weißbuch Prävention. Heidelberg: Springer, 2004

Kunz M: Grundlagen des medizinischen Aufbautrainings – Reziproke Kraftrelationen. Z Physiother 1997;18(3):139–143

Kurpanik R: Realisierbarkeit einer Dokumentation gesundheitsrelevanter Bewegungsparameter in organisierter und unorganisierter Form. Bachelor-Arbeit. Coburg: Fachhochschule Schloss Hohenfels, 2008

Löllgen H et al.: Physical activity and all-cause mortality: an updated meta-analysis with differential categories. Int J Sports 2009; 30: 213–224

Sesso, HD. et al.: Physical activity and coronary heart disease in men: The Harvard Alumni Health Study. Circulation 2000; 102: 975–980

WEITERFÜHRENDE LITERATUR

Froböse, I: Training in der Therapie – Grundlagen. 4. Aufl. München: Elsevier, Urban & Fischer, 2015

Kurpanik R: Realisierbarkeit einer Dokumentation gesundheitsrelevanter Bewegungsparameter in organisierter und unorganisierter Form. Bachelor-Arbeit. Coburg: Fachhochschule Schloss Hohenfels, 2008

KAPITEL

28 Training im Kindes- und Jugendalter

Lernziele

Es werden folgende Kenntnisse und Kompetenzen erzielt:

- Die **Bedeutung von Sport und Bewegung** im Allgemeinen und in all seinen Facetten für Kinder und Jugendliche ist klar verständlich und kann in allen Belangen nachvollzogen werden.
- Die **Folgen von Bewegungsmangel für Kinder** sind bekannt und können richtig zugeordnet werden.
- Die **Einflussnahme von Training auf Prävention und Fitness für Kinder und Jugendliche** ist bekannt.
- Die ausgesprochenen **Empfehlungen für das Training mit Kindern und für das Training mit Jugendlichen** befähigen zur Erstellung von Programmen zur altersgemäßen Förderung von Kraft, Schnelligkeit, Ausdauer, Flexibilität und Koordination.

Dem Aspekt der Bewegung und körperlichen Aktivität kommt besonders in der Entwicklung von Kindern und Jugendlichen große Bedeutung zu. Laut Bahr et al. (2012) können hauptsächlich folgende vier Bedeutungskategorien unterschieden werden:

- Bewegung als Lerngegenstand
- Bewegung als Medium zur Gesundheitserziehung
- Bewegung als Medium des Lernens
- Bewegung als Medium der Entwicklungsförderung

Bewegung weist demnach vielfältige Einsatzmöglichkeiten auf, die über das alleinige, technisch betrachtete Erlernen von Bewegungsabläufen (Bewegung als Lerngegenstand) hinausgehen. Überwiegend sehen Bahr et al. (2012) in Bewegung ein Mittel zur Förderung relevanter Bereiche der Bildung und Entwicklung.

Bewegung hilft also einerseits, die Gesundheit wiederherzustellen, aufrecht zu erhalten oder allgemein zu fördern, so wie es in verschiedenen Gesundheitsfachberufen praktiziert wird. Konkreter gesprochen können mithilfe von gezielter körperlicher Aktivität z. B. die Zahlen der an Verkehrsunfällen beteiligten Kinder gesenkt sowie Herz-Kreislauf-Leiden im Sinn von erhöhtem Blutdruck, Körperfettgehalt und Blutfettwerten vorgebeugt werden. Auch chronische Erkrankungen bei Kindern und Jugendlichen erfahren unter Bewegung und Sport einen positiven Effekt. Zu diesen Krankheitsbildern zählen neben Adipositas auch andere, auf die im folgenden Kapitel noch kurz eingegangen wird (Hebestreit/Gunkel 2002).

Andererseits unterstützt Bewegung die **kognitive Entwicklung** und die Ausbildung persönlicher sowie sozialer Kompetenzen (Zimmer 2001; Bahr et al. 2012). Beispielhaft zu nennen ist an dieser Stelle die Einbindung von Bewegung in den Mathematik- und Deutschunterricht an Grundschulen. Dabei werden die beiden Sinne Sehen und Hören von kinästhetischen Empfindungen zusätzlich gestützt, eine weitreichende Verknüpfung des Gelernten erfolgt (Müller/Obier 2001). Außerdem kann Bewegung vor allem bei Jugendlichen zur Ausbildung einer gefestigten Identität beitragen und darüber indirekt zur Prävention von Gewalt dienen (Pilz 2001).

Die Anerkennung des hohen Stellenwerts von Bewegung zeigt sich in der Praxis – verstärkt seit der Jahrtausendwende – durch die Umsetzung verschiedener Konzepte und Projekte. Dazu zählen Initiativen wie *Bewegte Schule* oder *Bewegungsförderung im Kindergarten.* Beide Ansätze basieren auf der Idee, den deutlich bewegungsverarmten Alltag der Kinder und Jugendlichen aktiver zu gestalten. Dazu erfahren die Bewegungszeiten und -einheiten in Kindergarten und Schule eine Veränderung in qualitativer wie quantitativer Hinsicht (Zimmer/Hunger 2001; Krombholz 2005).

MERKE

Sport und Bewegung in jeder Form hat nachweislich für Kinder und Jugendliche – neben den physiologischen Effekten – kognitiv und emotional fördernde Wirkungen.

28.1 Präventions- und Fitnesstraining

Die im vorhergehenden Abschnitt erwähnten Bemühungen um eine Ausweitung des Bewegungs(zeit) raums für Kinder und Jugendliche scheinen mehr als notwendig, wie unter anderem die folgenden drei **Tatsachen** verdeutlichen:

1. Die Bewegungszeiten in Kindergarten und Schule fallen im Umfang sehr gering aus; in etwa liegen sie zwischen 1,5 und 2,5 Stunden pro Woche (Bös et al. 2009).

Für die sportliche Betätigung der Kinder und Jugendlichen in ihrer Freizeit ist zusätzlich ein deutlicher Rückgang zu verzeichnen, wie im vorigen Abschnitt bereits erwähnt. Seit den 1970er-Jahren sank die durchschnittliche Summe der täglichen Bewegungszeiten von ca. drei bis vier Stunden auf etwa eine Stunde in den 1990er-Jahren (Graf/Dordel 2007; Killing et al. 2010; Katzenbogner 2010).

2. Die motorische Leistungsfähigkeit der Kinder und Jugendlichen scheint heutzutage im Vergleich zu derjenigen von vor etwa 30 Jahren deutlich verschlechtert. Nach einer bis in die 1980er- und teilweise 1990er-Jahre hineinreichenden sportlichen Akzeleration (fortwährend gestiegene Bestleistungen) der konditionellen und koordinativen Fähigkeiten stellen Hirtz et al. (2007) in den darauffolgenden Jahren bis heute einen Umschwung in Form einer eingetretenen sportlichen Regression fest.

Diese Befunde decken sich mit mehreren Beiträgen aus den Zeitschriften *Haltung und Bewegung* sowie *Sportunterricht*, die größtenteils um das Jahr 2000 publiziert wurden (Dordel 2000; Gaschler 1999, 2000, 2001). Darin wird von Kindern unter anderem als *„Weicheiern, Schlaffis und Desinteressierten"* gesprochen, denen es an Bewegungserfahrungen fehlt (Gaschler 1999, 2000, 2001). Auch in neueren Untersuchungen wie dem Motorik-Modul im Rahmen des Kinder- und Jugendgesundheitssurveys konnte die Annahme über eine **Verminderung der motorischen Leistungsfähigkeit** bestätigt werden (Bös et al. 2009).

3. Den beiden bisher aufgeführten Punkten ist der Aspekt eines ausgeprägten Bewegungsmangels gemeinsam. In Kombination mit Übergewicht gilt er als Risikofaktor für verschiedene Erkrankungen des Herz-Kreislauf-Systems, Diabetes und psychische Krankheitsbilder. Auch Osteoporose und Krebserkrankungen können von einem Zuviel an Körpergewicht bei einem gleichzeitigem Defizit an Bewegung begünstigt werden (Bös et al. 2009; Graf/Dordel 2007; Hebestreit 2002).

Darüber hinaus ist Bewegungsmangel ein maßgeblicher Risikofaktor für das Übergewicht selbst; zugleich besteht eine **hohe negative Korrelation zwischen Übergewicht und Leistungsfähigkeit** (Bös 2009). Daraus kann sich für Kinder und Jugendliche ein Teufelskreis ergeben: Nach negativen motorischen Erfahrungen aufgrund des Übergewichts wird das Selbstwertgefühl gemindert, Bewegung noch vehementer abgelehnt. Daraufhin verschlechtert sich die Motorik weiter und führt zu erneut ausbleibenden Erfolgserlebnissen (Graf/Dordel 2007).

CAVE

Bewegungsmangel ist ein maßgeblicher Risikofaktor für Übergewicht und, damit verbundenen, für mögliche Erkrankungen!

Es ist daher erstrebenswert, die Bewegungszeiten der Kinder und Jugendlichen wieder zu erhöhen, um die sogenannte *„Weltepidemie des Übergewichts"* (WHO 2005, zitiert nach Bös et al. 2009) einzudämmen, die auch deutsche Kinder und Jugendliche in steigendem Maß betrifft (Kurth/Schaffrath Rosario 2007). Infolgedessen würden die Risiken für die zuvor aufgezählten Krankheitsbilder minimiert. Dies hat nicht nur aus persönlicher Sicht des Kindes bzw. Jugendlichen klare Vorteile, sondern auch unter ökonomischen Gesichtspunkten positive Effekte. Beispielsweise verursachten die Prävention, Behandlung, Rehabilitation und Pflege im Zusammenhang mit kardiovaskulären Erkrankungen im Jahr 2008 die höchsten Krankheitskosten im Vergleich zu anderen Krankheitsgruppierungen, wie das Statistische Bundesamt (2014) in Wiesbaden bekannt gab. Um diese Kosten dauerhaft mindern zu können, scheint es ein vorteilhafter Ansatz, gesundheitsfördernde Verhaltensweisen bereits Kindern und Jugendlichen nahezubringen, weil es ihnen in diesem Alter leichter fällt als im Erwachsenenalter, solche Verhaltensweisen zu erlernen und sich anzugewöhnen. Als Erwachsene sind sie dann für einen gesundheitsgefährdenden Lebensstil weniger prädestiniert (Bös et al. 2009).

Bei Kindern und Jugendlichen steht, wie gesagt, der **gesundheitsfördernde Aspekt** im Vordergrund. Sie leiden zwar auch vermehrt unter chronischen Krankheiten (Bös et al. 2009). Aber der gesunde Großteil der Heranwachsenden erfährt durch Bewegung eine Förderung seiner emotionalen, psychischen und kognitiven Entwicklung (Martin et al. 1999), zudem wird möglichen Risikofaktoren vorgebeugt. Dies ist sehr wichtig, denn *„bei Kindern kommt hinzu, dass eine längerfristige Immobilisation eine Stagnation bzw. Retardierung der körperlichen und (psycho)motorischen Entwicklung zur Folge haben kann“* (Graf/Dordel 2007). Diese Art der Gesundheitserziehung kann auch universelle Prävention genannt werden. Das heißt, es sollen möglichst viele Personen mithilfe der Programme erreicht werden, hier vor allem in der Gruppe der Kinder und Jugendlichen (Graf 2007).

Wie ein Bewegungsprogramm für die zu unterscheidenden Altersgruppen aussehen kann, wird in den folgenden beiden Kapiteln behandelt. Es wird dabei aufgrund der bisher gezogenen Schlüsse also überwiegend um ein **nicht-therapeutisches** Medizinisches Aufbautraining gehen.

Der insgesamt zu betrachtende Alterszeitraum ist dabei relativ leicht ersichtlich. Als Kinder und Jugendliche werden Heranwachsende in einem Alter zwischen 4 und 18 Jahren bezeichnet, wobei mehrere Altersgruppen voneinander abzugrenzen sind. Von der Betrachtung ausgenommen sind das Säuglings- sowie das Kleinkindalter (Meinel/Schnabel 2015).

28.2 Empfehlungen und Programme für Kinder

Nach der Festlegung des betreffenden Altersabschnitts werden in den folgenden Abschnitten die Entwicklungsverläufe jeweiligen motorischen Hauptbeanspruchungsformen in dieser Zeitspanne skizziert. An diese Beschreibungen schließen sich jeweils Hinweise zu den Methoden und Besonderheiten beim Training mit den Kindern an, gefolgt von einer Beispielübung zur Veranschaulichung der Trainingsempfehlungen.

28.2.1 Altersabschnitt

Zunächst gilt es, die Altersspanne für die Gruppe der Kinder genauer zu bestimmen. Die Einteilungen sind auf diesem Gebiet nicht komplett einheitlich, weisen aber häufig starke Überschneidungen auf. Allgemein wird das Alter für Kinder zumeist zwischen 4 und 11 Jahren angegeben. Manchmal werden auch schon Kleinkinder ab dem 3. Lebensjahr in die Spanne einbezogen. Noch etwas unschärfer ist die Grenze zum Altersabschnitt der Jugendlichen, die abhängig vom Geschlecht schon beim 10. oder auch erst beim 13. Lebensjahr liegen kann (Hirtz et al. 2007; Keller 2002; Lampert et al. 2007; Scheid 2009; Willimczik 2009; Meinel/Schnabel 2015).

Innerhalb des Altersabschnitts der Kinder gibt es noch Möglichkeiten der feineren Untergliederung. In der Literatur finden sich z. B. folgende Einteilungen:

- Frühes, mittleres und spätes Kindesalter (Meinel/Schnabel 2015)
- Frühe, mittlere und späte Kindheit (Scheid 2009; Willimczik 2009)
- Vorschulalter, frühes Schulkindalter, Pubeszenz und Adoleszenz (Hirtz et al 2007).

Anhand der Vielfalt der Bezeichnungen lassen sich die Schwierigkeiten aufzeigen, die bei der Kategorisierung in Altersstufen bestehen. Dass es nicht leicht ist, überhaupt passende Abstufungen vorzunehmen, hängt auch mit der großen interindividuellen Variabilität zusammen, die die kindliche Entwicklung aufweist.

An dieser Stelle sei hierzu nur kurz die Einteilung in akzeleriert, retardiert und normal Entwickelte zu nennen (Keller 2002, Killing et al. 2010, Martin et al. 1999). Zu weiteren Besonderheiten der ontogenetischen und motorischen Entwicklung sei auf die einschlägige Literatur verwiesen.

28.2.2 Ausdauer

Entwicklung der Ausdauer im Kindesalter

Entgegen der früher verbreiteten Annahme, Kinder seien in jüngeren Jahren nicht lohnend ausdauertrainierbar, ist nach dem derzeitigen Wissensstand vom Gegenteil auszugehen. Kinder sind zwar keine *kleinen Erwachsenen*, wodurch sich entscheidende Unterschiede im Aufbau und Umfang des Trainings ergeben. Sie sind dennoch relativ belastbar, wovon bis vor wenigen Jahren nicht ausgegangen wurde. Insbesondere die Entwicklungschancen der aeroben Komponente wurden unterschätzt. Auch im anaeroben Bereich sind Leistungssteigerungen im Altersverlauf zu beobachten, wenn sie auch viel geringer ausfallen. Es sind also für beide Ausdauerarten über den gesamten Zeitraum des Kindesalters stetige Verbesserungen zu verzeichnen. Geschlechtsspezifische Vorteile können teils ab etwa dem 9. Lebensjahr für Jungen in Bezug auf die aerobe Ausdauerfähigkeit beobachtet werden. Außerdem ist der Anstieg der Leistungsfähigkeit bei trainierenden Kindern um einiges höher als bei denjenigen, die keiner sportliche Beanspruchung ausgesetzt sind (Martin et al. 1999; Keller 2002; Conzelmann/Blank 2009; Bös et al. 2009; Meinel/Schnabel 2015).

Trainingsmethoden und altersspezifische Besonderheiten

Herz-Kreislauf-System, Herzmuskel sowie passiver und aktiver Bewegungsapparat sind also durchaus in der Lage, ein Grundlagenausdauer-Training mit geringen Intensitäten zu absolvieren, und reagieren darauf auch am besten. Eine Belastungssteigerung sollte dann vor allem über die **Verlängerung der Strecke,** nicht die Erhöhung der Intensität erfolgen. Anderenfalls – und hierin liegt eine Einschränkung im Ausdauertraining mit Kindern – findet die Beanspruchung zu stark im Sektor der laktaziden, anaeroben Energiebereitstellung statt. Dies ist insofern problematisch, da Kinder etwa bis zur Pubertät über einen im Vergleich zu Erwachsenen viel langsameren Laktatabbau verfügen. Das bedeutet, sie benötigen **weitaus längere Regenerationszeiten** und erfahren bei weiter andauerndem Training Nachteile aufgrund des Ermüdungszustands. Allgemein sollten die sog. „psychophysischen Bedingungen" (Katzenbogner 2010) berücksichtigt werden. Das beinhaltet nicht nur die bereits angesprochene lange Laktatabbauzeit, sondern auch die sorgfältige Auswahl des Trainingsaufbaus. Zu vermeiden sind sehr monotone Trainingseinheiten, z. B. häufig wiederholtes Joggen entlang der Rasenkante. Kindgerecht – da motivierend und anregend – sind **spielerische Übungsformen,** eventuell mit Wettspielen oder kleinen oder großen Spielen. Auch eine größtmögliche Abwechslung in der Übungsauswahl wirkt auf Kinder spannender. Dennoch sollte die zu nutzende Methode nicht vergessen werden: Angezeigt sind hauptsächlich **Dauer- und extensive Intervallmethoden,** um ein grundlagenorientiertes Ausdauertraining zu ermöglichen. Dank der dadurch geringen Intensität wird z. B. eine Überlastung der noch nicht verknöcherten Epiphysenfugen vermieden.

Neben den vorgestellten Konditionen gibt es eine Tatsache, die zumindest die Auswahl der am Training teilnehmenden Kinder vereinfacht: *„Für die aerobe Ausdauerentwicklung gilt, dass es keinen zu frühen Beginn gibt, eher einen zu späten"* (Katzenbogner 2010, S. 37). Die anaerobe Ausdauer wird meist über das Grundlagenausdauertraining mit gefördert, da die Energiebereitstellungsprozesse meist parallel aerob *und* anaerob verlaufen. Auf Tempoläufe o. Ä. zur gezielten Schulung der anaeroben Ausdauerleistung sollte jedoch aufgrund der biochemischen Grundlagen verzichtet werden (Conzelmann/Schneider 2000; Beneke et al. 2002; Gunkel/Hebestreit 2002; Katzenbogner 2010; Weineck 2010).

Beispielübung

Figurenlaufen (Dauermethode, modifiziert nach Weineck 2010)

- Der Anleiter denkt sich z. B. ein Tier aus.
- Er versucht, die Umrisse des Tieres im Bereich des Fußballfeldes/gesamten Hallenbereichs mit langsamer bis mittlerer Geschwindigkeit laufend auf den Boden zu zeichnen. Die Gruppe folgt.
- Variation: Aufteilung in Gruppen (Kinder geben selbst Figur vor), Figur *nach* dem Laufen erraten lassen, einen Ball mitführen.

28.2.3 Kraft

Entwicklung der Kraftfähigkeit im Kindesalter

Ebenso wie für die Ausdauer herrschte auch lange eine Fehleinschätzung für die Trainierbarkeit der Kraftfähigkeiten im Kindesalter vor. Begründet war dies in der Annahme, Kraftzuwächse seien erst mit dem Einsetzen der Pubertät zu erwarten, da zuvor die nötige hormonelle Konstellation nicht gegeben sei. In der Betrachtung einer Kraftsteigerung durch Hypertrophie der Muskulatur ist diese Ansicht auch zutreffend. Allerdings kann die Erhöhung der Kraftwerte auch über die **inter- und intramuskuläre Koordination,** also eine verbesserte neuronale Verschaltung führen. Genau dieser Umstand kann beim Training mit präpubertären Kindern genutzt werden. Daraufhin erfahren vor allem schnellkräftige Übungen und Bewegungen einen deutlichen Schub, wie sich bereits bei Vorschulkindern zeigt. Die anderen Kraftkomponenten **Maximalkraft** und **Kraftausdauer** können über diesen Weg ebenso positiv beeinflusst werden, erreichen aber nicht so hohe Steigerungsraten aufgrund der geringeren koordinativen Bewegungsanteile. Ohne die Beanspruchung der kindlichen Muskulatur mittels Training entwickeln sich alle Kraftfähigkeiten überwiegend kontinuierlich und je nach Art der Beanspruchung. Gehäuft werden klar bessere Kraftwerte für die Beine gemessen, da der Einsatz der Arme nicht genauso selbstverständlich stattfindet. Die unteren Extremitäten bilden sich dagegen dank der dem Kind eigenen Fortbewegungsformen wie Hüpfen und Springen besser aus. Auffällige Unterschiede zwischen Mädchen und Jungen ergeben sich überwiegend erst im Jugendalter. Vereinzelt wird den Jungen jedoch bereits im Alter von etwa 10 Jahren eine bessere Kraftausdauerfähigkeit attestiert. Dahingegen können Mädchen aufgrund des physiologischen Entwicklungsvorsprungs im mittleren bis späten Kindesalter teils höhere Schnellkraftwerte erzielen (Martin et al. 1999; Keller 2002; Gunkel/Hebestreit 2002; Krombholz 2005; Hirtz et al. 2007; Schmidtbleicher 2009; Willimczik 2009; Bös et al. 2009; Meinel/Schnabel 2015).

Trainingsmethoden und altersspezifische Besonderheiten

Trotz aller positiven Ergebnisse beim Krafttraining mit Kindern existieren vornehmlich orthopädische Bedenken, die bei der Gestaltung des Trainings berücksichtigt werden sollten. Es sei vor einer Überlastung der Kinder gewarnt, da die **Verknöcherung** in diesem Alter **noch nicht vollständig abgeschlossen** ist, vor allem die Epiphysenfugen und die Wirbelsäule sind empfindlich. Hinzu kommt ein noch weiches Bindegewebe, das nicht so zugfest ist wie bei Erwachsenen. Insbesondere während der Wachstumsschübe sind diese Tatsachen zu bedenken. Dagegen argumentiert Schmidtbleicher (2009), dass der Muskulatur gerade bei einem schwachen knöchernen Skelett eine umso größere Halte- und Stützfunktion zukommt. Zudem wird die Knochenbildung und daher auch die Verknöcherung über Zug- und Druckeinwirkungen (ausgehend von den Ursprüngen und Ansätzen der Muskulatur) gefördert (Lawrenz 2002). Die genannten Einschränkungen sollten jedoch ohnehin nicht relevant werden, wenn auf Maximalkrafttraining verzichtet und ein überwiegend allgemeinkräftigendes Training zurückgegriffen wird. Dadurch wird besonders der Halte- und Stützapparat gestärkt und so muskulären Dysbalancen vorgebeugt. Bis zum Ende des frühen Schulkindalters genügen **spielerische, dynamische Übungen mit dem Eigengewicht,** danach können kleine **Zusatzgewichte** wie Medizinbälle von Vorteil sein. Je älter die Kinder werden, desto eher kann auch ein gezielteres Training von Muskelgruppen stattfinden (Conzelmann/Schneider 2000; Gunkel/Hebestreit 2002; Gruber 2002; Schmidtbleicher 2009; Katzenbogner 2010; Weineck 2010).

Beispielübung

Zirkeltraining mit Geräten (allgemeinkräftigend, modifiziert nach Weineck 2010)

- Station 1: Schwingen am Tau von Langbank zu Langbank
- Station 2: Kasten umstützeln im Krebsgang mit Beinen auf dem Kasten
- Station 3: Einrollen mit Ball an der Sprossenwand (mit gebeugten Knien, Rückenlage mit Kopf zur Sprossenwand, Hände dürfen sich an unterster Sprosse festhalten)
- Station 4: Einwurf gegen die Wand mit Medizinball (Abstand variabel nach Alter)
- Station 5: *Holzhacker,* mit Medizinball rücklings aus dem Stand die Wand, danach den Boden berühren (mehrfache Wechsel)
- Station 6: *Kajak,* auf der Teppichfliese kniend beidarmig vorwärts ziehen
- Station 7: Stützwechselhüpfen über die Langbank, links und rechts im Wechsel

28.2.4 Flexibilität

Entwicklung der Flexibilität im Kindesalter

Die Flexibilität verzeichnet wie die bereits diskutierten konditionellen Fähigkeiten zum Großteil einen linearen Anstieg. Diese Aussage ist allerdings stark von der untersuchten Bewegungsrichtung abhängig. Sie hat vorwiegend für die Entwicklung der aktiven **Beweglichkeit von Hüftgelenk und Wirbelsäule in Beugung und des Schultergelenks** in alle Richtungen Gültigkeit. Betrachtet man dagegen die Spreizfähigkeit in den Hüftgelenken, die im Kleinkindalter noch sehr ausgeprägt und physiologisch ist, fällt eine schon im frühen Schulkindalter beginnende verminderte Beweglichkeit auf. Ferner ist der Kurvenverlauf in einer der neueren Untersuchung mit Überprüfung des Finger-Boden-Abstands so flach, dass eher von einem gleich bleibenden Niveau anstelle eines Anstiegs die Rede sein kann (Bös et al. 2009). Darin zeigt sich womöglich ein Trend, den auch andere Quellen beschreiben. Es scheint, als seien Kinder heutzutage insbesondere in den großen Gelenken nicht mehr so beweglich wie in den 1990er-Jahren. Erklärt werden kann diese Entwicklung auch mit der steigenden Anzahl an **Haltungsschäden** und damit einhergehenden **Muskeldysbalancen,** die zunehmend auch Kinder betreffen. Diese Tendenzen werden bei beiden Geschlechtern beobachtet. Es ist jedoch weiterhin festzustellen, dass Mädchen den Jungen in allen Altersstufen überlegen sind und beide Geschlechter einen Beweglichkeitsvorteil gegenüber Erwachsenen haben (Martin et al. 1999; Keller 2002; Gunkel/Hebestreit 2002; Wydra 2009; Willimczik 2009; Bös et al. 2009; Meinel/Schnabel 2015).

Trainingsmethoden und altersspezifische Besonderheiten

Gerade aufgrund der ansteigenden Zahlen zur Haltungsproblematik sollte ein allgemeines Flexibilitätstraining auch im Kindesalter stattfinden. Es eignen sich aktive Übungen mehr als passive, so bleibt das Dehnungstraining auch im extensiven Bereich. Intensiveres Trainieren der Dehnfähigkeit und Beweglichkeit ist nur bei sportartspezifischen Anforderungen notwendig. Dennoch sollte – vor allem im Zeitraum des ersten Gestaltwandels (5. und 6. Lebensjahr) – auf zu forcierte Flexibilitätsschulungen verzichtet werden, da sonst im Zuge des Extremitätenwachstums Gefahr für die physiologische Entwicklung des Stütz- und Halteapparates besteht. Erneut gilt im Kindesalter: **Allgemeine Schulung vor spezieller** unter Beachtung der Belastbarkeit des kindlichen Körpers. Die allgemeine Beweglichkeit des ganzen Körpers ist gemeinsam mit einem leichten Krafttrainig, wie vorangehend beschrieben, sehr gut geeignet, den erwähnten Haltungsdefiziten entgegenzuwirken (Conzelmann/Schneider 2000; Keller 2002; Gunkel/Hebestreit 2002; Wydra 2009; Katzenbogner 2010; Weineck 2010).

Beispielübung

Ball übergeben (Wirbelsäulenflexibilität, modifiziert nach Weineck 2010)

- Partnerübung; Partner stehen im Abstand von 0,5 m mit dem Rücken zueinander.
- Ein Gymnastikball wird auf Hüfthöhe über seitliche Drehungen nach links und rechts übergeben.
- Ende ist nach 30 s, es gewinnt das Paar mit den meisten Übergaben.
- Variation: Übergabe-Höhe ändern, Medizinball statt Gymnastikball verwenden, Zeitraum verändern; Partnerübung in Gruppenübung umändern, Wettlauf daraus machen.

28.2.5 Schnelligkeit

Entwicklung der Schnelligkeitsfähigkeit im Kindesalter

Bis etwa zum 4. Lebensjahr sind kaum Zuwächse in den Schnelligkeitsfähigkeiten zu verzeichnen, da insbesondere die Arm-Bein-Koordination noch unzureichend ausgebildet ist, was schnelle Bewegungen erschwert. Zu den auffälligsten Entwicklungsmerkmalen in diesem Bereich zählt dann aber der enorme **Entwicklungsschub der Aktionsschnelligkeit** während der frühen Schulzeit. Darüber hinausgehende Werte in Bezug auf die Steigerungsrate werden in keinem anderen Lebensabschnitt gemessen. In der darauffolgenden Altersstufe (der späten Schulzeit) erreichen die Latenzzeiten bereits fast dieselben Werte wie die von Erwachsenen und münden in einem ersten Maximum. Also besteht auch für die zweite Schnelligkeitskomponente, die **Reaktionsschnelligkeit,** großes Potenzial während der Kindheit. Ein erster Höhepunkt der Schnelligkeitsentwicklung wird um das 10. Lebensjahr erreicht. Mit dem Fortschritt der beiden Formen der Schnelligkeit entwickelt sich auch die Sprintschnelligkeit weiter, erfährt jedoch aufgrund ihrer Kraftkomponente einen stärkeren Anstieg vor allem bei Jungen mit dem Anfang der Pubeszenz. Geschlechtsspezifische Unterschiede werden im Kindesalter nur in so geringem Maß berichtet, dass sie statistisch nicht bedeutsam sind. Dagegen sind sehr deutliche Differenzen im Vergleich von Trainierten und Nicht-Trainierten zu beobachten. Diese Tatsache legt ein **intensives Training von Schnelligkeitsfähigkeiten ab dem Grundschulalter** nahe. Hinzu kommt die noch vorhandene, auffällige Plastizität des Zentralen Nervensystems, die es zu nutzen gilt. Schnelligkeitstraining sollte im Kindesalter folglich ein fester Bestandteil sein (Martin et al. 1999; Keller 2002; Gunkel/Hebestreit 2002; Krombholz 2005; Hirtz et al. 2007; Schmidtbleicher 2009; Willimczik 2009; Bös et al. 2009; Katzenbogner 2010; Meinel/Schnabel 2015).

Trainingsmethoden und altersspezifische Besonderheiten

Sehr gut für Trainingssituationen zum Ausbau der Schnelligkeitsfähigkeiten eignen sich so gut wie alle Spielformen, besonders **Mannschaftsspielarten.** Sie kommen dem neugierigen, bewegungsbegeisterten Wesen der Kinder sehr entgegen und beinhalten in wiederkehrenden Phasen schnelligkeitsfordernde Elemente. Zudem wird dank des Wettspielcharakters die Motivation der Kinder hervorgerufen bzw. gefördert. Sind eventuell zu wenig Kinder in der Übungseinheit anwesend, kann auch auf andere Trainingsformen auf Basis der Wiederholungsmethode zurückgegriffen werden, sofern weiterhin ein Grundlagentraining angestrebt wird. Wichtig zu berücksichtigen ist, dass **keine oder möglichst geringe Anforderungen an die Schnelligkeitsausdauer** entstehen. Für diese ist der kindliche Organismus aufgrund der bereits erwähnten gering angelegten Laktat-Regeneration nicht geschaffen. Es käme in der Folge zur Überlastung, Müdigkeit und negativen Trainingserlebnissen für die Kinder. Ausreichende Pausenzeiten (mitunter im Minutenbereich) helfen bei trotzdem notwendigerweise hoher Trainingsintensität die vorangehend geschilderte, ungünstige Belastungssituation zu vermeiden. Damit eine gleichbleibende Qualität in Form einer ökonomischen Ausführung ohne Verminderung der Geschwindigkeit am Übungsende gewährleistet ist, wird geraten, das Schnelligkeitstraining an den Anfang einer Übungseinheit zu legen (Conzelmann/Schneider 2000; Keller 2002; Gunkel/Hebestreit 2002; Wydra 2009; Katzenbogner 2010; Weineck 2010).

Beispielübung

Partnerfangen (Reaktionsschnelligkeit, modifiziert nach Katzenbogner 2010)

- Partnerübung; in zwei Linien mit Abstand von etwa 2 m hintereinander aufstellen
- Auf Kommando: Versuch des hinteren Partners, den vorderen vor Erreichen einer festgelegten Ziellinie zu fangen
- Variation: Beide Partner an den Enden zweier Sprungseile, mit gespanntem Seil traben. Auf Kommando: Seile fallen lassen und Fangversuch; nach Kommando zuerst Drehung und Start in andere Richtung

28.2.6 Koordination

Entwicklung der koordinativen Fähigkeiten im Kindesalter

Die sieben koordinativen Fähigkeiten (➤ Kap. 20) entwickeln sich alle während des Kindesalters enorm gut fort. Ihr Anstieg ist weitgehend linear mit einigen Differenzierungen bei einzelnen Fähigkeitsarten. Unterschiede zwischen Mädchen und Jungen bestehen nur in wenigen Fällen. Herauszustellen ist unter anderem die **Rhythmisierungsfähigkeit,** die sich stark bis zum späten Schulkindalter entwickelt und zum Ende dieses Zeitraums bereits ihr Maximum erreicht. Die Leistungen der Mädchen übertreffen hier am eindeutigsten die der Jungen. Andersherum verhält es sich dagegen bei der motorischen Reaktionsfähigkeit, wo die Jungen dominieren. Weiterhin bemerkenswert ist, dass zum Ende der Kindheit die größten Verbesserungen in allen sieben Kategorien bereits abgeschlossen werden. Insbesondere die **Gleichgewichtsfähigkeit** gilt als fertig ausgeprägt. Diese Entwicklungsverläufe sind anhand der umfassenden Verdichtungsvorgänge des neuronalen Netzwerks gut nachzuvollziehen, die von Geburt an stattfinden. Auch aufgrund dieser fast vollständigen Ausbildung in einem rasanten Tempo, das zu keinem anderen Zeitpunkt im Leben gefunden wird, sprechen manche Autoren von einer sog. *sensiblen Phase* oder dem *besten motorischen Lernalter* der Koordination für das frühe Schulalter. Sie fordern daher, dass die Schulung koordinativer Fähigkeiten im Mittelpunkt des kindlichen Übens und Trainierens stehen sollte. Unter Trainingseinflüssen können beide Geschlechter ihre Leistungen schließlich noch einmal steigern, wovon sie auch in der Jahren der Stagnation in der Pubeszenz profitieren (Martin et al. 1999; Keller 2002; Gunkel/Hebestreit 2002; Krombholz 2005; Hirtz et al. 2007; Roth/Roth 2009; Willimczik 2009; Bös et al. 2009; Katzenbogner 2010; Meinel/Schnabel 2015).

28

Trainingsmethoden und altersspezifische Besonderheiten

Man kann es also als einmalige, verpasste Chance ansehen, wenn im Kindesalter kein Koordinationstraining durchgeführt werden würde. Denn es gibt keinen zu frühen Beginn, sondern eventuell nur unpassende, dem Entwicklungsstand der Kinder nicht entsprechende Methoden und Inhalte. Da auch schon junge Kinder Bewegungsabläufe perfekt erlernen können, sollte auf eine korrekte Ausführung von Anfang an geachtet werden. Viele der koordinativen Fähigkeiten sind miteinander verknüpft und müssen deshalb **als Komplex gefördert** werden, was z. B. bei den meisten anderen motorischen Fähigkeiten nicht notwendig ist. Diese können leichter durch einfache Übungen angesprochen werden. Das bedeutet allerdings nicht, dass gleich mit dem sportartspezifischen Training begonnen werden kann, weil es vielleicht auf den ersten Blick komplexer erscheinen mag. Auch beim Training der koordinativen Fähigkeiten steht zu Beginn ein Grundlagentraining. Erreicht wird die Komplexität der Übungen dagegen mithilfe unterschiedlicher Schwerpunkte (Hervorhebung einzelner koordinativer Fähigkeiten) mittels **variierender Aufgabenstellungen.** Dazu können *„einfache und beherrschte Fertigkeiten im Zusammenhang mit erschwerten und ungewohnten Bedingungen"* (Katzenbogner 2010, S. 30) kombiniert werden. Genauso wie das Schnelligkeitstraining eignet sich das Koordinationstraining für den Beginn einer Übungseinheit, wenn die neuronalen Strukturen noch unbelastet sind. Auch andere ermüdungsfreie bzw. -arme Phasen bieten sich an, was aber in der Praxis womöglich schwerer umzusetzen ist. Implizit erfolgt über die Schulung der koordinativen Fähigkeiten gleichzeitig eine Beanspruchung der konditionellen Fähigkeiten sowie der Beweglichkeit, weil die koordinativen Aspekte als mitbestimmend für die Ausprägung der konditionellen gelten. Der koordinative Trainingsanteil sollte jedoch im Vordergrund stehen. Als allgemeine Trainingsinhalte eignen sich kleine Spiele und Sportspiele, kleine Zweikämpfe (oder Zweikampfsportarten) oder auch Turnen und Trampolinspringen (Conzelmann/Schneider 2000; Katzenbogner 2010; Weineck 2010).

Beispielübung

Hindernislauf (modifiziert nach Katzenbogner 2010)

- Rhythmisierungs-, Reaktionsfähigkeit:
  - Überlaufen von kleinen, regelmäßig angeordneten Hindernissen gleicher Höhe (Bananen-Kisten o. Ä.)
  - Anwenden unterschiedlicher Schrittrhyhtmen: Einer-, Zweier-, Dreier-, Viererrhythmus
- Differenzierungsfähigkeit:
  - Überlaufen bzw. Überspringen unterschiedlich hoher Hindernisse
  - Kinder erlernen notwendigen Krafteinsatz besser einzuschätzen
  - Variation: Einsatz verschiedener Geräte, Abwechslung in Gestalt und Material, vom festen Untergrund auf den Rasen wechseln

MERKE

Alle motorischen Beanspruchungsformen sind im Kindesalter trainierbar und verbesserungsfähig. Diese Erkenntnis steht oft in einem Widerspruch zu gängigen Alltagsmeinungen (z. B. Krafttraining bei Kindern ist nicht möglich u. a.).

28.3 Empfehlungen und Programme für Jugendliche

Analog zu ➤ Kap. 28.2 wird zuerst der betreffende Altersabschnitt festgelegt. An diese Beschreibungen schließen sich jeweils Hinweise zu den Methoden und Besonderheiten im beim Training mit den Jugendlichen an, gefolgt von einer Beispielübung zur Veranschaulichung der Trainingsempfehlungen.

28.3.1 Altersabschnitt

Ähnlich dem Kindesalter wird das Jugendalter meist mit nicht strikt festzusetzenden Grenzen definiert. Es beginnt bei den Mädchen um das 11./12., bei den Jungen um 12./13. Lebensjahr herum. Möglicherweise verzögert sich der Beginn der Pubertät aber auch um ein bis zwei Jahre, bei den Jungen also bis zum 15. Lebensjahr. Für die meisten Autoren übereinstimmend endet das Jugendalter spätestens mit dem 18. bzw. 19. Geburtstag (Hirtz 2007; Keller 2002; Lampert et al. 2007; Willimczik 2009; Meinel/Schnabel 2015).

Für das Jugendalter existieren keine weiteren Untergliederungen in kleiner gefasste Zeiträume wie für das Kindesalter. Lediglich bei Hirtz (2007) findet sich die Unterscheidung in Pubeszenz (bis etwa zum 14. Lebensjahr) und Adoleszenz (etwa vom 15. bis 18. Lebensjahr). Sie wird offensichtlich deshalb vorgenommen, um die mit dem Beginn der Pubertät einsetzenden enormen Kraftzuwächse bei den männlichen Jugendlichen mit einem Zeitrahmen zu umschreiben. Danach sind weiterhin Steigerungen in den Kraftkomponenten zu erreichen, aber nicht mehr so leicht wie unter der Hormonumstellung. Für weitere spezielle (sport-)motorische Entwicklungsmerkmale des Jugendalters wird auf die einschlägige Literatur verwiesen.

28.3.2 Ausdauer

Entwicklung der Ausdauer im Jugendalter

Im Vergleich zu den Entwicklungsfortschritten im Kindesalter sind diejenigen im Jugendalter noch einmal größer. Das gilt zumindest durchgehend für die männlichen Jugendlichen. Bei den weiblichen trifft dies nur bis etwa zum 14. Lebensjahr zu, wenn sie in Bezug auf die **maximale Sauerstoffaufnahmekapazität** bereits ihr Maximum erreichen. Danach stagnieren die Werte bei den jungen Frauen oder gehen sogar leicht zurück. Allerdings flachen auch die Kurven der jungen Männer mit dem steigenden Alter ab, die Zuwächse der aeroben Ausdauerleistung sind dann nicht mehr ganz so hoch wie zu Beginn. Insgesamt treten mit zunehmendem Alter die Geschlechtsunterschiede klarer hervor, stets mit besseren Leistungen der männlichen Individuen. Zurückzuführen ist deren Überlegenheit unter anderem auf den Wachstumsschub zu Beginn der Pubertät, der den Jungen zu günstigeren Hebelverhältnissen verhilft. Die Differenzen im Leistungsspiegel treffen in der beschriebenen Deutlichkeit insbesondere bei Untrainierten zu. Durch Training gelingt es auch den jungen Frauen, anstelle stagnierender weiter ansteigende Ergebnisse zu erreichen. Ebenso kann das Training bei den jungen Männern zu einem weiterhin beträchtlichen Anstieg ihrer Bestzeiten führen. Weiterhin wird jetzt die anaerobe Ausdauer lohnender trainierfähig, ganz besonders nach Abschluss der geschlechtlichen Reifung. Dank der Veränderungen des hormonellen Systems steigen die **Laktattoleranz und Abbaugeschwindigkeiten** fast bis auf das Niveau von Erwachsenen an. Die Jugendlichen beider Geschlechter sind also wieder schneller belastbar, da sie weniger Regenerationszeit benötigen (Martin et al. 1999; Keller 2002; Conzelmann/Blank 2009; Bös et al. 2009; Meinel/Schnabel 2015).

Trainingsmethoden und altersspezifische Besonderheiten

Eventuell begünstigt die reifebedingte Umstellung des Hormonhaushalts allerdings auch Kreislaufbeschwerden im Sinn einer Kreislauflabilität, die bei beiden Geschlechtern auftreten kann. Abgesehen von dieser möglichen Einschränkung können im Jugendalter nicht nur die Belastungsumfänge, sondern auch die Intensitäten Schritt für Schritt weiter gesteigert werden. Hierbei gilt: Je älter der Trainierende ist und je besser seine Grundlagenausdauer ausgebildet ist, desto intensiver kann das Training sein. Zum Training der Grundlagenausdauer kommt in dieser Altersstufe zusätzlich das gezieltere Üben der **lokalen Ausdauer** hinzu. Folglich können im Jugendalter vermehrt **intensive Intervallmethoden** zum Einsatz kommen, auch Dauerläufe mit Tempowechsel sind möglich. Besonders in den unteren Jahrgängen der Altersspanne sollte die Belastung jedoch sehr differenziert und individuell angepasst heraufgesetzt werden. Mit dem Heranreifen zu jungen Erwachsenen dürfen die Methoden durchaus etwas an kindlichem Charakter einbüßen. Größere Spiele wie Abwandlungen von Fußball oder anderen Mannschaftssportarten eignen sich z. B. auch für junge Frauen und Männer. Insgesamt sollten die Übungseinheiten stets ohne Druck oder Zwang von Seiten des Trainers bzw. Anleiters, dafür mit viel Freude bei den Jugendlichen stattfinden (Beneke et al. 2002; Killing et al. 2010; Weineck 2010).

Beispielübung

Letzter Mann nach vorn (Intervallmethode, modifiziert nach Weineck 2010)

- Aufteilung in Gruppen zu ca. fünf Trainierenden, Aufstellung in einer Reihe hintereinander.
- Der erste Läufer gibt die Strecke vor, die anderen folgen.
- Der jeweils an letzter Position befindliche Läufer sprintet an die Spitze der Gruppe und gibt nun den Weg an, bis die vorgegebene Zeit abgelaufen ist.
- Variation: im Slalom durch die anderen Gruppenmitglieder nach vorn sprinten, Abstände zwischen den Läufern vergrößern; bei Joggen im Kreis: Außen- oder Innenradius zum Überholen nutzen.

28.3.3 Kraft

Entwicklung der Kraftfähigkeit im Jugendalter

Die Jugend gilt als die **Phase des größten Kraftanstiegs** in der Lebensspanne, hier im Speziellen die Adoleszenz. Bedingt wird diese herausragende Stellung dadurch, dass ist die Kraftentwicklung von ganz anderen Grundlagen als während der Kindheit bedingt wird. Die hormonelle Veränderung, hauptsächlich die Ausschüttung der Androgene, führt zu viel differenzierteren Entwicklungsverläufen im Vergleich zwischen den Geschlechtern. Innerhalb des Geschlechts sind die Verläufe aber relativ klar, sie scheinen interindividuell weniger variabel als im Kindesalter. Lediglich der Beginn der Pubertät schwankt und ist dem kalendarischen Alter nur teilweise zuzuordnen. Für derartige Vergleiche eignet sich eigentlich das biologische Alter mehr, es ist aber nur schwer zu bestimmen. Dank des zunehmenden Testosteronspiegels erreichen die jungen Männer vor allem im **Maximalkraftbereich** deutlich ausgeprägtere Zuwächse als die Mädchen. Weiterhin hält der Kraftanstieg viel länger an als bei den jungen Frauen, deren Kraftmaximum sich bereits im Alter von etwa 14 Jahren einpendelt. Es ist jedoch anzumerken, dass ebenso wie im Bereich der Ausdauer ein geeignetes Übungsprogramm zu weiteren Kraftsteigerungen auch bei den jungen Frauen führen kann. Ohne dieses weisen sie besonders im Bereich der Armkraft häufig sogar starke Defizite auf. Ähnliche Entwicklungsverläufe liegen für die **Schnellkraft** und **Kraftausdauer** vor, auf die genauso über Training eingewirkt werden kann, sodass Verbesserungen statt Stagnationen möglich sind. Insgesamt bleibt es aber bei einem gravierenden Unterschied in den Kurvenverläufen zwischen jungen Männern und Frauen, der auf Seiten des weiblichen Geschlechts unter anderem von einer größeren Massenzunahme während der Pubertät gemindert wird (Martin et al. 1999; Keller 2002; Gunkel/Hebestreit 2002; Hirtz et al. 2007; Schmidtbleicher 2009; Willimczik 2009; Bös et al. 2009; Meinel/Schnabel 2015).

Trainingsmethoden und altersspezifische Besonderheiten

Bei der Durchführung von Krafttraining ist – gleichfalls wie beim Beüben der anderen Fähigkeiten – der Trainingszustand ausschlaggebend für den Aufbau. Je trainierter der Jugendliche, desto spezifischer können und sollten die Anforderungen sein. Das heißt auch: Je untrainierter, desto allgemeiner und umfangsbetonter sollte trainiert werden. Aufgrund eines sehr raschen Kraftzuwachses bei gleichzeitig langsamen Anpassungserscheinungen des passiven Bewegungsapparates ist auf **ausreichende Adaptationszeiten** zu achten, um besonders Ungeübte nicht der Verletzungsgefahr auszusetzen. Handelt es sich um Leistungssportler, können auch exzentrische Methoden zum Einsatz kommen. Dabei darf das Krafttraining allerdings nie einseitig werden, Agonisten und Antagonisten sind zu schulen. Ein zusätzliches **Dehnungstraining** beugt auch Verletzungen und Fehlbelastungen vor, indem es verkürzte Muskeln entspannt und so zu mehr Geschmeidigkeit und besserer Kraftentwicklung verhilft. Das Skelettsystem ist vor allem in den letzten Jahren dieses Altersabschnitts nicht mehr so empfindlich, die Ossifikation ist zum Großteil abgeschlossen. Daraus resultieren **insgesamt höhere Trainingsbelastungen,** wobei der technisch fehlerfreien Ausführung der Übungen parallel immer mehr Gewicht zufällt. Eine mögliche Einschränkung findet sich aber z. B. bei stark retardiert entwickelten Jugendlichen, die biologisch noch nicht ihr kalendarisches Alter erreicht haben (Gunkel/Hebestreit 2002; Gruber 2002; Schmidtbleicher 2009; Killing et al. 2010; Weineck 2010).

Beispielübung

Kreishüpfen (Sprungkraftübung, modifiziert nach Weineck 2010)

- Partnerübung; beide Partner stehen sich in kurzem Abstand gegenüber
- Eigene linke Hand hält rechtes Bein des Partners, eigene rechte Hand auf der Schulter des Partners
- Kontakt und Gleichgewicht haltend im Kreis hüpfen
- Variation: Beinwechsel, Richtungswechsel, kleine Hindernisse wie Reifen einbeziehen, Sprunghöhe variieren, Augen schließen

28.3.4 Flexibilität

Entwicklung der Flexibilität im Jugendalter

Die Entwicklung schreitet im Wesentlichen so fort wie auch in der Kindheit. Das heißt, die Beweglichkeit der beanspruchten Gelenke verbessert sich weiter bis maximal zum 20. Lebensjahr. Die weiblichen Jugendlichen dominieren in dieser Fähigkeit, was mit dem Eintreten der Pubertät hauptsächlich den hormonellen Unterschieden zugeschrieben wird. Damit gehen mehr Wassereinlagerungen einher, ein geringerer Muskelmasseanteil und dafür ein höherer Fettanteil der Frauen. Zusätzlich sorgt die weibliche Anatomie des Hüftgelenks für eine sehr gute Flexionsfähigkeit in diesem Gelenk. Werden einzelne Gelenkstrukturen jedoch nicht beansprucht, so kann die maximale Flexibilität auch mit zehn Jahren schon erreicht sein. Weitere Aussagen zur Entwicklung der Beweglichkeit und Dehnfähigkeit unter Trainingsreizen sind schwierig, da spätestens mit Beginn des Jugendalters das sportartspezifische Üben beginnt und der Verlauf daher überwiegend von der ausgeübten Sportart definiert wird (Martin et al. 1999; Keller 2002; Gunkel/Hebestreit 2002; Wydra 2009; Willimczik 2009; Bös et al. 2009; Meinel/Schnabel 2015).

Trainingsmethoden und altersspezifische Besonderheiten

Findet kein sportartspezifisches Flexibilitätstraining statt, so empfiehlt es sich, z. B. in Kombination mit einem Krafttraining eine allgemeine Beweglichkeitsschulung in den Trainingsplan zu integrieren. Besonders die **Dehnung der zur Verkürzung neigenden Muskelgruppen** ist für Jugendliche (und Erwachsene) aller Altersstufen außer bei der Verletzung eines dieser Muskeln immer möglich und häufig notwendig. Zu diesen Gruppen zählen unter anderem am Rumpf dorsal die Schulter- und Nackenmuskulatur und M. latissimus dorsi, Anteile des M. erector spinae auf Brustwirbelhöhe sowie ventral der große Brustmuskel. An der unteren Extremität weisen hauptsächlich die Adduktoren des Hüftgelenks sowie die ischiokrurale Muskulatur oder auch die Wadenmuskulatur Verkürzungen auf (Martin et al. 1999; Keller 2002; Gunkel/Hebestreit 2002; Wydra 2009; Killing 2010; Weineck 2010).

Beispielübung

Kopf neigen (Dehnen der seitl. Halsmuskulatur, modifiziert nach Killing et al. 2010)

- Im Stand (Bauchmuskulatur angespannt) den Kopf zur Seite neigen, Blick geradeaus
- Den Arm der Gegenseite nach unten strecken, die Handfläche parallel zum Boden ausrichten
- Zur Unterstützung der Dehnung mit der noch freien Hand den Kopf sanft weiter in Richtung Schulter ziehen
- Seitenwechsel

28.3.5 Schnelligkeit

Entwicklung der Schnelligkeitsfähigkeit im Jugendalter

Nach der beträchtlichen Entwicklung der Schnelligkeit in den Kindesjahren erfolgt der Fortschritt in der Jugend deutlich gedämpfter. Bis etwa um das 15./16. Lebensjahr sind weitere Steigerungen der Aktions- und Reaktionsschnelligkeit zu erwarten. Bei weiterhin minimalen Geschlechtsdifferenzen kommt es danach zur Stagnation und wenige Jahre später gegen Ende des Jugendalters bereits zur Regression der Leistungen. Wurde im Kindesalter vermehrt auf die Schulung der Schnelligkeitsfähigkeiten geachtet, verläuft die Stagnationsphase jedoch auf einem hoch ausgebildeten Niveau. Dieses ist nicht selten das höchste Niveau in der gesamten Lebensspanne. Auch die nachfolgende Regression schreitet nicht schnell mit abrupten Einbußen, sondern relativ langsam voran. Nur in der Sprintschnelligkeit ergeben sich für die jungen Männer noch weitere Steigerungsmöglichkeiten aufgrund des Kraftanteils, der diese Fähigkeitskomponente mitbestimmt (Martin et al. 1999; Keller 2002; Hirtz et al. 2007; Schmidtbleicher 2009; Willimczik 2009; Bös et al. 2009; Meinel/Schnabel 2015).

Trainingsmethoden und altersspezifische Besonderheiten

Aus diesen Ausführungen folgt, dass vor allem nach dem Abschluss der Reifungsprozesse das Beüben der Laufschnelligkeit für die männlichen Jugendlichen weiterhin sinnvoll ist. Junge Frauen verzeichnen aufgrund des früher beginnenden und endenden sowie weniger intensiven Kraftzuwachses nur sehr viel geringere Erfolge, die kaum der Mühen wert sind. Allerdings ist nach Ende der Pubertät mit Einsetzen der Adoleszenz das **Schnelligkeitsausdauer-Training** für beide Geschlechter lohnenswert, da der Körper nun entsprechend auf die Trainingsreize reagieren kann, ohne überfordert zu werden (Martin et al. 1999; Keller 2002; Gunkel/Hebestreit 2002; Wydra 2009; Killing 2010; Weineck 2010). *„Die Trainingsmethoden und -inhalte entsprechen in etwa denen der Erwachsenen und unterscheiden sich nur in quantitativer Hinsicht von diesen"* (Weineck 2010: 719).

Beispielübung

Koordinationsleiter (Aktionsschnelligkeit, modifiziert nach Killing et al. 2010)

- Zum Beispiel mithilfe von Reifen eine sog. Koordinationsleiter auslegen (lineare Aneinanderreihung der Reifen auf dem Boden)
- Jugendliche starten an einem Ende der Leiter, durchlaufen sie bis zum anderen nach vorgegebenen Schemata
- Variationen: ein Bodenkontakt pro Reifen, zwei Bodenkontakte pro Reifen, abwechselnd einen und zwei Bodenkontakte pro Reifen, abwechselnd zwei Bodenkontakte in den Reifen und einen außerhalb daneben

28.3.6 Koordination

Entwicklung der koordinativen Fähigkeiten im Jugendalter

Im Gegensatz zur rasch fortschreitenden Entwicklung der Koordination im Kindesalter mit dem Erreichen sehr hoher Level stellt das Jugendalter eine **Pha-**

se der Stagnationen und Regressionen mit folgender Umorientierung und Neuanpassung dar. Für verschiedene, ausgewählte koordinative Fähigkeiten sind die typischen Verlaufsmerkmale: Stagnationen widerfahren der Feinmotorik (etwa um das 17. Lebensjahr), dem Ausführen des sog. Gewandtheitslaufs (zwischen 14. und 18. Lebensjahr) sowie dem Gleichgewicht (zwischen dem 10. und 14. Lebensjahr) und der Reaktionsfähigkeit (ab dem 11. Lebensjahr). Für die beiden Letztgenannten sind sogar individuelle Kurven mit regressivem Verlauf ab etwa dem 18. bzw. dem 14. Lebensjahr bekannt. Allerdings sind diese Entwicklungstendenzen **erheblich von der körperlichen Aktivität abhängig** und können somit über ein entsprechendes Trainingsprogramm positiv beeinflusst werden. Dann sind auch während der instabilen Jahre der Pubeszenz Verbesserungen bei den Leistungen sowohl der männlichen als auch der weiblichen Jugendlichen möglich. Ein geschlechtsspezifischer Unterschied zeigt sich dagegen im Zeitpunkt des Auftretens der Stagnationsintervalle, der altersspezifisch bei den Mädchen ein bis zwei Jahre früher einsetzt. Sie erreichen dadurch auch den Abschnitt der Adoleszenz vor den Jungen, der nach der Umstellung und Neuorientierung als Zeitspanne der vollen Ausprägung gilt. Das heißt, wenn alle überwiegend hormonellen Veränderungen abgeschlossen sind, stabilisiert sich die Entwicklung der koordinativen Fähigkeiten wieder. Das Niveau liegt dann meist sogar noch geringfügig über den zu Beginn der Pubeszenz festgestellten Werten (Martin et al. 1999; Keller 2002; Gunkel/Hebestreit 2002; Hirtz et al. 2007; Roth/Roth 2009; Willimczik 2009; Bös et al. 2009; Meinel/Schnabel 2015).

Trainingsmethoden und altersspezifische Besonderheiten

Das Koordinationstraining bildet für die Jugendlichen in Bezug auf die Bewältigung und Verbesserung konditionell ausgerichteter Anforderungen ebenso wie für Kinder eine wichtige Grundlage. Aus diesem Grund und der beschriebenen Möglichkeit, den Stagnations- und Regressionserscheinungen entgegenzuwirken, sollte auch und vor allem im Jugendalter auf die Schulung der koordinativen Fähigkeiten Wert gelegt werden. Leistungsorientiert trainierenden Jugendlichen bietet ein Training die Option, ihren genetisch vordefinierten Rahmen optimal auszuschöpfen. Allen anderen Jugendlichen stehen dank eines Koordinationstrainings viele Wege offen, ihren sich verändernden Körper besser wahrzunehmen und *sich in ihrer Haut wohl zu fühlen.* Damit die dauerhafte Motivation aufrechterhalten werden kann, sei die Beachtung folgender methodischer Hinweise angeraten: Einsatz der **Variationsmethode, Kombinationsmethode, Überpotenzialmethode, propriozeptives Training und Spielmethode.** Zusätzlich sollte eine Steigerung von einfacheren zu schwierigeren Aufgabenstellungen je nach Trainingsstand der Jugendlichen angewendet werden. In den genannten Prinzipien und Hinweisen lassen sich also einige Parallelen zum kindlichen Koordinationstraining erkennen. Gleiches ist auch im Hinblick auf die Auswahl der Trainingsinhalte der Fall. Sportspiele, Zweikampfsituationen, Hindernisparcours, Trampolineinsätze oder turnerische Elemente sind ebenso geeignet. Vermehrt lässt sich nun das speziellere Üben von Koordinationsabläufen unter Berücksichtigung der Anforderungskriterien der jeweiligen Sportart einbinden (Killing 2010; Weineck 2010).

Beispielübung

Wackelstepper (modifiziert nach Killing et al. 2010)
- Das eine Ende eines Kastendeckels auf ein Balance-Pad legen.
- Auf den Kastendeckel stellen und z. B. bekannte Übungen zur Gleichgewichtsschulung (wie eine Standwaage) auf dem wackelnden Deckel ausführen
- Variation: anstelle eines Balance-Pads eine Turnmatte unterlegen, einen Medizinball unter den Kastendeckel legen; Übungen zuerst mit geöffneten, dann mit geschlossenen Augen durchführen; Durchführungsgeschwindigkeit ändern.

MERKE
Wie beim Training mit Kindern sind auch bei Jugendlichen alle motorischen Beanspruchungsformen verbesserungsfähig und in Bewegungsprogramme integrierbar. Eine mögliche Einschränkung findet sich aber z. B. bei stark retardiert entwickelten Jugendlichen, die biologisch noch nicht ihr kalendarisches Alter erreicht haben, für ein hochintensives Krafttraining.

VERWENDETE LITERATUR

Bahr S, Kallnich K Beudels W, Fischer K et al.: Bedeutungsfelder der Bewegung für Bildungs- und Entwicklungsprozesse im Kindesalter. motorik – Zeitschrift für Motopädagogik und Mototherapie 2012;35(3): 98–109

Baur J, Bös K, Conzelmann A, Singer R (Hrsg.): Handbuch Motorische Entwicklung. 2. Aufl. Schorndorf: Hofmann, 2009

Beneke R, Leithäuser R, Hütler M: Leistungsfähigkeit und Trainierbarkeit im Kindes- und Jugendalter. In: Hebestreit et al. (Hrsg.) Kinder- und Jugendsportmedizin. Grundlagen, Praxis, Trainingstherapie. Stuttgart: Thieme, 2002, S. 15–21

Bös K, Worth, A, Opper E et al.: Motorik-Modul: Eine Studie zur motorischen Leistungsfähigkeit und körperlich-sportlichen Aktivität von Kindern und Jugendlichen in Deutschland. Abschlussbericht zum Forschungsprojekt. Baden-Baden: Nomos, 2009, S. 19–20, 97–131, 158, 260, 303

Conzelmann A, Schneider H: Grundlagentraining im Kindesalter. Spiel- und Übungsformen zur Schulung motorischer Fähigkeiten, Sindelfingen: Schmidt & Dreisilker, 2000, S. 23

Conzelmann A, Blank M: Entwicklung der Ausdauer. In: Baur J et al. (Hrsg.): Handbuch Motorische Entwicklung. 2. Aufl. Schorndorf: Hofmann, 2009, S. 167–186

Dordel S: Kindheit heute: Veränderte Lebensbedingungen = reduzierte motorische Leistungsfähigkeit? Motorische Entwicklung und Leistungsfähigkeit im Zeitwandel. sportunterricht, 2000;49(11):341–349

Gaschler P: Motorik von Kindern und Jugendlichen heute – Eine Generation von „Weicheiern, Schlaffis und Desinteressierten"? (Teil 1) Haltung und Bewegung 1999;19(3): 5–16

Gaschler P: Motorik von Kindern und Jugendlichen heute – Eine Generation von „Weicheiern, Schlaffis und Desinteressierten"? (Teil 2) Haltung und Bewegung 2000;20(1): 5–16

Gaschler P: Motorik von Kindern und Jugendlichen heute – Eine Generation von „Weicheiern, Schlaffis und Desinteressierten"? (Teil 3) Haltung und Bewegung 2001;21(1): 5–17

Graf C: Gesundheitsförderung. In: Graf C, Dordel S, Reinehr T (Hrsg.) Bewegungsmangel und Fehlernährung bei Kindern und Jugendlichen. Prävention und interdisziplinäre Therapieansätze bei Übergewicht und Adipositas. Köln: Deutscher Ärzte-Verlag, 2007, S. 111–115

Graf C, Dordel S: Körperliche Aktivität und Bewegungsmangel. In: Graf C, Dordel S, Reinehr T (Hrsg.) Bewegungsmangel und Fehlernährung bei Kindern und Jugendlichen. Prävention und interdisziplinäre Therapieansätze bei Übergewicht und Adipositas. Köln: Deutscher Ärzte-Verlag, 2007, S. 111–115, S. 63–79

Graf, Christine, Sigrid Dordel und Thomas Reinehr (Hrsg.) (2007):Bewegungsmangel und Fehlernährung bei Kindern und Jugendlichen. Prävention und interdisziplinäre Therapieansätze bei Übergewicht und Adipositas, Köln: Deutscher Ärzte-Verlag.

Gruber W: Trainingslehre. In: Hebestreit H et al. (Hrsg.) Kinder- und Jugendsportmedizin. Grundlagen, Praxis, Trainingstherapie. Stuttgart: Thieme, 2002, S. 35–47

Gunkel J, Hebestreit H: Auswirkungen von Training im Kindes- und Jugendalter. In: Hebestreit H et al. (Hrsg.) Kinder- und Jugendsportmedizin. Grundlagen, Praxis, Trainingstherapie. Stuttgart: Thieme, 2002, S. 21–26

Hebestreit H: Sport in der Rehabilitation. In: Hebestreit H et al. (Hrsg.) Kinder- und Jugendsportmedizin. Grundlagen, Praxis, Trainingstherapie. Stuttgart: Thieme, 2002, S. 32–35

Hebestreit H, Gunkel J: Sport in der Prävention. In: Hebestreit H et al. (Hrsg.) Kinder- und Jugendsportmedizin. Grundlagen, Praxis, Trainingstherapie. Stuttgart: Thieme, 2002, S. 26–32

Hebestreit H, Ferrari R, Meyer-Holz J et al. (Hrsg.) Kinder- und Jugendsportmedizin. Grundlagen, Praxis, Trainingstherapie. Stuttgart: Thieme, 2002

Hirtz, P, Forschungszirkel „NA Bernstein": Phänomene der motorischen Entwicklung des Menschen. Schorndorf: Hofmann, 2007, S. 84–90, 96–104, 114–137

Katzenbogner, H: Kinder-Leichtathletik. Spielerisch und motivierend üben in Schule und Verein. 4. Aufl. Münster: Philippka, 2010, S. 12–14, 25–32, 35–47

Keller, H: Motorische Entwicklung im Kindes- und Jugendalter. In: Hebestreit H et al. (Hrsg.) Kinder- und Jugendsportmedizin. Grundlagen, Praxis, Trainingstherapie. Stuttgart: Thieme, 2002, S. 1–14

Killing W, Chounard D, Hess WD et al.: Jugend-Leichtathletik. Rahmentrainingsplan des Deutschen Leichtathletik-Verbandes für die disziplinübergreifenden Grundlagen im Aufbautraining. Münster: Philippka, 2010, S. 85–107, 157, 168, 174–185

Krombholz H: Bewegungsförderung im Kindergarten. Ein Modellversuch. Schorndorf: Hofmann, 2005, S. 13–18

Kurth, BM, Schaffrath Rosario A: Die Verbreitung von Übergewicht und Adipositas bei Kindern und Jugendlichen in Deutschland. Ergebnisse des bundesweiten Kinder- und Jugendgesundheitssurveys (KiGGS). Bundesgesundheitsbl Gesundheitsforsch Gesundheitsschutz 2007;50(5/6):736–743

Lampert T, Mensink G, Romahn N, Woll A: Körperlich-sportliche Aktivität von Kindern und Jugendlichen in Deutschland. Ergebnisse des bundesweiten Kinder- und Jugendgesundheitssurveys (KiGGS). Bundesgesundheitsbl Gesundheitsforsch Gesundheitsschutz 2007;50(5/6):634–642

Lawrenz A: Prävention in der Osteoporose. In: Hebestreit H et al. (Hrsg.) Kinder- und Jugendsportmedizin. Grundlagen, Praxis, Trainingstherapie. Stuttgart: Thieme, 2002, S. 29–32

Martin D, Nicolaus J, Ostrowski C, Rost K: Handbuch Kinder- und Jugendtraining. Schorndorf: Hofmann, 1999, S. 51–64, 85–104, 110–128, 248

Müller C, Obier M: Lernen durch und beim Bewegen. In: Zimmer R, Hunger I (Hrsg.) Kindheit in Bewegung. Schorndorf: Hofmann, 2001, S. 206–208

Meinel K, Schnabel G: Bewegungslehre – Sportmotorik. Abriss einer Theorie der sportlichen Motorik unter pädagogischem Aspekt. 12. Aufl. Aachen: Meyer & Meyer, 2015, S. 248, 280–293, 301–304, 318–322, 336–339

Pilz, G: „Bewegte Schule" – Ein Beitrag zur Gewaltprävention in der und durch die Schule. Zimmer R, Hunger I (Hrsg.) Kindheit in Bewegung. Schorndorf: Hofmann, 2001, S. 215–220

Roth K, Roth C: Entwicklung der koordinativen Fähigkeiten. In: Baur J et al. (Hrsg.) Handbuch Motorische Entwicklung. 2. Aufl. Schorndorf: Hofmann, 2009, S. 200–225

Scheid, Volker: Motorische Entwicklung in der frühen Kindheit, in: Baur J et al. (Hrsg.) Handbuch Motorische Entwicklung. 2. Aufl. Schorndorf: Hofmann, 2009, S. 281–300

Schmidtbleicher D: Entwicklung der Kraft und Schnelligkeit. In: Baur J et al. (Hrsg.) Handbuch Motorische Entwicklung. 2. Aufl. Schorndorf: Hofmann, 2009, S. 149–166

Statistisches Bundesamt Deutschland (2014): Herz-Kreislauf-Erkrankungen verursachen die höchsten Krankheitskosten. www.destatis.de/DE/ZahlenFakten/GesellschaftStaat/Gesundheit/Krankheitskosten/Aktuell.html (letzter Zugriff: 14.8.2015)

Weineck J: Optimales Training. Leistungsphysiologische Trainingslehre unter besonderer Berücksichtigung des Kinder- und Jugendtrainings. 16. Aufl. Balingen: Spitta, 2010, S. 352–365, 586–607, 716–733, 784–788, 804–813, 824–828

Willimczik K: Motorische Entwicklung in der mittleren/späten Kindheit und im Jugendalter. In: Baur J et al. (Hrsg.) Handbuch Motorische Entwicklung. 2. Aufl., Schorndorf: Hofmann, 2009, S. 301–332

Wydra G: Entwicklung der Beweglichkeit. In: Baur H et al. (Hrsg.) Handbuch Motorische Entwicklung. 2. Aufl. Schorndorf: Hofmann, 2009, S. 187–196

Zimmer R: Identität und Selbstkonzept – Zur Bedeutung von Bewegungserfahrungen für die Persönlichkeitsentwicklung. In: Zimmer R, Hunger I (Hrsg.) Kindheit in Bewegung. Schorndorf: Hofmann, 2001, S. 13–23

Zimmer, R, Hunger I (Hrsg.): Kindheit in Bewegung. Schorndorf: Hofmann, 2001, S. 203–238

KAPITEL

29 Training im Alter

Lernziele

Es werden folgende Kenntnisse und Kompetenzen angestrebt:

- Die Definition von **Bewegungsmangel** ist klar verständlich und kann hinsichtlich der Auswirkungen auf die Motorik beim alten und hochbetagten Menschen richtig eingeschätzt werden.
- Die Bedeutung von **Sport und Bewegung** im Allgemeinen und in all seinen Facetten für alte Menschen und Hochbetagte ist klar verständlich und kann in allen Belangen nachvollzogen werden.
- Die **Folgen von Bewegungsmangel** für alte Menschen sind bekannt und können richtig zugeordnet werden.
- Training und dessen Einflussnahme hinsichtlich **Prävention und Fitness** für alte Menschen und Hochbetagte sind nachvollziehbar.
- Die ausgesprochenen **Empfehlungen für das Training mit alten Menschen und mit Hochbetagten** befähigt zur Erstellung von Programmen zur altersgemäßen Förderung von Kraft, Schnelligkeit, Ausdauer, Flexibilität und Koordination.

Dem Aspekt der Bewegung und körperlichen Aktivität kommt besonders in der Gesundheitsförderung von alten Menschen und Hochbetagten große Bedeutung zu. Laut einer Einteilung der WHO werden die Lebensdekaden unterteilt, wie in ➤ Tab. 29.1 dargestellt.

Anhand dieser Darstellung wird ersichtlich, dass Alter ein differenzierter Begriff ist. So wird unter anderem zwischen dem biografischen und dem biologischen Alter unterschieden. Dabei wird als **biografisches Alter** der Zeitraum von der Geburt an errechnet. Im Gegensatz dazu werden bei der Bestimmung des **biologischen Alters** Faktoren der psychischen und physischen Vitalität in Betracht gezogen.

Tab. 29.1 Einteilung der Altersstadien nach der WHO-Klassifikation

Alter	Unterteilung der Weltgesundheitsorganisation (WHO)
51–60 Jahre	Alternde Menschen
61–75 Jahre	Ältere Menschen
76–90 Jahre	Alte Menschen
91–100 Jahre	Sehr alte Menschen = Hochbetagte

Für die Festlegung der möglichen Trainingsoptionen ist das biologische Alter wesentlich interessanter, da daraus die körperlichen Faktoren hinsichtlich der Trainingsdurchführbarkeit resultieren. So bestimmt nicht die tatsächliche Altersangabe, sondern die **körperliche Verfassung** die Voraussetzungen in Bezug auf ein kardiales Belastungstraining bzw. der Zustand der Gelenkstrukturen z. B. in Bezug auf ein Training unter Einsatz von Gewichten. Der individuelle Zustand des Körpers sollte als Gradmesser für die zur Verfügung stehenden Trainingsoptionen gesehen werden.

Der Begriff „Altern" selbst gilt als unklar, da hiermit nicht klar abgegrenzt wird, was darunter zu verstehen ist. Ein Kind altert auch ab dem ersten Tag, jedoch würde hier kaum jemand von Altern sprechen im Hinblick auf einen körperlichen Verfall. *„Altern ist eine irreversible, zeitabhängige Veränderung von Struktur und Funktion lebender Systeme"* (Collatz 1999). Altern orientiert sich demnach an den von Strehler definierten vier Alterskategorien „universality, progressiveness, deleteriousness, intrinsicalty". Demnach ist der Mensch einem Prozess unterlegen,

1. der stetig fortschreitet,
2. dem alle lebenden Organismen unterliegen,
3. der für den Organismus schädlich ist und
4. der dem lebenden System eigen ist, also keinen Auslöser von außen benötigt.

(Vgl. Coles 2002)

Altern ist somit eine Summation aus diversen körperlichen, genetischen, sozialpsychologischen, ökonomischen sowie bildungstheoretischen Faktoren. Eine reine Reduktion auf die physische Ebene wäre also mangelhaft.

Mit Blick auf den demografischen Wandel in Deutschland wird dem Thema „Fitness im Alter" eine stetig steigende Bedeutung beigemessen. Die derzeitige durchschnittliche Lebenserwartung der Männer beträgt über 72 Jahre, bei den Frauen liegt sie bei ca. 80 Jahren. Die **Kosten für Gesundheit im Alter** beliefen sich im Jahre 2006 bei den Personen unter 45 Jahren auf 1 700 Euro, in der Altersgruppe der 45- bis unter 65-Jährigen auf 3 000 Euro und in der Kategorie der über 65-Jährigen auf 6 000 Euro pro Kopf (vgl. GBE 2006). Laut Mikrozensus 2007 waren von den über 65 Jahre alten Menschen in Deutschland 16,7 Millionen in der gesetzlichen Krankenversicherung. Dem erwarteten höheren Finanzbedarf im Gesundheitswesen sollte nach Schätzung des Sachverständigenrates der Bundesregierung im Jahre 2006 durch eine Erhöhung der Produktivität im Gesundheitswesen entgegengewirkt werden. Nach Meinungen der Experten sollten so 25–30 % der Gesundheitsausgaben in Deutschland durch **langfristige Präventionsangebote** gesenkt werden können. Die damalige Bundesregierung hat daraufhin die Prävention als eigenständige Säule im Gesundheitswesen neben der Akutbehandlung, Rehabilitation und Pflege als notwendig bestimmt. (vgl. Böhm/Tesch-Röhmer/Ziese 2009).

Zentrale Themen und Projekte wie z. B. das von der WHO implementierte Leitwerk „Aktiv Altern – Rahmenbedingungen und Vorschläge für politisches Handeln" (WHO 2002) oder nationale Projekte wie „Altern in Deutschland" (Ehmer/Höffe 2009) finden daher immer mehr Beachtung.

PRAXISRELEVANZ

Sport und Bewegung in jeder Form hat nachgewiesenermaßen für alte Menschen und Hochbetagte – neben den physiologischen Effekten – kognitiv und emotional fördernde Wirkungen. Die Lebenserwartung (reelles Alter) und die Vitalität (biologisches Alter) können gezielt gesteigert werden.

29.1 Präventions- und Fitnesstraining

Bewegungsmangel gilt heute als Risikofaktor Nummer Eins für die Entwicklungen von Krankheiten und krankhaften Beeinträchtigungen von bundesdeutschen Erwachsenen. Dabei ist der Begriff „Bewegungsmangel" relativ eindeutig definiert. Nach Haas (2009) ist folgende Definition für Bewegungsmangel formulierbar: Bewegungsmangel bei durchschnittlich Leistungsfähigen ist die **dauerhafte Unterlassung** (länger als drei Monate) **von körperlicher Beanspruchung von mehr als 30 % der maximalen statischen Kraft bzw. etwa 50 % der maximalen Herz-Kreislauf-Belastbarkeit.**

Bereits in den 1960er-Jahren wurde auf Grundlage von wissenschaftlichen Studien (vgl. Allen et al. 1960) festgestellt, dass die maximale Muskelkraft im Alter von 20–30 Jahren vorliegt. Danach reduziert sich das Potenzial stetig und nimmt ab dem 50. Lebensjahr rapide ab. Die meisten vorliegenden statistischen Erhebungen dazu beruhen auf Querschnittsuntersuchungen, aber auch die wenigen Daten aus Längsschnittstudien konnten eine altersbedingte Abnahme der Muskelkraftverhältnisse bestätigen (Aniansson et al. 1986, Kallmann et al. 1990).

Assmusen (1980) und Shepard (1987) zeigten in Untersuchungen auf, dass sich die muskulären Kraftverhältnisse bis zum Alter von 45 Jahren kaum verändern. Ein genereller Kraftverlust über die gesamte Periode des Erwachsenenalters von 30–40 % kann allerdings nachgewiesen werden. Im Alter von 65 Jahren kann danach von einer Reduktion der Kraftpotenziale von 25 % ausgegangen werden.

In ➤ Abb. 29.1 können die Ergebnisse aus verschiedenen Studien zu den Erkenntnissen der Veränderung im Muskelpotenzial nachgelesen werden (vgl. Assmusen 1980, Larsson et al. 1979, Young/Crowe 1984, Young/Crowe 1985).

In ➤ Abb. 29.2 sind die körperlichen Abbauprozesse in Relation zur Zeit, gemessen in Altersjahren, nach Collatz (1999) dargestellt. Am deutlichsten wird die Verringerung der Lungenkapazität, gefolgt von den Bereichen Vitalkapazität (Lunge), Herzausstoß, Leistung und Grundstoffwechsel. Dargestellt sind Messdaten von männlichen Personen. Das Maximum der körperlichen Leistungsfähigkeit wurde bei 30 Jahren angenommen.

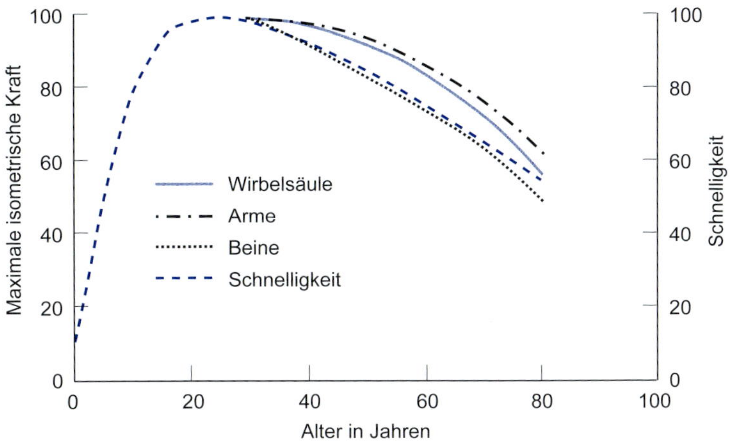

Abb. 29.1 Kraftverlust nach Alter anhand von drei Muskelgruppen (Werte in % der bei 30-Jährigen gemessenen Kraft und Schnelligkeit) [L143]

Die Reduktion im Kraftpotenzial zieht etliche weitere physiologische Prävalenzen sowohl im kardialen, muskulären als auch im somatoformen und psychischen Bereichen nach sich.

Probleme wie:

- erhöhtes Sturzrisiko,
- Herz-Kreislauf-Erkrankungen,
- Diabetes mellitus,
- Depressionen,
- kognitive Retardierung, mit Übergang in die Demenz,

sind nur einige Folgen von einer Verminderung der körperlichen Leistungsfähigkeit. Zu den häufigsten Todesursachen in Deutschland zählen Herz-Kreislauf-Erkrankungen mit ca. 350 000 Fällen pro Jahr (Statistisches Bundesamt 2013). Dabei wird für Deutschland geschätzt, dass „mehr als 6 500 Herz-Kreislauf-Todesfälle pro Jahr vermieden würden, wenn lediglich die Hälfte" der betroffenen Personen im Alter von 40 bis 69 Jahren eine gemäßigte sportliche Tätigkeit ausüben würden (vgl. Rütten et al. 2005).

Aus ➤ Tab. 29.2 können die Auswirkungen durch körperliche Aktivität auf die gesundheitliche Gesamtsituation abgelesen werden. Dabei wird deutlich, dass die Lebenserwartung stark ansteigt, das Risiko, kardiovaskuläre Erkrankungen zu erleiden, erheblich minimiert wird und die Kompetenz zur Alltagsbewältigung im Alter ansteigt.

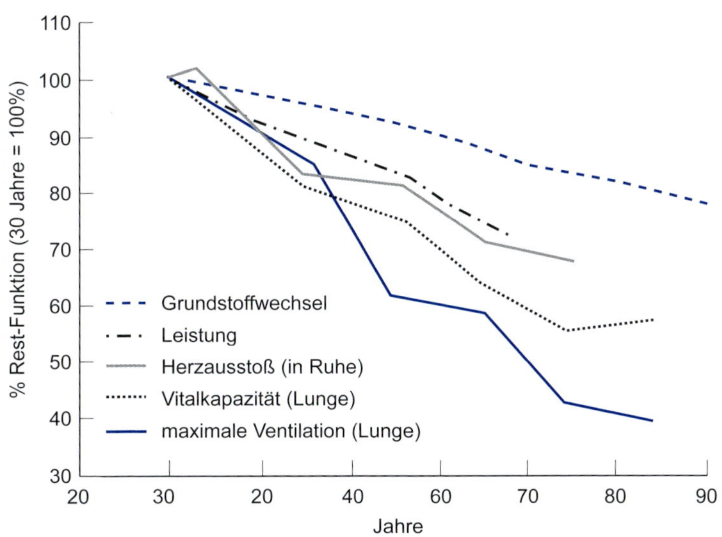

Abb. 29.2 Körperliche Abbauprozesse (nach Collatz 1999) [E169]

Tab. 29.2 Auswirkungen von körperlicher Aktivität auf die Gesundheit (nach Rütten et al 2005)

Variable	Bewertung
Lebenserwartung	↑ ↑ ↑
Risiken kardiovaskulärer Erkrankungen	↓ ↓ ↓
Blutdruck	↓ ↓
Risiko an Darmkrebs zu erkranken	↓ ↓
Risiko an Diabetes mellitus Typ 2 zu erkranken	↓ ↓ ↓
Beschwerden durch Arthrose	↓
Knochendichte im Kindes- und Jugendalter	↑ ↑
Risiko altersbedingter Stürze	↓ ↓
Kompetenz zur Alltagsbewältigung im Alter	↑ ↑
Kontrolle des Körpergewichts	↑
Angst und Depressionen	↓
Allgemeines Wohlbefinden und Lebensqualität	↑ ↑

↑ Einige Hinweise, ↑ ↑ moderate Hinweise, ↑ ↑ ↑ starke Hinweise, dass körperliche Aktivität die Variable steigert
↓ Einige Hinweise, ↓ ↓ moderate Hinweise, ↓ ↓ ↓ starke Hinweise, dass körperliche Aktivität die Variable senkt

Das Thema „Gesund und fit im Alter" erhält dadurch eine stetig steigende Bedeutung. Es ist daher von großem Interesse, Rahmenempfehlungen für alte und hochbetagte Menschen zu geben, vorhandene Programme zu evaluieren und neue Trainingsoptionen vorzustellen. Die körperliche und geistige Vitalität kann dadurch bis ins hohe Alter gefördert und unterstützt werden.

Für die weiteren Ausführungen wird als Definitionsgrundlage zwischen alten Menschen im Altersbereich von 60–85 Jahren und Hochbetagten ab einem Lebensalter von über 85 Jahren unterschieden.

MERKE

Bewegungsmangel ist ein maßgeblicher Risikofaktor für rasante Alterungsprozesse und unterliegt einem damit verbundenen Anstieg an Gefährdungspotenzialen in physiologischen und umweltspezifischen Gesichtspunkten! Der Lebensabschnitt zwischen 60–85 Jahren wird hier mit dem Begriff „alte Menschen", der Bereich über 85 Jahren als „hochbetagt" bezeichnet.

Nach Haas (2009) begünstigt im schlimmsten Fall die insgesamt verminderte körperliche Leistungsfähigkeit die Progression degenerativer Erkrankungen (Herz, Kreislauf und Stoffwechsel) und erhöht die Gefahr von Unfällen (Stürze).

29.2 Empfehlungen und Programme für alte Menschen

Redewendungen wie „Mit der Rente wird man alt" und „Wer rastet, der rostet" sind durchaus ernst zu nehmen. Alter ist eine Frage der persönlichen Einstellung und der Umgebungsfaktoren. In einer Studie an 674 weiblichen Probanden, aufgeteilt in die Gruppe derer, welche noch unabhängig alleine lebten, und derer, welche in einer Tagespflege untergebracht waren (vgl. Furtado et al. 2015), konnte nachgewiesen werden, dass grundsätzlich eine größere Fitness in der allein lebenden Gruppe zu verzeichnen war. Die Altersspannweite in der Studie betrug 60–79 Jahre. Als Interventionsmaßnahme wurde ein vielfältiges Trainingsprogramm an drei Tagen pro Woche über acht Monate durchgeführt. Das Ergebnis spiegelte klar die Tendenz wider, dass eine ausreichende Mobilität im Alltag sich stark auf die gesundheitserhaltenden Faktoren auswirkt. Muskulatur kann hinsichtlich Kraft bis ins hohe Alter trainiert werden.

Ein großes Problem in der Bevölkerung, welches sich signifikant mit zunehmendem Alter verstärkt, ist eine ungesunde Lebensweise, welche häufig in einem **Übergewicht** resultiert. Durch das steigende

Körpergewicht wird eine Vielzahl an Pathologien begünstigt, welche selbst wiederum den körperlichen Bewegungsumfang häufig stark minimieren.

Männer sind in der betreffenden Altersgruppe häufiger übergewichtig als Frauen. Mit zunehmenden Alter nimmt das Übergewicht, unabhängig vom Geschlecht, epidemische Ausmaße an: *„71 % der Männer und 58 % der Frauen ab 60 Jahren brachten 2009, bezogen auf ihre Körpergröße, zu viele Kilos auf die Waage und galten mit einem BMI von über 25 als übergewichtig. Nur 28 % der Männer und 41 % der Frauen ab 60 Jahren hatten Normalgewicht“* (Statistisches Bundesamt, 2011). Das prägnanteste Alter lag im Bereich von 70–74 Jahren.

Die drei **häufigsten Pathologien** in dieser Lebensdekade summieren sich auf Probleme mit dem Kreislauf (Herzinsuffizienzen, Herzinfarkte), Karzinomneubildungen an zweiter Stelle, gefolgt von Erkrankungen rund um das Muskel-Skelett-System (Arthrosen, Osteoporosen). Das Problem wird durch die geringe Akzeptanz, Sport auszuüben, klar verstärkt. In einer 2010 veröffentlichten Eurobarometer-Umfrage kam heraus, dass mehr als die Hälfte der Bevölkerung der alten Menschen in Europa keinen oder nur selten Sport betreibt. Bei den 55- bis 69-Jährigen gaben 67 % der Befragten an, kaum/nie Sport zu betreiben. (vgl. Europäische Kommission 2010), unabhängig vom Geschlecht.

Dem gegenüber zeigte sich in den Ergebnissen der Generali-Studie im Jahr 2013, dass deutsche Pensionisten sportlicher sind als in den Jahren zuvor. Eine Umfrage unter 4 000 Personen im Alter von 65–85 Jahren hat ergeben, dass 37 % mindestens einmal pro Woche, 21 % sogar mehrmals pro Woche Sport treiben. Von den übrigen Befragten gaben 44 % an, zumindest gelegentlich einer sportlichen Tätigkeit nachzukommen. In der Kategorie der 75- bis 79-Jährigen ist noch jeder Dritte, bei den 80- bis 85-Jährigen jeder Fünfte aktiv. 1986 waren es nach einer repräsentativen Umfrage nur 16 % gewesen, die sich ab und zu sportlich betätigten (vgl. Generali Zukunftsfonds 2013).

Deutlich erkennbar ist aus den Umfragen, dass hauptsächlich diejenigen sportlich aktiv sind, welche Zeit ihres Lebens sportambitioniert waren. Anfänger in dieser Lebensdekade gibt es kaum.

29.2.1 Ausdauer

Ausdauer als Fähigkeit des Körpers, möglichst lange gegenüber physischen sowie psychischen Einflussfaktoren widerstandsfähig zu bleiben, ist eine prägnante Eigenschaft. Ausdauer setzt ausreichende Faktoren im Herz-Kreislauf-, im muskuloskeletalen sowie im kognitiven Bereich voraus (vgl. Weineck 2004).

Mit zunehmendem Alter nimmt die Fähigkeit der Lungenkapazität und damit der Ventilationsprozesse ab. Hinzu kommen körperliche Veränderungen innerhalb der Muskulatur, der Gelenkstrukturen und der kompletten Statik. Ausdauerleistung bestimmt somit mehrere Faktoren.

Zusammengefasst sinkt die Ausdauerfähigkeit in folgenden Bereichen:

- Muskelquerschnitt → Hypothrophieneigung steigt
- Mitochondrienvolumen → Zahl und Größe der Mitochondrien nimmt ab
- Kapillarisierung der Muskelfasern → schlechtere Regeneration
- Herzminutenvolumen → maximale Sauerstoffaufnahme sinkt
- Ausdauerleistungsfähigkeit → Abnahme der körperlichen Leistungsfähigkeit

Ein Begriff, der hierbei zum Tragen kommt, ist das Training der „Cardiofitness“. Diese Trainingsmethode setzt sich zusammen aus „Cardio“ (von lat. *cardia* = Herz) und „Fitness“, (allgemein für die Ausbildung von körperlichen und geistigen Leistungsfähigkeiten stehend). Dieses Training wird durch gezielte Übungen unter statischen und dynamischen Muskelarbeitsformen durchgeführt.

Bei der statischen Arbeitsform ist bei der Durchführung darauf zu achten, dass bei einem Einsatz von mehr als 15 % der maximalen isometrischen Muskelstärke die Arbeitsleistung nicht mehr rein aerob erfolgen kann. In der Folge kann es zu einer **Erhöhung der Kompressionswirkung der Gefäße** kommen, was eine Minderung der Sauerstoffaufnahme und der Durchblutung nach sich ziehen kann. Bei Personen mit besonderer Herz-Kreislauf-Situation sollte hierauf geachtet werden.

Empfehlenswert sind sogenannte **Grundspannungsformen** des Körpers, welche man aus den Bereichen des Pilates, Yoga oder speziellen Therapie-

29

formen her kennt. Ziel ist es, durch die Ansteuerung von gezielten Muskelpartien im Bereich des unteren Thorax und Beckens die Rumpfstabilität zu erhöhen, die Ermüdungstendenzen der Muskulatur vorzubeugen und damit sekundär die Statik zu verbessern.

Beispielübung

Kernstabilität (modifiziert nach Stemmführung nach Brunkow)
(Bold et al. 1989)
- In der Ausgangsstellung Rückenlage, werden die einzelnen Körperabschnitte – Füße, Beine, Beckenboden, Rumpf und evtl. obere Rumpf-/Armpartie – gezielt angespannt, gehalten und gelöst.
- Die Beine sind angestellt und es werden nacheinander die Zehen Richtung Nasenspitze hochgezogen – die Ferse behält Bodenkontakt –, Beine angespannt, der Beckenboden angesteuert (z. B. wie beim Versuch, bei voller Blase den Urin zurückzuhalten), der untere Rumpfbereich kontrahiert (z. B. Bauchnabel sternförmig zur Wirbelsäule hinziehen). Diese Position wird unter kontinuierlichem Atemfluss für 7–10 Sekunden gehalten und anschließend kontrolliert umgekehrt gelöst.
- Die Übung kann auf die Bereiche Schultern, Arme, Hände, Kopf erweitert werden.

29

Bei der dynamischen Ausdauer erfolgt das Training durch einen rhythmischen Wechsel zwischen An- und Entspannung der Muskulatur.

Erlaubt sind hier sämtliche Bewegungsformen. Diese können aus den Bereichen der Wirbelsäulengymnastik, der medizinischen Trainingstherapie, des Breitensports oder sonstigen Übungsformen resultieren.

Effekte auf das Herz-Kreislauf-System

Grundsätzlich sollte die **maximale erlaubte Herzfrequenz** beachtet werden. Dazu existieren unterschiedliche Berechnungsformeln. Eine Übersicht liefert ➤ Tab. 29.3 (siehe auch ➤ Kap. 16).

Nach Weisser/Okonek (2003) können folgende Auswirkungen auf das Herz-Kreislauf-System durch Training nachgewiesen werden:
- Reduktion des Sympathikotonus
- Reduktion der Ruheherzfrequenz
- Verbesserung der Gefäßelastizität und Gefäßreagibilität
- Gewichtsabnahme (zur Entlastung des Herz-Kreislauf-Systems)
- Durchblutungssteigerung der Muskulatur
- Verbesserung der Insulinsensitivität
- Ökonomisierung der Herzarbeit
- Positive Effekte auf weitere kardiovaskuläre Risikofaktoren

Tab. 29.3 Formeln zur Berechnung der max. Herzfrequenz (nach Spanaus 2002)

Autor	Geschlecht	Formel
Rost/Hollmann (1982)	w/m	220–Lebensalter (LA)
Lagerstrøm/Graf (1986)	w/m	220–½ LA
Edwards (1996)	m	214–½ LA–0,11 (Körpergewicht in kg)
	w	210–½ LA–0,11 (Körpergewicht in kg)
Neumann et al. (1998)	w/m	200–½ LA
	w/m	210–0,8 LA
Hills et al. (1998)	w	226 – LA
	m (trainiert)	205–½ LA
	w (trainiert)	211–½ LA
	m (untrainiert)	214–0,8 LA
	w (untrainiert)	209–0,7 LA
	w/m (stark übergewichtig)	200–0,5 LA

Die Trainingsempfehlung liegt bei einem Trainingsumfang von 30 Minuten, mehrmals die Woche. Die Intensitäten sollten im leichten bis mittleren Bereich gewählt werden. Die körperlichen Effekte stellen sich auch bei Ungeübten nach wenigen Wochen ein, was jedoch durch genetische Prädispositionen determiniert sein kann (vgl. Hollmann/Strüder, 2009).

Kognitive Effekte

Neben den körperlichen Ausdauersteigerungen wird die Bedeutung des kardiovaskulären Trainings auf die kognitiven Leistungen und Ressourcen diskutiert. Aerobes Training unterstützt Stoffwechselprozesse im Gehirn und verbessert die **sensomotorische Koordination** (vgl. Schäfer et al. 2006). In der COGITO-Studie konnte empirisch bewiesen werden, dass sich allgemeine kognitive Fähigkeiten durch Hirntraining verbessern lassen. In einer Studie an 101 jungen Erwachsenen im Alter von 20–31 Jahren und 103 Senioren zwischen 65–80 Jahren wurde signifikant hoch nachgewiesen, dass sich durch regelmäßiges mentales Training die kognitiven Fähigkeiten steigern lassen können, insbesondere bei nie zuvor trainierten Aufgabenbereichen. Ein **gefördertes Arbeitsgedächtnis,** die Quelle der fluiden Intelligenz, konnte nachgewiesen werden, welches zum Planen, beim Verstehen komplexer Zusammenhänge und zum Neulernen benötigt wird. (vgl. Schmiedek/Lövdén/Lindenberger 2013).

Für ein Training im zunehmenden Alter bedeutet dies, möglichst **neue, teils komplexe mentale sowie körperlich anspruchsvolle Trainingseinheiten** zu wählen, in denen der Körper sich entsprechend anpassen muss. Eine Leistungssteigerung im Bereich der Ausdauer und des kognitiven Trainings ist als eine Funktionseinheit zu verstehen. Zu den motorischen Grundeigenschaften Kraft und Ausdauer tritt also die kognitive Adaption als dritte funktionelle Einheit hinzu.

29.2.2 Kraft

Wie in den Studien von Asmussen (1980), Shepard (1987), Larsson et al. (1979), Young/Crowe (1984) und anderen nachgewiesen, nehmen mit zunehmendem Alter die Muskelpotenziale damit die Kraftverhältnisse ab. Nachweisbar sind daneben strukturelle Veränderungen wie die verringerte Sauerstoffaufnahme (vgl. Lang/Arnold 1991), eine verminderte Testosteronverfügbarkeit, wodurch Kraftminderung und Hypotrophie erklärbar werden, und eine Abnahme der weißen Muskelfasern in der Skelettmuskulatur. Der letztgenannte Nachweis bedingt die verringerte Bildungsfähigkeit von Milchsäure, woraus eine Reduktion der Muskelimpulskraft resultiert (vgl. Lang/Arnold 1991).

PRAXISRELEVANZ

Richtig durchgeführtes Krafttraining kann die Abnahme der schnellen Typ-II-Fasern verhindern (Wilmore/Costill 2004)

Hinsichtlich präventiver Gesichtspunkte empfiehlt Zimmermann (2000) ein Krafttraining mit folgenden Maßgaben:

- Submaximale Krafteinsätze
- Kraftausdauertraining

Gut geeignet sind dynamische Übungen, z. B. ein Zirkeltrainings mit oder ohne Einsatz von Hilfsmitteln. Güllich/Schmidtbleicher (1999) empfehlen hierzu, die Beanspruchungsintensität bei 50–60 % des Wiederholungsmaximums anzusetzen. Weitere Trainingsempfehlungen sind:

- Wiederholung/Serie: 25–40 Durchführungen
- Serie: 6–8 Mal pro Muskelgruppe oder Übung
- Regeneration: 30–60 Sekunden
- Impuls/Amplitude: Zügige Kraftentwicklung/ langsame Ausführungsgeschwindigkeit

Während hinsichtlich der Ziele von Krafttraining die Förderungs- bzw. Überforderungsschwelle, bezogen auf die biologischen Alterungsprozesse, kontrovers diskutiert wird (vgl. Weidner/Israel 1988; Hollmann/Hettinger 2000; Gottlob 2001; Jeschke/Zeilberger, 2004), ist dagegen unumstritten und vielfach belegt, dass auf physiologischer Ebene eine **überschwellige Reizsetzung** notwendig ist, um physische Anpassungsprozesse zu aktivieren (vgl. Güllich/Schmidtbleicher 1999; Zatsiorsky 2000; Gottlob 2001). Dies bedeutet für das Krafttraining im Alter, dass darauf zu achten ist, die Widerstände so zu wählen, dass die Trainierenden diese zu jeder Zeit durch die Bewegungsausführung kontrollieren können und es dennoch nicht zu übermäßigen Wiederholungszahlen kommt (vgl. Gottlob 2001). Widerstände unterhalb 50 % der individuellen Maximallast erzielen keine großen Effekte und sind eher dem gymnastischen bzw. kardiovaskulären Bereich zuzuordnen (vgl. Güllich/Schmidtbleicher 1999; Gottlob 2001, ➤ Kap. 17).

Erwartete Effekte durch ein Krafttraining

- Reduktion altersbedingter Verletzungen infolge verminderter Geh-, Lauf- und Sprungfähigkeit sowie einer geminderten Koordinationsleistung
- Prävention von haltungsbedingten Schäden und Beeinträchtigungen
- Senkung des Osteoporoserisikos
- Verkürzte Regenerationsphasen nach Immobilitätszyklen
- Reduktion von kardiovaskulären Risikofaktoren bei Herz-Kreislauf-Erkrankungen bzw. -Vorschädigungen

Zusammenfassend sind die Ziele des Krafttrainings (vgl. Buskies/Boeckh-Behrens, 2009):

- Prävention
- Rehabilitation
- Leistungsoptimierung
- Körperanpassung
- Psychische Effekte

Beispielübung

Funktionales Training (vgl. de Vreede et al. 2004; Faber et al., 2006)

- Treppensteigen mit unterschiedlichen Schrittvarianten, wie z. B. Seitwärts- oder Überkreuzschritte
- Die Wirkmechanismen sind z. T. noch ungeklärt, jedoch deuten die Ergebnisse auf eine bessere Wirkweise im Vergleich zu einem Krafttraining.

29.2.3 Schnelligkeit

Die konditionsbestimmenden Eigenschaften – Ausdauer, Kraft und Schnelligkeit – sind die energetisch determinierten motorischen Fähigkeiten (➤ Kap. 19). Schnelligkeit und die Schnelligkeitsausdauer nehmen schon um das 25. Lebensjahr ab. Da das Schnelligkeitstraining anaeroben Charakter hat, ist es für ältere Menschen und Personen mit eingeschränkter Koronarreserve häufig höchst risikobehaftet. Die Schwächung des Band- und Gelenkapparates sowie die fortschreitende Abnahme der Muskulatur im höheren Lebensalter steigern zudem die Verletzungsgefahr.

Weineck definiert die motorische Schnelligkeit als eine psychisch-kognitiv-koordinativ-konditionelle Fähigkeit, welche *„genetischen, lern- und entwicklungsbedingten, sensorisch-kognitiv-psychischen, neuronalen sowie tendomuskulären und energetischen Einflussgrößen ausgesetzt ist“* (vgl. Weineck, 2004).

Unter einem Schnelligkeitstraining sind nach Schnabel et al. (2008) nachfolgende Punkte zu verstehen:

- *„Azyklische Bewegungshandlungen, die mit hoher Bewegungsgeschwindigkeit ausgeführt werden (z. B. eine Drehung schnell ausführen, schnell abspringen)*
- *Reaktionsprozesse, die in kürzester Zeit ablaufen (z. B. auf eine technisch-taktische Aufgabe schnell zu reagieren oder sie schnell zu lösen)“* (Schnabel et al. 2008).

Dabei wird ein Einsatz **von Trainingshilfsmitteln mit geringen Widerständen empfohlen.** Ein isoliertes Schnelligkeitstraining ohne die Komponenten Kraft und Ausdauer sollte vermieden werden (Schnabel et al. 2008; Weineck 2004). Zusammenfassend betrachtet ist ein funktional orientiertes Training, im Sinne eines Alltagstrainings mit Routinehandlungen, dem Tempovariations- und -steigerungstraining vorzuziehen.

Im Bereich des **Seniorenlaufsports** werden dagegen Empfehlungen ausgesprochen, das Wettkampftraining um Komponenten wie schnellkraftorientierte, explosive Kraftübungen zu erweitern (vgl. Pöhlitz 2010). Explizit wird ein Schnelligkeits- und Schnelligkeitsausdauertraining für Wettkampfdisziplinen von 800–5 000 Metern empfohlen. Dabei ist das Training in zwei Abschnitte zu untergliedern. Im ersten Teil der Trainingseinheit soll direkt nach dem Einlaufen das Schnelligkeitstraining absolviert werden.

Beispielübungen

Schnelligkeitstraining (vgl. Pöhlitz 2010)

- 6–10 mal 20 bis 50 m mit langen Gehpausen, zunächst submaximal, später anteilig 2–5 Läufe maximal, aber locker

Das **Schnelligkeitsausdauertraining** ist eine separate Trainingsoption und sollte nur bei wettkampferprobten Läufern durchgeführt werden. Dazu soll im Geschwindigkeitsbereich von > 110 % der Leistungszielgeschwindigkeit trainiert werden. Eine ständige Rückkopplung zur Wettkampfzeit in Relation zur Herz-Kreislauf-Situation sollte dabei beachtet werden, um ein sicheres Training zu gewährleisten.

Kniebeugen

- Kontrollierter schneller Wechsel zwischen Hocke und Stand, bei 6–8 Wiederholungen
- Dieses Training kann durch zusätzliche optische oder akustische Signale unterstützt durchgeführt werden.

Als eine generelle Trainingsempfehlung kann hier das **Nordic Walking** für Senioren ausgesprochen werden, das zum Laufsport eine moderatere Alternative darstellt. Es wird hierbei ein natürlicher, physiologisch diagonaler Bewegungsablauf genutzt, unter bewusstem Einsatz von Gehstöcken. Die richtige Handhabung vorausgesetzt, wird durch diese Form des Gehens eine ganzheitliche, schonende Trainingsform durchgeführt. Je nach Erfahrungsgrad kann die Schnelligkeit der Ausführung, gekoppelt mit der Bewegungsamplitude und Frequenz, variiert und sukzessive gesteigert werden (vgl. Froböse 2006).

29.2.4 Flexibilität

Flexibilität als Charakteristikum für die Beweglichkeit spielt bei den alltäglichen Bewegungen eine große Rolle. Bedingt durch das biologische Alter und die degenerativen Prozesse im menschlichen Organismus kommt es bei untrainierten Personen zu einer Verminderung der Elastizität von Muskulatur, Bändern und Sehnen (Geraldes et al. 2008). Ein Zusammenhang zwischen Flexibilität, gesteigerter Aktivität und Lebensqualität kann geschlussfolgert werden (Stanziano et al. 2009). Durch spezifisches Training kann im hohen Lebensalter die Beweglichkeit erfolgreich verbessert werden (➤ Kap. 18).

Es gilt, die Bereiche der allgemeinen, spezifischen, aktiven und passiven sowie der statischen Flexibilität zu unterscheiden (vgl. Weineck 2004):

- **Allgemeine Beweglichkeit** ist die Fähigkeit, die Wirbelsäule, die Schulter- und Hüftgelenke ausreichend zu bewegen. Eine definierte Normgröße ist nicht klar abgrenzbar.
- Wird das Bewegungsausmaß eines definierten Gelenks betrachtet, so spricht man in diesem Zusammenhang von der **spezifischen Flexibilität.**
- Unter einer **aktiven Beweglichkeit** wird die Fähigkeit verstanden, ein Gelenk unter Kontraktion der entsprechenden Muskulatur größtmöglich selbstständig zu bewegen.
- Bei der **passiven Flexibilität** wird die größtmögliche Bewegungsamplitude durch externe Reizsetzungen (z. B. durch passives Bewegen durch einen Therapeuten oder an einem Gerät) erreicht. Es kommt dabei nicht zwingend eine aktive Kontraktion der entsprechenden Agonisten zustande.
- **Statische Beweglichkeit** meint das Halten einer Endstellung/Dehnposition/aktuellen Ruhestellung über einen gewissen Zeitraum.

Effekte des Flexibilitätstrainings

Hinsichtlich der Flexibilität im Alter ist eine ausreichende Beweglichkeit förderlich, um

- Bewegungsvorgänge optimal, ökonomisch und in ausreichendem Umfang ausführen zu können,
- Verletzungsrisiken durch Überbeanspruchung von Gelenkstrukturen und durch Traumatisierung von Knochenstrukturen, z. B. durch Stürze, zu verhindern bzw. minimieren,
- progrediente Reduktionen in den Bewegungsamplituden, bedingt durch Verkürzungen der Muskulatur, bis hin zu Versteifungen von Gelenkstrukturen durch Kontrakturen, zu vermeiden,
- rehabilitative Vorgänge nach eine Ausfallzeit (bedingt durch ein Trauma und/oder Operation) zu verkürzen,
- hinsichtlich der sozialen Eingebundenheit und Teilhabe keine Einschränkungen zu erleben,
- in kognitiven sowie in koordinativen Funktionsbereichen keine Reduktionen zu erfahren oder bezogen auf deren Folgeerscheinungen fit und gesund zu bleiben.

Kontinuierliches Training kann nach Weineck (2004) diese alterungsbedingten Prozesse zwar nicht stoppen, jedoch ausreichend verlangsamen. *„Die Beweglichkeit ist die einzige motorische Hauptbeanspruchungsform, die bereits im Kindesalter ihren Höhepunkt erreicht und in der Folge bei Nichtschulung Verschlechterung erfährt. Aus diesem Grunde sollte mit der Beweglichkeitsschulung früh begonnen werden, um die gute kindliche Beweglichkeit im Sinne eines Erhaltungstrainings bis in das Erwachsenenalter hinein zu erhalten"* (Weineck 2004, S. 527). Flexibilität lässt sich bis in das hohe Alter hinein trainieren und verbessern.

Beispielübung

Klappsches Kriechen

- Im Vierfüßlerstand wird rhythmisch wiederkehrend eine Rundrücken- und Hohlkreuzposition eingenommen. Dieser Wechsel wird durch eine Kreisbahn erreicht, indem der Übende mit Blick nach unten nach vorne „eintaucht", dann Blick nach oben Richtung Decke nimmt – „Hohlkreuzposition". Anschließend in den „Rundrücken" übergehen und nach hinten Richtung Fersen absetzen. Diesen Zyklus mehrere Male wiederholen.

29

29.2.5 Koordination

Ein fünfter Baustein hinsichtlich der motorischen Grundeigenschaften ist die Koordination (➤ Kap. 20). Diese ist bedingt durch Bewegungsregulationsprozesse und zeigt sich in relativ verfestigten und generalisiert ablaufenden Bewegungsprozessen (vgl. Schnabel et al. 2008). Benötigt wird dieser motorische Baustein, um koordinativen Anforderungen im täglichen Leben gerecht zu werden. Ein abgestimmtes Zusammenspiel von umweltspezifischen Einflussfaktoren und körperlichen Gegebenheiten im Sinne einer zielgesteuerten Prozessoptimierung ist notwendig. Koordinative Fähigkeiten werden nach Puta et al. (2011) unterschieden in:

- Fähigkeiten der Sensorik:
  - Differenzierungsfähigkeit
  - Wahrnehmungsfähigkeit
  - Antizipationsfähigkeit
  - Entscheidungsfähigkeit
  - Speicherungsfähigkeit
- Fähigkeiten der Motorik:
  - Kombinationsfähigkeit
  - Rhythmisierungsfähigkeit
  - Ausdrucksfähigkeit
  - Reaktionsfähigkeit

Diese Auflistung lässt sich nach anderen Autoren (vgl. Schnabel et al. 2008; Hirtz et al. 2000 u. a.) ergänzen. So werden weitere Charakteristika, wie sporttechnische Fähigkeiten, Bewegungspropriozeption, Transferfähigkeiten, Fähigkeitsrückkopplungen, Orientierungsfähigkeit, Gleichgewichtsfähigkeit etc. ergänzend genannt.

Ein wichtiger Fokus liegt dabei auf dem **handlungsorientierten Training** (Krampe et al. 2003). Koordination wird im täglichen Leben in vielfacher Weise benötigt. Diese muss sich den Bedürfnissen immer wieder orientierend anpassen. Ein spezifisches separates Training ist daher kaum realisierbar. Koordinationsübungen lassen sich aber gut in andere Trainingsformen integrieren. Nicht nur die individuellen physischen Voraussetzungen sind in dem Förderungsprozess dienlich, sondern eine stetige Rückkopplung zu den aktuellen umweltspezifischen Gegebenheiten ist notwendig (vgl. Neumaier 1999).

„Unter Koordination wird das dynamische, nichtlineare Zusammenspiel zwischen den körperlichen Subsystemen und der Umwelt in Zusammenhang mit der Aufgabenanforderung verstanden" (Freiberger 2001). Hollmann und Hettinger definieren Koordination wie folgt: *„Wir verstehen unter Koordination das Zusammenwirken von Zentralnervensystem und Skelettmuskulatur innerhalb eines Bewegungsablaufs"* (Hollmann/Hettinger 2000).

Wichtig beim Training ist ein **ausgeruhter, erholter Grundzustand des Körpers.** Eine Voraussetzung hinsichtlich effektiven Trainings besteht in dem geordneten Zusammenspiel der betreffenden Hirnareale, des Nervensystems und der benötigten Muskulatur. Dies gelingt bei einer guten physischen Verfassung besser als im ermüdeten Zustand. Ist der Körper ermüdet, so stört dies die Bewegungsausführung und den Lernprozess für neue oder noch nicht vollständig automatisierte Bewegungsabläufe (vgl. Bizzini 2000; Laube 2008). Hinsichtlich der Trainingsintensität und des Trainingsumfangs bedeutet dies, dass als Paramater die **Qualität der ausgeführ-**

ten Bewegungen reflektiert wird. Sind Abweichungen von einer korrekten Bewegungsausführung erkennbar, sollte ein Koordinationstraining umgestellt, adaptiert oder abgebrochen werden (vgl. Laube 2008). Als Steuerungsmechanismus hinsichtlich einer optimal gewählten Trainingsgestaltung kann der sogenannte **Koordinations-Anforderungs-Regler (KAR)** genutzt werden. Nach diesem Modell sollte ein geeignetes Koordinationstraining hinsichtlich nachfolgender Steuerungsmechanismen gewählt werden (vgl. Neumaier, 2006):

- Optische Reize
- Akustische Reize
- Taktile Reize
- Kinästhetische Reize
- Vestibuläre Reize

Daneben bestimmen Druckanforderungen die Trainingsgegebenheiten, wie:

- Präzisionsdruck
- Zeitdruck
- Komplexitätsdruck (beinhaltet: Simultankoordination, Sukzessivkoordination und Muskelauswahl)
- Situationsdruck (bestehend aus: Situationsvariabilität und Situationskomplexität)
- Belastungsdruck (Physische und psychische Beanspruchung)

Beispielübung

Seiltänzergang

- Ein handelsübliches Seil auf den Boden auslegen. Anschließend soll versucht werden, auf diesem alternierend vorwärts und rückwärts zu gehen.
- Diese Übung kann koordinativ variiert werden, indem bei den Durchgängen die Augen geöffnet/geschlossen sind oder mit/ohne akustische Unterstützung gearbeitet wird. Das Seil könnte zur Steigerung der vestibulären Komponente zusätzlich auf einem labilen Untergrund (z. B. einer Decke) platziert werden.

PRAXISRELEVANZ

Die Fähigkeit, den Körper effektiv zu trainieren, besteht bis ins hohe Alter. Die Komponenten Ausdauer, Kognition, Kraft, Schnelligkeit, Flexibilität und Koordination können ein Leben lang nahezu relativ gleich gut trainiert werden. Die absoluten Trainingsergebnisse werden dabei selbstverständlich mit zunehmendem Alter ab dem physiologisch besten Alter geringer. Durch ein Ausdauertraining sind klare Effekte im Herz-Kreislauf-System nachweisbar. Ein Krafttraining sollte mit dynamischen Übungen kombiniert werden. Schnelligkeit wird anhand von azyklischen Bewegungen und Reaktionstraining geübt. Flexibilität ist der Garant für ausreichende Beweglichkeit im Alter. Koordination ist eng mit Kognition verknüpft und sollte handlungsorientiert trainiert werden, um sichere Alltagsbewältigungen zu ermöglichen.

29.3 Empfehlungen und Programme für Hochbetagte

Ausgehend vom demografischen Wandel ist von einer deutlichen Zunahme des Bevölkerungsanteils der hochbetagten Personen auszugehen. Experten gehen derzeit davon aus, dass jede zweite Frau, welche nach 1969 geboren ist, 100 Jahre und älter wird (vgl. Winkler et al. 2007). Im Jahre 2020 werden in Deutschland Schätzungen zufolge ca. 7 % der Bevölkerung, 2050 ca. 13 % der Bevölkerung, also etwa jeder Achte, über 80 Jahre alt sein (BiB 2015).

Der sich einstellende Wandel in der Gesellschaft ist erkannt, ebenso die damit stetig wachsenden Kosten im Gesundheitswesen, bedingt durch die Zunahme an altersbedingten Erkrankungen und deren Folgen. Die Gesundheit bis ins hohe Lebensalter hinein zu erhalten und bis zum Lebensende zu fördern, ist ein primäres Ziel. Zu diesem Teilgebiet der geriatrischen Medizin bzw. zu entsprechenden Trainingsoptionen und Programmen gibt es nach derzeitigem Stand noch sehr wenige Angebote. Nachfolgend werden drei existente Verfahren bzw. Erkenntnisse aus Studien dargelegt.

Eine interessante Studie hinsichtlich der Trainingsoptionen bis in das hohe Alter wurde durch Fiatrone et al. 1990 mit 10 Probanden durchgeführt. Dabei wurde durch ein intensives Maximalkrafttraining über einen Zeitraum von acht Wochen nachgewiesen, dass auch im hohen Alter (der Durchschnitt in der Studie lag bei 91 ± 1 Jahr) ein Kraftzuwachs in der Muskulatur erreicht werden kann. Die konkreten Ergebnisse wiesen einen Kraftzuwachs von 174 % bei einer Muskelquerschnittszunahme von

9 % nach. Das Ergebnis war, bezogen auf die Aktivitäten des täglichen Lebens, speziell das Gangtempo, besonders relevant. Hier konnten die Probanden ihre individuelle Gehgeschwindigkeit um 48 % steigern (vgl. Fiatrone et al. 1990).

29.3.1 Progressives Krafttraining

Gerade das Gangbild verändert sich mit zunehmendem Alter deutlich. Ein hohes Risiko besteht dabei – vor allem durch **Kraftdefizite** bedingt – in einer erhöhten **Sturzgefahr.** Ein progressives Krafttraining, welches sowohl an Kraftmaschinen und mit Kleingeräten bzw. Hilfsmitteln aus dem Alltag (kleine Gewichte, z. B. Hanteln oder Wasserflaschen) durchgeführt wird, ist die Grundlage für ein Training funktionaler Leistungen. Die Trainingsintensität sollte dabei im Bereich von 60 % bis 80 % der maximalen Kraftverhältnisse liegen und im Verlauf des Trainings adaptiert werden (vgl. De Vos et al. 2005). Ein Training sollte einen Umfang von drei Serien à 10 bis 15 Wiederholungen umfassen, wobei die Gewichtswiderstände dementsprechend anzupassen sind. Das Ziel der Kraftsteigerung von Muskelpartien, welche für Alltagshandlungen benötigt werden, sollte dynamisch, flüssig und koordiniert erreicht werden können.

29

Beispielübung

Kniebeugen mit Halt an Stuhllehne (vgl. Schwenk/Oster/Hauer 2008)

- Der Trainierende stellt sich hinter einen Stuhl mit Stuhllehne. Auf eine sichere Untergrundpositionierung sollte geachtet werden. Es werden in der Folge 3×15 wiederholende Kniebeugen durchgeführt.
- Zur Steigerung und/oder Variation der Übung kann der Zehenstand eingenommen werden. Dieser sollte vorab in einer separaten Trainingseinheit geübt und gefördert werden.

29.3.2 Bewegungsangebot „fit für 100"

Ein Konzept, welches die Grundideen aufgreift und Trainingsoptionen inkl. konkreter Trainingsbeispiele liefert, ist das Konzept „fit für 100". In Kooperation und Leitung der Sporthochschule Köln wurde hierbei ein Trainingsangebot für Hochbetagte zusammengestellt (Mechling 2007). Es wird für hochbetagte Personen danach ein Training im Umfang von 45–60 Minuten bei zwei Einheiten pro Woche empfohlen, um eine gezielte Steigerung der Muskulatur zu erreichen. Das Training sollte bei Neuanfängern so gestaltet werden, dass in den ersten Wochen der Fokus auf dem Erlernen der Kräftigungsübungen liegt. Das individuelle Trainingsmaximum sollte bei einer erkennbaren Muskelermüdung liegen. Die Übungsausführung erfolgt langsam und kontrolliert bei mittlerer Belastungsintensität und einem Umfang von 10 Wiederholungen pro Übung und zu trainierender Muskelgruppe. Der exakt vorgeschlagene Stundenablauf ist aus ➤ Tab. 29.4 ersichtlich:

Tab. 29.4 Stundenablauf im Bewegungsangebot „fit für 100" (Mechling 2007)

Übungsabschnitt	Dauer
Begrüßung	2 min
Koordinatives Erwärmen	5–10 min
Kräftigungsprogramm • Zeit für einen Satz mit je 10 Wdh. • Zeit für zwei Sätze mit je zehn Wdh.*	30–45 min • etwa 25–30 min • etwa 30–45 min
Ausklang: Spielform	3–5 min
Zeit für Trinkpausen	Etwa 2 min
Gesamtdauer: zu Beginn 45 min; im Lauf der Zeit Steigerung auf 60 min **Häufigkeit:** 2 Mal pro Woche	

* Nach Beendigung der Einübungsphase (mehrere Monate) kann bei sehr vitalen Teilnehmern mit der Durchführung eines zweiten Satzes begonnen werden. Satzpause: ca. 2–3 min.

Ein gleich bleibender Stundenablauf, bezogen auf die Reihenfolge, soll den Teilnehmern die notwendige Sicherheit und Routine vermitteln. Der Trainingsfokus kann so auf die exakte Ausführung der Übungen gelegt werden.

Beispielübung

Kräftigung der Hüftbeuger (M. iliopsoas und M. rectus femoris) (vgl. Mechling 2007)

- Den Teilnehmern werden Gewichtsmanschetten im Bereich beider Sprunggelenke angelegt.
- Im Wechsel werden die Beine angehoben und in der Luft für 5–8 Sekunden gehalten. Dabei dürfen sich die Trainierenden an einer oder zwei Stuhllehnen festhalten.
- Auf eine aufrechte axiale Körperhaltung sollte geachtet werden.

29.3.3 Konzept Bewegungs- und Gesundheitsförderung für Hochaltrige des DTB

Eine dritte konzeptionelle Idee verfolgt der Deutsche Turner-Bund (DTB), der mehr als 800 000 Mitglieder über 60 Jahren verzeichnet. Die Notwendigkeit für ein Trainingsprogramm für hochbetagte Mitmenschen wurde erkannt und angegangen. Ziel der konzeptionellen Idee ist die „Aufrechterhaltung oder Wiedergewinnung von Selbstständigkeit" (vgl. Winkler et al. 2007).

Nachfolgende Zielgruppen sollen nach dieser Konzeption differenziert angesprochen und trainiert werden:

Gruppe 1	vollständig mobil
Gruppe 2	selbstständig mobil im Stand; kann sich auf den Boden legen; benötigt ggf. Geräte- oder Personenhilfe
Gruppe 3	selbstständig mobil im Sitzen; benötigt zum Stehen evtl. Gerätehilfen
Gruppe 4	bettlägerig (Einzelbehandlung)

Die Forderung nach den Trainingsinhalten sieht zehn Punkte vor:

1. Krafttraining
2. Training von Alltagssituationen
3. Sturzprophylaxe
4. Koordinationstraining/Balance-Training
5. Herz-Kreislauftraining
6. Sensomotorik
7. Beweglichkeitstraining
8. Gehirntraining
9. Entspannung
10. Kommunikation/Interaktion

In der Trainingsabfolge sollte variiert werden, sodass auch nicht alle zehn Punkte enthalten sein müssen. Eine klare Forderung besteht allerdings in der Integration von Kraft-/Koordinations- und Balancetraining in jeder Einheit. Die Wertigkeit dieser drei Trainingsprinzipien wird damit klar unterstrichen.

Hinsichtlich der Intensität und Häufigkeit fordert das Konzept des DTB ein Intervall im Umfang von dreimal pro Woche bei mindestens 30 Minuten. Der eigentliche Stundenaufbau sieht eine Aufwärmphase – mit sanften Dehnübungen und/oder kreislaufanregenden Bewegungsabfolgen durch musikalische Anregung – vor, gefolgt von einer Hauptphase und einem Ausklang mit einfache Tanzformen, einem spielerischen Ausklang oder Dehnübungen. Hinsichtlich des Krafttrainings werden 60 bis 65 % der Maximalkraft bei 15 bis 20 Wiederholungen auf zwei bis drei Serien gefordert (vgl. Winkler et al. 2007). Kontrolliert bzw. reflektiert wird die „richtige" Belastungsintensität mit der BORG-Skala. Neueinsteigern in der Altersgruppe der Hochbetagten wird über einen Zeitraum von vier bis sechs Wochen ein Training bei etwa 70 % der Maximalkraft empfohlen, um ein Hypertrophietraining zu erreichen. Als Richtwert für die optimal angepasste Dosierungsintensität werden 12 Wiederholungen bis zur Ermüdungsgrenze angesehen. Bezogen auf ein Kraftausdauertraining werden 30 % der Maximalkraft empfohlen, dies entspricht 30 Wiederholungen bis zur Ermüdungsgrenze.

Nach einer verbesserten bzw. den Ausgangszustand betreffend stabilisierten Grundsituation sollte das Training durch ein neuromuskuläres Training ergänzt und unterstützt werden. Auf Grundlage der nervalen und muskulären Verschaltung wird dabei zur Förderung der Stabilisation, der Bewegungsqualität und der funktionalen Aktivität im täglichen Leben trainiert. Dazu werden die diagonal-spiralförmigen Bewegungsabläufe des Körpers genutzt, um bei größtmöglicher Bewegungsamplitude die optimalen muskulären Verhältnisse zu erzeugen. In der Praxis kann dieses Training im Bereich der Hochbetagten umgesetzt werden durch Faktoren wie:

- Kraft-Gleichgewichtskombinationen
- Balance-Training auf instabilen Unterlagen
- Diagonalbewegungen auf stabilen und instabilen Ausgangspositionen

Beispielübung

Das bilateral-diagonale Rumpfpattern (Förderung der Aufrichtung/der autochtonen Rückenmuskulatur)

- Der Trainierende stellt sich auf sicherem Untergrund hüftbreit hin. Danach werden beide Arme gleichzeitig vom Bauchnabel ausgehend, nach „hinten-oben-außen" – gestreckt parallel zu den Ohren – gebracht. Die Endposition wird dabei durch Anspannung der Muskulatur über einen statischen Zeitraum von 7 bis 10 Sekunden gehalten.
- Die gleiche Übung kann in der Bewegungsausführung durch den Einsatz eines Therabands unterstützt bzw. erschwert werden. Weitere Hilfsmittel zur Labilisierung der Unterstützungsfläche (z. B. Luftkissen) können ebenfalls eingesetzt werden.
- Als zusätzliche Option können gerade in der Endposition die beiden Schulterblätter nach „hinten-unten" Richtung Wirbelsäule gezogen werden.

Ein Training sollte grundsätzlich **alltagsspezifisch** ausgerichtet sein, sodass die gelernten Inhalte, bezogen auf deren Wirksamkeit und Fortschritte im täglichen Gebrauch, spürbar erfolgreich umgesetzt werden können. Weitere Trainingselemente aus dem Bereich „Training für alte Menschen" können je nach körperlicher Verfassung natürlich weiterhin angewandt werden (z. B. Herz-Kreislauf-Training, Koordinationsübungen, Flexibilitätstraining). Die kognitiven Fähigkeiten sind für ein erfolgreiches Training stets mit einzubeziehen.

PRAXISRELEVANZ

Training ist bis ins hohe Alter hinein wichtig und möglich. Die muskulären Gegebenheiten können nahezu ein Leben lang gehalten und gesteigert werden. Durch ein regelmäßiges angepasstes Training können notwendige physische und psychische Fähigkeiten in vielen Bereichen des täglichen Lebens gefördert und erleichtert werden. Training bietet die Option, etliche degenerative Prozesse zu verlangsamen und/oder zu minimieren.

VERWENDETE LITERATUR

Allen TH, Anderson EC, Langham WH: Total body potassium and gross body composition in relation to age. Journal of Gerontology 1960;15:348–357

Aniansson A, Hedberg M, Henning GB, Grimby G: Muscle morphology, enzymatic activity, and muscle strength in elderly men: A follow-up Study. Muscle Nerve 1986;9:585–591

Asmussen E: Aging and exercise. In: Horvath SM, Yousef M (Eds) Enviromental physiology: aging, heat and altitdue. New York: Elsevier, 1980; pp. 419–428

BiB – Bundesinstitut für Bevölkerungsforschung: Immer mehr Alte und Hochaltrige in Deutschland. www.demografie-portal.de/SharedDocs/Informieren/DE/ZahlenFakten/Bevoelkerung_ueber65_ueber80.html (letzter Zugriff: 17.8.2015)

Bizzini M: Sensomotorische Rehabilitation nach Beinverletzungen. Mit Fallbeispielen in allen Heilungsstadien. Stuttgart: Thieme, 2000

Bold RM, Grossmann A, Block R: Stemmführung nach R. Brunkow. Stuttgart: Enke, 1989

Buskies W, Boeckh-Behrens WU: Fitness-Gesundheits-Training – Die besten Übungen und Programme für das ganze Leben. Hamburg: Rowohlt, 2009

Böhm K, Tesch-Römer C, Ziese T: Gesundheit und Krankheit im Alter – Beiträge zur Gesundheitsberichterstattung des Bundes. Berlin: Robert Koch-Institut, 2009, S. 226

Coles SL: The life and contributions of Professor Bernhard L. Strehler, founding Editor-in-Chief of Mechanisms of Ageing and Development, Professor of Biology at the University of Southern California. In: Mech Ageing and Dev 2000;123(8):821–825

Collatz KG: Altern. In: Lexikon der Biologie, Heidelberg: Spektrum Verlag, 1999

De Vos NJ, Singh NA, Ross Da et al.: Optimal load for increasing muscle power during explosive resistance training in older adults. In: J Gerontol A Biolo Sci Med Sci 2005;60(5):638–647

De Vreede PL et al.: Functional tasks exercise versus resistance exercise to improve daily function in older women: A feasibility study. Arch Phys Med Rehabil 2004;85(12):1952–1961

Ehmer J, Höffe O: Bilder des Alterns im Wandel – Altern in Deutschland. Halle (Saale): Wissenschaftliche Verlagsgesellschaft, 2009

Europäische Kommission: Sport und körperliche Betätigung. Durchgeführt von TNS Opinion & Social im Auftrag der Generaldirektion Bildung und Kultur. Brüssel: 2010

Faber MJ et al.: Effects of exercise programs on falls and mobility in frail and pre-frail older adults: A multicenter randomized controlled trail. Arch Phys Med Rehabil 2006;87(7):885–896

Fiatrone MA et al.: High-intensity strength training in nonagenarians. Effects on sceletal muscle. JAMA 1990;263(22):3029–3034

Freiberger E: Veränderungen der Bewegungskoordination im Alter. Neuried: Ars Una, 2001

Froböse, I.: Running & Health – Kompendium gesundes Laufen, Walking & Nordic Walking. Zentrum für Gesundheit der Deutschen Sportschule Köln: 2006

Furtado HL et al.: Physical exercise and functional fitness in independently living vs institutionalized elderly women: a comparison of 60- to 79-year-old city dwellers. Clin Interv Aging 2015;10:795–801

Generali Zukunftsfonds (Hrsg.): Generali Altersstudie 2013 – Wie ältere Menschen leben, denken und sich engagieren. Frankfurt a. Main: Fischer, 2013

Geraldes AAR, Albuquerque RB, Soares RM, Carvalho J, Farinatti, PTV: Association between flexibility of the glenohumoral and hip joints and functional performance in active elderly women. Rev Bras Fisioter 2008; 12(4):274–282

Gallo LH et al. Effect of different stretching volumes on functional capacity in elderly women. Rev Bras Cineantropom Desempenho Hum 2013, 15(1):103–11

GBE – Gesundheitsberichterstattung des Bundes: Krankheitskosten nach Alter und Geschlecht. ➤ Kapitel 5.3.2. In: Gesundheit in Deutschland. Berlin: Robert Koch-Institut, 2006

Gottlob A: Differenziertes Krafttraining. Mit Schwerpunkt Wirbelsäule. München, Jena: Urban & Fischer, 2001

Güllich A, Schmidtbleicher D: Struktur der Kraftfähigkeiten und ihrer Trainingsmethoden. Dtsch Z Sportmed 1999;50:223–234

Haas HJ: Sport im Alter – Leistungsphysiologie. In: van den Berg F, Wulf D (Hrsg.): Angewandte Physiologie, Band 6 – Alterungsprozesse und das Alter verstehen. Stuttgart: Thieme, 2008

Hirtz R, Hotz A, Ludwig G: Gleichgewicht, Schorndorf: Karl Hofmann, 2000

Hollmann W, Hettinger T: Sportmedizin: Grundlagen für Arbeit, Trainings- und Präventivmedizin. 4. Aufl. Stuttgart, New York: Schattauer, 2000

Hollmann W, Strüder HK: Sportmedizin: Grundlagen von körperlicher Aktivität, Training und Präventivmedizin. Stuttgart: Schattauer, 2009

Jeschke D, Zeilberger KH: Altern und körperliche Aktivität. Dtsch Ärztebl 2004;101:A789–A798

Krampe RT. et al.: Selektion, Optimierung und Kompensation von Doppelaufgaben. In: Der Nervenarzt, 2003;74:211–218

Lang E, Arnold K: Altern und Leistung: Medizinische, psychologische und soziale Aspekte. Stuttgart: Enke, 1991

Larsson L et al.: Muscle strength and speed movement in relation to age and muscle morphology. Journal of Applied Physiology 1979;46:451–456

Laube W: Koordinatives Training. In: Bertram AM, Laube W (Hrsg.): Sensomotorische Koordination. Stuttgart: Thieme, 2008, S. 63–82

Mechling H: „fit für 100" – Ein Bewegungsprogramm zur Förderung der Mobilität und Selbstständigkeit für Hochaltrige. Köln: Deutsche Sporthochschule, 2007

Neumaier A: Koordinatives Anforderungsprofil und Koordinationstraining – Grundlagen, Analyse, Methodik. Köln: Sport und Buch Strauß, 1999

Neumaier A: Koordinatives Anforderungsprofil und Koordinationstraining – Grundlagen, Analyse, Methodik. Köln: Sportverlag Strauß, 2006

Pöhlitz L: Leistungsreserven im Seniorensport. In: Laufmagazin Spiridon 2010;7(10):22–24

Puta C, Wock C, Gabriel, H: Kriterien und Planung präventiver Vereinssportangebote. In: Vogt L, Töpper, A (Hrsg.): Sport in der Prävention, Köln: Deutscher Ärzteverlag, 2011

RKI – Robert Koch-Institut, Statistisches Bundesamt: Gesundheit in Deutschland. 2. Aufl. Berlin: Robert Koch-Institut, 2007

Rogers, MA, Evans WJ: Changes in skeletal muscle with aging: effects of exercise training. Exerc Sport Sci Rev 1993;21:65–102

Rütten A, Abu-Omar K, Lampert T, Zierse T: Körperliche Aktivität. Gesundheitsberichterstattung des Bundes, Heft 26. Berlin: Robert-Koch Institut, 2005

Schäfer S, Huxhold O, Lindenberger U: Healthy mind in healthy body? A review of sensorimotor-cognitive interdependencies in old age. Eur Rev Aging Phys Act 2006;3:45–54.

Schmiedek F, Lövdén M, Lindenberger, U: Keeping it steady: Older adults perform more consistently on cognitive tasks than younger adults. In: Psychological Science 2013;24:1747–1754

Schnabel G, Harre D, Krug J: Trainingslehre – Trainingswissenschaft: Training, Lehre, Wettkampf. Aachen: Meyer & Meyer, 2008

Schwenk M, Oster P; Hauer K: Kraft- und Funktionstraining bei älteren Menschen mit dementieller Erkrankung. Praxis Physiotherapie, Fachausgabe Geriatrie 2008;2:59–65

Shepard RJ: Physical activity and aging, 2nd ed., London: Croom Helm Publishing, 1987

Spanaus W (2002): Herzfrequenzkontrolle im Ausdauersport. Aachen: Meyer & Meyer, 2008

Stanziano DA, Ross BA, Perry A, Lai S, Signorile JF: The effects of an active-assisted stretching program on measures of flexibility and functional performance in elderly persons: a pilot study. Clinical Interventions in Aging 2009;4:115 120.

Statistisches Bundesamt: Ältere Menschen in Deutschland und der EU. Wiesbaden: Statisches Bundesamt 2011, S. 74

Statistisches Bundesamt: Gesundheit – Todesursachen in Deutschland. Fachserie 12 Reihe 4. Wiesbaden: Statistisches Bundesamt, 2013.

Weidner A, Israel S: Körperliche Aktivität und Altern. Schriftenreihe 26, VEB. Leipzig: Johann Ambrosius Barth, 1988
Weineck J: Optimales Training. Balingen: Spitta, 2004
Weisser B, Okonek C: Biologisch-medizinische Grundlagen des Alterssports. In: Denk H, Pache D, Schaller HJ (Hrsg.): Handbuch Alterssport. Schorndorf: Hofman, 2003
Wilmore JH, Costill DL, Kenney WL: Physiology of sports and exercise. Champaign: Human Kinetics, 2008
Winkler J et al.: Bewegungs- und Gesundheitsförderung für Hochaltrige. 3. Aufl. Frankfurt: Frankfurter Societäts-Druck, 2007
WHO – World Health Organization: Aktives Altern – Rahmenbedingungen und Vorschläge für politisches Handeln. Wien: Bundesministerium für soziale Sicherheit, 2002
Young A, Stokes M, Crowe M: Size and strength of the quadriceps muscle of old and young women. Eur J Clin Invest 1984;14(4):282–287
Young A, Stokes M, Crowe M: The size and strength of the quadriceps muscles of old and young men. Clin. Physiol 1985;5(2):145–154
Zatsiorsky V: Biomechanics in Sport: Performance, Improvement and Injury Prevention (The Encyclopedia of Sports Medicine). 9th ed. Oxford: Blackwell Science, 2000
Zimmermann K: Muskelkrafttraining im Rahmen der Primärprävention – Standpunkte aus trainingswissenschaftlicher Sicht. dvs-Informationen 2000;15(3):49

WEITERFÜHRENDE LITERATUR

Froböse I. et al.w: Training in der Therapie – Grundlagen und Praxis, 4. Aufl. München: Elsevier, Urban & Fischer, 2015
Haas, HJ: Sport im Alter – Leistungsphysiologie. In: van den Berg F, Wulf D (Hrsg.): Angewandte Physiologie, Band 6 – Alterungsprozesse und das Alter verstehen. Stuttgart: Thieme, 2008
Pöthig D, Simm A: Brücken zwischen Experten schlagen: Vitalität, Gesundheitsressourcen und Biofunktionales Alter(n). Bewegungstherapie und Gesundheitssport 2011;27: 57–63

KAPITEL

30 Training bei orthopädischen Erkrankungen

Lernziele

Es werden folgende Kenntnisse und Kompetenzen erzielt:

- Mögliche **Auswirkungen und Symptome** von häufig auftretenden orthopädischen Erkrankungen sind bekannt, die hieraus resultierenden Befindlichkeitsstörungen können sicher eingeschätzt werden.
- Die **Ursachen und Klassifizierungen** von häufig auftretenden orthopädischen Erkrankungen sowie deren Inzidenz und Prävalenz sind bekannt.
- Die gängigen **Therapiemethoden und Diagnostiken** können für die entsprechende Erkrankung differenziert betrachtet werden.
- **Physio- und trainingstherapeutische Ziele** für die jeweiligen Erkrankungen können genannt werden.

30.1 Obere Extremität

Schulterschmerzen sind eine zunehmende Problematik in den westlichen Industrieländern. Sie treten nahezu in allen Altersstufen und Bevölkerungsschichten auf. Die Häufigkeit der Schulterschmerzen steigt mit dem Alter der Patienten an und erreicht ihren Höhepunkt bei einem Lebensalter von 50–60 Jahren (Koester et al. 2005).

Laut Gesundheitsberichterstattung der Länder waren Schulterbeschwerden 2009 die siebthäufigste Diagnose in orthopädischen Praxen. Dabei nahmen diese einen Anteil von 11,1 % aller Krankheitsbestimmungen ein. 2005 lag laut Robert Koch-Institut die 7-Tage-Prävalenz von Schulterschmerzen bei der Altersgruppe 30–64 Jahre bei Frauen bei über 30 %, bei Männern bei etwa 20 % (RKI 2013). Luime et al. haben in ihrem systematischen Review eine Punktprävalenz von Schulterschmerzen in der allgemeinen Bevölkerung von bis zu 26 % festgestellt (Luime et al. 2004).

30.1.1 Rotatorenmanschettenruptur

Definition

Die **Rotatorenmanschettenruptur** ist die teilweise oder vollständige Kontinuitätstrennung einer oder mehrerer Sehnen der Rotatorenmanschette. Am häufigsten ist hierbei die Supraspinatussehne betroffen.

Zur Häufigkeit von Rotatorenmanschettenrupturen in der Bevölkerung gibt es Studien mit oft abweichenden Ergebnissen. Die Zahlen variieren von 5 bis 39 %. Eindeutig ist in der Literatur, dass es sich bei der Rotatorenmanschettenruptur um keine schicksalhafte Alterserkrankung handelt, deren operative Behandlung nicht erforderlich sei. (Lehmann et al. 2009).

Ätiologie und Symptomatik

Bei der Entstehung der Rotatorenmanschettenruptur werden extrinsische und intrinische Faktoren unterschieden. Während die akuten Rupturen im jüngeren Lebensalter (unter 40 Jahre) in aller Regel auf Unfallverletzungen, also rein extrinsischen Faktoren, beruhen, sind die Rupturen mit fortschreitendem Lebensalter zunehmend auf ein multifaktorielles Geschehen zurückzuführen: An der Entstehung sind sowohl degenerative als auch traumatische Prozesse beteiligt. Rezidivierende Mikrotraumata, degenerative oder anlagebedingte Veränderungen oder Therapie-Nebenwirkungen (z. B. medikamentös toxische Nebenwirkungen) vermindern die Belastbarkeit der Sehne so, dass eine Ruptur begünstigt wird und ggf. schon bei einem Bagatelltrauma eintreten kann (Habermeyer et al. 2007, Scharf 2003, Aschenbrenner et al. 2015).

Symptomatik: Leitsymptome sind bewegungsabhängige Schmerzen, Schmerzen in Ruhe (häufig nächtlicher Schmerz), Bewegungseinschränkung im Schultergelenk.

Klassifikation

Rotatorenmanschettenrupturen können nach Lokalisation der Läsion oder nach ihrer Größe klassifiziert werden:

Sektoreneinteilung nach Lokalisation der Läsion (nach Habermeyer 2010):

Zone A	Ventrale Abschnitte mit Subskapularissehne, Rotatorenintervall und langer Bizepssehne.
Zone B	Kranialer Abschnitt im Bereich der Supraspinatussehne
Zone C	Dorsale Läsionen im Bereich der Mm. infraspinatus und teres minor

Einteilung der Partialruptur (nach Ellman 1993):

Grad I	Durchmesser $<1/4$ oder <3 mm
Grad II	Durchmesser $<1/2$ oder 3–6 mm
Grad III	Durchmesser >6 mm

Diagnostik

Klinische Diagnostik: Inspektion: Beurteilung der Schulter durch Inspektion (Muskelatrophie) und Palpation, Beurteilung von Bewegungsschmerz, aktivem und passivem Bewegungsumfang, Beurteilung der spezifischen Funktionstests (z. B. Jobe-Test, Patte-Test, Palm-up Test, O'Brian-Test, Impingement-Zeichen), Beurteilung von Durchblutung, Motorik und Sensibilität.

Apparative Diagnostik: Röntgen, Ultraschall, Kernspintomografie, Arthro-Computertomografie (Loew 2000, Scharf 2003, Aschenbrenner et al. 2015).

Therapieoptionen

Die Präsenz einer Rotatorenmanschettenruptur allein stellt keine Indikation zur operativen Intervention dar. Die Operationsindikation resultiert aus dem Versagen der konservativen Therapie unter Beachtung der degenerativen Vorschäden oder aber aus der akuten Unfallsituation bei jüngeren Patienten mit klinisch relevanten Funktionsstörungen.

Konservative Therapie: Vor allem bei älteren Patienten wird bevorzugt die konservative Behandlung angewandt. Sie kann bei einem Riss aufgrund degenerativer Vorschäden der betroffenen Sehne und bei bestehender Arthrose im Schultergelenk ebenso gute Ergebnisse erzielen wie eine Operation. Bei niedriger Anspruchshaltung wird eher der konservative Behandlungsweg bevorzugt. Bei Kontraindikationen gegen eine Operation aufgrund von Begleiterkrankungen ist dies ebenfalls das bevorzugte Vorgehen.

Die konservative Behandlung besteht aus Medikamenten (NSAR, Analgetika Muskelrelaxanzien), ggf. Ruhigstellung des Schultergelenks im Gilchrist-Verband in der Akutphase und physikalischer Therapie.

Operative Therapie: Bei jüngeren Patienten und Sportlern mit einem größeren Trauma als Unfallursache und einer hohen Anspruchshaltung an die spätere Funktion der Schulter wird die Rotatorenmanschettenruptur operativ behandelt. Auch bei einem erfolglosen konservativen Behandlungsversuch über 3 bis 6 Monate wird eine Operation empfohlen.

Häufige Operationsverfahren: Bei Partialrupturen oder kleinen kompletten Rupturen arthroskopische oder offene Naht (z. B. Mini-open-Repair). Bei größeren Rupturen offene Naht mit oder ohne Akromioplastik, transossär oder mit Fadenankern.

Physio- und Trainingstherapie

Konservativ: Physio- und Trainingstherapie zeitlich gestaffelt, Kraft und Koordinationstraining: passive Bewegungsübungen, aktive Muskelkräftigung (Gleichgewicht zwischen Kopfdepressoren, Skapulastabilisatoren und M. deltoideus) zur besseren Zentrierung des Oberarmkopfes in der Gelenkpfanne, stufenweise und spezifische Belastungssteigerung.

Postoperativ: Mit der Ausbildung tragfähigen und belastbaren Narbengewebes sind ca. 6 Wochen nach der Operation zu rechnen, die weitere Behandlung erfolgt für diese Zeit grundsätzlich in Ruhigstellung in einem speziellen Abbduktionsverband in einem Winkel von ca. 45°. Passive Bewegungs- und Pendelübungen können und sollen bereits während dieser Ruhigstellungsperiode beginnen. Diese sind zur Verhütung einer Einsteifung der Schulter wichtig. Nach ca. sechs Wochen beginnt der Patient mit aktiven Bewegungsübungen, zunächst im Sinne von Pendelübungen des herunterhängenden Arms, später zunehmend Übungen der Abduktion, Elevation und Rotation. Die physiotherapeutische und trainingstherapeutische Behandlung ist aufwendig und muss über Monate, in manchen Fällen über Jahre hinweg fortgesetzt werden, um die körperliche Leistungsfähigkeit wiederherzustellen oder zu erhalten (Lehmann et al. 2009; Scharf 2003; Aschenbrenner et al. 2015).

Prognose

Der Heilungsverlauf ist durch zahlreiche einzelne Faktoren geprägt. Dem Erfolg der konservativen Behandlung sind deutliche Grenzen gesetzt, die Wahrscheinlichkeit einer persistierenden Muskelschwäche ist relativ hoch. Operative Wiederherstellungen degenerativ geschädigter Rotatorenmanschetten werden weiterhin von einer großen Anzahl an Komplikationsmöglichkeiten begleitet. Da die Rotatorenmanschettenruptur lediglich eine unter mehreren Manifestationen degenerativer Schultererkrankungen ist, kann selbst eine technisch einwandfreie Rekonstruktion zu einem klinisch unbefriedigenden Ergebnis führen (Wirth 2009, Lehmann et al. 2009, Scharf 2003, Aschenbrenner et al. 2015).

30.1.2 Das Impingement-Syndrom der Schulter

Definition

Unter dem Begriff des Impingement-Syndroms werden pathologisch-anatomisch verschiedene Krankheitsbilder zusammengefasst, die mit Schulterschmerzen bei Abduktionsbewegungen einhergehen. Es versteht sich weniger als konkrete Diagnose, vielmehr als schmerzhafte Schulterfunktionsstörung. Seinen Namen erhielt das Syndrom vom englischen *to impinge* (quetschen, anstoßen). Beim **subakromialen Impingement-Syndrom** kommt es zur Einklemmung und Komprimierung der Bursa subacromialis und der Rotatorenmanschette zwischen dem Humeruskopf mit dem Tub. majus einerseits und den immobilen Strukturen des korakoakromialen Bogens, welcher sich vom Akromion über das Lig. coracoacromiale zum Proc. coracoideus spannt.

Das Impingement-Syndrom stellt wahrscheinlich die häufigste Ursache für persistierende Schulterschmerzen beim Erwachsenen dar. Der Anteil von Impingement-Syndromen umfasst 44 bis 65 % der Schulterbeschwerden (Koester et al 2005, Luime 2004).

Ätiologie und Symptomatik

Die Ursachen für die Entstehung einer Impingement-Symptomatik sind multifaktoriell. Sie werden in intrinsische und extrinsische Faktoren untergliedert. Für das primäre Impingement, dem die subakromiale Enge zugrunde liegt, sind in erster Linie die intrinsischen Faktoren verantwortlich. Das sekundäre Impingement hingegen wird durch extrinsische Faktoren verursacht, wie z. B. posttraumatische glenohumerale Instabilität.

Symptomatik: Das Impingement-Syndrom verursacht in der Frühphase generalisierte Schulterschmerzen. Außerdem lassen sich Schmerzen provozieren, wenn der Arm seitlich oder nach vorne angehoben wird. Meist klagen die Patienten über schmerzbedingte Schlafstörungen, insbesondere wenn sie sich im Schlaf auf die betroffene Schulter rollen.

Klassifikation

Neer (1983) unterscheidet bei dem Impingement-Syndrom verschiedene Schweregrade, die er in drei Stadien einteilt:

Stadium I	Ödem und Hämorrhagie im Bereich der Bursa und Rotatorenmanschette
Stadium II	Irreversible Veränderungen, wie Fibrotisierung und Tendinitis der Rotatorenmanschette
Stadium III	Chronische Veränderungen mit partiellen und totalen Rotatorenmanschettenrupturen

Diagnostik

Klinische Diagnostik: Bei der klinischen Impingement-Prüfung treten in der Regel bei Abduktion zwischen 60° und 120° Schmerzen auf. Daher spricht man auch von einem „painful arc". Besonders ausgeprägt sind die Schmerzen oft zwischen 80°–90° und bei gleichzeitiger Innenrotation des Armes. Für das subakromiale Impingement-Syndrom ist eine Muskelatrophie des M. supraspinatus und M. infraspinatus charakteristisch. Selten tritt als hohes Impingement Schmerz zwischen 120°–180° auf. Weitere klinische Tests zur Feststellung eines Impingement-Syndroms sind das Neer-Zeichen, der Jobe-Test und der Hawkins-Test.

Apparative Diagnostik: Röntgen, Sonografie Magnetresonanztomografie. Der Goldstandard der bildgebenden Verfahren zur Diagnostik eines Impingement-Syndroms ist auch heute noch das Nativröntgen.

Therapie

Konservative Therapie: Das konservative Therapiespektrum ist vielfältig. Primär wird eine Schmerzlinderung durch medikamentöse Behandlung, lokale Infiltrationen und durch physikalische Maßnahmen (Kälte, Elektrotherapie) wie auch Stoßwellentherapie empfohlen. Erst sekundär werden eine Mobilisation und die Kräftigung der Schultermuskulatur vorgenommen.

Operative Therapie: Eine operative Therapie erfolgt nur im Stadium II und III und nach konsequenter konservativer Behandlung über mindestens drei Monate. Zurückhaltung ist angezeigt bei einem Alter unter 40 Jahre, nicht-rekonstruierbarem Massendefekt der Rotatoren und eingeschränkter passiver Beweglichkeit der Schulter.

Bei der operativen Behandlung wird die offene Akromioplastik nach Neer von der subakromialen Dekompression unterschieden, wobei die letztgenannte Methode im Verlauf der Zeit an Bedeutung gewonnen hat. Beide verfolgen das Ziel, den subakromialen Raum zu erweitern. Bei der offenen Technik werden sowohl der M. deltoideus vom Akromionvorderrand abgelöst als auch die Bursa subacromialis und die Vorder-sowie Unterkante des Akromions zusammen mit dem Lig. coracoacromiale reseziert. Im Gegensatz dazu erfolgen bei der subakromialen Dekompression, die arthroskopisch durchgeführt wird, eine Glättung der Unterfläche und Entfernung der Vorderfläche des Akromions sowie die Durchtrennung des Lig. coracoacromiale.

Physio- und Trainingstherapie

Konservativ: Nach neueren Übersichtsarbeiten kann die Physiotherapie mit Wärme und mit Traktion als gesicherte Therapiemaßnahme bezeichnet werden. Um die Beweglichkeit des Glenohumeralgelenks zu verbessern, können sowohl verschiedene manuelle Techniken für die Wiederherstellung des Gelenkspiels als auch Techniken zur Detonisierung und Dehnung der Muskulatur genutzt werden. Zum physio- und trainingstherapeutischen Behandlungsregime gehört nach Abklingen der akuten Schmerzphase die Kräftigung der sogenannten Kopfdepressoren (M. subscapularis, M. infraspinatus, M. teres minor), die der kranialisierenden Kraft des M. deltoideus entgegenwirken. Wenn die Rotatorenmanschette gekräftigt wird, kommt es zum Ausgleich des muskulären Ungleichgewichts zwischen ihr und dem M. deltoideus. Dadurch wird die Zentrierung des Humeruskopfes begünstigt und somit das physiologische Gleiten im Subakromialraum ermöglicht. Rein passive Behandlungstechniken sind bereits mittelfristig nach aktueller Datenlage nicht effektiv.

Postoperativ: Nach der Operation wird der Arm für mindestens zwei Wochen geschont. Insbesondere Überkopftätigkeiten müssen vermieden werden. Am Ende der ersten postoperativen Woche beginnen die physiotherapeutische Maßnahmen, zunächst für eine Woche passiv, anschließend innerhalb der Schmerzgrenzen zunehmend assistiert in allen Bewegungsrichtungen. Eine gezielte Kräftigung des Schultergürtels wird oft erst nach der sechsten postoperativen Woche empfohlen (Echtermeyer/Bartsch 2005, Wülker 2005).

Prognose

Der Nachweis einer Überlegenheit operativer Maßnahmen gegenüber der alleinigen konservativen Behandlung steht bislang noch aus. Im Vergleich zwischen arthroskopischer und offener Akromioplastik weisen die athroskopisch behandelten Patienten bessere Ergebnisse auf. Als mögliche Ursache für schlechtere Behandlungsergebnisse mit offener Akromioplastik wird die Desinsertion des M. deltoideus vom Akromionvorderrand diskutiert.

30.1.3 Schulterluxation

Definition

Eine Ausrenkung (Luxation) bezeichnet den vollständigen Kontaktverlust der Gelenkflächen eines Gelenks. Bei der Schulter befindet sich der Oberarmkopf dann nicht mehr zentriert in der Gelenkpfanne des Schulterblatts. Mit einem Anteil von etwa 50 % aller Gelenkluxationen ist die Schulter unter den großen Gelenken am häufigsten betroffen. 95 % aller Schulterluxationen sind traumatisch bedingte, unidirektionale nach anterior inferior gerichtete Luxationen. Die Inzidenz liegt bei 1–2 % (Marquardt/Loew 2009, Aschenbrenner et al. 2015).

Ätiologie und Symptomatik

Besonders häufig kommen folgende Fälle der Schulterluxationen vor:

Im jungen Alter von 15 bis 30 Jahren tritt eine Schulterluxation hauptsächlich beim Sport auf. Besonders häufig befindet sich der Arm dabei in einer seitlich gestreckten und nach außen gedrehten Haltung. Bei diesem Unfallvorgang renkt sich die Schulter nach vorne aus. Dies ist mit 95 % aller Schulterluxationen die häufigste Form.

Im Alter von 50 bis 60 Jahren wird eine Schulterluxation häufig durch eine mangelhafte Stabilisierung durch die Rotatorenmanschette begünstigt. Auslöser ist zwar meist ein Sturz, jedoch kann hierbei das Trauma auch nur sehr gering sein. Eine weitere Ursache kann eine Bandhyperlaxität sein, die entweder vererbt oder erworben sein kann. Seltener kann ein epileptischer Anfall oder ein Stromunfall zu einer Schulterluxation führen (Marquardt/Loew 2009, Aschenbrenner et al. 2015).

Symptomatik: Schmerzen, Bewegungseinschränkung bzw. fixierte Armstellung (z. B. in der Außenrotations-Abduktions-Stellung), Gefühlsverlust im Arm, besonders im Bereich der Schulter.

Typische Begleitverletzungen: Eine häufige Begleitverletzungen der traumatischen Schulterluxation ist der Abriss des Labrum glenoidale am vorderen Pfannenrand, auch Bankart-Verletzung genannt. Kommt es bei der Schulterluxation zu einem knöchernen Abriss des Labrum glenoidale, so wird dies knöcherne Bankart-Läsion genannt. Weitere Begleitverletzungen sind die Hill-Sachs-Läsion sowie die Dysfunktion des M. subscapularis. Außerdem kann die Schulterluxation in Kombination mit Luxationsfrakturen auftreten. Es kann zur Fraktur des Humeruskopfes, zu einer subkapitalen Humeruskopffraktur, einer Abrissfraktur des Tuberculum majus oder einer Glenoidfraktur kommen. Des Weiteren kann der N. axillaris beschädigt werden (Krämer/Grifka 2007).

Klassifikation

Verschiedene Klassifikationen basieren auf Luxationsursache und -richtung. Problematisch ist dabei die korrekte Abbildung häufig vorliegender Mischformen. Die gängigen Klassifikationen sind:

Klassifikation nach Matsen:

AMBRII (atraumatisch)	**A**traumatisch, **M**ultidirektional, **B**ilateral, **R**ehabilitation, **I**ntervallverschluss, **I**nferiorer Kapselshift
TUBS (traumatisch)	**T**raumatisch, **U**nidirektional, **B**ankart-Läsion, **S**urgery

Klassifikation nach Gerber:
1. Chronisch verhakte Luxation
2. Unidirektionale Instabilität ohne Hyperlaxität
3. Unidirektionale Instabilität mit multidirektionaler Hyperlaxität
4. Multidirektionale Instabilität ohne Hyperlaxität
5. Multidirektionale Instabilität mit multidirektionaler Hyperlaxität
6. Willkürliche Instabilität

(Marquardt/Loew 2009)

Diagnostik

Klinische Diagnostik: Inspektion: Seitenvergleich des Schulterreliefs, Austasten des „leeren" Gelenks, Stellung des Humeruskopfes, Durchblutung, Sensibilität und Motorik, Sensibilität im Ausbreitungsgebiet des N. axillaris.

Apparative Diagnostik: Röntgenuntersuchung: bildliche Darstellung der Ausrenkung und Ausschluss knöcherner Begleitverletzungen am Oberarmkopf und/oder an der Gelenkpfanne; Kernspintomografie: Bei nicht eindeutiger Röntgendiagnose der Luxation und/oder bei Verdacht einer begleitenden Verletzung der Rotatorenmanschette.

Therapieoptionen

Konservativ: Verfahren der Wahl bei Erst-Luxationen ohne Begleitverletzungen, Reposition mit anschließender Kontroll-Röntgenaufnahme. Die Reposition erfolgt schnell, um Weichteilschäden zu vermeiden.

Operativ: Verfahren der Wahl bei erfolglosem konservativem Repositionsversuch, bei Labrumschaden beim jungen, sportlich aktiven Patienten, bei nicht retinierbaren Schulterluxationen, frischer Zerreißung der Rotatorenmanschette, stark disloziertem knöchernem Bankartschaden insbesondere bei dezentriertem Glenohumeralgelenk, ausgedehnter Kopfimpression (vor allem hintere Luxation). Weitere Indikationen sind ein nach Reposition stark disloziert stehendes oder sekundär disloziertes Tuberculum majus, persistierende Beschwerden bei Rotatorenmanschettendefekt, Rezidivluxation trotz regelrechter Ruhigstellung sowie Luxationsfraktur. Die weitere Behandlung postoperativ erfolgt in einer Ruhigstellung im Verband (Gilchrist-Verband oder Schulterschlinge) für maximal 3 Wochen und anschließend Physio- und Trainingstherapie mit Bewegungs- und Kräftigungsübungen.

Physio- und Trainingstherapie

Für die nicht traumatisch-habituellen Schulterluxationsformen sind physio- und trainigstherapeutische stabilisierende Übungen zur Kräftigung und Koordination von Rotatoren, Deltoideus, Adduktoren und Skapulastabilisatoren angezeigt. Die konservative Behandlung der posttraumatischen Schulterluxation entspricht in ihren Grundzügen der postoperativen Rehabilitation. Nach erfolgter Ruhigstellung gilt es zunächst durch aktiv-assistierte therapeutische Maßnahmen die Beweglichkeit wiederherzustellen. Mit dem Erreichen einer freien Elevation und Außenrotation beginnt das Auftrainieren von Rotatorenmanschette und skapulothorakaler Muskulatur (Marquardt/Loew 2009; Aschenbrenner et al. 2015; Frosch/Wittner B. 2009).

Praxisbeispiel: ➤ Kap. 30.5.1

Prognose

Nichtoperative Behandlung: Vordere Luxation: Bei jüngeren, bis ca. 25 Jahre alten Patienten hohes Risiko einer Reluxation und ventralen Instabilität (Reluxationsrate 38 % bis >80 %). Bei ab ca. 40 Jahre alten Patienten Risiko eines Rotatorenmanschettenschadens. Bei älteren Patienten ohne Rotatorenmanschettenschaden günstige Prognose (ca. 20 % Reluxationsrate).

Operative Behandlung: Prognose ist abhängig von den Begleitverletzungen, der Therapie, der Weiterbehandlung und Mitarbeit des Patienten. Die Reluxationsrate beträgt 3–20 %, kein Unterschied zwischen offener und arthroskopischer Stabilisierung bezüglich Reluxationsrate (8,2 % vs. 6,4 %) und funktionellem Ergebnis.

Auch besteht nach operativer Therapie ein erhöhtes Arthroserisiko (Frosch/Wittner 2009).

30.1.4 AC-Gelenksluxation

Definition

Bei einer Schultereckgelenksprengung handelt es sich um eine Verletzung des Akromioklavikulargelenks (= AC-Gelenk), welches das Schulterdach (Akromion) und das Schlüsselbein (Klavikula) miteinander verbindet. Genauer gesagt kommt es hierbei zu einer Verletzung der stabilisierenden Bänder des Schultereckgelenks: Ligamentum acromioclaviculare und Ligamentum coracoclaviculare.

2,5 bis 2,5 % aller Luxationen sind Schultereckgelenksprengungen. Etwa 12 % aller Schultergürtelverletzungen betreffen das AC-Gelenk. Damit ist die AC-Gelenksluxation die dritthäufigste Verletzung des Schultergürtels nach Frakturen der Klavikula und Frakturen des proximalen Humerus. Männer sind 10-mal häufiger Betroffen als Frauen. Insgesamt liegt die Inzidenz bei 3–4 Fällen pro 100 000 Einwohnern und Jahr. (Bosch/Fremerey 2002, Thilke et al. 2004)

Ätiologie und Symptomatik

Eine Verletzung des Akromioklavikulargelenks tritt typischerweise durch einen Sturz auf die Schulter auf. Ursache hierfür ist eine starke Hebelwirkung am Schultergürtel, die beim Sturz auf den zur Seite gestreckten Arm erfolgt.

Symptomatik: Schmerzen, Funktionsverlust der Schulter, Schonhaltung (Arm wird nah am Körper und nach innen gedreht gehalten), Bluterguss, Schwellung, evtl. Vorwölbung des seitlichen Schlüsselbeinendes nach oben.

Klassifikation

Die Schultersprengung weist verschiedene Verletzungsgrade auf und wird nach „Tossy I–III" (alte Klassifikation) oder „Rockwood I-VI" (neue Klassifikation) eingeteilt. Tossy und Rockwood I-III stimmen überein und stellen die wichtigsten Schweregrade dar.

Tossy I/ Rockwood I	Überdehnung beider Bänder (Lig. acromioclaviculare und Lig. coracoclaviculare)
Tossy II/ Rockwood II	Ruptur/Riss des Lig. acromioclaviculare und Dehnung des Lig. coracoclaviculare mit daraus resultierender Subluxation im AC-Gelenk (= die Gelenkflächen von Akromion und Klavikula berühren sich nur noch teilweise)
Tossy III/ Rockwood III	Ruptur/Riss beider Bänder (Lig. acromioclaviculare und Lig. coracoclaviculare) mit daraus resultierender Luxation im AC-Gelenk (= vollständiger Kontaktverlust der Gelenkflächen von Akromion und Klavikula)

In der Rockwood-Klassifikation werden darüber hinaus drei weitere Grade definiert. Diese sind seltene, komplizierte Formen der Schultereckgelenksprengung und werden hier nicht näher beschrieben.

Diagnostik

Klinische Untersuchung: Patientengeschichte, Unfallmechanismus.

Körperliche Untersuchung:

- Prüfen auf Fehlstellung „Klaviertastenphänomen": Bei einer kompletten Ruptur der Bänder (Tossy III) steht das seitliche Ende des Schlüsselbeins nach oben ab und lässt sich vom Untersuchenden wie eine Klaviertaste nach unten drücken.
- Druckschmerz über dem AC-Gelenk
- Funktionsprüfung der Schulter

Apparative Diagnostik: Röntgen: bei Überdehnung ist ein erweiterter Gelenkspalt im AC-Gelenk sichtbar, bei einer Ruptur ist das Schlüsselbein nach hinten und oben verschoben, durch Belastung des Arms mit einem Gewicht von 10 kg während der Röntgenaufnahme wird die Schultersprengung im Seitenvergleich verstärkt dargestellt (das Schulterdach wird fußwärts gezogen und der Abstand zwischen Schlüsselbein und Schulterdach dadurch vergrößert).

Therapieoptionen

Die Entscheidung über die Art der Behandlung richtet sich allein nach dem Grad der Verletzung nach Tossy und Rockwood.

Konservativ: Tossy/Rockwood I: funktionelle Übungsbehandlung; Tossy/Rockwood II: kurzzeitige Ruhigstellung des Schultereckgelenks mittels Armschlinge (Gilchrist-Verband).

Die konservative Therapie der akuten AC-Gelenksluxation besteht mittlerweile zunächst aus der Schmerztherapie und der kurzfristigen Ruhigstellung des Arms im Gilchrist-Verband oder der Armschlinge. Nach Abschwellen der Schulter und bei Schmerzarmut kann der Arm frühzeitig wieder bewegt und mit einer gezielten funktionellen Bewegungstherapie begonnen werden (Hedtmann et al. 2002).

Operativ: Verfahren der Wahl bei Tossy/Rockwood III und Rockwood IV–VI. Offene Reposition, Bandnaht und Sicherung durch Zuggurtung oder temporäre Drahtfixierung, Ruhigstellung der Schulter postoperativ für 1 Woche. Nach einer Ruhigstellung nach der operativen Behandlung erfolgt die physiotherapeutische und funktionelle Mobilisierung der Schulter. (Aschenbrenner et al. 2015).

Physio- und Trainingstherapie

Nach Abschwellen der Schulter und bei Schmerzarmut bei der konservativen Behandlung kann der Arm frühzeitig wieder bewegt und mit einer gezielten funktionellen Trainingstherapie begonnen werden. Dabei werden am Anfang die Adduktoren Innerotatoren und Flexoren gekräftigt. Im weiteren Verlauf werden die Abduktoren, Außenrotatoren und Extensoren gekräftigt.

Nach der Ruhigstellung bei der operativen Behandlung erfolgt die physiotherapeutische und funktionelle Mobilisierung und Kräftigung der Schulter entsprechend der konservativen Behandlung.

30.1.5 Proximale Humerusfraktur

Definition

Die proximale Humerusfraktur ist ein Bruch des schulternahen Oberarmknochens, der häufig bei älteren Patienten mit Osteoporose diagnostiziert wird. Mit jährlich etwa 100 Fällen pro 100 000 Einwohner ist sie eine der häufigen Frakturen und macht 5 % aller Knochenbrüche aus. Bei Kindern tritt die Fraktur häufig als Epiphysenfugenfraktur auf und ist auch hier eine der häufigen Frakturen mit etwa 4 % aller Extremitätenfrakturen im Kindesalter (Kraus 2010, Burkhart et al. 2013).

Ätiologie und Symptomatik

Ein typischer Unfallmechanismus für eine Humeruskopffraktur ist ein Sturz auf den ausgestreckten Arm. Seltener ist die Ursache ein direkter Sturz auf die Schulter.

Symptomatik: Schmerzen, Bewegungseinschränkung in der Schulter, Schwellung, Bluterguss.

Klassifikation

Entsprechend der Anatomie des Oberarms kann der Bruch folgende vier Knochenanteile betreffen:

Humeruskopf, Tuberculum majus, Tuberculum minus, Humerusschaft.

Die häufigste Lokalisation einer proximalen Humerusfraktur befindet sich am Übergang der Tubercula auf den Humerusschaft, dem Collum chirurgicum, da hier die größte mechanische Schwachstelle am Oberarmknochen liegt. Eine weitere mögliche Bruchstelle bildet das Collum anatomicum (= anatomischer Hals), welches den Übergang der Tubercula auf den Humeruskopf bildet.

Der Schweregrad einer Fraktur am Humeruskopf wird durch die Anzahl der Fragmente bestimmt. Ein einfacher Bruch besteht aus zwei Fragmenten. Wenn diese nur gering verschoben und eingestaucht sind, kann der Bruch eine relative Stabilität aufweisen. Bei Drei- und Vierfragment-Frakturen besteht neben einer größeren Instabilität insbesondere die Gefahr einer Humeruskopfnekrose. Hierzu kommt es, wenn die Blutgefäße, die den Humeruskopf versorgen, bei der Fraktur verletzt werden. Meist ist dann nicht mehr gewährleistet, dass der Humeruskopf ausreichend mit Blut versorgt wird.

Bei Kindern wird die Fraktur nach der AO-Klassifikation (Arbeitsgemeinschaft für Osteosynthesefragen) für Kinder eingeteilt und hat hier die Formen 1.1E/1–2 oder 1.1M/2–3.

Diagnostik

Klinische Untersuchung: Patientengeschichte (typischer Unfallmechanismus); körperliche Untersuchung: Bewegungsfähigkeit in der Schulter, Schonhaltung, Begleitverletzung von Nerven und/oder Gefäßen (Durchblutung und Gefühl im gesamten Arm prüfen).

Apparative Untersuchung: Röntgen: Darstellung der Frakturlinie und der einzelnen Knochenfragmente, Computertomografie (CT): im Zweifelsfall zur Diagnosestellung und zur besseren Planung der Operation.

Therapieoptionen

Für die Art der Behandlung ist entscheidend, wie viele Knochenfragmente vorliegen und wie sehr diese gegeneinander verschoben sind.

Konservativ: Verfahren der Wahl bei stabilen, unverschobenen/eingestauchten 2-Fragment-Frakturen. 60–80 % der proximalen Humerusfrakturen können konservativ behandelt werden, wenn sich die Fragmente um weniger als 1 cm verschoben haben oder der Winkel um weniger als 45° gekippt ist. Der Arm wird in einer Armschlinge (Gilchrist-Verband) ruhiggestellt. Regelmäßige Röntgenkontrollen sind hier erforderlich, um ein verzögertes Abkippen der Fragmente möglichst frühzeitig zu erkennen und ggf. eine operative Korrektur durchzuführen Die Entscheidung für eine konservative oder operative Therapieform ist weiterhin abhängig vom Alter des Patienten, dem Dislokationsgrad und den Begleiterkrankungen.

Operativ: Verfahren der Wahl bei instabilen Frakturen. Bei einer Dislokation des Fragmentes von mehr als 1 cm oder bei einem Winkel von mehr als 45° zwischen den beiden Fragmenten sowie bei komplexeren Frakturen erfolgt eine operative Therapie. Offene Reposition und Fixierung der Knochenfragmente mit Drähten, Schrauben, Nägeln oder Platten. Bei 3- oder 4-Fragment-Frakturen werden aufgrund der Gefahr von Pseudarthrosen in einigen Fällen Oberarmkopf-Prothesen implantiert. Ist die Blutversorgung des Humeruskopfes beeinträchtigt und besteht somit die Gefahr einer Humeruskopfnekrose, wird der Kopf in jedem Fall durch eine Prothese ersetzt werden.

Bei Jugendlichen >13 Jahre wird auf Grund eines eingeschränkten Remodelling, aber auch einem höheren Anspruch an rasche Mobilität zunehmend häufiger eine operative Behandlung durchgeführt. (Aschenbrenner et al. 2015, Burkhart et al. 2013, Pandaya et al. 2012).

Physio- und Trainingstherapie

Während der Ruhigstellung des Arms in einer Armschlinge (Gilchrist-Verband) für 3 bis 6 Wochen bei konservativer Behandlung bzw. 1 bis 2 Wochen nach operativer Behandlung werden physiotherapeutische passive Mobilisierungstechniken schon nach wenigen Tagen durchgeführt, weiterhin folgen Kräftigungsübungen für die Ober-, Unterarm sowie für die Schultermuskulatur.

30.1.6 Distale Radiusfraktur

Definition

Distale Radiusfrakturen sind Brüche der Speiche, die bis zu 3 cm vom Handgelenk entfernt sind. Sie sind mit einem Anteil von 25 % die häufigste Fraktur bei Erwachsenen und treten vor allem in höherem Alter bei Patienten mit Osteoporose auf. In den meisten Fällen (75 %) handelt es sich um einen einfachen Bruch der Speiche. Inzidenz bei Patienten >35Jahre: 0,37 % Frauen, 0,09 % Männer. Bei Patienten >50 Jahre liegt bei Frauen das Risiko, eine Radiusfraktur zu erleiden, bei 15 %, bei Männern bei 2 %. Bei etwa einem Viertel der Fälle sind jedoch auch die Gelenkflächen beteiligt, wodurch sich der Heilungsverlauf komplizierter gestalten kann (Aschenbrenner et al. 2015, O'Neill TW et al. 2001, Dresing 2015).

Ätiologie und Symptomatik

Die distale Radiusfraktur tritt fast immer im Zusammenhang mit einem Sturz auf, bei dem versucht wird, den Aufprall mit der Hand abzufangen. Da in diesem Fall beim Aufprall in der Regel die Handinnenfläche zuerst aufkommt und die Hand somit gestreckt ist, wird in den meisten Fällen eine Extensionsfraktur (=Colles-Fraktur) diagnostiziert. Da die Knochenstruktur in höherem Alter meist durch degenerative Prozesse und Osteoporose geschwächt ist, reichen bei älteren Patienten oft schon Bagatelltraumen, wie z. B. ein Sturz aus dem Stand, als Ursache für eine distale Radiusfraktur aus. Risiken für Stürze sind vor allem ein unsicheres Gangbild und Herz-Rhythmus-Störungen. In jüngerem Alter sind größere Kräfte für einen solchen Knochenbruch erforderlich. So treten distale Radiusfrakturen hier eher bei gefährlichen Stürzen, Verkehrs- oder Sportunfällen auf.

Symptomatik: Schmerzen, besonders bei Auswärtsdrehen der Hand (= Supination) und Unterarmdrehung, Kraftverlust, sichtbare Fehlstellung, Funktionsstörung und -verlust, Schwellung, Gefühlsstörungen.

Klassifikation

Unterschieden werden extraartikuläre und intraartikuläre Radiusfrakturen, das Verhältnis beträgt 3:1. Befindet sich die Fraktur in Richtung der Handinnenfläche, spricht man von einer Flexionsfraktur (Smith-Fraktur), in Richtung des Handrückens von einer Extensionsfraktur (Colles-Fraktur). Letzteres kommt aufgrund des Unfallmechanismus sehr viel häufiger vor.

Meist tritt eine distale Radiusfraktur isoliert auf. Es kann jedoch auch zu zusätzlichen Verletzungen in der direkten Umgebung des Handgelenks kommen. Typische Begleitverletzungen sind: Verletzungen der Bänder des Handgelenks, Brüche und Ausrenkungen der Handwurzelknochen (insbesondere Scaphoidfrakturen), Verletzungen der Strecksehnen, insbesondere des Daumens, Nervenschäden.

Diagnostik

Klinische Diagnostik: Patientengeschichte, Unfallmechanismus. Körperliche Untersuchung: Fehlstellung, Druckschmerzen, Prüfen von Gefühl und Durchblutung in der Hand, Funktionsprüfung der Unterarmdrehung, des Handgelenks und der Fingergelenke.

Apparative Diagnostik: Röntgen, Kernspintomografie: bei Verdacht auf begleitende Bandverletzungen.

Therapieoptionen

Die Art der Behandlung ist abhängig von der Art des Knochenbruchs, von den Begleiterkrankungen, vom Alter und vom Allgemeinzustand sowie vom Funktionsanspruch des Patienten an das Handgelenk und die Hand selbst.

Konservativ: Verfahren der Wahl bei unkomplizierten Brüchen, d. h. keine Gelenkbeteiligung sowie keine oder nur geringe Dislokation am Bruchspalt, die sich leicht wieder in die korrekte anatomische Stellung bringen lässt (Reposition), Stützverband (Gips oder Softcast) für 4 bis 5 Wochen und Röntgenkontrolle nach 4, 7 und 11 Tagen.

Operativ: Verfahren der Wahl bei komplizierten Brüchen, d. h. mit Beteiligung des Handgelenks, bei starkem Auseinanderweichen am Bruchspalt, offenem Bruch, großem Weichteilschaden, begleitenden Gefäß- oder Nervenschäden, komplexen Begleitverletzungen, erfolglosem konservativem Repositionsversuch und bei bestehender Osteoporose. Bei Osteosynthese wird die Implantatentfernung nach individuell festgelegtem Zeitpunkt, frühestens aber nach 12 Monaten durchgeführt.

Physio- und Trainingstherapie

Eine Ruhigstellung des gesamten Arms ist nicht notwendig. Empfohlen werden frühzeitige Bewegungsübungen der angrenzenden Gelenke (Finger, Ellenbogen, Schulter) im Rahmen der Physiotherapie und Trainingstherapie, möglichst normaler Gebrauch (leichte alltägliche Aktivitäten) der Finger und der Greiffunktion auch nach Operation und im Gipsverband. Nach Verbesserung der Beweglichkeit folgen Kräftigungsübungen für Unter- und Oberarm sowie Schultermuskulatur.

30.2 Untere Extremität

30.2.1 Schenkelhalsfraktur

Definition

Bei einem Oberschenkelhalsbruch ist der Knochen genau im Übergang vom Hüftkopf zum Schaft des Oberschenkelknochens gebrochen, und das betroffene Bein kann die Last des Körpers nicht mehr tragen. Die Inzidenz für Schenkelhalsfrakturen in Deutschland beträgt 90/100 000 Einwohner, bei den über 65-Jährigen 600 bis 900/100 000 Einwohner/Jahr. Das Lebenszeitrisiko, eine Fraktur des koxalen Femurs zu erleiden, beträgt etwa 11–23 % bei Frauen und 5–11 % bei Männern (Aschenbrenner et al. 2015, Bonnaire et al. 2005, Pfeifer et al. 2001).

Ätiologie und Symptomatik

Ein Oberschenkelhalsbruch ist eine typische Verletzung im Alter, da die Knochenstruktur durch Osteoporose besonders im Bereich des Schenkelhalses geschwächt ist. Unfallgeschehen wie Ausrutschen, Fallen aus dem Bett, Sturz durch Schwäche oder Schwindel sind typische Ursachen für die Entstehung der Fraktur. Häufig erfolgt der Sturz auf die Hüfte oder die Gesäßregion. Das betroffene Bein ist hierbei nicht abgespreizt, sondern an das andere Bein angelegt. Bekannt ist dies als Adduktionsfraktur. Die Schenkelhalsfraktur kann jedoch auch als pathologische Fraktur bei verschiedenen Vorerkrankungen oder bei Knochentumoren und Metastasen auftreten. In jüngerem Alter ist ein Oberschenkelhalsbruch seltener, da hierfür ein größeres Trauma (z. B. Verkehrsunfall) erforderlich ist.

Symptomatik: Schmerzen in der Hüfte und/oder Leiste, evtl. mit Ausstrahlung in Bein und Becken, Bewegungseinschränkung im Hüftgelenk und Gehunfähigkeit, Unfähigkeit, das verletzte Bein gestreckt zu heben, Blutergüsse und Schwellungen über dem Hüftgelenk, Beinverkürzung und Außenrotation.

Klassifikation

Es gibt drei relevante Klassifikationen: Die Klassifizierung nach Pauwels (I-III) orientiert sich am Winkel zwischen der Horizontalen und der Frakturlinie. Die Einteilung nach Garden (I-IV) richtet sich nach dem Dislokationsgrad der Fraktur. Eine weitere Einteilung ergibt sich aus der Klassifikation der Frakturen der Arbeitsgemeinschaft für Osteosynthesefragen. In ➤ Tab. 30.1 wird die Einteilung nach Pauwels als eine der bekanntesten Klassifikationen dargestellt.

Diagnostik

Klinische Diagnostik: Unfallmechanismus, körperliche Untersuchung.

Apparative Diagnostik: Röntgenaufnahme des Beckens und des Hüftgelenks, Computertomografie (CT).

Therapieoptionen

Konservativ: Verfahren der Wahl bei stabiler, nicht verschobener Fraktur, Heilung des Knochenbruchs durch Ruhigstellung des Beines, dieser Fall gilt als Ausnahme, da dieser Bruch häufig verschoben ist und der Oberschenkelkopf in seiner Richtung verdreht sein kann.

Operativ: Verfahren der Wahl bei verschobenen Brüchen. Für die operative Therapie stehen zwei Verfahren zur Verfügung: Es wird versucht, den Bruch wieder einzurenken und mittels Schrauben zu halten. Bekannt ist dieses Verfahren als „kopferhal-

Tab. 30.1 Einteilung der medialen Schenkelhalsfraktur nach Pauwels

Pauwels	Winkel	typische Charakteristika
I	unter 30°	Abduktionsfraktur mit resultierender Valgusstellung/Einstauchung
II	30–70°	Adduktionsfraktur mit Varusstellung
III	über 70°	Abscherfraktur mit Varusstellung

tendes Verfahren“ und hat den Vorteil, dass der Oberschenkelkopf erhalten bleibt. Dieses Verfahren wird bei jungen Patienten empfohlen. Da die Durchblutung des Oberschenkelkopfes bei älteren Patienten häufig sehr schlecht oder ganz aufgehoben ist und die Stabilisierung mittels Schrauben etc. nicht halten würde, ist oft ein Gelenkersatz nötig.

Physio- und Trainingstherapie

Rehabilitation, möglichst frühzeitige Mobilisation, regelmäßige Anleitung zu Bewegungsübungen, Gangschulung, Sturzprophylaxe. Muskelaufbau der Hüft- und Oberschenkelmuskulatur, Koordinationstraining. Bei jüngeren Patienten wird eine schmerzadaptierte Teilbelastung für 6 Wochen, bei älteren Patienten immer schmerzadaptierte Vollbelastung empfohlen.

30.2.2 Vordere Kreuzbandruptur

Definition

Der vordere Kreuzbandriss tritt entweder isoliert auf oder kommt im Zusammenhang mit komplexeren Verletzungen vor. Bei diesen Verletzungsformen können sowohl die Menisken als auch Innen- und Außenband in Mitleidenschaft gezogen werden. Der Anteil an Verletzungen der Bänder im Knie an allen klinisch relevanten Knieverletzungen liegt bei etwa 40 %. Von diesen wiederum sind etwa zwei Drittel der Verletzungen Kreuzbandrisse. Zu 46 % ist nur das vordere Kreuzband (VKB) betroffen und zu 4 % nur das hintere. Der Riss des vorderen Kreuzbandes ist nicht nur die häufigste Bandverletzung des Knies, sondern auch die häufigste klinisch relevante Verletzung des Knies überhaupt. Die Häufigkeit liegt in den USA und Mitteleuropa bei etwa 0,5 bis 1 vorderen Kreuzbandrissen pro 1 000 Einwohner pro Jahr (Rupp/Kohn 2002). Allein aus den USA werden jährlich mindestens zwischen 100 000 und 250 000 Verletzungen des vorderen Kreuzbands berichtet (Gordon/Steiner 2004). Frauen haben gegenüber Männern ein um das 2,3- bis 9,7fach erhöhtes Risiko für VKB-Verletzungen (Hewett et al. 2005). Die Prävalenz der Arthrose beträgt 13 % für isolierte VKB-Rupturen bzw. 21–48 % für kombinierte Verletzungen (Oiestad et al. 2009).

Ätiologie und Symptomatik

Der vordere Kreuzbandriss ist eine typische Sportverletzung. Sie tritt vor allem bei Sportarten mit fixiertem Fuß (z. B. Skifahren und Fußballspielen mit Stollenschuhen) auf, in denen das Kreuzband bei plötzlicher Beschleunigung oder Drehungen des Körpers extremen Belastungen ausgesetzt ist. Die Verletzung des vorderen Kreuzbands entsteht typischerweise durch einen Richtungswechsel. Häufig liegt eine Drehbewegungsstellung des Unterschenkels nach außen mit Valgusbeugungsstress oder eine Drehbewegungsstellung nach innen mit Varusbeugungsstress vor. Auch zu starke Hyperextension bzw. Hyperflexion können Auslöser sein. Besonders häufig treten solche Verletzungen unter sogenannten „Stop-and-Go“-Sportarten und bei Mannschaftssportarten – mit und ohne Fremdeinwirkung – auf. Ein Riss kann auch durch eine Patellaluxation mit plötzlichem Stabilitätsverlust des Kniegelenks bedingt sein.

Symptomatik: Starke Schmerzen akut nach dem Unfall; später nur wenig schmerzhaft, eingeschränkte Gehfähigkeit und Belastbarkeit; Schwellung des Kniegelenks: sofort oder erst später, Instabilität des Kniegelenks (fällt meist erst nach Wochen oder Monaten bei Vollbelastung des Knies auf), mit Wegknickgefühl („giving-way“), Verschiebegefühl: Oberschenkel gegen Unterschenkel.

Klassifikation

In den wenigsten Fällen sind Kreuzbandrisse isolierte Verletzungen. Die Rupturen werden meist von anderen Läsionen weiterer Bänder und der Menisken begleitet. Es können zwei Arten von Kreuzbandrissen unterschieden werden: Vorderer oder hinterer Kreuzbandriss mit sagittaler Instabilität und positivem Schubladenphänomen und Kombinationsverletzung mit Schubladenphänomen in Drehstellung des Fußes nach innen oder außen. Hinsichtlich der **Rotationsinstabilität** wird unterschieden:

anteromedial	vorderer Kreuzbandriss, Riss des Innenmeniskus und der mediodorsalen Kapsel, oft zusätzlich (meist zur Mitte zeigender) Riss des Innenbandes (sogenannte *Unhappy Triad*)
anterolateral	Riss des hinteren Kreuzbandes, des Außenbandes und der dorsolateralen Kapsel
posterolateral	Riss des Außenbandes und des hinteren Kreuzbandes bei hinterer-mittiger bzw. hinterer-seitlicher Drehbewegungsinstabilität

Diagnostik

Klinische Diagnostik: Körperliche Untersuchung: vorderer Schubladen-Test, Lachman-Test.

Apparative Diagnostik: Kernspintomografie: Sicherung der Bandverletzung, ihrer Lokalisation und Erkennen eines Gelenkergusses. Bei frischen Verletzungen und Kombinationsverletzungen treten oft die sogenannten „bone bruise" auf, trabekuläre Mikrofrakturen, die sich in 40–50 % der Fälle bei akuter VKB-Ruptur als diffuse oder umschriebene Erniedrigungen der Knochenstruktur darstellen (Miller et al. 1998).

Therapieoptionen

Die Wahl des möglichen Therapieverfahrens orientiert sich an den individuellen Gegebenheiten und Ansprüchen des Patienten (Alter, Aktivitätslevel, Sportambitionen, Compliance).

Konservativ: Ein geringer Prozentsatz (15 %) der Bevölkerung führt laut Burger et al. (2000) auch mit einem gerissenen VKB ein zufriedenstellendes Leben. Insbesondere ältere Patienten mit niedrigem Aktivitätsniveau und geringem Anspruch an die Belastbarkeit des Kniegelenks verzichten auf eine operative Rekonstruktion des vorderen Kreuzbandes und profitieren von konservativen Behandlungsmethoden. Auch eine Teilruptur des VKB wird konservativ behandelt. Ziele der konservativen Therapie sind Schmerzreduktion, Abklingen der Schwellung und des Reizzustands sowie die Wiederherstellung des normalen Bewegungsausmaßes. Dies wird durch eine aktive Rehabilitation von Gelenkbeweglichkeit sowie Muskelkraft, -ausdauer und -koordination der kniegelenksstabilisierenden Muskulatur erreicht. Eine Knieorthese mit Gelenk kann für eine gewisse Zeit verwendet werden, Gehstützen und Teilbelastung bis Schmerzfreiheit, Beginn der Muskelkräftigung nach ca. 1–2 Wochen.

Operativ: Arthroskopischer Ersatz des vorderen Kreuzbandes mit einem körpereigenen Sehnentransplantat in Single-bundle- oder Double-bundle Technik (Semintendinosus- und Gracilis-Sehne oder das mittlere Patellasehnendrittel), Mitversorgung von Begleitschäden.

In der Regel konservativ behandelt werden Patienten mit einer nur geringen Knieinstabilität – also kein Wegknick-Phänomen („giving way") –, mit geringen Sportambitionen, bestehender Arthrose oder Patienten höheren Alters. Bei körperlich aktiven Patienten und bei komplexen Knieverletzungen (kombiniert mit Meniskus- und/oder Innenbandverletzung) wird eine Operation empfohlen. Diese erfolgt arthroskopisch.

Die Prognose einer solchen Operation ist oft gut, sodass bei adäquater Mitarbeit des Patienten in der Weiterbehandlung ein hohes Leistungssportniveau wiedererlangt werden kann. werden kann.

Den zeitlichen postoperativen Heilungsverlauf des Implantats beschreiben Rupp und Kohn (2002) in vier Phasen:

- Phase I: Avaskularisierungsphase (ca. 1.–4./6. p. o. Woche)
- Phase II: Revaskularisierungsphase (ca. 4./6.–12./16. p. o. Woche)
- Phase III: Kollagensynthesephase (ca. 12./16.–26./32. p. o. Woche)
- Phase IV: Remodellierungsgsphase (ca. ab der 26./32. p. o. Woche).

Dabei weist das Implantat 12 Wochen postoperativ eine Festigkeit von ca. 35 % der ursprünglichen Implantatfestigkeit auf.

Mögliche Komplikationen: Transplantatversagen, Knorpelschäden, Meniskusrisse, Arthrose im Kniegelenk, chronische Knieschmerzen, chronische Knieinstabilität, Bewegungseinschränkung.

Physio- und Trainingstherapie

Die Auffassung über die Art der optimalen Nachbehandlung nach VKB-Rekonstruktion hat sich über die vergangenen Jahrzehnte grundlegend gewandelt. Heutige Rehabilitationskonzepte folgen dem Prinzip der frühfunktionellen Rehabilitation mit rascher Mobilisation und Belastung des operierten Kniegelenks. Bei allgemeiner Anerkennung aktueller wissenschaftlicher Kenntnisse herrscht allerdings nach wie vor Unklarheit darüber, inwieweit man dem Transplantat unmittelbar postoperativ frühfunktionellen Stress zumuten darf, ohne den Heilungsablauf des Transplantats zu gefährden. So variieren Zeitpunkt und Umfang der Freigabe von Belastung und Gelenkbeweglichkeit zwischen den einzelnen Nachbehandlungskonzepten teilweise erheblich und reichen von einer mehrwöchigen Orthesennachbehandlung bis hin zur sofortigen, uneingeschränkten Belastung.

Oft wird folgendes Vorgehen empfohlen:

- 1. Woche Sohlenkontakt
- 2. bis 4. Woche 20 kg Teilbelastung und keine Kniebeugung über 90°, Muskelkräftigung, Koordinationstraining (übliche Behandlungsdauer: 12 bis 16 Wochen)
- 4. bis 12 Woche Muskelkräftigung, Koordinationstraining, freie Kniebeweglichkeit. Um die Revaskularisierungsphase des Transplantats nicht zu gefährden, werden Stressbelastungen des Transplantats vermieden (z. B offene Kette).
- Nach 3 bis 4 Monaten kann mit leichtem Lauftraining begonnen werden, kniebelastende Sportarten/schwere kniebelastende Tätigkeiten erst nach 9 Monaten.
- Nach 12 Monaten ist meist die volle Sportfähigkeit wiedererlangt, klinische Kontrollen erfolgen für 8 bis 12 Wochen (bei gestörtem Verlauf Abklärung durch bildgebende Verfahren oder Arthroskopie), Entfernung des Implantats im Allgemeinen nicht notwendig, nur bei implantatbezogenen Schmerzen.
- Zum posttraumatischen Heilungsverlauf der restlichen VKB-Fasern bei einer Teilruptur des VKB gibt es wenige Informationen in der Literatur. In der Physio- und Trainingstherapie wird zeitnah ca. 2–4 Wochen nach dem Trauma und Abklingen der Schwellung und des Reizzustands mit dem Koordinationstraining und der Muskelkräftigung begonnen. Auch hier werden oft bis ca. 12 Wochen nach der Verletzung Stressbelastungen der restlichen Fasern vermieden, um den Heilungsablauf nicht zu stören.

Praxisbeispiel: ➤ Kap. 30.5.2

30.2.3 Meniskusläsion

Definition

Bei einem Meniskusriss ist der Meniskus an einer bestimmten Stelle entweder eingerissen oder vollständig durchtrennt. Da der Innenmeniskus mit dem Seitenband des Knies (Innenband) verwachsen ist, kann er bei einer zu plötzlichen Bewegung nur wenig nachgeben. Somit ist der Innenmeniskus sehr viel anfälliger für Risse als der Außenmeniskus, da dieser nicht mit dem Außenband verwachsen ist. Eine Studie aus Anfang der 90er-Jahre ergab ein Verhältnis von männlichen zu weiblichen Patienten von 2,5:1. Bei den männlichen Patienten traten die meisten Verletzungen im Alter zwischen 31 und 40 Jahren auf, bei den weiblichen Patienten lag der Altersgipfel zwischen 11 und 20 Jahren. Im Kindesalter sind Meniskusverletzungen aufgrund der großen Gewebeelastizität äußerst selten, wobei es sich dabei ausschließlich um traumatische Läsionen handelt (Anagnostakos et al. 2006).

Ätiologie und Symptomatik

Ein Meniskusriss ist eine typische Sportverletzung. Die Ursache ist meist eine Rotation im Knie. Vor allem bei Sportarten, bei denen der Fuß fixiert ist, führt eine zu schnelle Drehbewegung des Körpers zu einer Rotation des Knies, bei welcher der Fuß nicht folgen kann. Dies tritt z. B. häufig beim Skifahren oder beim Fußballspielen auf, wenn Stollenschuhe getragen werden. Aufgrund des Unfallhergangs kommt ein Meniskusriss primär bei jüngeren und sportlich aktiven Patienten vor. Ein Meniskusriss kann jedoch auch durch degenerative Prozesse entstehen. Schon ab dem 40. Lebensjahr weist das Meniskusgewebe Verschleißerscheinungen auf, die mit dem Altern fortschreiten. So können Meniskusrisse schon bei sehr geringer oder sogar ganz ohne äußere Krafteinwirkung entstehen.

Symptomatik: Schmerzen am betroffenen Gelenkspalt, eingeschränkte Belastbarkeit im Kniegelenk, evtl. Einklemmungserscheinungen oder Gelenkblockade, evtl. spürt der Patient bei Bewegung des Knies ein „Schnappen" über dem Gelenkspalt, evtl. Gelenkschwellung.

Klassifikation

- Klassifikation nach der Rissform: Längsriss, Horizontalriss, Radiärriss, Lappenriss, Korbhenkelriss, Komplexriss
- Klassifikation nach Lokalisation: vorderes, mittleres, hinteres Drittel der Zirkumferenz, inneres, mittleres, peripheres Drittel
- Klassifikation der Läsion im MRT: Grad I-IV mit zunehmender Schwere

Die häufigsten Formen sind der Korbhenkelriss und der Radiärriss. Degenerative Meniskusschäden beginnen immer zentral im Meniskus.

Diagnostik

Klinische Untersuchung: Körperliche Untersuchung: Schmerzprovokation durch Druckausübung am Gelenkspalt, Schmerzprovokation durch spezielle Bewegungstests am Knie.

Apparative Diagnostik: Röntgen: Ausschluss einer Verletzung knöcherner Strukturen (der Meniskus selbst kann nicht im Röntgenbild dargestellt werden); Kernspintomografie (MRT): Sicherung der Diagnose und Planung der Behandlung.

Therapieoptionen

Konservativ: Schmerztherapie.

Operativ: Meniskusnaht: In Abhängigkeit von der Lokalisation ist die Meniskusnaht bei basisnahen Rissen indiziert, da nur hier eine ausreichende Durchblutung des Meniskusgewebes gegeben ist, die für die Heilung der Narbe notwendig ist. Partielle Meniskektomie (Teilresektion): Entfernung eines geringen Anteils des verletzten Meniskus, falls eine Meniskusnaht keinen Erfolg verspricht.

Beide OP-Verfahren ermöglichen in der Regel nach einigen Wochen weitgehende Beschwerdefreiheit, wobei die Nachbehandlung sich jedoch unterscheidet. Im Anschluss an eine partielle Resektion ist eine funktionelle Nachbehandlung mit Vollbelastung möglich. Im Anschluss an eine Meniskusnaht ist eine 6-wöchige Teilbelastung einzuhalten, um die Beweglichkeit einzugrenzen. Damit lässt sich eine bestmögliche Heilung der Naht erzielen und das Meniskusgewebe vollständig erhalten, was sich langfristig prognostisch günstiger auswirkt.

Physio- und Trainingstherapie

Physiotherapie zur Verbesserung der Beweglichkeit, Schmerzreduzierung sowie medizinische Trainingstherapie mit der Zielsetzung Kräftigung der Oberschenkelmuskulatur sowie Verbesserung der koordinativen Fähigkeiten.

30.2.4 Unterschenkelfraktur

Definition

Der Unterschenkelbruch bezeichnet den gemeinsamen Knochenbruch von Schien- und Wadenbein. Es können Schienbein und Wadenbein auch isoliert gebrochen sein. Da der Umfang des Schienbeins und somit seine Stabilität in der Nähe des Sprunggelenks am geringsten sind, kommt eine Unterschenkelfraktur hier am häufigsten vor. Bei einem Unterschenkelbruch können gleichzeitig auch benachbarte Gelenke verletzt sein, z. B. Knie- und Sprunggelenk.

Ätiologie und Symptomatik

Eine Unterschenkelschaftfraktur kann durch ein direktes oder ein indirektes Trauma entstehen. Indirekte Kräfte wirken durch Biegung oder Rotation des Unterschenkels. Direkte Traumata hingegen erfordern eine größere Krafteinwirkung direkt auf den Unterschenkel, wie es vor allem bei Verkehrsunfällen der Fall sein kann. Aber auch im Sport kann es

z. B. beim Fußball durch den Tritt gegen das Bein zu einer Unterschenkelfraktur kommen.

Symptomatik: Schmerzen, Schwellung, Bluterguss, Bewegungseinschränkung, Belastungsunfähigkeit, evtl. Fehlstellung, evtl. Gefühlsstörungen im Fuß.

Klassifikation

Laut der Klassifikation der Arbeitsgemeinschaft für Osteosynthesefragen (AO-Klassifikation) erfolgt die Einteilung nach Lokalisation und Art des Schienbeinbruchs. Man unterscheidet folgende Bruchtypen (AO-Foundation 2014):

- **Einfache Fraktur:** nur eine Knochenbruchlinie und somit Entstehung von zwei Knochenfragmenten
- **Keilfraktur:** keilförmige Knochenbruchlinie mit drei Fragmenten
- **Komplexe Fraktur:** Trümmerbruch mit drei oder mehr Fragmenten

Es wird weiterhin zwischen einem geschlossenen Knochenbruch und einem offenen Knochenbruch unterschieden.

Diagnostik

Klinische Untersuchung: Patientengeschichte: Unfallmechanismus; körperliche Untersuchung: Lokalisation des Bruchs, Bewegungseinschränkung schmerzbedingt, Gefühlsstörungen, Durchblutungsstörungen, Begleitverletzungen am Knie und/oder am Sprunggelenk, Ausschluss eines Kompartmentsyndroms.

Apparative Diagnostik: Röntgen: Aufnahme des Unterschenkels einschließlich der angrenzenden Gelenke (Knie und Sprunggelenk), Computertomografie: evtl. bei komplexen Brüchen.

Therapieoptionen

Entscheidend ist hier, ob es sich um eine offene bzw. geschlossene Fraktur handelt und wie komplex der Knochenbruch ist.

Konservativ: Verfahren der Wahl bei geschlossenen Frakturen, einfachen Frakturen mit wenigen Fragmenten, Knochenbrüchen mit nur geringer Dislokation oder leichter, geschlossener Reposition. Ruhigstellung zuerst im Liegegipsverband für 1 Woche, nach ausreichender Festigung des Frakturspalts folgt die Schienung durch einen Gehgipsverband über 5 Wochen.

Operativ: Verfahren der Wahl bei offenen Frakturen, komplexen Frakturen, Knochenbrüchen mit größerer Dislokation der Fragmente, bei größeren Weichteilschäden, Gefäß- und/oder Nervenverletzungen und bei drohendem oder vorhandenem Kompartmentsyndrom. Plattenosteosynthese, v. a. bei komplexeren Frakturen im gelenknahen Bereich. Fixateur externe: Übergangsversorgung bei offenen Frakturen mit erheblichem Weichteilschaden. Es folgt eine regelmäßige Röntgenkontrolle zur Überprüfung der Stellung und der knöchernen Festigung im Frakturspalt.

Physio- und Trainingstherapie

Konservativ: Physiotherapie nach Gipsabnahme (bei ausreichender knöcherner Festigung um den Frakturspalt).

Postoperativ: Zeitpunkt der Frühmobilisation und des Belastungsaufbaus im Rahmen der Physiotherapie ist abhängig von Fraktur- und Osteosyntheseform.

30.2.5 Sprunggelenksbruch

Definition

Ein Sprunggelenkbruch des oberen Sprunggelenks ist ein Bruch des Innen- und/oder Außenknöchels am Fuß, wobei der Außenknöchel am häufigsten betroffen ist. Frakturen des oberen Sprunggelenks zählen mit einer Inzidenz von bis zu 174 pro 100 000 Personen zu den häufigsten Frakturen des Erwachsenen. Kommt es zu einem Bruch des Sprunggelenks, so bewirken Kraftübertragungen fast immer auch Verletzungen der Bänder (Kannus et al. 2002).

Ätiologie und Symptomatik

Der Bruch des oberen Sprunggelenks entsteht immer über eine mehr oder weniger starke Subluxation oder Luxation des Gelenks, d.h. eine Lösung der Knochen des Gelenks aus ihrer normalen gelenkigen Verbindung unter Bruch von mindestens dem Außenknöchel und möglichen knöchernen und ligamentären Begleitverletzungen, bekannt als **Luxationsfraktur.** Der Sprunggelenkbruch ist eine typische Sportverletzung. Beispielsweise beim Laufen auf unebenem Grund, bei einem abrupten Richtungswechsel oder einem falschen Aufkommen nach einem Sprung kann der Fuß umknicken, was eine Knöchelfraktur bewirken kann. Auch ein Sturz aus geringer Höhe kann einen Sprunggelenkbruch verursachen. Allerdings ist ein direktes Trauma als Ursache eher selten.

Symptomatik: Schmerzen, Schwellung, Bluterguss, Bewegungseinschränkung, Belastungsunfähigkeit, evtl. Instabilität, evtl. Fehlstellung, evtl. Gefühlsstörungen im Fuß.

Klassifikation

Gegenwärtig werden die Brüche für die operative Versorgung bevorzugt anatomisch nach *Danis* oder abgeleitet nach *Weber* eingeteilt, und zwar abhängig von der Höhe des Wadenbeinbruchs im Verhältnis zur Syndesmose. Diese Einteilung wurde von der Arbeitsgemeinschaft für Osteosynthesefragen (AO-Foundation 2014) in ihre Klassifikation übernommen und weiter differenziert (➤ Tab. 30.2).

Das Ausmaß der Gelenkschädigung steigt von A bis C an. Begleitverletzungen wie Innenknöchelbruch und hinteres Schienbeinkantenfragment **(Volkmann'sches Dreieck)** können das Ausmaß der Gelenkschädigung erhöhen. Bei Vorliegen eines kombinierten Bruchs des Innen- und des Außenknöchels spricht man von einer **bimalleolären Sprunggelenkfraktur.** Wie bei allen Knochenbrüchen wird auch hier zwischen einem geschlossenen Knochenbruch und einem offenen Knochenbruch unterschieden. Eine offene Fraktur bedeutet stets ein größeres Risiko für eine Infektion, was die Heilung verzögern kann.

Diagnostik

Klinische Untersuchung: Patientengeschichte; körperliche Untersuchung: Lokalisation des Bruchs, Prüfen der Bandstabilitäten, Prüfen von Gefäß- und Nervenverletzungen.

Apparative Diagnostik: Röntgen, Computertomografie: bei fraglichen Röntgenbefunden; Kernspintomografie: Abklärung von Bandverletzungen, Weichteil- und Knorpelbeurteilung.

Therapieoptionen

Allgemein entscheiden die Art des Knochenbruchs und die Weber-Klassifikation (➤ Tab. 30.2) über den Behandlungsweg. Bei einer dislozierten Fraktur sollte die Fehlstellung so früh wie möglich behoben werden, um Druckschäden der Weichteile (Haut, Nerven, Gefäße) durch die Knochenfragmente zu vermeiden.

Konservativ: Verfahren der Wahl bei geschlossenen Weber-A- und Weber-B-Frakturen mit unverschobenem Bruch und ohne Syndesmose-Verletzung, Geh-Gipsverband für 6 Wochen.

Operativ: Verfahren der Wahl bei Weber-C-Fraktur (immer), ferner bei Weber-A- und Weber-B-Frakturen mit verschobenem Bruch und/oder Syndesmose-Verletzung (bei Weber B) und/oder offenen Brüchen und/oder Gefäß- und/oder Nervenverletzungen. Die operative Versorgung wird bei allen Brüchen mit Osteosynthese durchgeführt. Es folgt eine regelmäßige Röntgenkontrolle zur Überprü-

Tab. 30.2 Klassifikation nach Danis/Weber

Typ	Frakturlokalisation	Syndesmosenverletzung
A	Fraktur unterhalb der Syndesmose	Syndesmose immer intakt
B	Fraktur auf Höhe der Syndesmose	Syndesmose häufig mitverletzt
C	Fraktur oberhalb der Syndesmose	Syndesmose immer mitverletzt

30

fung der Stellung und der knöchernen Festigung im Frakturspalt. Vollbelastung erst nach 6 Wochen, sportliche Aktivitäten nach 3 bis 6 Monaten wieder möglich.

Physio- und Trainingstherapie

Frühe physiotherapeutische Mobilisation, Belastungsaufbau und Gangschulung (Zeitpunkt und Intensität abhängig von Frakturform, Stabilität der Osteosynthese und Knochenqualität). Weiterhin Muskelkräftigung der Unterschenkel- und Oberschenkelmuskulatur sowie Verbesserung der koordinativen Fähigkeiten der Sprunggelenkmuskulatur.

30.2.6 Achillessehnenruptur

Definition

Bei einem Achillessehnenriss handelt es sich um eine plötzlich auftretende teilweise oder vollständige Durchtrennung der Achillessehne. Neben den unmittelbar einschießenden starken Schmerzen wird oft auch von einem laut hörbaren Knall (wie ein Peitschenhieb) berichtet. Da die Verbindung zwischen Wade und Ferse damit unterbrochen ist, ist dem Betroffenen ein Gehen plötzlich nur noch schwer möglich. Die Verletzungen der Achillessehnenrisse sind gegen Ende des 20. Jahrhunderts in Deutschland deutlich angestiegen. Meist befinden sich die Patienten im 4. und 5. Lebensjahrzehnt. Dies ist im Wesentlichen durch neue Sportarten und zunehmendes Übergewicht in der Bevölkerung bedingt (lsbach 2007). 1996 gab es in Deutschland 15 000 bis 20 000 Fälle einer Achillessehnenruptur (Lill et al. 1996).

Ätiologie und Symptomatik

Ein Achillessehnenriss wird überwiegend durch ein indirektes Trauma beim Sport verursacht. Grund dafür sind enorme Zugkräfte, wie sie beim Ansatz zum Sprint, beim Abspringen oder beim Aufkommen nach einem Sprung und beim schnellen Richtungswechsel in verschieden Sportarten vorkommen können. Bei einem Achillessehnenriss liegt oft eine Vorschädigung der Achillessehne vor. Eine Überbeanspruchung der Sehne beim Sport führt häufig zu Mikroverletzungen in der Sehne, die sich bei unzureichender Ruhephase nicht regenerieren können und die Sehne schwächen. Bei erneuter Belastung kann es so schnell zu einem Achillessehnenriss kommen. Weiterhin kann die Sehne aufgrund altersbedingter degenerativer Veränderungen vorgeschädigt und somit anfälliger für einen Riss sein. Nur sehr selten sind äußere Gewalteinwirkungen der Grund für einen Achillessehnenriss. Eine weitere seltene Ursache einer spontanen Achillessehnenruptur ist die Medikation mit Kortikosteroiden oder anderen Immunsuppressiva.

Symptomatik: laut hörbarer Knall („Peitschenhieb") mit sofort einschießenden, stechenden Schmerzen oberhalb der Ferse, Funktionsverlust der Wadenmuskulatur, wodurch das Gehen erschwert wird und vor allem der Zehenstand nicht mehr möglich ist, Schwellung an der Rückseite des Sprunggelenks und der Wade, tastbare Delle oberhalb der Ferse auf Höhe der Sehnendurchtrennung, evtl. Bluterguss oberhalb der Ferse.

Diagnostik

Klinische Diagnostik: Körperliche Untersuchung: tastbare Delle auf Höhe der Sehnendurchtrennung; nach Aufforderung ist dem Patienten ein Zehenstand nicht möglich; Positiver Thompson-Test.

Apparative Diagnostik: Röntgen: Ausschluss einer knöchernen Verletzung; Ultraschall: Ermittlung der genauen Lokalisation des Risses und des Abstands der beiden freien Sehnenenden zueinander; Kernspintomografie: Absicherung bei unklarem Befund.

Therapieoptionen

Konservativ: Voraussetzung: Sehnenenden lassen sich durch Plantarflexion zusammenbringen (im Ultraschall nachweisbar); Unterschenkelgips in Spitzfußstellung für 2 Wochen, anschließend Schuhorthese insgesamt für 6 Wochen (speziell angepasster Schuh mit einer Erhöhung im Fersenbereich zur

„Spitzfußstellung") mit einer stetigen Reduktion der Steilstellung.

Operativ: Verfahren der Wahl bei großer Distanz der freien Sehnenenden, die ein selbstständiges Heilen der Sehne nicht ermöglicht. Standardverfahren: Sehnennaht; bei schlechter Sehnenqualität wird die Sehne im Bereich des Risses entweder durch spezielle Nahttechniken oder durch Einarbeitung von zusätzlichem körpereigenem Sehnenmaterial verstärkt. Nach der OP: Unterschenkelgips in Spitzfußstellung für 4 bis 6 Wochen (mit Reduktion der Steilstellung nach jeweils zwei Wochen).

Bei der Wahl zwischen konservativer und operativer Behandlung werden die sportlichen Ansprüche des Patienten berücksichtigt. Operativ versorgte Achillessehnen weisen oft eine höhere Belastbarkeit und somit ein niedrigeres Risiko für einen erneuten Riss (Re-Ruptur) auf, was für Leistungssportler von Bedeutung ist.

Spontanverlauf: Wird eine Achillessehnenruptur nicht erkannt oder nicht behandelt, so bildet sich innerhalb von zwei bis vier Monaten ein Sehnenregenerat (Neosehne) aus, das nur eine kraftlose Funktion im Sprunggelenk ermöglicht. Bedingt ist der Kraftverlust durch die erhebliche Verlängerung der Sehne durch das Narbenregenerat, sodass der Wadenmuskel bei resultierender Sehnenverlängerung von mehreren Zentimetern nicht im optimalen Kraftbereich arbeiten kann. In diesem Fall können trotz intensiven Trainings die ursprünglichen Spannungsverhältnisse zwischen Muskel und Sehne nicht wiederhergestellt werden. Ähnliche Verläufe werden auch bei Misserfolgen der konservativen Therapie und bei fehlgeschlagenen Operationen beobachtet.

Physio- und Trainingstherapie

Unabhängig davon, ob der Achillessehnenriss konservativ oder operativ behandelt wird, schließt sich eine Physio- und -Trainingstherapie an die Behandlung an. Angefangen mit einer Teilbelastung des betroffenen Fußes findet eine sukzessive Steigerung der Belastung statt. Zudem wird das Sprunggelenk mobilisiert. Im Rahmen der konservativen Therapie kann schon nach etwa 3 Wochen eine Bewegungstherapie beginnen. Bei einer OP hingegen ist dies erst nach einer 4- bis 6-wöchigen Gips-Phase möglich. Sportliche Aktivitäten sind in der Regel nach 3 bis 4 Monaten wieder möglich. Leitungssportler sollten sich länger – etwa ein halbes Jahr – schonen, bevor das Wettkampftraining wieder aufgenommen wird.

30.3 Wirbelsäule

30.3.1 Wirbelkörperfraktur

Definition

Bei einem Wirbelkörperbruch handelt es sich um den Knochenbruch eines oder mehrerer Wirbelkörper. Am häufigsten kommt die Wirbelkörperfraktur bei älteren Patienten mit Osteoporose vor. Durch eine im Alter steigende Instabilität der Knochen aufgrund eines Verlusts der Knochenmasse können die Wirbel ohne große Krafteinwirkung in sich zusammenbrechen. Diese Art der Fraktur wird auch als „Sinterungsbruch" bezeichnet. Typischerweise brechen hierbei die Grund- und Deckplatten („Fischwirbel") oder die Vorderwand des Wirbelkörpers („Keilwirbel") ein. Am häufigsten sind dabei die untere Brustwirbelsäule und die obere Lendenwirbelsäule betroffen. Fast 230 000 Menschen zwischen 50 und 79 Jahren erleiden jedes Jahr in Deutschland einen Wirbelbruch. Wirbelbrüche machen etwa 2 % aller Frakturen aus (Hoffmann-La Roche 2003).

Ätiologie und Symptomatik

Die Ursachen für eine Wirbelkörperfraktur werden in zwei Gruppen eigeteilt:

- Traumatisch: Ein Wirbelkörperbruch kann im Rahmen eines Unfalls entstehen (Sturz).
- Spontan: Bei bestimmten Erkrankungen wird die Knochenstruktur so sehr geschwächt, dass Wirbelkörper unter der körpereigenen Belastung in sich zusammenbrechen können. Die häufigste Ursache hierfür ist eine altersbedingte Osteoporose. Jedoch können auch Knochenmetastasen bei Tumorleiden eine solche Schwächung der Knochenstruktur bewirken und zu einem spontanen Wirbelkörperbruch führen.

30

Symptomatik: Schmerzen, Bewegungseinschränkungen der Wirbelsäule, evtl. Zeichen einer Rückenmarkverletzung, Lähmungen an Armen oder Beinen, Taubheitsgefühle an Armen oder Beinen, Funktionsstörung von Blasen- und Darmentleerung.

Diagnostik

Klinische Diagnostik: Patientengeschichte: Vorerkrankungen, Unfall mit möglicher Wirbelsäulenverletzung; Druck- und Klopfschmerz über dem betroffenen Wirbelkörper, Gefühls- und/oder Bewegungsstörungen in den Beinen und/oder Armen.

Apparative Diagnostik: Röntgen: Aufnahme der kompletten Wirbelsäule; Computertomografie: bei fraglichen Wirbelfrakturen (im Röntgen nicht erkennbar), zur besseren Einschätzung der Stabilität des Bruchs.

Therapieoptionen

Die Behandlung richtet sich hauptsächlich danach, ob es sich um eine stabile oder um eine instabile Faktur handelt.

Konservativ: Verfahren der Wahl bei stabilen Wirbelkörperfrakturen ohne erhebliche Schmerzsymptomatik, Bettruhe bis zur Schmerzreduktion, evtl. Stabilisierung durch Kragen oder Stützkorsett.

Operativ: Verfahren der Wahl bei instabilen Brüchen, die innere Organe oder das Rückenmark verletzt haben oder das Rückenmark komprimieren.

Standardmethoden bei spontanen Frakturen:

- Kyphoplastie (= minimalinvasive Methode zur Aufrichtung eines eingebrochenen Wirbelkörpers mittels eines Ballons und anschließender Höhen-Stabilisierung durch das Einspritzen von Zement),
- Vertebroplastie (= minimalinvasive Methode zur Stabilisierung eines gebrochenen Wirbelkörpers durch das Einspritzung von Zement).

Bei traumatischen Frakturen: Spondylodese (= Wirbelkörperversteifung mittels eines Schrauben-Stab-Systems). Stabilisierung nach der Operation mit einem Korsett für 20 Wochen, wobei schon ab der 8. Woche therapeutische Übungen ohne Korsett stattfinden.

Physio- und -Trainingstherapie

Frühe funktionelle Mobilisierung im Rahmen der Physiotherapie (auch im Bewegungsbad), ggf. Messung der Knochendichte zur Abklärung einer Osteoporose mit etwaigem Therapiebeginn zur Prophylaxe weiterer Brüche.

30.3.2 Bandscheibenprolaps

Definition

Reißt der Faserring der Bandscheibe ein, so bewirkt der dortige Elastizitätsverlust eine Vorwölbung des Gallertkerns nach außen. Kommt es zu einem vollständigen Zerreißen des Faserrings, so tritt der Gallertkern aus. Dies nennt man einen Bandscheibenvorfall. Am häufigsten tritt ein solcher Bandscheibenvorfall im unteren Bereich der Wirbelsäule auf, zwischen dem 4./5. Lendenwirbel und zwischen dem 5. Lendenwirbel/1. Sakralwirbel. An der Halswirbelsäule (HWS) treten die meisten Bandscheibenvorfälle zwischen dem 5./6. sowie zwischen dem 6./7. Halswirbel auf. Symptomatische Bandscheibenvorfälle der HWS mit radikulären Ausstrahlungen sind mit einer jährlichen Inzidenz von ungefähr 0,5/1 000 rund zehnmal seltener als Bandscheibenvorfälle in der Lendenwirbelsäule (LWS)(Abbed/Coumanns 2007). Während ein lumbaler Bandscheibenvorfall nur in ca. 5 % für isolierte Rückenschmerzen verantwortlich ist, stellt er die mit Abstand häufigste Ursache für radikuläre Schmerzausstrahlungen dar.

Nach ca. 6 Wochen können 90 % der Patienten mit akuten Rückenschmerzen wieder ihrer Arbeit nachgehen, wobei nur 40–60 % eine Schmerzfreiheit erreichen (Hestbaek et al. 2003). Rückfälle erleiden 44–78 % der Patienten nach einer erstmaligen Schmerzepisode. Dauern die Schmerzen länger als 12 Wochen, droht die Gefahr einer Chronifizierung.

Ätiologie und Symptomatik

Der Bandscheibenvorfall ist eine typische Alterserscheinung. Aufgrund degenerativer Prozesse verliert der Faserring der Bandscheibe an Elastizität und wird anfälliger für Risse. Grundsätzlich beginnt die Rissbildung immer von innen, sodass es stets zuerst zu einer Vorwölbung des Gallertkerns als Vorstufe zum Bandscheibenvorfall kommt. Doch nicht nur die Degeneration der Bandscheibe kann ein Grund für einen Bandscheibenvorfall sein. Auch übermäßige Belastung oder Fehlbelastung der Wirbelsäule können bei Jugendlichen oder jungen Erwachsenen zu einem Einriss des Faserrings führen (z. B. häufiges krummes Sitzen oder beugende Tätigkeiten). Risikofaktoren für das Entstehen eines Bandscheibenvorfalls sind vor allem Übergewicht, mangelnde Bewegung und auch Schwangerschaft.

Symptomatik: Typischerweise verursachen Bandscheibenvorfälle Rückenschmerzen (Lumbalgie) mit oder ohne Ausstrahlung in die Beine (Ischialgie) oder in die Arme (Brachialgie). Je nach Schwere der Symptomatik kann es dann auch zu einem Taubheitsgefühl oder zu einem Muskelausfall im Versorgungsgebiet der eingeklemmten Nervenwurzel kommen.

Mögliche Symptome sind: Rückenschmerzen, meist mit einseitiger Ausstrahlung in das jeweilige Versorgungsgebiet des betroffenen Spinalnervs, Gefühlsstörungen (z. B. Kribbeln) bis hin zu Sensibilitätsverlusten; Bewegungsverluste: von einer Kraftminderung bis zur Lähmung einzelner Muskeln; vegetative Beschwerden: fehlende Kontrolle über Blasen- und Darmentleerung, oft schmerzbedingte Fehlhaltung der Wirbelsäule.

Red Flags sind Hinweise, die auf einen dringenden Handlungsbedarf hinweisen. Red-Flag-Symptome laut der Nationalen Versorgungsleitlinie Kreuzschmerz (BÄK et al. 2013) verbunden mit Rückenschmerzen sind: Unfall, Osteoporose und Bagatelltrauma, Tumoranamnese, Infektion, Gewichtsverlust, Fieber, Schmerzverstärkung in der Nacht, Progrediente Nervenausfälle, nachlassende Schmerzen und Parese, Kauda-Syndrom (Miktionsstörung – typischerweise Harnverhalt, Überlaufblase, ggf. Inkontinenz).

Klassifikation

Der Unterschied zwischen Bandscheibenvorfall (Prolaps) und Protrusion ist der, dass im ersten Fall der Faserring auch in seinem äußersten Bereich durchgerissen ist und der Gallertkern vollständig aus ihm austritt; bei einer Protrusion dagegen ist der Faserring nur im Innenbereich verletzt und die gesamte Bandscheibe verschiebt sich nach außen.

Bandscheibenvorfälle lassen sich aufgrund ihrer Lage einteilen: zentral; posterolateral; foraminal; extraforaminal; subligamentär; transligamentär. Ein sequestierter Banscheibenvorfall liegt vor, wenn der Gallertkern mit Teilen des Faserrings abgestoßen wird.

Therapieoptionen

Konservativ: Bis zu 90 % der symptomatischen Bandscheibenvorfälle können durch eine konservative Therapie beherrscht werden, weshalb eine adäquate nichtchirurgische Behandlung als Therapie der Wahl anzusehen ist. Die konservative Therapie sollte jedoch innerhalb eines Zeitraums von 6–8 Wochen eine deutliche Verbesserung der Schmerzen und eine Zunahme der Belastbarkeit erbringen. Anderenfalls muss eine Umstellung der Therapie bzw. eine operative Maßnahme diskutiert werden. Eine unkritische Fortführung der konservativen Therapiemaßnahmen birgt die Gefahr der Chronifizierung von Schmerzsyndromen in sich.

Die früher häufig empfohlene Ruhigstellung der LWS (Bettruhe, Stufenlagerung) ist nicht mehr empfehlenswert. Der Patient sollte eher zur Fortführung seiner täglichen Aktivitäten angehalten werden. Weiterhin werden zur Schmerzlinderung empfohlen:

- Medikamentöse Therapie mit Analgetika, steroidalen und nichtsteroidalen Antiphlogistika
- Physikalische Maßnahmen: Massage, Thermotherapie (akut: Kälte; chronisch: Wärme)
- Physiotherapie: Vorsichtige Mobilisation der Segmente über und unter dem Bandscheibenvorfall, Kräftigung der Rückenmuskulatur, Erlernen wirbelsäulenschonender Haltungen und Bewegungen im Alltag
- Peridurale Infiltration: CT-gesteuerte, wirbelsäulennahe Spritze mit schmerzlindernden Medikamenten

Operativ: Indikationen zur primär operativen Behandlung bestehen bei einem Kaudasyndrom (Notfall-Operation) und bei signifikanten und progredienten Paresen. Bei massiven radikulären Schmerzen, die kurzfristig nicht durch Analgetika beeinflussbar sind, und einem adäquaten Befund in der Bildgebung ist ebenfalls ein frühes operatives Vorgehen gerechtfertigt. Als Methode wird oft die Nukleotomie verwendet: Es handelt sich dabei um die mikrochirurgische Entfernung des Bandscheibenvorfalls.

Eine möglichst aktive Nachbehandlung mit Physiotherapie, Rückenschule, ggf. unter Fortführung antiphlogistischer und analgetischer Medikation, wird angeraten. Die Bedenken, dass die Reoperationsrate bei zu intensiven Nachbehandlungsprogrammen steigt, werden in der Literatur nicht gestützt. Bei postoperativ fortbestehenden Beschwerden sollte die aktive Nachbehandlung 4–6 Wochen nach erfolgter Operation begonnen werden.

Physio- und Trainingstherapie

Voraussetzungen: Rückläufige Symptomatik der in das Versorgungsgebiet ausstrahlenden Beschwerden, keine akuten Schmerzzustände, aktive physiotherapeutische Übungstherapien müssen möglich sein.

Kontraindikationen: Lang andauernde und ausstrahlende Schmerzen, Schmerzen schon bei kleinsten Bewegungen, Re-Prolaps oder neue frisch ausstrahlende Symptomatik.

Ziele: Schmerzfreiheit/-linderung, funktionelles Training der gesamten Rumpfmuskulatur, Schulung der Körperwahrnehmung, Haltungsschulung, Vermittlung eines ökonomischen Bewegungsverhaltens, weiterhin Kräftigung der Rückenmuskulatur, rückenschonende Arbeitshaltung im Beruf und im Alltag (vor allem bei sitzenden, hebenden und beugenden Tätigkeiten).

Praxisbeispiel: ➢ Kap. 30.5.3

30.3.3 Skoliose

Definition

Die Skoliose ist eine dreidimensionale Achsabweichung der Wirbelsäule. Für die Diagnose maßgebend ist eine Krümmung der Wirbelsäule in der Frontalebene von mindestens 10° Cobb-Winkel. Von der idiopathischen Skoliose spricht man, wenn keine pathognomischen Faktoren identifiziert werden können. In etwa 90 % aller Fälle ist die Ursache der Skoliose nicht bekannt (idiopathisch). Die verbleibenden 10 % sind sekundäre Skoliosen, auch als symptomatische Skoliosen bekannt. Skoliose betrifft ab dem Schulkindesalter vorwiegend Mädchen. Während die Prävalenz bei Jugendlichen noch bei etwa 1–2 % liegt, ist bei über 60-Jährigen bereits mehr als jeder Zweite betroffen. Vermutlich auch unter dem Einfluss degenerativer Veränderungen steigt die Prävalenz auf über 8 % bei Erwachsenen jenseits des 25. Lebensjahres und beträgt bis zu 68 % bei 60- bis 90-Jährigen (Trobisch et al. 2010, Schwab et al. 2005)

Ätiologie und Symptomatik

Die Ätiologie der **idiopathischen Skoliose** ist nicht bekannt. Diskutiert werden verschiedene Ursachen, wobei nur die genetischen Ursachen vor allem hinsichtlich zukünftiger Evaluation des Progressionsrisikos eine praktische Relevanz haben. Ätiologisch werden genetische Faktoren, muskuläre Dysbalancen, neurologische Ursachen, Bindegewebsveränderungen, verminderte Knochendichte, asymmetrisches überschießendes Wachstum und Stoffwechselstörungen erwähnt.

Bei den **symptomatischen Skoliosen** unterscheidet man hinsichtlich der Ursachen Fehlbildungsskoliose, neuropathische Skoliose durch Nerven- und Muskelerkrankungen, myopathische Skoliose durch Muskeldystrophien, Skoliose durch Systemerkrankungen, iatrogene Skoliose infolge ärztlichen Eingriffs, posttraumatische Skoliose nach Gewalteinwirkung/Amputationen sowie statische Skoliose durch Beinlängendifferenzen.

Symptomatik: Die idiopathische Skoliose bei Kindern und Jugendlichen verursacht selten Schmerzen und wird häufig durch ihren Rippenbuckel bzw. Lendenwulst oder durch Schulter-, Brust- oder Beckenasymmetrie entdeckt. Die Asymmetrie kann vor allem bei Jugendlichen zu psychosozialen Symptomen führen wie mangelndem Selbstbewusstsein, vermehrter Neigung zu depressiven Phasen, suizidalen Gedanken und erhöhtem Alkoholkonsum. Bei Erwachsenen variieren die Beschwerden je nach Lage der Hauptkrümmung. Während sich lumbale Skoliosen aufgrund degenerativer Veränderungen oft durch Rückenschmerzen bemerkbar machen, äußern sich thorakale Skoliosen vor allem bei einer Ausprägung von 80° und mehr häufiger durch respiratorische Einschränkungen. Bestehen zusätzlich unphysiologische Abweichungen des sagittalen Profils, werden oft Nackenschmerzen sowie Verkürzungen der ischiokruralen Muskulatur als Folge der Kompensierung beobachtet.

Klassifikation

Es werden anhand des Entstehungsalters drei Formen der idiopathischen Skoliose unterschieden:

- Infantile idiopathische Skoliose (IIS): Entstehung bis zum 3. Lebensjahr
- Juvenile idiopathische Skoliose (JIS): Entstehung zwischen 4. und 10. Lebensjahr
- Idiopathische Adoleszentenskoliose (AIS): Entstehung ab dem 11. Lebensjahr

Diagnostik

Klinische Diagnostik: Inspektion: Schulterstand, Taillensymmetrie, Rumpfkontur, sagittales Profil, Wirbelsäulen- und Rumpfmorphologie; Adams-Test: Vornüberneigen, Messung des Rippenbuckels und des Lendenwulstes bevorzugt mit einem Skoliometer, Funktionsprüfung.

Apparative Diagnostik: Röntgen, MRT: Bei Verdacht auf intraspinale Schädigung; internistische Abklärung: kardiovaskuläre Symptomatik.

Therapieoptionen

Je nach Schwere der Skoliose kommen hierfür Physiotherapie, Korsettbehandlung und versteifende Wirbelsäulenoperationen zum Einsatz. Die verschiedenen Behandlungsmethoden greifen dabei regelhaft ineinander über.

Konservativ: 90 % aller Skoliosen können konservativ (mit Physiotherapie und ggf. Korsetten) behandelt werden und bedürfen keiner Operation. Das therapeutische Ziel bei Kindern ist es, eine Progredienz zu verhindern. Hierzu empfiehlt sich bei Skoliosen ab 20 Grad die Orthesenversorgung und ab 45 Grad eine Operation.

Die Therapie bei Erwachsenen ist deutlich individueller. Physiotherapie und Orthesenbehandlung spielen hier langfristig nur eine untergeordnete Rolle. Von der Korsett-Therapie profitieren Patienten mit adoleszenter idiopathischer Skoliose, die eine Kurvenausprägung zwischen 25 und 40° aufweisen. Skoliotische Fehlhaltungen bis zu 10° Cobb sind nicht behandlungsbedürftig. Beginnende Skoliosen ab 10–20° Cobb werden, um ein weiteres Fortschreiten zu verhindern, mit Physiotherapie behandelt.

Eine **Operation** ist erst dann indiziert, wenn alle konservativen Behandlungsmöglichkeiten ausgeschöpft sind und keinen ausreichenden Therapieerfolg gebracht haben bzw. versprechen. Die Korrekturerfolge der operativen Therapie nehmen bei Cobb-Winkeln über 60° mit gleichzeitig steigendem Operationsrisiko rasch ab. Neuro- oder myopathische Skoliosen werden sehr viel früher (ab 20° Cobb-Winkel) operativ angegangen, da aufgrund der fehlenden muskulären Stabilisierungsmöglichkeit kein konservativer Behandlungserfolg zu erwarten ist. Bei parallel bestehender Wirbelsäulenimbalance ist die Operation auch bis ins hohe Alter eine Therapieoption.

Sportfähigkeit: Grundsätzlich keine Einschränkung. Ausnahmen: fortgeschrittene Krümmungen mit erheblicher kardiovaskulärer Funktionseinschränkung oder weit kaudal in die LWS (v. a. L4 und tiefer) reichende Spondylodesen.

Physio- und Trainingstherapie

Die Zielsetzung der physiotherapeutischen Übungen in der Skoliosebehandlung ist die aktive Aufrichtung der Wirbelsäule mit anschließender muskulärer Stabilisation. Die bekanntesten krankengymnastischen Methoden zur Behandlung von Skoliosen sind im deutschsprachigen Raum die Skoliosebehandlung nach Katharina Schroth und die Methode Vojta.

30.4 Degenerative Erkrankungen

30.4.1 Arthrose

Definition

Arthrose bezeichnet eine degenerative Erkrankung der Gelenke, die meist Menschen in höherem Lebensalter betrifft. Im Laufe des Lebens sind besonders die großen Gelenke chronischen Belastungen ausgesetzt und nutzen mit der Zeit ab. Da unsere Bevölkerung zunehmend älter wird, nimmt auch die Häufigkeit von Arthrose enorm zu. Die häufigste Form der Arthrose ist die des Hüftgelenks- (Coxarthrose), gefolgt von Kniearthrose (Gonarthrose) sowie Arthrosen des Schultergelenks (Omarthrose) und der Wirbelgelenke (Spondylarthrose). Generell sind häufiger die Gelenke der Beine betroffen, da diese vom Körpergewicht belastet werden. Arthrose äußert sich nicht immer gleich, sondern besteht aus verschiedenen Komponenten, die zusammenspielen: Abnutzung der Knorpelschicht, ausgedünnter Knorpel, Abflachung der Gelenkflächen (Rundung geht verloren), Verschmälerung des Gelenkspalts, Sklerosierung des Knochens unterhalb der Knorpelschicht (subchondrale Sklerosierung), d. h. struktureller Umbau der Knochensubstanz mit schlechterer Qualität. Knöcherne Anbauten (Osteophyten) seitlich der Gelenkflächen entstehen reaktiv auf erhöhte Druckbelastung; diese Verbreiterung der Gelenkflächen bewirkt eine Druckverteilung auf eine größere Fläche und damit eine punktuelle Druckentlastung.

Die Lebenszeitprävalenz der Arthrose lag nach den Angaben des Robert Koch-Instituts bei Frauen im Jahr 2010 demnach bei ca. einem Viertel, diejenige der Männer bei ca. einem Sechstel. Im Zeitverlauf von 2003 bis 2010 ist ein Anstieg der Arthrose-Prävalenz bei Frauen (2003: 22,6 %; 2010: 27,1 %) wie Männern (2003: 15,5 %; 2010: 17,9 %) zu verzeichnen RKI 2012. Laut Daten der Fallpauschalen-bezogenen Krankenhausstatistik (DRG-Statistik) zu Totalen Endoprothesen (TEP) wurden im Jahr 2010 213 614 TEP-Erstimplantationen am Hüftgelenk und 158 100 TEP-Erstimplantationen am Kniegelenk durchgeführt. Frauen wurden in den Beobachtungsjahren häufiger operiert als Männer; dies resultiert vermutlich aus den höheren Arthroseprävalenzen von Frauen (RKI 2013).

Ätiologie und Symptomatik

Arthrose entsteht vor allem durch eine altersbedingte Abnutzung der Gelenke. Dieser degenerative Prozess kann jedoch auch durch andere Faktoren ausgelöst werden und somit auch schon in jüngerem Alter Probleme bereiten: Sportliche Überlastung der Gelenke – vor allem, wenn Patienten bei Verletzungen mithilfe von Schmerzmitteln weitertrainieren oder sich kleinste, nichtschmerzhafte Verletzungen häufen (Mikrotraumen) und dem Gelenk nicht genügend Erholungszeit gegeben wird; berufliche Überlastung der Gelenke, Überlastung durch Übergewicht (vor allem das Kniegelenk), Meniskus- oder Bänderverletzungen, Knorpelschäden durch Gelenkentzündungen (Infektion, Gicht u. a.), Knorpelschäden durch Knochenbrüche mit Gelenkbeteiligung, angeborene oder erworbene Gelenkfehlstellungen (= Achsenfehlstellung), angeborene Knorpelfehlfunktionen (vor allem an der Hüfte).

Symptomatik: Schmerzen bei Belastung. Schmerzcharakter: dumpf, bohrend; Intensität: über Monate bzw. Jahre zunehmend; Steifigkeit, Schwellung (nach Belastung; vor allem abends), chronischer Dauerschmerz (erst bei sehr weit fortgeschrittener Arthrose), oft Entlastungshinken, gelegentliche Bewegungseinschränkung bis hin zur Kontraktur (dauerhafte Verkürzung eines Muskels).

Diagnostik

Klinische Diagnostik: Patientengeschichte: belastungsabhängige Schmerzen; körperliche Untersuchung, Inspektion des Gangbildes: Entlastungshinken; Druckschmerz: am Gelenkspalt und an der am Gelenk ansetzenden Muskulatur (durch Überlastung der Muskulatur); Funktionsprüfung: Bewegungsschmerzen und -einschränkung.

Apparative Diagnostik: Röntgenaufnahme: Verschmälerung des Gelenkspalts, knöcherne Anbauten, Sklerosierung des Knochens unterhalb des Gelenkknorpels, Abflachung bzw. Inkongruenz der Gelenkflächen; Ultraschall: zum Nachweis eines Gelenkergusses; Kernspintomografie: bei unklarem Befund.

Therapie

Konservativ: Schmerzmittel, Entlastung durch gut puffernde Schuhsohlen, Gehstütze, Reduktion des Körpergewichts, Physiotherapie; Sporttherapie: Mobilisierung, Dehnung, Kräftigung der gelenksnahen Muskulatur, Haltungs- und Gehschule; Physikalische Therapie: Wärmebehandlung, Elektrotherapie, Massage Bewegungsbäder; Erlernen gelenkschonender Bewegungen/Arbeitsweisen.

Operativ: Verfahren der Wahl bei Versagen der konservativen Behandlung oder extremer Funktionseinschränkung im Alltag.

Bei Knorpelschäden vor allem des Kniegelenks werden oft folgende arthroskopische Verfahren verwendet mit der Zielsetzung, die Schmerzen zu reduzieren und den Fortschritt der Arthrose zu vermeiden:

- Knorpelglättung bei Knorpelschaden Grad II–III (Rauigkeiten der Gelenkoberflächen werden beseitigt.)
- Mikrofrakturierung/Abrasionsarthroplastik (Der freiliegende Knochen wird „verletzt“, sodass es dort zu einem Einbluten und zur Bildung einer Narbe aus Faserknorpel kommt.)
- Knorpel-/Knochentransplantation bei Knorpelschaden Grad IV (Es werden Knorpel-Knochen-Zylinder aus einer wenig belasteten Fläche des Gelenks entnommen und in den passend ausgebohrten Defektbereich verpflanzt.)
- Knorpelzelltransplantation (Knorpelgewebe werden aus einem unbelasteten Teil des Gelenks entnommen, anschließend in einem Speziallabor vermehrt und nach ca. 4 Wochen an der betroffenen Stelle transplantiert.)

Bei der Glättung der Gelenkfläche oder bei Implantation eines Kunst-Implantates besteht in der Regel nach ca. 1–2 Wochen eine volle Belastbarkeit. Bei den Knorpel stimulierenden Verfahren und der Knorpelzelltransplantation muss das Gelenk grundsätzlich mehrwöchig, meist ca. 8–12 Wochen, entlastet werden. Langfristige Behandlungserfolge könnten bei den vorher dargestellten arthroskopischen Methoden bisher nicht eindeutig nachgewiesen werden.

Eine weitere Möglichkeit bietet die **Osteotomie** (operative Knochenumstellung) mit der Zielsetzung einer besseren Verteilung der Belastung und/oder Verlagerung der Belastung auf den noch besseren Anteil des Gelenks. Dadurch wird die Arthrose nicht behoben, sondern nur ihr Fortschreiten vermindert. Es wird dabei die Entnahme oder Einsetzen eines Knochenkeils bei einer Achsenfehlstellung vorgenommen.

Die letzte Möglichkeit der operativen Behandlung bietet die Endoprothetik. Werden sowohl der Gelenkkopf als auch die Gelenkpfanne ersetzt, handelt es sich um eine Totalendoprothese (TEP), wird nur der Kopf ersetzt, spricht man von Hemiendoprothese (HEP). Die Verankerung eine Prothese im Körper erfolgt *zementiert, zementfrei oder hybrid.* Der Vorteil bei der Verwendung von Knochenzement in der Prothesenchirurgie liegt in der schnellen Remobilisation der Patienten; die eingesetzte Endoprothese ist nach der Operation voll belastbar. Der Nachteil besteht darin, dass sich bei einem Wechsel des Implantats die Entfernung des Knochenzements schwierig gestalten kann.

Bei den **Endoprothesen im Hüftgelenk** bleibt bei einem Oberflächenersatz der obere Teil des Oberschenkelknochens in weitaus größerem Umfang erhalten und durch eine Metallkappe ersetzt z. B. „Mc-Minn-“ oder der „Hüftkappen-Prothese“. Neuere Endoprothesen sind die Kurzschaftprothesen, eine zementfreie Hüftprothese mit verkürztem Prothesenschaft, welche nur sehr gering im Schaft eingebracht wird und hauptsächlich den Schenkelhals umfasst. Prothesen, bei denen der Knochen in größerem Umfang erhalten bleibt, sind vor allem für jüngere Patienten interessant, weil hier mehr Möglichkeiten bei einer späteren Revision bestehen. Moderne minimal-invasive Operationstechniken erlauben heute eine gewebeschonende Art der Implantation.

Bei der **Endoprothesen im Kniegelenk** werden ungekoppelte (uni- und bikondyläre) und gekoppelte Prothesen Endoprothesen unterschieden. Bei der unikondylären wird nur der innere oder (seltener) der äußere Kondylus des Oberschenkelknochens ersetzt sowie die gegenüberliegende halbe Gelenkfläche des Schienbeinkopfes (zwei Implantate). Die bikondyläre Endoprothese ersetzt beide Kondylen und die gesamte Gelenkfläche des Schienbeinkopfes. Zwischengeschaltet ist ein Polyethylen-Inlay. Für den Einsatz einer ungekoppelten Knieprothese müssen beide Seitenbänder intakt sein. Posterior stabilisierte Inlays kommen zum Einsatz, wenn das hintere Kreuzband reseziert wird. Gekoppelte Prothesen sind achsgeführte Scharniergelenke. Sie kommen zum Einsatz, wenn die Bandstabilität des Gelenks unzureichend ist.

Bei den **Endoprothesen im Schultergelenk** gibt es die Hemiprothese der Schulter, auch Oberarmkopfprothese genannt, bei der lediglich die Gelenkfläche des Oberarmkopfes ersetzt wird, die Schultertotalendoprothese, auch Schulter-TEP genannt, bei der sowohl die Gelenkfläche des Oberarmkopfes als auch die der Schulterpfanne ersetzt wird, und die inverse (umgekehrte) Schulterprothese, auch reverse Schulterprothese genannt, bei der der konvexe und der konkave Gelenkpartner des Schultergelenks vertauscht werden. Welcher Schulterprothesentyp implantiert wird, richtet sich unter anderem nach dem Alter, der Knochenqualität und der körperlichen Aktivität des betroffenen Patienten. Die **Hemiprothese** kommt zum Einsatz, wenn die Rotatorenmanschette noch intakt bzw. nur wenig geschädigt ist und die Schulterpfanne noch genügend Gelenkknorpel und keine wesentliche Deformierung aufweist. Die Implantation einer **Schulter-TEP** wird eingesetzt, wenn der Verschleiß des Schultergelenks sowohl den Oberarmkopf als auch die Schulterpfanne betrifft und beide Gelenkflächen schwere Knorpelschäden aufweisen. Wenn nicht nur die Knochen- und Knorpelstrukturen des Schultergelenks geschädigt sind, sondern auch eine ausgeprägte Schädigung der Rotatorenmanschette vorliegt, kommt eine spezielle, gelenkstabilisierende Schulterprothese – die sogenannte **inverse Schulterprothese** – zum Einsatz, die für die Bewegung des Schultergelenks weniger auf die Muskeln der Rotatorenmanschette angewiesen ist.

Für die **Endoprothese des Sprunggelenks** stehen viele verschiedene Modelle von künstlichen Sprunggelenken zur Verfügung. Was alle diese Sprunggelenksprothesen gemeinsam haben, ist dass sie aus 3 Komponenten bestehen, und zwar einer gerundeten Kappe für die Sprungbeinrolle, einer Platte für die Schienbeingelenkfläche und einem freibeweglichen Polyethylen-Gleitkern. Sollte eine Wechseloperation notwendig werden, muss daher nicht das gesamte künstliche Sprunggelenk entfernt und ersetzt werden, sondern nur die defekte Komponente.

In der Wirbelsäule wird eine **künstliche Bandscheibe** in der Regel erst dann eingesetzt, wenn bandscheibenbedingte Rückenschmerzen und Wirbelsäulenerkrankungen trotz konservativer Therapiemaßnahmen weiter anhalten und eventuell sogar schlimmer werden und mit Lähmungserscheinungen und Bewegungseinschränkungen einhergehen. Voraussetzung für die Implantation einer künstlichen Bandscheibe ist zudem, dass maximal drei nebeneinander liegende Bandscheiben von degenerativen Veränderungen betroffen sind. Je nach Einsatzort der künstlichen Bandscheibe wird dabei zwischen zwei Bandscheibenprothesen-Typen unterschieden, und zwar einer zervikalen Bandscheibenprothese für die Halswirbelsäule und einer lumbalen Bandscheibenprothese für die Lendenwirbelsäule. **Zervikale Bandscheibenprothesen** für den Halsbereich sind kleiner und an die spezielle Form und Funktionalität der Halswirbel angepasst. **Lumbale Bandscheibenprothesen** sind größer und fester als die zervikalen, da auf ihnen im Lendenwirbelbereich eine größere Druckbelastung liegt. Künstliche Bandscheiben lassen sich in teilgekoppelte bzw. teilgeführte (semi-constrained) und ungekoppelte bzw. ungeführte (non-constrained) Bandscheibenprothesen unterteilen. Eine **teilgekoppelte künstliche Bandscheibe** ist im hinteren Teil des Implantats fixiert, erlaubt hier also keine Rotation, während die **ungekoppelte künstliche Bandscheibe** eine Bewegung in allen Ebenen zulässt. Hierdurch kann eine Vor- und Rückneigung, aber auch eine Seitenneigung und eine Drehung ohne Probleme durchgeführt werden.

Physio- und Trainingstherapie

Bei den Knorpel stimulierenden Verfahren und der Knorpelzelltransplantation ist das Gelenk für ca. 8–12 Wochen entlastet. Wesentliches Ziel der Physio- und Trainingstherapie ist es in dieser Zeit, die Beweglichkeit des Gelenks aufrechtzuerhalten und eine Muskelathrophie zu vermeiden. Folgende Maßnahmen werden dabei durchgeführt: Mobilisierung, Dehnung und Kräftigungsübungen der gelenkumgebenden Muskulatur, Haltungs- und Gehschule; Elektrotherapie, Massage, Bewegungsbäder; Erlernen gelenkschonender Bewegungen/Arbeitsweisen.

Bei der Endoprothetik unterscheidet sich die postoperative Physio- und Trainingstherapie in Abhängigkeit von der Prothese (zementiert/zementfrei) in Abhängigkeit vom Gelenk. Der Vorteil von **zementierten Prothesen** besteht darin, dass die Mobilisation bereits am ersten Tag nach der Operation beginnt und der Patient unter (schmerzlimitierter) Vollbelastung die ersten Schritte gehen kann. Bei **zementfreien Prothesen** erfolgt dagegen in der ersten postoperativen Woche noch gar keine Belastung oder nur eine Teilbelastung der Prothese, damit die recht langsam erfolgende knöcherne Integration nicht gestört wird. In den ersten Wochen werden medizinische Gehwagen und Unterarmgehstützen sowie Armschienen benutzt, um die Gangsicherheit sowie die Armsicherheit zu verbessern und das operierte Gelenk nicht zu überlasten. In der Regel folgen Entlastungen der Gelenke für ca. 4–6 Wochen. In dieser Zeit umfasst die Physiotherapie schmerz- und schwellungslindernde Maßnahmen wie Narbenbehandlung, Lymphdrainage, Mobilisationstechniken, Gangschulungen und Aktivierung der betroffenen Muskulatur unter Berücksichtigung der allgemeinen Fitness der Patienten. Die Erweiterung der Beweglichkeit und Belastbarkeit des Gelenks richtet sich oft nach der Art der Prothese, Operation, Röntgenkontrolle und nach den individuellen Voraussetzungen des Patienten. Eine gezielte Kräftigung der Muskulatur wird in der Regel bei einer Übungsstabilität des Gelenks durchgeführt.

Prävention

Durch regelmäßige Bewegung ist es dem Knorpel möglich, seine Nährstoffe aus der Gelenkflüssigkeit zu beziehen. Be- und Entlastungsphasen bewirken das Einmassieren der Gelenkflüssigkeit in den Knorpel und ermöglichen so eine optimale Ernährung. Arthrose tritt bei körperlich aktiven Menschen nachweislich sehr viel seltener auf. Empfohlen werden gelenkschonende Sportarten wie Schwimmen, Radfahren und Nordic Walking. Zudem wird zur Vorbeugung von Arthrose Folgendes empfohlen: Über- und/oder Fehlbelastung vermeiden, Übergewicht reduzieren, Raucherentwöhnung (Verbesserung der Knorpelernährung, denn Rauchen führt zu einer schlechteren Durchblutung der Gelenkhaut, welche nur bei ausreichender Durchblutung die knorpelschonende Gelenkflüssigkeit produzieren kann), Knorpelschutz- und Knorpelaufbaupräparate (Glucosamin, Hyaluronsäure).

30.4.2 Osteoporose

Definition

Die Osteoporose ist eine systemische Skeletterkrankung, die durch eine niedrige Knochenmasse und eine mikroarchitektonische Verschlechterung des Knochengewebes charakterisiert ist, mit einem konsekutiven Anstieg der Knochenfragilität und der Neigung zu Frakturen. Sind bereits Frakturen als Folge der Osteoporose aufgetreten, liegt eine manifeste Osteoporose vor (Consensus Development Conference 1993).

Zur Prävalenz der Osteoporose auf der Grundlage der WHO-Definition einer erniedrigten Knochendichte gibt es für Deutschland nur wenige Daten. In der EPOS-Studie lag die Prävalenz bei postmenopausalen Frauen im Alter von 50–60 Jahren bei etwa 15 %. Sie stieg im Alter von mehr als 70 Jahren auf 45 % an. Bei den Männern betrug die Prävalenz einer erniedrigten Knochendichte am Schenkelhals im Alter von 50- bis 60 Jahren 2,4 % und stieg im Alter von mehr als 70 Jahren auf 17 % an (Scheidt-Nave et al 1997).

In einer restrospektiven Analyse von Versicherten der Techniker Krankenkasse im Jahr 2009 hatten 14 % der Versicherten (24 % der Frauen und 6 % der Männer) die Diagnose einer Osteoporose, osteoporotische Frakturen oder eine Osteoporosemedikation. Extrapoliert man diese Zahlen auf die Gesamtbevölkerung, würde dies einer geschätzten Prävalenz von 6,3 Millionen Osteoporosepatienten entsprechen. 52 % der so charakterisierten Personen erlitten in einem dreijährigen Beobachtungszeitraum von 2006 bis 2009 Frakturen (Hadji et al. 2013).

Klassifikation

Hinsichtlich ihrer Entstehung wird Osteoporose in zwei verschiedene Gruppen eingeteilt: primäre und sekundäre Osteoporose. Die **primäre Osteoporose** (95 %) entsteht ohne Vorliegen einer Grunderkrankung und weist lediglich gewisse Risikofaktoren auf. Sie kann wie folgt unterteilt werden:

- Idiopathische Osteoporose: junge Menschen (selten)
- Postmenopausale Osteoporose (Typ I): kurz nach der Menopause (Alter 50–70 Jahre) bei oft raschem Knochenumsatz („high turn over")
- Senile Osteoporose (Typ II): in höherem Alter ab dem 70. Lebensjahr mit meist schleichendem Verlauf („low turn over")

Ätiologie und Symptomatik

Die sekundäre Osteoporose (5 %) entsteht als Folge einer anderen Grunderkrankung. Zu den möglichen Grunderkrankungen zählen Fehlernährung (z. B. Vitamin-D-Mangel), Malabsorption, Hormonstörungen, Niereninsuffizienz, Stoffwechselstörungen (z. B. Diabetes mellitus), Krebserkrankungen, chronische Entzündungen, Dauermedikation mit Steroiden, Schilddrüsenhormonen, Heparin u. a., Immobilisation, vererbbare Bindegewebserkrankungen.

Risikofaktoren: Hohes Lebensalter (>50. Lebensjahr), Östrogenmangel, genetische Disposition/familiäre Belastung, Bewegungsmangel/Immobilisierung, kalziumarme und eiweißreiche Ernährung, übermäßiger Tabak-, Alkohol-, Kaffeegenuss.

Symptome Besonders im Anfangsstadium bleibt Osteoporose oft unerkannt, da die Betroffenen keinerlei Beschwerden haben. In diesem Fall spricht man von einer klinischen Osteoporose, die nur mittels einer Messung der Knochendichte diagnostiziert werden kann. Bei einer Osteoporose im fortgeschrittenen Stadium sind die Knochen so sehr geschwächt, dass es schon durch ein geringes Trauma (z. B. durch einen Sturz aus dem Stand oder aus dem Sitzen vom Stuhl) zu Knochenbrüchen kommen kann. Es handelt sich dann um eine manifeste Osteoporose.

Typische Verletzungen hierbei sind: Schenkelhalsfraktur, distale Radiusfraktur, proximale Humerusfraktur, Beckenfraktur.

Diagnostik

Häufig wird Osteoporose erst im fortgeschrittenen Stadium durch das Auftreten eines Knochenbruchs nach inadäquatem Trauma erkannt.

Die Diagnose wird standardmäßig durch eine Messung der Knochendichte gestellt. Hierbei stehen verschiedene Messmethoden zur Verfügung. Am häufigsten wird die Duale Röntgen-Absorptionsmetrie (DXA oder DEXA: engl. Dual-Energy-X-Ray-Absorptiometry) angewandt. Hierbei wird der sogenannte T-Wert ermittelt, welcher die Abweichung von einem statistischen Normwert der Knochendichte von gesunden prämenopausalen Frauen bezeichnet.

Therapieoptionen

Medikamentöse Therapie: Vitamin D, Kalzium, Bisphosphonate (hemmen den Knochenabbau), selektive Östrogen-Rezeptor-Modulatoren, Strontiumranelat, Parathormon (bei schwerer Osteoporose oder Therapieversagen).

Operative Behandlung der Osteoporose-assoziierten Knochenbrüche.

Prävention

Belastungen – also Krafteinwirkungen – auf den Knochen fördern die Stärkung und somit die Verdichtung der Knochenstruktur. Immobilität hingegen bewirkt den Abbau von Knochensubstanz. Die Knochenstruktur passt sich also den Anforderungen an und wird stets nur so stabil wie nötig gehalten. Regelmäßige körperliche Aktivität ist somit für die Stärkung der Knochen außerordentlich wichtig. Individuell angepasstes Krafttraining und Wirbelsäulengymnastik können Osteoporose-assoziierten Knochenbrüchen vorbeugen. Neben der Bewegung als Reiz für den Knochenaufbau spielt jedoch auch das Vorhandensein der dazu benötigten Nährstoffe eine große Rolle. Ohne Kalzium und Vitamin D kann kein Knochenaufbau stattfinden. Daher ist eine kalziumreiche Ernährung (Milchprodukte!) sowie ausreichend Sonnenlicht (für die Vitamin-D-Produktion der Haut) empfehlenswert – vor allem schon im knochenaufbauenden Alter (Kindheit), aber auch später. Alkohol- und Tabakkonsum gelten als Risikofaktoren für Osteoporose und sollten daher vermieden werden. Frauen in höherem Alter sind häufiger von Osteoporose betroffen als Männer. Dabei sind vor allem sehr schlanke Frauen betroffen. Grund dafür ist eine mangelnde Östrogenproduktion. Das Hormon Östrogen verhindert den Knochenabbau und wird hauptsächlich in den Eierstöcken vor der Menopause produziert. Ein geringer Anteil entsteht jedoch auch im Fettgewebe, und das auch nach der Menopause. Aus diesem Grund sollte Untergewicht (BMI < 20 kg/m^2) vor allem bei Frauen in höherem Alter unbedingt vermieden werden. Bei einer manifesten Osteoporose ist neben der medikamentösen Behandlung auch eine Sturzprophylaxe ratsam. Sie fördert die Gangsicherheit und senkt das Risiko für Osteoporose-assoziierte Knochenbrüche erheblich. Zur Sturzprophylaxe gehören: Gehhilfe (Stock, Rollator), gutes Schuhwerk, Entfernen von Stolperfallen in der Wohnung (z. B. lose Teppiche vermeiden), Gleichgewichtstraining und regelmäßige Bewegung zur Stärkung der Muskulatur, Hüftprotektoren, gut eingestellte Medikamente, vor allem bei Diabetes, Bluthochdruck und Herzrhythmusstörungen (Aschenbrenner et al. 2015, DVO 2014).

30.5 Praxisbeispiele

Die folgenden Praxisbeispiele sind jeweils in vier rehabilitative Phasen unterteilt:

Phase 1	Vortraining
Phase 2	Kraftausdauer-/Hypertrophietraining
Phase 3	Maximalkrafttraining
Phase 4	Alltags- und sportartspezifisches Training

An den Wundheilungsphasen der jeweils betroffenen Strukturen (➤ Tab. 30.3) orientieren sich die Therapie- und Trainingskonzepte mit den jeweiligen Therapieinhalten und -maßnahmen (➤ Tab. 30.4).

30.5.1 Obere Extremität: MAT bei Schulterluxation

Die nachfolgenden Angaben beziehen sich auf die typische traumatische Schulterluxation nach ventral-kaudal, die bei Vorliegen verschiedener Rezidivrisikofaktoren (Alter unter 30 Jahre, Überkopfarbeit, Über-Kopf-Wurfsportart) meist operativ versorgt wird (Kapselraffung, Refixation des Labrums oder Einsetzen eines Knochenspans). Nach einer kurzen Ruhigstellungsphase im Verband beginnt unter besonderer Beachtung der Bewegungslimitierungen (meist Abduktion bis 90° und Außenrotation bis 0° für mehrere Wochen) das MAT.

Phase 1 – Vortraining

Ziele und Inhalte

1. **Innervationsschulung und Aktivierung der humeruskopfzentrierenden Muskulatur:** gelenknahe Stabilisierung über Traktions- und Gleitimpulse mit muskulärem Gegenhalten des Patienten (Kokontraktion der Rotatorenmanschette, Humeruskopfzentrierung) Steigerungsmöglichkeiten durch Wechsel der Impulsrichtung, Hebel, Ausgangsstellung

Tab. 30.3 Wundheilungsphasen einzelner Gewebe (es handelt sich hier um durchschnittliche Zeitangaben, die individuell variieren können)

Gewebe	Entzündungsphase (Tage)	Proliferationsphase (Tage)	Umbauphase (ab Woche)
Haut	0–4	5–14	2
Bindegewebe	0–4	5–20	4
Kapsel und Bänder	0–5	6–40	7
Meniskus	0–5	6–70	11
Bandscheibe	0–5	6–20	4
Sehnenansatz am Knochen	0–5	6–40	4
Sehne	0–5	6–30/100	4–10
Muskel	0–5	5–30	4
Knochen	Variabel, 2–6	Variabel 20–40	6

30

Tab. 30.4 Mögliche Therapieinhalte und Maßnahmen in Abhängigkeit von der Wundheilungsphase

Wundheilung	Therapieinhalte und Maßnahmen
Entzündungsphase	**Therapieinhalte**
	Vegetative Therapie, Durchblutungsverbesserung, Schmerzlinderung, Matrixbelastung, Propriozeption, schmerzgesteuertes Bewegen, piezoelektrischer Effekt
	Therapiemaßnahmen (befundabhängig)
	Partielle Immobilisierung, Kryotherapie, Hochlagerung operierter Extremitäten, Kompression, sympathische Reflexaktivierung durch das Spektrum der physikalischen Therapie, schmerzarme Mobilisation inkl. CPM, Bindegewebsmassage, klassische Massage, manuelle Therapie, psychische Betreuung
Proliferationsphase	**Therapieinhalte**
	Schmerzlinderung, Matrixbelastung, Koordination/Propriozeption, schmerzgesteuertes Bewegen, piezoelektrischer Effekt, Durchblutungsverbesserung, Mobilisation, Bewegen mit zunehmender Belastung, Trainingstherapie
	Therapiemaßnahmen (befundabhängig)
	Dosierte funktionelle Belastung und Bewegung im schmerzfreien Bereich als wichtigster Stimulus, passive Mobilisation, schmerzfreie aktive Bewegungsübungen, gezieltes Training der physiologischen Bewegungsmuster mit dem Ziel einer funktionellen neuromuskulären Ansteuerung, Propriozeptorentraining durch KG auf neurophysiologischer Basis, manuelle Therapie (intermittierende oszillierende Traktions- und Gleittechnik); Ergotherapie. Begleitend: Alle Maßnahmen der Schmerzlinderung, KG, Massage, Lymphdrainage, Elektrotherapie, Ultraschall, Wärme
Umbauphase	**Therapieinhalte**
	Bewegen, Mobilisation, spezifische Belastung, forcierte Trainingstherapie, sportspezifisches Training
	Therapiemaßnahmen (befundabhängig)
	Progressive Steigerung der forcierten Medizinischen Trainingstherapie mit dem besonderen Schwerpunkt des propriozeptiven Trainings; mobilisierende Manualtherapie. Ergotherapie. Flankierend Maßnahmen der physikalischen Therapie

2. **Innervationsschulung und Aktivierung der gesamten Schultermuskulatur:** PNF-Pattern (Arm- oder Skapula-Pattern), statische oder dynamische Übungen mit Therapeutenwiderstand
3. **Verbesserung der koordinativen Fähigkeiten:** Wahrnehmungsschulung der Scapula, Übungen zur Scapulakontrolle und Scapulafixation
4. **Verbesserung der Beweglichkeit des Schultergelenks:** Beachtung der Bewegungslimitierungen, Einsatz zahlreicher physiotherapeutischer Techniken

Übungs- und Trainingsbeispiele

- **Humeruskopfzentrierende Übungen an der Behandlungsbank:** Patient in Rückenlage oder Sitz, Arm in Null-Stellung, Traktionsimpuls im Glenohumeralgelenk mit muskulärem Gegenhalten des Patienten, Gleitimpuls nach dorsal, ventral oder kaudal
- **Veränderung der Armposition:** je nach Bewegungsausmaß oder Bewegungslimitierung, Arm in zunehmender Abduktion, Flexion oder Rotation einstellen
- **Veränderung des Hebels:** nach gelenknahen Impulsen, gelenkentferntere Widerstände setzen (Mitte Oberarm, Ellbogen, Unterarm)
- **Veränderung der Impulsrichtung:** Wechsel zwischen Traktion (= Lateralgleiten), Gleitimpuls nach dorsal, ventral und kaudal
- **Veränderung der Anspannungszeit:** wechselnde Impulszeiten (5, 10, 15 oder 20 Sekunden), Kombinationen der o. a. Variationen
- **Statische/dynamische PNF-Pattern** (Arm- oder Scapula-Pattern):

   - **Armpattern Extension-Adduktion-Innenrotation,** Techniken: rhythmische Stabilisation, stabilisierende Umkehr, später: Kombination isotonischer Bewegungen, dynamische Umkehr
   - **Armpattern Flexion-Abduktion-Außenrotation** (Beachtung der Bewegungslimitierungen), Techniken: wie vor
- **Dynamische Übungen mit Therapeutenwiderstand:** Patient in Rückenlage oder Sitz, manuelle Widerstände in Innenrotation, Adduktion oder Extension – später manuelle Widerstände in Außenrotation, Abduktion oder Flexion
- **Veränderung der Bewegungsrichtung:** zwei- oder dreidimensionale Bewegungen
- **Variationen der Muskelkontraktionsformen:** konzentrisch, exzentrisch, konzentrisch-konzentrisch, exzentrisch-exzentrisch, konzentrisch-exzentrisch-isometrisch

Phase 2 – Kraftausdauer-/Hypertrophie-Training

Ziele und Inhalte

1. **Innervationsschulung der humeruskopfzentrierenden Muskulatur als Eigenübungen:** Zugapparat, Sprossenwand
2. **Verbesserung der Kraftqualitäten der schulterstabilisierenden Muskulatur:** Zugapparat: Innenrotation, Adduktion, Flexion bis 90°; Bruststabilisator: horizontale Adduktion
3. **Verbesserung der Kraftqualitäten der skapulastabilisierenden Muskulatur:** Stützstemme: Schultergürteldepression
4. **Verbesserung der koordinativen Fähigkeiten:** Erlernen der Gewichtsübernahme auf betroffene Seite z. B. an der Sprossenwand (geringer Schwerkrafteinfluss, stabile und sichere Position für den Patienten), Eigenübungen zur Skapulakontrolle und Skapulafixation
5. **Verbesserung der Beweglichkeit im Schultergelenk unter Beachtung der Limitierungen:** Aktive Mobilisationstechniken z. B. an der Sprossenwand oder mit Pezziball, Automobilisationstechniken mit Umkehr von Punctum fixum und Punctum mobile, passive oder assistive Mobilisation am isokinetischen Trainingsgerät

Übungs- und Trainingsbeispiele:

- **Humeruskopfzentrierende Übungen an der Sprossenwand:** Stand frontal zur Sprossenwand, beide Arme in Flexion einstellen, Zentrierungsimpuls über Zug an Sprossenwand. *Variante:* einarmiger Impuls. Veränderung der Position: Arm in zunehmender Flexion einstellen (mit Innen- oder Außenrotation). Veränderung der Ausgangsstellung: seitlicher Stand zur Sprossenwand, Arm in Abduktion einstellen
- **Humeruskopfzentrierende Übungen am Zugapparat:** Stand frontal zum Zugapparat, betroffenen Arm in Flexion einstellen, Zentrierungsimpuls über Zug an Zugapparat; *Variante:* Veränderung der Gewichtsbelastung, sonstige Varianten siehe Sprossenwand
   - **Zugapparat – Innenrotation:** seitlicher Stand zum Zugapparat, Zug in Ellbogenhöhe, Arm nach innen drehen, Beachtung der Ausweichbewegungen: Rumpfrotation zur Gegenseite, Schultergürtelprotraktion
   - **Zugapparat – Adduktion:** seitlicher Stand zum Zugapparat, Zug in maximaler Abduktionshöhe, Arm nach unten bewegen, Beachtung der Ausweichbewegung: Rumpflateralflexion zur gleichen Seite. *Variante:* Kombinationsbewegung Adduktion/Innenrotation
   - **Zugapparat – Flexion bis 90°:** Stand rücklings zum Zugapparat, Zug von unten, Arm nach oben bewegen, Beachtung der Ausweichbewegungen: Rumpfextension, Schultergürtelelevation
- **Bruststabilisator:** horizontale Adduktion; *Ausführung:* Arme aus leichter horizontaler Abduktion in horizontale Adduktion führen; Geräteeinstellung: nicht aus maximaler Vordehnung beginnen (Abduktion/Außenrotation = Luxationsgefahr); *Variante:* Arme in Innenrotation einstellen
- **Stützstemme:** Schultergürteldepression; *Ausführung:* Arme gestreckt nach unten führen (keine Luxationsgefahr durch 0°-Stellung des Humerus); *Variante:* Schulter in Depression fixieren, Arme beugen/strecken
- **Koordinationstraining:** frontaler Stand an der Sprossenwand, beide Arme in Flexion fixieren, Gewichtsverlagerung auf betroffene Seite, *Variationen:* Abheben eines Arms oder Beins, höhere

Sprosse greifen, Arm in verstärkter Ellbogenflexion einstellen, größerer Abstand des Körpers zur Sprossenwand, seitlicher Stand zur Sprossenwand, betroffenen Arm in Abduktion fixieren, Gewichtsverlagerung auf betroffene Seite

- **Beweglichkeitstraining:**
  - Frontaler Stand an der Sprossenwand, mit Armen wechselseitig nach oben greifen, in maximaler Flexion Arm fixieren, dann leichte Knieflexion
  - Seitlicher Stand an der Sprossenwand, Arm Sprosse für Sprosse nach oben greifen, in maximaler Abduktion Arm fixieren, dann leichte Knieflexion
  - Frontaler Stand an der Sprossenwand, Arm in maximaler Außenrotation einstellen in maximaler Außenrotation, Rumpf zur kontralateralen Seite drehen
  - Kniestand vor dem Pezziball, Arme auf Ball legen, Ball nach vorn rollen
  - Kniestand seitlich zum Pezziball, Arm auf Ball legen, Ball zur Seite rollen
  - Kniestand vor dem Pezziball, Arme auf Ball legen, Ball zur Seite rollen

Phase 3 – Maximalkrafttraining

Ziele und Inhalte

1. **Aktivierung der humeruskopfzentrierenden Muskulatur über Steigerungsformen:** Zugapparat (unterschiedliche Gewichtsbelastung), Sprossenwand (verschiedene Ausgangsstellungen)
2. **Verbesserung der neuromuskulären Kraftqualitäten der schulterstabilisierenden Muskulatur:** Zugapparat – Innenrotation Adduktion, Flexion; zusätzlich: Zugapparat – Außenrotation; Zugapparat – Abduktion; Zugapparat oder Schulterblattfixator – Extension Bruststabilisator; Flachbank – Training mit Kurzhanteln zur Kräftigung der ventralen oder dorsalen Schultermuskulatur
3. **Verbesserung der neuromuskulären Kraftqualitäten der skapulastabilisierenden Muskulatur:** Stützstemme, Haltungsstabilisator – Schultergürtelretraktion; Schulterblattfixator – Schultergürteldepression; Zugapparat – Schultergürtelprotraktion
4. **Verbesserung der koordinativen Fähigkeiten:** Erarbeiten der Stützfunktion der Schulter über Steigerungsformen, (verstärkter Schwerkrafteinfluss, labile Unterstützungsflächen, Steigerungsformen zur Skapulakontrolle und Skapulafixation)
5. **Verbesserung der Beweglichkeit im Schultergelenk:** siehe Übungsbeispiele Phase 2, Negativ-Training, Pendelübungen

Übungs- und Trainingsbeispiele

- **Zugapparat:**
  - **Zugapparat – Innenrotation, Adduktion, Flexion:** Ausführung siehe Übungsbeispiele Phase 2, Veränderung der Trainingsparameter
  - **Zugapparat – Außenrotation:** seitlicher Stand zum Zugapparat, Zug in Ellbogenhöhe, Arm nach außen drehen. Beachtung der Ausweichbewegungen: Rumpfrotation zur gleichen Seite, Schultergürtelretraktion, Abduktion des Arms, Dorsalextension der Hand
  - **Zugapparat – Abduktion:** seitlicher Stand zum Zugapparat, Zug von unten, Arm abspreizen, Beachtung der Ausweichbewegungen: Rumpflateralflexion zur Gegenseite, Schultergürtelelevation, Flexion des Arms
- **Flachbank – Kurzhanteltraining:**
  - Rückenlage auf Bank, Arme in 90° Abduktion, Arme in horizontale Adduktion führen; Varianten: Arme oberhalb oder unterhalb von 90° Abduktion, gebeugte oder gestreckte Ellbogen
  - Bauchlage, Arme in 90° Flexion, Arme in horizontale Abduktion führen, Varianten: Arme oberhalb oder unterhalb 90° Flexion, gebeugte oder gestreckte Ellbogen, Arme in Extension bewegen
- **Bruststabilisator/Stützstemme:** Ausführung siehe Übungsbeispiele Phase 2
- **Haltungsstabilisator** – Schultergürtelretraktion; *Ausführung:* Arme aus 90° Arm- und Ellbogenflexion in horizontale Abduktion bewegen; *Varianten:* wegen Luxationsgefahr Arm in Innenrotation einstellen oder unterhalb von 90° Flexion beginnen
- **Schulterblattfixator** – Schultergürteldepression; *Ausführung:* Arme aus ca. 180° Flexion in Extension bewegen; *Varianten:* verschiedene Griffhaltungen oder Bewegung nur im Schultergürtel

- **Koordinationstraining:**
  - Vierfüßlerstand: Gewichtsverlagerung auf betroffene Seite; Varianten: Wegstrecken eines Arms oder Beins, Bewegungen mit Arm oder Bein (auch am Zugapparat), veränderte Einstellung des Stützarms (Innen-/Außenrotation, Abduktion/Adduktion)
  - Armstütz auf Therapiekreisel oder Mini-Trampolin. Ventralstütz: Rückenlage, Ellbogenstütz, Anheben des Beckens; Dorsalstütz: Bauchlage, Ellbogenstütz, Anheben des Beckens, Lateralstütz: Seitlage, Ellbogenstütz, Anheben des Beckens
- **Beweglichkeitstraining:** Fortführung der mobilisierenden Übungen des Kraftausdauertrainings, Training mit hohen Wiederholungszahlen und geringem Gewicht unter besonderer Beachtung der Ausweichbewegungen
  - Negativ-Training am Zugapparat: Mobilisation in Abduktion durch exzentrische Phase des Adduktorentrainings, Mobilisation in Flexion durch exzentrische Phase des Extensorentrainings, Mobilisation in Außenrotation durch exzentrische Phase des Innenrotationstrainings,
  - Pendelübungen mit Gewichtsmanschette: Bauchlage auf Bank, Arm hängt seitlich in 90°Flexion, Pendeln in Flexion/Extension, Seitlage auf Bank, Kopf im Überhang halten, Arm hängt in 90° Abduktion, Pendeln in Abduktion/Adduktion

Phase 4 – Alltags- und sportartspezifisches Training

Ziele und Inhalte

1. **Vorbereitung auf alltagsspezifische Belastungen:** Integration der humeruskopfzentrierenden Übungen in alltagsnahe Situationen, Schulung dreidimensionaler Bewegungen der Schulter, Schulung von Kombinationsbewegungen Schulter/Wirbelsäule sowie Ganzkörperbewegungen, alltags- und sportartspezifisches Falltraining, Hausaufgabenprogramm (Eigenübungen zur Kräftigung, Koordinationsschulung oder Beweglichmachung)
2. **Verbesserung der koordinativen Fähigkeiten:** komplexe Formen zur Ganzkörperstabilisation, Integration der Skapulakontrolle in Alltagsbewegungen
3. **Verbesserung der Beweglichkeit im Schultergelenk:** Integration der mobilisierenden Übungen in alltags- und sportartspezifische Bewegungsabläufe

Übungs- und Trainingsbeispiele

- **Integration der humeruskopfzentrierenden Übungen in alltagsnahe Situationen,** z. B.: Zentrierung bei Ausholbewegung des Armes für Handballwurf, Zentrierung bei Treffpunkt des Balles während Tennis-Vorhand, Zentrierung während Anheben eines schweren Gegenstandes vom Boden
- **Schulung dreidimensionaler Bewegungen der Schulter:** Kombinationsbewegungen Flexion-Abduktion-Außenrotation, Extension-Adduktion-Innenrotation, Flexion-Adduktion-Außenrotation, Extension-Abduktion-Innenrotation, z. B. am Zugapparat, mit Theraband, mit Kurzhantel
- **Kombinationen von Schulter- und Wirbelsäulenbewegungen** sowie Ganzkörperbewegungen: siehe Übungsbeispiele in (➤ Kap. 30.5.3)
- **Falltraining:** Aufbau eines sportartspezifisches Falltrainings am Beispiel „seitliches Abrollen eines Fußballtorwarts": Kniestand seitlich neben Weichbodenmatte: langsames Abrollen zur Seite, Stand neben Weichbodenmatte, langsames Abrollen, schnelles Abrollen, schnelles Abrollen mit Ballfangen, Kniestand neben normaler Matte, Abrollen mit Ballfangen, Stand neben normaler Matte, Abrollen mit Ballfangen

Hausaufgabenprogramm

- Aktive Mobilisationsübungen ohne Gerät (Armbewegungen, Schultergürtelbewegungen, Kombination Arm/Schultergürtel → Widerlagernde Mobilisation etc.)
- Aktive Mobilisationsübungen mit Stab oder Ball
- Isometrische Übungen z. B. am Türrahmen, dynamische Übungen mit Theraband, dynamische Übungen mit Gewichten, Übungen zur Schulung der Gewichtsübernahme auf betroffene Seite
- **Beweglichkeitstraining:** Beispiele für Integration der mobilisierenden Übungen in alltags- und sportartspezifische Bewegungsabläufe: Ausholbe-

wegung beim Wurf, Wurfbewegung im Handball oder Basketball, Schlagbewegung im Volleyball, Tennis-Aufschlag

30.5.2 Untere Extremität: MAT bei isolierter vorderer Kreuzbandruptur

Die exemplarische Darstellung richtet sich an einen 25-jährigen Sportler nach einer isolierten VKB-Operation mit einer Semitendinosus-Ersatzplastik. Das Nachbehandlungsschema nach einer VKB-Operation ist nach wie vor sehr unterschiedlich. Meist besteht für einige Wochen eine Bewegungslimitierung bis 90° Flexion und 0° Extension sowie eine Teilbelastung für 1–2 Wochen.

Phase 1 – Vortraining

Ziele und Inhalte

1. **Innervationsschulung und Aktivierung der kniestabilisierenden Muskulatur:** Gleitimpulse mit muskulärem Gegenhalten des Patienten, Steigerung über Veränderung von Ausgangsstellung, Impulsrichtung, Hebel, Unterstützungsfläche; statische oder dynamische Übungen gegen die Schwerkraft oder mit Therapeutenwiderstand – statische/dynamische PNF-Pattern (Bein-Pattern mit verschiedenen Schwerpunkten)
2. **Verbesserung der koordinativen Fähigkeiten:** Einfache Übungen in verschiedenen Ausgangsstellungen mit dem Ziel der muskulären Kontrolle des Beins sowie Propriozeptorenschulung, Kontrolle der Teilbelastung, Übungsformen zur Verbesserung des Gangbildes
3. **Verbesserung der Beweglichkeit des Kniegelenks:** Beachtung der Bewegungslimitierungen, Einsatz zahlreicher physiotherapeutischer Behandlungstechniken

Übungs- und Trainingsbeispiele

- **Training über Gleitimpulse mit muskulärem Gegenhalten des Patienten:** Patient im Einbein-Bankkantensitz, betroffenes Bein hat Bodenkontakt, Ventral-, Dorsal-, Lateralgleiten über distalen oder proximalen Hebel mit muskulärem Gegenhalten, Kontrolle der Teilbelastung über Waage möglich. *Varianten:* Veränderung der Knieflexion, Veränderung des Hebels, Veränderung der Unterstützungsfläche (Fuß auf Kreisel oder weicher Matte), Ausgangsstellung Stand oder Einbeinstand
- **Statische oder dynamische Übungen gegen die Schwerkraft oder gegen Therapeutenwiderstand:**
  - Rückenlage: Aktivierung des M. quadriceps und der ischiokruralen Muskulatur (auch als Kokontraktion)
  - Seitlage auf betroffener Seite: Unterschenkel im Überhang, Widerstände in Plantarflexion, Knieflexion, Hüftflexion, Hüftextension, Hüftadduktion (statisch oder dynamisch, auch als Kombination möglich)
  - Bauchlage oder Bauchstand (Oberkörper im Stand abgelegt auf Bank): Widerstand in Knieflexion oder Hüftextension
- **PNF-Beinpattern:** Flexion-Adduktion-Außenrotation (auch mit Knieflexion), Flexion-Abduktion-Innenrotation, Extension-Abduktion-Innenrotation (dosierter distaler Widerstand), Extension-Adduktion-Außenrotation; *Techniken:* stabilisierende Umkehr, rhythmische Stabilisation, Kombination isotonischer Bewegungen
- **Koordinationstraining:** Rückenlage, betroffenes Bein angestellt: Bewegungen mit dem anderen Bein, gleichzeitig, betroffenes Bein fixieren; *Varianten:* Veränderung der Gelenkwinkelstellung, Bewegungen mit den Armen, Widerstände gegen Bewegungen, dreidimensionale Bewegungen, betroffenes Bein auf instabiler Fläche (Kreisel oder Gymnastikball), Üben mit geschlossenen Augen

Phase 2 – Kraftausdauer-/Hypertrophietraining

Ziele und Inhalte

1. **Verbesserung der Kraftqualitäten der kniestabilisierenden Muskulatur mit Schwerpunkt ischiokrurale Muskulatur:** Beinbeuger, Funktionsstemme (Training der ischiokruralen Muskulatur über Hüftextension sowie Training der Knieextensoren im geschlossenen System), isoki-

netisches Training (Hüft- und Knieextension im geschlossenen System), Übungen gegen die Eigenschwere bzw. Schwerkraft

2. **Verbesserung der Kraftqualitäten der Rumpf- und Oberkörpermuskulatur als mögliches Ergänzungstraining:** Rumpf- und Oberkörpergeräte
3. **Verbesserung der koordinativen Fähigkeiten:** Einfache Übungen zur muskulären Kontrolle des Kniegelenks in Sitz und Stand, eventuell Steigerung der Teilbelastung; ab Vollbelastung Hinführung zum Einbeinstand; ab Vollbelastung Gehen mit Varianten (Temposteigerung, Richtungswechsel, Gelände, Treppensteigen)
4. **Verbesserung der Beweglichkeit des Kniegelenks:** Fahrradergometer, ab Vollbelastung Cross-Trainer, Stepper oder Laufband

Übungs- und Trainingsbeispiele

- **Beinbeuger:** ein- oder beidbeinige Flexion im Kniegelenk, eventuell Bewegungslimitierung in Extension oder Flexion einstellen
- **Funktionsstemme:** ein- oder beidbeinige Hüft- und Knieextension, Plantarflexion im Fuß mit gestrecktem Knie, Beachtung der möglichen Teilbelastung (Kontrolle durch Waage)
- **Isokinetik:** Knieextension/-flexion im Passivmodus oder Hüftextension/-flexion konzentrisch/konzentrisch oder konzentrisch/exzentrisch
- **Matte:**
  - Rückenlage: Abheben des gestreckten Beines und Halten gegen die Schwerkraft; *Varianten:* leichte Hüftflexions-/-extensionsbewegungen, Hüftabduktions-/-adduktionsbewegungen, Knieflexions-/-extensionsbewegungen
  - Seitlage: Abheben des Beines als Abduktoren- oder Adduktorentraining
  - Bauchlage: Knieflexion oder Hüftextension
- **Rumpf- und Oberkörpergeräte:** z. B.: vorderer/hinterer Rumpfheber, Schulterblattfixator, Haltungsstabilisator
- **Koordinationstraining:**
  - **Sitz auf Pezziball:** Gewichtsverlagerung auf betroffene Seite (auch mit Belastungskontrolle), *Varianten:* anderes Bein abheben, zusätzlich Arme bewegen, Ball werfen/fangen
  - **Stand an der Sprossenwand:** Gewichtsverlagerung auf betroffene Seite (auch mit Belastungskontrolle), *Varianten:* Arme von der Sprossenwand lösen, unterschiedliche Knieflexion, ab Vollbelastung Hinführung zum Einbeinstand
  - **Gehen:** Beginn auf Laufband mit niedriger Geschwindigkeit (ca. 3–5 km/h) oder auf Mattenbahn (auch mit Richtungswechsel)
  - **Stand vor Stufe an der Sprossenwand:** Treppensteigen auf/ab simulieren
- **Fahrradergometer:** Beginn mit niedrigem Widerstand und niedriger Umdrehungszahl, Beachtung der Bewegungslimitierung (eventuell Pedalverkürzung)

Phase 3 – Maximalkrafttraining

Ziele und Inhalte

1. **Verbesserung der neuromuskulären Kraftqualitäten der kniestabilisierenden Muskulatur:** Beinbeuger, Funktionsstemme mit verschiedenen Varianten, Beinstrecker (Training der Knieextensoren im offenen System) isokinetisches Training, funktionelles Training der gesamten Kniemuskulatur gegen die Schwerkraft im Stand
2. **Verbesserung der Kraftqualitäten der Rumpf- und Oberkörpermuskulatur als mögliches Ergänzungstraining:** Rumpf- und Oberkörpergeräte
3. **Verbesserung der koordinativen Fähigkeiten:** komplexe Übungen im Einbeinstand mit labiler Unterstützungsfläche, Beginn des Lauftrainings mit Varianten (zyklischer Lauf, Temposteigerung) Koordinationsschulung an verschiedenen Ausdauergeräten (Laufband, Stepper, Crosstrainer)
4. **Verbesserung der Beweglichkeit des Kniegelenks:** Fahrradergometer, ab Vollbelastung Cross-Trainer, Stepper oder Laufband

Übungs- und Trainingsbeispiele

- **Beinbeuger:** ein- oder beidbeinige Flexion im Kniegelenk, eventuell Bewegungslimitierung in Extension oder Flexion einstellen
- **Funktionsstemme:** *Varianten:* Veränderung der Ausgangsstellung (z. B. Vierfüßlerstand), Hinzunahme instabiler Unterstützungsflächen (z. B. gegen kleinen Pezziball drücken) Sprungtraining durch Abstoßen von der Fußplatte

- **Beinstrecker:** zu Beginn mit proximalem Widerstand, eventuell auch mit Limitierung in die Extension
- **Isokinetik:** Knieextension/-flexion konzentrisch/konzentrisch auch mit unterschiedlichen Winkelgeschwindigkeiten, zu Beginn mit proximalem Widerstand oder Anti-Chear-Pad
- **Funktionelles Training im Stand:**
  - Methodischer Aufbau der Kniebeuge: Vorbereitung an der Wand oder mit Stab als Fixation, Ausführung mit Stab im Rücken (Kontrolle der Rumpfstabilisierung), zuerst halbe, später ganze Kniebeuge (bis 90° Knieflexion), Ausführung mit Langhantel
  - Methodischer Aufbau des Ausfallschritts: siehe Kniebeuge
- **Rumpf- und Oberkörpergeräte:** – z. B.: vorderer/hinterer Rumpfheber, Schulterblattfixator, Haltungsstabilisator
- **Koordinationstraining:** methodischer Aufbau von Komplexübungen auf instabilen Flächen (z. B. Posturomed, weiche Matte, Mini-Trampolin, Kreisel, Kippbrett): Erarbeitung des Einbeinstandes mit gleichzeitiger Kniestabilisation, unterschiedliche Knieflexionsstellungen, Hinzunahme von Arm-, Bein- oder Rumpfbewegungen, Hinzunahme von Widerständen an Zugapparat oder mit Theraband, Übungen mit geschlossenen Augen, Kombinationen o. a. Übungen
- **Lauftraining:**
  - **Laufband:** Einstieg mit Geschwindigkeiten zwischen 5–7 km/h, später Geschwindigkeitssteigerung und Einbau von Steigungen
  - **Fahrradergometer:** Steigerung des Widerstandes und der Umdrehungszahl, Steigerung des Bewegungsausmaßes (Pedalverstellung, Sattelhöhe)

Phase 4 – Alltags- und sportartspezifisches Training

Ziele und Inhalte

1. **Vorbereitung auf alltagsspezifische Belastungen:** Simulation alltags- oder sportartspezifischer Bewegungsabläufe z. B. am Zugapparat oder mit Sportgerät: Steigerungsformen von Kniebeuge und Ausfallschritt und Integration dieser Bewegungsformen in alltagsspezifische Belastungen, Lauftraining (Lauf-ABC, azyklischer Lauf, sportartspezifisches Laufen), Sprungtraining, Ausdauertraining, Hausaufgabenprogramm (Eigenübungen zur Kräftigung, Koordinationsschulung oder Beweglichmachung)
2. **Verbesserung der koordinativen Fähigkeiten:** Steigerungsformen durch Veränderung der Ausgangsstellung und Zusatzaufgaben

Übungs- und Trainingsbeispiele

Simulation alltags- oder sportartspezifischer Bewegungsabläufe: Methodischer Aufbau am Beispiel Innenseitstoß im Fußball: Simulation der Schussbewegung am Zugapparat, Steigerung durch erhöhten Widerstand und schnelle Bewegungsausführung, Steigerung durch instabile Fläche unter Standbein, Durchführung mit zugerolltem Ball, Durchführung mit zugeworfenen Ball, Erhöhung der Frequenz.

Funktionelles Training im Stand:

- Kniebeuge oder Ausfallschritt: Ausführung auf instabiler Fläche, Ausführung als Explosivbewegung oder Ausführung im Kombination mit Sprung
- Integration von Kniebeuge/Ausfallschritt in alltagsspezifische Belastungen: Rückengerechtes Heben eines Gegenstandes, Sprungwurf aus der Kniebeuge im Basketball, tiefe Kniebeuge in der Abfahrtshocke des alpinen Skilaufs

Lauftraining: Lauf-ABC (Sprunggelenkslauf, Anfersen, Kniehebelauf, Hopserlauf, Sprunglauf), azyklischer Lauf (Lauf mit Abstoppen, Tempowechsel, Richtungswechsel), sportartspezifisches Laufen (z. B. Laufen mit Dribbeln eines Fußballs, Laufen mit Prellen eines Handballs, Sidesteps für Tennisspieler).

Sprungtraining:

- Sprungvarianten: Hochsprünge, Niedersprünge, Seitsprünge (auch als Kombination und mit verschiedenen Unterstützungsflächen)
- Sportartspezifische Sprünge: z. B. Sprungwurf im Handball, Schmetterball im Volleyball, Absprünge in der Leichtathletik

Ausdauertraining:

- Laufband: Geschwindigkeitssteigerung, Einbau von Steigungen, verschiedene Intervall-Programme, Bergablaufsimulation

- Crosstrainer: Geschwindigkeitssteigerung, Widerstandssteigerung, Betonung der Arm- oder Beinbewegung
- Stepper: Geschwindigkeitssteigerung, Widerstandssteigerung, Ausführung mit oder ohne Armfixation

Hausaufgabenprogramm

Übungen auf der Matte:
- Rückenlage: Abheben des gestreckten Beines und Halten gegen die Schwerkraft; *Varianten:* leichte Hüftflexions-/-extensionsbewegungen, Hüftabduktions-/-adduktionsbewegungen, Knieflexions-/-extensionsbewegungen
- Seitlage: Abheben des Beines als Abduktoren- oder Adduktorentraining
- Bauchlage: Knieflexion oder Hüftextension

Übungen im Stand mit koordinativem Schwerpunkt:
- Einbeinstand mit gleichzeitiger Kniestabilisation
- Unterschiedliche Knieflexionsstellungen
- Hinzunahme von Arm-, Bein- oder Rumpfbewegungen
- Hinzunahme von Widerständen (z. B Theraband)
- Übungen mit geschlossenen Augen
- Kombinationen der genannten Übungen

30.5.3 Wirbelsäule: MAT bei Bandscheibenprolaps

Phase 1 – Vortraining

Ziele und Inhalte

1. **Innervationsschulung und Aktivierung der rumpfstabilisierenden Muskulatur:** Segmentale Traktions- und Gleittechniken mit muskulärem Gegenhalten des Patienten, Steigerung über Veränderung von Ausgangsstellung, Impulsrichtung, Hebel, Übungen zur Aktivierung der lokalen Rumpfstabilisatoren (M. transversus abdominis, M. multifidus), statische/dynamische PNF-Pattern (Rumpf- oder Skapula-/Becken-Pattern), dynamische Übungen mit Therapeutenwiderstand
2. **Verbesserung der koordinativen Fähigkeiten:** Erlernen von Einstellung und Kontrolle der physiologischen Wirbelsäulenposition als Voraussetzung für ein Gerätetraining

Übungs- und Trainingsbeispiele

- **Methodischer Aufbau des Extensorentrainings:**
  - Patient in Seitlage: segmentale Traktion im unteren LWS-Bereich mit muskulärem Gegenhalten, Widerstände am Kreuzbein (Schub nach kaudal-ventral) und/oder an der BWS (Schub nach kranial-ventral) mit Gegenhalten, Widerstände an Beinen oder Armen (Schub nach ventral)
  - Patient in Bauchlage: Grundspannung erarbeiten über Gesäßspannung, Strecken der Knie und versuchtes Abheben der Beine, wechselnde Widerstände an den Beinen, leichtes Abheben des Oberkörpers, Arme am Körper oder in U-Halte, Arme aus U-Halte Richtung Kopf strecken, diagonales Abheben von Arm und Bein
- **Methodischer Aufbau des Flexorentrainings:** Patient in Rückenlage, Beine angestellt, Widerstand am dorsalem Beckenkamm (Impuls nach ventral mit muskulärem Gegenhalten), Patient hält zusätzlich Arme in 90° Flexion, statische Widerstände an Armen nach kranial sowie an Beinen nach kaudal, diagonale Widerstände, Beine in 90° Hüft- und Knieflexion, dynamische Widerstände (konzentrisch-exzentrisch) an Armen und/oder Beinen, Aktivierung des M. transversus abdominis durch Einziehen der Bauchdecke in verschiedenen Ausgangsstellungen (Rückenlage, Bauchlage, Vierfüßlerstand)
- **Methodischer Aufbau des Lateralflexorentrainings:** Patient in Seitlage, Impuls über Querdehnung des M. erector spinae oder M. quadratus lumborum mit muskulärem Gegenhalten, Widerstände am Beckenkamm nach kaudal und/oder Rippen nach kranial, zusätzlich oberes Bein abheben, zusätzlich Arm in 90° Abduktion, Widerstände an Arm und/oder Bein, PNF-Becken/Skapula-Pattern mit Betonung der lateralflexorischen Komponente
- **Methodischer Aufbau des Rotatorentrainings:** Patient in Seitlage, Widerstände am Beckenkamm nach ventral und/oder dorsal, Widerstände am Brustkorb nach ventral und/oder dorsal,

Kombination der Widerstände an Becken und Brustkorb, zusätzlich Arm in 90° Abduktion, Widerstände an Becken und Arm (ventral/dorsal), PNF-Becken/Skapula-Pattern mit Betonung der rotatorischen Komponente, PNF-Rumpf-Pattern mit Betonung der Rotationsbewegung

Phase 2 – Kraftausdauer-/Hypertrophie-Training

Ziele und Inhalte

1. **Verbesserung der Kraftqualitäten der unteren Rumpfmuskulatur:** Vorderer/hinterer/seitlicher Rumpfheber (statisches oder dynamisches Training), Mattenübungen (als Ergänzung oder Ersatz der Rumpfheber-Geräte), isokinetischer Rumpfadapter (statisches/dynamisches Training in vertikalnahen Positionen)
2. **Verbesserung der Kraftqualitäten der oberen Rumpf- und Oberkörpermuskulatur:** Schulterblattfixator, Haltungsstabilisator, Stützstemme
3. **Verbesserung der Kraftqualitäten der Beinmuskulatur:** Beinbeuger, Beinstrecker, Funktionsstemme
4. **Verbesserung der koordinativen Fähigkeiten:** Einfache Übungen mit lumbaler, thorakaler und/oder zervikaler Stabilisation (kurzer Hebel, stabile Position), einfache Balance- und Gleichgewichtsübungen (reaktives Training der rumpfstabilisierenden Muskulatur)

Übungs- und Trainingsbeispiele

- **Vorderer Rumpfheber:** Hände gegen Oberschenkel drücken auch in diagonaler Richtung, Abheben des Oberkörpers bis ca. Schulterblatt als statisches Training, Abheben des Oberkörpers bis ca. Schulterblatt als dynamisches Training, Abheben des Oberkörpers mit leichter Rotationskomponente (statisch oder dynamisch)
- **Hinterer Rumpfheber:** Oberkörper in leichter Vorneige halten, Arme vor Brustkorb verschränkt, Arme in U-Halte, Arme aus U-Halte Richtung Kopf strecken; Steigerung des Schwerkrafteinflusses: Oberkörper weiter nach vorne neigen (10°–40° Hüftflexion); dynamisches Training unter Beibehaltung der LWS-Lordose (Bewegungsausmaß ca. 0°–40° Hüftflexion)
- **Seitlicher Rumpfheber:** Oberkörper in leichter Seitneigung halten, Arme vor Brustkorb verschränkt, Arme Richtung Kopf bewegen, dynamisches Training in begrenztem Bewegungsausmaß
- **Mattenübungen:**
  - Bauchlage: Grundspannung der Beine erarbeiten, leichtes Abheben des Oberkörpers
  - Bauchlage: diagonales Abheben von Arm und Bein, Rückenlage, Beine angestellt: Übungen siehe vorderer Rumpfheber Rückenlage
  - Beine in 90° Hüft- und Knieflexion: Übungen siehe vorderer Rumpfheber
  - Seitlage: Abheben eines oder beider Beine
  - Seitlage: Abheben des Oberkörpers
- **Oberkörper- und Beingeräte:** Standardausführung unter besonderer Beachtung der patientengerechten Wirbelsäuleneinstellung während der Bewegung
- **Koordinationstraining:**
  - Stand vor Zugapparat, beidarmige Ellbogenflexion oder -extension unter Beachtung der Lumbalstabilisation; seitlicher Stand zum Zugapparat, beidarmige Schulterrotation unter Beachtung der Lumbalstabilisation
  - Sitz auf Pezziball, Abheben eines Beines; beidbeiniger Stand auf Mini-Trampolin mit Armbewegungen; beidbeiniger Stand auf Posturomed, eventuell Zusatzbewegungen

Phase 3 – Maximalkrafttraining

Ziele und Inhalte

1. **Verbesserung der neuromuskulären Kraftqualitäten der unteren Rumpfmuskulatur:** Vorderer/hinterer/seitlicher Rumpfheber: Übungsvariationen (Veränderung der Hebel, Zusatzlasten); Mattenübungen: komplexe Übungen zur Rumpfstabilisation in verschiedenen Stützstellungen; Isokinetik: Variationen von konzentrisch-exzentrischer Muskelarbeit, Bewegungsausmaß, Geschwindigkeit
2. **Verbesserung der neuromuskulären Kraftfähigkeiten der oberen Rumpf-, Oberkörper- und Beinmuskulatur:** Veränderung der Trainingspa-

rameter im Sinne eines Maximalkraft- oder Schnellkrafttrainings

3. **Verbesserung der koordinativen Fähigkeiten:** Steigernde Übungen mit lumbaler, thorakaler und/oder zervikaler Stabilisation (Veränderung von Hebel, Position oder Bewegung), steigernde Balance- und Gleichgewichtsübungen (Verringerung der Unterstützungsfläche, instabile Flächen)

Übungs- und Trainingsbeispiele

- **Vorderer Rumpfheber:** Abheben des Oberkörpers bis Unterrand Schulterblatt (auch mit Rotation), Abheben der Beine vom Polster, Aufrollen oder Anheben des Beckens
- **Hinterer Rumpfheber:** Dynamisches Training mit Hebelverlängerung (Arme in U-Halte oder gestreckt), kombinierte Extensions- und Rotationsbewegung, zusätzlich Arme in horizontale Abduktion bewegen (auch mit Kurzhanteln)
- **Seitlicher Rumpfheber:** Vergrößerung des Bewegungsausmaßes beim dynamischen Training, Verlängerung der Hebel über Strecken der Arme
- **Mattenübungen:**
  - Bauchlage: gleichzeitiges Abheben von Armen und Beinen, zusätzlich kleine Bewegungen der Arme und Beine
  - Rückenlage, Beine in 90° Hüft- und Knieflexion: Aufrollen oder Anheben des Beckens, zusätzlich Oberkörper anheben
  - Seitlage: Anheben von Beinen und Oberkörper gleichzeitig, Ventral-, Dorsal-, Lateralstütz
- **Oberkörper- und Beingeräte:** Veränderung der Trainingsparameter im Sinne eines Maximalkraft- oder Schnellkrafttrainings, Veränderung der Ausgangsstellung durch freies Sitzen ohne Rückenabstützung, eventuell Übungsvarianten unter Beachtung der Wirbelsäuleneinstellung
- **Koordinationstraining:**
  - Stand vor Zugapparat: beidarmige Schulterflexion oder -extension
  - Stand vor Doppelzugapparat: bilaterale PNF-Armpattern
  - Stand vor Doppelzugapparat: reziproke Armbewegungen
  - Stand seitlich zum Zugapparat: einarmige PNF-Armpattern
  - Einbeiniger Sitz auf Pezziball – Zusatzbewegung der Arme; Sitz auf Pezziball – jeweils ein Therapiekreisel unter den Füßen; Stand auf Mini-Trampolin – PNF-Armpattern

Phase 4 – Alltags- und sportartspezifisches Training

Ziele und Inhalte

1. **Vorbereitung auf alltagsspezifische Belastungen:** Schulung dreidimensionaler Bewegungsabläufe der Wirbelsäule sowie Ganzkörperbewegungen, Integration von Elementen der Rückenschule (vor allem Bück-, Hebe-, Tragetechniken) in das Gerätetraining, Simulation von alltags- und sportartspezifischen Bewegungsmustern durch Theraband, Zugapparat, Lang- oder Kurzhanteln sowie Sportgeräte, Hausaufgabenprogramm (Eigenübungen zur Kräftigung, Koordinationsschulung oder Beweglichmachung)
2. **Verbesserung der koordinativen Fähigkeiten:** Integration der Stabilisationsübungen in alltagsnahe Situationen, Integration der Balance- und Gleichgewichtsübungen in alltagsnahe Situationen

Übungs- und Trainingsbeispiele

Schulung dreidimensionaler Bewegungen der Wirbelsäule sowie Ganzkörperbewegungen:

- Beispiel: Rumpfbewegung Extension-Lateralflexion-Rotation: Erlernen der Rumpfbewegung am Zugapparat (Griff vor dem Brustkorb fixieren); Kombination der Rumpfbewegung mit der Armbewegung Flexion-Abduktion-Außenrotation, Hinzunahme der Gewichtsverlagerung vom vorderen auf das hintere Bein, Beachtung der richtigen Beinachsenbelastung, Schulung der Ganzkörperbewegung
- Integration von Rückenschul-Elementen: Erlernen der Bücktechnik am Zugapparat, Erlernen der Hebetechnik am Zugapparat oder mit Kurzhanteln, Erlernen der Tragetechnik mit Kurzhanteln oder einer Kiste

Alltagsnahe Balance- und Gleichgewichtsübungen: Stabilisation auf labiler Unterfläche (z. B. weicher Waldboden) durch kleine Weichbodenmatte, Vermeidung von Ausrutschen im Winter durch Übungen auf dem Posturomed (z. B. Einbeinstand), Verbesserung des Gleichgewichts während des Gehens durch Übungen zur Stand- und Spielbeinphase

Simulation von alltags- und sportartspezifischen Bewegungsabläufen: Beispiel alltagsspezifische Bewegung – Rumpfrotation beim Versetzen eines Gegenstandes vom Fließband, isolierte Rumpfrotation mit Gewicht, Hinzunahme der Gewichtsverlagerung vom einen auf das andere Bein

Simulation der Alltagsbelastung durch hohe Wiederholungszahl und niedriges Gewicht: Beispiel sportartspezifische Bewegung – Rumpfrotation bei Vorhand-Schlag im Tennis, isolierte Rumpfrotation am Zugapparat, Kombination Rumpf-Arm-Bewegung am Zugapparat, Kombination Rumpf-Armbewegung mit Tennis-Schläger, Betonung der explosiven Bewegungsausführung

Hausaufgabenprogramm

Übungen zur Rumpfstabilisation auf einer Matte (siehe Mattenübungen Phase 3), Übungen zur Rumpfmobilisation in verschiedenen Ausgangsstellungen (z. B. Beckenkippung/-aufrichtung, Lateralflexion des Beckens, Rotation), Übungen zur Haltungsschulung in Sitz und Stand.

VERWENDETE LITERATUR

Abbed KM , Coumanns JV:Cervical radikolupathy. Pathophysiology, presentation, and clinical evaluation. Neurosurgery 2007;60 (Suppl 1):28–34

Anagnostakos KF, Bachelier F, Kohn D: Meniskuserkrankungen. Orthopädie und Unfallchirurgie up2date 2006; 1(5):477–490

AO Foundation – Arbeitsgemeinschaft für Osteosynthesefragen: AO/OTA fracture and dislocation classification. Davos: AO Foundation, 2014

Aschenbrenner I, Biberthaler P, Kirchhoff C et al.: Häufige Diagnosen. Patienteninformationen der Deutschen Gesellschaft für Unfallchirurgie – Stand 2015. www.dgu-online.de/en/patienteninformation/haeufige-diagnosen.html (letzter Zugriff: 28.8.2015)

BÄK – Bundesärztekammer et al. (Hrsg.) Nationale Versorgungsleitlinie Kreuzschmerz. Stand: Dezember 2015. www.awmf.org/leitlinien/detail/ll/nvl-007.html (letzter Zugriff: 27.1.2016)

Bonnaire F, Lein T, Hohaus T, Weber A: Prothetische Versorgung proximaler Femurfrakturen. Unfallchirurg 2005;108:387–400

Bosch U, Fremerey RW: AC-Gelenksverletzungen. Trauma Berufskrankh 2003;5: S126-S129

Burger C, Prokop A, Andermahr J, Jubel A, Rehm KE: 100 Jahre Kreuzbandchirurgie: Die Beantwortung der wichtigsten Fragen in der Literatur der 90er Jahre. Akt Traumatol 2000;30:73–87

Burkhart KJ et al.: Behandlung der proximalen Humerusfraktur des Erwachsenen. In: Dtsch Arztebl International. 2013;110(35–36): S. 591–597

Consensus Development Conference: Diagnosis, prophylaxis and treatment of osteoporosis. Am J Med 193; 94:646–650

Dresing K: Distale Radiofraktur. Leitlinie der Deutschen Gesellschaft für Unfallchirurgie e. V. (DGU) in Zusammenarbeit mit der Österreichischen Gesellschaft für Unfallchirurgie (ÖGU). Stand 2015. www.awmf.org/leitlinien/detail/ll/012-015.html (letzter Zugriff: 28.8.2015)

DVO – Dachverband Osteologie e. V. (Hrsg.): Leitlinie Prophylaxe, Diagnostik und Therapie der Osteoporose bei Männern ab dem 60. Lebensjahr und bei postmenopausalen Frauen. Kurzfassung und Langfassung. Bad Kreuznach: DVO, 2014

Echtermeyer V, Bartsch S: Praxisbuch Schulter: Verletzungen und Erkrankungen systematisch diagnostizieren, therapieren, begutachten. 2. Aufl. Stuttgart: Thieme, 2005

Ellman H: Rotator cuff diorders. In: Ellman H, Gartsman GM (eds): Arthroscopic shoulder surgery and related disorders. Philadelphia: Lea and Febinger, 1993, pp. 98–119

Frosch KH, Wittner B: Schultergelenk-Erstluxation. Leitlinie der Deutschen Gesellschaft für Unfallchirurgie. Stand 2009. www.awmf.org/leitlinien/detail/ll/012-012.html (letzter Zugriff: 28.8.2015)

Gordon, MD, Steiner, ME: Anterior cruciate ligament injuries. In: Garrick JG (ed): Orthopaedic Knowledge Update Sports Medicine III. Rosemont IL: American Academy of Orthopaedic Surgeons, 2004; p. 169

Habermeyer P, Lichtenberg S, Magosch P: Rotatorenmanschettenruptur und Schulterinstabilität. In: Arthroskopie 2007;20(3):217–222

Habermeyer P: Schulterchirurgie. 4. Aufl., München: Elsevier, Urban & Fischer, 2010

Hadji P et al.: The epidemiology of osteoporosis – Bone Evaluation Study (BEST): an analysis of routine health insurance data. Dtsch Arztebl Int. 2013;110(4):52–57

Hedtmann A, Fett H: Verletzungen des Akromioklavikulargelenks. In: Gohlke F, Hedtmann A (eds): Schulter: Das Standardwerk für Klinik und Praxis. Stuttgart: Thieme, 2002, S. 567–585

Hestbaek L, Leboeuf-Yde C, Manniche C: Low back pain: what is the long-term course? A review of studies of general patient populations. Eur Spine J 2003;12(2):149–165

Hewett TE et al.: Biomechanical measures of neuromuscular control and valgus loading of the knee predict anterior cruciate ligament injury risk in female athletes: a prospective study. Am J Sports Med 2005;33(4):492–501

Hoffmann-La Roche AG (Hrsg.): Roche Lexikon der Medizin. 5. Aufl. München: Elsevier, Urban & Fischer, 2003

Isbach J: Die operative Versorgung der Achillessehnenruptur unter Berücksichtigung der Behandlungsergebnisse aus den Jahren 1992 bis 1997. Dissertation, Universität Münster, 2007

Kannus P, Palvanen M, Niemi S, Parkkari J, Jarvinen M: Increasing number and incidence of low-trauma ankle fractures in elderly people: Finnish statistics during 1970–2000 and projections for the future. Bone 2002; 31(3):430–433

Koester MC, George MS, Kuhn JE: Shoulder impingement syndrome. American Journal of Medicine 2005;118:452–455

Krämer J. Grifka J (Hrsg.): Orthopädie, Unfallchirurgie. Berlin: Springer, 2007

Kraus R: Epidemiologie. In Marzi I (Hrsg): Kindertraumatologie. 2. Aufl. Berlin: Springer, 2010, S. 31–36

Lehmann L, Scharf, HP: Verletzungen der Rotatorenmanschette. In: Scharf HP et al. (Hrsg.): Orthopädie und Unfallchirurgie. Facharztwissen nach der neuen Weiterbildungsordnung. 1. Aufl. München: Elsevier, Urban & Fischer, 2009, S. 449–456

Lill H et al.: Achillessehnenruptur – Operative oder konservative funktionelle Behandlung? Aktuel Traumatol 1996; 26:95–100

Loew M et al. Empfehlungen zu Diagnostik und Begutachtung der traumatischen Rotatorenmanschettenläsion. In: Der Unfallchirurg 2000;103(5):417–426

Luime JJ et al.: Prevalence and incidence of shoulder pain in the general population: a systematic review. Scandinavian Journal of Rheumatology 2004;2:73–81

Marquardt J, Loew M: Schulterluxation, rezidivierend und habituell. Leitlinie der Deutschen Gesellschaft für Orthopädie und Orthopädische Chirurgie (DGOOC) und des Berufsverbandes der Ärzte für Orthopädie (BVO), Stand: 2009. www.awmf.org/leitlinien/detail/ll/033-027.html (letzter Zugriff: 28.8.2015)

Miller MD, Osborne JR, Gordon WT, Hinkin DT, Brinker MR: The natural history of bone bruises. A prospective study of magnetic resonance imaging-detected trabecular microfractures in patients with isolated medial collateral ligament injuries. Am J Sports Med 1998;26(1): 15–19

Neer CS: Anterior acromioplasty for the chronic impingement syndrome in the shoulder, in: Journal of Bone and Joint Surgery Am 2005;87(6):1399

Neer CS: Impingement lesions, in: Clinical Orthopaedics and Related Research 1983;173:70–77.

Oberle M, Schlickewei W: Verletzungen der oberen Extremität im Kindesalter. OPJournal 2010;26: 90–97

Oiestad BE Engebretsen L et al.: Knee osteoarthritis after anterior cruciate ligament injury: a systematic review. Am J Sports Med 2009;37(7):1434–1443

O'Neill TW, Cooper C, Finn JD, Lunt M, Purdie D, Reid DM, Rowe R, Woolf AD, Wallace WA: Incidence of distal forearm fracture in British men and women. Osteoporos Int 2001;12:555–558

Pandaya NK, Behrends D, Hosalkar HS: (2012) Open reduction of proximal humerus fractures in the adolescent population. J Child Orthop 2012;6(2): 111–118

Pfeifer M, Wittenberg R, Würtz R, Minne HW: Schenkelhalsfrakturen in Deutschland. Dtsch Arztebl 2001; 98(26):1751–1757

Pfeifer M, Wittenberg R, Würtz R, Minne HW: Schenkelhalsfrakturen in Deutschland. Dtsch Arztebl 2001; 98(26):1751–1757

RKI – Robert Koch-Institut (Hrsg.): Arthrose. Gesundheitsberichterstattung des Bundes, Heft 54. Berlin: RKI, 2013

RKI – Robert Koch-Institut (Hrsg.): Daten und Fakten. Ergebnisse der Studie „Gesundheit in Deutschland aktuell 2010". Beiträge zur Gesundheitsberichterstattung des Bundes. Berlin: RKI, 2012

Rupp S, Kohn D: Vorderes Kreuzband im Mittelpunkt des Interesses. Orthopäde 2002;31(8):701

Scharf HP: Rotatorenmanschettenruptur. Leitlinie der Deutschen Gesellschaft für Orthopädie und Orthopädische Chirurgie (DGOOC) und des Berufsverbandes der Ärzte für Orthopädie (BVO). Stand 2003

Scheidt-Nave C, Banzer D, Abendroth K: Schlussbericht Multizentrische Studie zu Verteilung, Determination und prädiktivem Wert der Knochendichte in der deutschen Bevölkerung. Förderprojekt des Bundesministeriums für Forschung und Technologie. Förderkennzeichen 01KM 9304/0, 1997; 1–45

Schmidt CO, Kohlmann T. Was wissen wir über das Symptom Rückenschmerz? Epidemiologische Ergebnisse zu Prävalenz, Inzidenz, Verlauf und Risikofaktoren. Z Orthopädie und Grenzgebiete 2005;143:292–298

Schmidt CO, Raspe H, Pfingsten M et al: Back pain in the German adult population: prevalence, severity, and sociodemographic correlates in a multiregional survey. Spine (Phila Pa 1976) 2007; 32(18): 2005–2011

Schwab F, Ashok D, Lorenzo G et al.: Adult scoliosis: prevalence, SF-36, and nutritional parameters in an elderly volunteer population. Spine 2005;30: 1083–1085

Thielke KH, Barth F, Echtemeyer V: Akromioklavikulargelenksverletzungen. Trauma und Berufskrankh 2004;6 (Suppl 3)334–338

Trobisch P, Suess O, Schwab F: Idiopathic scoliosis. Dtsch Arztebl Int 2010;107(49): 875–884

Wirth CJ: Komplikationen der offenen Gelenkeingriffe. Offene Eingriffe am Schultergelenk. In: Carl Joachim Wirth CJ et al. (Hrsg.): Komplikationen in Orthopädie und Unfallchirurgie vermeiden – erkennen – behandeln. 1. Aufl. Stuttgart: Thieme, 2009, S. 332 ff.

Wülker N: Taschenlehrbuch Orthopädie und Unfallchirurgie. Stuttgart: Thieme, 2005

KAPITEL 31 Training bei geistigen Beeinträchtigungen und Funktionsstörungen – Morbus Alzheimer/Demenz

Lernziele

Es werden folgende Kenntnisse und Kompetenzen erzielt:

- Die **Pathologie,** der **Krankheitsverlauf** und **gängige Therapieformen der Alzheimer-Erkrankung** sind bekannt.
- Mögliche **Einflüsse von Training auf die Hirnleistung** von Gesunden und im Allgemeinen können nachvollzogen und angewendet werden.
- Die gängigen, wissenschaftlich belegten **Trainingsarten bzw. -möglichkeiten unter geistig-pathologischen Bezügen** können sicher benannt werden.
- Die **Auswirkungen von Training auf die Alzheimer-Erkrankung im Speziellen** können sicher beschrieben und belegt werden.
- **Mögliche Folgen eines falschen Trainings** für Gedächtnis und Hirnleistungen sind bekannt und können sicher vermieden werden.

31.1 Zahlen und Fakten zu Demenzerkrankungen

In Deutschland leben zurzeit ca. 1,5 Millionen Demenzerkrankte, zwei Drittel davon sind von der Alzheimer-Krankheit betroffen. Pro Jahr treten etwa 300 000 Neuerkrankungen auf. Aufgrund der demografischen Entwicklung in Deutschland übersteigen die Neuerkrankungen deutlich die Sterbefälle der bereits Demenzerkrankten. Dies führt zu einer kontinuierlichen Zunahme der Demenzerkrankten. Bis zum Jahr 2050 werden daher etwa 3 Millionen Erkrankte erwartet (Deutsche Alzheimer Gesellschaft 2014). Dies entspricht einem mittleren Anstieg bei den Erkrankten von jährlich etwa 40 000, also mehr als 100 pro Tag.

Definition und Häufigkeit

Morbus Alzheimer, kurz AD (Alzheimer's Disease), ist eine progressive Systemerkrankung, die eine hochgradige Hirnatrophie zur Folge hat (Wirth 2000). Sie ist nach Alois Alzheimer benannt, der diese Krankheit 1906 zum ersten Mal beschrieb. **Heutzutage wird nicht mehr zwischen einer präsenilen und einer senilen Demenz differenziert,** da diese sich weder pathologisch noch morphologisch unterscheiden (Deister et al. 2013). Alzheimer ist die häufigste Demenzform (50–75 %). Etwa 20 % aller über 80-Jährigen leiden an dieser Krankheit (Krams 2013).

Prävalenz

Die Deutsche Alzheimer Gesellschaft teilt zur Prävalenz mit:

„Gemeinsamen Schätzungen von Weltgesundheitsorganisation und Alzheimer's Disease International zufolge litten 2013 weltweit 44,4 Millionen Menschen an einer Demenz – einer erworbenen Beeinträchtigung der geistigen Leistungsfähigkeit, die Gedächtnis, Sprache, Orientierung und Urteilsvermögen einschränkt und so schwerwiegend ist, dass die Betroffenen nicht mehr zu einer selbstständigen Lebensführung in der Lage sind. Deutschland liegt unter allen Nationen nach der Gesamtzahl der Kranken auf dem fünften Platz, übertroffen lediglich von China, den USA, Indien und Japan.

Als häufigste Ursache einer Demenz gilt in den westlichen Ländern die Alzheimer-Krankheit, deren Anteil auf mindestens zwei Drittel der Krankheitsfälle geschätzt wird, gefolgt von den durch Schädigungen der Blutgefäße des Gehirns verursachten vaskulären Demenzen. Oft treten Mischformen der beiden Krankheitsprozesse auf.

Nach neueren Resultaten aus europäischen Feldstudien liegen die altersspezifischen Prävalenzraten (Anteil der Kranken an der gleichaltrigen Bevölkerung) geringfügig höher, als in früheren Berechnungen angenommen worden war. Legt man diese aktuellen Raten (EuroCoDe-Daten von Alzheimer Europe) einer Schätzung der Krankenzahl zugrunde, so litten von den älteren Menschen in Deutschland im Jahr 2012 mehr als 1,4 Millionen an Demenzerkrankungen. Die Prävalenzraten steigen steil mit dem Alter an. So verdoppelt sich die Krankenziffer im Abstand von jeweils etwa fünf Altersjahren und nimmt von etwas mehr als 1 % in der Altersgruppe der 65- bis 69-Jährigen auf rund 40 % unter den über 90-Jährigen zu.“

(Deutsche Alzheimer Gesellschaft 2014)

Inzidenz

Zur Inzidenz von Demenz und Alzheimererkrankungen berichtet die Deutsche Alzheimergesellschaft wie folgt:

„Angaben zur Zahl der Neuerkrankungen haben noch nicht die gleiche Zuverlässigkeit wie Angaben zur Prävalenz. Inzwischen wurden aber weltweit viele Studien durchgeführt, die eine hinreichend genaue Schätzung erlauben. Danach steigt das jährliche Neuerkrankungsrisiko von durchschnittlich 0,4 % unter den 65–69-Jährigen bis auf über 10 % unter den Höchstbetagten an. Übertragen auf Deutschland ist pro Jahr mit einer Gesamtzahl von mehr als 300 000 oder pro Tag mit einer Zahl von fast 800 Neuerkrankungen an Demenz zu rechnen.

Wie viele Menschen vor Erreichen eines Alters von 65 Jahren erkranken, ist nicht genau bekannt. Nach Daten aus den angloamerikanischen Ländern tritt im Alter zwischen 45 und 64 Jahren bei 5–20 von 100 000 Personen eine Demenz ein. Legt man diese Inzidenzrate zugrunde, so ist in Deutschland mit jährlich bis zu 6 000 Neuerkrankungen bei den unter 65-Jährigen zu rechnen.“

(Deutsche Alzheimer Gesellschaft 2014)

31

Ätiologie und Pathogenese

Zu 90 % tritt Morbus Alzheimer sporadisch auf, während die restlichen 10 % auf erbliche Dispositionen zurückzuführen sind (Krams 2013). Für Ursachen der **sporadischen Form der Alzheimer-Demenz** gibt es bis heute keine annehmbare Erklärung. Vermutet wird eine multifaktorielle Genese, zu der auch eine genetische Komponente gezählt wird. Einen hohen Risikofaktor stellt das Vorhandensein des Apolipoprotein-E-ε4-Allels dar. Die **familiäre Form** ist zwar selten, wird jedoch autosomal-dominant vererbt. Demnach haben Verwandte ersten Grades von Alzheimer-Erkrankten ein 24- bis 50-prozentiges Risiko, ebenfalls an dieser Krankheit zu leiden. Die Ursachen der familiären Form des Morbus Alzheimer sind z. B. Mutationen der Gene Presenilin-1 und Presenilin-2, welche auf den Chromosomen 1 und 14 liegen und verstärkt das β-Amyloid-Protein produzieren. Weiterhin ist bei Erkrankten auch eine Mutation am Amyloid-Precursor-Protein (APP) zu erkennen (Deister et al. 2013), das vermutlich zur Synapsenbildung beiträgt (Piller et al. 2006) und auf dem Chromosom 21 liegt. Dies erklärt, warum gerade Patienten mit Down-Syndrom häufig in jungen Jahren an Alzheimer erkranken (Krams 2013). Das Protein führt zur Entstehung von β-Amyloid, welches wiederum die **Ablagerung von Amyloidplaques** vor allem im Hippocampus und im zerebralen Kortex verursacht. Amyloidplaques und die Ablagerung von neurofibrillären Bündeln, die Tau-Proteine enthalten, führen zu einem Mangel des Neurotransmitters Acetylcholin (Schneemann et al. 2001). Die Erkrankung lässt sich ebenfalls auf einen gestörten Glukose- und Lipidstoffwechsel und oxidativen Stress zurückführen (Deister 2013).

Krankheitsverlauf und Symptome

Der Krankheitsverlauf ist progredient und beginnt schleichend. Morbus Alzheimer wird anhand der Symptome in drei Stadien aufgeteilt (Alzheimer Forschung Initiative e. V. 2010).

Im ersten Stadium treten leichte **Erinnerungs- und Gedächtnisstörungen** auf. Die Patienten vergessen z. B. Termine, Namen und Gesichter oder deplatzieren Gegenstände. Sowohl die zeitliche als auch die räumliche **Orientierung** nehmen stetig ab (Beise et al. 2013). Auch die Lern- und Reaktionsgeschwindigkeit verlangsamt sich. In diesem Stadium leugnen viele Patienten ihre Vergesslichkeit oder schreiben sich Merkzettel (Alzheimer Forschung Initiative e. V. 2010). Jedoch fallen sie durch ihre **zunehmende Interessenlosigkeit** und Störungen im Antrieb auf (Deister 2013). Die Leistung im Beruf kann nicht mehr auf dem bisherigen Niveau gehalten werden. Die Persönlichkeit ist noch nicht verändert (Alzheimer Forschung Initiative e. V. 2010).

Stadium II zeichnet sich vor allem durch die zunehmend auftretenden **Sprachstörungen** aus. Die Betroffenen können Dinge nicht mehr benennen oder schwereren Aktivitäten aufgrund mangelnder Handlungsplanung im täglichen Leben nicht mehr nachgehen (Beise et al. 2013). Es folgen Paraplasien, Logoklonien, Neologismen und Perseverationen bis hin zu Aphasie und Apraxie. Auch die Lesefähigkeit nimmt stetig ab (Wirth 2000). Patienten in diesem Stadium finden nicht mehr nach Hause und benötigen eine ständige Begleitung. Neben der Abnahme des Kurzzeitgedächtnisses treten nun auch gehäuft **Lücken im Langzeitgedächtnis** auf (Alzheimer Forschung Initiative e. V. 2010). Der Verlust der Sprache sowie die **zunehmende Verwirrtheit und Orientierungslosigkeit** führt bei den Patienten zu Depressionen, Aggressivität und einer Veränderung der Persönlichkeit (Beise et al. 2013).

Im dritten Stadium verliert der Betroffene die bis dahin noch recht gut erhaltene Mobilität und wird **bettlägerig.** Hinzu kommen Stuhl- und Harninkontinenz. Außerdem leiden die Patienten an **Kau- und Schluckbeschwerden** und einem gestörten Wach-Schlafrhythmus (Beise et al. 2013). Auch das **Atmen** fällt zunehmend schwerer. Die ursprüngliche Persönlichkeit ist nun vollständig verschwunden (Alzheimer Forschung Initiative e. V. 2010).

Zehn Jahre nach der Diagnosestellung sterben die meisten Patienten an den Folgen der Bettlägerigkeit, wie z. B. Pneumonie oder Infektionen (Beise et al. 2013).

Nichtmedikamentöse Therapien

Neben der medikamentösen Therapie mit Antidementiva wie Acetylcholinesterase-Hemmern und Glutamat-Antagonisten, Antidepressiva und Neuroleptika sind auch die nichtmedikamentösen Behandlungsme-

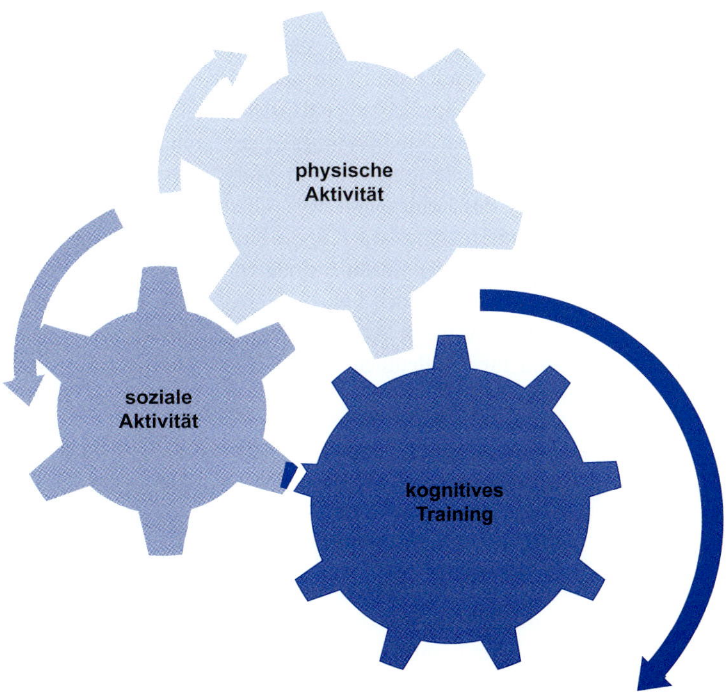

Abb. 31.1 Multimodales Training [L143]

thoden ein wichtiger Bestandteil der Alzheimertherapie. Dazu gehören unter anderem Verhaltenstherapie, Musiktherapie, Realitäts-/Orientierungstraining, Erinnerungstherapie, kognitives Training, Ergo- und Physiotherapie. Weiterhin stellte sich in den letzten Jahren heraus, dass eine Bewegungstherapie großen Einfluss auf den Verlauf der Alzheimerdemenz hat (Alzheimer Forschung Initiative e. V. 2014).

Die Trainingstherapie sollte Anforderungen an die Physis, die Kognition und die soziale Interaktion enthalten (➤ Abb. 31.1).

31.2 Einfluss von Training auf die Hirnleistung

Der Einfluss von Bewegung konnte durch bildgebende Verfahren wie Positronenemissionstomografie und funktionale Magnetresonanztomografie dargestellt werden.

Verbesserte Durchblutung des Gehirns

Zu beobachten ist unter anderem eine regional erhöhte **Durchblutung bestimmter Hirnareale.** Schon bei einer Belastung von 25 Watt auf einem Fahrradergometer, was einem langsamen Spaziergang entspricht, führt durchschnittlich zu einer Durchblutungssteigerung von 20 %. Bei einer Belastung von 100 Watt steigt die Durchblutung des Gehirns auf 30 % über dem Ausgangswert. Körperregionen wie z. B. die Finger, deren Repräsentation auf der Großhirnrinde besonders ausgedehnt ist, können noch höhere Werte erreichen. Die muskuläre Aktivität selbst ist jedoch nicht ausschlaggebend für die deutlich höhere Gehirnaktivität (Hollmann/Strüder 2000).

Hormonelle Effekte

Bewegung hat ebenso Einfluss auf einige Hormone. **Dopamin** bewirkt eine Umstrukturierung des neuronalen Netzwerks, wodurch es wie ein „Modulator für das Lernen" wirkt. Im Alter kommt es zu einer physiologischen Reduzierung der Dopaminausschüttung, da die Anzahl der Dopaminrezeptoren abnimmt (Chowdhury et al. 2012) Dadurch fällt das Lernen schwerer. Durch regelmäßige Bewegung und Sport lässt sich die Anzahl der Rezeptoren wieder erhöhen und dadurch die Gehirnleistung verbessern. Der Gegenspieler von Dopamin ist **Serotonin.** Dieses ist für Aktivierung der Synapsenbildung verantwortlich. Beide Hormone haben auch eine psychische Wirkung und sind als Glückshormone bekannt. Es konnte festgestellt werden, dass es durch eine Belastung von 60–70 % der eigenen Höchstleistung zu einer drei- bis vierfachen Erhöhung der Endorphine kommt. Dadurch wird die Schmerzempfindlichkeit reduziert, und es kommt auch hierdurch zu einer Stimmungshebung (Hollmann/Strüder 2000).

Neuronale Plastizität, Neurogenese und Angiogenese

Weitere Hirnstrukturen, wie z. B. das Gehirngewebe, reduzieren sich mit zunehmendem Alter. Dies geschieht durch **die Verminderung der Anzahl der Spines auf den Dendriten** (Hollmann et al. 2000, S. 948 ff.). Jedoch kann mit physischer Aktivität dieser Reduktion in gewissem Maße vorgebeugt werden. Dies gilt vor allem für Gewebe des präfrontalen und temporalen Gehirns. In dieser Gehirnregion ist auch das Kurzzeitgedächtnis lokalisiert.

Im Zusammenhang mit Gehirnleistung und Lernen wird häufig von neuronaler Plastizität gesprochen. Plastizität beschreibt die Fähigkeit des Gehirns, die bestehenden Synapsen verändern zu können, sodass die Effizienz der Reizübertragung gesteigert wird (Steinwachs 2002). Ferner ist es möglich, den Begriff der neuronalen Plastizität in die **strukturelle und funktionelle Plastizität** zu untergliedern. Beide wiederum tragen zur **synaptischen Plastizität** bei. Die strukturelle Plastizität ist neben der Veränderung der Synapsen auch noch an der Umstrukturierung der Axone und Dendriten sowie an der Neurogenese beteiligt (Steinwachs 2002). Aerob-dynamisches Ausdauertraining und koordinative Übungen fördern diese Plastizität (Hollmann/Strüder 2009, S. 34).

Untersuchungen von Eriksson et al. ergaben, dass es sogar bei Erwachsenen zu einer **Neurogenese im Hippocampus** kommen kann, (Eriksson 1998), welcher im Alter eine eingeschränkte Funktion zeigt

(Strüder, 2001). Dies geschieht durch körperliche und geistige Anforderungen, wobei körperliches Training den größten Einfluss auf die Neubildung von Neuronen zeigt (Hollmann/Strüder 2009). Die Neurogenese fördert die Merkfähigkeit und das episodische Gedächtnis (Bischofberger/Schmiedt-Hieber 2006, S. 212 ff.), jedoch kann durch das Neuronenwachstum das Fortschreiten von Alzheimer nicht gestoppt werden. Lediglich im Anfangsstadium können die Symptome durch die Neurogenese kompensiert werden. Mit zunehmender Degeneration der Nervenzellen ist die Kompensation nur noch unzureichend (Kempermann 2015).

PRAXISRELEVANZ

Richtig durchgeführtes körperliches Training scheint erhebliche Neurogeneseprozesse nach sich zu ziehen. Kognitives Training führt ebenfalls zu Neurogenesprozessen, jedoch nicht so ausgeprägt wie die durch körperliches Training hervorgerufenen Prozesse. Dafür scheinen die kognitiv verursachten Adaptionen nachhaltiger zu sein. Das Optimum scheint daher die Mischung aus kognitivem und körperlichem Training zu sein (z. B. Fahrradergometrie mit Kopfrechnen oder Gedächtnistraining).

Wie in ➤ Abb. 31.2 zu erkennen ist, kommt es durch physische Ausdauerleistung zu einer **Synapsenhypertrophie.** Das bedeutet, die Synapsen steigern ihre Kapazität. Außerdem kommt es auch wie bei der Neurogenese zu einer Quantitätssteigerung von Synapsen (Hollmann/Strüder 2009).

Neben der Neurogenese führt regelmäßige Bewegung auch zur **zerebellären Angiogenese,** wodurch eine verbesserte Blutversorgung sichergestellt werden kann (Hollmann/Strüder 2009). Unter Angiogenese versteht man die Bildung neuer Blutgefäße aus den schon bestehenden. Dieser Wachstumsprozess wird durch die Substanz VEGF (vascular endothelial growth factor) stimuliert (Hoeben et al. 2004). Es wurde auch eine Korrelation zwischen Neurogenese und Angiogenese festgestellt (Jin 2004).

Aktivierung von Gehirnarealen

Wie die physische Aktivität die Kognition und die Aktivierung von Gehirnarealen beeinflusst, wird in der Forschung anhand von Gedächtnisaufgaben repräsentiert und mit der Positronenemissionstomografie untersucht. Dabei wurde beobachtet, dass bei untrainierten 65-Jährigen größere Hirnabschnitte aktiviert werden als bei einem 24-Jährigen. Währenddessen kommt es zu einer **regionalen Mehrdurchblutung der lateralen Parietalregion und des Hippocampus.** Durch regelmäßige körperliche Aktivität kann der Denkprozess ökonomisiert werden. Bemerkenswert ist, dass Marathonläufern bei diesen Gedächtnisaufgaben keinerlei Aktivität in der präfrontalen Region nachgewiesen werden konnte (Hollmann/Strüder 2000). Die zusätzlichen Gehirnabschnitte, die aktiviert werden, sprechen für eine eventuelle *„stärkere mnestische Anforderung und/ oder eine geringere Fokussierung der Aufmerksamkeitsprozesse"* (Strüder 2001, S. 369). Da es sich bei den in den Studien durchgeführten Tests um eine Reproduktion von zuvor gezeigten Wörtern bzw.

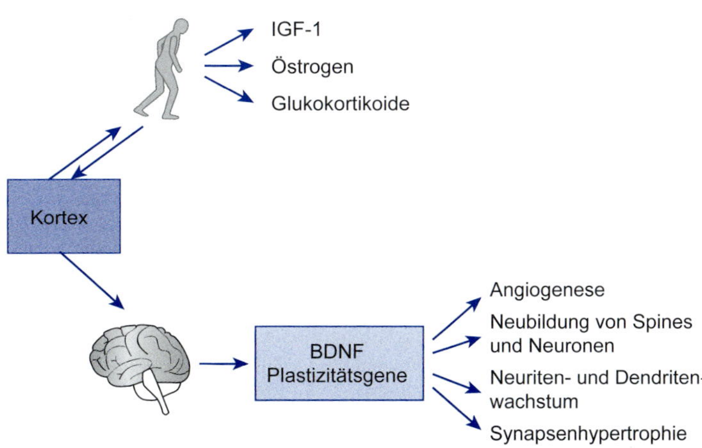

Abb. 31.2 Zusammenhänge zwischen Kortex, Gehirn und Körperperipherie (modifiziert nach Hollmann/Strüder 2009) [L143]

Wortpaaren handelt, wird bei Untrainierten im Alter zusätzlich das **Arbeitsgedächtnis** aktiviert. Das Arbeitsgedächtnis ist vor allem für die kurzzeitige Speicherung verantwortlich, die bei diesen Aufgaben besonders abgefragt wird (Strüder 2001).

CAVE

Beim Thema Training muss auch der Sachverhalt **Übertraining** angesprochen werden. Wird über einen längeren Zeitraum die Dosis des Trainings zu hoch gehalten, drehen sich die zuvor genannten positiven Bewegungseffekte um. Das heißt im Konkreten z. B., dass die Anzahl der Spines auf den Dendriten sowie die Dendritenzahl selbst durch Kortikosteroide abgebaut werden. Außerdem wurde mittels Tierstudien herausgefunden, dass einige Hormone den BDNF-Spiegel senken (Hollmann/Strüder 2009). Dabei ist der Wachstumsfaktor BDNF (Brain-Derived Neurotrophic Factor) für das Gehirn und das Gedächtnis sehr wichtig. Der BDNF schützt Neurone und Synapsen und regt zur Neurogenese an.

Auswirkungen verschiedener Trainingsarten auf die Hirnleistung

31

Durch **aerob-dynamisches Ausdauertraining** über 90–120 Minuten kommt es zu einer verstärkten Proteinoxidation und dadurch zu einer gesteigerten Bildung des Hormons Serotonin. Wie zuvor beschrieben, führt dieses Hormon zur Stimmungsaufhellung. Speziell ein einjähriges aerob-dynamisches Trainingsprogramm, bestehend aus Spazierengehen und Wandern, welches zwei- bis dreimal pro Woche über 45 Minuten durchgeführt wird, wirkt sich positiv auf die Aktivierung der Gehirnareale aus. Um die gleiche Aufgabe zu erledigen, müssen weniger Gehirnabschnitte aktiviert werden. Die Aktivierung wird dadurch effizienter und ökonomischer (Hollmann/Strüder 2000).

Studien über den Effekt von Kraftausdauer- und Maximalkrafttraining bei Alzheimer-Patienten gibt es zu diesem Zeitpunkt nicht. Momentan werden Pilotstudien zu diesem Thema in der Schweiz (Gattiker 2012) und an der deutschen Sporthochschule Köln (Eichberg/Mechling 2015) durchgeführt. Bisher ist bereits über Krafttraining im Allgemeinen bekannt, dass der Wachstumsfaktor BDNF vermehrt gebildet wird und somit das Neuronenwachstum stimuliert wird (Mohr 2012).

Es gibt Hinweise darauf, dass eine **Kombination aus Ausdauer- und Krafttraining** den größten Einfluss auf die kognitiven Fähigkeiten des menschlichen Gehirns hat. Ob es jedoch besser ist, simultan oder sequenziell zu trainieren, muss noch untersucht werden, ebenso wie die optimale Häufigkeit der Anwendungen (Pfeffer 2014). Cassilhas et al. (2012) fanden in ihrer Studie heraus, dass Ausdauertraining vor allem den Wachstumsfaktor BDNF steigert, Krafttraining hingegen primär den Faktor IGF-1 (Insulin-Like-Growth-Faktor) fördert.

Insgesamt lässt sich sagen, dass es primär nicht auf die Art des Trainings ankommt, sondern auf die **Regelmäßigkeit der Durchführung** (Rehfeld et al. 2014).

Allgemeine und spezielle Faktoren zu den Trainingsarten sind in den Kapiteln zu den jeweiligen Hauptbeanspruchungsformen in Teil II beschrieben.

Prävention

Sport im Allgemeinen wirkt sich in vielerlei Hinsicht positiv auf den Körper aus. Präventiv schützt Sport z. B. vor kardiovaskulären Erkrankungen (➤ Kap. 16). Neueste Studien zeigen, dass regelmäßige Bewegung und Sport auch einen beträchtlichen Einfluss auf die Vorbeugung der Alzheimer-Krankheit und Demenz haben. Körperliche Aktivität minimiert demnach das Risiko, später an Demenz zu erkranken. Unter anderem konnten Schlosser Covell et al. (2015) sowie Smith et al. (2013) dies in ihren Studien nachweisen. Allgemeine Hinweise zur Prävention werden bereits in ➤ Kap. 1.5, ferner in den Kapiteln zu den jeweiligen Hauptbeanspruchungsformen in Teil III sowie in ➤ Kap. 27 gegeben.

31.3 MAT bei Demenz und Alzheimer-Erkrankung

Allgemeine Hinweise

Ein patientengerechtes und patientenspezifisches Training kann zu einer Verzögerung und Verlangsamung des progressiven Verlaufs der Alzheimer-Erkrankung bzw. ihrer Symptomatik beitragen. Im fortgeschrittenen Zustand der Erkrankung ist bei der Erarbeitung von Trainingsprogrammen besonders auf die Sicherheit und auf das maximale individuelle Leistungsvermögen zu achten. Gerade die eingeschränkte Beweglichkeit und das verminderte Gleichgewichts- und Reaktionsvermögen führen häufig zu Stürzen. Bei Alzheimer-Patienten ist diese Gefahr durch das schnelle Fortschreiten der Krankheit größer. Deshalb ist es wichtig, die **Balance, die Beweglichkeit,** aber auch die **Kraft vor allem in den unteren Extremitäten** innerhalb des Bewegungstrainings adäquat zu fördern.

Da viele Patienten auch Aufrichtungsschwierigkeiten zeigen, welche nicht zuletzt auch häufig auf eine mit der Erkrankung einhergehende Depression zurückzuführen sind, sollte auch die **Rumpfarbeit** berücksichtigt werden. Die Symptome einer Depression können durch **Ausdauertraining** weitestgehend verschwinden. Ausdauertraining fördert darüber hinaus auch die allgemeine Fitness, die Leistungsfähigkeit und hat positiven Einfluss auf das Schlafverhalten.

Gerade bei Alzheimer-Erkrankten steht der Funktionsverlust durch den kognitiven Rückgang im Vordergrund. Täglich verrichtete Tätigkeiten wie Hausarbeit oder das An- und Auskleiden, können mit Fortschreiten der Alzheimer-Demenz nicht mehr ausgeführt werden. Doch auch im Bereich der **ADL (Activities of daily life)** können durch kognitives und am Alltag orientiertes Bewegungstraining Verbesserungen des Zustands erreicht werden.

Physisches Training zeigt sich besonders im frühen Stadium der Krankheit erfolgversprechend, aber auch im mittleren Stadium können noch zufriedenstellende Ergebnisse erreicht werden. Patienten in einem späten Stadium bedürfen einer Rundumbetreuung. Sie sind meist immobil und bettlägerig. In dieser Zeit gilt es vor allem Kontrakturen zu vermeiden bzw. zu mildern. (Bickel/Förstl 2008).

Bevor ein Trainingsprogramm aufgestellt wird, sollten, wie bei allen Patienten und Trainierenden, Begleiterkrankungen und Risikofaktoren abgeklärt werden. Die allgemeinen Trainingsprinzipien gilt es auch bei Alzheimer-Erkrankten zu berücksichtigen. Um eine Überbelastung zu vermeiden, empfehlen die Autoren, den Talk-Test zu verwenden, bei dem sich Anzeichen einer Kurzatmigkeit feststellen lassen. Außerdem wird eingangs eine Ganganalyse unter Verwendung des Tinetti-Tests empfohlen (Bickel/Förstl 2008)

Die Japaner Satoh et al. (2014) führten das Mihama-Kiho-Projekt durch und gelangten zu der Erkenntnis, dass körperliches Training in Verbindung mit Musik die kognitive Aktivität stärker beeinflusst. Diese ist unter Verwendung von Musik signifikant höher als körperliche Aktivität allein. Deshalb empfiehlt es sich, einen CD-Player in den Trainingsraum zu stellen.

CAVE

Eine Schwierigkeit beim Training mit Morbus Alzheimer liegt darin, dass die Patienten sich oft hinsichtlich der Beanspruchung und Anstrengung nicht deutlich genug äußern oder die Grenzen ihrer Belastbarkeit nicht richtig wahrnehmen können. Deshalb sollten alle visuellen und palpierbaren Anzeichen von Überbelastungen ständig überwacht werden. Außerdem erfordern Alzheimer-Patienten eine Betreuung während der gesamten Trainingseinheit (Bickel/Förstl 2008).

Empfehlungen und Programme

Regelmäßigkeit und Umfang des Trainings

Bickel und Förstl empfehlen die Sporttherapie **mehrmals wöchentlich über mindestens 30 Minuten** durchzuführen. Hierbei sehen sie die Kombination aus Gleichgewichts-, Kraft- und Ausdauertraining als die sinnvollste und erfolgversprechendste Methode an. Zur Ergänzung sollten ADL-bezogene und kognitive Übungsprogramme durchgeführt werden. Auch die Angehörigen sollten eine Anleitung zur Unterstützung des Patienten beim Training bekommen (Bickel/Förstl 2008).

Wie schon zuvor beschrieben, kommt es bei der Förderung von Alzheimer-Erkrankten vor allem auf die **Regelmäßigkeit des Trainings** an. Pitkälä et al. konnten in zwei finnischen Studien belegen, dass körperliches Langzeittraining sowohl in der Gruppe als auch zu Hause gute Auswirkungen auf die physischen Funktionen hat und das Sturzrisiko gesenkt werden kann (Pitkälä et al. 2010, 2013).

Folglich ist es auch wichtig, ein Trainingsprogramm außerhalb einer Rehabilitationseinrichtung für den Patienten zu erstellen. Ein **Heimtrainingsprogramm,** das Übungen zur Kräftigung, zum Gleichgewicht und zum Gehen enthält und von einem Physiotherapeuten durchgeführt wird, ist laut Suttanon et al. (2013) effektiver als ein Lehrprogramm für zu Hause. Unter einem Lehrprogramm wird dabei eine Anleitung verstanden, die der Patient alleine oder mit Hilfe von Angehörigen durchführen soll, die aber nicht von therapeutischem Personal überprüft wird.

Multimodales Training

Coelho und ihre Kollegen halten ein multimodales Training bei Alzheimerpatienten für am besten geeignet. In ihrer Studie konnten sie zeigen, dass sich durch physische Aktivität bei gleichzeitiger kognitiver Aufgabe die **frontale kognitive Funktion signifikant verbessert** (Coelho et al. 2013).

Ebenfalls fanden Viola et al. heraus, dass ein multimodales bzw. ein multidisziplinäres Rehabilitationsprogramm zu einer signifikant höheren Lebensqualität für den Alzheimer-Patienten führen kann und sich dessen Psyche und Kognition ebenfalls signifikant stabilisieren. Dabei kommt es zu einer **Reduzierung der depressiven Symptome** (Viola et al. 2011).

Gonzáles-Palau et al. entwickelten aus diesem Grund das **Long Lasting Memories Programm,** welches kognitives und physisches Training unter Verwendung moderner Technologien kombiniert. Dadurch können globale kognitive Funktionen, das verbale Erinnerungsvermögen, das episodische Gedächtnis, die Aufmerksamkeit und die Symptome einer Depression signifikant verbessert werden (Gonzáles-Palau et al. 2014).

Weitere multimodale Programme, die bereits evaluiert wurden, konnten Arkin (2003), Teri et al. (2003), Thomas und Hageman (2003), Littbrand et al. (2006) und Oswald et al. (2006) aufstellen. Sie enthalten alle sowohl Krafttraining als auch Ausdauer- und kognitives Training.

Krafttraining

In der Studie von Fiatarone Singh et al. (2014) konnte bewiesen werden, dass Krafttraining, auch Widerstandstraining genannt, die Kognition signifikant beeinflusst und sich noch 18 Monate nach dem Training positiv auf die Betroffenen auswirkt. Außerdem verbessert Widerstandstraining laut Garuffi et al. nachweislich die Beweglichkeit, die Kraft der unteren Extremitäten, das Gleichgewicht und die Flexibilität, wodurch die Aktivitäten des täglichen Lebens für den Patienten leichter zu bewältigen sind (Garuffi 2013).

Ausdauertraining

Laufbandtraining, also Ausdauertraining, verbessert hingegen vor allem die motorische Koordination und das Gleichgewicht. Lee et al. (2014) fanden heraus, dass durch Ausdauertraining die reaktiven Astrozyten im Cerebellum unterdrückt werden und so die genannten Verbesserungen erreicht werden können. Ebenfalls steigert sich die funktionelle Kapazität signifikant. Weitere beachtliche Verbesserungen wurden durch die Studie von Arcoverde et al. (2014) in den Bereichen Exekutivfunktion, Erinnerungsvermögen, Aufmerksamkeit und Konzentration sowie kognitive Anpassungsfähigkeit und Hemmungskontrolle erreicht und belegt.

Gleichgewichtstraining

Kato-Narita et al. (2011) stellten fest, dass die Minderung des Gleichgewichts zu einem erhöhten Sturzrisiko bei Alzheimerpatienten führt. Die schwindende funktionelle Kapazität korreliert dabei mit dem Fortschreiten der Erkrankung. Jedoch zeigte sich keine Korrelation zwischen Verschlechterung der Balance und dem funktionellen Verfall der Patienten. Bezüglich der Therapie fanden Ries et al. heraus, dass Gruppentraining mit dem Schwerpunkt Balance das Gleichgewicht und die Mobilität signifikant verbessert und somit das Sturzrisikominimiert werden kann. Durch Assessments wie die Berg-Balance-Scale, den Timed-Up-and-Go-Test, den Gait-Speed-Test oder die Mini-Mental Status Examination können die Ergebnisse überprüft werden (Ries et al. 2015).

Training von Dual-Task-Fähigkeiten

Ebenfalls konnten Coelho et al. in einer Studie belegen, dass Gehen und das gleichzeitige Ausführen einer Single-Task-Übung Patienten im fortgeschrittenen Alzheimer-Stadium große Schwierigkeiten bereitet. Gleichzeitig eine Dual-Task-Übung auszuführen, bedeutet schon für Patienten im ersten Stadium eine große Herausforderung und kann nur noch fehlerhaft durchgeführt werden (Coelho et al. 2012). Physisches Training kombiniert mit Dual-Task-Übungen fördert laut Pedroso et al. (2012) die motorischen und kognitiven Funktionen bei Patienten mit Alzheimer.

Kinesiotherapie und Dehnübungen

De Andrade et al. konnten in ihrer Studie belegen, dass eine Kinesiotherapie zu einer signifikant höheren funktionellen Kapazität und einer besseren posturalen Kontrolle verhelfen kann. Ebenso kann dadurch die Dual-Task-Fähigkeit signifikant verbessert werden (de Andrade 2013).

Auch therapeutische Behandlungen, die Aerobic und Dehnübungen enthalten, können die Selbstständigkeit in den Bereichen der Aktivitäten des täglichen Lebens sowie die körperliche Fitness der Patienten verbessern (Rao et al. 2014).

Life Kinetik

Eins der jüngsten Programme ist das von Horst Lutz entwickelte Training namens Life Kinetik. Dies ist ein komplexes Trainingsprogramm, bestehend aus Bewegung, Balance, Koordination, Visual-Optometrie und Reaktionsgeschwindigkeit. Es erfüllt somit alle Faktoren, die zur Neurogenese und Verbesserung der Konzentration und des Gedächtnisses beitragen. Daher ist anzunehmen, dass mit diesem Training auch die Progression von Alzheimer hinausgezögert werden kann.

Life Kinetik lässt sich sowohl zur Prävention als auch im rehabilitativen Bereich nutzen. Dabei liegt das Hauptaugenmerk auf neuen Bewegungen, die das Gehirn lernen soll. Die Übungen können dabei beliebig gesteigert werden, sodass der Patient ständig gefordert bleibt. Wichtig ist dabei, dass der Spaßfaktor nicht zu kurz kommt. Aufgrund der Neuartigkeit existieren keine Studien mit großer Anzahl an Probanden, die sich mit dem Trainingsprogramm befassen. Jedoch gibt es viele Studien mit kleinerer Probandenanzahl, die erstaunliche Effekte zeigen (Lutz o. J.).

Gefahren beim Training

Wie bereits zuvor angesprochen, sollte ein Übertraining unterlassen werden, um den Gedächtnisverlust nicht noch zu fördern. Ebenfalls sollte es vermieden werden, dass der Patient Angst und/oder Stress empfindet.

CAVE

Stress und Angst reduzieren die Neurogenesefähigkeit und den nachhaltigen Bestand von neuen Nervenzellen im Gehirn. Auch hohe anaerobe laktazide Beanspruchungen können die positiven Prozesse des Trainings scheinbar reduzieren.

Eustress (positiver Stress) fördert das Erinnerungsvermögen, indem das Stresshormon Kortisol punktuell vermehrt ins Blut ausgeschüttet wird. Jedoch kommt es durch Dauerstress, unter anderem als Distress (negativer Stress) bekannt, zu einer **stetig erhöhten Konzentration an Kortisol** im Blut. Dadurch werden deutlich mehr **β-Amyloid-Peptide** gebildet, welche die Amyloidplaque produzieren. Für den Alzheimer-Patienten bedeutet dies laut Csernansky et al., dass die Krankheit schneller voranschreitet (Csernansky et al 2006). Weiterhin kommt es durch Kortisol zu zusätzlichen abnormen Verformungen des Tau-Proteins.

Große anaerobe laktazide Beanspruchung führt zu einem starken **Abbau von Glykogen.** Durch das Laktat im Gewebe und im Blut kommt es zu einer Azidose, die die glykolytischen Stoffwechselprozesse hemmt. Der starke Abbau des Glykogens bedingt einen Abfall des Blutzuckerspiegels, wodurch Koordinationsstörungen auftreten können. Bei Alzheimer-Patienten führt anaerob laktazides Training aufgrund des gestörten Glucosestoffwechsels zu Stoffwechselstörungen im Gehirn (Weineck 2004).

Außerdem sollten im Training Spielsportarten – im Einzelfall auch Gruppentraining – möglichst vermieden werden, da Patienten einen zu hohen Ehrgeiz entwickeln können und die Beanspruchung ihres Körpers nicht mehr einschätzen können. Dazu kommt, wie bereits erwähnt, dass Alzheimer-Erkrankte aufgrund ihrer kognitiven Schwäche oft von vornherein ihr Maximum kaum einschätzen können. Daher empfiehlt es sich bei der Durchführung einer Gruppentherapie, jeden Patienten genau zu beobachten, um kleinste Anzeichen einer Überbelastung wahrzunehmen und den Erkrankten aus der Therapieeinheit zu nehmen.

Zusammenfassung

Alzheimer ist eine fortschreitende, noch nicht heilbare Erkrankung des Gehirns, die nicht nur die Kognition, sondern auch die Motorik und das soziale Leben stark beeinträchtigt. Wissenschaftler fanden heraus, dass neben medikamentösen Therapien vor allem durch sportliche Betätigung das Gehirn und damit das Gedächtnis gefördert wird. Sport nimmt positiven Einfluss auf die Durchblutung, die Hormone, die neuronale Plastizität, und vor allem kommt es durch Bewegung zu einer Neurogenese.

Das Gehirn ist auf verschiedene Wachstumsfaktoren, allen voran BDNF, angewiesen. Diese werden durch körperliche Aktivität, besonders durch Krafttraining, vermehrt produziert und ins Blut ausgeschüttet. Ausdauertraining hat durch die Hormone Serotonin und Dopamin einen großen Einfluss auf die Stimmung des Alzheimerpatienten. Die Symptome einer Depression können dadurch abgebaut werden.

Da die Ausfallerscheinungen bei Alzheimererkrankten sehr komplex sind, ist ein allumfassendes Training notwendig. Neben Kraft und Ausdauer ist es ebenfalls wichtig, das Gleichgewicht, die Reaktion und die Beweglichkeit zu fördern. Ergänzend zu einem medizinischen Aufbautraining ist es empfehlenswert, ein kognitives und ADL-bezogenes Training anzubieten. Das Training sollte mehrmals pro Woche stattfinden und mindestens 30 Minuten dauern. Auch in Heimen und zu Hause mit den Angehörigen sollte, nach einer vorhergehenden Einweisung, zusätzlich trainiert werden. Generell sollte auf Anzeichen eines Übertrainings geachtet werden, da dies sonst zu einem schnelleren Voranschreiten der Krankheit führen kann.

Die Effekte der Trainingsprogramme zeigen vor allem im Anfangs- und Mittelstadium sehr gute Ergebnisse. Es empfiehlt sich deshalb, früh mit dem medizinischen Training (MAT) zu beginnen. Sport sollte auch zur Prävention vor Alzheimer betrieben werden. Durch die physische Aktivität kann Alzheimer nicht geheilt werden, jedoch können in vielen Bereichen die Symptome vorerst kompensiert und die Progression der Krankheit verzögert werden.

VERWENDETE LITERATUR

Alzheimer Forschung Initiative e. V. (Hrsg.): Behandlung der Alzheimer-Krankheit. www.alzheimer-forschung.de/alzheimer-krankheit/behandlung.htm (letzter Zugriff: 18.8.2015)

Alzheimer Forschung Initiative e. V. (Hrsg.): Die Alzheimer-Krankheit und ihre Stadien. www.alzheimer-forschung.de/alzheimer-krankheit/aktuelles.htm?showid=3197 (letzter Zugriff: 18.8.2015)

Arcoverde C et al.: Treadmill training as an augmentation treatment for Alzheimer's disease: a pilot randomized controlled study. Arquivos de neuro-psiquiatria 2014;72(3):190–196

Arkin SM: Student-led exercise sessions yield significant fitness gains for Alzheimer Patients. American Journal of Alzheimer's Disease and Other Dementias 2003;18:159–170

Beise U, Heimes S, Schwarz W: Gesundheits- und Krankheitslehre. 3. Aufl. Heidelberg: Springer, 2013, S. 346

Bickel H, Förstl H: Demenzerkrankungen. In: Halle M et al (Hrsg.).: Sporttherapie in der Medizin. Stuttgart: Schattauer, 2008, S. 294–302

Bischofberger J, Schmiedt-Hieber C: Adulte Neurogenese im Hippokampus. Neuroforum 2006;12(3):209–251

Cassilhas RC et al.: Spatial memory is improved by aerobic and resistance exercise through divergent molecular mechanisms. Neuroscience 2012;27(202):309–317

Chowdhury R et al.: Dopamine modulates episodic memory persistance in old age. The Journal of Neuroscience 2012;32(41):14193–14204

Coelho FG et al.: Gait and risk of falls associated with frontal cognitive functions at different stages of Alzheimer's disease. Neuropsychology development and cognition. Section B, Aging, neuropsychology and cognition 2012;19(5):644–656

Coelho FG et al.: Multimodal exercise intervention improves frontal cognitive functions and gait in Alzheimer's disease: a controlled trial. Geriatrics & Gerontology International 2013;13(1):198–203

Csernansky JG et al.: Plasma cortisol and progression of dementia in subjects with Alzheimer-type dementia. The American Journal of Psychiatry 2006;163(12):2164–2169

de Andrade LP et al.: Benefits of multimodal exercise intervention for postural control and frontal cognitive functions in individuals with Alzheimer's disease: a controlled trial. Journal of the American Geriatrics Society 2013;61(11):1919–1926.

Deister A, Laux G Möller HJ: Psychiatrie, Psychosomatik und Psychotherapie. 5. Aufl. Stuttgart: Thieme, 2013, S. 212–215

Deutsche Alzheimer Gesellschaft Die Häufigkeit von Demenzerkrankungen. Infoblatt. Berlin: Deutsche Alzheimer Gesellschaft e. V., 2014

Eichberg S, Mechling H: Einfluss von körperlich-sportlicher Aktivität und Training auf motorische und kognitive Leistungen im Alter (MoCog). Köln: Deutsche Sporthochschule, 2015

Eriksson PS et al. Neurogenesis in the adult human hippocampus. Nature Medicine 1998;4:1313–1317

Fiatorone Singh MA et al. The Study of Mental and Resistance Training (SMART) study – resistance training and/or cognitive training in mild cognitive impairment: a randomized, double-blind, double-sham controlled trial. Journal of the American Medical Directors Association 2014;15(12):873–880

Garuffi M et al. Effects of resistance training on the performance of activities of daily living in patients with Alzheimer's disease, Geriatrics & Gerontology International 2013;13(2):322–328

Gattiker S: Pilotstudie der terzStiftung „Blib fit & mobil" – Projektbericht. Berlingen: terzStiftung, 2012

González-Palau F et al.: The effects of a computer-based cognitive and physical training program in a healthy and mildly cognitive impaired aging sample. Aging & Mental Health 2014;18(7):838–846

Hoeben A et al.: Vascular endothelial growth factor and angiogenesis. Pharmacological Reviews 2004;56(4):549–580

Hollmann W, Strüder HK: Gehirn, Psyche und körperliche Aktivität. Der Orthopäde 2000;29:948–956

Hollmann W, Strüder HK: Sportmedizin. 5. Aufl. Stuttgart: Schattauer, 2009. S. 34

Jin K et al.: Vascular endothelial growth factor (VEGF) stimulates neurogenesis in vitro and in vivo. Proceedings of the National Academy of Sciences of the United States of America 2002;99(18):11946–11950

Kato-Narita EM et al.: Assessment of balance in mild and moderate stages of Alzheimer's disease: implications on falls and functional capacity. Arquivos de neuro-psiquiatria 2011;69(2A):202–207

Kempermann G: Neurodegenerative Erkrankungen und zelluläre Plastizität als sportmedizinische Herausforderung. Deutsche Zeitschrift für Sportmedizin 2015;66:31–35

Krams M et al.: Kurzlehrbuch Pathologie. 2. Aufl. Stuttgart: Thieme, 2013. S. 465

Lee J M: Treadmill exercise improves motor coordination through ameliorating Purkinje cell loss in amyloid beta23–35-induced Alzheimer's disease rats. Journal of Exercise Rehabilitation 2014;10(5):258–264

Lutz H: Life Kinetik – Zusammenfassung der wissenschaftlichen Referenzen. www.lifekinetik.de/wissenschaftliche-zusammenfassun.html (letzter Zugriff: 18.8.2015)

Littbrand H et al.: A high intensity functional weight-bearing exercise program for older people dependent in activities of daily living in residential care facilities: Evaluation of the applicability with focus on cognitive function. Physical Therapy 2006;86:489–498

Mohr A: Medizinisches Training. medicalsportsnetwork 2012;7(4):10–12

Oswald WD, Ackermannn A, Gunzelmann T: Effekte eines multimodalen Aktivierungsprogramms (SimA-P) für Bewohner von Einrichtungen der stationären Altenhilfe. Zeitschrift für Gerontopsychologie und -psychiatrie 2006;19:89–101.

Pedroso RV et al.: Balance, executive functions and falls in elderly with Alzheimer's disease (AD): a longitudinal study, Archives of gerontology and geriatrics 2012;54(2):348–351

Pfeffer I: Förderung regelmäßiger körperlicher Aktivität am Beispiel der Gesundheitskommunikation und Zusammenhänge mit kognitiven Funktionen, Leipzig: Dissertation, 2014

Piller C et al.: Synapse formation and function is modulated by the amyloid precursor protein. Journal of Neuroscience 2006;26(27):7212–7221

Pitkälä KH et al.: Exercise rehabilitation on home-dwelling patients with Alzheimer's disease – a randomized, controlled trial. Study protocol. Trials 2010;11:92

Pitkälä KH et al.: Effects of the Finnish Alzheimer disease exercise trial (FINALEX): a randomized controlled trial. JAMA Internal Medicine 2013;173(10):894–901

Rao AK et al.: Systematic review of the effects of exercise on activities of daily living in people with Alzheimer's disease. American Journal of Occupational Therapy 2014;68(1):50–56

Rehfeld K et al.: Auswirkungen einer Tanz- und Kraft-Ausdauer-Intervention auf kognitive Fähigkeiten älterer Menschen. Zeitschrift für Neuropsychologie 2014;25:99–108

Ries JD. et al.: Group balance training specifically designed for individuals with Alzheimer disease: impact on Berg Balance Scale, Timed Up and Go, Gait Speed, and Mini-Mental Status Examination. Journal of Geriatric Physical Therapy 2015 (E-pub ahead of print)

Satoh M et al.: The effects of physical exercise with music on cognitive function of elderly people: Mihama-Kiho project. PLoS One 2014;9(4):e95230

Schlosser Covell GE: Physical activity level and future risk of mild cognitive impairment or dementia: a critically appraised topic. The Neurologist 2015;19(3):89–91

Schneemann H, Koda-Kimble MA, Young L: Angewandte Arzneimitteltherapie. Heidelberg: Springer, 2001, S. 787

Smith CJ et al.: Physical activity and brain function in older adults at increased risk for Alzheimer's disease. Brain Sciences 2013;3(1):54–83

Steinwachs KC: Neurogenese und Neuroplastizität im Alter und ihre Bedeutung für Trainings- und Interventionsmaßnahmen aus Sicht der Grundlagenforschung. In: Kaiser HJ (Hrsg.) Autonomie und Kompetenz: Aspekte einer gerontologischen Herausforderung. Münster: LIT, 2002, S.129–144

Strüder HK et al.: Ausdauertraining und Gedächtnis im Alter. Deutsche Zeitschrift für Sportmedizin 2001;52(12): 369–376

Suttanon P et al.: Feasibility, safety and preliminary evidence of the effectiveness of a home-based exercise programme for older people with Alzheimer's disease: a pilot randomized controlled trial. Clinical Rehabilitation 2013;27(5):427–438

Teri L et al.: Exercise plus behavioral management in patients with Alzheimer disease. A randomized controlled trial. JAMA 2003;290:2015–2022

Thomas VC, Hageman PA: Can neuromuscular strength and function in people with dementia be rehabilitated using resistance-exercise training? Results from a preliminary intervention study. J Gerontol Med Sci 2003;58A:746–751
Viola LF et al.: Effects of a multidisciplinary cognitive rehabilitation program for patients with mild Alzheimer's disease. Clinics (Sao Paulo) 2011;66(8):1395–1400
Weineck J: Sportbiologie. 9. Aufl. Balingen: Spitta, 2004
Wirth G : Sprachstörungen, Sprechstörungen, Kindliche Hörstörungen. 5. Aufl. Köln: Deutscher Ärzte-Verlag, 2000. S. 712

KAPITEL

32 Training zur Gewichtsregulierung bei Übergewicht und Adipositas

Lernziele

Es werden folgende Kenntnisse und Kompetenzen erzielt:

- Die für die **Bestimmung von Übergewicht und Adipositas** relevanten Verfahren, BMI (Body-Mass-Index), WHR (Waist-to-Hip-Ratio), WHtR (Waist-to-Height-Ratio) und Bauchumfang sind bekannt und können hinsichtlich ihres Krankheitsrisikos bewertet werden.
- Die **multimodalen Ursachen für Übergewicht und Adipositas** sind bekannt; die herausragende **Bedeutung von Bewegungsmangel und Inaktivität** für die Entwicklungen von Übergewicht und Adipositas kann sicher erklärt werden.
- Die **Definitionen für Bewegungsmangel** können sportwissenschaftlich/sportmedizinisch sicher wiedergegeben werden. Die Ätiologie für Übergewichtigkeit und Adipositas ist bekannt.
- Die **Bedeutung von Training** bei Übergewicht und Adipositas ist verstanden. Es können sicher Trainingsempfehlungen ausgesprochen werden.
- Die Probleme einer **instabilen Insulinstoffwechsellage** sowie die mögliche Entstehung toxischer Endprodukte durch **zu intensives Training** sind bekannt.
- Grundlegende **biochemische Prozesse** bzw. deren Modifikationen bei Übergewichtigen und Adipösen in der Energiebereitstellung muskulärer Arbeiten sind bekannt und können für Planungsprozesse berücksichtigt werden.
- Die isolierten Bewegungsinterventionen **„Alltagsfunktionen bzw. Alltagsaktivitäten"**, **„Krafttraining" und „Ausdauertraining"** können sicher umgesetzt werden.
- Die Wertigkeit eines **Kombinationstrainings** ist klar und kann sicher angewendet werden.

„Übergewicht und Adipositas sind in Deutschland, aber auch weltweit, ein Problem mit enormer quantitativer Bedeutung. Serielle Untersuchungen in den USA und Deutschland zeigen eine deutliche Zunahme der Prävalenz in den letzten Jahrzehnten. Die aktuelle Prävalenz in Deutschland beträgt etwa 40 % für das Übergewicht und etwa 20 % für Adipositas.

Gleichzeitig erhöht sich die Inzidenz des metabolischen Syndroms und des Typ-2-Diabetes. Epidemiologische Zahlen zeigen für Deutschland Prävalenzen von etwa 6–7 %, mit ebenfalls steigender Tendenz. Adipositas und Diabetes treten dabei häufig gemeinsam auf, und insbesondere die ***abdominale Adipositas*** *(Apfeltyp) weist auf die spätere Entwicklung eines Diabetes hin. Dass diese beiden Entitäten aber nicht statisch gekoppelt sind, zeigen Vergleiche mit asiatischen Ländern. Dort ist die Prävalenz des Diabetes deutlich höher, bei substanziell niedrigerer Adipositasprävalenz.*

Die Adipositas führt aber auch jenseits der Frage eines gleichzeitig bestehenden Diabetes zu erhöhter kardiovaskulärer Morbidität und Mortalität. Erhöhte Arzneimittelverbräuche adipöser im Vergleich zu normalgewichtigen Patienten sind Ausdruck dafür. Eine präventive Strategie unter Beteiligung der behandelnden Ärzte ist daher notwendig, um die weitere Zunahme der Prävalenz und deren Konsequenzen für die Gesundheit einzudämmen"

(Bramlage 2008).

32.1 Bestimmung von Übergewicht und Adipositas

Bevor ein metabolisches Syndrom oder ein Diabetes mellitus sich entwickeln kann, sollte im Rahmen einer Gewichtsregulierung einer späteren Erkrankung entgegengewirkt werden. Zur Bestimmung, wann jemand übergewichtig bzw. adipös ist, stellte sich seit ca. 1980 der **BMI (Body-Mass-Index)** als wichtigste Messgröße für die Definition und Klassifikation des Körpergewichts dar. Allerdings verliert der BMI in der letzten Zeit an Wertigkeit, da das Verhältnis von Bauch- zu Hüftumfang **(WHR – Waist-to-Hip-Ratio)** als gesundheitlich relevanter eingeschätzt wird (Goebel/Schulz 2006). Dies liegt daran, dass das gesundheitliche Risiko maßgeblich von der Fettverteilung im Körper abhängt (Ashwell/Gunn/Gibson 2011). Als weiteres Kriterium zur Gewichtseinschätzung bzw. Krankheitsrisikoeinschätzung dient der **WHtR – Waist-to-Height-Ratio.**

Die Fettverteilung im Organismus ist das maßgebliche Kriterium für das Gesundheitsrisiko. Häufig klagen – insbesondere – Frauen über Fettdepots an den Hüften und Oberschenkeln (**Birnentyp**). Diese mögen vielleicht individuell optisch stören, sind allerdings weitaus ungefährlicher hinsichtlich eines gesundheitlichen Risikos als das Bauchfett beim sogenannten **Apfeltyp.** Bei diesem Typ geht das vermehrte Bauchfett immer auch mit einer Verfettung der inneren Organe einher und bildet einen großen **Risikofaktor für Arteriosklerose, Herzinfarkt, Schlaganfall, Bluthochdruck und Diabetes mellitus.** Aus diesem Grund ist allein schon der **Bauchumfang** ein äußerst aussagekräftiger Wert für das Erkrankungsrisiko für eine der genannten Krankheiten.

Bauchumfang

Das Speicherfett im Rumpf bzw. im Bauchraum hat den größten krankmachenden Effekt. Dabei muss nicht zwangsläufig durch andere Indexverfahren (z. B. BMI, WHR oder WHtR) eine Übergewichtigkeit oder eine Adipositas vorliegen. Das erhöhte Bauchfett bildet schon für sich allein genommen ein erhöhtes Krankheitsrisiko für eine der oben genannten Krankheiten.

➤ Tab. 32.1 zeigt den unmittelbaren Zusammenhang zwischen Bauchumfang und gesundheitlichem Risiko.

BMI – Body-Mass-Index

Der BMI ist der wohl bekannteste Maßstab, um Übergewicht zu bestimmen. Er bewertet das Körpergewicht eines Menschen in Relation zu seiner Körpergröße in Meter.

$$\textbf{Body-Mass-Index (BMI)} = \frac{\textbf{Körpergewicht (kg)}}{\textbf{(Körpergröße in m)}^2}$$

(Beispiel: 1,80 Meter groß und 75 kg schwer = 23,1 BMI)

➤ Tab. 32.2 stellt die Klassifikationen des BMI und deren Krankheitsrisiken zusammen.

32

Tab. 32.1 Bauchumfang und gesundheitliches Risiko

Frauen	Männer	Gesundheitliches Risiko
Bis 80 cm	bis 94 cm	gering
81–88 cm	95–102 cm	erhöht
über 88 cm	über 102	hoch

Tab. 32.2 Klassifikation und Krankheitsrisiko nach BMI

Klassifikation	BMI	Krankheitsrisiko
Untergewicht	< 18,5	erhöht
Idealgewicht	18,5–25,0	durchschnittlich
Übergewicht	25,1–29,9	erhöht
Fettleibigkeit Grad I oder Adipositas	30,0–34,9	hoch
Fettleibigkeit Grad II oder Adipositas per magna	35,0–39,9	sehr hoch
Fettleibigkeit Grad III oder Adipositas per magna	ab 40	extrem hoch
Superadipositas oder Super obesity	ab 50	extremst hoch
Adipositas gigantea oder Super Super obesity	ab 60	extremst hoch

Hinsichtlich der Aussagefähigkeit des BMI gibt es immer wieder Diskussionen. Meist betrifft dies jedoch Themenfelder, die weit entfernt sind von der „Fettleibigkeit" und daher letztendlich für diese Bereiche der Krankheitsrisiken eher irrelevant sind. Bei der Zuteilung zu den sogenannten Übergewichtigen (Übergewicht zwischen 25,1 und 29,9) gibt es dabei die größten Diskrepanzen, weil zu beachten ist, dass sehr sportliche bzw. muskulöse Menschen durch die **antrainierte, vermehrte Muskelmasse** durchaus einen höheren BMI als 25,1 haben, ohne dass hierbei ein Übergewicht vorliegt. In solchen Fällen ist der BMI daher auch ungeeignet als Klassifikationskriterium für Krankheitsrisiken.

MERKE

Bei sportlichen und muskulösen Menschen kann die Beurteilung von „Idealgewicht" oder „Übergewicht" mit dem BMI fehlerbehaftet sein.

WHR – Waist-to-Hip-Ratio

Der WHR beurteilt das Krankheitsrisiko anhand des Verhältnisses der Fettverteilung an Taille und Hüfte, indem der Quotient aus Taillenumfang und Hüftumfang bestimmt wird:

$$\mathbf{WHR} = \frac{\mathbf{Taillenumfang}}{\mathbf{Hüftumfang.}}$$

Für Frauen liegen erhöhte Krankheitsrisiken ab einem Quotienten über 0,85 und für Männer ab einem Quotienten über 1,0 vor.

WHtR – Waist-to-Height-Ratio

Aktuelle Forschungsergebnisse belegen, dass offensichtlich das Verhältnis von Bauchumfang und Körpergröße z. B. im Vergleich zum BMI die aussagekräftigere Methode sein könnte, um heraus zu finden, ob jemand übergewichtig ist und ob daraus eine individuelle gesundheitliche Gefahr resultiert. Der WHtR berücksichtigt, dass Bauchfett im Gegensatz zu anderen Fettansammlungen am Körper negativere Auswirkungen auf Gesundheit hat. Grundsätzlich sollte der WHtR zwischen 0,32 und 0,5 und nicht über 0,53 liegen. Ein WHtR von 0,53 entspricht dabei etwa einem BMI von 25.

Die Berechnung des WHtR erfolgt über die Bestimmung des Quotienten aus Bauchumfang auf Höhe des Bauchnabels dividiert durch die Körpergröße in Zentimeter:

$$\mathbf{WHtR} = \frac{\mathbf{Bauchumfang\ in\ cm}}{\mathbf{Körpergröße\ in\ cm}}$$

(Beispiel: Ein Mann ist 1,80 Meter groß und hat einen Bauchumfang von 95 cm = 0,53 WHtR)

Die Messung des Bauchumfangs sollte dabei aus Gründen der interindividuellen Vergleichbarkeit immer morgens vorgenommen werden. Selbst wenn nach anderen Bestimmungsmethoden (BMI oder WHR) Menschen als normalgewichtig gelten, liegt ein deutlich höheres Krankheitsrisiko bei einem erhöhten WHtR vor (Ashwell/Gunn/Gibson 2011). Im Übrigen gibt es beim WHtR keine geschlechtsspezifischen Differenzierungen. Allerdings gelten altersspezifische Besonderheiten, die in ➤ Tab. 32.3 dargestellt sind.

Die Rolle des Alters für den WHtR ergibt sich aus einer Reihe von Faktoren, die die Statur der meisten Menschen zwischen 40 und 50 Lebensjahren verändern; dieser Vorgang ist physiologisch und entspricht keiner krankhaften Entwicklung. Der WHtR berücksichtigt diese Veränderungen, indem sich jenseits des 40. Lebensjahres der Wert pro Lebensjahr um ein Hundertstel nach oben verschiebt. Ab etwa dem 50. Lebensjahr sollte dann wieder ein stabiles, neues Gewicht erreicht sein.

Tab. 32.3 WHtR nach Alter

Bis 15 Jahre	Bis 40 Jahre	Über 50 Jahre
bis 0,34 Untergewicht	bis 0,40 Untergewicht	bis 0,40 Untergewicht
0,34 bis 0,45 Normalgewicht	0,40 bis 0,50 Normalgewicht	0,40 bis 0,60 Normalgewicht
0,46 bis 0,51Übergewicht	0,51 bis 0,56 Übergewicht	0,61 bis 0,66 Übergewicht
0,52 bis 0,63 Fettleibigkeit/Adipositas	0,57 bis 0,68 Fettleibigkeit/Adipositas	0,67 bis 0,78 Fettleibigkeit/Adipositas
über 0,63 schwere Adipositas	über 0,68 schwere Adipositas	über 0,78 schwere Adipositas

32.2 Ätiologie von Übergewicht und Adipositas

Die Entstehung von Übergewichtigkeit und Adipositas ist hinsichtlich ihrer Ursachen nur multimodal zu erklären. Als häufige Gründe – insbesondere in industrialisierten, reichen Ländern – gelten Bewegungsmangel bzw. Alltagsinaktivität. Bewegungsmangel bzw. krankmachende Inaktivität können für das Herz-Kreislaufsystem und die Muskulatur anhand messbarer Daten ziemlich eindeutig definiert werden: Hier wird Bewegungsmangel verstanden als das permanente (länger als drei Monate) Unterlassen einer Dauerbeanspruchung

- im Ausdauersektor von mehr als 50 % der maximalen Herz-Kreislaufleistungsfähigkeit, (➤ Kap. 16),
- im Kraftsektor (➤ Kap. 17) von mehr als 30 % der maximal möglichen Kraftrealisierung.

PRAXISRELEVANZ

Der Bewegungsmangel in den westlichen Industrienationen nimmt inzwischen bedenkliche Ausmaße an. In Deutschland ist rund die Hälfte aller Erwachsenen körperlich inaktiv, 40 Prozent sind übergewichtig und 20 Prozent adipös. Auch die Zahl der übergewichtigen und adipösen Kinder steigt deutlich (Bramlage 2008).

32

Hinsichtlich des Bewegungsverhaltens von Kindern und Jugendlichen wird auf die Ausführungen in ➤ Kap. 28 verwiesen; hier gilt es die Trainings- und Bewegungsempfehlungen aus dem Erwachsenensektor altersgerecht zu modifizieren.

Bewegungsmangel bzw. Inaktivität im Verbund mit einer hyperkalorischen Ernährung gilt als Hauptursache für die Entwicklung von Übergewicht und Adipositas. In ➤ Tab. 32.4 sind die möglichen Ursachen für eine Entgleisung des Körpergewichts zusammengestellt.

Aus diesen Ursachen heraus entwickeltes Übergewicht oder Adipositas ist assoziiert mit der Prävalenz und Inzidenz folgender Krankheiten (Petermann/Pudel 2003):

- **Stoffwechselkrankheiten:** Metabolisches Syndrom, Diabetes mellitus Typ 2, Fettstoffwechselstörungen, Blutgerinnungsstörungen
- **Herz-Kreislauf-Erkrankungen:** Hypertonie, endotheliale Dysfunktion, koronare Herzkrankheit, Apoplexie, arterielle Verschlusskrankheiten
- **Gastrointestinale Krankheiten**
- **Atmungsstörungen**

Die Hinweise auf die vielfältigen möglichen Faktoren für die Entwicklung von Übergewicht und Adipositas sind wichtig für das Verständnis einer sinnvollen therapeutischen Vorgehensweise bei Betroffenen. Das MAT zielt hier eindeutig auf die krankmachenden Risiken durch falsches und zu niedrig dosiertes Bewegungsmanagement ab. Häufig stellen sich jedoch Betroffene die Möglichkeiten, durch Sport bzw. Training – also MAT – Gewicht zu regulieren, völlig unrealistisch vor. Auch hier ist es bedeutsam zu erkennen, dass wegen der Vielschichtigkeit möglicher auslösender Krankheitsfaktoren neben den Bewegungsprogrammen des MAT weitere begleitende Therapieangebote parallel wahrgenommen werden sollten, damit eine erfolgreiche Intervention stattfinden kann. Zu nennen sind hierbei Ernährungsberatung, psychologische Strategien, Selbstmanagement u. a.

Die Bedeutung von körperlicher Aktivität für das Körpergewicht und die Körpermasse, aber auch generell in der Primärprävention kardiovaskulärer

Tab. 32.4 Multimodale Ätiologie von Übergewicht und Adipositas

Genetik	Essverhalten	Bewegungsverhalten
Formalgenetische Voraussetzungen Molekulargenetische Voraussetzungen	Persönlichkeitsstruktur Verbote und Gebote Geschmackspräferenzen Essverhalten bei Stress Ernährungsmuster Relation Fett zu Kohlenhydrate De-novo-Lipogenese Motivationale Determinanten Zielkonflikte	Bewegungsmangel Alltagsinaktivität

Krankheiten, ist dabei heute inzwischen sicherlich unbestritten (➤ Kap. 16.9 und ➤ Kap. 17.9).

In der Entstehung von Übergewicht und Adipositas spielt in jedem Lebensalter neben genetischen, verhaltensbedingten und sozialen Faktoren das **Ungleichgewicht zwischen Energieaufnahme und -abgabe die entscheidende Rolle.**

32.3 Training bei Übergewicht und Adipositas

Es ist heute unbestritten, dass arbeitende Muskulatur – egal ob durch Ausdauer- oder Kraftbeanspruchungen aktiviert – zahlreiche Botenstoffe, sogenannte **Myokine,** ins Blut aussendet und diese dann in verschiedenen Organsystemen positive Wirkungen erzielen. Dies betrifft z. B. die Leber, Knochen, Herz und Blutgefäße, aber auch insbesondere Fettgewebe und die Bauchspeicheldrüse sowie das Gehirn. Ein für Übergewichtige und Adipöse wesentliches und mit am besten erforschtes Myokin ist das **Interleukin-6 (IL-6)**. Es ist ein entscheidendes Myokin bei Übergewicht und Adipositas, weil es direkt Einfluss nimmt auf das so schädliche Bauchfett. Bauchfett produziert große Mengen an entzündungsfördernden Stoffen, wie z. B. den Tumor-Nekrose-Faktor (TNF). Übermäßiges Fettgewebe führt demnach automatisch zu erhöhten TNF-Werten im Blut, welche wiederum chronische Entzündungen und damit eine Hauptursache für Arteriosklerose fördern. Arbeitende Skelettmuskulatur hingegen setzt das Myokin IL-6 frei. Je besser ein Muskel trainiert ist, umso höher ist die Ausschüttung von IL-6. Am Ende eines intensiven Krafttrainings kann die IL-6-Menge im Blut verhundertfacht sein. Zahlreiche Studien belegen dabei folgende Wirkungen:

- IL-6 hemmt die Produktion des Signalstoffes TNF und **fördert die Fettverbrennung** direkt. Es wirkt damit nicht nur fettreduzierend, sondern auch entzündungshemmend.
- Die Bauchspeicheldrüse arbeitet mit IL-6 besser.
- Die Muskulatur nimmt mehr Glukose auf und senkt damit den Blutzuckerspiegel. Die Insulinresistenz sinkt und das Risiko für Diabetes mellitus Typ 2 reduziert sich.
- Myokine insgesamt scheinen die Wachstumsrate von Tumoren zu senken. Regelmäßige Bewegung senkt das Risiko für Brust- und Darmkrebs.
- Die Botenstoffe Insulin-Like-Growth-Faktor-1 (IGF-1) und Fibroblast Growth Faktor-2 (FGF-2) erhöhen die Knochenbildungsrate und können so das Osteoporoserisiko senken.

Um an Gewicht zu verlieren, werden von Kortmann und Schumacher (2013) mehr als 250 Minuten pro Woche an körperliche Aktivität empfohlen. Dabei umfasst das MAT vordergründig drei Säulen: Alltagsaktivitäten, Kraft und Ausdauer. Eine Steigerung der Alltagsaktivität sowie ein regelmäßig durchgeführtes Ausdauer- und Krafttraining sorgen für einen Aufbau von Muskelmasse und eine Reduktion von Körperfett. Das Hauptaugenmerk des MAT bei Übergewicht und Adipositas liegt demnach darauf, die Leistungsfähigkeit zu steigern, Kalorien zu verbrennen und somit das Gewicht zu reduzieren. Aquagymnastik, Nordic Walking, Fahrradfahren, Krafttraining, etc. sind anfangs geeignete Trainingsformen. Wenn immer möglich erfolgt die Leistungssteuerung über die Parameter aus einem Leistungstest, also Herzfrequenz, Geschwindigkeit, Widerstand u. a. (➤ Kap. 16.7, ➤ Kap. 17.8). Auch die Borg-Skala zur Beschreibung der subjektiven Leistung ist ein gutes und praktisches Mittel zur Leistungssteuerung. Um die Motivation zu steigern bzw. aufrechtzuhalten, sollten realistische und individuelle Zielvereinbarungen mit Zwischenetappen festgelegt werden.

CAVE

Sport bzw. körperliche Aktivität – auch im Rahmen eines MAT – in Kombination mit kalorienreduzierter Ernährung alleine sind für eine dauerhafte Gewichtsreduktion bei erheblichem Übergewicht und Adipositas *nicht* erfolgversprechend. Eine generelle Verhaltensänderung muss zusätzlich stattfinden.

32.3.1 Trainingsempfehlungen

Metabolische Voraussetzungen

Voraussetzung aller regelrechten und ökonomischen Abläufe im Stoffwechsel im Organismus sind effiziente Nährstofftransfers. Diese Nährstofftransfers sind bei Übergewicht und Adipositas verändert. Die Glukoseverwertung spielt hierbei die entscheidende Rolle. Der zelluläre Energieträger ATP überträgt seine gespeicherte Energie und kann sein eigenes Abbauprodukt ADP selbst immer wieder über Kreatinphosphat regenerieren (➤ Kap. 15.3). Bei hoher Leistungsanforderung – und die ist bei der i. d. R. stark dekonditionierten Klientel mit Übergewicht und Adipositas sehr früh erreicht – kommt es jedoch zu einem sukzessiven Abbau an Nukleotiden, die schließlich unter anaeroben und chronisch-ischämischen Bedingungen zu **toxischen Endprodukten wie Ammoniak oder Harnsäure** führen.

Ein weiteres Endprodukt einer entgleisten Nährstoffverwertung bei Übergewichtigen und Adipösen ist das **Superoxidradikal,** das die molekularen Strukturen der Zellen zerstört. Unter diesen Bedingungen eines Sauerstoffmangels in der Muskelzelle springt der Hypoxia-Inducible-Factor 1-alpha (HIF-1-alpha) ein, um das System so gut wie möglich zu schützen und den anaeroben Extrembedingungen anzupassen. Dabei wird regelmäßig ein großer Fokus auf die Glykogenspeicher gelegt, deren darin enthaltene Glukose zur Energiegewinnung im Training abgebaut wird. Deshalb sollten die Glukosespeicher für intensives Training gut gefüllt sein. Die Füllung die Energiespeicher und die spätere Mobilisierung dieser gespeicherten Energie im Training sind jedoch von einer **stabilen Insulinstoffwechsellage** mit funktionierenden Insulinrezeptoren und freien Insulinsignalwegen ins Zellinnere abhängig. **Dies ist bei starkem Übergewicht und Adipositas nicht mehr gegeben.** Der kritische Punkt einer Überschwemmung des Organismus mit Kohlenhydraten ist, dass nach einem Überschießen der Insulinantwort und völliger Entfernung der Glukose im Blutplasma eine Hypoglykämie folgt, die eine schnelle Nahrungsaufnahme mit konsekutiver Hyperglykämie und über den Hypothalamus gesteuert erneut eine Insulinsekretion einleitet.

Diese Wellenbewegung der Insulinantwort ist bei Übergewichtigen und Adipösen nahezu die Regel und destabilisiert die gesamte Stoffwechsellage. Repetetiv erhöhtes Insulin aber verhindert den Abbau von Fettsäuren aus den Fettzellen. Eine ketogene Stoffwechsellage, die nunmehr die Energie für Dauerleistungen z. B. im Ausdauertraining bereitstellen könnte, wird so biochemisch verhindert.

Konsequenzen für das MAT

Diese Voraussetzungen gilt es bei der Trainingssteuerung bei Übergewicht und Adipositas unbedingt zu beachten und auch den Betroffenen kognitiv zu vermitteln, damit das MAT mit solchem Klientel erfolgreich sein wird. Der ständige und intensive Wechsel von Hyperglykämie, Hyperinsulinämie und Insulinresistenz bei Übergewichtigen und Adipösen verhindert eine regelgerechte, physiologische Anlage von Glykogenspeicher in der Muskelzelle. Dies gilt es insbesondere in die Vorgaben im Kraft und Ausdauertrainingssektor intensiv zu beachten, da ansonsten eine Überschwemmung und nicht mehr kontrollierbaren Radikalenbildung (Ammoniak, Superoxidradikal, Harnsäure). **Anaerobe laktazide und chronisch ischämische Bedingungen sollte ein MAT mit Übergewichtigen und Adipösen erst einmal nicht herstellen.** Erst nach einer – individuell sehr unterschiedlich langen – Trainingsadaption an Heranführungsprogramme sollten auch anaerobe laktazide und chronisch-ischämische Prozesse mit abgerufen werden.

Grundsätzlich sollte das MAT dabei folgende biochemischen Ergebnisse fördern:

1. Je mehr ATP intrazellulär zur Verfügung steht, je besser ATP reguliert werden kann und je weniger freie Radikale entstehen bzw. je effektiver diese entsorgt werden können, umso stabiler und robuster ist der Gesamtorganismus.
2. Je mehr Glukose und freie Fettsäuren in der Muskelzelle verfügbar sind, umso besser funktioniert der ATP-Haushalt und damit die Energieversorgung.
3. Insulinresistenzen, Insulinausschüttung und Insulinrezeptoren sollen stabilisiert und effektiver werden.
4. Aus dieser Optimierung der Insulinregulierung resultiert eine verringerte Belastung durch freie und zu hohe Glukosekonzentration im Plasma, die sich wiederum negativ auswirken würde auf Zellwände, Membranen, Hämoglobin und andere Enzyme und Proteine.

Zur Bewertung, ob Maßnahmen im MAT insgesamt sich mit der Zeit erfolgreich auswirken, kann z. B. – neben viele anderen Laborwerten selbstverständlich – auch der HbA1C-Wert sehr hilfreich sein.

32

Trainingsumfang

Nach Kortmann und Schumacher (2013) und auch nach unseren Erfahrungen lassen sich grundsätzlich relativ exakte, allgemeine Trainingsvorgaben für eine erfolgreiche Beeinflussung von Körpergewicht definieren. So sollten, **um das Körpergewicht zu halten,** wöchentlich mindestens 150 bis 250 Minuten körperliche Aktivitäten (Sport, MAT, Arbeit, Garten u. a.) mit einem Energieäquivalent von 1 200 bis 2 000 kcal und moderater Intensität von ca. 3–6 MET (Metabolisches Äquivalent) durchgeführt werden. Eine solche Vorgehensweise führt also *nicht* zu einer Gewichtsreduktion, sondern sorgt dafür, dass i. d. R. keine weitere Gewichtszunahme erfolgt!

MAT für eine echte **Gewichtsreduktion** sollte mehr als 250 Minuten körperliches Training wöchentlich an zeitlicher Länge absolviert werden. Das Energieäquivalent beträgt dabei mehr als 2 500 kcal mit mittlerer Intensität von 6–8 MET.

PRAXISRELEVANZ

Metabolisches Äquivalent (MET) beschreibt und errechnet den Kalorienverbrauch bei körperlicher Beanspruchung in Abhängigkeit vom **Körpergewicht und der Beanspruchungszeitdauer.** Ein MET ist definiert als die Sauerstoffaufnahme im Sitzen. Diese beträgt etwa **3,5 ml/kg/min** für Erwachsene. Da der Kalorienverbrauch direkt von der Sauerstoffaufnahme abhängt, kann ein MET auch als Kalorienverbrauchsformel angegeben werden: **1 kcal/kg/Std.** Dabei entspricht ein MET etwa dem Ruhe-Nüchtern-Umsatz, nicht dem Grundumsatz (MET ca. 5 % höher!).

Das MET unterstellt einen linearen Zusammenhang zwischen Kalorienverbrauch und Sauerstoffaufnahme. In der Realität ist dies aber nicht so. Je nachdem, ob jemand gerade (individuell sehr unterschiedlich) mehr Fette oder Kohlenhydrate zur Energiegewinnung nutzt, wird ein unterschiedliches Volumen an Sauerstoff benötigt, um eine gegebene Energiemenge bereitzustellen. Um 1 kcal aus Fett zu gewinnen, werden ca. 211 ml Sauerstoff benötigt; für 1 kcal aus Kohlenhydrat nur ca. 198 ml; es besteht also eine Differenz von ca. 5 %. Insbesondere die niedrigen Werte unterliegen daher großen individuellen Schwankungen. Je höher das MET wird, umso höher ist auch dessen Aussagekraft. Es ist jedoch zu bedenken, dass bei vielen sportlichen Aktivitäten kein operationalisierbares MET angegeben werden kann. Anders sieht es z. B. beim Laufen aus, weil hierbei die Belastung sehr gut zu rationalisieren ist.

Besonderheiten beim MAT für Übergewichtige und Adipöse

Bei allen Trainingsempfehlungen für Übergewichtige und Adipöse sind die individuellen Voraussetzungen für MAT und Training generell zu beachten. Hierbei limitiert immer das schwächste Glied in der Kette die individuellen Trainingsempfehlungen. Insofern lassen sich die Empfehlungen zu Kraft- und Ausdauertraining aus ➤ Kap. 16 und ➤ Kap. 17 nicht unmodifiziert eins zu eins übernehmen. Übergewichtige und Adipöse bringen häufig Voraussetzungen mit, die einen sofortigen vollständigen Trainingsbeginn nicht zulassen. Sie sind häufig komplett **dekonditioniert** und leiden vielfach unter Schmerzen. Insbesondere **der passive Bewegungsapparat** (Gelenke, Rücken, Knorpel, Bänder Sehnen u. a.) ist hierbei der wichtigste limitierende Faktor für das Training und muss auf höher intensive Krafttrainingsreize oder längere Umfänge im Ausdauersektor vorbereitet werden, damit nicht nachhaltige Schäden provoziert werden. Bestehende Beschwerden dürfen durch die Aktivitäten nicht verstärkt werden.

Darüber hinaus können die Betroffenen oft auch die eigene körperliche Leistungsfähigkeit nicht einschätzen, sodass es bei Eigenmanagement von Trainingsprozessen zu Über- oder Unterforderungen und damit zu einem uneffektiven und nicht effizienten Training kommen kann. Grundsätzlich gibt es **drei Trainingsbereiche,** die bei stark Übergewichtigen und Adipösen in etwa gleich angesprochen und gewichtet werden sollten und als körperliche Aktivitäten zur Gewichtsreduktion zusammengefasst werden können: Krafttraining, Ausdauertraining und Alltagsaktivitäten.

32.3.2 Alltagsaktivitäten

Individuelle Alltagsaktivitäten von Betroffenen werden hierbei zunächst genauer analysiert und dann möglichst gesteigert. Eine Analyse kann z. B. mithilfe von Schrittzählern oder Bewegungsprotokollen erstellt werden. Aus der Analyse heraus wird wiederum ein Bewegungsprofil für die Alltagsverrichtung erstellt. Dabei werden bereits Schwachstellen und Steigerungsmöglichkeiten im Bereich der Alltagsaktivität verdeutlicht. Auch der berufliche Alltag wird in die Analyse integriert und analog zu den Alltagsaktivitäten in den individuellen Aktivitäts- bzw. Bewegungsprofilen berücksichtigt. Die Empfehlungen selbst sind auf den ersten Blick häufig banal, helfen jedoch enorm, Inaktive grundsätzlich zunächst einmal dafür zu sensibilisieren, wo im Alltag überall Möglichkeiten zu finden sind, das Aktivitätsniveau zu steigern. Dies kann den Weg zur Arbeit betreffen, Wege am Arbeitsplatz, Spaziergänge in der Mittagspause, Vermeidung von Fahrstuhlnutzung usw. Es geht weitgehend darum, Bewegung in den Alltag zu integrieren, also eine Lebensstilmodifikation zu entwickeln, damit nachhaltige Veränderungen einsetzen. Bewusst kann durch eine solche Umgestaltung des Alltagsverhaltens ein von Bewegungsmangel geprägter Alltag in eine dynamische, bewegungsreichere Art der Lebensführung verändert werden. Eine konsequente Umsetzung der Empfehlungen erhöht den individuellen Energieverbrauch erheblich und nachhaltig.

32.3.3 Krafttraining

Die Auswirkungen eines gezielten und individuell abgestimmten Krafttrainings auf die Gewichtsreduktion sind heute allgemein anerkannt. Folgende Auswirkungen von Krafttraining sind für die Reduktion von Übergewicht und Adipositas relevant (Cauza et al. 2005):

- Die Fettmasse reduziert sich durch Krafttraining (im Übrigen fast doppelt so viel wie bei Ausdauerbeanspruchungen!).
- Das Gesamtcholesterin reduziert sich um ca. 12 % (durch Ausdauertraining um etwa 3 %). Dabei verringert sich das LDL-C etwa doppelt so viel wie bei der Ausdauerbeanspruchung. Das HDL-C erhöht sich fünfmal so viel wie bei Ausdauertraining.
- Triglyzeride, also Blutfette, reduzieren sich durch Krafttraining um knapp 35 %; Ausdauertraining macht nahezu keine Veränderungen.
- Der Blutzucker reduziert sich um knapp 30 % durch Krafttraining, bei Ausdauerbeanspruchung dagegen nur unwesentlich.

Die Ergebnisse von Krafttraining im Vergleich zu Ausdauertraining sind in ➤ Abb. 32.1 und ➤ Abb. 32.2 zusammengefasst.

Darüber hinaus wird darauf hingewiesen, dass der Fettstoffwechsel nach Krafttraining für ca. 48 Stunden erhöht ist. Allerdings gibt es auch eine physiologische Kehrseite: Selbst bei einem niedrig intensivem Krafttraining mit 15 bis 20 Wiederholun-

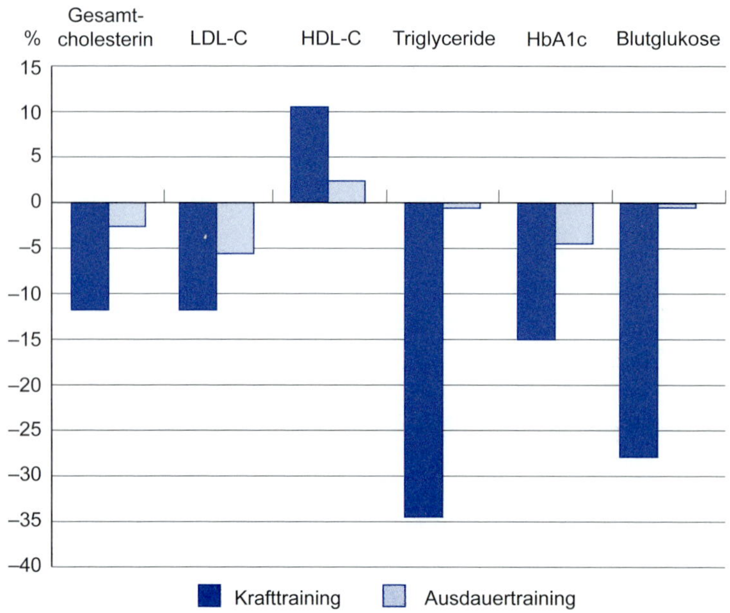

Abb. 32.1 Einfluss auf Blutwerte durch Training von Kraft und Ausdauer (Veränderungen in %) [O999, L143]

32

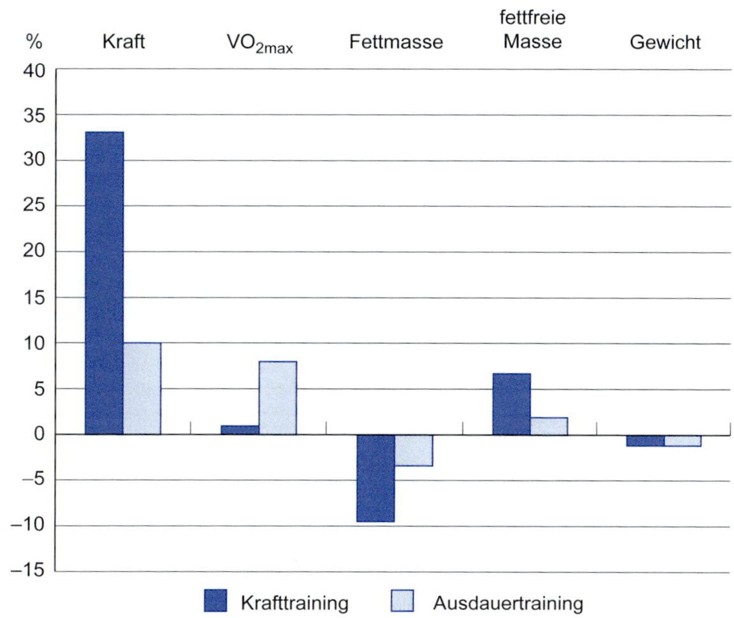

Abb. 32.2 Einfluss von Kraft- und Ausdauertraining auf den Gesamtorganismus (Veränderungen in %) [O999, L143]

gen im Kraftausdauersektor ist eine Laktaterhöhung auf Werte von bis zu 8 mmol/l Blut normal (➤ Kap. 15.3.1, ➤ Kap. 16.7). Krafttraining im Allgemeinen erfordert immer eine **anaerobe Energiestoffwechsellage.** Eine solche anaerobe – wenn auch im Krafttraining gewünschte und notwendige – Stoffwechsellage reduziert allerdings die Verwertung freier Fettsäuren als Energielieferant. So verschiebt sich die Fettverbrennung zugunsten der Kohlenhydratverbrennung, und diese liefert daher auch den überwiegenden Anteil der Energieversorgung bei Muskelkrafttraining. Fettverbrennung liefert nur einen geringen Anteil für die notwendige Energieversorgung im Krafttraining.

32.3.4 Ausdauertraining

Das absolute Körpergewicht reduziert sich durch ein reines Ausdauertraining am schnellsten. Allerdings besteht beim reinen Ausdauertraining **die Gefahr eines Muskulaturabbaus** trotz Trainings; dies hätte eine **Reduktion des Grundumsatzes** zur Folge und wäre für Gewichtsreduzierungen unvorteilhaft. Darüber hinaus wird nochmals auf die Hinweise in ➤ Kap. 32.3.1 verwiesen. Ein effektives und nach den Empfehlungen durchgeführtes Ausdauertraining, zumal bei stark Übergewichtigen und Adipösen, ist oft nicht oder nicht direkt möglich, weil der passive Bewegungsapparat als leistungslimitierende Instanz überbeansprucht werden könnte. Ein effektives Ausdauertraining mit den notwendigen Umfängen – am besten 10 Minuten als Minimalprogamm, besser noch 30 Minuten und länger – zur Erlangung der großen Vorteile eines solchen Trainings gilt es daher unter Berücksichtigung der individuellen Voraussetzungen planvoll umzusetzen und zu steigern. Für die grundsätzlichen Trainingsplanungen für ein effizientes Ausdauertraining wird auf die Ausführungen in ➤ Kap. 16 verwiesen. Die absolute und relative Fettverbrennung ist individuell schwankend. In ➤ Abb. 32.3 ist beispielhaft dargestellt, dass im moderaten Ausdauertrainingsbereich von ca. 65 % maximaler Sauerstoffaufnahme ein Optimum der Fettverbrennung erreicht wird.

32.3.5 Kombiniertes Training – Kraft und Ausdauer

Sowohl das ausschließlich durchgeführte Krafttraining als auch dass ausschließlich durchgeführte Ausdauertraining verschenkt Gesundheits- und Gewichtsreduktionsvorteile.

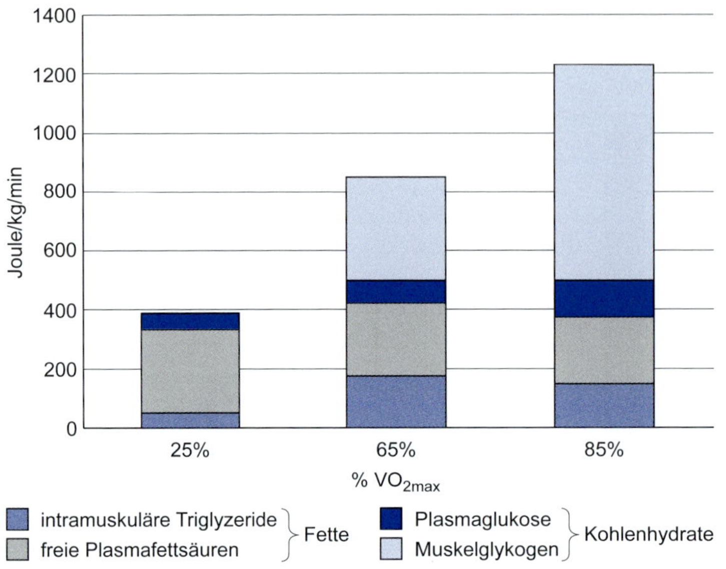

Abb. 32.3 Relative und absolute Fett- und Kohlenhydratverbrennung [L143]

Die beste Möglichkeit der Gewichtsreduktion bietet die Kombination von Kraft- und Ausdauertraining (➤ Tab. 32.5).

Beide Trainingsformen führen zu relativ unterschiedlichen, aber absoluten Fettabbauprozessen. Kombinierte Trainingsformen erzielen doppelt so hohen Muskelzuwachs wie isolierte Vorgehensweisen, und der Grundumsatz ist ca. 20 % höher als bei nicht kombinierten Trainingsformen. Ein Faktor dieser Ergebnisse könnte darin begründet sein, dass beide Trainingsformen die Insulinsensitivität erhöhen. Es könnte sein, dass sich bei kombinierten Trainingsformen diese Effekte potenzieren. Brett et al. (1998) weisen darauf hin, das sowohl Kraft- als auch Ausdauertraining die Insulinempfindlichkeit gleichermaßen beeinflussen. Dieser Effekt bedeutet für die Muskulatur einen erhöhten Energieumsatz mit gleichzeitig erhöhtem Fettabbau. Gering intensives Krafttraining mit ca. 50 Prozent Maximalkrafteinsatz kann die Insulinansprechbarkeit der beanspruchten Muskeln um knapp 50 Prozent steigern, und der Effekt hält bis zu 72 Stunden an. Aus dieser Zeitspanne ergibt sich auch zwangsläufig die Trainingsfrequenz bzw. Trainingshäufigkeit pro Woche. Anfangs – darauf ist hinzuweisen – kann wegen der Steigerung der Muskelmasse die erwartete Gewichtsreduktion nur verzögert erwartet werden.

In der kombinierten Durchführung von Kraft- und Ausdauertraining empfiehlt es sich – anders als es sonst die Regel ist – zuerst die Ausdauer zu trainieren (➤ Tab. 32.6) und dann erst die Kraft, um einen optimalen Fettabbau zu erreichen.

Wie in ➤ Kap. 32.3.3 bereits dargestellt, bildet die anaerobe Energiegewinnung im Krafttraining die Hauptrolle. Durch ein anfänglich durchgeführtes Krafttraining würden demnach vorrangig Kohlenhydrate verstoffwechselt. Eine im Anschluss an das

Tab. 32.5 Grundumsatzveränderung nach 10-wöchigem Kombinationstraining (Kraft + Ausdauer) und isolierten Kraft- und Ausdauerbeanspruchungen (nach Brett et al. 1998)

Training	Fettfreie Masse (kg)	Fettmasse (kg)	Grundumsatz (kJ)
Krafttraining	+ 2,3	– 0,8	+ 480
Ausdauertraining	– 0,6	– 2,0	– 200
Kombiniertes Training	+ 3,2	– 2,6	+ 350

Tab. 32.6 Ausdauer vor Kraft: Prozentualer Anteil am Grundumsatz bei Ausdauertraining

Trainingsdauer	Kohlenhydrate	Fett
10 Minuten	55,67 %	44,32 %
20 Minuten	63,57 %	36,42 %
30 Minuten	60,59 %	39,40 %

Krafttraining stattfindende Ausdauerbelastung hat für die Fettverbrennung nunmehr Nachteile. Die anaerobe Stoffwechsellage aus dem Krafttraining bremst bzw. reduziert die Fettverbrennung im nachfolgend durchgeführten Ausdauertraining. Das Laktat, welches aus dem Krafttraining entstanden ist, hat eine Halbwertabbaurate von ca. 30 Minuten. Somit ist die Effektivität eines Ausdauertrainings infolge eines Krafttrainings gering, da wegen der Laktatwertabbaurate in den ersten 30 Minuten nach Beendigung eines Krafttrainings noch eine nur reduzierte Fettverbrennung erfolgt.

Ein weiterer wesentlicher Grund, bei einem Training zur Gewichtsreduktion Ausdauer vor der Kraft zu trainieren, ist die hormonelle Situation. Für den Muskelaufbau (Grundumsatzsteigerung!) ist das Hormon Testosteron von entscheidender Bedeutung. Testosteron jedoch wird durch ein abschließendes Ausdauertraining teilweise abgebaut, was das Muskelwachstum reduziert. Daher ist die Effizienz eines zuerst durchgeführten Krafttrainings geringer als umgekehrt. Die richtige Empfehlung für eine Trainingsplanung bzw. Trainingseinheit zur Gewichtsreduktion lautet also: Zuerst Ausdauer und dann Kraft trainieren. Dabei reicht beim Krafttraining eine Trainingsintensität von 50 bis 60 Prozent der Maximalkraft (Kraftausdauertraining) und bei den Ausdauereinheiten – je nach Trainingszustand – von 50 bis 80 Prozent der individuellen Leistungsfähigkeit.

MERKE

Kombinationstraining von Kraft und Ausdauer bringen die größten Effekte; die Reihenfolge bei Training zur Gewichtsreduktion lautet: Erst Ausdauer, dann Kraft!

VERWENDETE LITERATUR

Ashwell M, Gunn P, Gibson S: Waist-to-height ratio is a better screening tool than waist circumference and BMI for adult cardiometabolic risk factors: systematic review and meta-analysis. Obesity Reviews 2011;13(3):275–286

Bramlage P: Epidemiologie und Komorbiditäten der Adipositas in Deutschland. Der Diabetologe 2008;7:259–265

Brett A et al. Concurrent resistance and endurance training influence basal metabolic rate in nondieting individuals. Journal of Applied Physiology 1998;85(2):695–700

Cauza E et al.: The relative benefits of endurance and strength training on the metabolic factors and muscle function of people with type 2 diabetes mellitus. Arch Phys Med Rehabil 2005;86(8):1527–1533

Goebel R, Schulz M: Definition von Übergewicht und Adipositas: Bewertungskriterien im Wandel der Zeit. Pharmazie in unserer Zeit. Weinheim: Wiley, 2006, 478–483

Kortmann T, Schumacher G: Körperliche Aktivität bei Übergewicht und Adipositas. Therapeutische Umschau 2013;70(2):113–117

Petermann F, Pudel V (Hrsg.): Übergewicht und Adipositas. Göttingen: Hogrefe, 2003

WEITERFÜHRENDE LITERATUR

Graf C et al: Prävention von Adipositas durch körperliche Aktivität – eine familiäre Aufgabe. Deutsches Ärzteblatt 2003;100(47): A-3110/B-2583/C-2411

Hollmann W, Strüder HK: Sportmedizin: Grundlagen für körperliche Arbeit, Training und Präventivmedizin. Stuttgart: Schattauer, 2009

Mosetter K, Mücke S: Leistungsfähigkeit, Ernährungssteuerung und Regeneration. In: medicalsports network, 02.2014, S. 16–21

Petermann F, Pudel V (Hrsg.): Übergewicht und Adipositas. Göttingen: Hogrefe, 2003

Pfeifer K: Entwicklung evidenzgesicherter Konzepte für die Bewegungstherapie in der Rehabilitation. http://www.reeder.de/pdf/Projekt_Bewegungstherapie.pdf (letzter Zugriff: 19.8.2015)

Wechsler JG: Adipositas – Ursachen und Therapie. Berlin: Blackwell, 2003

KAPITEL

33 Training bei Diabetes mellitus

Lernziele

Es werden folgende Kenntnisse und Kompetenzen erzielt:

- Die **Differenzierung zwischen Diabetes mellitus Typ 1 und Typ 2** kann sicher vorgenommen werden.
- Die **Epidemiologie** zum Diabetes mellitus als weltweit sich entwickelnde Volkskrankheit ist bekannt.
- Die grundlegenden **pathophysiologischen Prinzipien** von Diabetes mellitus sind bekannt.
- Die wichtigen **kausalen Zusammenhänge und Einflussnahmen von Sport und Bewegung auf** Diabetes mellitus sind sicher belegt; die hierfür geltenden Leitlinien können sicher umgesetzt werden.
- Der Einfluss von Sport und Bewegung auf die Einflussnahme möglicher **Folgeerkrankungen des Diabetes mellitus** sind bekannt und können sicher benannt werden.

33.1 Ätiologie und Pathogenese

Der Begriff Diabetes mellitus bezeichnet verschiedene Störungen des Kohlenhydratstoffwechsels. Ursächlich ist ein Insulinmangel oder eine verminderte Insulinwirksamkeit, was zu erhöhten Blutzuckerwerten führt. Es werden verschiedene Formen des Diabetes mellitus unterschieden. Die am häufigsten auftretenden Formen sind Diabetes Typ 1 und Typ 2 (Wyss 2012).

Typ-1-Diabetes

Der Typ-1-Diabetes, an dem 5–10 % der von Diabetes betroffenen Menschen leiden, ist eine **Autoimmunerkrankung,** bei der sich Antikörper gegen die Inselzellen (β-Zellen) der Bauchspeicheldrüse bilden. Der Typ-1-Diabetes wird auch jugendlicher oder juveniler Diabetes genannt, da er meist im jugendlichen Alter beginnt (Standl/Mehner 2010).

Die β-Zellen der Bauchspeicheldrüse bilden Insulin, welches die Aufnahme von Glukose in die Körperzellen reguliert. Insulin wirkt somit blutzuckersenkend. Durch die **Zerstörung der insulinproduzierenden Inselzellen** kommt es zu einem **absoluten Insulinmangel,** was zu einem Anstieg der Blutzuckerwerte führt. Die typischen Symptome sind vermehrtes Durstgefühl durch erhöhte Ausscheidung von Urin, verbunden mit Glukosurie (Glukoseausscheidung im Urin) sowie Störungen des Flüssigkeits- und Elektrolythaushalts und Schwächegefühl, Schwindel und Müdigkeit. Diese treten erst auf, nachdem in etwa 80 % der Inselzellen zerstört sind. Die Patienten sind auf eine intensive Insulintherapie angewiesen. Zwischen Beginn der Erkrankung und Auftreten der genannten Symptome können Wochen, Monate oder auch Jahre liegen.

Typ-2-Diabetes

Dem Typ-2-Diabetes sind in etwa 90 % der mit Diabetes erkrankten Menschen zuzuordnen. Im Gegensatz zum Typ 1 handelt es sich beim Typ-2-Diabetes nicht um einen absoluten Insulinmangel, sondern um eine **Insulinresistenz.** Die körpereigene Insulinproduktion bleibt erhalten. Dies bedeutet für die Therapie, dass die Patienten nicht wie beim Typ-1-Diabetes auf eine Insulintherapie angewiesen sind. Zunächst erfolgt die Therapie mittels Diät und Bewegung. Bei ausbleibendem Erfolg werden orale An-

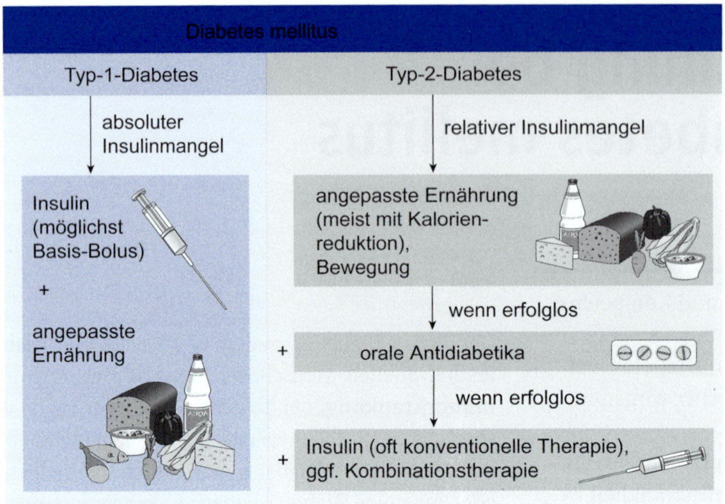

Abb. 33.1 Diabetestherapie [L106, L157, L190]

tidiabetika verabreicht und erst nach weiterem Ausbleiben des Therapieerfolgs wird mittels Insulin therapiert (Andreae et al. 2006 ➤ Abb. 33.1).

Früher wurde beim Typ-2-Diabetes auch vom Erwachsenen- bzw. vom Altersdiabetes gesprochen. Dieser Begriff ist jedoch nicht mehr zeitgemäß, da die Zahl der jungen Menschen, die an Typ-2-Diabetes erkrankt sind, wahrscheinlich aufgrund von zunehmendem Übergewicht von Kindern und Jugendlichen, steigt (Wyss 2012). Ursächlich für den Typ-2-Diabetes sind Adipositas, arterielle Hypertonie und Blutfetterhöhung (Hypercholesterinämie/Hypertriglyzeridämie). Eine genetische Disposition spielt neben den genannten Ursachen ebenfalls eine Rolle. Dieses sogenannte **metabolische Syndrom** führt zu einer zunehmenden Unempfindlichkeit der Zellen gegenüber Insulin. Daraus resultiert eine Zunahme der Glukosekonzentration im Blut und somit auch ein Anstieg des Insulinspiegels. Dies hat zur Folge, dass die Anzahl der Insulinrezeptoren an den Körperzellen sinkt; sie werden zunehmend resistenter.

Ein sogenannter **relativer Insulinmangel** entsteht, da trotz des übermäßigen Angebots an Insulin die Glukose nicht aus dem Blut in die Zellen befördert werden kann. Der Blutzuckerspiegel ist erhöht. Langfristig führt dies zu einer Überbeanspruchung der Inselzellen, da diese permanent große Mengen an Insulin produzieren müssen. Schließlich erschöpfen die insulinproduzierenden Zellen, und es resultiert ein Sekundärversagen (Andreae 2006).

Blutzuckerwerte

Obwohl die Ursachen von Diabetes Typ 1 und Typ 2 völlig unterschiedlich sind, haben sie eine gemeinsame Folge: einen erhöhten Blutzuckerwert.

Der Normalwert des Blutzuckerspiegels liegt im nüchternen Zustand bei <110 mg/dl. Von einer Diabeteserkrankung wird ab einem Nüchternwert von >126 mg/dl gesprochen. Bei Werten über 700 mg/dl droht das sogenannte **diabetische Koma,** da es durch die extreme Blutzuckererhöhung zu starker Harnglukoseauscheidung kommt, die schließlich zur Exsikkose führt.

Der **HbA1c-Wert** gibt Aufschluss über die durchschnittlichen Blutzuckerspiegel der letzten drei Monate. Dieser Wert ist vor allem für die Behandlungskontrolle von Bedeutung.

Folgeschäden

Der latent oder wiederkehrend erhöhte Blutzuckerspiegel kann sowohl bei Typ 1- als auch bei Typ-2-Diabetikern zu verschiedenen Komplikationen führen. Sie werden als **diabetisches Spätsyndrom** bezeichnet.

Dazu zählen z. B. die **Makroangiopathie** (Schädigung der größeren Blutgefäße) und die **Mikroangiopathie** (Schädigung der kleineren Blutgefäße).

Es kommt zu arteriosklerotischen Veränderungen, welche das Schlaganfallrisiko erhöhen, zu Durchblutungsstörungen der Beine (periphere arterielle Verschlusskrankheit – paVK) führen und das Risiko einer koronaren Herzkrankheit (KHK) und somit auch das Herzinfarktrisiko erhöhen.

Des Weiteren kann es zur **Retinopathie** (Schädigung der Netzhaut) kommen. Diese kann zu Sehstörungen und bis hin zu Erblindung führen.

Die **Nephropathie** bezeichnet die Durchblutungsstörung der Nierengefäße, was langfristig eine Niereninsuffizienz zur Folge hat.

Ein weiteres diabetisches Spätsyndrom ist die **Neuropathie.** Die Schädigung peripherer Nerven führt zu Gefühlsstörungen und Fehlwahrnehmungen. Häufig äußert sich die Neuropathie an den Füßen.

Die Kombination aus Makroangiopathien, Mikroangiopathien und Neuropathie führt häufig zum sogenannten **diabetischen Fuß:** Aufgrund von Sensibilitätsstörungen und schlechter Durchblutung kommt es zu Verletzungen, die zu langwierigen, schlecht heilenden Fußwunden führen. Man spricht von der **diabetischen Gangrän**.

Tritt dauerhaft keine Besserung ein, muss häufig ein Teil des betroffenen Fußes amputiert werden. Jährlich werden in Deutschland 28 000 Amputationen aufgrund eines diabetischen Fußes durchgeführt. Etwa 15 % der Diabetes-Patienten sind von der diabetischen Gangrän betroffen (Pott 2007).

33.2 Epidemiologie

Diabetes mellitus gehört schon lange zu den Volkskrankheiten, und die Zahl der Erkrankten nimmt stetig zu:

Diabetes weltweit

Die *International Diabetes Federation (IDF)* ermittelt für das Jahr 2014 weltweit 387 Millionen Menschen, die an Diabetes erkrankt sind. Das ergibt eine Prävalenz von 8,3 % der Weltbevölkerung. Dies bedeutet, dass weltweit eine von zwölf Personen an Diabetes erkrankt ist. Die Kosten lagen 2013 bei 584 Billionen US-Dollar. Die Anzahl der Todesfälle, die auf eine Diabeteserkrankung zurückzuführen sind, lag im Jahr 2014 bei 4,9 Millionen Menschen, was bedeutet, dass alle sieben Sekunden ein Mensch an den Folgen von Diabetes stirbt.

77 % aller an Diabetes erkrankten Menschen kommen aus sozial schwachen Verhältnissen. Für das Jahr 2035 wird die Zahl der mit Diabetes lebenden Menschen auf 592 Millionen geschätzt. Dies bedeutet eine Zunahme von 55 % (IDF 2014).

Diabetes in Europa

Die Prävalenz der an Diabetes erkrankten Menschen in Europa lag 2013 bei 56,3 Millionen. Dies entspricht 8,5 % der in Europa lebenden Menschen. Somit ist eine von 13 Personen von Diabetes betroffen. Auffällig ist hierbei, dass die Prävalenz der westeuropäischen Länder deutlich höher ist als die der osteuropäischen Länder.

Im Vergleich zu anderen Kontinenten ist die Zahl der an Diabetes Typ 1 erkrankten Kinder in Europa am höchsten (~129 300). Einer von zehn Todesfällen in Europa kann auf eine Diabeteserkrankung zurückgeführt werden.

Im Jahr 2013 zählte man 619 000 Todesfälle im Zusammenhang mit Diabetes. 90 % der Verstorbenen waren älter als 50 Jahre, was mit der Demografie Europas zusammenhängt: 37 % der europäischen Bevölkerung sind älter als 50 Jahre. (IDF 2014)

Diabetes in Deutschland

1960 wurde in Deutschland erstmals die Zahl der Menschen mit Diabetes ermittelt. Seither steigt die Zahl der Erkrankten kontinuierlich. Im Jahr 1998 lag die Prävalenz bei 5,2 % und im Jahr 2012 bei 7,2 % (Deutsche Diabeteshilfe 2014).

Die *International Diabetes Federation (IDF)* ermittelt für Deutschland für das Jahr 2014 eine Anzahl von 7,3 Millionen Menschen mit Diabetes. Diese Zahl beinhaltet alle Erkrankten innerhalb der Alterspanne von 20–79 Jahren. Daraus ergibt sich eine Prävalenz von 11,5 %, was bedeutet, dass in etwa eine von neun Personen unter Diabetes leidet. Derzeit sind in Deutschland etwa 15 000 Kinder und Jugendliche am Diabetes Typ 1 erkrankt. Schätzungsweise sind bereits 5 000 Kinder und Jugendliche am Typ-2-Diabetes erkrankt. Die Zahl der nichtdiagnostizierten Diabeteserkrankungen wird auf 2,5 Millionen geschätzt. Die Todesrate durch Diabetes lag 2014 bei etwa 59 500, davon waren 15 % jünger als 60 Jahre. Die jährlichen Kosten für eine an Diabetes erkrankte Person liegen in Deutschland bei 4 460 Euro (IDF 2014).

33.3 Bewegung und Sport bei Diabetes mellitus

Jede körperliche Aktivität, egal in welcher Art, ob im Alltag oder in gezielter, strukturierter Form als Sport, führt zu den gleichen metabolischen und hormonellen Regelmechanismen und Adaptationen.

Im Folgenden wird der aktuelle Wissensstand hinsichtlich der Rolle von Bewegung und Sport bei Patienten mit Diabetes Typ 1 und Typ 2 zusammengefasst und dargestellt.

33.3.1 Physiologie

Der Energiebedarf der Muskulatur steigt mit Einsetzten der Muskelaktivität im Vergleich zum Ruhebedarf auf das Acht- bis Zehnfache an. Anfangs wird der gesteigerte Energiebedarf durch Glukose gedeckt. Erst bei langandauernden Belastungen über eine Stunde greift die Muskulatur auf eine Mischung aus freien Fettsäuren und Glukose als Energiequelle zurück.

Neben der freien Glukose aus Glykogen verbraucht der Muskel auch Glykogen aus dem Blut, welches insulinabhängig in die Zellen aufgenommen wird. Diese Glukoseaufnahme wird allerdings durch jede akute Muskelaktivität auch insulinunabhängig gesteigert. Somit kann durch aktive Muskelkontraktion die physiologische Wirkung des Insulins erzielt werden (Dohm 2002).

Wenn der Glukosespeicher, bedingt durch die Muskelarbeit und verminderte Glukosezufuhr über die Nahrung, unzureichend ist, wird der Bedarf durch Glukosefreisetzung aus der Leber gedeckt. Der Prozess der Glukoseproduktion wird durch die Hemmung der Insulinsekretion in der Bauchspeicheldrüse und den damit verbundenen Insulinabfall bewirkt. Zusätzlich steigern die kontra-insulinären Hormone wie Katecholamine, Glukagon, Kortisol und Wachstumshormone die hepatische Glykogenolyse. Abhängig von Dauer und Intensität der Belastung kommt es zu einer vollständigen Entleerung des Glukosespeichers in der Muskulatur und der Leber. Nach Beendigung der Belastung werden diese wieder aufgefüllt. Die Glukoseaufnahme in die Muskulatur kann, je nach Grad der Entleerung, noch bis zu 48 Stunden nach Ende der Muskelarbeit gesteigert sein (Esefeld et al. 2014).

33.3.2 Diabetes Typ 1

Generell können Patienten, die am Typ-1-Diabetes erkrankt sind, jegliche Art von Sport ausüben. **Sowohl Freizeit- als auch Leistungssport sind möglich.** Entscheidend ist hierbei allerdings die richtige Behandlungsstrategie, die individuell auf den Patienten abgestimmt sein muss. Zudem ist ein hohes Maß an persönlicher Erfahrung und Wissen seitens des Patienten durch Schulung erforderlich.

Langfristige Veränderungen der Stoffwechsellage sind nicht zu erwarten. Trotz allem bedeutet Sport ein Stück Lebensqualität und hat einen positiven Effekt u. a. auf das kardiovaskuläre System (Perry et al. 1997).

Empfohlen werden hierbei Ausdauersportarten mit abschätzbarer Dauer und Intensität wie z. B. Walking, Fahrradfahren, Schwimmen, Skitouren, Marathon, Triathlon etc. Wichtig ist, dass der entstehende Flüssigkeitsverlust durch ausreichendes Trinken ausgeglichen wird. Zudem ist auf einen **Glukosewert von mindestens 160 mg/dl** zu Beginn der Belastung zu achten, um eine Hypoglykämie vorzubeugen. Besondere Vorsicht und ein hohes Maß an persönlicher Erfahrung ist bei sogenannten Gefahrensportarten erforderlich. Sportarten wie Tauchen, Fallschirmspringen, Extrem-Klettern, Drachenfliegen etc. gelten als besonders gefährlich, da eine Hypoglykämie zur Beeinträchtigung des Urteilsvermögens führen kann. Zudem ist es während dieser Art von Betätigung oft nicht möglich, den

Blutzuckerwert zu messen und bei Bedarf schnell gegenzusteuern. Der Ausgangsglukosewert sollte bei diesen Sportarten konstant über 180 mg/dl liegen, um das Risiko einer Hypoglykämie und die damit verbundenen Folgen zu senken.

Vermeidung von Hypoglykämien

Jede Insulininjektion führt zu einem relativen Insulinüberschuss, welcher die Glukosefreisetzung aus der Leber verhindert. Erfolgt nun eine durch Muskelarbeit gesteigerte Glukoseaufnahme vom Blut in die Zelle, kommt es zu einem starken Abfall des Blutzuckerspiegels. Es besteht die Gefahr einer Hypoglykämie.

Aus physiologischer Sicht stellt die **Reduktion der Insulindosis** eine geeignete Lösung dar. Dies muss allerdings in zeitlichem Zusammenhang zur körperlichen Aktivität stattfinden und vor Beginn der Belastung erfolgen. Ist dies nicht möglich, kann die Hypoglykämie durch **zusätzliche Kohlenhydratzufuhr** über die Nahrung verhindert werden. Es ist sehr wichtig, dass jeder Diabetiker genaue Kenntnis über die Methoden zur Vermeidung von einer Hypoglykämie hat. Eine allgemein gültige Wirkung-Dosis-Beziehung gibt es hierbei nicht. Es erfordert eine individuelle Anpassung der Behandlungsstrategie, die die Patienten in Schulungen und Seminaren erlernen.

Um die individuelle Stoffwechselreaktion zu analysieren, ist es notwendig, den Blutzuckerwert vor, während und bis zu mehreren Stunden nach einer körperlichen Beanspruchung zu messen. Zusätzlich müssen Art, Dauer und Intensität der Belastung erfasst werden. So können Therapiemaßnahmen im Zusammenhang mit körperlicher Aktivität individuell angepasst und auf Dauer verbessert werden (Halle et al. 2008).

Vermeidung von Ketoazidosen

Eine Ketoazidose ist eine Stoffwechselübersäuerung und entsteht infolge eines akuten Insulinmangels. Es kommt zu einer akuten Hyperglykämie, was zur Folge hat, dass der Körper seinen Energiebedarf durch Abbau von Fetten und Ketonkörpern (Acetacetat, Aceton und β-Hydroxybutyrat) deckt. Dies führt zur Übersäuerung und zur gesteigerten Harnausscheidung, was wiederum zur Exsikkose (Austrocknung) führen kann. Liegt ein Insulinmangel vor, verschlechtert körperliche Aktivität die Stoffwechsellage zusätzlich; sie ist in diesem Fall kontraindiziert und muss beendet werden. Das fehlende Insulin sollte sofort mittels exogener Insulinsubstitution ersetzt werden, um eine drohende Ketoazidose zu verhindern bzw. eine bestehende Ketoazidose zu beseitigen (Halle et al. 2008).

Leitlinien zur Insulindosisreduktion

Bei der **konventionellen Insulintherapie (CT)** sind der Zeitpunkt und die Dosis der Injektion genau festgelegt. Eine Reduktion dieser festgelegten Dosierung ist nahezu unmöglich. Daher sollte bei Patienten unter konventioneller Insulintherapie durch zusätzliche Zufuhr von Kohlenhydraten einer Hypoglykämie vorgebeugt werden.

Die **intensivierte Insulintherapie (ICT)** ahmt die physiologische Insulinsekretion nach. Die Therapie besteht aus zwei Komponenten, dem Basalinsulin, das mahlzeitenunabhängig verabreicht wird, und dem Normalinsulin zur Deckung des prandialen Mehrbedarfs. Bei der Insulinreduktion müssen verschiedene Faktoren berücksichtigt werden. Eine wichtige Rolle spielen die Belastungsparameter wie Art, Dauer und Intensität der Belastung. Außerdem sollte der aktuelle Trainingszustand berücksichtigt werden. Eine gut trainierte Person hat eine stärkere Insulinsensitivität, was zu einem schnelleren Glukoseabfall während körperlicher Aktivität führt als bei untrainierten Menschen (Deuster et al. 1989). Des Weiteren muss beachtet werden, dass Injektionsort und -zeitpunkt, die Art des Insulins und Umwelteinflüsse wie Temperatur die Wirkung beeinflussen können.

Aufgrund genannter Einflüsse kann es erforderlich sein, die Dosis des Normalinsulins um bis zu 50 % zu reduzieren (Kemmer 1992). Bei mehrstündiger körperlicher Aktivität nach dem Frühstück muss die Dosis des Normalinsulins sowohl morgens, mittags als auch abends reduziert werden. Dabei sollte auch die Dosierung des Basalinsulins verändert werden. Empfohlen wird eine Reduzierung am Morgen von 30–50 % und abends von ca. 20 %. Die

Reduktion der Insulindosis am Abend ist für die Vermeidung einer nächtlichen Hypoglykämie wichtig. Unerlässlich ist daher auch die Blutzuckermessung vor dem Schlafengehen (Halle et al. 2008).

Bei der Therapie mit dem schnell wirksamen **Analoginsulin** ist das Hypoglykämierisiko im Vergleich zum Normalinsulin gesteigert, vor allem wenn die Belastung direkt im Anschluss an eine Mahlzeit und Insulininjektion erfolgt. Beginnt die körperliche Aktivität erst ca. drei Stunden nach Nahrungsaufnahme und Insulingabe, ist das Risiko geringer. Es wird empfohlen, bei körperlichen Aktivitäten nach einer Mahlzeit, abhängig von Art, Dauer und Intensität der Belastung, die Insulindosis um 25–75 % zu reduzieren (Halle et al. 2008).

Bei der **Insulinpumpentherapie** besteht ein hohes Maß an Flexibilität in der Dosisanpassung. Die Therapie erfolgt mit Normalinsulin bzw. Analoginsulin. Es dauert nur eine bis zwei Stunden, bis die Reduktion der Basalrate wirksam wird. Es wird empfohlen, die Rate bei Normalinsulin zwei Stunden und bei Analoginsulin eine Stunde vor Beginn der körperlichen Aktivität zu halbieren. Die Reduzierung sollte bis zu 10–14 Stunden nach Ende der Belastung anhalten.

Durch Ablegen der Insulinpumpe von ein bis zwei Stunden tritt kein Insulindefizit ein. Erst ab einer Dauer von drei bis vier Stunden muss eine Insulingabe (ICT) mit Basalininsulin erfolgen (Halle et al. 2008).

Leitlinien zur Einnahme von zusätzlichen Kohlenhydraten

Nicht immer ist es möglich, einer Hypoglykämie durch Reduzierung der Insulindosis vorzubeugen. Bei einigen Sportarten (Spielsportarten, Kampfsportarten etc.) ist die Intensität der Belastung nicht genau abschätzbar. Die Vermeidung einer Hypoglykämie kann durch zusätzliche Einnahme von Kohlenhydraten unterstützt werden. Zusätzliche Kohlenhydrate sind ebenfalls nötig, wenn sich ein Patient nach bereits injiziertem Insulin spontan dazu entschließt, körperlich aktiv zu werden.

Die Kohlenhydrate können in Form von Traubenzucker, Softdrinks, Obst, Müsliriegeln, Fruchtsäften oder Brot zugeführt werden. Empfohlen werden für die Einnahme während des Sports **Kohlenhydrate in flüssiger Form,** da diese im Gastrointestinaltrakt schneller resorbiert werden. Aufgrund der reduzierten Durchblutung des Magen-Darm Trakts während des Sports werden komplexe Kohlenhydrate oft erst nach Beendigung der körperlichen Betätigung resorbiert, was einen erhöhten Blutzuckerspiegel zur Folge hat.

Es gibt keine standardisierten Vorgaben, die Art und Menge der zusätzlichen Kohlenhydrate definieren. Jeder Patient muss abhängig von seiner Sportart seinen individuellen Bedarf an zusätzlichen Kohlenhydraten ermitteln (Halle et al. 2008).

Basisregeln für die Praxis

- Regelmäßige Kontrolle des Blutzuckerspiegels während des Sports
- Ausreichende Flüssigkeitsaufnahme
- Individuelle Regulation des Blutzuckerwertes durch Reduzierung der Insulindosis und/oder Einnahme zusätzlicher Kohlenhydrate
- Führen eines Sporttagebuchs zur Ermittlung der individuellen Stoffwechselreaktion und zur Therapieoptimierung (Datum/Uhrzeit, Art der Aktivität, Glukosewert, Insulinreduktion, Art und Menge der zusätzlichen Kohlenhydrate)
- Mitführen eines SOS-Sportsets (Traubenzucker, Fruchtsaft etc.)
- Trainer, Sportkameraden, Lehrer usw. über das Hypoglykämierisiko aufklären und über Gegenmaßnahmen informieren
- Umgebungsbedingungen (Hitze, Kälte, Höhe) berücksichtigen
- Verzicht auf Alkohol unmittelbar vor, während und nach dem Sport
- Art, Intensität und Dauer der Aktivität berücksichtigen
- Regelmäßige sportmedizinisch-diabetologische Untersuchung

33.3.3 Diabetes Typ 2

Hauptursachen für die Entstehung des Diabetes mellitus Typ 2 sind, neben der genetischen Disposition, Adipositas und Bewegungsmangel.

Durch **Gewichtsreduktion und Steigerung der körperlichen Aktivität** können die Insulinresistenz gesenkt und Parameter wie z. B. der HbA_{1c}-Wert langfristig verbessert werden. Ziel ist es, durch Sport und Bewegung den viszeralen Fettanteil zu senken und die Zunahme der Muskulatur zu steigern. Regelmäßiges Training wirkt sich nicht nur positiv auf die diabetische Stoffwechsellage aus, sondern senkt das Risiko kardiovaskulärer Komplikationen (Makro- und Mikroangiopathie – Esefeld et al. 2014).

Dies belegt z. B. eine Langzeitstudie (*Look-ahead-Study,* Pi-Sunyer et al. 2007), bei der über einen Zeitraum von 11,5 Jahren 5 145 Patienten mit Übergewicht und Adipositas untersucht wurden. Durch Umstellung des Lebensstils (Bewegungssteigerung und Ernährungsumstellung) konnten in der Interventionsgruppe eine Gewichtsreduktion von 8,6 % und eine Senkung des HbA_{1c}-Wertes von 7,3 % auf 6,6 % (–0,7 %) erreicht werden. Die Kontrollgruppe hingegen erreichte nur eine Gewichtsreduktion von 0,7 % und eine Senkung des HbA_{1c}-Wertes um 0,1 %. Des Weiteren verbesserten sich Blutdruck- und Lipidwerte (Pi-Sunyer et al. 2007).

Sport und Bewegung sind nicht nur Teil der kausalen Therapie des Diabetes mellitus, sondern auch Basis der **Prävention.** Die finnische *Diabetes Prevention Study* (DPS) und das amerikanische *Diabetes Prevention Programme* (DPP) ermittelten in randomisierten Interventionsstudien eine Reduktion der Diabetesinzidenz von 58 % nach 3,2 bzw. 2,8 Jahren (Tuomilehto et al. 2001 und Lindström et al. 2006).

Neben der Steigerung der körperlichen Aktivität ist die Ernährungsumstellung (Toeller et al. 2005) ein wichtiger Schritt zur Veränderung des Lebensstils.

Anders als in den Empfehlungen zum MAT des Typ-I-Diabetes liegt der Schwerpunkt der in den aktuellen Leitlinien beschriebenen Therapieempfehlungen beim Typ-2-Diabetes auch immer auf der **Verbesserung der Stoffwechseleinstellung,** wobei hier – wie auch beim Typ-1-Diabetes, zur Vermeidung einer Stoffwechselentgleisung (Ketoazidose bzw. Hypoglykämie) ständige Kontrollen angeraten sind (Esefeld et al. 2014). Insbesondere für den Typ-2-Diabetes sind **kausale, positive Auswirkungen von hochdosiertem Training auf den Blutzuckerspiegel** beschrieben (z. B. Stengel/Kemmler 2013).

In den letzten Jahren hat sich daher in der empfohlenen Trainingsmethodik ein Paradigmenwechsel vollzogen. Mit der Einführung von Sport- und Bewegungsprogrammen sollte anfangs vornehmlich den Folgeerkrankungen am Herz-Kreislauf-System entgegengewirkt werden; daher stand hier das allgemeine und lokale aerobe Ausdauertraining im Mittelpunkt der Bemühungen. Heute bieten sich weitere Trainingsoptionen, insbesondere im Krafttrainingsbereich, mit denen kausal der Blutzuckerspiegel gesenkt werden kann. Krafttraining verstoffwechselt in erster Linie Glukose (kurze, aber hochintensive Intensitäten = überwiegende Kohlenhydratverbrennung), während Ausdauerbeanspruchungen im aeroben Bereich eher überwiegend Fette verstoffwechselt werden (längere, niedrig intensive Beanspruchungen = überwiegende Fettverbrennung).

Für beide Trainingsvarianten wird auf die beschriebenen Vorgehensweisen in ➤ Kap. 16 und ➤ Kap. 17 verwiesen.

PRAXISRELEVANZ

Krafttraining verfolgt eher einen direkten, kausalen Einfluss auf die Stoffwechsellage zur Reduktion von Blutzuckerwerten, während Ausdauertraining eher einen indirekten, präventiven Einfluss auf die Entwicklung von Folgeerkrankungen bewirken soll.

Trainingsintervention durch Krafttraining bei Diabetes mellitus Typ 2

Um kurzfristige, blutzuckerreduzierende Wirkungen bei „eingestellten" Diabetikern durch Training zu erzielen, muss das Training so gestaltet sein, dass der Organismus vorwiegend den Energieträger Kohlenhydrate für die Nährstoffverbrennung heranzieht bzw. verstoffwechselt. Dies geschieht durch Beanspruchungsformen im **anaeroben, laktaziden und alaktaziden Trainingsbereich.** Um Schäden am reaktiven, passiven Bewegungsapparat zu vermeiden, werden Trainingsparameter empfohlen, die sich am Training im Kraftausdauersektor orientieren. Bei geübten und Bewegungsapparat-adaptierten Diabetikern ist auch ein Hypertrophie- und Maximalkrafttraining durchaus durchführbar und sinnvoll. Die aufgebaute Muskulatur wirkt sich insgesamt positiv auf den Ruhe- und Grundstoffwechsel aus. Bei der empfohlenen Vorgehensweise zur Bestimmung der Trainingsparameter wird auf die Ausführungen in ➤ Kap. 17 verwiesen. Das **Krafttraining wird bis in die individuelle Erschöpfung** – bei ständiger Kontrolle der Blutzuckerwerte – durchgeführt; hier wird auf die Ausführungen zur **Vermeidung von Hypoglykämien** (➤ Kap. 33.3.2) verwiesen.

CAVE

Krafttraining ist eine für Diabetiker sinnvolle und kausal wirkende Methode des Trainings und kann zu einer Reduktion des Blutzuckerspiegels sowohl bei Typ-1- als auch Typ-2-Diabetikern beitragen. Krafttraining sollte daher immer unter Kontrolle des Blutzuckerspiegels erfolgen!

Trainingsintervention durch Ausdauertraining bei Diabetes mellitus Typ 2

Als Trainingsvorgaben gelten die gleichen Ausführungen wie für Typ-1-Diabetiker. Krafttraining als kausal wirkende Trainingsform und Ausdauertraining (allgemein aerob) zur Intervention gegenüber Folgeerscheinungen eines Diabetes mellitus sollten im Vordergrund der Beanspruchungsformen stehen.

PRAXISRELEVANZ

Kraft- und Ausdauertraining stehen im Vordergrund der Inhalte im MAT bei Typ-2-Diabetes.
Krafttraining verfolgt auch hier eher einen direkten, kausalen Einfluss auf den Blutzuckerspiegel (Senkung), während Ausdauertraining eher einen allgemeinen und indirekten, präventiven Einfluss auf die Entwicklung von Folgeerkrankungen bewirken soll.
Sport erhöht jedoch insgesamt die Lebensqualität und kann in allen Varianten empfohlen und durchgeführt werden.

Aspekte für die Planung im MAT

Die Mehrheit der Diabetespatienten ist über 60 Jahre alt und übergewichtig bzw. adipös. Neben verschiedenen Folgeschäden des Diabetes (KHK, paVK, diabetisches Fußsyndrom etc.) stellen auch die Immobilität und mangelnde Motivation ein Hindernis auf dem Weg zu einem aktiveren Lebensstil dar.

Im Rahmen einer Gruppentherapie unter Aufsicht eines Therapeuten wird der Einstieg in einen aktiven Lebensalltag erleichtert. Bewegungsprogramme sollten vor allem Spaß an der Bewegung wecken. Wichtig ist hierbei die Beachtung folgender Aspekte (Esefeld et al. 2014):

- Vermeidung von körperlicher und psychischer Überforderung
- Berücksichtigung krankheitsbedingter Beeinträchtigung
- Anpassung des Trainings an Alter, körperliche Fähigkeiten und Interesse der Patienten
- Berücksichtigung der Lebensgewohnheiten
- Variieren der Übungen (Therapie darf nicht langweilig werden)

Praktische Umsetzung

Vor Beginn einer Sporttherapie muss eine **sportmedizinische Untersuchung** (Belastungs-EKG, Spiroergometrie, Laktatmessung) erfolgen, um den Trainingspuls individuell zu bestimmen. Eine proliferative Retinopathie und ein diabetisches Fußsyndrom sollten ausgeschlossen werden. In Therapiegruppen mit Diabetespatienten, die ein definiertes Risikoprofil für KHK aufweisen, muss immer ein Arzt anwesend sein. Alternativ können diese Patienten auch an Herzsportgruppen teilnehmen. Patienten, die mit Insulin behandelt werden, müssen denselben Regeln folgen wie Typ-1-Diabetiker, um eine drohende Hypoglykämie zu vermeiden (➤ Kap. 33.3.2).

Zu Beginn sollten die Belastungsintensität und -dauer gering sein (< 10 min) und mehrmals am Tag durchgeführt werden. Die Belastungsparameter sollten über Wochen zunehmend gesteigert werden. Das in den Leitlinien angegebene Bewegungsziel sind mindestens **150 Minuten körperliche Aktivität pro Woche an mindestens drei Tagen** (Esefeld et al. 2014).

Grundsätzlich sollten bei der Durchführung von Bewegungsprogrammen folgende Punkte beachtet werden:

- Art, Intensität und Dauer des Trainings sollte so gewählt werden, dass die **allgemeine aerobe Ausdauer** gesteigert wird.
- Dynamische Beanspruchungen sind zu bevorzugen.

33

- Es sollten Übungen und Bewegungsformen gewählt werden, bei denen möglichst große Muskelgruppen beansprucht werden.
- Die Widerstände sollten möglichst gering sein.
- Für den Trainingseffekt optimal ist eine Kombination aus Ausdauer und Kraft(ausdauer)training.
- Die Kontrolle des Blutdrucks ist vor allem bei Krafttraining wichtig.
- Bewegungsprogramme sollten auch motorische Beanspruchungsformen beinhalten, um diabetesunabhängigen, altersbedingten Veränderungen entgegenzuwirken. Geschult werden können z. B. Koordination, Reaktionsvermögen, Beweglichkeit und Feinmotorik.
- Die Alltagsaktivität sollte zusätzlich gesteigert werden (Treppensteigen anstatt Aufzugfahren, kurze Strecken mit dem Fahrrad anstatt mit dem Auto zurücklegen, regelmäßige Spaziergänge, Gartenarbeit etc.).

33.4 Körperliche Aktivität bei Folgeerkrankungen

Prinzipiell sind Sport und körperliche Betätigung in fast jedem Stadium einer diabetischen Folgeerkrankung möglich und gewinnbringend. Vor Beginn verschiedener Trainingsprogramme muss eine Nutzen-/Risikoanalyse durchgeführt werden, um die richtige Belastungsform und -intensität individuell für den Patienten zu wählen. Abhängig von der jeweiligen Folgeerkrankung sind verschiedene Aspekte zu beachten (Halle et al. 2008):

Periphere Neuropathie und Diabetisches Fußsyndrom

- Sportarten, bei denen ein erhöhtes Verletzungsrisiko der Füße besteht, wie z. B. Kontaktsportarten und Ballsportarten, sind möglichst zu vermeiden.
- Bei langem Gehen und Joggen sollte das Risiko der Blasenbildung an den Füßen berücksichtigt werden.
- Empfohlen werden Sportarten, bei denen das eigene Körpergewicht nicht von den Füßen getragen werden muss, wie z. B. Schwimmen und Radfahren.
- Eine gründliche Inspektion der Füße ist vor und nach körperlicher Betätigung wichtig. Dabei soll besonders auf Schwellungen, Rötungen und Hautverletzungen geachtet werden.
- Die Wahl des richtigen Schuhwerks ist Voraussetzung für das Sporttreiben mit Neuropathie (Morbach et al. 2008).

Retinopathie

- Ein Blutdruckanstieg über 180–200/100 mmHg sollte vermieden werden.
- Regelmäßiges Durchführen einer kontrollierten Ergometerbelastung wird empfohlen, um den Belastungsblutdruck zu definieren und Belastungsgrenzen festzulegen.
- Ausdauertraining sollte bevorzugt und Krafttraining vermieden werden.
- Patienten sollte auf die richtige Atmung achten, unbedingt muss Pressatmung vermieden werden.
- Bei Vorliegen einer Belastungshypertonie sollte die medikamentöse Versorgung optimiert werden.
- Ruhe- und Belastungsblutdruckwerte sollten in regelmäßigen Abständen kontrolliert werden.
- Zweimal pro Jahr sollte ein Augenarzt zur Kontrolluntersuchung aufgesucht werden.
- Von Risikosportarten, bei denen es zu unkontrolliertem Blutdruckanstieg kommen kann, wie z. B. Fallschirmspringen, Tauchen, Kampfsportarten etc., wird abgeraten.
- Empfohlen werden Sportarten mit Ausdauercharakter, bei denen Belastungsparameter individuell angepasst werden können. Beispiele sind Schwimmen, Fahrradfahren, Nordic Walking, Walking etc.
- Nach einer Laserung der Netzhaut oder einer Augenoperation sollte auf körperliche Aktivität verzichtet werden.

Nephropathie

- Wie bei der Retinopathie sollte ein Blutdruckanstieg über 180–200/100 mmHg vermieden werden.

- Es ist auf eine korrekte medikamentöse Einstellung zu achten.
- Sportartempfehlungen: siehe Retinopathie.
- Körperliche Aktivität wird auch bei Dialysepflichtigkeit und nach Nierentransplantation weiterhin empfohlen, solange individuelle Belastungsparameter festgelegt und berücksichtigt werden.

Autonome Neuropathie

- Sportarten, bei denen es zu schnellem Wechsel der Körperposition kommt, sollten vermieden werden (Verhinderung von Synkopen durch fehlende Vasokonstriktion).
- Es sollte ein aerobes Ausdauertraining gewählt werden.
- Ausreichende Flüssigkeitszufuhr ist wichtig (Vorbeugen eines plötzlichen Blutdruckabfalls unter 20 mmHg).
- Schwimmen wird hier besonders empfohlen, da sich die Aktivität im Wasser besonders positiv auf die hypotensiven Fehlregulationen auswirkt.

33.5 Fazit

Sport und Bewegung sind grundlegender Bestandteil der Therapie bei Typ-2-Diabetes. Regelmäßige körperliche Aktivität führt zu einer Senkung der pathologischen Glukosetoleranz und kann die Entwicklung eines Typ-2-Diabetes aufhalten bzw. verzögern. Zudem führt aktive Bewegung bei Patienten mit manifestem Typ-2-Diabetes zu einer deutlichen Verbesserung der diabetischen Stoffwechsellage.

Neben dem direkten Einfluss auf die Diabetes-Typ-2-Erkrankung wirkt sich körperliche Aktivität auch positiv auf kardiovaskuläre Veränderungen aus. Dies betrifft sowohl Diabetes Typ 1 als auch Typ 2.

Mehrfach wird die Evidenz eines aktiven Lebensstils bei einer Diabeteserkrankung durch verschiedene Studien belegt, jedoch reichen einfache Empfehlungen und Leitlinien nicht aus, um das theoretische Wissen in die Praxis umzusetzen. Sport und Bewegung stellen einfach anzuwendende und kostengünstige Therapiemaßnahmen dar, die jedoch in vielen Fällen an mangelnder Motivation der Patienten oder am fehlenden Wissen der Ärzte und Therapeuten scheitern. Eine mögliche Ursache ist das Fehlen von bundesweiten Initiativen, die durch aufklärende und motivierende Maßnahmen die Effektivität und Wichtigkeit körperlicher Aktivität bei Menschen mit Typ-2-Diabetes betonen. Ausgefeilte Rehabilitationsprogramme und Sporttherapiegruppen sind nötig, um den Menschen den Einstig in einen aktiven Lebensalltag zu erleichtern und ihnen die Freude an Bewegung zu vermitteln. Derzeit gibt es bundesweit etwa 400 Diabetessportgruppen. Betrachtet man die Zahl der an Diabetes erkrankten Menschen in Deutschland (7,3 Millionen, davon ca. 90 % mit Diabetes Typ 2) in Relation zu der Anzahl der Sportgruppen, wird das Defizit an Bewegungsangeboten und Sporttherapiemaßnahmen für Menschen mit Diabetes deutlich.

VERWENDETE LITERATUR

Andreae S/von Hayek D/Weniger J: Altenpflege professionell – Krankheitslehre. 2. Aufl. Stuttgart: Thieme, 2006
Behrmann R/Weineck J: Diabetes und Sport. 2. Aufl. Balingen: Spitta, 2001
Deuster P/Chrousos G/Luger A et al.: Hormonal and metabolic responses of untrained, moderately trained, and highly trained men to three exercise intensities. Metabolism 1989;38:142–143
Deutsche Diabeteshilfe (Hrsg.): Deutscher Gesundheitsbericht Diabetes 2014. Mainz: Kirchheim, 2014.
Dohm L: Regulation of Skeletal muscle GLUT-4 expression by exercise. Journal of Applied Physiology 2002; 93(2):782–787
Esefeld K/Zimmer P/Stumvoll et al.: Diabetes, Sport und Bewegung. Diabetologie und Stoffwechsel 2014; 9(S02):196–201
Halle M et al.: Körperliche Aktivität und Diabetes mellitus. Evidenzbasierte Leitlinie der Deutschen Diabetes-Gesellschaft (DDG). Berlin: DDG e. V., 2008
IDF – International Diabetes Federation: IDF Diabetes Atlas update poster, 6th ed. Bruxelles: IDF 2014
Kemmer F: Prevention of hypoglycemia during exercise in typ I diabetes. Diabetes Care 1992;15(11):1732–1735
Lindstrom J/Ilanne-Parikka P/Peltonen M et al.: Sustained reduction in the incidence of type 2 diabetes by lifestyle intervention: follow-up of the Finnish Diabetes Prevention Study. Lancet 2006;368:1673–1679
Mehnert H/Standl E/Usadel K: Diabetologie in Klinik und Praxis. 5. Aufl. Stuttgart: Thieme, 2003
Morbach S et al.: Diagnostik, Therapie, Verlaufskontrolle und Prävention des diabetischen Fußsyndroms. Leitlinie der Deutschen Diabetes-Gesellschaft (DDG). Berlin: DDG e. V., 2008

33

PerryT/Mann J/Lewis-Barned N et al.: Lifestyle intervention in people with insulin-dependent diabetes mellitus (IDDM). European Journal of Clinical Nutrition 1997; 51:757–763

Pi-Sunyer X/Blackburn G/Brancati F et al.: Reduction in weight and cardiovascular disease risk factors in individuals with type 2 diabetes: one-year results of the look AHEAD trial. Diabetes Care 2007;30:1374–1383

Pott G: Das metabolische Syndrom. 2. Aufl. Stuttgart: Schattauer, 2007

Standl E/Mehner H: Das große TRIAS Handbuch für Diabetiker. 9. Aufl. Stuttgart: TRIAS, 2010

Stengel von S, Kemmler W: Dosis Wirkungsprinzip zwischen Trainingshäufigkeit und Risikofaktoren für metabolische und kardiale Erkrankungen. Dtsch Ztschr Sportmed 2013;64:83–89

Toeller M et al.: Evidenzbasierte Ernährungsempfehlungen zur Behandlung und Prävention des Diabetes mellitus. Diabetes und Stoffwechsel 2005;14:75–94

Tuomilehto J/Lindstrom J/Eriksson J et al.: Prevention of type 2 diabetes mellitus by changes in lifestyle among subjects with impaired glucose tolerance. New England Journal of Medicine 2001;344:1343–1350

Wyss C: Diabetes mellitus II und Sport. Ein Vergleich zwischen Ausdauer- und Krafttraining. Hamburg: Diplomica, 2012

KAPITEL

34 Training bei neurologischen Erkrankungen: Apoplexie, Schädel-Hirn-Trauma und amyotrophe Lateralsklerose

Lernziele

Es werden folgende Kenntnisse und Kompetenzen erzielt:

- **Inzidenzen, Prävalenzen sowie mögliche Ätiologien und Pathogenesen** zu Schlaganfall (Apoplexie), Schädel-Hirn-Traumata (SHT) und amyotropher Lateralsklerose (ALS) sind bekannt und können sicher differenziert werden.
- De generellen **krankheitsbedingten Funktionseinbußen sind bekannt,** und es kann sicher die **Einsatzmöglichkeit von MAT** eingeschätzt werden.
- Die **Leitlinien zur Trainingstherapie (MAT)** der genannten neurologischen Erkrankungen sind bekannt und können sicher bewertet werden.
- Die verschiedenen **Therapiemodelle zu Training in der Neurologie** sind bekannt und können differenziert bewertet werden.
- **Neurologische Assessments** zur Bewertung der durch Training erzielten Ergebnisse sind bekannt.
- **Trainingsparameter** zur methodischen und didaktischen Vorgehensweise bei Apoplexie, SHT und ALS können sicher individuell erstellt werden.
- Die Bedeutung der **Vermeidung von hochintensivem bzw. ermüdendem Training** bei ALS ist bekannt und kann jederzeit beachtet werden.

34.1 Allgemeine Leitsymptomatik bei neurologischen Erkrankungen des zentralen Nervensystems

Allgemeine Leitsymptome bei einer Störung des zentralen Nervensystems sind die Plus- und Minus-Symptomatik, eine veränderte Koordination und neuronale Kontrolle. Im Folgenden werden diese Symptome weiter erörtert.

34.1.1 Plus- und Minus-Symptomatik

Bei dieser Symptomatik, welche oft bei einer Hemiparese oder einer Hemiplegie auftritt, kann es zu einer schlaffen oder einer spastischen Lähmung kommen.

Als **Lähmung** wird eine Minderung der motorischen und der sensiblen Funktionen eines Nervs bezeichnet, mit einer daraus resultierenden Bewegungsunfähigkeit oder Bewegungseinschränkung, einer motorischen Lähmung, einer quantitativen Sensibilitätsstörung bzw. einer sensiblen Lähmung (Naglo 2007). Eine unvollständige Lähmung einer einzelnen Muskelgruppe wird als **Parese** bezeichnet. Bei einer **Plegie** handelt es sich um eine vollständige Lähmung, die Muskulatur kann keine motorischen Funktionen mehr ausführen.

Bei einer **schlaffen Parese** ist der Muskeltonus, besonders nach dem auslösenden Faktor für einen hemiparetischen Zustand, stark herabgesetzt. Durch den Hypotonus der Muskulatur kann der Patient z. B. seine Extremitäten oder Muskelgruppen nicht mehr willkürlich ansteuern und bewegen. Die Muskulatur der entsprechenden Extremität ist schlaff und weich. Ist der Patient in der Lage, geringfügig seine Zehen oder Finger neuronal anzusteuern und diese in Bewegung zu versetzten, handelt es sich um eine schlaffe Parese. Eine schlaffe Parese wird als **Minus-Symptomatik** bezeichnet (Frommelt/Lösslein 2010). Eine schlaffe Plegie oder Parese kann zu einem Dauerzustand auch lange Zeit nach dem Auftreten des zugrunde liegenden Pathomechanismus werden.

Die **spastische Lähmung** entwickelt sich oftmals nach einer kurzen Zeit der schlaffen Lähmung. Hierbei erhöht sich die Spannung in der Muskulatur und erzeugt einen Hypertonus, der von den neuronalen Netzwerken nicht willkürlich angesteuert und verändert werden kann. Die Muskulatur ist kontrahiert. Der Patient bewegt sich meist in stereotypen Bewegungs- und Massenmustern. Ist dies noch möglich, handelt es sich um eine spastische Parese. Bei einer **spastischen Plegie** kann sich der Patient aufgrund des Hypertonus nicht mehr bewegen (Hüter-Becker et al. 2005).

Die Spastik oder **Plus-Symptomatik** (Frommelt/Lösslein 2010) bezieht sich vor allem bei den oberen Extremitäten auf die Muskelgruppen der Innenrotatoren und Adduktoren des Oberarms, die Flexoren und Pronatoren des Unterarms sowie auf die Flexoren der Hand und der Finger. Die obere Extremität weist durch die aufgezählten kontrahierten Muskelgruppen eine typische Fehlhaltung im spastischen Muster auf. Die Spastik kann sich beim Gehen verstärken. Auslösende Faktoren für eine Verstärkung des Spasmus sind **globale anormale Synergien.** Diese können durch willkürliche Bewegungseinleitungen von der kontralateralen Körperseite verursacht werden. Bei der unteren Extremität äußert sich die Spastik in streckenden Muskelgruppen des Beins. Es kann z. B. zu einer Extensionsspastik im Knie beim Gehen kommen. Dies ist ein positiver Nebeneffekt für die Stabilität, jedoch auch ein Nachteil für das physiologische und rhythmische Gangbild. Die **spastische Haltung des Fußes** in einer Plantarflexion und Supination beruht auf dem Hypertonus der betreffenden Muskulatur (Hinrichs/Pohlmann-Eden 1999).

Bei einer **Hemiparese** kann es z. B. gleichzeitig zu einer schlaffen *und* einer spastischen Lähmung kommen. Mischformen können am Arm oder am Bein auftreten, wenn z. B. der Muskeltonus im Knie erhöht und im Fuß herabgesetzt ist (Naglo 2007).

Im Jahr 2013 gab es bei je 100 000 Einwohnern fünf Patientenfälle mit Wohnsitz in Deutschland. Zwei davon erlitten spastische und zwei schlaffe Hemiparesen. Ein Fall war nicht näher bezeichnet. Das macht bei insgesamt 3 879 Fällen im Jahr 2013 1 814 Fälle mit spastischer und 1 459 Fälle mit schlaffer Hemiparese (GBE Bund 2015).

34

34.1.2 Koordination

Die Koordination von Agonisten und Antagonisten ist bei einer zentralen Parese meist gestört. Aufgrund der Plus- und Minus-Symptomatik ist z. B. ein Patient nach einem Schlaganfall im Bereich eines verkürzten und nicht vorgedehnten Muskels in der Koordination eingeschränkt (Ada et al. 2003). Zur Bewegung eines Gelenks muss ein **Drehmoment** initiiert werden. Aufgrund der bestehenden Gelenksstellung und der Lähmung des ZNS ist dies einem Patienten mit Plus-/Minus-Symptomatik nicht möglich. Eine verminderte oder verzögerte Kontraktion der Agonisten und Antagonisten kann nach *Knutsson und Martensson 1980* ebenfalls ein mangelndes Drehmoment hervorrufen und damit eine disharmonische Bewegung entstehen lassen. Ebenso kann die Koordination nach *Lum et al. 2003* gestört sein, wenn z. B. an einem zu bewegenden Gelenk **der Agonist sehr stark und der Antagonist schwach** ist. Wird nun eine Bewegung initiiert, überwiegt die Kraft des Agonisten und der Gegenspieler, der Antagonist kann die Bewegung nicht abbremsen. Dies führt zu einer anderen als der geplanten Bewegung. (Hamzei 2008)

34.1.3 Neuronale Kontrolle

Die neuronale Kontrolle bei einer zentralen Parese kann verzögert, vermindert oder nicht synchron ablaufen. Der Beginn sowie das Ende einer Innervierung eines Muskels können verzögert auftreten. Die **Kraft und die Entladungsfrequenz der einzelnen motorischen Einheiten im Muskel sind reduziert** und können unterschiedlich stark sein. Aufgrund der unterschiedlichen Innervation eines Muskels kann dieser schneller ermüden als bei einer physiologischen Innervation. Nur eine synchrone und gleich starke Innervation der motorischen Einheiten lässt eine harmonische, dynamische Bewegung der Muskeln zu (Hamzei 2008).

34.2 Apoplexie/Schlaganfall

Die Weltgesundheitsorganisation definiert 1989 den Schlaganfall als Krankheitsbild, *„bei dem klinische Zeichen einer fokalen bzw. globalen Störung zerebraler Funktionen plötzlich auftreten und länger als 24 Stunden anhalten. In Abhängigkeit von der Lage des vaskulären Defekts sind Funktionen, Aktivitäten und Teilhabe zwischenzeitlich oder dauerhaft beeinträchtigt“* (Mehrholz 2011).

Der Schlaganfall ist die häufigste Erkrankung in der Neurorehabilitation. Lierse et al. errechneten 2005, dass jährlich 179 000 Menschen in Deutschland einen Schlaganfall erlitten. Dies waren 219 Fälle bei 100 000 Einwohnern. Die Inzidenzrate bei Männern von über 55 Jahren lag demnach bei 681 Fällen und bei Frauen bei 619 Fällen pro 100 000 Einwohner (Lierse 2005). In 2011 lag die Prävalenz für den Schlaganfall bei 2,5 % für Frauen und 3,3 % für Männer bzw. insgesamt bei 2,9 % (Busch et al. 2013). Die Folgen dieser Erkrankung sind vielfältig und können sich auf **sensomotorische, soziale, kognitive und emotionale Bereiche** auswirken. Wissenschaftliche, evidenzbasierte Empfehlungen zur Schlaganfallrehabilitation wurden von Teasell et al. 2009 in einem Review von über 1 000 randomisiert-kontrollierten Studien zusammengefasst.

34.2.1 Ätiologie und Pathogenese

Auslösende Faktoren und Risikofaktoren

Die Risikofaktoren eines Schlaganfalls entsprechen denen der kardiovaskulären Erkrankungen. Insbesondere kardiologische Erkrankungen mit einem erhöhten Embolierisiko sind ein Risikofaktor für ischämische Infarkte. Die Risikofaktoren können in modifizierbare und nicht modifizierbare Faktoren unterschieden werden. Zu den modifizierbaren Risikofaktoren gehören unter anderem Bluthochdruck, Herzrhythmusstörungen, Herzklappenfehler, Vorhofflimmern, Fettstoffwechselstörungen, Gerinnungsstörungen, Rauchen, Diabetes, Alkohol, Übergewicht, Migräne mit Aura und eine generalisierte Arteriosklerose. Nicht modifizierbare Risikofaktoren sind z. B. das Alter, das Geschlecht oder genetische Dispositionen für kardiovaskuläre Erkrankungen (Hacke/Poeck 2010).

Die Inzidenzrate zeigte bereits, dass Menschen über 55 Jahren ein höheres Erkrankungsrisiko haben als jüngere Menschen und dass Männer öfter einen Schlaganfall erleiden als Frauen (Lierse et al. 2005, Busch et al. 2013).

Einteilung nach Hirnarealen bei motorischen Ausfällen

Liegt eine **Schädigung des Kleinhirns** vor, sind die Bewegungsmuster disharmonisch und nicht zielgerichtet, ebenso kann es zu starken Gleichgewichtsproblemen kommen. Bei einer **Störung z. B. der Basal- und Stammganglien** ist das Zusammenspiel der Muskeln bei der Kraftentwicklung, der Zielgerichtetheit und dem Tempo vermindert. Der Muskeltonus kann einer Plus- oder Minus-Symptomatik entsprechen (Naglo 2007).

Oft treten nicht nur einzelne motorische Ausfälle auf, sondern globale Ausfälle wie z. B. bei Hemiparesen. Dabei kann es vorkommen, dass die einzelnen Extremitäten unterschiedlich stark von motorischen Ausfällen betroffen sind. Bei allen Hemiparesen liegt eine **Schädigung der Pyramidenbahnen** vor, je nach Lokalisation des geschädigten Gebiets wird nach Ausfallmustern unterschieden (Hinrichs/Pohlmann-Eden 1999).

Läsion der zerebralen Hemisphäre

Hier bezieht sich der Ort der Schädigung auf die Großhirnhemisphäre. Dazu gehören die kortikale, die kapsuläre sowie die Schädigung des gesamten Gebiets der A. cerebri media (Jesel 2004).

Bei den **kortikalen Hemiparesen** ist besonders die motorische Hirnrinde betroffen. So kann es infolge einer Beeinträchtigung der A. cerebri anterior durch die Apoplexie unter anderem zu einer kruralen, d. h. einer beinbetonten Hemiparese kommen. Die A. cerebri anterior versorgt den Frontal- und Parietallappen sowie Teile des Gyrus pre- und postcentralis. Bei Schädigungen im motorischen Kortex kann es zu motorischen und sensiblen Ausfällen des

Bein- und Fußbereichs kommen (Conzelmann/Manz 2003). Die willkürliche Ansteuerung des kontralateralen Beins ist dann nicht mehr oder nur noch bedingt möglich. Eine **faziobrachiale Hemiparese** entsteht durch Schädigung des oberflächlichen Versorgungsbereichs der A. cerebri media. Diese Arterie versorgt den Frontal-, Parietal- und Temporallappen. Die Symptomatik bezieht sich auf motorische Ausfälle im Gesicht und in den oberen Extremitäten. Ebenso besteht die Möglichkeit, dass es bei der kortikalen Hemiparese zu globalen Sensibilitätsausfällen kommen kann (Delank und Gehlen 2004).

Die **kapsuläre Hemisymptomatik** entsteht durch die Verletzung der A. cerebri media im tieferen Versorgungsbereich. Diese Ausfälle sind rein motorisch und gleichmäßig auf das Gesicht, sowie auf die oberen und die unteren Extremitäten verteilt. Bei den Extremitäten sind hauptsächlich die distalen Bereiche betroffen. Hierbei kommt es zu keinen Sensibilitätsausfällen (Jesel 2004).

Ist der **gesamte Versorgungsbereich der A. cerebri media** betroffen, so entstehen motorische Ausfälle der Willkürmotorik im Gesicht sowie an den oberen und unteren Extremitäten. Im Bereich der distalen Extremitäten und im Gesicht ist die Hemiparese komplett ausgebildet, am proximalen Teil der unteren Extremitäten bleibt die Willkürmotorik erhalten. Dies ermöglicht das Wiedererlernen des Gehens. Ebenso sind globale Sensibilitätsausfälle vorhanden. Diese Symptomatik entspricht einer kortikalen faziobrachialen und einer kapsulären Hemiparese. (Jesel 2004). Nach Delank und Gehlen (2006) ist oftmals die **Wernicke-Mann-Haltung** für diese Hemiparese charakteristisch (➤ Abb. 34.1).

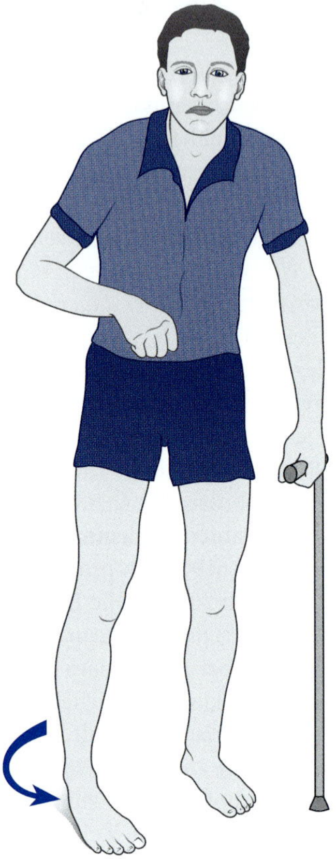

Abb. 34.1 Wernicke-Mann-Haltung [L126]

Läsion des Hirnstamms

Die Versorgung des Hirnstamms verläuft über die Aa. vertebrales und basilaris (Conzelmann/Manz 2003). Kommt es zu unilateralen vaskulären Schädigungen im Hirnstamm (DGN/GNP 2011), der Hirnnervenkerne oder der Pyramidenbahnen, sind **gekreuzte Hirnstammsyndrome** die Folge. Diese äußern sich durch eine homolaterale Läsion der Kranialnerven oder durch eine kontralaterale Hemiparese. Die Symptome der Hirnnervenausfälle und der Hemiparese kommen kontralateral im Körper zum Tragen. Dies ist dadurch begründet, dass die Pyramidenbahnen zuerst parallel den Hirnstamm durchziehen und sich erst danach in der Medulla oblongata unterhalb des Hirnnervenkerngebietes kreuzen und zur gegenüberliegenden Körperhälfte weiterziehen (Hinrichs/Pohlmann-Eden 1999).

Spinale Läsion

Weist die Pyramidenbahn im kranialen Abschnitt des zervikalen Marks, d. h. unterhalb des Decussatio pyramidales und oberhalb von C5, eine Schädigung auf, hat dies eine **unilaterale spinale Hemiparese** zur Folge. Die spinale Hemiparese betrifft die oberen und die unteren Extremitäten (Jesel 2004).

34.2.2 Leitsymptomatik

Die Leitsymptome bei einem Schlaganfall in Bezug auf die motorischen Komponenten verteilen sich auf die oberen Extremitäten (Arme), auf die unteren Extremitäten (Beine) oder auf beide Extremitäten einer Körperhälfte; Letzteres entspricht einer Hemiparese.

Hemiparese

Die **Hemiparese** ist definiert als eine zentrale Lähmung. Diese unvollständige Lähmung der Extremitäten oder einer Muskelgruppe bezieht sich auf eine Körperhälfte. Der Patient hat in der betroffenen Region noch eine vorhandene Restaktivität der Muskulatur (Jesel 2004). Die Inzidenz einer Hemiparese in der westlichen Welt beträgt 2 pro 1 000 Einwohner pro Jahr, das ist eine Inzidenzrate von 0,2 %. Die Inzidenzrate wird als hoch eingestuft (Beckers/Deckers 1997). Die häufigste Ursache für eine Hemiparese ist mit 88 % der Schlaganfall (Bruno-Petrina 2014).

Armparese

Um mit dem Arm eine alltägliche Bewegung ausführen zu können, z. B. um etwas aus einem Regal zu holen), muss Arm in komplexen Bewegungsmustern eingesetzten werden. Dazu ist es notwendig, dass einzelne Armsegmente kombiniert oder einzeln zur Stabilisation oder zur Bewegung einsetzbar sind. Diese Bewegungsvielfalt basiert auf den einzelnen Gelenkbewegungen und den einsetzbaren Muskeln und Muskelgruppen. Bei der Symptomatik einer Armparese können Patienten ihre obere Extremität nur eingeschränkt einsetzten. Die **Willkürmotorik des Arms ist beeinträchtigt.** Daraus entstehen funktionelle Einschränkungen bei der Bewegung von einzelnen Segmentgliedern, bei der dynamischen Bewegungsabfolge bzw. bei der Stabilisation für Halte- und Stützaktivitäten. Die Schwere der Parese ist bimodal aufgeteilt. Entweder hat der Patient große oder geringere Einschränkungen in der Alltagsaktivität (Hamzei/Buccino 2008). Nach Hankey et al. (2002) entspricht das Ausmaß der Stärke der Beeinträchtigung kurz nach dem Schlaganfall dem Ausmaß der Schädigung nach sechs Monaten.

Beinparese

Bei der Beinparese ist ebenso wie bei der Armparese die **willkürliche Ansteuerung der Muskulatur beeinträchtigt.** Daraus folgt, dass die koordinative, dynamische Abfolge einzelner Bewegungen gestört ist. Folgen dieser Störung sind Einschränkungen beim Gehen, im Stand und im Gleichgewicht bzw. Beeinträchtigungen der posturalen Kontrolle (Hamzei/Buccino 2008).

Die Prävalenzrate von Gangstörungen in einer neurologischen Akutklinik lag 2005 nach Stolze et al. (2005) bei 60 %. Gangstörungen waren bei den stationären Patienten zu 40 % auf Schlaganfälle und zu 15 % auf multiple lakunäre Infarkte zurückzuführen (Deuschl/Reichmann 2006). Eines der wichtigsten Ziele nach z. B. einem Schlaganfall ist die Wiederherstellung der Gehfähigkeit. Nach drei Monaten sind 60 % der Patienten in der Ganggeschwindigkeit sowie in der Gangausdauer signifikant vermindert (Hesse/Werner 2010).

Nach *Green et al. 2002* ist die **maximale Gehfähigkeit** ein Patient bereits drei Monate nach dem Ereignis erreicht, durch Physiotherapie ist eine Steigerung sechs bis 18 Monate danach bei der alltagsrelevanten Gehfähigkeit möglich. Nach *Dobkin 2004* kann der Patient am Ende der Anschlussrehabilitation zu 40 % noch nicht wieder sicher gehen. Daher haben Patienten mit einer Hemiparese, die in häuslicher Umgebung leben, ein 4-fach höheres **Sturzrisiko** als gesunden Menschen (Frommelt/Lösslein 2010).

34.3 Schädel-Hirn-Trauma (SHT)

Kopfverletzungen werden unterschieden in Schädeltraumen und Schädel-Hirn-Traumen. Ein Schädeltrauma betrifft nur den knöchernen Schädel (z. B. Schädelprellung und Schädelfraktur) (Hacke/Poeck 2010).

Bei einem Schädel-Hirn-Traumata (SHT) wirken translatorische und rotatorische Kräfte, dadurch kommt es zu einer Rotationsbewegung bzw. biangulären Bewegung an der Schädelbasis. Das SHT kann Funktionsstörungen und bzw. oder Substanzschädigungen des Gehirns zu Folge haben.

Van Dellen und Becker (1988) teilten das SHT in zwei Gruppen ein (vgl. Frommelt/Lösslein 2010): **Beim schweren SHT** kommt es zu Verletzungen in der Tiefe bzw. im Zentrum des Gehirns. Ein schwereres Schädel-Hirntrauma entsteht bei Kräften, die eine hohe Geschwindigkeit und eine große Beschleunigung haben sowie von langer Dauer sind. **Beim leichten SHT** kommt es zu oberflächlichen Verletzungen der Gehirnmasse. Das leichte Schädel-Hirn-Trauma resultiert aus Kräften, die eine niedrige Geschwindigkeiten und eine hohe Beschleunigung haben sowie von kurzer Dauer sind (Hacke/Poeck 2010).

34.3.1 Inzidenz und Pathogenese

Rickels et al. (2010) zeigten, dass in Deutschland jährlich 267 000 SHT aller Schweregrade zu verzeichnen sind. Daraus ergibt sich eine Inzidenzrate von 332 Verletzten pro 100 000 Einwohner. Davon haben 5,2 % ein schwere SHT mit einer Inzidenzrate von 17 Patienten, 3,9 % ein mittelschweres SHT mit einer Inzidenzrate von 13 Verletzten und 90,9 % ein leichtes SHT mit einer Inzidenz von 302 Patienten pro 100 000 Einwohner. Bei Männern tritt ein SHT mit 58,4 % öfter auf als bei Frauen (41,6 %) auf. Die häufigste Ursache für ein SHT sind nach Rickels/Bock (2002) zu 52,5 % der Sturz und zu 27,3 % der Verkehrsunfall (Frommelt und Lösslein 2010). Nach Murray et al. 1999 liegt die Mortalität bei 40 %. Treten bei einem SHT auch **Begleitverletzungen** auf, erhöht sich die Mortalität. So verdoppelt sich die Mortalitätsrate bei einem Polytrauma durch ein mittelschweres SHT.

Folgen des Traumas

Folgen des Traumas können Verletzungen der Weichteile, des Knochens, der Gefäße und der Hirnsubstanz sein.

Zu den **Weichteilverletzungen** gehören Kopfplatzwunden oder der Einschluss von Fremdkörpern wie z. B. Glas. **Knöcherne Verletzungen** können als Fraktur im Bereich der Kalotte, der Schädelbasis oder im Gesichts- und Unterkieferbereich auftreten. Im Bereich der **Gefäßverletzungen** sind besonders eine Ruptur der A. carotis und Venenverletzungen möglich. Dies kann zu einer Abflussbehinderung führen oder zu einer zusätzlichen Verletzung kleinerer arterieller Gefäßen. In der Folge können **Subarachnoidalblutungen, intrazerebrale Blutungen oder Hämatome** im epi- und subduralen Raum auftreten. Die Verletzung der Hirnsubstanz kann zu einer Sprengung der Dura und zu einem Liquorleck oder einem Hirnprolaps führen. Durch eine Blutung steigt der intrazelluläre Hirndruck an und komprimiert dadurch die Mikrogefäße, die Sauerstoffzufuhr zu den entsprechenden Hirnarealen ist unterbrochen und kann bleibende Schäden hinterlassen. Je nach der Folge, dem Ort des Auftretens und der Art des Traumas kommt es zu unterschiedlichen Symptomen (Frommelt/Lösslein 2010).

34.3.2 Leitsymptome

Bei einem schweren SHT kann es zu unterschiedlichen Störungen kommen. Dazu gehören die Bewusstseinsstörung bis hin zur Bewusstlosigkeit, endokrine und vegetative Funktionsstörungen, periphere und zentrale motorische Dysfunktionen, Funktionsstörungen bei Halte- und Stellreflexmechanismen sowie kognitive Störungen im Bereich der Aufmerksamkeit, Gedächtnisstörungen etc. Bei motorischen Dysfunktionen und Reflexunterbrechungen liegt wie beim Schlaganfall eine Störung des zentralen Nervensystems vor. So ist die willkürliche Ansteuerung der Muskulatur gestört. Dementsprechend können die Arm-, Bein- und Rumpffunktion eingeschränkt sein (Nelles 2004).

34.4 Amyotrophe Lateralsklerose (ALS)

Jährlich erkranken weltweit 0,5–2 pro 100 000 Menschen neu an ALS. In Deutschland liegt die **Inzidenz** bei 500–1 500 pro Jahr, während die **Prävalenz** bei 2 500–7 000 pro Jahr beträgt. Damit ist ALS die häufigste Motoneuronerkrankung im Erwachsenenalter (Flöel/Lohmann/Knecht 2002). Man unterscheidet dabei nach Eintrittsalter bei Beginn der Erkrankung. Die juvenile Form beginnt im Alter zwischen 20 und

30 Jahren. Auch im mittleren Alter zwischen 56 und 58 Jahren können die ersten Symptome der Krankheit auftreten (Berlit 2011). ALS wird jedoch hauptsächlich der Gerontoneurologie zugeordnet, da die Krankheit am häufigsten im Alter von 50–70 Jahren auftritt (Deuschl/Reichmann 2006).

Definition

Amyotrophe Lateralsklerose, kurz ALS, bezeichnet eine neurodegenerative Erkrankung des ersten und zweiten Motoneurons (Deuschl/2006). Lateralsklerose beschreibt den Sachverhalt der *„Degeneration der Pyramidenbahn in den Seitensträngen des Rückenmarks"* (Jerusalem/Zierz 2003, S. 326). Der Begriff *amyotroph* leitet sich von Amyotrophie ab, einem Rückgang der Muskulatur, der durch die **Degeneration der motorischen Vorderhornzelle des zweiten Motoneurons** verursacht wird (Jerusalem/Zierz 2003). Im englischsprachigen Raum wird häufig auch der Oberbegriff *Motor Neuron Disease* oder *Lou-Gehring's Disease* (Birbaumer/Rief 2006) für ALS verwendet.

34.4.1 Ätiologie und Pathogenese

Die amyotrophe Lateralsklerose ist entweder sporadischen oder familiären Ursprungs. Ähnlich wie bei Morbus Alzheimer tritt die **sporadische Form** mit ca. 90 % am häufigsten auf (Hufschmidt/Lücking/Rauer 2009). Die Ursachen sind auch hier noch nicht genau erforscht. Es wird jedoch angenommen, dass ALS durch toxische oder Umwelteinflüsse entstehen kann. Weiterhin wird in der Literatur auch über eine Autoimmunkrankheit oder eine viral bedingte Erkrankung diskutiert (Deuschl/Reichmann 2006). Vermutlich sind auch eine Störung (Übererregung) des Neurotransmitters Glutamat und Störungen von Wachstumsfaktoren an der Entstehung der Krankheit beteiligt. Auch oxidativer Stress könnte eine Rolle spielen (Hufschmidt/Lücking/Rauer 2009).

An der **familiären Form** leiden nur etwa fünf bis zehn Prozent der ALS-Patienten. Die Lou-Gehring-Krankheit wird vor allem autosomal-dominant vererbt, kann jedoch in seltenen Fällen auch autosomal-rezessiv vererbt werden. Die **rezessive Vererbung** kommt in der juvenilen Form von ALS zum Ausdruck (Hufschmidt/Lücking/Rauer 2009). Die Ursachen der familiären Form sind Mutationen auf den Chromosomen 2, 9, 15, 18 und 21 (Jellinger 2005). Dabei weisen 20 % der Fälle eine Genmutation auf. Durch die Mutationen kommt es wissenschaftlichen Angaben zufolge zu einem **toxischen Funktionszuwachs** (Berlit 2011) des Enzyms **Kupfer-Zink-Superoxiddismutase (Cu-Zn-SOD).** Diese ist für die Entgiftung zytotoxischer, freier Sauerstoffradikale verantwortlich. Weiterhin kann es durch eine mitochondrale Pathologie, also durch eine Stoffwechselstörung, zu einer Schädigung der Motoneuronen kommen. Es wird angenommen, dass die typischen Symptome erst dann auftauchen, wenn schon eine erhebliche Anzahl an Motoneuronen zugrunde gegangen ist (Berlit 2011) Ebenfalls wird eine Mutation auf dem Neurofilament-Gen vermutet, sodass das Zytoskelett verändert und die neurale Reizweiterleitung beeinträchtigt wird (Grün et al. 2011; Hufschmidt/Lücking/Rauer 2009).

Die amyotrophe Lateralsklerose lässt sich in fünf Gruppen klassifizieren (Jerusalem/Zierz 2003; Grün et al. 2011).

1. **Klassische ALS:** Das erste und zweite Motoneuron sind betroffen.
2. **Progressive muskuläre Atrophie (PMA):** Nur die Motoneurone des Rückenmarks sind betroffen.
3. **Progressive Bulbärparalyse (PBP):** Degeneration der motorischen Hirnnervenkerne.
4. **Primäre Lateralsklerose (PLS):** Nur das zweite Motoneuron ist betroffen.
5. **ALS-PLUS:** Mit zusätzlichen extrapyramidalen Störungen und Demenz.

Am häufigsten tritt jedoch die klassische amyotrophe Lateralsklerose auf. Bezüglich der anderen Formen von ALS wird in der Literatur kontrovers diskutiert, ob diese als Unterformen von ALS oder als eigenständige Krankheitsbilder anzusehen sind (Jerusalem/Zierz 2003; Schrank/Sieb 2009).

34.4.2 Krankheitsverlauf und Symptome

Die Lou-Gehring-Krankheit beginnt entweder spinal oder bulbär, je nachdem, welche Symptome als erstes auftreten (Grün et al. 2011). Sie verläuft stetig linear progredient, und Remissionen sind nicht zu erwarten. Der Beginn zeigt sich unilateral in den Extremitäten, im Rumpf oder bulbär. Durch die **Degeneration des ersten Motoneurons** treten Verlangsamung, spastische Tonuserhöhungen, Hyperreflexie und pathologische Reflexveränderung sowie pathologisches Lachen und Weinen auf. Der **Abbau der unteren Motoneuronen** führt zu Schwäche, Atrophie, Faszikulationen, Muskelkrämpfen und Reflexabschwächungen. (Hufschmidt/Lücking/Rauer 2009).

Im frühen Stadium treten vor allem **Faszikulationen** auf. Diese können schon bis zu einem Jahr vor weiteren Symptomen der Krankheit auftreten. Zunehmend klagen die Patienten über Schwäche in den Extremitäten. Hemden zuknöpfen oder eine Flasche zu öffnen fällt sehr schwer. Häufiges Stolpern und eine Fußheberparese zeigen sich bei Patienten, bei denen ALS in der unteren Extremität beginnt. Hat die an ALS erkrankte Person einen bulbären Beginn, so ist das erste Symptom meist Heiserkeit oder undeutliches Sprechen. Im weiteren Verlauf kommt es zu Schluckstörungen. Patienten, bei denen die Krankheit am Rumpf beginnt, zeigen eine schnelle Gewichtsabnahme, Schwächegefühl bei körperlicher Anstrengung und Orthopnoe. Die **Paresen** beginnen allgemein distal und breiten sich mit Fortschreiten der Krankheit nach proximal aus. Es kommt auch zu einem Schwächegefühl in der zuvor gesunden Extremität, sodass sich das Krankheitsbild zunehmend bilateral fortsetzt. Die Eigenreflexe sind zu diesem Zeitpunkt nicht beeinträchtigt. Es treten selten (20 %) Sensibilitätsstörungen oder Schmerzen auf (Hufschmidt/Lücking/Rauer 2009).

Im fortgeschrittenen Stadium kommt es zu einer generalisierten Muskelschwäche und später auch zu einer **Atrophie der Muskeln.** Die Reflexe in den Armen bleiben jedoch erhalten, während in den Beinen der Achillessehnenreflex verloren geht. Weiterhin kommt es zu Kaustörungen und zu Verkrampfungen der Gesichtsmuskeln, besonders des M. masseter (Schrank/Sieb 2009). Ebenfalls tritt ein erhöhter Speichelfluss auf. Außerdem kann es durch eine Atrophie des Frontalhirns und des Temporalhirns zu leichten kognitiven Beeinträchtigungen kommen (Deuschl/Reichmann 2006, Hufschmidt/Lücking/Rauer 2009).

Im späten Stadium, meist zwei bis fünf Jahre nach der Diagnose, kommt es zu einer **Lähmung der Atemorgane** (Habermann 2005). Der Patient verstirbt in einer CO_2-Narkose infolge einer terminalen Ateminsuffizienz (Deuschl/Reichmann 2006). In wenigen Fällen (10–15 %) überleben die Patienten die Krankheit 10 Jahre (Habermann/Wittmershaus 2005).

Gehirn und Motorik

Das Gehirn nimmt über die Pyramidenbahn und das extrapyramidale System Einfluss auf die Motorik. Dabei wird die Stütz- von der Zielmotorik unterschieden. Die **Stützmotorik** wird vorwiegend durch das extrapyramidale System gesteuert, während die **Zielmotorik** über die Pyramidenbahn kontrolliert wird. Die in den Assoziationsfeldern geplanten Bewegungen werden über die Pyramidenbahn an die Motoneurone in den Vorderhörnern weitergeleitet, wo diese dann über Neurotransmitter auf die Muskulatur einwirken (Weineck 2004). Bei ALS degenerieren die Motoneurone sowohl in der Pyramidenbahn als auch in der Muskulatur, sodass es zu einer veränderten bis hin zu völlig ausbleibender Reizweiterleitung an die Muskulatur kommt.

34.5 Trainingstherapie bei Apoplexie und Schädel-Hirn-Trauma

Die Rehabilitation von Schlaganfall und Schädel-Hirn-Verletzungen beinhaltet heute immer eine Trainingstherapie im Sinne eines MAT. Das Ziel der Therapie wird durch das Defizit vorgegeben, um den Patienten möglichst eine uneingeschränkte Partizipation am Leben zu ermöglichen (Wissel 2009).

PRAXISRELEVANZ

Training in der Neurologie betont nahezu immer die Verbesserung der Koordination. Dabei können jedoch methodisch durchaus sehr unterschiedliche Wege beschritten werden. Aktuell kann Training unter modifizierten Vorgaben (Vier-Phasen-Modell ➤ Kap. 22) zur Verbesserung der Funktionen sich aus allen Hauptbeanspruchungen zusammensetzen. **Es gibt keine wissenschaftlich sicher belegten Kontraindikationen.** Andererseits sind positive Auswirkungen von Training bei neurologisch bedingten Funktionseinschränkungen wissenschaftlich belegt und anerkannt.

34.5.1 Leitlinien

Das *National Institute for Health and Care Excellence, (NICE)* empfiehlt in der Leitlinie für Schlaganfall-Rehabilitation 2013 diverse Therapiemöglichkeiten wie das Fitness-Training als **kardiologisches Training** z. B. in Form von Wassergymnastik, Zirkeltraining oder Ergometrietraining auf dem Fahrrad oder Laufband. Eine weitere Therapiemöglichkeit ist das **leichte Krafttraining,** um die Hypertrophie zu vermeiden. Des Weiteren empfiehlt die Leitlinie von NICE das wiederholende Aufgabentraining auch in Form von einem **Koordinationstraining,** welches in alle Therapieformen integriert werden kann (NICE 2013).

Die Leitlinien der *Deutschen Gesellschaft für Allgemeinmedizin und für Familienmedizin (DEGAM)* beziehen sich bei der sensomotorischen Rehabilitation (➤ Kap. 20, Koordination) auf die **Wiederherstellung bzw. Funktionsverbesserung der neuronalen Plastizität.** Das Training sollte spezifisch, aktiv und aufgabenorientiert auf den Alltag des Patienten abgestimmt sein und mit einer hohen Intensität stattfinden. Die Therapiemöglichkeiten beinhalten konventionelle Konzepte wie z. B. Bobath oder Propriozeptive Neuromuskuläre Fazilitation (PNF), aber auch z. B. das repetitive aufgabenorientierte Training, das bilaterale Training und das Laufbandtraining (DEGAM 2012). Das repetitive aufgabenorientierte Training, das bilaterale Training und das Laufbandtraining sowie die konventionellen Trainingskonzepte trainieren die Fertigkeit der Koordination. Dies stellt die Grundlage der unterschiedlichen Konzepte dar. Die Leilinien für Schädel-Hirn-Trauma, wie die der *Deutschen Gesellschaft für Neurochirurgie (DGNC),* entsprechen den Inhalten der Leitlinien für Schlaganfall im Bereich der sensomotorischen Rehabilitation (DGNC 2007).

34.5.2 Neuronale Plastizität – Grundlage der motorischen Rehabilitation

Die Plastizität ist eine Adaptation des Nervensystems, das die Fähigkeit hat, sich an neue Bedingungen anzupassen. Es wird an dieser Stelle auf die detaillierten Ausführungen zur Plastizität auch auf ➤ Kap. 20 verwiesen. Es erfolgt eine ständige Anpassung der neuronalen Synapsen, daher werden neue Verschaltungsmuster durch eingehende Signale und Reize erstellt. Diese Anpassung ist abhängig von der Dauer, der Kontinuität, dem Umfang und der Intensität der Reize. Dementsprechend können neuronale Regelkreise abgeschwächt oder verstärkt werden (Bertram 2008). Nach Murphy und Corbett (2009) ändert sich bei einer neuen Anpassung auf zellulärer Ebene die Stärke von synaptischen Veränderungen. Der Prozess der plastischen Veränderungen im Gehirn findet lebenslang statt. Die beiden wichtigsten Formen der Plastizität sind die **übungsinduzierte Plastizität** und die **läsionsabhängige Plastizität.** Die übungsinduzierte Plastizität wird besonders durch ein intensives und häufiges Training hervorgerufen. Die läsionsabhängige Plastizität wird durch eine Schädigung im zentralen oder im peripheren Nervensystem ausgelöst und indiziert. Liepert et al. (2000) zeigten für die übungsinduzierte Plastizität bei chronischen Schlaganfallpatienten, die an einem intensiven Trainingsprogramm teilnahmen, eine Vergrößerung der kortikalen Repräsentation. Im Bereich der läsionsabhängigen Plastizität erforschten Sadato et al. (1996) eine Aktivierung des visuellen Kortex bei Erblindeten, die regelmäßig eine sensomotorische Aufgabe wie z. B. das Lesen von Braille-Schrift ausführen (Mehrholz 2011).

34.5.3 Repetitive Koordination

Diese Koordinationsform kann trainiert werden. Hierzu gehören die Orientierungsfähigkeit, Rhythmusfähigkeit, Kopplungsfähigkeit, Gleichgewichtsfähigkeit, Reaktionsfähigkeit, Umstellungsfähigkeit und die kinästhetische Differenzierungsfähigkeit (Bertram 2008). Die einzelnen Fähigkeiten sind ausführlich in ➤ Kap. 20 beschrieben.

Nach Meinel und Schnabel ist die *„Bewegungskoordination […] die Ordnung, die Organisation von Bewegungen und damit auch der zugrundeliegende senso- und ideomotorischen Prozesse in Ausrichtung auf ein bestimmtes Ziel“* (Meinel/Schnabel 2007, S. 28). Das Training der Koordination sollte **im ermüdungsfreien, aeroben Bereich** stattfinden (➤ Kap. 20.4). Dies ist besonders wichtig für neurologische Patienten, da der Ermüdungsfaktor der Patienten tagesabhängig ist. Dementsprechend sollte die Trainingsintensität im **submaximalen Bereich** liegen. Das neuronale System passt sich nur langsam an neuen Gegebenheiten an. Ein Training im maximalen Bereich mit einer maximalen muskulären Ermüdung würde einen negativen Trainingsreiz setzen und dementsprechend eine längere Erholungsphase bis zum nächsten Training einfordern. Durch ein repetitives Koordinationstraining wird gleichzeitig versucht, die neuronale Plastizität positiv zu beeinflussen und durch die synaptische Adaptation auf Dauer ein neues Verschaltungsmuster entstehen zu lassen. Die konventionellen Trainingsmethoden wie Bobath oder PNF, aber auch das Lokomotionstraining sowie das mentale Training arbeiten mit dieser Basis. Das repetitive Koordinationstraining kann mit anderen Trainingsarten kombiniert und integriert werden.

Krafttraining

Das Koordinationstraining steht vor dem Krafttraining. Bei neurologischen Patienten wird jedoch nicht das übliche Krafttraining wie im herkömmlichen Sinne in Bezug auf die Maximalkraft ausgeführt. Die Koordination von Bewegungen, die Zielorientierung und die Bewegung von mehreren Gliedmaßen benötigt als Grundvoraussetzung die **Kontraktionskraft der einzelnen Muskeln.** Eine Parese oder eine Minus-Symptomatik bei neurologischen Patienten verhindert einen gezielten Kraftaufbau und hat dadurch eine Kraftminderung sowie eine Funktionsbeeinträchtigung zur Folge (Mercier/Bourbonnais 2004). Nach Canning et al. (2004) korreliert die Verbesserung der Kraft mit der Wiederherstellung der Funktion. Dengler et al. (1990) erforschten zudem, dass die Entladungsrate bzw. **Entladungsfrequenz der motorischen Einheiten im Muskel** nach z. B. einem Schlaganfall gegenüber einer motorischen Einheit eines gesunden Menschen stark verringert ist (Mehrholz 2011). Landau und Sahrmann (2002) fanden heraus, dass eine verminderte zentrale Rekrutierung der einzelnen motorischen Einheiten der Grund für die verringerte Entladungsfrequenz ist. Bei neurologischen Patienten beginnt ein Muskelkrafttraining bereits bei jeglichen repetitiven Kontraktionen und Muskelbewegungen. Jede Bewegung hat eine erhöhte Aktivität der motorischen Einheiten im Muskel zur Folge. Dies ist die Voraussetzung zur Erhöhung der Kraft. Dementsprechend gehört nicht nur das geläufige progressive Widerstandstraining zum Krafttraining dazu. Die Verminderung der Kraft zeigt sich bei neurologischen Patienten besonders in verkürzten Muskeln. Dies erforschten Ada et al. anhand der Ellenbogenflexoren und -extensoren in unterschiedlichen Ellenbogengelenksstellungen (Ada et al. 2003).

Unterschiedliche Metaanalysen wie z. B. die von van Peppen et al. (2004) zeigten, dass es durch das Krafttraining in Form **des progressiven Widerstandstrainings** bei isometrischer und isokinetischer Widerstandskraft zu einer Steigerung der Muskelkraft, hier in dxer unteren Extremität, kommt. Jedoch konnte dabei keine Verbesserung der Ausdauer beim Gehen festgestellt werden.

Dies bedeutet, dass ein alleiniges Krafttraining bei neurologischen Patienten nicht für die Funktionsverbesserung reicht. Eine Trainingsform, in der die Faktoren Kraft und Koordination zusammen beübt werden, ist hierbei wichtig. Alltägliche Funktionen bestehen in erster Linie aus der Koordinierung der Gliedmaßen, zur Umsetzung der Bewegung wird unter anderem die Kraft benötigt.

Ein Krafttraining mit alltäglich orientierten Aufgaben könnte z. B. nach Wang et al. (2012) in einem Zirkeltraining mit unterschiedlichen Greifübungen und gleichzeitiger Gehgeschwindigkeitserhöhung durchgeführt werden.

Ausdauertraining

Circa 80 % aller Patienten nach einem Schlaganfall haben eine Herzerkrankung. Dementsprechend ist meist die Energieversorgung reduziert (Mehrholz 2011). Patienten mit körperlichen Dysfunktionen z. B. nach einem schweren Schädel-Hirn-Trauma, können die hohen Energieanforderungen für alltägliche Aktivitäten oft nicht bereitstellen. Aufgrund von Herzerkrankungen besteht die Gefahr eines Myokardinfarkts bei diesen Patienten. Nach einem Schlaganfall besteht ebenso die Gefahr von Rezidiven der Erkrankung. Gordon et al. (2004) schrieben auf Grundlage der internationalen Leitlinien wie derjenigen der *American Heart Association* die wichtigsten Ziele für Patienten nach einem Schlaganfall nieder. Dazu gehört unter anderem die **Steigerung der kardiovaskulären Fitness** (Gordon et al. 2004). Das Ausdauertraining beugt besonders der Dekonditionierung vor. Diese wird z. B. durch eine verminderte neuronale Aktivität, eine Komorbidität im kardiovaskulären Bereich und die Muskelatrophie begünstigt (Macko et al. 2005).

Besonders im Bereich der Rehabilitation von neurologisch erkrankten Patienten wird verstärkt das **aerobe Training** durchgeführt. Dieses kann mit einem Ergometer oder einem Laufband, wie es z. B. auch in der Gangrehabilitation eingesetzt wird, durchgeführt werden. Dies verbessert nach Marchionni et al. (2003) die allgemeine Kondition und steigert die kardiopulmonale Belastbarkeit. Die Trainingsintensität sollte auch hier nicht im maximalen Bereich erfolgen. Nach Gordon et al. (2004) empfiehlt die *American Heart Association* ein **Training bei 40–70 % der maximalen Sauerstoffaufnahme** bzw. bei **50–80 % der maximalen Herzfrequenz.** Auch beim Ausdauertraining ist die Basis die Koordination des Patienten, ansonsten wäre ein Training auf dem Laufbandergometer nicht möglich. Das Training auf dem Laufband ist eine gute Möglichkeit, um die Ausdauer, Kraft und Koordination der oberen und unteren Extremitäten aufzubauen (Mehrholz 2011).

34.5.4 Verschiedene Therapiemodelle

Es gibt diverse Therapiemodelle. Dazu zählen zum einen konventionellen Therapiekonzepte wie z. B. Bobath oder das mentale Training, zum anderen gibt es neuere, etablierte Therapiemodelle wie die Lokomotions- oder die CIMT-Therapie, deren Wirksamkeit bewiesen worden ist. Im Folgenden werden diese verschiedenen Therapiemodelle genauer erläutert.

Fazilitation

Der Begriff Fazilitation bedeutet etwas fördern, leichter machen bzw. jemanden voran helfen (Davies 2002). Die Fazilitation kann in diversen Formen der Therapie eingesetzt werden:

Bobath-Konzept

Das Bobath-Konzept basiert auf der Fazilitation und ist besonders für neurologisch erkrankte Patienten geeignet, um eine alltägliche Funktion wieder anzubahnen. Das Konzept fördert die Aktivität des Patienten mit so viel Unterstützung wie nötig und so wenig wie möglich. Das Prinzip wird bei Bobath mit **„hands on, hands off"** definiert. Die drei Grundbausteine bestehen aus der Normalisierung des Muskeltonus, der Anbahnung bzw. die Fazilitierung von normalen Bewegungsabläufen und der Förderung der Körperwahrnehmung (Friedhoff und Schieberle 2007).

Der Muskeltonus spielt eine wichtige Rolle für die Koordinierung von Bewegungen und deren Abläufen. Er muss sich jederzeit bei veränderten Bedingungen anpassen, also kontrahieren und lösen können (Friedhoff und Schieberle 2007). Die **Fazilitation** orientiert sich stets an normalen physiologischen Abläufen. Je nach dem Können des Patienten wird selektiv zuerst an einem Segment oder global am Körper der dynamische Bewegungsablauf angebahnt. Das Bobath-Konzept beschreibt hierfür **distale und proximale Schlüsselpunkte** am Körper. Die proximalen befinden sich am Rumpf und die distalen an den Extremitäten wie z. B. der Ferse. Durch den distalen Schlüsselpunkt des Fußes kann Einfluss auf die **Tonusregulierung** genommen werden. Zum Beispiel ist der Grundtonus des Triceps surae bei einem hemiparetischen Patienten meist hyperton und der Tonus des M. tibialis anterior sowie der restlichen Dorsalextensoren des oberen Sprunggelenks hypoton (Davies 2002).

Die **Förderung der Körperwahrnehmung** ist die Voraussetzung, um die Tonusverhältnisse über die Propriozeption verändern zu können. Über propriozeptive Sensoren an Muskeln, Sehnen, Gelenken etc. bekommt der Mensch unter anderem einen Körper-Raum-Bezug. Bei Bobath werden gezielt sensible Reize über Berührung, Druck und Bewegung eingesetzt. Bei der Körperwahrnehmung können unter anderem auch noch visuelle und akustische Reize verwendet werden (Berlin 2008).

Für die Anbahnung z. B. des M. tibialis anterior wird besonderes Augenmerk auf den Fuß gelegt. Es kann eine Mobilisation der Plantaraponeurose (Larsen 2014), eine Mobilisation der Wadenmuskulatur während einer selektiven Bewegung im Knie- und

Fußgelenk, eine Mobilisation des Mittel- und Vorfußes z. B. durch Ausstreichungen der Mm. interossei erfolgen. Ebenso möglich wären eine Stimulation und Sensibilisierung z. B. mit Tappings oder mithilfe einer Bürste für die Förderung der Wahrnehmung (Davies 2002), ein direkter Druckaufbau der Ferse auf dem Boden für die Bewusstseinsschulung der Ferse als Referenzpunkt etc. (Paeth-Rohlfs 2010).

Lokomotionstherapie

Bei schwerer betroffenen hemiparetischen Patienten kann zur verbesserten Faziliation des Fußes auch über die Lokomotion therapiert werden. Hierbei gehen die Patienten auf einem Laufband. Der Gang kann zusätzlich erleichtert werden durch die teilweise oder volle Gewichtsentlastung über eine Gurtvorrichtung. Patienten die noch nicht wieder alleine oder nur mit Hilfe gehen können, sind für die Lokomotionstherapie geeignet. Durch die Entlastung vom Körpergewicht kann sich der Patient auf das richtige Gehen konzentrieren (Hesse und Werner 2010). Der Therapeut hat die Möglichkeit, sich gezielt auf die **Fazilitation eines Segments** zu konzentrieren, wenn nötig ein Tapping durchführen zu lassen, einen **taktilen Stimulus** am M. tibialis anterior zu setzten oder den Fuß im **Alignment,** der optimalen Position der Gelenke mit allen anliegenden Strukturen zueinander, zu halten – Immer mit dem Prinzip von „hands on, hands off" (Brüggemann 2010). Die Studie von Hesse et al. 1994 zeigte bereits, dass das **Laufbandtraining** bei Patienten mit einer Hemiparese die Standbeinphasensymmetrie um 24 %, die Schwungbeinphasensymmetrie um 123 %, die Ganggeschwindigkeit um das Dreifache, die Schrittlänge und die Kadenz um das Zweifache sowie das Gleichgewicht im Stand verbessert hat. Ebenso bestätigten die Studien von Jasper-Seeländer (2000) und von Werner et al. (2002), dass die Lokomotion die Gehfähigkeit quantitativ und qualitativ positiv beeinflusst. Die Studie von Scheidtmann et al. (1999) belegt, dass die Kombination aus der zuerst erfolgten physiotherapeutischen Behandlung auf neurophysiologischer Basis und der anschließenden Lokomotion gute Erfolge beim Wiedererlernen des Gehens erbringt. Die Studien von Pohl et al. (2007) und von Eichet al. (2004) zeigten ebenso, dass die Kombination, hier aus 30 min Bobath-Therapie und anschließend 30 min Laufbandtherapie, die größten Erfolge bei der Gangausdauer und der Ganggeschwindigkeit erzielt.

Mentales Training

Das Ziel des mentalen Trainings ist es, den Patienten in einen psychischen Zustand zu versetzten, in welchem er die eigenen möglichen Bewegungs- und Leistungsmöglichkeiten entwickeln kann (Frömmel 2009). Erklärungsansätze für das Mentale Training wurden in Hypothesen verfasst:

Die **kognitive Hypothese** besagt, dass die kognitiven Anteile einer Bewegung beim mentalen Gangtraining trainiert werden; z. B. wäre das Durchlaufen eines Labyrinths eine kognitive Bewegungsaufgabe.

Die **Programmierungshypothese** erklärt, dass bei der Vorstellung einer Bewegung die motorischen Bahnen aktiviert werden und bei der praktischen Durchführung der Bewegung diese Bahnen ebenfalls aktiv sind. Es konnten in der Vorstellung der Bewegungsausführung die gleichen elektrischen Impulse und Potenziale in der Muskulatur gemessen werden wie bei der realen Durchführung (Mayer et al. 2003).

Die letzte Hypothese ist die **Restriktionshypothese.** Diese besagt, dass der Patient sich beim mentalen Training die physiologische Bewegungsausführung vorstellt. Dadurch können mögliche Fehler im Rahmen der gedanklichen Bewegungsdurchführung eliminiert werden. Durch Wiederholen dieser mentalen Vorstellung können leistungs- und lernsteigernde Effekte erzielt werden (Lanz 2007).

Die Wirksamkeit des mentalen Trainings im Hochleistungssport zur Bewegungsoptimierung wurde bereits durch Perry (1939) und Twining (1949) nachgewiesen. Lippens (1996) fand heraus, dass das mentale Training positive Effekte bei Bewegungsaufgaben mit motorischen Komponenten erzielt. (Mayer et al. 2003)

Die Anwendung in der neurologischen Rehabilitation, besonders bei Hemiparesen, beruht darauf, dass bei Patienten verschiedene **Repräsentationssysteme** abgerufen und aktiviert werden sollen. Unter Repräsentationssystemen wird die Vorstellung der physiologischen Bewegungsausführung verstanden. Ziel ist, dass die hemiparetischen Patienten durch intensive Vorstellung der physiologischen Bewegung ihre derzeitige reale und unphysiologische Bewegungsvorstellung verändern. Bei paretischen Patienten ist oft das willkürliche motorische Repertoire der Muskulatur reduziert, die restlichen aktivierbaren motorischen Einheiten in den Muskeln neben der Hemiparese werden durch ein Trainingsdefizit der Patienten weiter reduziert. Das **mentale Gangtraining** versucht diese noch aktiven motorischen Einheiten zu erhalten und eine Grundlage für die physiologische Bewegung zu schaffen. Der Unterschied zum herkömmlichen Gehtraining besteht darin, dass neben dem motorischen Training zusätzlich das mentale Training durchgeführt wird. Dieses enthält zum einen die Bewegungsbeschreibung durch Videoaufnahmen, Bilder der Bewegung und zum anderen die Bewegungsanweisung. Diese sollen dem Patienten zentrale Knotenpunkte der Bewegung darlegen. Hierbei gibt es eine Kombination aus drei externen Basisaufgaben von Perry (1992) zur Verbesserung der Standbeinphase durch eine bewusste Ausführung der Belastungsantwort (Loading Response), der mittleren Standphase (Midstance) und des Vorschwungs (Preswing) (Mayer et al. 2003).

Der letzte Unterschied zur herkömmlichen Gehschule ist die mentale **Bewegungsrepräsentation.** Diese soll eine differenzierte, stabile und optimale mentale Bewegungsrepräsentation sein, welche als unabdingbare Grundlage für eine automatisierte Bewegungsausführung vorhanden sein muss (Mayer/Hermann 2009).

Constraint Induced Movement Therapy

Die Constraint Induced Movement Therapy (CIMT) ist eine Therapie zur Behandlung von Armparesen. Die betroffene Armseite mit einer restlichen verbleibenden Willkürmotorik in der Hand wird hierbei speziell beübt. Die Therapie basiert auf der Idee, **die gesunde Armseite ruhigzustellen** oder wegzubinden. Dadurch entsteht ein erzwungener Gebrauch der betroffenen Seite (Nelles 2004). So wird die Leistungsfähigkeit der betroffenen Seite herausgefordert (Mayer et al. 2003). Das CIMT-Konzept empfiehlt eine tägliche Übungsdauer von sechs Stunden. Zusätzlich sollte die gesunde Armseite für 90 % der persönlichen Wachzeit ruhiggestellt werden. Es stellte sich jedoch heraus, dass bereits eine zweistündige Therapie am Tag und eine Restriktion der gesunden Seite für fünf bis sechs Stunden wirksam sind (Frommelt/Lösslein 2010). Nach Wolf et al. (2008) zeigte eine zweiwöchige Übungsphase an Patienten, welche eine leichte bis mittelschwere Armparese hatten, eine starke Verbesserung. Die erreichte Funktionsverbesserung bestand auch noch nach zwei Jahren.

34.5.5 Intensität der Therapie

Die Literatur nach Teasell et al. (2009), Rodgers et al. (2003) und Fang et al. (2003) etc. besagt, dass eine **hohe Intensität** der Therapie im direkten Zusammenhang mit einem besseren Ergebnis steht. Dies hat sich besonders bei der Gang- und Aphasietherapie herauskristallisiert. **Ausreichende Erholungsphasen** nach einer Trainingseinheit sind jedoch für den mentalen Aspekt des Patienten zu berücksichtigen (Frommelt/Lösslein 2010). Nach Lang et al. (2009) ist die derzeitige Therapieintensität in der Rehabilitation niedriger als die wissenschaftlich erforschte „Soll"-Therapiefrequenz.

CAVE

Emotionale, belastende Situationen während des Trainings wie z. B. Angst oder Stress (Sturz, Verletzung) machen physiologisch angestrebte Prozesse (neuronale Vernetzungen, Neurogenese) zunichte. Ähnlich wirken sich belastende anaerobe, laktazide Beanspruchungen aus.

34.5.6 Assessments zur Überprüfung des Trainingserfolges

Assessments dienen zur Überprüfung und Analyse des aktuellen Stands und Trainingserfolgs des Patienten. Bei der Auswahl von Assessments sollten **evaluierte Skalen** herangezogen werden. Diese entsprechen Gütekriterien, welche bereits in Studien erprobt und publiziert worden sind. Die Gütekriterien beziehen sich auf die Reliabilität, die Objektivität und die Validität der Assessments. Für weitere Erläuterungen von allgemein zu beachtenden Grundlagen zum wissenschaftlichen Evaluieren wird auf ➤ Kap. 25 und ➤ Kap. 26 verwiesen. In ➤ Tab. 34.1 sind Instrumente und Verfahren zur Messung der einzelnen Parameter zusammengefasst.

Tab. 34.1 Assessments zur Überprüfung des Trainingserfolgs

Parameter	Instrumente/Verfahren
Kraft	• Medical Research Council Grades • Isokinetik • Dynamometer
Muskeltonus	• Ashworth-Skala • Pendeltest
Gang	• Ganganalyse (Messplatte/3D-Video) • Functional Ambulation Categories • Timed Walking Test
Stand/Gleichgewicht	• Trunk Control Test
Armfunktion	• Nine-hole Peg Test • 3D-Video/digitales Tracking
Globale sensomotorische Funktionen	• Rivermead Motor Assessment • Motricity Index
Alltagsfunktion	• Barthel-Index
Lebensqualität	• SF36-Questionnaire • Quality-of-Life-Index

In der Neurologie ist es wichtig, den Patienten global zu beurteilen, da die tagesabhängige Form und Verfassung des Patienten Einfluss auf die motorischen Fähigkeiten hat (Nelles 2004).

34.6 Empfehlungen und Programme bei amyotropher Lateralsklerose

Ziele eines medizinischen Aufbautrainings (MAT) müssen die Erhaltung der Restfunktion und die Verzögerung der Muskelatrophie sein.

Das Training mit ALS-Erkrankten wird in der Literatur kontrovers diskutiert. Die Leitlinien der *Deutschen Gesellschaft für Neurologie (DGN)* sprechen sich deutlich gegen ein Krafttraining aus (DGN 2015), während andere Autoren, z. B. Reimers und Brooks, nicht von einem aerob dynamischen Ausdauertraining und Krafttraining bei ALS-Patienten abraten (Reimers/Brooks 2010). Ebenso hält Gustav Pfeiffer ein Training zum Kraftaufbau für sinnvoll, auch wenn man gerade bei ALS ständig neue Strategien entwickeln muss (Pfeiffer 2010). In einer Studie mit Mäusen wurde herausgefunden, dass es auf die Intensität des Ausdauertrainings ankommt. Eine hohe Intensität führt zu einer Verschlechterung der Symptome und kann schnell zum Tod führen, während eine geringe Dosis das Fortschreiten zu verlangsamen scheint (Mahoney et al. 2004). Weiterhin empfehlen Cheah et al. (2009) ein Training für die respiratorischen Muskeln.

CAVE

Bei Training mit ALS-Patienten ist die Intensitätssteuerung eminent wichtig, damit es nicht zu lebensbedrohlichen Funktionsbeeinträchtigungen kommt. Grundsätzlich sind jedoch bei exakter Steuerung, also der **Vermeidung von Überforderung und Ermüdung,** alle motorischen Hauptbeanspruchungsformen trainerbar.

VERWENDETE LITERATUR

Ada L et al.: Stroke patients have selective muscle weakness in shortened range. Brain 2003;126(3):724–731

Beckers D, Deckers J: Ganganalyse und Gangschulung. Berlin: Springer, 1997, S. 196

Berlin I: PNF. Stuttgart: Thieme, 2008, S. 19 ff.

Berlit P: Klinische Neurologie. 3. Aufl. Heidelberg: Springer, 2011, S. 599 ff.

Bertram A: Sensomotorische Koordination. 1. Aufl. Stuttgart: Thieme, 2008, S. 31, 72

Birbaumer N, Rief W: Biofeedback: Grundlagen, Indikationen, Kommunikation, praktisches Vorgehen in der Therapie. 2. Aufl. Stuttgart: Schattauer, 2006, S. 270

Brüggemann K Physiotherapie in der Neurologie. 3. Aufl. Stuttgart: Thieme, 2010, S. 203

Bruno-Petrina A: Motor recovery in stroke. eMedicine – Physical medicine and rehabilitiation – Stroke 2014. http://emedicine.medscape.com/article/324386-overview (letzter Zugriff: 21.8.2015)

Busch MA et al.: Prävalenz des Schlaganfalls bei Erwachsenen im Alter von 40 bis 79 Jahren in Deutschland. Ergebnisse der Studie zur Gesundheit Erwachsener in Deutschland (DEGS1). Bundesgesundheitsbl Gesundheitsforsch Gesundheitsschutz 2013;56(5/6):656–660

Canning CG et al.: Loss of strength contributes more to physical disability after stroke than loss of dexterity. Clinical Rehabilitation 2004;18(3):300–308

Cheah BC et al.: INSPIRATIonAL – INSPIRAtory muscle training in amyotrophic lateral sclerosis. Amyotrophic Lateral Sclerosis, 2009;10(5–6):384–392

Conzelmann A, Manz P: Schlaganfall. 1. Aufl. Stuttgart: Kohlhammmer, 2003, S. 31

Davies P: Hemiplegie. 2. Aufl. Berlin: Springer, 2002. S. 175 ff., 298

DEGAM – Deutsche Gesellschaft für Allgemeinmedizin und Familienmedizin: DEGAM-Leitlinien Schlaganfall. Düsseldorf: DEGAM, 2012, S. 111 ff.

Delank HW, Gehlen W: Neurologie. 11. Auf. Stuttgart: Thieme, 2006, S. 243, 302
Deuschl G, Reichmann H (Hrsg.): Gerontoneurologie. Stuttgart: Thieme, 2006, S. 167 f.
Deuschl G, Reichmann H: Gerontoneurologie. Stuttgart: Thieme, 2006, S. 19
DGN – Deutsche Gesellschaft für Neurologie: Amyotrophe Lateralsklerose (Motoneuronerkrankungen). www.awmf.org/uploads/tx_szleitlinien/030-001l_Amyotrophe_Lateralsklerose_ALS_2015-06.pdf (letzter Zugriff: 21.8.2015)
DGN – Deutsche Gesellschaft für Neurologie: Leitlinie Rehabilitation von sensomotorischen Störungen 2012. www.awmf.org/uploads/tx_szleitlinien/030-123l_S2k_Rehabilitation_sensomotorische_St%C3%B6rungen_2012-09_verlaengert.pdf (letzter Zugriff: 23.8.2015)
DGN – Deutsche Gesellschaft für Neurologie; GNP – Gesellschaft für Neuropsychiatrie: S2e-Leitlinie Diagnostik und Therapie von Aufmerksamkeitsstörungen bei neurologischen Erkrankungen 2011. www.awmf.org/uploads/tx_szleitlinien/030-135l_S2e_Aufmerksamkeitsst%C3%B6rungen_Diagnostik_und_Therapie_2011.pdf. (letzter Zugriff: 23.8.2015)
DGNC – Deutsche Gesellschaft für Neurochirurgie: AWMF Leitlinie Schädel-Hirn-Trauma im Erwachsenenalter 2007 (derzeit in Überarbeitung). www.awmf.org/uploads/tx_szleitlinien/008-001_S2e_Schaedel-Hirn-Trauma_im_Erwachsenenalter_leitlinientext_abgelaufen.pdf (letzter Zugriff:23.8.2015).
Eichholz HJ et al.: Aerobic Treadmill plus Bobath Walking Training improves walking in subacute stroke: a randomized controlled trial. Clin Rehabil 2004;18(6):640–651
Fang Y et al.: A study on additional early physiotherapy after stroke and factors affecting functional recovery. Clinical Rehabilitation 2003;17(6): 608–617
Flöel A, Lohmann H, Knecht S.: Neuropsychologische Störungen bei amyotropher Lateralsklerose. Der Nervenarzt 2002;73(12): 1 144–1 152
Friedhoff M, Schieberle D: Praxis des Bobath-Konzepts. Stuttgart: Thieme, 2007, S. 10, 16
Frömmel M: Mentales Training. München: GRIN, 2009, S. 4, 655 f.
Frommelt P, Lösslein H: Neurorehabilitation. 3. Aufl. Berlin: Springer, 2010 , S. 61 ff., 233 ff., 641, 653
GBE Bund – Gesundheitsberichterstattung des Bundes: Diagnosedaten der Krankenhäuser nach Wohnsitz. Suchbegriff Hemiparese, Stand 2015. www.gbe-bund.de (letzter Zugriff: 23.8.2015)
Gordon N et al.: Physical activity and exercise recommendations for stroke survivors: an American Heart Association scientific statement from the Council on Clinical Cardiology, Subcommittee on Exercise, Cardiac Rehabilitation, and Prevention; the Council on Cardiovascular Nursing; the Council on Nutrition, Physical Activity, and Metabolism; and the Stroke Council. Stroke 2004;109(16):2031–2041
Grün HD, Laue K, Stallbohm M: ALS: Amyotrophe Lateralsklerose – Ein Ratgeber für Betroffene, Angehörige und (Sprach-)Therapeuten. Idstein: Schulz Kirchner, 2011, S. 11 f.
Habermann C, Wittmershaus C (Hrsg.): Ergotherapie im Arbeitsfeld Geriatrie. Stuttgart: Thieme, 2005, S. 165
Hacke W, Poeck K: Neurologie. 13. Aufl. Heidelberg: Springer, 2010, S. 177, 588
Hamzei F, Buccino G: Update Physiotherapie: Evidenzbasierte NeuroReha. Stuttgart: Thieme, 2008, S. 8 ff., 102 f.
Hankey GJ et al.: Long-term disability after first-ever stroke and related prognostic factors in the Perth Community Stroke Study 1989–1990. Stroke 2002;33(4):1 034–1 040
Hesse S et al.: Restoration of gait in non-ambulatory hemiparetic patients by treadmill training with partial body weight support. Arch Phys Med Rehabil 1994;75:1087–1093
Hesse S; Werner C.: Elektromechanisch gestützte Gangrehabilitation nach Schlaganfall. Neuroreha 2010;2(1):10–14
Hinrichs J, Pohlmann-Eden B: Neurologische Erkrankungen. 2. Aufl. München: Pflaum, S. 89 ff.
Hufschmidt A, Lücking CH, Rauer S (Hrsg.): Neurologie compact. 5. Aufl. Stuttgart: Thieme, 2009, S. 280 f.
Hüter-Becker A, Barth C et al. Das neue Denkmodell in der Physiotherapie. Band 2: Bewegungsentwicklung, Bewegungskontrolle. Stuttgart: Thieme, 2005, S. 187
Jasper-Seeländer J: Kombination von Laufbandtherapie und Krankengymnastik bei gehfähigen Patienten mit Hemiparese. Krankengymnastik 2000;52(6):979–992
Jasper-Seeländer J: Laufbandtherapie in der motorischen Rehabilitation. Stuttgart: Thieme, 2001, S. 4 ff., 27 ff.
Jellinger KA: Neurodegenerative Erkrankungen (ZNS) – Eine aktuelle Übersicht. Journal für Neurologie, Neurochirurgie und Psychiatrie 2005;6(1): 9–18
Jerusalem F, Zierz S: Muskelerkrankungen. 3. Aufl. Stuttgart: Thieme, 2003, S. 326
Jesel M: Neurologie für Physiotherapeuten, Stuttgart: Thieme, 2004, S. 243 f.
Landau W, Sahrmann S: Preservation of directly stimulated muscle strength in hemiplegia due to stroke. Archives of Neurology 2002;59(9):1 453–1 457
Lang CE et al.: Observation of amounts of movement practice provided during stroke rehabilitation. Archives of physical medicine and rehabilitation 2009;90(10): 1 692–1 698
Lanz K: Mentales Training als Ergänzung in der Physiotherapie. Dissertation (unveröff.) 2007
Larsen C: Gut zu Fuß ein Leben lang. 4. Aufl. Stuttgart: TRIAS, 2014, S. 114
Lierse M et al: Morbiditäts- und Mortalitätsraten des Schlaganfalls in Deutschland: Eine bevölkerungsbezogene Szenarioanalyse. Aktuelle Neurologie 2005;32(3):136–142
Macko RF et al. Treadmill exercise rehabilitation improves ambulatory function and cardiovascular fitness in patients with chronic stroke: a randomized, controlled trial. Stroke 2005;36(10):2206–2211
Mahoney DJ et al.: Effects of high-intensity endurance exercise training in the G93A mouse model of amyotrophic lateral sclerosis. Muscle & Nerve 2004;29(5):656–662

Marchionni N et al.: Improved exercise tolerance and quality of life with cardiac rehabilitation of older patients after myocardial infarction: results of a randomized, controlled trial. Circulation 2003;107(17):2 201–2 206

Mayer J, Görlich P, Eberspächer H: Mentales Gehtraining. Berlin: Springer, 2003, S. 64 ff., 87 ff.

Mayer J, Hermann HD: Mentales Training. Grundlagen und Anwendung in Sport, Rehabilitation, Arbeit und Wirtschaft. Heidelberg: Springer, 2009, S. 16 f.

Mehrholz J: Neuroreha nach Schlaganfall. Stuttgart: Thieme, 2011, S. 17, 115, 123, 131

Mehrholz J: Das Tempo macht's – Geschwindigkeitstraining auf dem Laufband. Neuroreha 2010;2(1):15–19

Meinel K, Schnabel G: Bewegungslehre – Sportmotorik. Abriss einer Theorie der sportlichen Motorik unter pädagogischem Aspekt. Aachen: Meyer & Meyer, 2007

Mercier C, Bourbonnais D: Relative shoulder flexor and handgrip strength is related to upper limb function after stroke. Clinical Rehabilitation 2004;18(2):215–221

Murray GD et al.: The European Brain Injury Consortium Survey of Head Injuries. Acta Neurochirurgica 1999;141(3):223–236

Naglo K: Hemiplegie nach Schlaganfall, Schädel-Hirn-Trauma und anderen Hirnerkrankungen. Idstein: Schulz-Kirchner, 2007, S. 9, 10, 15

Nelles G (Hrsg.): Neurologische Rehabilitation. Stuttgart: Thieme, 2004, S. 21, 204, 212

NICE National institute for Health and Care Excellence: Stroke Rehabilitation – National Clinical Guidelines 2013. www.nice.org.uk/guidance/cg162/evidence/cg162-stroke-rehabilitation-full-guideline3 (letzter Zugriff: 21.8.2015).

Paeth-Rohlfs B: Erfahrungen mit dem Bobath-Konzept. 3. Aufl. Stuttgart: Thieme, 2010, S. 81 f.

Pfeiffer G: Rehabilitation neuromuskulärer Erkrankungen. In: Frommelt P, Lösslein H (Hrsg.): Neurorehabilitation. 3. Aufl. Berlin: Springer, 2010, 695–709

Pohl M, Werner C, Holzgraefe M et al.: Repetitive locomotor training and physiotherapy improve walking and basic activities of daily living in subacute, non-ambulatory stroke patients: a single-blind, randomised multi-centre trial (DEutsche GAngtrainerStudie, DEGAS). Clin Rehabil 2007; 21:17–27

Reimers CD, Brooks A. (Hrsg.): Neurologie, Psychiatrie und Sport. Stuttgart: Thieme, 2003, S. 695 ff.

Rickels E et al.: Head injury in Germany: A population-based prospective study on epidemiology, causes, treatment and outcome of all degrees of head-injury severity in two distinct areas. Brain Injury 2010;24(12):1 491–1 504

Rodgers H et al.: Does an early increased-intensity interdisciplinary upper limb therapy programme following acute stroke improve outcome? Clinical Rehabilitation 2003;17(6):579–589

Scheidtmann K et al.: Sequenzeffekte in der Laufbandtherapie. Neurologie & Rehabilitation 1999; 5:198–202

Schrank B, Sieb JP: Neuromuskuläre Erkrankungen. Stuttgart: Kohlhammer, 2009, S. 250 ff.

Sterr A et al.: Constraint-Induced Movement Therapy (CIT) for Restoration of Upper-limb Function. II: Hemipareses Application. I: Söderback I (Hrsg.): International Handbook of Occupational Therapy Interventions. New York: Springer, 2009 S. 309–316

Stolze H et al. The prevalence of gate disorders in hospitalized neurological patients. Movement Disorders 2005;20(1):89–94

Teasell R et al.: An evidence-based review of stroke rehabilitation. 12th ed. Top Stroke Rehabil 2009;16(6):463–488

Van Peppen RP et al.: The impact of physical therapy on functional outcomes after stroke: what's the evidence? Clinical Rehabilitation 2004;18(8):833–862

Wang RY et al.: rTMS combined with task-oriented training to improve symmetry of interhemispheric corticomotor excitability and gait performance after stroke: a randomized trial, in: Neurorehabil Neural Repair 2012;26(3):222–230

Weineck J: Sportbiologie. 9. Aufl. Balingen: Spitta, 2004, S. 67 ff.

Werner C et al.: Treadmill training with partial body weight support and an electromechanical gait trainer for restoration of gait in subacute stroke patients: a randomized crossover study. Stroke 2002;33(12):2 895–2 901

Wissel J: NeuroReha systematisch. Bremen: UNI-MED, 2009, S. 67

Wolf SL et al.: Retention of upper limb function in stroke survivors who have received constraint-induced movement therapy: the EXCITE randomised trial. The Lancet Neurology 2008;7(1):33–40

KAPITEL

35 Training bei Herz-Kreislauf-Erkrankungen/koronarer Herzkrankheit (KHK)

Lernziele

Es werden folgende Kenntnisse und Kompetenzen erzielt:

- Koronare Herzkrankheiten und chronische Herzinsuffizienzen können definiert und hinsichtlich ihrer **Ätiologie und Pathogenese** erklärt und differenziert werden. Die **Inzidenz und Prävalenz** für KHK in Deutschland sind bekannt.
- Die **NYHA-Klassifikation** der Herzinsuffizienz als Grundlage von MAT-Planungsprozessen ist geläufig.
- Die **Auswirkungen von regelmäßig durchgeführtem Training** auf koronare Herzkrankheiten und chronische Herzinsuffizienzen sowie auf deren Risikofaktoren sind detailliert bekannt.
- **Die relativen und absoluten Kontraindikationen** für MAT bei Herz-Kreislauferkrankten sind bekannt.
- Die wichtigen **Wirkmechanismen von Ausdauer- und Krafttraining** sind bekannt. Die Überlegungen zu den Wirkmechanismen auf Grundlage der **Muskelhypothese** können nachvollzogen werden.
- Didaktische, methodische und inhaltliche **Trainingsgestaltungen** für Herz-Kreislauf-Erkrankte können selbstständig entwickelt und vorgenommen werden.

Körperliche Aktivität, einschließlich MAT, Sport und allgemeinem Training, ist heute unbestritten essenzieller und evidenzbasierter Bestandteil der Therapie und Rehabilitation bei Patienten mit Herzerkrankungen einschließlich chronischer Herzmuskelschwäche. Auch hinsichtlich der Prävention kardiovaskulären Krankheiten kommt der körperlichen Aktivität eine große Wichtigkeit zu, denn das individuelle Bewegungsverhalten ist ein anerkannter, unabhängiger Prädiktor für die Entstehung von Herz-Kreislauf-Erkrankungen (➤ Kap. 16.9 und ➤ Kap. 17.9). Regelmäßiges körperliches Training senkt das Herz-Kreislauf-Erkrankungsrisiko um bis zu 50 % (Bassuk/Manson 2005; Gaesser 2007). Dieser Umstand ist unabhängig von der Ätiologie und Pathogenese der Herz-Kreislauf-Krankheiten. Eine Vielzahl an Studien sowie Metaanalysen zeigt einen signifikanten Effekt auf die Symptomatik und somit auf die Lebensqualität und Prognose Betroffener.

Definitionen und Pathophysiologie

Herz-Kreislauf-Erkrankungen sind eine uneinheitliche Gruppe. Es gibt koronare **ischämische Herzkrankheiten,** zu denen die Angina pectoris, der Myokardinfarkt, die chronisch-ischämische und atherosklerotische Herzkrankheit zählen. Daneben werden **weitere Formen** wie diverse entzündliche Herzkrankheiten (akute Endo-, Myo- oder Perikarditis), Bluthochdruck, Herzklappendefekte und die Herzinsuffizienz differenziert (DRV 2008). Insofern ist das Spektrum der im MAT zu betreuenden Indikationen in Therapie und Rehabilitation sehr weitreichend. Es betrifft z. B. Menschen nach Herzinfarkt, nach Bypassoperation, Ballondilatation, Herztransplantation, Herzklappenrekonstruktionen u. a.

Hinsichtlich ihrer **pathophysiologischen Differenzierung** kann in koronare Herzkrankheiten und chronische Herzinsuffizienzen unterteilt werden.

Koronare ischämische Herzkrankheiten sind stabile und instabile Angina Pectoris, stille Myokardischämie und der akute Myokardinfarkt. Allen gemeinsam ist eine chronische atherosklerotische Erkrankung der Herzkranzgefäße, die zu Verengung und Verschluss und damit zu einer ungenügenden Durchblutung des Herzmuskels führt. **Die pathophysiologischen Veränderungen der Herzkranzgefäße** kumulieren – neben der Gefäßverengung (Stenose) – mit Entzündungsprozessen und einer lokalen Anhäufung von Fetten und Fasergewebe, die zu Plaque-Bildung an der Intima media und damit zu einer Reduktion des Gefäßdurchmessers führt. Dies hat eine Verminderung der Blut- und Sauerstoffversorgung zur Folge. Unter Belastung besteht dadurch ein Versorgungsproblem, welches sich durch Angina pectoris äußert. Löst sich eine Plaque und verschließt ein Gefäß akut, tritt der Myokardinfarkt ein.

Viele Herz-Kreislauf-Erkrankungen resultieren in einer **chronischen Herzinsuffizienz.** Meist sind die Ursachen dafür eine schwere KHK, Bluthochdruck oder ein Herzinfarkt. Die chronische Herzinsuffizienz ist eine Schädigung des Herzmuskels und zeichnet sich durch eine reduzierte Pumpfunktion der linken Herzkammer, zunehmende Dilatation der Kammer, zunehmende Verschlechterung der Ejektionsfraktion und des kardialen Auswurfs aus. Alle diese Prozesse sind mit schlechter Prognose und erhöhter Mortalität verbunden. Die **Pathophysiologie der chronischen Herzinsuffizienz** ist komplex. Neben den zentralen kardialen Veränderungen spielen renale, neuroendokrine und muskuloskeletale Prozesse eine kausale Rolle bei der Krankheitsentstehung. Die sich aus diesen Veränderungen entwickelnden klinischen Leitsymptome sind zunehmend eingeschränkte körperliche und geistige Leistungsfähigkeit, Müdigkeit und Luftnot mit Kurzatmigkeit schon bei geringen Belastungen. Insgesamt ist die körperliche Leistungsfähigkeit der Betroffen erheblich eingeschränkt. Dies hat weitreichende Auswirkungen auf den Alltag. Daher bildet in allen Trainingsprozessen bei chronischer Herzinsuffizienz die Verbesserung der allgemeinen Leistungsfähigkeit ein wichtiges Ziel. Die chronische Herzkrankheit kann in Krankheitsstadien eingeteilt werden; eine der gebräuchlichsten ist die in ➤ Tab. 35.1 dargestellte funktionelle Klasssifikation der New York Heart Association (NYHA).

Tab. 35.1 NYHA-Klassifikation der Herzinsuffizienz

Stadium	Symptomatik
Stadium I	Herzerkrankung ohne körperliche Limitation. Alltägliche körperliche Belastung verursacht keine inadäquate Erschöpfung, Rhythmusstörungen, Luftnot oder Angina pectoris.
Stadium II	Herzerkrankung mit leichter Einschränkung der körperlichen Leistungsfähigkeit. Keine Beschwerden in Ruhe. Alltägliche körperliche Belastung verursacht Erschöpfung, Rhythmusstörungen, Luftnot oder Angina pectoris.
Stadium III	Herzerkrankung mit höhergradiger Einschränkung der körperlichen Leistungsfähigkeit bei gewohnter Tätigkeit. Keine Beschwerden in Ruhe. Geringe körperliche Belastung verursacht Erschöpfung, Rhythmusstörungen, Luftnot oder Angina pectoris.
Stadium IV	Herzerkrankung mit Beschwerden bei allen körperlichen Aktivitäten und in Ruhe. Bettlägerigkeit.

Inzidenz und Prävalenz

Die Inzidenz für Herz-Kreislauf-Erkrankungen beträgt in Deutschland ca. 400 Erkrankungen auf 100 000 Männer und ca. 120 Erkrankungen bei 100 000 Frauen. Dabei bilden die Herzerkrankungen im Allgemeinen bei Männern ca. 900 000 Fälle pro Jahr ab, das entspricht etwa 11 Prozent aller Krankenhausentlassungsdiagnosen; bei Frauen sind es ca. 650 000 Fälle jährlich, das sind ca. 7 Prozent aller Krankenhausentlassungsdiagnosen. Koronare Herzkrankheiten stellen die häufigste Todesursache in Deutschland; pro Jahr versterben daran etwa 800 000 Menschen (Statistisches Bundesamt 2012, Gößwald und Schienkiewitz 2013). Die Ergebnisse der Studie zur Gesundheit Erwachsener in Deutschland (DEGS1) wurden mit denen aus dem BundesGesundheitssurvey 1998 (BGS98, RKI 1999) verglichen. Die Lebenszeitprävalenz des Herzinfarkts bei 40- bis 79-jährigen in der DEGS1 beträgt 4,7 % (Frauen 2,5 %; Männer 7 %). Im Vergleich zum BGS98 zeigte sich ein geringer Anstieg bei Männern, nicht jedoch bei Frauen. Die Lebenszeitprävalenz der koronaren Herzkrankheit bei 40- bis 79-Jährigen beträgt in der DEGS1 9,3 % (Frauen 6,4 %; Männer 12,3 %). Im Vergleich zum BGS98 ergibt sich nur bei Frauen eine geringe Abnahme. Es besteht ein signifikanter inverser Zusammenhang zwischen Erkrankungshäufigkeit und Sozialstatus. Die Entwicklung der **Prävalenzen** der koronaren Herzkrankheit ist vergleichbar mit der in anderen industrialisierten Ländern. Bei sinkender Inzidenz des Herzinfarkts und einem Rückgang der Mortalitätsraten aufgrund koronarer Herzkrankheiten spricht die im Wesentlichen gleich bleibende Prävalenz für eine positive Entwicklung im Bereich der kardiovaskulären Prävention und Therapie.

Trotzdem wird darauf verwiesen, dass die Mortalitätsrate für Herz- und Kreislauferkrankungen fast jedem zweiten Todesfall in Deutschland entspricht. Allerdings ist das durchschnittliche Sterbealter bei Herz-Kreislauf-Erkrankungen sehr hoch. 90 % der Menschen, die an Herz-Kreislauf-Erkrankungen sterben, sind über 65 Jahre alt. Generell steigt die kardiovaskuläre Sterblichkeit mit zunehmendem Alter deutlich an. Bei den Frauen tritt dieser Anstieg allerdings etwa zehn Jahre später ein als bei den Männern.

35.1 Auswirkungen von Training bei Herz-Kreislauf-Erkrankungen

Richtig durchgeführtes Training bei KHK ist mit vielen positiven Effekten in den Bereichen Ventilation, Skelettmuskulatur, Gefäßsystem und im neurohumeralen System verbunden. Alle die daraus resultierenden positiven Auswirkungen auf atherosklerotische Prozesse, den psychologischen Zustand, die Thromboseneigung und die Sauerstoffversorgung sind kardioprotektiv effektiv. Im Mittelpunkt des allgemeinen Therapieansatzes und des MAT bei Herz-Kreislauf-Erkrankungen steht dabei **nicht** die Verbesserung der (Ruhe-)Pumpfunktion des Herzmuskels. Vielmehr soll das Training die **krankheitsbegleitenden peripheren Prozesse und Phänomene** wie Inflammation, Endotheldysfunktion, Ventilationsstörungen und pulmonal-vaskuläre Dysfunktion sowie die Skelettmuskulatur betreffende Veränderungen beeinflussen. Insbesondere die **Dekonditionierung und die intrinsischen Veränderungen der Muskulatur,** die wiederum insbesondere den Stoffwechsel im Mitochondrium beeinflussen, stehen im Fokus der Betrachtung bei der physiologischen Bewertung der Auswirkungen von Training. Für vertiefende Ausführungen zur Dekonditionierung der Muskelzelle wird auf ➤ Kap. 35.2.2 verwiesen; dort sind die pathologischen Veränderungen bzw. die Wirkmechanismen von Training auf Grundlage der **Muskelhypothese** dargestellt.

Tab. 35.2 Wirkmechanismen und Auswirkungen von Training auf koronare Herzkrankheit und chronische Herzinsuffizienz

Koronare Herzkrankheit	Chronische Herzinsuffizienz
Kardiale Effekte	Kardiale Effekte
Elastizität der Arterien	Endothelfunktion und Vasomotorik
Sympathovagale Balance	Inflammation
Blut – Viskosität und Gerinnungsneigung und Thromboseneigung	Ventilation
	Muskulatur

Insgesamt erzeugt richtig durchgeführtes Training eine Vielzahl an Wirkmechanismen, die für die koronare Herzkrankheit und chronische Herzinsuffizienz in ➤ Tab. 35.2 zusammenfasst sind.

35.1.1 Koronare Herzkrankheit

Hinsichtlich der in ➤ Tab. 35.2 dargestellten Parameter sind im Einzelnen folgende Wirkmechanismen bei koronarer Herzkrankheit bekannt.

Kardiale Effekte

Ausdauertraining führt zu einer Verlangsamung und einer Verbesserung der koronaren Atherosklerose; der Gefäßdurchmesser vergrößert sich. Die Endothelfunktion, die koronare und periphere endotheliale Vasodilatation werden positiv beeinflusst. Es kommt zu einer Durchblutungssteigerung gesunder und geschädigter Myokardareale und einer damit verbundenen Blutflussreserve. Die Herztätigkeit wird ökonomisiert, indem die Herzfrequenz bei submaximalen Beanspruchungen gesenkt wird; hierbei wird gleichzeitig die Nachlast gesenkt. Durch diese Effekte vermindert sich der Sauerstoffverbrauch und steigt die Sauerstoffversorgung, sodass bei gegebener Belastung die Angina-pectoris-Schwelle steigt.

Elastizität der Arterien

Regelmäßiges Training verlangsamt den Verlust der Arterienelastizität. Dieser Verlust tritt alterungsbedingt zwar regelmäßig auch physiologisch auf, ist jedoch bei gestörter Glukosetoleranz, Hypertonie, Übergewicht und bei Fettstoffwechselstörungen größer. Aktive Menschen mit erhöhter kardiopulmonaler Leistungsfähigkeit weisen daher eine bessere Arterienelastizität auf. Die Effekte treten bei Gesunden, koronar Herzkranken und Diabetikern gleichermaßen durch aerobes Ausdauertraining auf.

Sympathovagale Balance

Bei zunehmenden Risikofaktoren reduziert sich die vagale Aktivität, und die sympathische Aktivität wird gesteigert: Die sympathovagale Balance gerät durcheinander. Die so gestörte vegetative Regulation führt, unabhängig von anderen Risikofaktoren, zu erhöhten Mortalitäts- und Morbiditätszahlen. Die gestörte Balance geht einher mit gesteigerter Sympathikusaktivität, hohen Plasmanoradrenalinwerten und reduzierter Herzfrequenzvariabilität. Körperlich Aktive haben von Grund auf einen höheren Vagotonus als Inaktive. Regelmäßiges Ausdauertraining führt zu einer Erhöhung des Vagotonus und reduziert den sympathischen Antrieb. Bei Herzinsuffizienten sind durch Ausdauertraining der sympathische Antrieb und der Vagotonus auf das Niveau von Gesunden veränderbar.

Blut – Viskosität, Gerinnungsneigung und Thromboseneigung

Atherosklerotische Gefäßveränderungen der KHK gehen einher mit **erhöhter Koagulation und Blutplättchenaggregation und reduzierter Fibrinolyse.** Dadurch ist das Risiko von Plaquerupturen und damit auch die Thrombosegefahr erhöht. Körperliches Training verbessert alle genannten Bereiche, allerdings sind die Effekte je nach Trainingsintensität unterschiedlich: Leichtes Ausdauertraining (bis 50 % max. Sauerstoffaufnahme) begünstigt die Fibrinolyse, moderates Training (bis 75 % max. Sauerstoffaufnahme) unterdrückt zusätzlich die Reaktionsbereitschaft der Blutplättchen, intensives Training im Ausdauerbereich (mehr als 75 % der max. Sauerstoffaufnahme) führt hingegen zu einer erhöhten Blutgerinnung und Thromboseneigung bei weiterhin verbesserter Fibrinolyse.

35.1.2 Chronische Herzinsuffizienz

Bezüglich der in ➤ Tab. 35.2 dargestellten Parameter sind im Einzelnen folgende Wirkmechanismen bei chronischer Herzinsuffizienz bekannt:

Kardiale Effekte

Herzinsuffiziente sind durch die eingeschränkte Kontraktilität und Schlagfrequenz des Herzmuskels in ihrer körperlichen Leistungsfähigkeit eingeschränkt **(gestörte chronotrope und inotrope Reserve).** Bei leichter bis mittelschwerer, aber stabiler Herzinsuffizienz führt ein aerobes Ausdauertraining zu einer Umkehr des linksventrikulären Remodelings. Ein richtig durchgeführtes Ausdauertraining ist daher mit positiven Effekten auf die kardiale Leistungsfähigkeit in Ruhe und Belastung verbunden. Unter Belastung kann es durch die Steigerung der diastolischen Füllung, der Ejektionsfraktion und der maximalen Herzfrequenz zu einer bis ca. **20-prozentigen kardialen Outputverbesserung** kommen.

Endothelfunktion und Vasomotorik

Die Vasokonstriktion und der periphere Widertand sind durch **endotheliale Dysfunktion** und **Arteriosklerose** bei Herzinsuffizienz erhöht. Dadurch ist die Herzleistung durch erhöhte Druckarbeit erschwert. Körperliches Training reduziert die endotheliale Dysfunktion, verbessert die **periphere Vasodilatation** und reduziert die Steifigkeit der Arterien. Der so reduzierte periphere Gesamtwiderstand reduziert die Nachlast des Herzmuskels und führt zu einer besseren Blutversorgung. So wird gleichzeitig einerseits das Herz entlastet und anderseits die Muskelleistungsfähigkeit erhöht.

Inflammation

Chronisch herzinsuffiziente Menschen haben verschiedene **Entzündungsmarker erhöht;** höhere und steigende Entzündungsmarker sind i. d. R. mit schlechter Prognose verbunden. Regelmäßiges Training reduziert diese Entzündungswerte. Ein einzelnes durchgeführtes Training kann hingegen durchaus mit einem Anstieg der Parameter einhergehen.

Ventilation

Verursacht durch respiratorische Anomalien und reduzierte Atemfunktion zeigen Herzinsuffiziente schon bei geringer Belastungsintensität **Hyperventilation und Dyspnoe.** Dadurch sind die Ventilation insgesamt und – kurioserweise – auch die Wahrnehmung einer Dyspnoe reduziert. Zur Verbesserung dieser Krankheitszeichen kann ein Krafttraining der Atemmuskulatur Hilfe verschaffen (Dall'Ago et al. 2006).

Muskulatur

Herzinsuffiziente zeigen regelmäßig Veränderungen an der gesamten Skelettmuskulatur, die als **Myopathien** im weitesten Sinne zusammengefasst sind. Sie führen zu verminderter Kraft- und Ausdauerleistungsfähigkeit. Im Speziellen kommt es zur generellen Abnahme der Muskelmasse, einer Zunahme der schnell ermüdbaren Typ-II-Muskelfasern mit gleichzeitiger Abnahme der Typ-I-Muskelfasern. Die Fähigkeit der Muskelzelle zu einer antioxidativen Abwehr ist vermindert. Es kommt zu einer Abnahme der aerob aktiven und einer Zunahme der anaerob aktiven Enzyme sowie zu einer Abnahme der Mitochondrienzahl und -größe. Gleichzeitig vermindert sich auch die Kapillardichte in der Muskulatur. Dieser insgesamt katabolen Stoffwechsellage kann mit Krafttraining entgegengewirkt werden. Ein aerobes Training hingegen bewirkt eine Zunahme oxidativer Enzyme und der Mitochondrienzahl, auch kann sich die Kapillardichte erhöhen. Durch Training kann es auch zu einer Faserverschiebung von Typ-II-b zu Typ-II-a oder zu Typ-I kommen. Die so einsetzenden Trainingsadaptationen führen zu einer erhöhten arterio-venösen Sauerstoffdifferenz und damit zu einer verbesserten bzw. erhöhten maximalen Sauerstoffaufnahme. Diese peripheren, muskulären Adaptionen sind in erster Linie für die gesteigerte Leistungsfähigkeit von Herzinsuffizienten verantwortlich. Zentrale Adaptionen des Herzmuskels spielen eine untergeordnete Rolle. Die Wertigkeit der Muskulatur als therapeutisches Interventionsgebiet steht daher bei vielen Ansätzen im Vordergrund, welche die sogenannte **Muskelhypothese** postulieren. Für Vertiefungen hierzu wird auf ➤ Kap. 35.2.2 verwiesen.

35.1.3 Kardiovaskuläre Risikofaktoren

Neben all diesen genannten Wirkmechanismen und Auswirkungen von Training auf koronare Herzkrankheit und chronische Herzinsuffizienz sind darüber hinaus mit Bewegungsprogrammen grundsätzlich auch Einflussnahmen auf die kardiovaskulären Risikofaktoren möglich. Im Einzelnen sind folgende Faktoren beeinflussbar:

- **Bluthochdruck** wird reduziert (systolisch und diastolisch etwa 3,5 mmHg bei Normotonikern möglich, bei Hypertonikern höher – bis ca. 7 mmHg systolisch und 5 mmHg diastolisch). Die Blutdrucksenkung kann durch ein **aerobes dynamisches Training** erzielt werden. Bei Krafttraining (dynamisch, niedrig intensiv, also im Kraftausdauersektor) scheinen ähnliche Reduktionen möglich zu sein. Hier ist die Datenlage jedoch noch zu unzureichend für eindeutige Aussagen.
- **Übergewicht und Adipositas** führen zum deutlichen Anstieg des Risikos für Herz-Kreislauf-Erkrankungen. Die erfolgreichsten Programme zur Intervention bei Übergewicht und Adipositas beinhalten die Teilbereiche Ernährung, körperliche Aktivität und Verhaltensänderungen. Hierzu wird auf die detaillierten Ausführungen in ➤ Kap. 32 verwiesen.
- **HDL-Erhöhung und Triglyceridsenkung** kann durch aerobes Ausdauertraining erreicht werden. Die Normalisierung beider Werte führt zu einem reduzierten Krankheitsrisiko des Herz-Kreislauf-Systems. Ausdauertraining kann hierbei Veränderungen der Werte von fünf bis zehn Prozent

erzeugen. Angestrebt werden bei den Triglyceriden Werte unter 200 mg/dl, bei der LDL-Fraktion unter 100 mg/dl und bei der HDL-Fraktion über 1 130 mg/dl. Training bei Herzerkrankten führt dabei zu keiner Veränderung der LDL-Fraktion hinsichtlich ihrer Quantität; jedoch sind qualitative Beeinflussungen der LDL-Partikel denkbar.
- Ausdauer- und Krafttraining haben positive Auswirkungen auf die **Vorstufen eines Diabetes mellitus Typ 2,** also die gestörte Glukosetoleranz und das metabolische Syndrom. Damit kann die Entstehung eines Diabetes mellitus verzögert oder gänzlich verhindert werden. Für vertiefende Ausführungen wird auf die detaillierte Abhandlung in ➤ Kap. 33 verwiesen.

PRAXISRELEVANZ

Richtig durchgeführtes Training ist eine wesentliche Säule der Therapie und Prävention von Herz-Kreislauf-Erkrankungen. Die vielschichtigen Auswirkungen auf die unterschiedlichen Krankheitsparameter müssen dabei genauso bekannt sein wie die Wirkmechanismen der einzelnen Belastungsformen. Die richtigen „Dosis-Wirkungsbeziehungen" machen Training erst zu einem Medikament bei Herz-Kreislauf-Erkrankungen.

35.2 Training bei Herz-Kreislauf-Erkrankungen

Training und körperliche Aktivität ist heute bei nahezu allen Krankheiten als therapeutische Maßnahme indiziert. Allerdings müssen immer zunächst einmal die individuellen Voraussetzungen für Belastungsformen und Belastungsintensitäten vorliegen. Bei der Intervention durch MAT im Bereich der Herz-Kreislauf-Erkrankungen sollte von daher immer zuerst eine **leistungsdiagnostische Abklärung der individuellen Belastbarkeit** des Herz-Kreislauf-Systems erfolgen. Wir verweisen dazu auf die Ausführungen zur Leistungsdiagnostik in ➤ Kap. 16.7.

35.2.1 Absolute und relative Kontraindikationen

Bei den nachfolgend in ➤ Tab. 35.3 aufgeführten Kontraindikationen hat eine exakte Abklärung mit evtl. kausaler Therapieeinleitung zu erfolgen. Die Entscheidung, ob ein Training indiziert ist, wird dann nach sorgfältiger medizinischer Abwägung gefällt (Braith/Beck 2008).

Tab. 35.3 Absolute und relative Kontraindikationen für Training mit Herz-Kreislauferkrankten

Absolute Kontraindikationen	Relative Kontraindikationen
Signifikante Ischämie auf niedriger Belastungsstufe (<50 Watt)	Unkontrollierbare Hypertonie >180/105 mmHg
Instabile KHK/akutes Koronarsyndrom	Ruheherzfrequenz >100/min – komplexe ventrikuläre Arrhythmien in Ruhe oder unter Belastung
Manifeste Herzinsuffizienz nach Myokardinfarkt in den letzten drei Wochen	Gewichtszunahme >1,8 Kilogramm in drei Tagen bei Herzinsuffizienz
Zunehmende Verschlechterung der Belastungstoleranz oder zunehmende Atemnot in Ruhe oder unter Belastung innerhalb der letzten fünf Tage	Aortale und zerebrale Aneurysmen
Schwere oder symptomatische Aortenklappenstenose – Operationswürdige dekompensierte Herzklappeninsuffizienz	Bedeutsame Begleiterkrankungen
Neu aufgetretenes Vorhofflimmern – Entzündungen am Herzen (Myokarditis, Endokarditis, Perikarditis)	Niedrige funktionelle Kapazität (<4 MET)
Kurz zurückliegendes embolisches Ereignis	Schwere pulmonale Hypertonie
Akute Allgemeinerkrankung/Fieber/Infekt	Bewegungsinduzierte Ischämien (>3 mm ST-Streckensenkung)
Nicht kontrollierbare Blutdruckentgleisung (>180/110 mmHg in Ruhe oder Abfall von systolisch >20 mmHg während Belastung)	
Symptomatische oder höhergradige hypertroph-obstruktive Kardiomyopathie	

35

Tab. 35.3 Absolute und relative Kontraindikationen für Training mit Herz-Kreislauferkrankten *(Forts.)*

Absolute Kontraindikationen	Relative Kontraindikationen
Maligne Hypertonie mit Blutdruckanstiegen während der Belastung über 190 mmHg unter antihypertensiver Therapie	
Schwere sekundäre Mitralklappeninsuffizienz – Dekompensierte Herzinsuffizienz NYHA IV	
MET = metabolisches Äquivalent	

CAVE

Bei den in ➤ Tab. 35.3 aufgeführten Kontraindikationen ist eine exakte, individuelle Diagnostik durchzuführen.

35.2.2 Allgemeiner Therapieansatz

Individuell angepasste körperliche Aktivität und Training (MAT), sowohl als Ausdauer- als auch als Krafttraining durchgeführt, sind inzwischen für die meisten Herz-Kreislauf-Erkrankungen hinsichtlich ihrer Effektivität und Sicherheit belegt (Casillas et al. 2007). Neben der Medikation und der Diätetik leisten körperliche Aktivität und Training bei Herz-Kreislauf-Erkrankungen ihren Beitrag als eigenständige Interventionssäule zur Beeinflussung der Pathophysiologie: Linderung der Symptome, Steigerung der Leistungsfähigkeit und eine positive Beeinflussung vielfältiger psychosozialer Aspekte schlagen sich in der Summe in einer gesteigerten Lebensqualität nieder.

Im Mittelpunkt des allgemeinen Therapieansatzes im MAT bei Herz-Kreislauf-Erkrankungen steht dabei *nicht* – wie fälschlicherweise oft vermutet – die Verbesserung der Pumpfunktion des Herzen in Ruhe oder Belastung. Vielmehr sollen die krankheitsbegleitenden Phänomene und Veränderungen wie z. B. Inflammation, Endotheldysfunktion, Ventilationsstörung beeinflusst werden. Im besonderen Fokus der krankheitsbegleitenden Phänomene und Veränderungen steht dabei die Skelettmuskulatur mit ihren Dekonditionierungen und intrinsischen Veränderungen, hier insbesondere wiederum des Mitochondrienstoffwechsels. Die sich hier zeigenden Veränderungen begründen die sogenannte Muskelhypothese.

Muskelhypothese

Es ist lange bekannt, dass **keine Korrelation** besteht zwischen der in Ruhe gemessenen **linksventrikulären Pumpfunktion und der maximalen Sauerstoffaufnahme** als etabliertem und prognostisch relevantem Parameter für die absolute und relative körperliche Leistungsfähigkeit. Andererseits verschlechtert sich die insgesamt schon ungünstige Gesamtprognose bei einer chronischen Herzinsuffizienz nochmals in Abhängigkeit von der Symptomatik (NYHA-Stadium I/II versus Stadium III/IV) und dem Körpergewichtsverlust deutlich. Die körperliche Leistungsfähigkeit insgesamt (messbar in MET, Watt oder kcal) stellt bei chronischen Erkrankungen generell einen Schutzfaktor im Hinblick auf die Überlebenswahrscheinlichkeit, also die Prognose an sich, dar. Die positive Korrelation zwischen Alter und der Prävalenz einer chronischen Herzinsuffizienz auf der einen Seite und die negative Korrelation zwischen Alter und maximaler Sauerstoffaufnahme auf der anderen Seite führen zu der Hypothese, dass Alter (oder Altern) und die chronische Herzinsuffizienz eine gemeinsame Einheit bilden. Der Erhalt – oder besser die Reduktion der Muskelabnahme – der Skelettmuskulatur stellt somit einen prognostisch relevanten Schutzfaktor gegen diese Entität von Alter und chronischer Herzinsuffizienz dar. Intrinsische und extrinsische Faktoren, die zum Verlust sowohl der absoluten Muskelmasse als auch der Muskelkraft führen, lassen sich so reduzieren, und der zur **Sarkopenie** führende Teufelskreis der chronischen Herzinsuffizienz wäre effektiv verlangsamt oder unterbrochen.

PRAXISRELEVANZ

Die Belastungslimitation bei Patienten mit chronischer Herzinsuffizienz ist demnach weniger kardial bedingt als vielmehr durch periphere Faktoren mitbestimmt: Durch chronische Minderperfusion der Skelettmuskulatur, durch Inaktivität und den schädigenden Einfluss der neuroendokrinen Aktivierung entwickelt sich ein Myopathiesyndrom, das aufgrund von Muskelatrophie, Muskelfasershift, Verlust an Kapillaren und Mitochondrien zu einer Abnahme der Kraft und der aeroben Ausdauer führt.

Wie bereits in (➤ Kap. 32.3) beschrieben, setzt die arbeitende Muskulatur eine Vielzahl an **Myokinen** frei, die vielfältige positive Wirkungen auf die Organe und den Stoffwechsel haben. Diese offenbar so wichtige **Funktion des Muskels als Kommunikationsorgan** wird durch muskuläre Insuffizienz stark eingeschränkt.

Aus diesen Überlegungen heraus haben sich in den letzten Jahren daher – neben der etablierten Vorgehensweise, allgemeines dynamisches aerobes Training nach der Dauermethode durchzuführen – auch **Intervalltrainingsformen** (HIT oder HIIT, ➤ Kap. 16.6.2) und **Krafttraining für Herz-Kreislauf-Erkrankte** entwickelt und mittlerweile auch erfolgreich bewährt. Damit können direkt durch die in der Muskelhypothese aufgezeigten Interventionsstrategien sehr positive Wirkmechanismen bei Herz-Kreislauf-Erkrankten erzielt werden (Nebel 2014, Kindermann et al. 2003, Stengel/Kemmler 2013). Die Integration anaerober Trainingsparameter in das Training von Herz-Kreislauf-Erkrankten und chronisch Herzinsuffizienten kann sich – richtig dosiert – sehr positiv auf den Krankheitsverlauf auswirken.

Ausdauertraining

Es existieren seit nahezu drei Jahrzehnten zwei etablierte trainingstherapeutische Verfahren für den Sektor „Herzerkrankte“:

- Steigerung der Alltagsaktivität (ADL – Activity of daily living)
- Allgemeines oder lokales dynamisches, aerobes Ausdauertraining

Das Ausdauertraining ist dabei die zentrale Bewegungsintervention für Menschen mit Herz-Kreislauf-Erkrankungen und wird – wie oben aufgeführt – klassisch vorwiegend als alaktazid-aerobes Ausdauertraining nach der Dauermethode durchgeführt (➤ Kap. 16.6.1). Dies hat sich auch vielfach bewährt. Dynamisches Training unter Einsatz großer Muskelgruppen gegen geringen Widerstand (Radfahren, Laufen u. a.) ist dabei empfehlenswert und führt zu den in ➤ Kap. 35.1 beschriebenen positiven Effekten.

Aktuell finden jedoch auch weitere Trainingsmethoden besondere Beachtung, wie z. B. Intervalltraining, High-Intensity-Training (HIT) oder High-Intensity-Intervall-Training (HIIT) und auch Krafttraining.

High-Intensity-Intervall-Training – HIIT

Seit einigen Jahren bereits ist HIIT hinsichtlich Praktikabilität, Effektivität und Sicherheit bei kardiologischen Erkrankungen Gegenstand wissenschaftlicher Betrachtungen. Dabei zeigen Intervalltrainingsformen oftmals stärker ausgeprägte physiologische Adaptationen des Stoffwechsels bei zeitlich geringerem Aufwand als ausschließlich umfangsorientierte Ausdauertrainingsformen (Nebel 2014). Untersuchungen an Betroffenen mit chronischer Herzinsuffizienz weisen durch HIIT eine deutlich höhere Zunahme der maximalen Sauerstoffaufnahme auch im Vergleich zum klassischen umfangsorientierten Ausdauertraining nach (umfangsorientiert = allgemein, dynamisch aerob). Die im HIIT verursachten periodischen Auslenkungen stellen offenbar einen größeren Reiz für die mitochondriale Biogenese, den aeroben Stoffwechsel und die maximale Sauerstoffaufnahme dar. Dabei werden interzellulär dem klassischen Ausdauertraining ähnelnde Signalwege aktiviert, obwohl die Belastungsform hinsichtlich der Intensität eher dem Krafttraining ähnelt. Diese Veränderungen der Ionenregulierung im Skelettmuskel verzögern darüber hinaus die muskuläre Ermüdung. Die hier aufgeführten Hinweise würden die beschriebene **Muskelhypothese** stützen.

Zusammengefasst liegen quantitativ vergleichbare Adaptationen im Energiestoffwechsel vor, obwohl der Trainingsumfang im HIIT – je nach Intervallform – nur 10–20 Prozent des Umfangs eines Dauertrainings beträgt.

Das HIIT soll damit nicht das – sicherlich im Sinne der Patientensicherheit besser zu kontrollierende – klassische Ausdauertraining ersetzen. Bei Vorlie-

Tab. 35.4 Möglichkeit einer Integration von HIIT in das Training von Herzerkrankten (modifiziert nach Giuraud et al. 2012)

KHK, normale EF, Belastungstoleranz größer 5 MET	Chron. Herzerkrankung, eingeschränkte EF, Belastungstoleranz größer 5 MET
1.–4. Woche HIIT – 2×/Woche bei 60 % VO_{2max}	1. und 2. Woche nur HVT, kein HIIT 3. und 4. Woche HIIT 2x/Woche bei 60 % VO_{2max}
Nach 4 Wochen bei 80 % VO_{2max}	Nach 4 Wochen 80 % VO_{2max}
Nach 8 Wochen 100 % VO_{2max}	Nach 8 Wochen 100 % VO_{2max}

EF = Ejektionsfrequenz; HVT = High Volume Training; MET = Metabolisches Äquivalent; VO_{2max} = maximale Sauerstoffaufnahme

gen einer sorgfältigen Risikostratifizierung sollte das Intervalltraining aber als gleichberechtigte Alternative akzeptiert sein. Nach einem Vorschlag der Arbeitsgruppe um Giuraud et al. (2012) kann die in ➤ Tab. 35.4 ausgesprochene Empfehlung bei der Integration von HIIT hilfreich sein.

Für die Parameterfindung und die methodische Gestaltung von Ausdauertraining im Sinne der Dauermethode, der Intervallmethode oder von HIIT oder HIT wird auf die Ausführungen in ➤ Kap. 16.4 verwiesen. Bei Patienten der kardiologischen Rehabilitation ist eine kardiopulmonale Leistungsdiagnostik obligat. Für die Auswahl entsprechender Testverfahren zur Bestimmung der individuellen Belastbarkeit und zur Bestimmung einer individuell richtigen Belastungsdosierung, evtl. unter Medikamenteneinsatz, wird auf die Analyseverfahren in ➤ Kap. 16.7 hingewiesen. Diese haben unter ärztlicher Kontrolle stattzufinden.

PRAXISRELEVANZ

Ausdauertraining bei Herzerkrankungen muss nicht zwangsläufig nach der etablierten Umfangs- oder Dauermethode erfolgen; auch Intervalltraining und HIIT oder andere Intervalltrainingsformen können indiziert sein. **Bei Patienten der kardiologischen Rehabilitation ist eine kardiopulmonale Leistungsdiagnostik obligat.**

Krafttraining

Während aerobes Ausdauertraining seit mehr als 30 Jahren fester Bestandteil von internationalen Empfehlungen zur Prävention und Rehabilitation von Herz-Kreislauf-Erkrankungen ist, sind die Stellungnahmen und Empfehlungen zum dynamischen Krafttraining (resistance exercise) eher zurückhaltend. Diese Zurückhaltung wird vor allem mit der **Blutdruckreaktion** bei Kraftbelastungen begründet und mit dem damit verbundenen Risiko für kardiovaskuläre Komplikationen besonders bei älteren und vorgeschädigten Personen. In den letzten zwei Jahrzehnten sind jedoch zahlreiche Untersuchungen durchgeführt worden, deren Ergebnisse nachweisen, dass diese Zurückhaltung eher unangebracht ist und Krafttraining im Gegenteil viele Vorteile mit sich bringt, die es im Sinne der Gesundheit von Betroffenen zu aktivieren gilt.

Ein ergänzendes Kraftausdauertraining und Muskelaufbautraining, aber auch ein kontrolliertes Maximalkrafttraining der Extremitäten- und Rumpfmuskulatur vor allem für Patienten mit guter Belastbarkeit und intakter Pumpfunktion des Herzens bilden den zweiten grundlegenden Bestandteil eines Bewegungsprogramms für Herz-Kreislauf-Patienten (Bjarnason-Wehrens et al. 2007). Es steigert Muskelkraft und Ausdauer und ist unverzichtbar, um die körperlichen Anforderungen des Alltags herz- und kreislaufschonend zu bewältigen, Unabhängigkeit und Selbstständigkeit aufrecht zu erhalten. Krafttraining hat einen positiven Einfluss auf kardiovaskuläre Risikofaktoren wie Bluthochdruck, Insulinresistenz und Übergewicht und ist mit einer Anhebung der alters- und krankheitsbedingt reduzierten allgemeinen Stoffwechsellage verbunden. Der Einsatz bei Hochrisikopatienten mit niedriger Leistungsfähigkeit ist weniger gut empirisch untersucht. Hier müssen Kontraindikationen sorgfältig beachtet werden.

Grundlage der Hauptwirkmechanismen von Krafttraining mit Herz-Kreislauf-Kranken bildet auch die **Muskelhypothese.** Es ist allgemein bekannt, dass zwischen dem 30. und 70. Lebensjahr Muskelmasse und Muskelkraft um etwa 30 % abnimmt (➤ Kap. 17.9). Um das erforderliche Maß an

Muskelkraft zu erhalten, benötigt vor allem der ältere Mensch ausreichende muskuläre Belastungsreize. Mit höherem Lebensalter kommt es zu einem Verlust an Muskelfasern. Dieser negative Effekt betrifft **vorwiegend die schnellen Muskelfasern,** die besonders an der Kraftentwicklung beteiligt sind. Unklar ist, in welchem Ausmaß es sich hierbei um biologisch bedingte Alterungsprozesse bzw. um die Folgen eines ausgeprägten Bewegungsmangels im Sinne einer Sarkopenie handelt. Durch geeignetes Krafttraining kann auch in höherem Lebensalter ein Muskelzuwachs erzielt werden. Von dieser trainingsbedingten Hypertrophie sind wiederum vorwiegend die schnellen Muskelfasern betroffen, sodass bereits eingetretene Reduzierungen im Typ-II-Faserbesatz kompensierbar sind.

Bei vielen Herzpatienten führen krankheitsbedingte Bettlägerigkeit, körperliche Inaktivität und/oder Glukokortikoid-Therapie zu einem zusätzlichen Verlust an Muskelmasse und Muskelkraft mit den bereits durch die Muskelhypothese bekannten negativen Gesamtauswirkungen auf den Organismus. In manchen Fällen (z. B. bei älteren Patienten) spielt die fehlende Muskelkraft bei der Einschränkung der Alltagsfähigkeiten eine größere Rolle als die kardiovaskulär bedingte Einschränkung der Funktionsfähigkeit. Adäquates Krafttraining kann diesem Verlust entgegenwirken und ihn ausgleichen, wobei gleichzeitig die kardiale Leistungsfähigkeit verbessert wird. Verbesserte Muskelfunktion bzw. Fähigkeit des Muskels, Kraft zu entwickeln, kann für bestimmte Personengruppen zu einer entscheidenden Verbesserung der Lebensqualität führen. Durch bessere Bewältigung der Alltagsbelastungen wird die Unabhängigkeit unterstützt, die Selbstsicherheit und die psychosoziale Situation des Patienten werden positiv beeinflusst und gleichzeitig die Pflegebedürftigkeit reduziert bzw. abgewendet. Weiter werden durch die Erhöhung der körperlichen und kardialen Belastbarkeit wesentliche Voraussetzungen für eine schnellere und bessere berufliche und soziale Reintegration geschaffen.

Für die Auswahl der Parameter für ein individuelles Krafttraining wird auf die Ausführungen zur Trainingsgestaltung in ➤ Kap. 17.5 verwiesen. Die auszuwählenden Trainingsparameter und deren Modifizierungsmöglichkeiten sind dort ausführlich dargestellt.

PRAXISRELEVANZ

Krafttraining mit Herz-Kreislauf-Patienten und chronisch Herzinsuffizienten gilt heute nicht mehr als kontraindiziert; vielmehr hat es sich bei individueller Dosierung und guter Kontrolle als wichtige Säule der Trainingstherapie etabliert.

Flexibilität und Koordination

„Beweglichkeits- und Koordinationstraining spielen im Hinblick auf metabolische Kontrolle sowie die Beeinflussung von Pathomechanismen und kardiovaskulären Risikofaktoren eine untergeordnete Rolle. Beides kommt als Pausengestaltung, aktives Abwärmen und Stundenausklang zum Einsatz. Bei Älteren und Patienten mit niedriger Leistungsfähigkeit ist es fester Bestandteil einer langsamen Hinführung zu körperlicher Aktivität, die Gefahr des Stürzens wird minimiert, Wohlbefinden und funktioneller Status werden gesteigert. Vielseitigkeit und Variation wirken motivationssteigernd. Im Hinblick auf die langfristige Beibehaltung von körperlichem Training kann ein abwechslungsreiches Trainingsprogramm mit Ausdauer, Kraft-, Koordinations- und Beweglichkeitsübungen einen Beitrag dazu leisten, das Interesse an körperlicher Aktivität hoch zu halten und die Therapietreue zu steigern."

(Pfeifer o. J., S. 135)

VERWENDETE LITERATUR

Bassuk SS, Manson JE: Epidemiological evidence for the role of physical activity in reducing risk of type 2 diabetes and cardiovascular disease. Journal of Applied Physiology 2005;99(3):1193–1204

Bjarnason-Wehrens B et al.: Deutsche Leitlinie zur Rehabilitation von Patienten mit Herz-Kreislauferkrankungen (DLLKardReha). Clin Res Cardiol 2007;Suppl 2:III/1–III/54

Bjarnason-Wehrens B et al.: Einsatz von Kraftausdauertraining und Muskelaufbautraining in der kardiologischen Rehabilitation. Empfehlungen der Deutschen Gesellschaft für Prävention und Rehabilitation von Herz-Kreislauferkrankungen e. V. Z Kardiol 2004;93:357–370

Braith RW, Beck DT: Resistance exercise: Training adaptations and developing a safe exercise prescription. Heart Failure Reviews 2008;13(1):69–79

Casillas JM et al.: Exercise training for patients with cardiovascular disease. Annales de Readaptation et de Medecine Physique2007;50(6):403–418

Dall'Ago P et al.: Inspiratory muscle training in patients with heart failure and inspiratory muscle weakness: A randomized trial. Journal of the American College of Cardiology 2006;47(4):757–763

DRV: Rehabilitation 2007. Statistik der Deutschen Rentenversicherung. Berlin: Deutsche Rentenversicherung Bund, 2008

Gaesser GA: Exercise for prevention and treatment of cardiovascular disease, type 2 diabetes, and metabolic syndrome. Current Diabetes Reports 2007;7(1):14–19

Giuraud T et al.: High-Intensity Interval Training in Cardiac Rehabilitation. Sports medicine 2012;7:587–605

Gößwald A, Schienkiewitz A et al.: Prävalenz von Herzinfarkt und koronarer Herzkrankheit bei Erwachsenen im Alter von 40 bis 79 Jahren in Deutschland. Ergebnisse der Studie zur Gesundheit Erwachsener in Deutschland (DEGS1), Bundesgesundheitsblatt Gesundheitsforschung Gesundheitsschutz 2013;56:650–655

Kindermann M et al.: Körperliches Training bei Herzinsuffizienz. Herz 2003;28(2):153–165

Nebel R: H. I. I. T. – High intensity interval training bei kardialen Erkrankungen. medicalsportsnetwork 2014:22–25

Pfeifer K et al.: Entwicklung evidenzgesicherter Konzepte für die Bewegungstherapie in der Rehabilitation. www.reeder.de/pdf/Projekt_Bewegungstherapie.pdf (letzter Zugriff 23.8.2015)

RKI – Robert-Koch-Institut: Bundesgesundheitssurvey 1998. Gesundheitswesen 1999;61 (Sonderheft 2):S55–S222

Statistisches Bundesamt: Todesursachenstatistik 1998 bis 2010, ICD-10: I00-I99 Krankheiten des Kreislaufsystems. www.gbe-bund.de (letzter Zugriff: 19.12.2012)

Stengel von S, Kemmler W: Dosis-Wirkungs-Beziehung zwischen Trainingshäufigkeit und Risikofaktoren für metabolische und kardiale Erkrankungen. Deutsche Zeitschrift für Sportmedizin 2013;64(3):83–89

WEITERFÜHRENDE LITERATUR

Diemer F, Sutor V: Praxis der medizinischen Trainingstherapie, Stuttgart: Thieme, 2011

Froböse I, Wilke C Nellesen-Martens G (Hrsg.): Training in der Therapie. 4. Aufl. München: Elsevier, Urban & Fischer, 2015

Halle M et al. (Hrsg.): Sporttherapie in der Medizin. Stuttgart: Schattauer, 2008

Hollmann W, Strüder HK: Sportmedizin: Grundlagen für körperliche Arbeit, Training und Präventivmedizin. Stuttgart: Schattauer, 2009

KAPITEL

36 Training bei peripherer arterieller Verschlusskrankheit (pAVK) und Venenerkrankungen

Lernziele

Es werden folgende Kenntnisse und Kompetenzen erzielt:

- Es können **arterielle und venöse Durchblutungsstörungen** pathophysiologisch und symptomatisch richtig eingeschätzt und erklärt werden. Die Stadieneinteilungen sind bekannt.
- Die **Progredienzen, Inzidenzen und Prävalenzen** der arteriellen und venösen Erkrankungen sind bekannt.
- Die **pathophysiologischen Auswirkungen einer pAVK** auf die Durchblutung und die Muskulatur sind bekannt und können für die Entwicklung von Trainingsprogrammen berücksichtigt werden.
- Die **Trainingsgestaltung und die zu erwartenden Adaptationen** durch Training bei pAVK und venösen Erkrankungen sind bekannt und können selbstständig eingeschätzt und bestimmt werden.
- Die **Bedeutung von Bewegung und Training** für die Intervention bei Venenerkrankungen ist bekannt und verstanden.

Die Erkrankungen des Kreislaufsystems können das arterielle System oder das venöse System selektiv betreffen oder in Kombination auftreten.

Bei der selektiven Betroffenheit des arteriellen Systems wird von einer **peripheren arteriellen Verschlusskrankheit (pAVK)** gesprochen. Bei der pAVK besteht meist nicht nur die isolierte Erkrankung an einer Gefäßstelle, sondern die pAVK muss fast immer als Symptom der Systemerkrankung **Arteriosklerose** angesehen werden. Entzündliche Gefäßwandprozesse, systemische Erkrankungen oder rezidivierende embolische Schübe spielen in der Pathogenese eine kleinere Rolle.

Die Erkrankung der pAVK wird durch starke Durchblutungsstörungen, meist in den Beinen, hervorgerufen und ruft nach Schweregrad unterschiedliche Beschwerden hervor (➤ Tab. 36.1). Diese reichen von Schmerzen beim Gehen **(Claudicatio intermittens)**, im Volksmund **„Schaufensterkrankheit"** genannt), über Schmerzen bereits in Ruhe (Ruheschmerzen) bis hin zu offenen, schwer heilenden Wunden, die sogar zu einer Amputation der betroffenen Gliedmaßen führen können („Raucherbein").

Venöse Erkrankungen sind degenerative Veränderungen der Venenwand im oberflächlichen oder tiefen Venensystem, meist sind die Beine betroffen. Oftmals betroffen sind zudem ältere Menschen und solche, die einer anhaltenden Belastung durch häufiges langes Stehen oder Sitzen (Orthostasebelastung) ausgesetzt sind. Auch Übergewicht, eine Schwangerschaft und Bluthochdruck können die Wahrscheinlichkeit des Auftretens von Venenerkrankungen erhöhen. Durch die degenerativen Veränderungen der Venenwand entwickeln sich oft unter dem Einfluss der verschiedenen Realisationsfaktoren (z. B. Orthostasebelastung durch lange Zeit stehende oder sitzende Beanspruchung) Venenerkrankungen in verschiedenen Schweregraden.

36.1 Periphere arterielle Verschlusskrankheit – pAVK

Eine pAVK betrifft fast immer die unteren Extremitäten. Das Leitsymptom ist die sogenannte Claudicatio intermittens oder kurz **Claudicatio** („Schaufensterkrankheit") genannt. Jährlich werden in Deutschland über zwei Millionen Menschen aufgrund einer pAVK ärztlich behandelt; sie bildet die häufigste Ursache für Schmerzen in den unteren Extremitäten (Ziegler 2004). Die **Prävalenz** für eine pAVK liegt in Deutschland bei der Population der über 50 Jährigen ungefähr bei 20 %; insgesamt beträgt die Prävalenz der symptomatischen Formen (➤ Tab. 36.1) zwischen 7 und 14 %, während es zu der Prävalenz der asymptomatischen Form (Stadium I) in der Allgemeinbevölkerung nahezu keine Daten gibt (Ziegler 2004). In der Leitlinie der DGA (2009) wird von einem Verhältnis asymptomatisch zu symptomatisch von 4:1 ausgegangen. Hauptursache dieser Erkrankung ist die Arteriosklerose. Unter den bekannten Risikofaktoren haben Rauchen und Diabetes bei der Entwicklung einer pAVK der unteren Extremität die größte Bedeutung; hierdurch wird das Risiko extrem erhöht. Die Krankheit wird klassisch nach Fontaine (1954) in vier Stadien untergliedert (➤ Tab. 36.1).

Besonders in den Stadien III und IV ist die Lebensqualität deutlich eingeschränkt. Neben den Symptomen, die durch die Erkrankung selbst indiziert sind, kommt nach Grahmann (2000) häufig noch eine ischämische Neuropathie hinzu, die die Symptomatik erheblich verschlimmern kann.

Die **Prognose für den Krankheitsverlauf** wird weniger durch das Ausmaß der Verschlusskrankheit selbst bestimmt als vielmehr durch das stark erhöhte Risiko für koronare und zerebrovaskuläre Ereignisse. Selten sterben pAVK-Patienten an den Komplikationen einer Beinischämie; umso öfter jedoch an Herz- oder Hirninfarkten. Nur 1–2 % der Betroffenen entwickeln innerhalb von fünf Jahren eine kritische Beinischämie, jedoch sterben 15–20 % der Patienten aufgrund eines meist kardiovaskulären Ereignisses. Verglichen mit gesunden Personen haben pAVK-Patienten dreimal höhere kardiovaskuläre, fünfmal höhere kardiale und sechsfach höhere koronare Mortalitätsrisiken (Jäger 2007). Das Fatale an der Erkrankung ist, dass asymptomatische Patienten (Stadium I) trotz fehlender Beschwerden ein ähnlich hohes Risiko für kardiale und zerebrovaskuläre Ereignisse wie solche mit einer Claudicatio haben und daher (präventiv) behandelt werden müssten.

Tab. 36.1 Stadien der pAVK (nach Fontaine 1954)

Stadium	Klinik
I	Keine Klinik
IIa IIb	Leichte Claudicatio (über 200 Meter Gehstrecke) Moderate bis schwere Claudicatio (weniger als 200 Meter Gehstrecke)
III	Ruheschmerz
IV	Ulzeration oder Gangrän

Tab. 36.2 Entwicklung der pAVK (in Anlehnung an DGA-Patientenratgeber 2009)

Stadium	Verlauf
I	Geringe Engstellen, keine Beschwerden pAVK ist meist Zufallsbefund Gelegentliche Beinschmerzen sollten ernst genommen werden!
II	Alarmsignal: Schmerzen in Waden, Gesäß oder Oberschenkeln Längere Schmerzen können nicht mehr schmerzfrei gegangen werden
III	Schmerzen in Füßen und Zehen im Ruhezustand, besonders im Liegen
IV	Das Gewebe ist geschädigt, es bilden sich Geschwüre. Eine Amputation kann notwendig werden.

MERKE

Auch symptomlose Patienten einer pAVK im Stadium I müssen (präventiv) behandelt werden! Weniger die Verschlusskrankheit selbst als vielmehr das stark erhöhte Risiko für koronare und zerebrovaskuläre Ereignisse steht im Fokus der Betrachtung! Training kann so effektiv sein wie medikamentöse und operative Intervention.

Der Krankheitsverlauf kann sich sehr unterschiedlich aggressiv entwickeln; ➤ Tab. 36.2 gibt einen Überblick über die zu erwartende Entwicklung einer pAVK.

36.1.1 Pathophysiologie

Durchblutung

Die pAVK führt zu einer **peripheren Minderdurchblutung,** die z. B. in der Szintigrafie gut darstellbar ist. Diese Minderdurchblutung hat funktionelle und strukturelle Konsequenzen. Die peripheren Gefäße sind im Verhältnis zur versorgten Muskelmasse sehr lang, und die Ruhedurchblutung ist wesentlich niedriger als im Herzmuskel. So beträgt die Ruhedurchblutung des Herzmuskels etwa 50 ml/min × 100 g, die des Skelettmuskels etwa 5 ml/min × 100 g. Bei Belastung wird die koronare Durchblutung etwa um das

Vierfache gesteigert, die Skelettmuskeldurchblutung dagegen um das Zehnfache. Bei der pAVK ist der **Strömungswiderstand in den erkrankten Gefäßen** relativ hoch, und die mögliche Steigerung der Durchblutung ist deutlich eingeschränkt. Der Strömungswiderstand in einer Extremität hat dabei zwei Komponenten: den transstenotischen Druckgradienten und den peripheren Gefäßwiderstand der distalen Gefäße. Im Verlauf der Erkrankung führt der chronisch eingeschränkte **poststenotische Blutfluss** damit zu funktionellen Störungen wie der Abnahme der Gefäßmotilität und relativ bald auch zu strukturellen Veränderungen wie einer Abnahme der Gefäßdiameter und der Kapillarisierung. Die Abhängigkeit von Perfusionsdruck und Durchblutung kann mit einer zirkulatorischen Hyperbel beschrieben werden. Bei der pAVK wird der maximale Blutfluss überwiegend durch die Stenose bestimmt (obere Asymptote), während der minimale Perfusionsdruck, der noch eine Durchblutung zulässt (so genannter Stagnationsdruck), im Wesentlichen durch den Widerstand der peripheren Gefäßstrombahn bestimmt wird (linke Asymptote).

Die Kompensation einer Stenose kann durch Bildung von **Kollateralgefäßen, verbesserte Kapillarisierung oder Gefäßdilatation** erfolgen. In Ruhe ist der Blutfluss in den peripheren Blutgefäßen schon beim Gesunden gering, sodass auch die Scherkräfte am Endothel gering sind. Diese sind für die endogene Vasodilatation wichtig. Bei pAVK ist dieser Effekt verstärkt, zusätzlich ist die Endothelfunktion durch die Risikofaktoren arterielle Hypertonie, Rauchen und Hyperlipidämie gestört. Durch die periphere Minderperfusion werden **vasokonstriktive Mechanismen** aktiviert wie das Renin-Angiotensin-System (RAS). Bewegungsmangel und Überernährung erhöhen die RAS-Aktivität und senken den Blutfluss. Die RAS-Aktivität hat einen wesentlichen Anteil am erhöhten Gefäßwiderstand, verstärkt die arterielle Hypertonie und vermindert den Kollateralblutfluss.

Eine alleinige, erfolgreiche Behandlung der Stenose kann nicht das Durchblutungsproblem des chronischen pAVK-Patienten beseitigen, das eine große periphere Komponente aufweist. Eine Gefäßdilatation führt bei der chronischen pAVK initial meist nur zu einer Verdopplung der Gehstrecke (Hiatt 2002). Weitere Verbesserungen werden erst in den folgenden Monaten erreicht.

Muskulatur

Ca. 40 bis 45 Prozent des Körpergewichts eines erwachsenen Mannes sind Muskulatur; damit ist diese das größte Organ des Körpers. Die **ischämische Toleranzzeit der Skelettmuskulatur** beträgt mehrere Stunden und ist damit erheblich größer als die der meisten anderen Körpergewebe. Dennoch ist nach einigen Minuten ohne Sauerstoffversorgung die Kontraktionsfunktion des Muskels nicht mehr möglich, sodass eine Pause in der Muskelaktion notwendig wird, in der der Sauerstoffbedarf verringert ist und eine Stoffwechselregeneration der Muskulatur stattfinden kann. Wegen der immer noch stattfindenden Stoffwechselregeneration in den Ruhephasen ist die – auch alterskorrigierte – Amputationsrate bei pAVK-Patienten mit 0,7 Prozent eher gering ausgeprägt. Hieraus kann jedoch nicht automatisch postuliert werden, dass eine pAVK an sich dann kein wesentliches medizinisches Problem darstellt. Vielmehr ist die Sauerstoffaufnahme bei pAVK-Betroffenen, auch bei Oberkörperbeanspruchungen, um 50 Prozent gegenüber Gesunden reduziert. Die Muskelmasse in den krankheitsbefallenen Extremitäten nimmt darüber deutlich ab (Hedberg 1989).
Gründe für die Atrophie sind in erster Linie die Inaktivität selbst, aber an zweiter Stelle auch die durch die Krankheit verursachte Mangeldurchblutung. Diverse Autoren (Steinacker 2002 u. a.) konnten zeigen, dass die pAVK zu einer hohen Ausschüttung des Stressproteins HSP70 führt, dabei sind die Konzentrationen von Stressproteinen bei der pAVK im Stadium II, mit der typischen Symptomatik der Claudicatio intermittens, besonders ausgeprägt. Die Stressproteine selbst sind einerseits Indikatoren für einen Ischämie-Reperfusionsschaden, andererseits verbessert die vermehrte Ausschüttung dieser Proteine die Ischämietoleranz der Muskulatur.

Die atrophische Wirkung der Ischämie wird darüber hinaus durch Kalziumüberladung und Einzelfasernekrosen verstärkt. Die Sauerstoffunterversorgung führt auch zu peripheren **Nervenschädigungen mit partieller Denervierung von Muskelfasern,** die zu einer gewissen Gangataxie bei der pAVK beitragen. Die Ischämie bei Belastung führt dabei jedoch **nicht** zu höheren Laktatspiegeln bei der Beanspruchung von pAVK-Patienten. Lange wurde dies mit der niedrigeren Muskelmasse und der Mangeldurchblutung erklärt und aus beidem geschlossen, dass anaerobe Energieprozesse im Vordergrund stehen müssen und somit Typ-I-Fasern abgebaut würden. Entgegen dieser herkömmlichen Auffassung konnte in den letzten Jahren nachgewiesen werden, dass es bei der pAVK zu einer signifikanten **Abnahme der Faserfläche von schnellen Muskelfasern** kommt, die Laktat bilden können (Steinacker 2002).

Steinacker (2002) weist darauf hin, dass sich das Spektrum der Myosinschwerketten, die die kontraktilen Eigenschaften eines Muskels bestimmen, in Abhängigkeit vom klinischen Schweregrad zunehmend zu langsamen Myosinen verschiebt. Im Stadium IV (➤ Tab. 36.1) ist nahezu das ganze Spektrum an schnellen Myosinen verloren gegangen.

Bei pAVK finden sich also **niedrige ATP-Spiegel** und eine **Glykogenverarmung,** und die **Vulnerabilität der schnellen Fasern ist deutlich erhöht.** Die schnellen Fasern sind zwar wesentlich kräftiger, energetisch aber weniger effizient als langsame Fasern. Das ist ein wichtiger Grund für die Verschiebung zu langsamen Fasertypen oder Myosin-Isoformen bei der pAVK. Da chronische pAVK die Muskulatur wesentlich betrifft, ist Gehtraining in der Therapie auch aus diesem Grund unbedingt notwendig.

36.1.2 Training bei pAVK

Neben der medikamentösen und der operativen Therapie bildet Training, also körperliche Beanspruchung, die initiale Behandlungsmethode der Wahl. Nach den *Schweizer Richtlinien zum Management von pAVK-Patienten in der Grundversorgerpraxis* (Jäger et al. 2007) ist Training effektiver als Thrombozytenaggregationshemmer und effektiver als die Angioplastie; der Nutzen eines richtig durchgeführten Trainings bei pAVK entspricht etwa dem der Gefäßchirurgie.

36.1.3 Ausdauer

Hinsichtlich der exakten Trainingsparametervorgaben ist die Datenlage insgesamt jedoch unzureichend. In der Literatur ist immer wieder davon die Rede, dass ein **regelmäßiges Gehtraining** positive Auswirkungen auf die Krankheitssymptomatik erzeugt. Die schmerzfreien Gehstrecken, nach denen Beschwerden, also Schmerzen, auftreten, und die absoluten Gehstrecken können durch ein solchermaßen durchgeführtes Training signifikant verlängert werden (Jäger 2007). In den Schweizer Richtlinien (Jäger et al. 2007) wird weiterhin darauf verwiesen, dass durch Training die Morbidität und Mortalität gesenkt wird. Aber auch hier wird festgestellt, dass diese positiven Effekte zwar auftreten, viele Programme jedoch zum einen nicht supervidiert und zum anderen auch nur unzureichend validiert sind. Allerdings weisen die meisten verwertbaren Untersuchungen zu regelmäßigem Training folgende Effekte nach:

- Förderung der arteriellen Kollateralisation
- Verbesserung der O_2-Ausnutzung
- Ökonomisierung und Verbesserung der Koordination

Neben diesen Effekten treten **myophysiologische Veränderungen** auf, die wesentlich für die Symptomverbesserungen sein können. Die Zusammensetzung der beanspruchten Muskulatur hinsichtlich seiner Faserzusammensetzung wird offensichtlich durch Training verändert. Durch Training entsteht ein Shift von Typ-II- zu Typ-I-Muskelfasern. Diese Adaptation erzeugt eine verbesserte oxidative Energieverwertung, sodass die Muskelzelle objektiv längere Zeit und längere Strecken im submaximalen Bereich belastbar wird. Weitere positive Effekte sind eine Erhöhung der Insulinrezeptorsensivität und der fibrinolytischen Aktivität, Verbesserungen des Lipidprofils und des Ansprechens auf die antihypertensive Behandlung. Diese zuletzt genannten Faktoren können entscheidend auf das oben genannte kardiovaskuläre Mortalitätsrisiko einwirken (➤ Kap. 16.9.4, ➤ Kap. 16.9.5).

Trainingsgestaltung

Körperliches Training ist bei den meisten Patienten mit pAVK indiziert und nur bei Patienten mit **Ruheischämie und schweren Begleiterkrankungen kontraindiziert.** Es muss an dieser Stelle jedoch noch einmal darauf verwiesen werden, dass hinsichtlich der exakten Trainingsparametervorgaben die Datenlage insgesamt unzureichend ist. In der Literatur ist immer wieder davon die Rede, dass ein „regelmäßiges Gehtraining" positive Auswirkungen auf die

Krankheitssymptomatik erzeugt. Es gibt bislang keine hier bekannten Studien zu den exakten Trainingsparametervorgaben. Aus den Empfehlungen kann nur sehr weit formuliert werden, dass offensichtlich aerobe Beanspruchungsformen im Vordergrund stehen. Andererseits gehen die Empfehlungen jedoch auch so weit, dass bis an die jeweiligen individuellen Schmerzgrenzen belastet wird. Dieser Form der Beanspruchung deutet auf eher anaerobe laktazide Energieprozesse hin, die im Vordergrund der Belastungssteuerung stehen könnten.

Aus diesen Interpretationen der vorliegenden Empfehlungen wird ersichtlich, dass weitere Studien zu den optimalen Trainingsparametern bei pAVK fehlen.

Empirisch hat sich seit langer Zeit ein Gehtraining nach der Dauer- oder Intervallmethode in der klinischen Praxis durchgesetzt.

CAVE

Die Studienlage zur Trainingsgestaltung bei pAVK ist insgesamt als unzureichend einzustufen; empirisch ist die Wirksamkeit von „Gehtraining" zwar belegt, es ist allerdings nicht hinlänglich belegt, das die Trainingsparametergestaltung optimal für die therapeutische Intervention ist.

So sollte nach Hiatt (2002) und Steinacker (2002) das Ziel ein tägliches Intervall-Gehtraining von 30 bis 60 Minuten sein. Die Belastung ist dabei durch die individuellen Symptome begrenzt; es wird **bis zur Schmerzgrenze** gelaufen und dann eine Pause bis zum Abklingen der Symptome gemacht. Für die meisten Betroffenen ist der Anfang eines Trainings recht schwierig, weil oft Beschwerden (Schmerzen) und eine Gangunsicherheit (Gangstörung) das Training begleiten. Von daher sind häufig individuelle, initiale Schulungen mit wiederholten Kontrollen wesentliche Maßnahmen, damit die Betroffenen dauerhaft an einer Trainingsmaßnahme teilnehmen und nicht enttäuscht abbrechen. Das fremdbegleitete MAT ist daher gut geeignet, motivationsfördernde Ergebnisse zu produzieren. Dadurch wird die allgemeine Motivation des Patienten für ein Training bei pAVK-Erkrankung erhöht.

Zur Bestimmung der individuellen Trainingsparameter wird vor Beginn eines Trainings üblicherweise der **klassische Gehstreckentest** mit relativ langsamer Gehgeschwindigkeit auf einem Laufbandergometer mit 12 Prozent Steigung und 3 km/h durchgeführt. Das entscheidende Trainingskriterium ist die gemessene Laufstrecke bis zum Auftreten von typischen Claudicatioschmerzen bzw. die Laufstrecke bis zum Abbruch wegen Schmerzen oder anderen Gründen. Nach 1 000 m wird der Test obligatorisch beendet. Die Beschwerden werden dabei für jede Seite protokolliert. Andere, parallel durchgeführte Messungen, wie beispielsweise eine Dopplerdruckmessung oder eine transkutane Sauerstoffpartialdruckanalyse, können den Gehtest begleiten, um weiterführende Informationen zum Krankheitsgeschehen zu erhalten.

Für ein „echtes", effektives Gehtraining im Sinne der Ausdauertrainingsparameter ist die **Gehgeschwindigkeit** des Gehstreckentests zu gering. Üblich ist ein Training mit einer Intensität über der Ischämieschwelle mit etwa 80 % der maximalen Laufgeschwindigkeit. Dabei muss jedoch darauf hingewiesen werden, dass es keine Metaanalysen oder Einzelstudien mit hoher Evidenz gibt, die diese Vorgehensweise eindeutig empfehlen lassen. Oft ist auch **nicht** die eigentliche pAVK dafür verantwortlich, wenn der Patient die erforderliche Laufgeschwindigkeit nicht durchhält; vielmehr stellt am Anfang die Gangstörung die wesentliche Limitierung dar.

Bisherige Studienergebnisse weisen aktuell eher darauf hin, dass ein schnelleres, intensiveres Gehtempo mit höheren Auswirkungen auf die Gehstrecke einhergeht. In der Metaanalyse von Gardner und Poehlmann (1995) zeigte ein Training mit einem Abbruch erst bei stärkerem Claudicatioschmerz bessere Wirkung als ein Training nur bis zum ersten Auftreten des Claudicatioschmerzes (relative Gehstrecke + 350 m versus + 105 m). Des Weiteren wirkt ein Training offensichtlich besser, wenn es mehr als dreimal wöchentlich mit mehr als 30 min pro Einheit absolviert wird. Im Gegensatz zu Krafttraining oder allgemeinem Training sind die Effekte des Gehtrainings auf die Gehstrecke am größten; die anderen Trainingsformen haben in Relation dazu geringere Effekte.

Steuerung über die Belastungsdauer (Umfang)

Eine oft durchgeführte und empfohlene Steuerungsmöglichkeit für das Gehstreckentraining selbst erfolgt über die Belastungsdauer. Die Empfehlung lautet dabei, dass das Belastungsintervall mindestens 5 und längstens 15 Minuten dauern sollte, bzw. so lange, bis Beschwerden die Gehbelastung limitieren. Daran schließt sich eine Pause von 3 Minuten oder länger an, in Abhängigkeit davon, wie schnell sich die Beschwerden reduzieren. Die gesamte Belastungsdauer einschließlich der notwendigen Pausen einer Trainingseinheit wird mit einer Stunde empfohlen. Die Einzelparameter können folgendermaßen aussehen:

- Beginn bei 6 % Steigung und 4 km/h Geschwindigkeit
- Liegt Unterforderung vor (Kriterium: Belastbarkeit > 15 min):
  - Steigung wird jeweils um zwei Prozent bis maximal 10 % Steigung erhöht
  - Anschließend wird die Laufgeschwindigkeit um je 0,5 km/h erhöht
- Liegt Überforderung vor (Kriterium: Belastbarkeit < 5 min)
  - Steigung wird auf 4 % reduziert
  - Anschließend wird die Laufgeschwindigkeit um je 0,5 km/h reduziert.

Für das **Selbsttraining der Patienten** ist es empfehlenswert, die äußeren Bedingungen (leichte Steigung) wie angegeben zu kopieren, sodass ein Training sich an diesen äußeren Prinzipien orientiert.

Ein Gehtraining sollte sich auch allen invasiven und operativen Vorgehensweisen zur Behandlung einer pAVK anschließen, damit das funktionell bessere Ergebnis durch den verbesserten Blutfluss aufgrund des Trainings möglichst nachhaltig als Vorteil erhalten und ausgenutzt werden kann. Erst durch die gezielte körperliche Trainingsbeanspruchung werden die funktionelle Wiederherstellung der Mikrozirkulation, der muskulären Kapazität, der Gesamtbelastbarkeit und damit eine Verbesserung der Lebensqualität erreicht.

CAVE

Auch nach operativen Eingriffen zur Verbesserung der arteriellen Durchblutung sind Trainingsprozesse notwendig, um die Ergebnisse zu sichern und zu bessern.

Unter trainingswissenschaftlichen Gesichtspunkten wird für die Durchführung von Gehtraining auf die Ausführungen in ➤ Kap. 16.6 verwiesen. Die empfohlenen Parametervorgaben für Gehstreckentraining bei pAVK lassen vielfach die Ausführungen zu HIIT in ➤ Kap. 16.6 in den Fokus der Trainingsmethodik rücken. Allerdings können auch die Vorgaben für ein umfangsorientierten Training eingebunden werden.

Steuerung über die Intensität (HIIT)

Die periodischen Auslenkungen beim HIIT (➤ Kap. 16.6) stellen einen scheinbar größeren Stimulus für die mitochondriale Biogenese, den aeroben Stoffwechsel (beta-Oxidation) und damit für die VO_{2peak} dar. Dabei werden interzellulär dem Ausdauertraining ähnliche Signalwege aktiviert, obwohl die Belastungsform äußerlich eher dem Krafttraining ähnelt. Veränderungen der Ionenregulation im Skelettmuskel verzögern zusätzlich die muskuläre Ermüdung und damit die Gehstreckenlänge. Zusammengefasst liegen quantitativ vergleichbare Anpassungen zumindest im Energiestoffwechsel vor, der eigentliche Trainingsumfang des HIIT beträgt jedoch je nach Intervallform nur 10–20 % des HVT (High Volume Training – Umfangstraining).

36.1.4 Kraft

Hinsichtlich der Durchführung von Krafttraining bei pAVK gibt es keine hier bekannten, verlässlichen Analysen. Metaanalysen liegen nach hiesiger Erkenntnis zu diesem Themenfeld momentan nicht vor. Nach den Ausführungen zu den physiologischen und pathophysiologischen Vorgängen bei pAVK ist es jedoch durchaus denkbar, dass **anaerobe alaktazide** Krafttrainingsprogramme durchaus indiziert sein können, da hiermit einer Reduktion bzw. einer Relationsverschiebung von Typ-II- zu Typ-I-Fasern entgegengewirkt werden könnte. Hingegen scheint es vor dem Hintergrund der pathophysiologischen Veränderungen wenig sinnvoll zu sein, anaerobe laktazide Stoffwechselprozesse bewusst als Trainingsoptionen anzubieten.

Zwar werden insgesamt deutlich reduzierte Laktatspiegel durch muskuläre Beanspruchungen bei pAVK-Patienten beschrieben (➤ Kap. 36.1.1), allerdings würden Kraftausdauer- und Hypertrophiebelastungsnormative **nicht** optimal zum Erhalt der Myosinschwerketten führen; dies gelingt am besten mit **Maximalkrafttrainingsparametern** (➤ Kap. 17.5).

Für die gezielte Ansprache von Typ-II-a und Typ-II-x-Fasern durch Training, also für den Erhalt oder die Verbesserung von Myosinschwerketten, sind höchste Intensitäten im ermüdungsfreien bzw. ermüdungsarmen Segment optimal.

MERKE

Es gibt aktuell nur unzureichende Empfehlungen und Erkenntnisse zur Durchführung von Krafttraining bei pAVK; positive Auswirkungen einer anaeroben-alaktaziden Beanspruchung sind durchaus denkbar.

36.1.5 Koodination und Flexibilität

Zu den Auswirkungen von Flexibilitäts- und Koordinationstraining bei pAVK gibt es bislang keine hier bekannten wissenschaftlichen Studien. Es besteht heute im Allgemeinen Einigkeit darüber, dass generell Maßnahmen zum Einsatz kommen sollten, die die Gelenkbeweglichkeit, die Körperhaltung und die Qualität von Muskelaktionen verbessern und Kontrakturen vorbeugen. Insbesondere in operierten Bereichen (z. B. Bypass Becken) kann die Wiederherstellung bzw. die Verbesserung der Beweglichkeit und Sensibilität ein Therapieziel sein, das durch Flexibilitäts- und Koordinationstraining angestrebt wird.

Die Hüftmuskulatur neigt hier häufig zu Verkürzungen und erschwert damit die Wiederherstellung des Ganges und anderer Alltagsfunktionen; auch hier können Flexibilitäts- und Koordinationsübungen hilfreich sein.

Für die Auswahl und Bestimmung der individuellen Trainingsparameter für ein Training zur Verbesserung der Flexibilität und Koordination wird auf die Ausführungen in ➤ Kap. 18.3 und ➤ Kap. 20.4 verwiesen. Hier werden die möglichen Trainingsparameter ausführlich beschrieben.

36.2 Venenerkrankungen

Für die venösen Erkrankungen lässt sich postulieren, dass die sogenannten **Venenbeschwerden,** auch als **chronisch-systemisches Stauungssyndrom** bezeichnet, in den meisten Fällen zwar lästig, aber meist auch harmlos sind. Von dieser Harmlosigkeit ausgenommen sind jedoch begleitende Thrombosen und Entzündungen, die es daher grundsätzlich zu vermeiden gilt. Daher sind – zur Vermeidung einer Progredienz der Krankheit und der damit evtl. verbundenen Entwicklung eines Ulcus cruris – auch die Venenbeschwerden konsequent zu behandeln.

Ist das venöse System erkrankt, können **Venenbeschwerden** (chronisch-systemisches Stauungssyndrom), oberflächliche **Venenentzündungen (Thrombophlebitis)** oder sogenannte **Krampfadern (Varizen)** differenziert werden.

36.2.1 Venenbeschwerden – Besenreiser, Krampfadern und schwere Beine

Bei den Besenreisern und Krampfadern (Varikosen/Varizen) handelt es sich um Gefäßerweiterungen, wobei Besenreiser eine Erweiterung der allerkleinsten Gefäße im Blut darstellen. Tritt diese Venenerkrankung in größeren Gefäßen auf, und zwar an einer Stelle, an der sich eine Venenklappe befindet, bilden sich zunächst **Ödeme.** Bei einem Ödem handelt es sich um eine Gewebeschwellung aufgrund einer Ansammlung von Flüssigkeit. Sie kann entstehen, weil durch die Erweiterung im Bereich einer Venenklappe diese nicht mehr vollständig schließt, das Blut zurückfließt und sich in den tiefer gelegenen kleineren Gefäßen staut. Dadurch steigt meist bei dieser Venenerkrankung der Druck in den Gefäßen, und es wird mehr Flüssigkeit als normal aus dem Blutgefäß heraus in das Gewebe gepresst.

Bleiben bei dieser Venenerkrankung ein solcher Rückstau und der damit erhöhte Druck in den Venen über einen längeren Zeitraum bestehen, führt dies oft zu einer dauerhaften **Erweiterung der Venen.** Sind bei dieser Form der Venenerkrankung oberflächlich gelegene Gefäße davon betroffen, werden diese Erweiterungen als Krampfadern sichtbar. Sind es hingegen die tiefen Beinvenen, deren Gefäßwände sich verändert haben, kommt es zum Auftreten von „schweren Beinen", einer weiteren Form von Venenerkrankungen. Das Gefühl der schweren Beine geht oftmals mit einem Kribbeln, einem Juckreiz, nächtlichen Wadenkrämpfen oder stechenden Schmerzen einher.

36.2.2 Venenentzündungen

Krampfadern, eine Form von Venenerkrankungen, können die Grundlage für eine Entzündung der Venen bilden, wenn dort eine kleine Verletzung entsteht. Medizinisch spricht man bei dieser Form der Venenerkrankungen von einer **Thrombophlebitis.** Durch die Gefäßerweiterung in den Krampfadern ist der Blutstrom verlangsamt, weshalb Krankheitserreger sich dort besonders gut ansiedeln können. Es kann in der Folge zu einem teilweisen Verschluss des Gefäßes kommen, weil sich ein Blutpfropf ausbildet, und zu einem Übergreifen der Entzündung auf den gesamten Venenabschnitt und die angrenzende Haut.

36.2.3 Venenerkrankungen – tiefe Bein- oder Beckenvenenthrombose

Ein langsamer Blutfluss und kleine Verletzungen der Gefäßwände der tiefen Bein- oder Beckenvenen können Voraussetzungen für die Bildung eines Thrombus bilden, insbesondere dann, wenn zusätzlich noch die Aktivität des Blutgerinnungssystems erhöht ist. Thromben, eine weitere Form von Venenerkrankungen, entstehen häufig in den Venen der Wadenmuskeln und den Vertiefungen der Venenklappen. Der Thrombus selbst wird oft als Folge einer Aktivierung der Blutgerinnung gebildet.

36.2.4 Klassifizierungen

Üblicherweise klassifizieren deutsche Mediziner das Leiden nach Widmer et al. (1981) (➤ Tab. 36.3). Grad 1 geht mit Ödemen, Zyanose und Stauungsflecken einher. Bei Grad 2 steht das Ausschwitzen von Eiweiß im Vordergrund. Ganze Hautareale verhärten sich (Dermatosklerose). Durch Hämoglobin entstehen braune Flecken auf der Haut (Hämosiderose), und statt gesundem rosigen Gewebe bilden sich minderwertige weiße Zellen (Atrophie blanche). Grad 3 beschreibt das akute offene Bein (Ulcus cruris).

International hat sich die in ➤ Tab. 36.4 dargestellte Klassifizierung durchgesetzt. Nach der neueren CEAP-Klassifikation aus den USA wird das Leiden nach den klinischen Hautveränderungen eingeteilt: Im Stadium C0 sind keine Symptome sicht- oder tastbar, während sich im Stadium C6 schwere Hautveränderungen inkl. eines offenen Ulcus cruris zeigen.

Tab. 36.3 Klassische Gradeinteilung von Varikosen/Venenkrankheiten

Stadium	Symptomatik
Grad 1	Krampfadern; keine (nennenswerten) Beschwerden; keine Komplikationen
Grad 2	Krampfadern; Beschwerden (Dysästhesien, Juckreiz, Schweregefühl, Spannungsgefühl, leichte Schwellneigung, Wadenkrämpfe, Schmerzen usw.); keine Komplikationen
Grad 3	Krampfadern; Beschwerden (wie Grad 2, stärker ausgeprägt); Komplikationen: trophische Hautstörungen (Induration, Pigmentierungen, Dermatitis, Ekzem, Atrophie); Varikophlebitis
Grad 4	Krampfadern; Beschwerden (wie Grad 3); Komplikationen (wie Grad 3, stärker ausgeprägt); florides Ulcus cruris.

Tab. 36.4 CEAP-Klassifikation von Venenerkrankungen

Stadium	Symptomatik
C0	Keine sichtbaren Zeichen einer Venenkrankheit
C1	Besenreiser und retikuläre Varizen
C2	Varikose ohne Zeichen einer CVI
C3	Varikose mit Ödem
C4	Varikose mit Hautveränderungen
C4a	Varikose mit Pigmentierung, Ekzem
C4b	Varikose mit Dermatoliposklerose, Atrophie blanche
C5	Varikose mit Narbe eines Ulcus cruris
C6	Varikose mit floridem Ulcus cruris
C1–C6 zusätzlich	A = asymptomatisch S = symptomatisch

Zusätzlich können bei Bedarf in der CEAP-Klassifikation ätiologische (E), anatomische (A) und pathophysiologische (P) Kriterien berücksichtigt werden.

36.2.5 Inzidenz und Prävalenz

Hinsichtlich der Inzidenz und Prävalenz von Venenkrankheiten spielen diese volkswirtschaftlich in Deutschland eine nicht unwesentliche Rolle. In der Bonner Venenstudie (Rabe et al. 2003) wiesen neun von zehn deutschen Erwachsenen zumindest leichte

Beinvenenveränderungen auf, und lediglich 9,6 % der Probanden berichteten über keinerlei pathologische Veränderungen. Jeder 5. Mann und jede 6. Frau leidet der Studie zufolge an einer chronischen Veneninsuffizienz. 2 % der Männer und 8 % der Frauen hatten eine Venenentzündung. Knapp 2 % der Männer und knapp 4 % der Frauen hatten eine Beinvenenthrombose; für das Ulcus cruris venosum lag die Prävalenz zum Zeitpunkt der Studie bei 1,2 % der Männer und 1 % der Frauen. (Rabe et al. 2003). Laut Gesundheitsberichterstattung des Bundes (Rabe et al. 2009) wurden für 2006 allein die direkten Krankheitskosten auf 2,18Mrd. Euro geschätzt. Auf Grundlage der Arbeitsunfähigkeitsdaten der AOK-Mitglieder wurden insgesamt knapp 160 Arbeitsunfähigkeitstage pro 1 000 Mitglieder ermittelt. (Rabe et al. 2009).

36.2.6 Bewegungstherapie/Training

Gemäß den Leilinien der *Deutschen Gesellschaft für Phlebologie* (DGP 2009) basiert die Empfehlung von **Bewegungstherapie/Training neben der Kompressionstherapie** auf wissenschaftlichen Studien hoher Qualität.

Allerdings müssen akute Prozesse wie Thrombophlebitis und akute Thrombosen sowie chronische Leiden wie Krampfadern (Varikose) und die chronisch venöse Insuffizienz unterschieden werden, sodass der Einsatz von Bewegungsprogrammen in Abhängigkeit vom jeweiligen Krankheitsstadium festzulegen ist. Eine manifeste chronische Insuffizienz quält die Betroffenen ein Leben lang. Dennoch kann richtiges Verhalten das Übel lindern und schwerste Komplikationen verhindern. Eine der wesentlichen Verhaltensweisen, um die Venen physiologisch zu stabilisieren, ist ein richtiges Bewegungsverhalten.

PRAXISRELEVANZ

Bewegung und Training gelten gemäß den Leitlinien der DGP (2009) als empfehlenswerter Therapiebestandteil bei venösen Erkrankungen mit hoher wissenschaftlich belegter Wirksamkeit. Sie sind empfehlenswert und können zu deutlichen Besserungen der Beschwerden führen.

Grundsatz der Therapie bei venösen Leiden ist, den Blutfluss in Gang zu halten bzw. in Gang zu setzen, damit die Venenklappen und Venenwände Entlastung erfahren. Da Venen nur über sehr unzureichende Gefäßmuskulatur verfügt, ist für den Bluttransport Kompression und Bewegung gleichermaßen hilfreich. Zyklische, niedrigintensive Beanspruchungen im Sinne einer Ausdauerbelastung helfen hier genauso wie abflusssteigernde Lagerungen oder Kompressionen.

CAVE

Bei Thrombosen und Thrombophlebitis ist vor Trainingsbeginn unbedingt eine ärztliche Abklärung notwendig, Die Gefahr der Entwicklung einer Embolie muss unbedingt vorher abgeklärt sein! Lungenembolien enden häufig tödlich.

36.2.7 Ausdauer

Ausdauertraining, egal in welcher Form, ist die Trainingsmethode der Wahl bei Venenerkrankungen. Um das Venensystem gezielt zu trainieren, kann auch eine spezielle Venengymnastik durchgeführt werden, die insbesondere auf die Oberschenkel- und Wadenmuskulatur abzielt (Anderson 2004).

Alle gängigen Ausdauerbeanspruchungen bieten sich hierbei als empfehlenswert an. Für das Training wird vollumfänglich auf die Durchführungskriterien in ➤ Kap. 16 verwiesen.

36.2.8 Kraft

Auch alle Kraftbeanspruchungen können uneingeschränkt – in Abhängigkeit vom jeweiligen Krankheitsstadium – empfohlen werden. Die vorstehenden Hinweise zu Thrombosen und Thrombophlebitis sind auch hier zu beachten. Kraftbeanspruchungen gelten nicht als kontraindiziert. Für die Durchführungsparameter wird auf ➤ Kap. 17.5 verwiesen. Es gibt, bei Trainingsfreigabe durch den behandelnden Mediziner, keine Einschränkungen.

36.2.9 Koordination und Flexibilität

Zu den Auswirkungen von Flexibilitäts- und Koordinationstraining bei Venenerkrankungen gibt es bislang kaum wissenschaftliche Studien. Gängigen Empfehlungen zufolge sollten jedoch Maßnahmen insbesondere nach operativen Versorgungen zum

Einsatz kommen, die die Gelenkbeweglichkeit, die Körperhaltung und die Qualität von Muskelaktionen verbessern und möglichen postoperativen Kontrakturen vorbeugen. Insbesondere in operierten Bereichen (z. B. **Leiste oder Oberschenkel und Unterschenkel**) kann die Wiederherstellung bzw. die Verbesserung der Beweglichkeit und Sensibilität ein Therapieziel sein, das durch Flexibilitäts- und Koordinationstraining angestrebt wird.

Für die Auswahl und Bestimmung der individuellen Trainingsparameter für ein Training zur Verbesserung der Flexibilität und Koordination wird auf die Ausführungen ➤ Kap. 18.3 und ➤ Kap. 20.4 verwiesen. Hier werden die möglichen Trainingsparameter ausführlich beschrieben. Einschränkungen im Sinne von Kontraindikationen – bis auf die genannten Einschränkungen hinsichtlich Thrombosen und Thrombophlebitis – sind nicht bekannt.

VERWENDETE LITERATUR

Anderson M.: Arterien- und Venenleiden erfolgreich behandeln. Zürich: Oesch Verlag 2004

DGA – Deutsche Gesellschaft für Angiologie: Leitlinie Periphere arterielle Verschlusskrankheit (PAVK), Diagnostik und Therapie. Stand: März 2009. www.awmf.org/leitlinien/detail/ll/065-003.html (letzter Zugriff: 25.8.2015)

DGA – Deutsche Gesellschaft für Angiologie: DGA-Ratgeber Durchblutungsstörungen der Beine und des Beckens – PAVK. 1. Auflage. Berlin: DGA 2009

DGP – Deutsche Gesellschaft für Phlebologie: Leitlinie Diagnostik und Therapie des Ulcus cruris venosum. Stand 2009. www.awmf.org/leitlinien/detail/ll/037-009.html (letzter Zugriff: 25.8.2015)

Fontaine R, Kim M, Kieny R: Die chirurgische Behandlung der peripheren Durchblutungsstörungen [Surgical treatment of peripheral circulation disorders]. Helvetica Chirurgica Acta.1954;21(5/6):499–533

Gardner AW, Poehlman ET: Exercise rehabilitation programs for the treatment of claudication pain. A meta-analysis. JAMA 1995;274:975–980

Grahmann F, Neundörfer B, Wagner A: Ischämische Neuropathie bei arterieller Verschlusskrankheit. Dt Ärztebl 97: 2 785–2 788 (2000)

Hedberg B et al.: Fibre loss and distribution in skeletal muscle from patients with severe peripheral arterial insufficiency. Eur J Vasc Surg 1989;3:315–322

Hiatt WR: Medical treatment of peripheral arterial disease and claudication. N Engl J Med 2002;344:1608–1621

Jäger KA et al.: Schweizer Richtlinien zum Management von PAVK-Patienten in der Grundversorgerpraxis. Schweiz Med Forum 2007;7:621–628

Rabe E et al.: Bonner Venenstudie der Deutschen Gesellschaft für Phlebologie. Phlebologie 2003;1:1–14

Rabe E et al.: Venenerkrankungen der Beine. Gesundheitsberichterstattung des Bundes, Heft 44. Berlin: Robert Koch-Institut, 2009

Schellerer S: Den Beinen die Last abnehmen. München: GOVI, 2004

Steinacker JM et al.: Körperliche Bewegung bei peripherer arterieller Verschlusskrankheit. Dtsch Ärztebl. 2002; 99(45):A-3018/B-2550/C-2390

Widmer LK, Stähelin HB, Nissen C, Da Silva A: Venen-, Arterienkrankheiten, koronare Herzkrankheit bei Berufstätigen, Prospektiv-epidemiologische Untersuchung. Basler Studie I-III. 1959–1978. Bern: Huber, 1981

Ziegler AS: Axonale Polyneuropathie bei peripherer arterieller Verschlusskrankheit. Dissertation Universität Ulm, 2004

WEITERFÜHRENDE LITERATUR

Deutsche Gesellschaft Venen: Venenleiden. www.dgvenen.de (letzter Zugriff: 25.8.2015)

Herold G et al.: Innere Medizin. Eigenverlag, 2014

Meyne K: Handbuch Arterielle Verschlusskrankheit. Wetzlar: Schlütersche Druck, 2003

Piper W: Innere Medizin. 2. Aufl. Heidelberg: Springer, 2013

KAPITEL

37 Training bei onkologischen Erkrankungen/Tumorerkrankungen – Krebs

Lernziele

Es werden folgende Kenntnisse und Kompetenzen erzielt:

- Die Unterteilung in **Karzinome und Sarkome** ist verstanden. „Krebs" als häufig verwendete Bezeichnung für Tumorerkrankungen kann zugeordnet werden.
- Die Ursachen und **Klassifizierungen von Tumorerkrankungen,** die **Inzidenz und Prävalenz** von Tumorerkrankungen in Deutschland sind bekannt.
- Mögliche **Auswirkungen und Symptome von Krebserkrankungen** sind bekannt, und die krankheitsbedingten Befindlichkeitsstörungen sicher eingeschätzt werden.
- Die **Bedeutung von Sport und Training** ist detailliert bekannt; Auswirkungen eines **Ausdauer- und Krafttrainings** können nachvollzogen werden.
- Mögliche **absolute und relative Kontraindikationen** können jederzeit beachtet werden.
- Die Auswirkungen von Training zur Verbesserung der **Ausdauer, Kraft, Koordination und Flexibilität** sind verstanden.

Die Onkologie ist die Lehre von den soliden Tumoren, auch Neoplasien genannt. Gemeinsam ist den Erkrankungen, dass ein vermehrtes Zellwachstum stattfindet und umliegendes Gewebe beschädigt oder gar zerstört.

Bei den Tumoren wird differenziert in **Karzinome** und **Sarkome.** Erstere entwickeln sich aus Epithelgewebe, die zweite Gruppe aus Bindegewebe. **Maligne, also bösartige Tumoren,** werden im Volksmund oft als „Krebs" bezeichnet. Maligne Tumore weisen oft ein rasches und unkontrolliertes Wachstum auf. Neben der Zerstörung des umliegenden Gewebes zeichnen sie sich zusätzlich oft durch Metastasierung aus. Darunter versteht man die Bildung sogenannter Tochtergeschwülste in anderen Organen.

37.1 Prävalenz und Inzidenz

Für das Jahr 2010 hat das Zentrum für Krebsregisterdaten (ZfKD) am Robert Koch-Institut folgende Daten zur Prävalenz und Inzidenz von Krebserkrankungen ermittelt:

„Im Jahr 2010 sind nach ZfKD-Schätzung insgesamt in Deutschland rund 477 300 Krebserkrankungen erstmalig diagnostiziert worden. Davon traten bei Männern ca. 252 400 und bei Frauen 224 900 Erkrankungen auf. Etwas mehr als die Hälfte der Fälle betreffen entweder die Brustdrüse (71 000), die Prostata (65 800), den Darm (62 400) oder die Lunge (52 100). Zwischen 2000 und 2010 hat die Zahl der Krebsneuerkrankungen bei Männern insgesamt um 21 %, bei Frauen um 14 % zugenommen. Entscheidender Einflussfaktor hierfür war die Veränderung im Altersaufbau der Bevölkerung (Zunahme des Anteils älterer Menschen), die bei Männern stärker ausgeprägt war als bei Frauen. […]

Jeder zweite Mann (51 %) und 43 % aller Frauen müssen damit rechnen, im Laufe des Lebens an Krebs zu erkranken. Jeder vierte Mann und jede fünfte Frau verstirbt an einer Krebserkrankung. Die Beziehung zwischen Krebserkrankungshäufigkeit und Lebensalter unterscheidet sich bei Männern und Frauen. Unter 55-jährige Frauen weisen höhere Erkrankungsraten auf als Männer. In den höheren Altersgruppen kehrt sich dieses Verhältnis um: Bei über 65-Jährigen sind die Erkrankungsraten der Männer fast doppelt so hoch wie die Erkrankungsraten der Frauen."

(RKI 2013, S. 18–19)

37.2 Ursachen und Klassifizierungen von Tumore

Die Ursache der Krebsentstehung ist schlussendlich bis heute nicht geklärt. Vermutlich ist ein angeborener **Gendefekt** oder eine **Genmutation** die Grundlage (Grundmann 2007). Als Mutationen werden irreversible Veränderungen der Erbsubstanz verstanden. Sie können durch unterschiedliche krebsfördernde und -erzeugende Einflüsse entstehen (Strahlen, Zigarettenrauch, Viren, Infekte u. a.).

Bei Krebserkrankungen ist das natürliche Gleichgewicht zwischen Zellneubildung und Zelluntergang gestört. Dies führt zur Bildung sogenannter Onkogene, die das vermehrte, unkontrollierte Wachstum von Zellen verursachen. Dabei kommen je nach auslösendem Faktor unterschiedliche Mechanismen zum Tragen, etwa oxidative Prozesse durch aggressive Radikale oder die Einlagerung von Viren-DNA in die Zell-DNA des Betroffenen (Pfeifer et al. o.J.).

Nach Grundmann (2007) sind an der Tumorentstehung meist mehrere irreversible Mutationen beteiligt. Die spezifischen Eigenschaften der jeweiligen Tumorentität bestimmen den Verlauf der Erkrankung.

Für Diagnosestellung und Verlaufsdokumentation werden Tumore systematisch klassifiziert. Dafür wird meistens die **TNM-Klassifikation** verwendet. Hierbei werden die Tumorgröße, der regionale Lymphknotenbefall und die Fernmetastasierung registriert:

- Die Tumorgröße wird durch den Buchstaben T in Verbindung mit den Ziffern 1–4 gekennzeichnet. Dabei ist T1 ein kleiner Tumor, T4 ein großer Tumor. Das Kürzel „Tis" bezeichnet sehr kleine und lokal begrenzte Tumoren (Tumor in situ). Bei einigen Krebsarten werden die T-Kategorien noch zusätzlich mit Kleinbuchstaben weiter ausdifferenziert.
- Der regionale Lymphknotenbefall wird mit dem Buchstaben N (Node) gekennzeichnet und das Ausmaß des Befalls durch die Ziffern 0–3 (N0 = kein Befall, N3 = hoher Befall). Metastasen in Lymphknoten in größerer Entfernung zum Primärtumor werden als Fernmetastasen bezeichnet.
- Bei den Fernmetastasen (M) wird differenziert zwischen M0 (keine Fernmetastasen) und M1 (Fernmetastasen vorhanden).

Tab. 37.1 Klinische Klassifizierung von Tumoren (nach Wittekind/Meyer 2010)

Stadium	Tumorgröße	Lymphknotenbefall	Fernmetastasen
0	Tis	N0	M0
I	T1–T2	N0	M0
II	T3–T4	N0	M0
III	Jedes T	N1–N3	M0
IV	Jedes T	Jedes N	M1

Tab. 37.2 Differenzierung nach Tumorinvasion, Grading und Residualtumoren (nach Wittekind/Meyer 2010)

Kürzel	Gradeinteilung
L = Einbruch des Tumors in Lymphgefäße	• L0 = kein Einbruch • L1 = Einbruch
V = Einbruch des Tumors in Venen	• V0 = kein Einbruch • V1 = Einbruch
Pn = Perineurale Invasion*	• Pn0 = nicht vorhanden • Pn1 = vorhanden
G = Histopathologisches Grading	• G1 = gut differenziert • G2 = mäßig differenziert • G3 = schlecht differenziert • G4 = undifferenziert
R = Residualtumor	• R0 = mikroskopischer Resttumor • R1 = makroskopischer Resttumor

* Perineurale Invasion: Einbruch des Tumors in Gewebe, die Nerven umgeben

In ➤ Tab. 37.1 ist die internationale TNM-Klassifizierung von Tumoren zusammengestellt.

Weitere Differenzierungen (➤ Tab. 37.2) beschreiben den Einbruch des Tumors in benachbarte Strukturen (Invasion) sowie das Vorhandensein von Residualtumoren postoperativ. Ferner wird nach histopathologischem Differenzierungsgrad (Grading) des Tumorgewebes gegenüber gesundem Gewebe unterschieden, wobei gut differenziertes Tumorgewebe langsam, schlecht differenziertes dagegen schnell wächst.

Ein X vor der entsprechenden Angabe bedeutet, dass der zu untersuchende Parameter nicht beurteilt werden kann, z. B. aufgrund schlechter Qualität der histopathologischen Resektatproben.

Die Stadieneinteilung eines Tumorbefunds, die sich aus all diesen Merkmalen ergibt, ist entscheidend für die Wahl der Therapie.

Begleiterscheinungen der Krebserkrankung

Eine Tumorerkrankung hat neben den spezifischen tumorbedingten Symptomen weitere, oft lang anhaltende Auswirkungen auf das körperliche und psychische Befinden der Betroffenen. So sind operative Interventionen und/oder Chemo- und Radiotherapien von zahlreichen Nebenwirkungen begleitet. Bedingt durch die Behandlung treten oft Schmerzen, Übelkeit, Schlafstörungen und andere Probleme auf. Des Weiteren ist die Erkrankung häufig verbunden mit **einer Fatigue-Symptomatik (Ermüdungssyndrom, Erschöpfungssyndrom)** und einem geschwächten Immunsystem im Allgemeinen. Es tritt eine Abnahme der aeroben Kapazität und der Kraft ein. Dimeo et al. (1997) weisen darauf hin, dass die körperliche Leistungsfähigkeit von 70 % der Krebserkrankten schwach (50–54 % der Referenz VO_{2max}) oder sehr schwach (< 50 % der Referenz VO_{2max}) ist. Oftmals ist die reduzierte Leistungsfähigkeit durch Inaktivität, Ängste, Depressionen, der Fatigue oder Unwohlsein ausgelöst. Die **Kachexie,** die nahezu die Hälfte aller Erkrankten erlebt, führt zu einer progressiven Muskelatrophie und damit zur Abnahme der Muskelkraft an sich. Für die Muskelatrophie sind reduzierte Energieaufnahme (Nährstoffe), proinflammatorische Zytokine, ein beschleunigter Abbau von Muskelproteinen und Inaktivität durch Bettruhe verantwortlich. Die Fatigue-Symptomatik ist das meist verbreitete Krankheitszeichen bei Krebserkrankungen; 96 % der Betroffenen geben dieses an (Humpel/Iverson 2005). **Die Krebspatienten erleben hierbei ein extremes und permanentes Müdigkeitsgefühl.**

Zu den genannten körperlichen Auswirkungen der Krankheit selbst und der Nebenwirkungen der Therapie kommen noch die psychischen und emotionalen Beeinträchtigungen mit einhergehenden motivationalen und kognitiven Einschränkungen im Sinne von Hilflosigkeit, Pessimismus, Gedächtnis- und Konzentrationsstörungen hinzu. Sozialer Rückzug ist dabei häufig die Folge dieser Begleiterscheinungen. Die daraus erfolgende Inaktivität hat zur Folge, dass die körperliche Leistungsfähigkeit weiter abnimmt und die Durchführung alltäglicher Aktivitäten erschwert ist.

37.3 Bewegung und Sport

Es besteht heute Einigkeit darüber, dass Sport- und Bewegungsprogramme für Krebserkrankte positive Effekte haben; diese betreffen physiologische, psychologische und soziale Ebenen. **Frühere Vermutungen, dass Sport und Bewegung die Metastasierung fördern und anderen Komplikationen mit sich bringen, sind inzwischen widerlegt** (z. B. Thiel et al. 1999). Vielmehr zeigt eine ständig steigende Zahl an Studien, dass körperliche Aktivität für die Betroffenen gut und sicher ist. Wichtig ist jedoch, dass das Training immer in Absprache mit dem behandelnden Spezialisten verordnet und abgesprochen wird, sodass mögliche Kontraindikationen und klinische Bedenken berücksichtigt werden (Hayes/Newman, 2006).

PRAXISRELEVANZ

Richtig dosiertes, körperliches Training bei Krebserkrankung ist gut und sicher. Es kann Krankheitssymptome und deren Nebenwirkungen reduzieren. Es führt **nicht** zu einer Metastasierung.

Auswirkungen von Training auf Krebspatienten

Richtig dosiertes Training trägt zu einer Verringerung der Anzahl und Intensität von Symptomen, Begleiterscheinungen und Therapie-Nebenwirkungen bei, wie z. B. Übelkeit, Fatigue und Schmerzen. Darüber hinaus verringert Training die Dauer des Krankenhausaufenthalts, den psychologischen und emotionalen Stress sowie Depressionen und die Angstzustände (Hayes/Newman 2006; Newton/Galvao, 2008). Es erhält bzw. verbessert Muskelmasse, Muskelkraft, kardiorespiratorische Fitness, körperliche Funktionsfähigkeit, körperliches Aktivitätsniveau, Beweglichkeit, Immunfunktion, Körperbild, Selbstwertgefühl und Stimmung. Alle diese positiven Effekte führen insgesamt zu einer deutlich verbesserten Lebensqualität und helfen bei der Krankheitsbewältigung.

Verschiedene Studien unterstützen die Annahme, dass durch körperliche Aktivität das Mortalitätsrisiko und die Wahrscheinlichkeit von Tumorrezidiven reduziert werden kann (z. B. Meyerhardt/Giovannucci et al. 2006; Meyerhardt/Heseltine et al. 2006, Holmes et al 2005). Darüber hinaus sind die Effekte körperlicher Aktivität für die Prävention von Folgeerkrankungen, wie z. B. Diabetes mellitus Typ 2 oder kardiovaskuläre Erkrankungen bedeutsam.

Wegen der unzureichenden Studienlage ist es jedoch schwierig, exakte Angaben bezüglich optimaler Bewegungsprogramme und Belastungsvorgaben zu treffen. Bisherige Studien zu Bewegungstherapien bei Krebserkrankten beschränken sich überwiegend auf Brustkrebspatientinnen. Zudem sind die Ergebnisse aufgrund unterschiedlicher Studiendesings und Messmethoden kaum vergleichbar. Auch hinsichtlich der untersuchten Bewegungsprogramme sowie deren Dauer, Intensität und Häufigkeit weisen die Studien eine große Variabilität auf (Conn et al. 2006).

CAVE

Training mit Krebspatienten birgt die Schwierigkeit in sich, dass sich der Zustand der Patienten jederzeit verschlechtern kann. Daher müssen die Patienten während des Trainings sorgfältig beobachtet werden, um z. B. Warnsignale wie Schmerzen rechtzeitig wahrnehmen und die Trainingsparameter entsprechend anpassen zu können. Das Training muss immer in enger Absprache mit den behandelnden Spezialisten erfolgen und Kontraindikationen und klinische Besonderheiten berücksichtigen.

Kontraindikationen

In ➤ Tab. 37.3 sind absolute und relative Kontraindikationen dargestellt, die es bei Trainingsprozessen zu beachten gilt. Absolute Kontraindikationen lassen ein Training nicht zu; relative liegen im Ermessen der betreuenden Professionen (Arzt und Bewegungstherapie).

Tab. 37.3 Absolute und relative Kontraindikationen für Training bei Krebserkrankungen (nach Pfeifer et al. o. J.)

Absolute Kontraindikationen	Relative Kontraindikationen
Dekompensierte chronische Erkrankungen, wie z. B. Herzinsuffizienz, Hypertonie u. a.	Hämoglobin < 8,0 g/dl (Intensität anpassen)
Akute Erkrankungen	Neutropenie (hygienische Vorkehrungen beachten, kein Schwimmen)
Akute Blutungen	Thrombozytenzahl zwischen 10/µl und 20/µl (körperliche Aktivität nur unter Betreuung)
Fieber, Temperatur > 38 °C	Thrombozytenzahlen unter 30/µl (kein intensives Krafttraining)
Thrombozytenzahl unter 10/µl	Thrombozytenzahlen unter 50/µl (keine Kontaktsportarten oder High-Impact-Sportarten)
Schmerzen mit unbekannter Ursache bzw. Belastungsschmerzen	Knochenmetastasen (höhere Belastungen im Bereich der betroffenen Stellen vermeiden)
Bewusstseinseintrübungen bzw. Benommenheit	Chronische Schmerzen
An Tagen der Gabe von kardio- oder nephrotoxischen Chemotherapeutika	Chronisch degenerative Erkrankungen des Stütz- und Bewegungsapparates
Laufende Bestrahlung in der Herzgegend bzw. TBI	Kreislaufbeschwerden, Schwindel (Betreuung, kein Schwimmen)
	Übelkeit, Erbrechen (kein Schwimmen)
	Epilepsie
	Ataxie, periphere sensorische Neuropathie (Betreuung bei Übungen, die erhöhter Gleichgewichts- und Koordinationsfähigkeit bedürfen)

Ausdauer

Hinsichtlich der Trainingsform wurde das aerobe Ausdauertraining bei Krebspatienten bisher am häufigsten untersucht, und seine Effektivität kann als hinreichend erwiesen betrachtet werden (z. B. Kirshbaum 2007, Viskovsky/Dvorak 2005). An positiven Effekten werden eine verbesserte Lebensqualität, erhöhte Leistungsfähigkeit und eine Steigerung der funktionellen Kapazität beschrieben. Auch eine Verringerung Fatigue-Symptomatik und eine emotionale Stabilisierung zählen zu den Wirkungen des aeroben Ausdauertrainings. Es hat ferner einen präventiven Effekt hinsichtlich der metabolischen und kardiovaskulären Komplikationen einer Hormontherapie, wie sie bei hormonabhängigen Tumorentitäten durchgeführt wird (Newton/Galvao 2008). Hinzu kommen die allgemeinen in ➤ Kap. 16 genannten positiven physiologischen und funktionellen Wirkungen des Ausdauertrainings.

PRAXISRELEVANZ

Aerobes Ausdauertraining bildet die Basis von Sport- und Bewegungsprogrammen bei Krebspatienten.

Für die Bestimmung der individuellen Trainingsparameter wird auf die Ausführungen in (➤ Kap. 16.6) verwiesen. Hier werden die möglichen Ausdauertrainingsmethoden hinsichtlich Parametergestaltung ausführlich beschrieben.

Kraft

Auch Krafttraining ist für Krebspatienten sicher und gut tolerabel durchführbar. Folgende positive Effekte wurden beobachtet (Newton/Galvao 2008):

- Erhalt von Muskel- und Knochenmasse
- Verringerung der Fettzunahme
- Steigerung der funktionalen Alltagskapazität
- Verbesserung des psychischen Befindens

Insbesondere scheint **Krafttraining** eher als Ausdauertraining **gegen Depressionen** (Newton und Galvao 2008) **und Fatigue-Symptomatik** (Ohira et al. 2006; Segal et al. 2003) zu wirken. Dem bei Krebserkrankungen oft auftretenden Verlust von Muskel- und Knochengewebe infolge von Kachexie, Chemo- und Hormontherapie wird durch Krafttraining besser entgegengewirkt als durch Ausdauertraining. Bei Prostatapatienten, die eine Hormontherapie (Androgenblockade) erhalten, konnte durch Krafttraining z. B. eine Zunahme von Muskelfunktion, Knochendichte und fettfreier Körpermasse erreicht werden (Newton/Galvao 2008).

PRAXISRELEVANZ

Krafttraining wirkt auf Depressionen und die Fatigue-Symptomatik oft besser als Ausdauertraining. Es wird von Fatigue-Patienten oft auch besser toleriert als Ausdauertraining.

Für die Auswahl und Bestimmung der individuellen Trainingsparameter für ein Krafttraining wird auf die Ausführungen in ➤ Kap. 17.5 verwiesen. Hier werden die möglichen Krafttrainingsmethoden hinsichtlich Parametergestaltung ausführlich beschrieben.

Flexibilität und Koordination

Zu den Auswirkungen von Flexibilitäts- und Koordinationstraining bei Krebserkrankungen gibt es bislang kaum wissenschaftliche Studien. Expertenhinweisen zur Folge sollten jedoch Maßnahmen zum Einsatz kommen, die die Gelenkbeweglichkeit, die Körperhaltung und die Qualität von Muskelaktionen verbessern und der Kontrakturprophylaxe dienen (vgl. Baumann/Schüle 2008). Insbesondere im Operationsgebiet einer Tumorresektion (z. B. im Schulter-Arm-Komplex nach Entfernung eines Mammakarzinoms) kann die Wiederherstellung bzw. die Verbesserung der Beweglichkeit und Sensibilität ein Therapieziel sein, das durch Flexibilitäts- und Koordinationstraining angestrebt wird.

Bei Prostatakrebspatienten kommt es nach radikaler Prostatektomie häufig zu einer Inkontinenz aufgrund einer operativ bedingten Schwächung der Beckenbodenmuskulatur. Da Hüftbeuger und Beckenbodenmuskeln in einer antagonistischen Wirkung zueinander stehen, kann eine Verkürzung der Hüftmuskulatur die Wiederherstellung der Kontinenz erschweren. Auch in diesen Fällen kann ein Flexibilitätstraining – neben einem speziellen Beckenbodentraining – die Situation verbessern. (Bort-Martin 2008).

Für die Auswahl und Bestimmung der individuellen Trainingsparameter für ein Training zur Verbesserung der Flexibilität und Koordination wird auf die Ausführungen in ➤ Kap. 18.3 und ➤ Kap. 20.4 verwiesen. Hier werden die möglichen Trainingsmethoden hinsichtlich Parametergestaltung ausführlich beschrieben.

VERWENDETE LITERATUR

Baumann FT, Schüle K: Bewegungstherapie und Sport bei Krebs – Leitfaden für die Praxis. Köln: Deutscher Ärzteverlag, 2008

Bort-Martin IM: Training bei Inkontinenz nach radikaler Prostatektomie: Das BM-Balance-Konzept – mehr als nur Beckenboden-Spannungsübungen. Bewegungstherapie und Gesundheitssport 2008;24(5):190–196

Conn VS et al.: A meta-analysis of exercise interventions among people treated for cancer. Supportive Care in Cancer 2006;14(7):699–712

Dimeo F et al.: Correlation between physical performance and fatigue in cancer patients. Annals of Oncology 1997;8(12):1251–1255

Grundmann E: Das ist Krebs – Entwicklung, Erkenntnisse, Erfolge. München: Zuckerschwerdt, 2007

Hayes SC, Newman B: Exercise in cancer recovery: An overview of the evidence. Cancer Forum 2006;30(1):13–17

Holmes MD et al.: Physical activity and survival after breast cancer diagnosis. Journal of the American Medical Association 2005;293(20):2479–2486.

Humpel N, Iverson D C: Review and critique of the quality of exercise recommendations for cancer patients and survivors. Supportive Care in Cancer 2005;13(7): 493–502

Kirshbaum MN: A review of the benefits of whole body exercise during and after treatment for breast cancer. Journal of Clinical Nursing 2007;16(1):104–121

Meyerhardt JA, Giovannucci EL et al.: Physical activity and survival after colorectal cancer diagnosis. Journal of Clinical Oncology 2006;24(22):3527–3534.

Meyerhardt, JA, Heseltine D et al.: Impact of physical activity on cancer recurrence and survival in patients with stage III colon cancer: findings from CALGB 89803. Journal of Clinical Oncology 2006;24(22):3535–3541

Newton R, Galvao DA: Exercise in prevention and management of cancer. Current treatment options in oncology 2008;9(2–3):135–146

Ohira T et al.: Effects of weight training on quality of life in recent breast cancer survivors: The weight training for breast cancer survivors (WTBS) study. Cancer 2006;106(9): 2076–2083

Pfeifer K et al. (o. J.): Entwicklung evidenzgesicherter Konzepte für die Bewegungstherapie in der Rehabilitation. www.reeder.de/pdf/Projekt_Bewegungstherapie.pdf (letzter Zugriff: 26.8.2015)

RKI – Robert Koch-Institut, Gesellschaft der epidemiologischen Krebsregister in Deutschland (Hrsg.): Krebs in Deutschland 2009/2010. Berlin: Robert-Koch-Institut 2013, S. 18–19

Segal RJ et al.: Resistance exercise in men receiving androgen deprivation therapy for prostate cancer. Journal of Clinical Oncology 2003;21(9):1653–1659

Thiel E, Dimeo F, Böning D: Körperliche Aktivität in der Rehabilitation von onkologischen Patienten: Die Rolle des aeroben Trainings. Dtsch Ärztebl 1999;96(20): A-1340

Viskovsky C, Dvorak C: Exercise and cancer recovery. Online Journal of Issues in Nursing 2005;10(2):7

Wittekind Ch, Meyer HJ (2010). TNM. Klassifikation maligner Tumoren. 7. Aufl. Weinheim: Wiley

WEITERFÜHRENDE LITERATUR

Lucia A, Earnest C, Perez M: Cancer-related fatigue: Can exercise physiology assist oncologists? Lancet Oncology 2003;4(10): 616–625

Siegmund-Schulze N: Onkologie: Sport ist so wichtig wie ein Krebsmedikament. Dtsch Ärztebl 2009:106(10): A444–A447

A

Anhang

Abkürzungsverzeichnis

AÄ	Atemäquivalent
ACG	Acromioclaviculargelenk
AD	Alzheimer Desease
ADL	Activity of daily living
ADP	Adenosindiphosphat
AG	1. Aktiengesellschaft; 2. Arbeitsgemeinschaft
AHB	Anschlussheilbehandlung
ALS	Amyotrophe Lateralsklerose
AMR	Ambulante muskuloskeletale Rehabilitation
AMV	Atemminutenvolumen
AnAT	Anaerobic Threshold
AOTR	Ambulante orthopädisch-traumatologische Rehabilitation
APP	Amyloid-Procursor-Protein
ARR	Absolute Risikoreduktion
AT	Aerobic Threshold
ATP	Adenosintriphosphat
BAL	Bundesausschuss für Leistungssport
BDNF	Brain-Devired Neurothrophic Factor
BGB	Bürgerliches Gesetzbuch
BGS	Bundesgesundheitssurvey
BiTh	Besonders indizierte Therapie
BMI	Body-Mass-Index
BMS	Biomechanische Stimulation
BSC	Balanced Scorecard
BWA	Betriebswirtschaftliche Auswertung
BWS	Brustwirbelsäule
C	Zervikal
CCD	Centrum-Collum-Diaphyse-(Winkel)
CI	Claudicatio intermittens
CIMT	Constraint Induced Movement Therapy
CINAHL	Cumulative Index to Nursing and Allied Health Literature
CMJ	Countermovement Jump
CNS	Chronisch niederfrequente Stimulation
CR	Cardiovascular Response to Exercise, Belastungsantwort
CT	1. Computertomografie; 2. Konventionelle Insulintherapie
Cu-Zn-SoD	Kupfer-Zink-Superoxiddismutase
DA	Dopamin
DEGS	Daten zur Gesundheit Erwachsener in Deutschland (Studie)
DJ	Drop Jump
DMS	Dehnungsmessstreifen
DNA	Desoxyribonukleinsäure
DPP	Diabetes Prevention Program
DRG	Diagnosis Related Groups
DVZ	Dehnungsverkürzungszyklus
DXA/DEXA	Dual-Energy-X-Ray-Absorptiometrie, Dual-Röntgen-Absoptionsmetrie
EAP	Erweiterte ambulante Physiotherapie
EB	Ergänzungsbereich
EBM	Evidenzbasierte Medizin
EBP	Evidenzbasierte Praxis
ecdf	Empirical Cumulative Distribution Function, empirische Vergleichsfunktion
EDV	Elektronische Datenverarbeitung
EEG	Elektroenzephalografie
EF	Ejektionsfrequenz
EMBASE	Experta Medica Database
EMG	Elektromyogramm
EMS	Elektrische Muskelstimulation
ENG	Elektroneurogramm
EStG	Einkommensteuergesetz
ETM	Evidenzbasierte Therapiemodule
EWM	Einer-Wiederholungs-Maximum
FGF-2	Fibroblast Growth Factor-2
FT	Fast Twitch
FTG	Fast Twitch glykolytisch
FTO	Fast Twitch oxidativ
GA	Grundlagenausdauer
GABA	Gammaaminobuttersäure
GbR	Gesellschaft bürgerlichen Rechts
GKV	Gesetzliche Krankenversicherung
Glu	Glutamat
GmbH	Gesellschaft mit beschränkter Haftung
Hb	Hämoglobin
HbA1C	Hämoglobin, das an ein Zuckermolekül Zucker gebunden/angelagert ist
HDL	High Density Lipoprotein
HEP	Hemi-Endoprothese
HFV	Herzfrequenzvariabilität
HGB	Handelsgesetzbuch
HIF-1-alpha	Hypoxia-Inducible Factor-1-alpha
HIIT	Hoch intensives Intervalltraining, High Intensity Interval Training
HIT	Hoch intensives Training, High Intensity Training
HV	Hauptversammlung
HVT	High Volume Training
HWS	Halswirbelsäule
I	Interventionsgruppe
IANS	Individuelle anaerobe Schwelle
IAS	Individuelle aerobe Schwelle
IC	Initialkontakt
ICD	International Classification of Diseases
ICF	International Classification of Funktion and Health
ICIDH	International Classification of Impairment, Disability and Handicap
ICT	Intensivierte Insulintherapie
IGF	Insulin-Like Growth Factor
IK	Inter-/intramuskuläre Koordination
IL-6	Interleukin-6

ILB	Individuelle-Leistungsbild-Methode
IQR	Interquartilsabstand
ISW	Initial Swing, frühe Schwungphase
K	Kontrollgruppe
KAR	Koordinationsanforderungsregler
KE	Kontraktiles Element
KG	Körpergewicht
KGG	Krankengymnastik am Gerät
KHK	Koronare Herzkrankheit
KP	Kreatinphosphat
KSP	Körperschwerpunkt
KTL	Klassifikation therapeutischer Leitlinien
L	Lumbal
LA	Lebensalter
LDL	Low Density Lipoprotein
Lig.	Ligamentum, Band
LLL	Lebenslanges Lernen
LR	Load Response
LSB	Landessportbund
LT	Lactate Threshold, (anaerobe) Laktatschwelle
LWS	Lendenwirbelsäule
LWV	Last-Wiederholungs-Verhältnis
M	Mittelwert
m	Männlich
MAT	Medizinisches Aufbautraining
MaxLASS/ MLSS	Maximales Lactat-Stady-State
ME	Motorische Einheit
MET	Metabolic Equivalent of Task, Metabolische/s Einheit/Äquivalent
MHC	Myosin Heavy Chain, schwere Myosinkette
MPG	Medizinproduktegesetz
mRNA	Messenger Ribonuclein Acid/Boten-RNA
MRT	Magnetresonanztomografie
MSW	Mid-Swing, Mittlere Schwungphase
MST	Multi-Set-Training
MST	Mittelstand
MT	Medizinisches Training
MTT	Medizinische Trainingstherapie
NNT	Number needed to treat
NSAR	Nichtsteroidale Antirheumatika
OP	Operation
OSG	Oberes Sprunggelenk
PartGG	Partnerschaftsgesellschaftsgesetz
pAVK	Periphere arterio-venöse Verschlusskrankheit
PEDro	Physiotherapy Evidence Database
PEK	Parallel-Elastische-Komponente
PICO	Population, Intervention, Comparison, Outcome
PKB	Proteinkinase-B
PNF	Propriozeptive neuromuskuläre Fazilitation
PNF-R	Propriozeptive neuromuskuläre Fazilitation – Relaxation
PS	Pre-Swing; Vorschwung
PWC	Power Work Capacity; mechanische Leistung bei definierter Herzfrequenz
QM	Qualitätsmanagement
RCP	Respiratoric Compensation Point; respiratorischer Kompensationspunkt
RCT	Randomized Controlled Trial; Randomisierte kontrollierte Studie
REKOM	Regenerations- und Kompensationstraining
RM	Repetitionsmaximum
ROM	Range of Motion, Bewegungsausmaß
RPE	Received Perception of Exertion; subjektives Belastungsempfinden
RQ	Respiratorischer Quotient
RRR	Relative Risikoreduktion
SB	Spitzenbereich
SD	Standard Deviation; Standardabweichung
SEK	Seriell-elastische Komponente
SGB	Sozialgesetzbuch
SHT	Schädel-Hirn-Trauma
SJ	Squat Jump
SMS	Sensomotorisches System
SST	Single-Set-Training
ST	Slow Twitch
T	Thorakal
TEP	Totalendoprothese
TNF	Tumor-Nekrose-Faktor
TQM	Total Quality Management
TST	Terminalstand
TSW	Terminal Swing; terminale Schwungphase
TT	Trainingstherapie/Therapeutisches Training
TuT	Time under Tension, Zeit unter Muskelspannung
TVR	Tonischer Vibrationsreflex
UG	Unternehmergesellschaft
USG	Unteres Sprunggelenk
VA/VL	Nucleus ventralis anterior/lateralis des Thalamus
VO_{2max}	Maximale Sauerstoffaufnahme
VT	Ventilatoric Threshold; Ventilatorische anaerobe Schwelle
w	Weiblich
WBV	Whole Body Vibration
Wdh.	Wiederholungen
WHR	Waist-to-Hip-Ratio
WHtR	Waist-to-Height-Ratio
WS	Wirbelsäule
ZNS	Zentralnervensystem

Institutionen, Verbände und Fachgesellschaften

AEV	Arbeiter-Ersatzkassen-Verband (bis 2008) www.vdek.com
AO	Arbeitsgemeinschaft für Osteosynthesefragen www.aofoundation.org
AOK	Allgemeine Ortskrankenkasse www.aok.de
AWMF	Arbeitsgemeinschaft der Wissenschaftlichen Medizinischen Fachgesellschaften e. V. www.awmf.org
BÄK	Bundesärztekammer www.bundesaerztekammer.de
BAR	Bundesarbeitsgemeinschaft für Rehabilitation www.bar-frankfurt.de
BiB	Bundesinstitut für Bevölkerungsforschung www.bib-demografie.de
BKK	Betriebskrankenkassen www.bkk-dachverband.de
BNR	Bundesverband NeuroRehabilitation www.bv-neuroreha.de
BRSNW	Behinderten- und Rehabilitationssportverband Nordrhein-Westfalen (bis 2014: Behindertensportverband Nordrhein-Westfalen – BSNW) www.brsnw.de
BZgA	Bundeszentrale für gesundheitliche Aufklärung www.bzga.de
CEBM	Oxford Centre for Evidence-Based Medicine www.cebm.net
DBS	Deutscher Behindertensportverband e. V. www.dbs-npc.de
DEGAM	Deutsche Gesellschaft für Allgemeinmedizin und Familienmedizin www.degam.de
DGA	Deutsche Gesellschaft für Angiologie www.dga-gefaessmedizin.de
DGN	Deutsche Gesellschaft für Neurologie www.dgn.org
DGNC	Deutsche Gesellschaft für Neurochirurgie www.dgnc.de
DGP	Deutsche Gesellschaft für Phlebologie www.phlebology.ce
DGPR	Deutsche Gesellschaft für Prävention und Rehabilitation von Herz-Kreislauferkrankungen e. V. www.dgpr.de
DGUV	Deutsche gesetzliche Unfallversicherung www.dguv.de
DIMDI	Deutsches Institut für medizinische Dokumentation und Information www.dimdi.de
DIN	Deutsches Institut für Normung www.din.de
DOSB	Deutscher Olympischer Sportbund www.dosb.de
DRV	Deutsche Rentenversicherungsbund Bund www.deutsche-rentenversicherung.de
DTB	Deutscher Turnerbund www.dtb-online.de
EFQM	European Foundation for Quality Management www.efqm.org
EMBASE	Excerpta Medica Database www.embase.com
GBE	Gesundheitsberichterstattung des Bundes www.gbe-bund.de
GEMA	Gesellschaft für musikalische Aufführungs- und mechanische Vervielfältigungsrechte www.gema.de
GKV	Gesetzliche Krankenversicherung; GKV-Spitzenverband www.gkv-spitzenverband.de
IDF	International Diabetes Federation www.idf.org
IKK	Bundesverband der Innungskrankenkassen www.ikk.de
IPN	Institut für Prävention und Nachsorge www.ipn.eu
IQH	Institut für Qualitätssicherung in der Heilmittelversorgung www.iqhv.de
KBV	Kassenärztliche Bundesvereinigung www.kbv.de
KTQ	Kooperation für Transparenz und Qualität im Krankenhaus www.ktq.de
NICE	National Institute of Health and Care Excellence www.nice.org.uk
NYHA	New York Heart Association www.heart.org
RKI	Robert Koch-Institut www.rki.de
RWI	Rheinisch-Westfälisches Institut für Wirtschaftsforschung www.rwi-essen.de
VBG	Verwaltungsberufsgenossenschaft www.vbg.de
VDAK	Verband der deutschen Angestelltenkrankenkassen www.v-dak.de
VDEK	Verband der Ersatzkassen www.vdek.com
WCPT	Word Confederation for Physical Therapy www.wcpt.org
WHO	Weltgesundheitsorganisation www.euro.who.int
ZfKD	Zentrum für Krebsregisterdaten www.krebsdaten.de

Lösungen zu den Aufgaben in Teil II – Biomechanik

Kapitel 8, Aufgabe 1

Die Ermittlung der Werte erfolgt mithilfe von ➤ Formel 0.1.

$$p = \frac{F}{A} = \frac{N}{m^2} = N(\text{Newton}) \qquad \text{Formel 0.1}$$

F= 60 kg × 10 m/sec² = 600 N

Vor Meniskusresektion (A= 9 cm²) beträgt der Druck p = 66,6 N/cm²

Nach Meniskusresektion (A= 3 cm²) beträgt der Druck p = 200 N/cm²

Kapitel 8, Aufgabe 2

Das Kräftespiel ändert sich nicht. Die Zeit, in der die Reaktionskraft auf die Weichbodenmatte einwirken muss, dauert allerdings länger als auf dem normalen Boden.

Kapitel 8, Aufgabe 3

Der Aktionsarm r_G wird größer.

Kapitel 8, Aufgabe 4

Die Muskelkraft in Newton kann mit ➤ Formel 0.2 ermittelt werden.

$$F_M = \frac{F_G \times r_G}{r_M} \qquad \text{Formel 0.2}$$

FG = 10 kg × 10 m/sec² = 100 N
rG = 30 cm = 0,3 m
rM = 4 cm = 0,04 m

$$F_M = \frac{F_G \times r_G}{r_M} = 100\ \text{N} \times 0{,}3\ \text{m} / 0{,}04\ \text{m} = 750\ \text{N}$$

Kapitel 8, Aufgabe 5

Arbeit (W) = F × s
F = 70 kg × 10 m/sec² = 700 N
s = 5 m Höhe
W =700 N × 5 m = 3.500 N oder J

Bei aufrechtem Gang horizontal ist die Arbeit = 0, da keine Höhe zurückgelegt wurde:
W =700 N × 0 m = 0

Kapitel 8, Aufgabe 6

Die erforderliche Leistung kann mit ➤ Formel 0.3 errechnet werden.

$$P = \frac{W}{T} = \frac{F \times s(J)}{t(s)} = W(\text{Watt}) \qquad \text{Formel 0.3}$$

(1 PS = 735 Watt)

oder

P = F × V = N m/s

F = 70 kg × 10 m/sec^2 = 700 N

S = 20 Stufen × 15 cm= 300 cm = 3 m

T =20 s

P = 700 N ×3/10 s = 210 Watt

Kapitel 9, Aufgabe 7

Die Ausgangsgleichung ist in ➤ Formel 0.4 dargestellt.

$$\text{Ausgangsgleichung: } F_M = \frac{F_G \times r_G}{r_M} \qquad \text{Formel 0.4}$$

Wir setzen die bekannten Größen ein und erhalten mit ➤ Formel 0.5:

$$F_M = \frac{500\ \text{N} \times 12\ \text{cm}}{4\ \text{cm}} = 1500\ \text{N} \qquad \text{Formel 0.5}$$

Die Gelenkkraft ergibt sich dann aus ➤ Formel 0.6:

$$F_J = F_M + F_G = 1\,500\ \text{N} + 500\ \text{N} = 2\,000\ \text{N} \qquad \text{Formel 0.6}$$

Abbildungsnachweis

Der Verweis auf die jeweilige Abbildungsquelle befindet sich bei allen Abbildungen im Werk am Ende des Legendentextes in eckigen Klammern.

E102	Georg Thieme Verlag, Stuttgart
E169	Springer Verlag, Berlin-Heidelberg
J787	Colourbox.com
K324	Michaela Mejta, Wien
L106	Henriette Rintelen, Velbert
L126	Katja Dalkowski, Erlangen
L143	Heike Hübner, Berlin
L157	Susanne Adler, Lübeck
L190	Gerda Raichle, Ulm
L231	Stefan Dangl, München
O999	Doris Tiu, Bonn
R323	Egmond/Schuitemaker: Extremitäten. 1.A, Elsevier/Urban & Fischer 2011
R324	De Morree, Jan Jaap: Dynamik des menschlichen Bindegewebes. 2.A, Elsevier/Urban & Fischer 2013
R325	Fossum, Theresa Wech/et al.: Chirurgie der Kleintiere. 2.A, Elsevier/Urban & Fischer 2009
S007-1-23	Paulsen, F./Waschke, J.: Sobotta. Atlas der Anatomie des Menschen. Band 1: Allgemeine Anatomie und Bewegungsapparat. 23.A, Elsevier/Urban & Fischer 2010
V692	Statista GmbH, Hamburg
V693	Kistler Instrumente GmbH, Ostfildern
V694	Proxomed Medizintechnik GmbH, Alzenau
V698	Sinfomed GmbH, Frechen
W868	Kassenärztliche Bundesvereinigung, Berlin
W876	Deutsche Gesetzliche Unfallversicherung, Berlin
W939	Landessportbund Nordrhein-Westfalen e. V., Duisburg
W940	Institut Arbeit und Qualifikation, Duisburg

Register

B

N

O

U

U

Z